Comer para não envelhecer

Michael Greger

COMER PARA NÃO ENVELHECER

Conheça o poder dos alimentos capazes
de retardar os efeitos do tempo na sua saúde

TRADUÇÃO DE
André Fontenelle, Bruno Fiuza, Cláudia Mello Belhassof,
Levi Santos, Paula Diniz, Renato Marques e Roberta Clapp

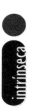

Copyright © 2023 by NutritionFacts.org Inc

TÍTULO ORIGINAL
How Not to Age

PREPARAÇÃO
Ilana Goldfeld
João Guilherme Rodrigues
João Sette Câmara
Leandro Kovacs
Mariana Moura
Victoria Rebello

REVISÃO
Mariana Gonçalves
Rayssa Galvão
Rodrigo Rosa

REVISÃO TÉCNICA
Gilberto Stam

DIAGRAMAÇÃO
Henrique Diniz
Victor Gerhardt | CALLIOPE

DESIGN DE CAPA
Aline Ribeiro

CIP-BRASIL. CATALOGAÇÃO NA PUBLICAÇÃO
SINDICATO NACIONAL DOS EDITORES DE LIVROS, RJ

G832c

    Greger, Michael, 1972-
    Comer para não envelhecer : conheça o poder dos alimentos capazes de retardar os efeitos do tempo na sua saúde / Michael Greger ; tradução Roberta Clapp, Bruno Fiuza. - 1. ed. - Rio de Janeiro : Intrínseca, 2024.
    736 p. ; 23 cm.

    Tradução de: How not to age : the scientific approach to getting healthier as you get older

    Inclui índice
    ISBN 978-85-510-0936-9

    1. Envelhecimento - Aspectos nutricionais. 2. Longevidade - Aspectos nutricionais. 3. Envelhecimento - Prevenção. I. Clapp, Roberta. II. Fiuza, Bruno. III. Título.

24-93462   CDD: 612.68
                                 CDU: 613.2:613.98

Meri Gleice Rodrigues de Souza - Bibliotecária - CRB-7/6439

[2024]
Todos os direitos desta edição reservados à
EDITORA INTRÍNSECA LTDA.
Av. das Américas, 500, bloco 12, sala 303
Barra da Tijuca, Rio de Janeiro – RJ
CEP 22640-904
Tel./Fax: (21) 3206-7400
www.intrinseca.com.br

Para minha tia-avó Pearl (1911–2015)

Sumário

Prefácio   9
Introdução   17

PARTE 1 - RETARDANDO ONZE VIAS DO ENVELHECIMENTO

1. Introdução   25
2. AMPK   27
3. Autofagia   37
4. Senescência celular   55
5. Epigenética   63
6. Glicação   74
7. IGF-1   89
8. Inflamação   104
9. mTOR   131
10. Oxidação   141
11. Sirtuínas   166
12. Telômeros   174
13. Conclusão   188

PARTE 2 - O REGIME ANTIENVELHECIMENTO IDEAL

1. A dieta   193
2. Bebidas   205
3. O que os centenários comem?   218
4. A dieta mediterrânea   226
5. A dieta de Okinawa   234
6. Zonas vermelhas, brancas e azuis   246
7. Alimentação à base de vegetais   252
8. Estilo de vida   265
9. Atividade física   268
10. Controle de peso   273

11	Sono	278
12	Gerencie o estresse	285
13	Vínculos sociais	287

PARTE 3 - COMO PRESERVAR AS FUNÇÕES

1	Como preservar os ossos	291
2	Como preservar a função intestinal e da bexiga	305
3	Como preservar a circulação	324
4	Como preservar o cabelo	342
5	Como preservar a audição	352
6	Como preservar os hormônios	360
7	Como preservar o sistema imunológico	388
8	Como preservar as articulações	413
9	Como preservar a mente	430
10	Como preservar os músculos	483
11	Como preservar a vida sexual	500
12	Como preservar a pele	524
13	Como preservar os dentes	553
14	Como preservar a visão	560
15	Como preservar a dignidade	571

PARTE 4 - OS OITO PRINCÍPIOS DO ANTIENVELHECIMENTO

1	Introdução	577
2	Oleaginosas	582
3	Vegetais verdes	586
4	Frutas vermelhas	595
5	Xenohormese e manipulação de microRNA	605
6	Prebióticos e pós-bióticos	631
7	Restrição calórica	656
8	Restrição proteica	674
9	NAD$^+$	695

Conclusão	709
Referências	714
Agradecimentos	715
Índice remissivo	716

Prefácio

Completei 50 anos enquanto escrevia esta obra, por isso o tema do envelhecimento tem certa relevância que, por sua vez, está ausente em meu último livro de nutrição, *How Not to Diet* [Como não fazer dieta, em tradução livre], que aborda a questão da perda de peso. Existe, no entanto, um paralelo inegável entre os dois tópicos: tanto um quanto o outro são atravessados pela influência corruptora dos interesses comerciais. As indústrias das dietas[1] e do antienvelhecimento[2] são gigantes multibilionárias. E, com tanto dinheiro em jogo, a tentação de promover produtos que fazem todo tipo de promessa absurda parece irresistível.

Até uma pessoa leiga instruída em busca de conselhos básicos e práticos em qualquer um dos campos (o da perda de peso ou o da longevidade) depara com uma enxurrada inescrutável de comprimidos e suplementos. Mesmo sendo médico e tendo o luxo de me aprofundar em literatura médica revisada por pares, tem sido um desafio extrair a verdade nua e crua das "falácias universais". Mas isso torna a empreitada ainda mais relevante. Se eu mesmo levei três anos para peneirar todos os dados científicos sobre envelhecimento, receio que uma pessoa leiga teria poucas esperanças de distinguir o que é fato do que é mentira. Um ex-presidente da Sociedade Americana de Gerontologia [GSA, na sigla em inglês] escreveu que "poucos temas [...] têm sido mais ludibriosos para as pessoas inocentes e mais lucrativos para as inescrupulosas".[3]

O campo do antienvelhecimento é um "terreno fértil para farsas, golpes e esquemas de enriquecimento rápido",[4] com a literatura popular sobre o assunto abarcando um "enorme volume de desinformação".[5] Em casos de remédios ineficazes contra o envelhecimento, profissionais de marketing muitas vezes têm como alvo pessoas mais velhas.[6] Seus produtos são divulgados agressivamente on-line, bem como em clínicas físicas voltadas ao "antienvelhecimento".[7] Esses esquemas têm sido objeto de múltiplas investigações do Senado e do Congresso norte-americanos, as operações com nomes como *Swindlers, Hucksters and Snake Oil Salesmen* [Vigaristas, mascates e vendedores de óleo de cobra, em tradução livre][8] e *Quackery: A $10 Billion Scandal* [Charlatanismo: Um escândalo de 10 bilhões de dólares].[9] Atualmente, a indústria antienvelhecimento nos Estados Unidos pode ser avaliada em mais de 88 bilhões de dólares,[10] com a indústria global atingindo 292 bilhões de dólares.[11] Isso abrange tudo, desde cremes antirrugas até o televangelista Pat Robertson oferecendo panquecas proteicas que combatem o envelhecimento. Envelhecer pode não ser bom para a saúde, afirmou o editorial de um veículo de economia, "mas, sem dúvida, é bom para os negócios".[12]

DESLUMBRADOS PELA CIÊNCIA

De acordo com um método de classificação da área industrial, 60% dos norte-americanos de 65 anos ou mais fazem intervenções antienvelhecimento,[13] mas, de acordo com o diretor do Instituto de Pesquisa Biomédica do Envelhecimento, da Universität Innsbruck, em quase todos os casos esses procedimentos não têm aval científico.[14] No entanto, soam como se tivessem. Não é de hoje que descobertas científicas revolucionárias exploradas pela imprensa sensacionalista têm sido repaginadas de forma oportunista por aproveitadores.

Os avanços em relação ao magnetismo no século XIX renderam anúncios que diziam: "Não haveria uma única pessoa doente nos Estados Unidos [...] se a nossa Roupa Íntima Magneto-Conservadora se tornasse parte do guarda-roupa de cada dama e cavalheiro, assim como de bebês e crianças." De forma menos cômica, e mais trágica, o interesse público no trabalho de Marie Curie fez surgir uma série de produtos radioativos que alegavam "revitalizar" e "energizar".[15] Como dizia uma manchete do *Wall Street Journal*: "A água radioativa funcionou muito bem até que o maxilar dele caiu."[16]

Hoje, essa exploração da ciência é evidente em centenas de clínicas falsas de "células-tronco" concentradas na Califórnia e na Flórida,[17] as quais usam da linguagem científica para dar uma aparência de legitimidade às terapias não comprovadas que ofertam.[18] Em um artigo da *Scientific American* intitulado "No Truth to the Fountain of Youth" [Nenhuma verdade para a fonte da juventude, em tradução livre], três reconhecidos pesquisadores do envelhecimento concluíram que o "público é bombardeado por exageros e mentiras".[19]

Um desses pesquisadores foi processado em mais de 200 milhões de dólares pelos cofundadores da Academia Americana de Medicina Antienvelhecimento[20] por ter concedido à organização o Silver Fleece Award, um prêmio irônico que debocha das "alegações mais ridículas, ultrajantes e cientificamente não comprovadas sobre intervenções no envelhecimento ou em doenças relacionadas ao avanço da idade".[21] A Academia Americana de Medicina Antienvelhecimento respondeu que "não promove nem endossa qualquer tratamento específico, nem vende ou endossa qualquer produto comercial".[22] No entanto, se visitarmos o site deles, vemos apresentado e oferecido de modo ativo todo um catálogo de anúncios na seção "Encontre um Produto ou Serviço Antienvelhecimento", cuja criação, justificam eles, foi "motivada pelos inúmeros pedidos recebidos todos os dias".[23, 24]

O "establishment gerontológico" tem sido acusado de tentar arbitrariamente sabotar iniciativas emergentes como a Academia Americana de Medicina Antienvelhecimento,[25] cujo cofundador afirma combater a "velha filosofia" de que "o envelhecimento é inevitável, não há nada que possa ser feito, acostume-se, envelheça e morra".[26] Vejo méritos em ambos os lados desse choque cultural, com o campo da gerontologia (o estudo do processo de envelhecimento do ser humano) se esforçando para manter o financiamento público para pesquisas básicas sobre essa etapa da vida, que foi conquistado com tanto esforço, *versus* os mais ambiciosos reformadores do campo do antienvelhecimento, que parecem questionar a fundo os pressupostos mais elementares. "Resumindo", dizia a resposta oficial da Academia Americana de Medicina Antienvelhecimento às críticas, "o culto à morte da gerontologia trabalha com afinco para defender a posição arcana e ultrapassada de que o envelhecimento é natural e inevitável."[27]

A Academia Americana de Medicina Antienvelhecimento teria mais credibilidade se tivesse sido fundada por pessoas envolvidas em pesquisas, em vez de por "empreendedores respondendo a oportunidades de mercado",[28] mas a retaliação contra essa nova onda de iniciativas antienvelhecimento pode ter desequilibrado demais a balança na direção contrária. Sim, como observou o editor-chefe e fundador da revista *Biogerontology*, a história da pesquisa antienvelhecimento é, sem dúvida, "repleta de fraudes, pseudociência, picaretagem e charlatanismo",[29] mas a (admirável!) cruzada contra os menores indícios de impropriedade parece ter levado a uma posição instintiva do tipo "é tudo exagero, não há esperança" que contradiz os avanços científicos genuínos que foram realizados para garantir a viabilidade de intervenção no processo de envelhecimento.[30]

Sei que em alguns círculos, hoje em dia, "ciência" é um palavrão. Depois dos anos intensos da Covid-19, colegas que antes eu respeitava pelo intelecto parecem ter abandonado a capacidade de pensamento crítico. Se você também foi engolido por algum buraco negro de conspirações místicas, este livro talvez não seja para você. É verdade que a pandemia revelou falhas institucionais flagrantes que se alastraram até pela literatura acadêmica. Duas das revistas médicas mais prestigiadas foram forçadas a retirar artigos publicados devido a preocupações com a integridade dos dados.[31, 32] Mas as revistas científicas continuam a ser o padrão de excelência para estabelecer a maior proximidade possível da verdade sobre nossa realidade partilhada. Parafraseando a citação de Winston Churchill sobre a democracia como uma forma de governo, a literatura médica revisada por pares é a pior forma de estabelecer os fatos sobre nossa saúde — com exceção de todas as outras.

MOSTRANDO MEU TRABALHO

O editor-chefe de uma importante revista de gerontologia afirma que a maioria dos cientistas antienvelhecimento "amplamente conhecidos pelo público é formada por propagadores inescrupulosos de panaceias inúteis".[33] É fácil ser influenciado por gurus carismáticos, mas, quando se trata de algo de grandíssima importância, como a saúde e o bem-estar, nosso e de nossas famílias, nós não devemos confiar em evidências anedóticas, mas, sim, em provas concretas. É por isso que cito referências à exaustão. *Comer para não morrer* tem cerca de 2 mil referências. *How Not to Diet*, 5 mil. Este livro ficou com mais de 13 mil, o que acabou por se tornar um problema.

Prometi à editora um livro com no máximo seiscentas páginas, mas, no fim das contas, meu manuscrito estava perto das 2.150. Misericórdia. Eu não queria perder nenhum conteúdo, portanto, minha iniciativa foi a de deixar on-line as 995 páginas de referências. Na página 717, há um QR Code e um link [<see.nf/citations>, em inglês] que levam à lista completa de referências mencionadas ao longo deste livro.

Nos últimos três anos, minha equipe e eu lemos mais de 20 mil artigos sobre envelhecimento para que você não tenha que fazer isso (mas, sem dúvida, fique à vontade para fazê-lo!). Neste livro, apresento as referências traduzidas no QR Code e também um site em inglês. A vantagem disso é que o site me permite criar um link para cada uma das referências em inglês, de modo a direcioná-lo à fonte. Dessa forma, você mesmo pode baixar os PDFs e ter acesso à pesquisa original.

No entanto, isso ainda me deixou com um manuscrito com um número de páginas na casa dos quatro dígitos. Em resumo, eu precisava descobrir como reduzir o livro pela metade para atender às especificações de impressão da editora. O problema é que não havia o que cortar. Muitos autores médicos populares reciclam conteúdo reformulando seus trabalhos anteriores, de modo a lucrar com mais outra publicação. Eu, por outro lado, procuro fazer o contrário, apresentando materiais totalmente inéditos, por isso, ao longo do texto, remeto-o a seções de meus livros anteriores, nas quais abordei conceitos relevantes. Portanto, a única forma que encontrei para atingir a meta de páginas foi transformando o *Comer para não envelhecer* em uma experiência audiovisual completa.

Você vai notar links de vídeo espalhados ao longo do livro. Minha equipe e eu produzimos centenas de videozinhos, cada um com cerca de cinco minutos, para cobrir as centenas de milhares de palavras de informações adicionais que precisei retirar do manuscrito.* Não se preocupe, todas as ações práticas estão contidas aqui. A questão é que jamais quero que alguém tome minhas palavras como a verdade. Sempre me esforço para explicar com precisão como cheguei a cada recomendação. Infelizmente, as limitações de espaço nem sempre me permitiram fazer isso neste livro, por isso, embora comunique as conclusões da mesma forma, é possível que você queira abrir os links para se aprofundar nas evidências que dão embasamento a elas.

O ENVELHECIMENTO É A CAUSA NÚMERO UM

Talvez "morrer de velhice" seja um conceito equivocado. A partir de um estudo de mais de 42 mil autópsias consecutivas, descobriu-se que centenários — pessoas que viveram, no mínimo, até os 100 anos — sucumbiram a doenças em 100% dos casos examinados. Embora a maioria fosse considerada, até por seus próprios médicos, saudável até pouco antes de morrer, nenhum deles "morreu de velhice". Eles morreram em decorrência de doenças, mais comumente de ataques cardíacos.[34] Conclusões semelhantes foram encontradas em outras séries de autópsias de centenários[35] e de pessoas com mais de 85 anos, faixa etária conhecida na literatura médica como "os mais velhos entre os velhos".[36,37,38]

Se o envelhecimento mata por meio de doenças,[39] por que meu livro *Comer para não morrer* não é o único sobre longevidade de que alguém possa precisar? Nele, analisei o que podemos fazer para prevenir, deter e reverter cada uma de nossas quinze principais causas de morte, começando pelas doenças cardíacas, não apenas a principal causa de morte entre centenários, mas também de pessoas em geral.[40] Nos Estados Unidos, as doenças cardíacas têm sido a principal causa de morte todos os anos desde 1900, com exceção de 1918, quando a pandemia de gripe alcançou o topo.[41] (Em contraste, como detalho em *How to Survive a Pandemic* [Como sobreviver a uma pandemia, em tradução livre], a Covid-19 chegou apenas ao terceiro lugar.)[42] As doenças cardíacas têm sido a principal causa de morte e invalidez em todo o mundo durante a maior parte deste século,[43] e prevê-se que continue assim ao longo das próximas décadas.[44] Mas será *mesmo*?

Dado que idade avançada é o maior fator de risco para a maioria das doenças fatais,[45] seria possível argumentar que a principal causa de morte é, na verdade, o envelhecimento.[46] A taxa de mortalidade aumenta exponencialmente para doenças relacionadas à idade, tais como as cardíacas, câncer, acidente vascular cerebral e demência.[47] Então, sim, ter colesterol alto pode aumentar o risco de doenças cardíacas em até vinte vezes dentro da mesma faixa etária,[48] mas um indivíduo de 80 anos

---

* Todos os vídeos estão disponíveis em inglês. (N. de E.)

corre um risco *quinhentas* vezes maior de ter um ataque cardíaco[49] em comparação com alguém na faixa dos 20.[50] Uma dieta à base de vegetais pode reduzir o risco de demência em até três vezes,[51] mas a diferença nas taxas de demência entre aqueles com mais de 85 anos em comparação com aqueles com menos de 65 é de *trezentas vezes*.[52] A razão pela qual nos concentramos em coisas como colesterol é que ele é um fator de risco *modificável*, mas e se isso também se aplicasse à taxa de envelhecimento?

Em vez de nossa abordagem atual, fragmentada, de nos concentrarmos em doenças degenerativas individuais, por que não retardar o processo de envelhecimento em si? Lembro-me de quando era uma criança nerd que queria curar o câncer quando crescesse. Mesmo que todas as formas de câncer fossem eliminadas, a expectativa média de vida nos Estados Unidos aumentaria somente cerca de três anos.[53] Por quê? Porque evitar o câncer significaria apenas retardar uma morte que aconteceria por outro fator, como ataque cardíaco ou AVC. Se uma doença específica relacionada à idade não nos acometer, outra o fará. Em vez de tentar acertar a cada hora um problema diferente, abordando cada doença de modo isolado, progredir na desaceleração do envelhecimento poderia enfrentar todas essas questões ao mesmo tempo.[54]

Imagine se houvesse uma intervenção que não só reduzisse o risco das principais causas de morte, mas também a artrite, a demência, a osteoporose, a doença de Parkinson e as deficiências sensoriais. Porque esses riscos tendem a dobrar a cada sete anos. Até o simples ato de retardar o envelhecimento, de modo que uma pessoa média de 65 anos, por exemplo, tivesse o perfil de saúde e o risco de doenças dos atuais 58, poderia reduzir *pela metade* o risco de morte, invalidez e deficiência.[55]

É por isso que escrevi *Comer para não envelhecer*.

O envelhecimento, em si, é uma doença?

Há décadas, uma das questões mais debatidas na gerontologia tem sido se o envelhecimento em si deve ou não ser considerado uma doença.[56] O envelhecimento é natural. É verdade, mas contrair uma infecção também é, e mesmo assim afirmamos se tratar de uma doença. O envelhecimento é universal. É verdade, mas todo mundo também fica resfriado.[57] Se você tiver interesse, aprofundo essa discussão no vídeo encontrado no seguinte link: <see.nf/agingdisease>. Que importância tem o nome que damos? Uma rosa chamada por qualquer outro nome murcha com a mesma rapidez. A esperança é a de que a classificação como doença leve a uma maior alocação de recursos para pesquisas sobre o assunto, assim como a recente classificação da obesidade como doença fez para as pesquisas sobre tal condição.[58]

> Muitos acreditam que a indústria farmacêutica investiria naquilo que sem dúvida seria um medicamento de grande sucesso. Mas por que gastar dinheiro em pesquisas quando este pode ser gasto em marketing de todos os produtos antienvelhecimento sem efeito comprovado já vendidos? Muitas das principais linhas de suplementos dietéticos pertencem a empresas farmacêuticas.[59, 60] São elas que vendem os produtos "cosmecêuticos" (junção de *cosméticos* e *farmacêuticos*)[61] e os cremes "rejuvenescedores" para a pele.[62] A farmacêutica Sanofi até fez uma parceria com a Coca-Cola para criar um drink da beleza.[63] Elas já fazem muito dinheiro tirando proveito da credulidade e do desespero do público por produtos antienvelhecimento.[64] Por que desperdiçar dinheiro para provar que algo realmente funciona?

VIVO E BEM

Quando colocadas diante da pergunta "Quanto tempo você deseja viver?", com as opções 85, 120, 150 anos ou indefinidamente, cerca de dois terços das pessoas disseram que prefeririam viver até os 85. Mas, quando a pergunta foi reformulada para "Quanto tempo você deseja viver com garantia de saúde física e mental?", a resposta mais popular mudou para uma expectativa de vida ilimitada.[65] Não se trata apenas de quanto tempo vivemos, mas do quanto vivemos bem, o que está ilustrado no mito grego de Titono, a quem Zeus concedeu vida eterna, mas não juventude eterna, de modo que ele definhou com a idade e passou a balbuciar sem parar (até, por fim, ser transformado em uma cigarra).[66]

A longevidade é, de fato, uma vitória pírrica caso esses anos adicionais sejam caracterizados por um declínio inexorável.[67] Apenas cerca de 18% das pessoas podem ser enquadradas na categoria de "envelhecimento bem-sucedido".[68] Estudos revelaram que a prevalência da multimorbidade, ou seja, a coexistência de múltiplas doenças crônicas, varia entre 55% e 98% em indivíduos mais velhos.[69] Aos 85 anos, mais de 90% podem ter no mínimo uma doença e, em média, cerca de quatro.[70] E assim como 85% dos pacientes com câncer, os quais tendem a superestimar sua sobrevivência,[71] o mesmo acontece com portadores de outras doenças crônicas. Aqueles que sofrem de insuficiência cardíaca ou doenças pulmonares obstrutivas crônicas, como o enfisema, têm probabilidades cerca de três vezes mais altas de morrer dentro de um ano do que no tempo que previram. Dentre os pacientes em diálise ambulatorial, 96% achavam que era alta a probabilidade de estarem vivos dali a cinco anos, mas quase metade morreu em menos de dois.[72]

Isso traz à tona o conceito de *healthspan*, ou o período de vida passado com boa saúde, livre de doenças crônicas e invalidez.[73] Não é de admirar que as pessoas estejam céticas em relação às intervenções de longevidade, uma vez que vemos nossa expectativa de vida aumentar, mas nosso *healthspan* cair. "Todo mundo quer viver para sempre", parafraseando Jonathan Swift, "mas ninguém quer envelhecer".

Nos Estados Unidos, por exemplo, estamos vivendo mais, mas com doença, e não saúde. Uma pessoa de 20 anos em 1998 poderia esperar viver cerca de 58 anos mais, enquanto uma pessoa de 20 anos em 2006 poderia esperar viver mais 59. No entanto, o jovem de 20 anos da década de 1990 viveria dez desses anos com doenças crônicas, ao passo que atualmente está mais para cerca de treze anos. Dessa forma, parece que demos um passo para a frente e três para trás. Os pesquisadores também observaram que nós estamos vivendo dois anos *funcionais* a menos — ou seja, anos em que não somos mais capazes de realizar atividades básicas da vida, como andar 400m, ficar de pé ou sentado por duas horas sem precisar deitar-se ou ficar de pé sem equipamento especial.[74] Em outras palavras, estamos vivendo por um período de tempo maior, porém estamos vivendo *mais doentes*.

É por isso que este livro aborda tanto a expectativa de vida quanto o *healthspan*. Qual é o sentido de viver mais se não é possível aproveitar isso com vigor? Espero sinceramente que este livro acrescente não apenas anos à sua vida, mas vida aos seus anos.

Introdução

Meu livro anterior, *Comer para não morrer*, não fala sobre viver para sempre. Não se chama *Comer para* jamais *morrer*. Em vez disso, aborda como não morrer prematuramente, em sofrimento, na sequência de uma doença crônica, duradoura e incapacitante. A boa notícia que compartilhei é que, em termos de saúde, temos um poder enorme sobre nosso destino, no sentido de que a maioria das mortes prematuras e de invalidez é evitável por meio de uma dieta e um estilo de vida saudáveis o suficiente. *Comer para não envelhecer* tem uma premissa semelhante. Este livro não trata da imortalidade, mas, sim, de como envelhecer com graça e vitalidade, em vez de sofrer com as mazelas da enfermidade e da decrepitude. Mas por que nós não somos capazes de parar o envelhecimento e viver para sempre?

"O homem nunca estará satisfeito até ter vencido a morte." — *Bernard Strehler*

Desde a *Epopeia de Gilgamesh*, há mais de 4 mil anos,[1] até o recente quincentenário da busca de Ponce de León pela fonte da juventude, a humanidade anseia pelo mítico elixir da vida capaz de curar os flagelos do envelhecimento.[2] E por que não? Não é como se o envelhecimento fosse uma espécie de constante imutável na natureza. A evolução produziu nos animais uma expectativa de vida que varia na ordem de mais de 1 milhão, desde os efemerópteros, cujas vidas adultas podem durar apenas alguns minutos, até as amêijoas, que ultrapassam os 500 anos.[3] Assim como os irmãos Wright podem ter se inspirado nos pássaros, nós podemos nos inspirar em animais que envelhecem muito devagar, isso quando envelhecem.[4]

Por que não podemos viver para sempre? Alguns animais vivem, e não estou falando de uma baleia de 200 anos nem de uma árvore de mil. De fato, existem espécies (com nomes como *água-viva imortal*) que aparentemente não envelhecem e que tecnicamente podem viver para sempre.[5] De certa forma, os humanos são imortais, no sentido de que algumas de nossas células sobrevivem (os espermatozoides ou óvulos que tiveram a sorte de encontrar um ao outro). Cada um de nossos filhos cresce a partir de uma das nossas células, e isso por si só — quero dizer, o fato de uma única célula ser capaz de se transformar em uma pessoa — já deveria fazer com que, em termos comparativos, a noção de manter nosso corpo vivo sem uma estimativa de tempo parecesse biologicamente trivial. Uma gotinha microscópica fertilizada pode se transformar no que é, talvez, o objeto mais complexo do universo conhecido — o cérebro humano, com sua rede de 160.000 quilômetros[6] composta de 86 bilhões de neurônios[7] que fazem 150 trilhões de conexões.[8] Se a biologia é capaz disso, então do que não seria?

Apesar disso, ainda existe bastante ceticismo na comunidade científica, na qual muitos acreditam que o envelhecimento é um processo irreversível.[9] O "antienvelhecimento" é comparado à "antigravidade".[10] Os críticos porta-vozes da comunidade gerontológica acusam aqueles que sugerem a possibilidade de aumentar em larga medida a expectativa de vida humana como sendo "desprezíveis [...] por enganarem o público" e afirmam que "qualquer cenário que ultrapasse os 130 [anos] é ridículo".[11] Essas desconfianças são contestadas de maneira bem fundamentada por pessoas que citam proeminentes cientistas do passado que fizeram afirmações similarmente definitivas que por sua vez não envelheceram bem.[12] Físicos que ganharam o Nobel falaram da perspectiva da energia nuclear como "pura bobagem", um "sonho utópico nem um pouco científico, um bicho-papão".[13] Lorde Kelvin, considerado um dos maiores cientistas de seu tempo, é lembrado por afirmar que "é impossível criar máquinas voadoras mais pesadas do que o ar",[14] reforçando sua impraticabilidade em 1902, apenas um ano antes do primeiro voo na cidade de Kitty Hawk.[15]

Em laboratório, hoje, mutações genéticas podem provocar um aumento de dez vezes na expectativa de vida, pelo menos em uma espécie de verme minúsculo.[16] Em camundongos, a manipulação dietética e genética produz um aumento de cerca de 70%.[17] Ajustes isolados, como a restrição de metionina, incorporada em um dos meus Oito Princípios do Antienvelhecimento (ver página 575), podem prolongar em cerca de 40% as expectativas de vida média e máxima de ratos,[18] o que poderia significar o aumento da expectativa de vida em humanos para cerca de 110 anos em média, com os raros "centenários" chegando aos 140 anos.[19] Esses resultados ainda não foram replicados em pessoas; porém, se descobríssemos intervenções não só para retardar o envelhecimento, como também para reparar de modo ativo os danos acumulados, o céu poderia ser o limite.

Cientistas visionários da área imaginam que o tempo poderia ser efetivamente "derretido", como nos relógios amolecidos daquela pintura surrealista,[20] um "rejuvenescimento do corpo que levaria, em última instância, a um verão interminável de juventude literalmente perpétua".[21] É prevista uma "velocidade de escape da longevidade" na qual teríamos de viver apenas o suficiente para que as inovações acrescentassem mais tempo do que o que transcorre, o ponto de virada em que a cada ano poderemos acrescentar, pelo menos, um ano a mais de expectativa de vida.[22] Na teoria, isso permitiria à humanidade ter uma vida útil essencialmente ilimitada. Imagine morrer apenas um ano antes da conjuntura crítica! Continuo reticente quanto à possibilidade de tal revolução, mas espero que este livro lhe ajude, quer você esteja buscando viver o suficiente para viver para sempre[23] ou apenas tentando morrer jovem com a idade mais avançada possível.

QUATRO LIVROS EM UM

Quando me sentei para escrever (ou, melhor, me levantei e comecei a andar, digitando na minha escrivaninha com esteira), precisei fazer uma escolha. No que deveria me concentrar? Nos sinais mais superficiais de envelhecimento sobre os quais todo mundo tem curiosidade, como rugas e cabelos grisalhos, ou nos aspectos clínicos, como o declínio cognitivo? Ou eu deveria abordar como podemos retardar o processo de envelhecimento em si? Como você provavelmente deve estar desconfiando pelo peso, caso esteja lendo um exemplar físico, tal como nos velhos tempos, decidi por todas as opções acima.

Minha inspiração para escrever *Comer para não envelhecer* foi um documento de consenso intitulado "Interventions to Slow Aging in Humans" [Intervenções para retardar o envelhecimento em humanos, em tradução livre], compilado pelos principais pesquisadores da medicina antienvelhecimento, como os médicos Fontana, Longo, Sinclair e dezenas de outros (quase todos os que atuam na área). Com o objetivo de identificar as estratégias mais promissoras para o desenvolvimento de remédios no combate ao envelhecimento, eles elaboraram uma lista de vias "essenciais", por exemplo a inibição farmacológica do hormônio IGF-1, ou medicamentos para bloquear a enzima mTOR. Ao examinar a lista, percebi: *cada uma dessas vias poderia ser regulado por meio da dieta*. E essa se tornou a abertura deste livro.

PARTE 1: RETARDANDO ONZE VIAS DO ENVELHECIMENTO

A ciência do envelhecimento tem sido chamada de "a mais dinâmica e provocadora da biologia moderna".[24] Uma tentativa de classificar as teorias do envelhecimento publicadas há mais de trinta anos identificou mais de trezentas delas, e o número só tem crescido desde então.[25] Na Parte 1, identifico as onze vias bioquímicas mais promissoras para desacelerar as areias do tempo e encerro cada uma com propostas práticas para abordá-las naturalmente por meio de mudanças na dieta e no estilo de vida. A Parte 1 é a seção nerd, e contém conceitos e termos fundamentais que serão usados ao longo de todo o livro.

PARTE 2: O REGIME ANTIENVELHECIMENTO IDEAL

A probabilidade de vivermos até os 100 anos aumentaram de cerca de 1 em 20 milhões para 1 em 50.[26] Por que alguns chegam ao centésimo aniversário e outros, não? Não se trata apenas de escolher pais melhores. Estudos que acompanham gêmeos idênticos sugerem que 20% a 30%, no máximo, da variação no tempo de vida é explicada pela herança genética.[27] A mídia adora narrativas sobre audazes centenários que atribuem sua longevidade a alguma combinação de banha, vodca e sua marca preferida de cigarro, mas como os centenários e os supercentenários (aqueles com mais de 110 anos) realmente comem e vivem?

Na Parte 2, aprofundo-me nos hábitos que aqueles que vivem nas cinco "zonas azuis" de longevidade ao redor do mundo têm em comum. Na elaboração do regime antienvelhecimento ideal, exploro os melhores e os piores alimentos e bebidas. Será que o vinho tinto merece o status emblemático de elixir da longevidade? E o café? Abordo a ergotioneína (a "vitamina da longevidade"), o calcanhar de Aquiles dos vegetarianos, e a melhor rotina de exercícios e sono para uma vida mais longeva e saudável.

PARTE 3: COMO PRESERVAR AS FUNÇÕES

Então, na Parte 3, chego aos pormenores. O que você pode fazer para preservar seus ossos, seu trato digestivo e sua circulação? Seu cabelo, sua audição e seu equilíbrio hormonal? Seu sistema imunológico e a saúde das articulações? Sua mente e seus músculos? Sua vida sexual e sua pele? Seus dentes, sua visão e, por fim, sua dignidade na hora da morte? Existem seções sobre cada um desses itens. Você pode ter um gostinho em <see.nf/trailer>.

PARTE 4: OS OITO PRINCÍPIOS DO ANTIENVELHECIMENTO

Meus Oito Princípios do Antienvelhecimento compõem a parte final do livro, uma lista prática para complementar os Doze por Dia que estabeleci em meu livro *Comer para não morrer*. Em complemento à riqueza de recomendações contidas em *Comer para não envelhecer*, esta última parte destaca alimentos, suplementos ou hábitos específicos com o potencial de oferecer algumas das melhores oportunidades para retardar o envelhecimento ou melhorar a longevidade. Meu objetivo é cobrir todos os ângulos possíveis para desenvolver a dieta e o estilo de vida ideais para uma vida mais longeva e saudável, com base no conjunto de evidências disponíveis.

PARTE 1

Retardando onze vias do envelhecimento

CAPÍTULO 1

Introdução

Há muito tempo é dito que a melhor forma de viver mais é escolher seus pais com sabedoria.[1] A longevidade não se trata de uma questão de família? Irmãos de centenários, sem dúvida têm maior probabilidade de se tornarem eles próprios centenários, e é mais provável que seus pais tenham vivido pelo menos até os 90.[2] Por outro lado, a expectativa de vida dos cônjuges às vezes se correlaciona tanto quanto (ou até mais que) àquelas de parentes genéticos.[3] Seu parceiro pode ter tanto impacto quanto seus pais. Afinal, não transmitimos apenas genes. Talvez as receitas saudáveis da vovó ou até o amor de longa data por correr também sejam questões transmitidas na família.

O QUANTO OS GENES SÃO IMPORTANTES?

Para descobrir o papel da genética, pesquisadores recorrem com frequência a estudos com gêmeos, comparando diferenças entre gêmeos idênticos e fraternos.[4] Acesse o vídeo <see.nf/genes> para entender melhor como esse método engenhoso funciona para estimar a hereditariedade e o que esse e outros métodos têm encontrado. Em suma, ao que parece, apenas cerca de 15% a 30%[5] ou menos[6] do nosso tempo de vida é determinado por nossos genes, o que significa que a forma *como* vivemos pode determinar a maior parte do nosso destino.

Para aproveitar a margem de manobra que temos para além do relativamente pequeno componente genético, primeiro devemos compreender as várias vias do envelhecimento. O termo "antienvelhecimento" tem sofrido todo tipo de uso e desuso na cultura popular, sendo associado a diversos produtos e procedimentos sem comprovação científica. A expressão provavelmente deveria ser reservada para nomear o que pode atrasar ou reverter o envelhecimento por meio da ação sobre um ou mais mecanismos de envelhecimento reconhecidos.[7] Em um artigo de referência citado mais de 7 mil vezes na literatura biomédica,[8] "The Hallmarks of Aging" [As marcas do envelhecimento, em tradução livre], foram identificados nove denominadores comuns do processo de envelhecimento. Eu os apresento em <see.nf/genes> e abordo cada um deles neste livro.

Tem uma mosca na minha pesquisa sobre envelhecimento!

Existem inúmeras formas de tentar desvendar os mistérios do envelhecimento. É possível estudar indivíduos longevos, como centenários e supercentenários, ou fumantes particularmente longevos, para descobrir os segredos de sua resiliência.[9] Ou então olhar para a direção oposta e estudar pessoas de vida breve, investigando síndromes trágicas de envelhecimento acelerado, como a progéria, em que as crianças envelhecem de oito a dez vezes mais rápido do que o normal,[10] ficando enrugadas, calvas e, em seguida, normalmente morrendo de ataque cardíaco ou acidente vascular cerebral por volta dos 13 anos.[11] Ou também dá para estudar espécies de animais com alta expectativa de vida. Existe um molusco chamado "quahog do oceano", cujo coração pode bater mais de um bilhão de vezes ao longo de seus 500 anos de vida.[12]

No vídeo <see.nf/models>, falo sobre as oportunidades e dificuldades de fazer extrapolações a partir de "organismos-modelo" usados na pesquisa sobre envelhecimento, tais como leveduras, vermes, moscas e camundongos,[13] bem como sobre iniciativas de ciência cidadã nas quais cães de família são inscritos em estudos não invasivos para investigar por que alguns "cães Matusalém" chegam aos 25 anos ou mais, mas 99,9% dos outros, não.[14] Cães idosos passam por muitas das mesmas mazelas do envelhecimento que nós, como artrite, câncer, catarata, problemas renais e perda muscular.[15] Os avanços feitos em relação à longevidade canina podem não apenas ser aplicáveis ao envelhecimento humano, mas também ter o valor intrínseco de melhorar a qualidade e a quantidade de vida dos companheiros caninos com quem dividimos nossos lares (mais de 70 milhões apenas nos Estados Unidos!).[16]

CAPÍTULO 2

AMPK

Em meu livro sobre tudo o que existe a respeito da perda de peso baseado em evidências, *How Not to Diet*, existe uma parte intitulada "Amping AMPK" [Amplificando a AMPK, em tradução livre]. A AMPK (proteína quinase ativada por AMP) é uma enzima que atua como um sensor para plantas e animais, semelhante ao medidor de combustível de um carro. Ela é ativada quando detecta o esgotamento do combustível universal, assim como uma luz pode se acender no painel de um carro quando você está quase sem gasolina. A AMPK vira o interruptor do seu corpo, deixando de armazenar gordura e passando a queimá-la, de modo a restaurar o equilíbrio energético. É por isso que a AMPK é conhecida não apenas como o *principal sensor de energia*[1] de nosso corpo, mas também como a *controladora de gordura*.[2] É por isso que ela teve um papel de destaque no meu livro *How Not to Diet*. Mas essa enzima não afeta apenas o controle de peso. Ela também pode controlar o envelhecimento.[3]

Em tempos de abundância, nossas células podem operar a todo vapor. No entanto, em épocas difíceis — quando não há comida suficiente para um animal, ou não há luz suficiente para uma planta (a escuridão é, em essência, a fome das plantas)[4] —, a AMPK entra em ação para redirecionar a célula para o modo de conservação e passa a recorrer às reservas de energia, como a queima de gordura corporal. Nossas células também podem dar início a um programa de reciclagem chamado "autofagia".

A autofagia é uma espécie de faxina por meio da qual componentes celulares com defeito, tais quais proteínas mal enoveladas que se acumularam em excesso em tempos de abundância, são quebrados e desmembrados para que sejam obtidas peças sobressalentes. Como falo em detalhes no capítulo sobre esse tema, a autofagia funciona tanto como operação de reaproveitamento quanto como usina de eliminação de lixo, reciclando matérias-primas escassas enquanto, ao mesmo tempo, descarta alguns dos detritos danificados que são parte do processo de envelhecimento. Esta é uma das razões pelas quais a AMPK é cada vez mais reconhecida como um fator pró-longevidade.[5] Afinal, essa enzima induz a autofagia, que limpa a casa, varre a sujeira acumulada e efetivamente desencadeia uma espécie de reinicialização celular.[6]

Existem três maneiras principais pelas quais os pesquisadores da longevidade identificam uma via bioquímica do envelhecimento: o fator piora com a idade? Quando amplificado, ele acelera o envelhecimento? E, quando atenuado, ele retarda o envelhecimento, prolongando, assim, a expectativa de vida?[7] A queda na atividade de AMPK à medida que envelhecemos se enquadra nos três critérios. Conforme envelhecemos, os níveis de AMPK caem e fica mais difícil ativá-la, ou seja, fica mais difícil acionar o interruptor para recarregar nossas baterias.[8] Quando esse declínio é acentuado, o envelhecimento acelera (pelo menos em camundongos),[9] mas, quando o processo é revertido e a ativação de AMPK é intensificada, a expectativa de vida aumenta em organismos-modelo[10] — em até 38% no *C. elegans*,[11] um nematódeo que descrevo no vídeo <see.nf/models>.

Por todos os lados na árvore evolutiva da vida, a forma mais confiável de prolongar a expectativa de vida pode ser a restrição alimentar a longo prazo.[12] Acredita-se que a ativação de AMPK seja um dos mecanismos para tal aumento da longevidade. O que foi notável em relação aos experimentos de aumento de AMPK, no entanto, é que o tempo de vida dos animais foi estendido ainda que lhes fosse permitido comer o quanto quisessem.[13] Os ativadores de AMPK podem efetivamente enganar o organismo, fazendo-o pensar que está passando fome, alternando-o para o modo faxina protetora sem provocar nenhum dos incômodos da privação. Dessa forma, os ativadores de AMPK podem ser considerados *miméticos*, ou imitadores, da restrição alimentar. É por isso que a AMPK é tida como um bom alvo de intervenção medicamentosa para a longevidade, com as farmacêuticas produzindo uma variedade de ativadores da enzima.[14]

A PÍLULA DO EXERCÍCIO

Existe alguma maneira natural de aumentarmos a ativação de AMPK de modo a retardar o envelhecimento sem passarmos fome? Como a AMPK é ativada pela falta de combustível, se não quisermos limitar a quantidade de energia que entra pela boca, teremos que aumentar a quantidade de energia que sai pelos músculos. Se colocarmos pessoas em bicicletas e fizermos biópsias musculares enquanto elas pedalam, em questão de vinte minutos pode ser detectada uma quase triplicação da atividade da AMPK.[15] Essa é uma das formas pelas quais a prática de exercício pode resultar em perda de peso.

A ativação de AMPK também leva à biogênese mitocondrial, que é a formação de mais mitocôndrias, as usinas de energia onde a gordura é queimada.[16] Portanto, a AMPK não apenas lança mais gordura na fornalha, ela também constrói mais fornalhas para queimar essa gordura. Isso ajuda a explicar o porquê de, ao longo do tempo, os treinos de resistência nos permitirem correr mais rápido e distâncias maiores. Então, poderia um ativador de AMPK ser uma "pílula do exercício"? De fato, quando camundongos sedentários receberam uma droga ativadora de AMPK durante um mês, a resistência deles na corrida aumentou em 44%.[17] Depois que uma dessas substâncias foi usada por ciclista no renomado Tour de France,[18] os ativadores de AMPK foram banidos pela Agência Mundial Antidoping.[19]

Estamos falando, então, não apenas de jejum em forma de pílula, mas também de um mimético de exercícios? Uma maneira de enganar nosso organismo ao fazê-lo achar que, sem deixar de comer, está passando fome, ao mesmo tempo que aumenta nossa capacidade física? Indivíduos obesos muitas vezes "não estão dispostos a fazer nem o mínimo de atividade física", escreveu um grupo de farmacologistas, "indicando, assim, que medicamentos que imitam exercícios de resistência são altamente desejáveis".[20] O "apelo de massa" de tal substância pode levar a indústria farmacêutica a "ver a inatividade física como um mercado a ser medicalizado com fins lucrativos",[21] mas isso não é nada em comparação ao mercado *universal* de um remédio antienvelhecimento.

MANUTENÇÃO DAS USINAS

No livro *Da juventude e da velhice*, o filósofo grego Aristóteles descreveu a morte como a perda de calor interior.[22] Bem, a perda progressiva de função das estimadas 10 milhões de bilhões de mitocôndrias espalhadas pelo nosso corpo[23] é considerada um princípio central da biologia do envelhecimento,[24] um dos nove marcos já estabelecidos.[25] A disfunção mitocondrial não é apenas uma consequência do envelhecimento, mas também uma de suas causas. Acredita-se que as mitocôndrias disfuncionais contribuam ativamente para o processo de envelhecimento,[26] uma hipótese ilustrada por um estudo pioneiro publicado no início da década de 1990.[27]

Se injetarmos mitocôndrias de um rato jovem em uma célula humana, nada acontece. A célula nem parece notar. Cada célula da pele humana tem em média trezentas mitocôndrias, e adicionar entre dez e quinze mitocôndrias extras de um filhote de rato não parece surtir qualquer efeito. Mas, se adicionarmos o mesmo número de mitocôndrias extraídas de um rato velho (um rato centenário, em termos de anos humanos[28]), em apenas alguns dias as células humanas começam a dar sinais de degeneração.[29] A mera presença de uma pequena porcentagem dessas mitocôndrias velhas foi o suficiente para empurrar as células humanas para uma morte prematura. Portanto, mitocôndrias comprometidas pela idade não se tornam apenas menos eficientes: elas podem se tornar ativamente nocivas. É aí que entra a AMPK.

Com a idade, nossa função mitocondrial diminui,[30] mas construir novas usinas celulares, expandir as existentes e desativar as antigas (a chamada "mitofagia") são formas por meio das quais a AMPK poderia promover a sobrevivência.[31] Acredita-se que a AMPK serve como um "guardião mitocondrial" e que, nessa função, pode ajudar a proteger contra os malefícios das doenças relacionadas à idade.[32]

Se um medicamento ativador de AMPK for mesmo capaz de nos ajudar a usufruir os benefícios da queima de gordura e da promoção da saúde proporcionados pelo jejum e pelo exercício, sem fome nem suor, é possível imaginar como ele se tornaria um dos remédios mais vendidos no planeta.

E é mesmo.

METFORMINA

Originalmente vendida como Glucophage (que significa "comedor de açúcar"), a metformina é hoje prescrita mais de 85 milhões de vezes por ano apenas nos Estados Unidos.[33] Apesar de todos os avanços na biotecnologia, a indústria farmacêutica ainda não encontrou um tratamento de primeira linha mais seguro e eficaz para o diabetes tipo 2 do que um medicamento que aumenta a AMPK e cujos comprimidos custam na ordem dos centavos.[34] Em <see.nf/metformin>, falo a respeito de sua origem interessante e de todas as outras vantagens, incluindo a surpreendente revelação de que os diabéticos que tomam metformina podem viver por mais tempo do que pessoas que nunca tiveram a doença, para começo de conversa.[35] Do ponto de vista da longevidade, é como se o diagnóstico de diabetes tivesse sido benéfico, porque, depois dele, tais pessoas tiveram acesso a esse medicamento que aumenta a expectativa de vida. Se a metformina é tão poderosa a ponto de compensar um diagnóstico tão temido como o de diabetes, ela não deveria ser recomendada para todo mundo?

No vídeo <see.nf/metformindownsides>, abordo seus efeitos colaterais mais comuns, e leves, e um raro com potencial de ser fatal.[36] Outra consequência adversa da metformina é mais um efeito principal do que colateral. O mecanismo pelo qual a metformina aumenta a AMPK é prejudicando a capacidade de nosso organismo de produzir energia, agindo como um leve veneno mitocondrial, portanto, de modo não surpreendente, ela pode prejudicar os ganhos de aptidão física decorrentes da prática de exercícios, incluindo a capacidade aeróbica[37] e o aumento de massa muscular.[38]

A única forma de determinar se os benefícios da metformina superam seus riscos no aumento do *healthspan* e da expectativa de vida dos não diabéticos é por meio de análises. Inscreva-se no estudo Combatendo o Envelhecimento com Metformina, ou TAME, cujo perfil apresento em <see.nf/tame>. A conclusão é a de que pode haver razões para termos expectativas mais moderadas. Embora o medicamento possa aumentar a expectativa de vida média de alguns camundongos em 5%, em uma dosagem mais alta a metformina na verdade reduz a expectativa de vida.[39] Outras ressalvas sobre suas perspectivas enquanto panaceia surgem de um estudo emblemático do Programa de Prevenção do Diabetes, no qual a droga só pareceu beneficiar aqueles com níveis de risco mais altos.[40] Um pequeno estudo constatou que, apesar de a metformina abrandar a resistência à insulina em diabéticos, o medicamento na verdade piorou o quadro para indivíduos obesos não diabéticos sem histórico de diabetes na família.[41] Portanto, indivíduos mais saudáveis podem não colher os benefícios da metformina que tentamos extrapolar a partir dos estudos de longevidade em diabéticos.

ALIMENTOS QUE PODEM PREJUDICAR A AMPK

Existe um tipo de gordura saturada, chamada "ácido palmítico", que suprime a AMPK.[42] Embora tenha sido originalmente descoberto no óleo de palma, o ácido palmítico está presente em maiores concentrações na carne e na gordura do leite e seus derivados.[43] De todas as gorduras saturadas, parece que o ácido palmítico é o mais patogênico quando se trata de doenças metabólicas, doenças cardiovasculares, câncer, doenças neurodegenerativas e inflamação,[44] que são no mínimo parcialmente atribuíveis à inibição de AMPK. Talvez seja por isso que a gordura saturada tem o potencial de ser tão tóxica para o fígado.[45]

Saturando seu fígado

A doença hepática gordurosa não alcoólica se tornou a principal causa de doença hepática crônica no mundo.[46] Estudos estimam que atualmente entre 75 milhões e 100 milhões de pessoas nos Estados Unidos sofrem dela (cerca de um em cada três adultos norte-americanos).[47] O acúmulo em excesso de gordura no fígado é causado pelo consumo excessivo de calorias,[48] mas nem todas as calorias engordam o fígado de igual forma. O excesso de açúcar com frequência é apontado como o principal culpado, mas a gordura saturada é ainda pior. Veja meu vídeo <see.nf/liver> para obter detalhes, mas, em resumo, o consumo excessivo de alimentos com adição de açúcar, como doces e refrigerantes, pode aumentar em 33% a gordura no fígado, enquanto o consumo excessivo da mesma quantidade de gordura saturada (manteiga e queijo) aumenta a gordura do fígado em 55%.[49] Notou-se que o consumo excessivo de gorduras insaturadas, como nozes-pecã e azeite, causou um acréscimo de apenas 15% na gordura no fígado,[50] porque, em teoria, as gorduras insaturadas não comprometem a AMPK de maneira tão potente quanto as saturadas.[51]

O que torna a gordura saturada muito mais traiçoeira é que ela pode aumentar a gordura no fígado mesmo que a pessoa não coma demais. O *excesso* de calorias proveniente do açúcar pode saturar seu fígado de gordura e, mesmo que em suas dietas as pessoas consumam 25 colheres de açúcar na forma de doces e refrigerantes todos os dias, a gordura do fígado permanece inalterada enquanto a ingestão geral de calorias se mantiver estável. No entanto, se fizermos isso com uma fração da quantidade de gordura saturada na forma de carne e laticínios, mesmo sem consumo excessivo, em questão de quatro semanas os participantes do estudo acabariam marmorizando seus fígados com 39% a mais de gordura.[52]

ALIMENTOS QUE PODEM ESTIMULAR A AMPK

Nós conhecemos mais de uma centena de produtos vegetais que podem ativar a AMPK,[53] mas muitos deles são tóxicos, um contra-argumento aos que querem transformá-los em petisco. Consideremos a nicotina, por exemplo. As biópsias de gordura mostram que fumantes têm uma ativação de AMPK mais de cinco vezes maior do que não fumantes.[54] Não surpreende que fumantes com frequência ganhem peso quando param de fumar,[55] e que as gomas de mascar de nicotina possam atenuar esse fenômeno.[56] Embora fumar seja uma das piores coisas que você pode fazer a seu corpo, é uma das formas mais garantidas de perder peso, graças à AMPK.[57] Será que existe alguma maneira de obter os benefícios do estímulo de AMPK sem o risco de ter uma morte horrível por câncer de pulmão?

Uva-espim

Como a ativação de AMPK leva à perda de peso, abordo uma série de ativadores naturais dessa enzima em meu livro sobre o assunto, incluindo a berberina, encontrada na uva-espim (ou bérberis). Em vez de repetir aqui, permita-me encaminhá-lo para a seção "Raising the Barberries" [Criando as uvas-espim, em tradução livre], na parte "Amping AMPK" [Amplificando a AMPK, em tradução livre] do meu livro *How Not to Diet*.

Em suma, foi demonstrado que a uva-espim, que na forma seca pode ser encontrada a preços baixos em mercearias de produtos do Oriente Médio, reduz com sucesso os níveis de colesterol LDL em 14 pontos (mg/dl) em média,[58] bem como melhora a acne,[59] a função arterial,[60] os triglicerídeos, o açúcar no sangue e a resistência à insulina.[61] É possível alcançar a dose de berberina amplamente utilizada na China para o controle do diabetes,[62] que supostamente aumenta a AMPK por meio do consumo de apenas duas colheres de chá de uva-espim três vezes ao dia, ou uma colher de sopa duas vezes ao dia.[63] É preferível consumir a fruta *in natura*, ainda mais porque uma análise dos suplementos de berberina disponíveis no mercado descobriu que 60% não correspondiam ao que era anunciado nos rótulos.[64]

Uma advertência: a uva-espim é classificada como imprópria para consumo durante a gravidez e não é recomendada durante a amamentação.[65] A razão pela qual tantas plantas diferentes produzem compostos que ativam a AMPK pode ser a autopreservação; é possível que estejam tentando afastar os herbívoros ao produzir compostos que prejudicam o metabolismo animal. Essas características podem ser usadas em nosso proveito, mas podem ser prejudiciais a fetos e bebês. O cianeto é outro ativador de AMPK que pode matar ao bloquear por completo a produção de energia, ao passo que compostos como a berberina e a metformina são tidos apenas como prejudiciais à nossa função mitocondrial, tornando a produção de energia menos eficiente.[66]

Cominho preto

O cominho preto é outra planta tradicionalmente usada na culinária do Oriente Médio que pode aumentar a AMPK.[67] Por favor, consulte a seção "Black Cumin" [Cominho preto, em tradução livre] da parte "Appetite Suppression" [Supressão de apetite, em tradução livre] em meu livro *How Not to Diet*. Para resumir, a partir de mais de mil artigos publicados na literatura médica sobre esta especiaria, em revisões sistemáticas e metanálises de ensaios clínicos randomizados, ficou constatado que o consumo diário de cominho preto melhora de modo significativo a perda de peso,[68] o colesterol, os triglicerídeos,[69] a pressão arterial[70] e o controle de açúcar no sangue.[71] As doses típicas usadas em estudos são de apenas 1g ou 2g de cominho preto por dia, o que equivale a cerca de um quarto de colher de chá.[72] O uso de quantidades tão pequenas permite que os pesquisadores conduzam ensaios randomizados em dupla ocultação, com grupo controle e placebo, colocando o tempero *in natura* em cápsulas em vez de extrair apenas alguns de seus componentes.

Essa especiaria também reduz marcadores de inflamação, como a proteína C reativa,[73] e tem efeitos favoráveis em condições inflamatórias como asma,[74] artrite reumatoide[75] e uma causa comum de hipotireoidismo chamada "tireoidite de Hashimoto".[76] Além disso, o cominho preto parece ajudar na eliminação das pedras nos rins[77] e nos sintomas da menopausa.[78] A dose usada na maioria desses estudos custaria cerca de 3 centavos de dólar por dia.

Chá de hibisco e verbena-limão

Outra surpresa que estimula a AMPK é o hibisco,[79] que oferece o sabor ácido do cranberry e a cor vermelho-viva. O chá de hibisco é apreciado em todo o mundo há milênios, sendo delicioso quente ou frio, e é um antigo remédio natural.[80] Em *Comer para não morrer*, abordei seus benefícios para a pressão arterial, funcionando tão bem quanto,[81] ou mesmo superando, alguns dos medicamentos anti-hipertensivos em ensaios clínicos comparativos.[82] Em *How Not to Diet*, na seção "Flower Power"

[Poder da flor, em tradução livre] da parte "Fat Blockers" [Bloqueadores de gordura, em tradução livre], descrevo seu papel na ativação da AMPK[83] e na melhoria dos níveis de açúcar no sangue, colesterol LDL,[84] função arterial[85] e perda de peso,[86] associado ou não a uma outra infusão, a de verbena-limão. No entanto, consulte a página 559 para minha observação sobre esmalte dos dentes e bebidas ácidas.

Vinagre

O hibisco[87] e o cominho preto[88] estimulam a AMPK da mesma forma que a berberina da uva-espim e a metformina: interferindo na produção de energia celular. É possível ativar a AMPK sem interferir em nossas mitocôndrias?

O álcool é mais um produto de origem vegetal que ativa a AMPK, mas ele o faz por um mecanismo diferente. Nosso corpo converte o álcool em ácido acético, mas precisa de energia para então metabolizá-lo.[89] Portanto, a AMPK é ativada, de modo natural, em resposta a esse gasto de combustível.[90] Antes que o álcool seja integralmente convertido em ácido acético, porém, existe um intermediário tóxico chamado "acetaldeído", que é conhecido por ser um agente cancerígeno. Talvez isso ratifique a descoberta de que o consumo de álcool aumenta os riscos de, pelo menos, meia dúzia de cânceres,[91] incluindo o de mama, mesmo entre pessoas que bebem pouco.[92] Existe alguma forma de saltar a fase tóxica e ingerir o ácido acético diretamente?

Ao revisar o papel da AMPK na queima do excesso de gordura corporal, um pesquisador concluiu que "é crucial desenvolver compostos de via oral com alta biodisponibilidade de modo a induzir com segurança a ativação crônica da AMPK […] para a perda e manutenção de peso a longo prazo".[93] Por que desenvolver tal composto quando já é possível comprá-lo em qualquer supermercado? Ele se chama "vinagre".

Acético deriva da palavra em latim *acetum*, que significa "vinagre". Por definição, o vinagre é apenas uma solução de ácido acético diluído em água.[94] Quando consumimos vinagre, o ácido acético é absorvido e metabolizado, nos proporcionando um aumento natural de AMPK por meio da dose que você tende a obter ao temperar uma salada.[95]

Na seção "Take an Acid Trip" [Aproveite o ácido, em tradução livre] da parte "Amping AMPK" [Amplificando a AMPK, em tradução livre], no meu livro *How Not to Diet*, falo de como o vinagre pode diminuir tanto a gordura visceral quanto a corporal superficial[96] e reduzir o açúcar no sangue em diabéticos, junto dos medicamentos antidiabetes,[97] melhorando, assim, a absorção do açúcar no sangue pelos nossos músculos.[98] Esse é um efeito da AMPK também observado por meio dos exercícios.[99] Surpreendentemente, o vinagre associado à metformina funcionou melhor para controlar o açúcar no sangue do que só a metformina, o que sugere benefícios extras para uma maior estimulação da AMPK (a dose de metformina foi relativamente baixa) ou benefícios do vinagre para além da AMPK.[100]

Pesquisas também demonstraram que o vinagre melhora a função arterial[101] e tem outros benefícios relacionados à ativação da AMPK, tal como a redução dos níveis de colesterol e triglicerídeos no sangue.[102] Ele pode fazer você viver mais? No *C. elegans*, o vinagre tem um "efeito proeminente de aumento da expectativa de vida",[103] mas nunca foi testado em humanos. O Estudo de Saúde das Enfermeiras, de Harvard, descobriu que as mulheres que consumiram no mínimo uma colher de sopa de molho para salada com azeite e vinagre, cinco ou mais dias por semana, tiveram menos da metade dos ataques cardíacos fatais em comparação às que quase nunca consumiam o molho. Mesmo depois de levar em conta a ingestão extra de vegetais, descobriu-se um risco 54% menor de morrer da principal causa de óbito entre mulheres.[104]

Alimentos ricos em fibras

O sabor do vinagre não lhe agrada? Em vez de ingerir ácido acético por via oral, você também pode fornecê-lo à corrente sanguínea a partir do outro extremo do sistema digestório. Lembra que vegetais e grãos ficam azedos quando fermentam? Pense no chucrute ou no pão *sourdough*. Isso acontece porque existem bactérias boas, como as do gênero *Lactobacillus*, que produzem ácidos orgânicos como o ácido lático. O ácido acético é um tipo de ácido graxo de cadeia curta produzido pela flora benéfica do intestino a partir das fibras e dos amidos resistentes que comemos. Estes prebióticos estão concentrados em leguminosas (feijões, ervilhas, grão-de-bico e lentilhas) e grãos integrais, mas as fibras podem ser encontradas em todo o reino vegetal. Quando comemos alimentos vegetais *in natura*, nossa flora intestinal pode produzir do zero ácido acético no cólon por meio da fermentação das fibras. Desse modo, o ácido acético pode ser reabsorvido de volta à nossa corrente sanguínea. Portanto, podemos usar a abordagem de cima para baixo para ativar a AMPK por meio do consumo de vinagre, ou a abordagem de baixo para cima por meio do consumo de fibras.[105]

De quanta fibra estamos falando? Até o consumo da dose mínima recomendada, de cerca de 30g de fibra por dia, pode resultar na produção do equivalente a mais de quatro colheres de sopa de vinagre em nosso cólon.[106, 107] Parte disso é inevitavelmente expelido, então apenas cerca de 40% do ácido acético produzido em nosso cólon é absorvido,[108] mas, se ingerirmos alimentos saudáveis em quantidade suficiente, isso poderá ter um impacto substancial em nosso nível de AMPK. Existe a hipótese de que a ativação de AMPK pelo ácido acético produzido no cólon desempenha um papel em alguns dos benefícios metabólicos de uma dieta rica em fibras.[109]

Por meio de estudos de coprólitos humanos[110] (fezes fossilizadas), parece que nossos ancestrais podem ter consumido mais de 100g de fibra por dia.[111] Isso é mais de cinco vezes o consumo médio atual dos norte-americanos.[112] Portanto, nós evoluímos para sermos máquinas ativadoras de AMPK, não apenas porque estávamos o tempo todo com fome e em movimento, mas também porque nossos intestinos produziam colheradas de vinagre todos os dias a partir de todos os vegetais que consumíamos. E, antes que pergunte, não, você não pode simplesmente tomar um suplemento de fibra, como o psyllium (Metamucil), porque ele é não fermentável, o que significa que nossas bactérias intestinais não fazem uso dele. Portanto, embora esses suplementos de fibra possam melhorar a regularidade intestinal, não podem ser aproveitados para produzir os ingredientes-chave à ativação da AMPK.[113]

Para digerir e refletir

A descoberta da AMPK é considerada um dos avanços mais importantes da biomedicina nas últimas décadas.[114] Como essa enzima está envolvida no funcionamento da maioria dos reguladores associados ao envelhecimento, incluindo a autofagia (da qual tratarei a seguir), enfatizar a importância da AMPK nas intervenções antienvelhecimento nunca é demais.[115]

A droga metformina ativa a AMPK, mas provoca efeitos colaterais adversos e pode não beneficiar indivíduos saudáveis. A AMPK é um sensor de energia, por isso é ativada ou quando comemos menos ou quando nos movimentamos mais. Alguns componentes alimentares, como a gordura saturada, podem suprimir a AMPK, enquanto outros, como as fibras, podem estimulá-la. Existem também compostos específicos de ativação da AMPK na uva-espim, no cominho preto, no chá de hibisco e no vinagre.

Para ajudar a retardar a via de envelhecimento em escala diária, considere:

• reduzir o consumo de gorduras saturadas (presentes, em especial, em carnes, laticínios e sobremesas);

• aumentar o consumo de fibras (presentes, em especial, em leguminosas e grãos integrais);

• consumir cada um dos seguintes:

  ° 2 colheres de chá de uva-espim;

  ° uma pitada (¹⁄₁₂ de colher de chá) de cominho preto moído;

  ° ¾ de xícara de chá de hibisco misturado a ¼ de xícara de chá de verbena-limão;

  ° 2 colheres de chá de vinagre (entretanto, *jamais* deve ser consumido puro; espalhe sobre a comida ou dilua no chá).

CAPÍTULO 3

Autofagia

Quando há escassez de alimento, nosso corpo entra em modo de conservação, desacelerando a divisão celular e ativando o processo de autofagia,[1] do grego *auto*, que significa "a si próprio", e *fagia*, que significa "comer". Autofagia significa, literalmente, "comer a si próprio".

COLOCANDO O LIXO PARA FORA

Ao perceber que não há muita comida nos arredores, nosso corpo começa a vasculhar as próprias células em uma operação de resgate, procurando por tudo de que não precisamos: proteínas defeituosas, mitocôndrias em mau funcionamento e outros elementos que não operam mais. Ele recolhe o lixo e o recicla, transformando-o em combustível ou em novos materiais de construção, renovando, desse modo, nossas células. Assim, a autofagia desempenha dois papéis principais: recuperação de nutrientes e controle de qualidade. A conservação do mecanismo autofágico ao longo de bilhões de anos de evolução biológica ressalta a importância desse programa universal de reciclagem,[2] reconhecido em 2016 pela atribuição do Nobel ao responsável por desvendar seus segredos.[3]

A maioria das nossas células está, o tempo todo, produzindo e montando mais de 10 mil proteínas distintas.[4] A qualquer momento, cada uma delas pode ficar com falhas no enovelamento ou ser danificada e exigir a presença da equipe de limpeza. Porém, nós evoluímos em um contexto de escassez, no qual era difícil encontrar comida. Não era possível prever quando voltaríamos a nos alimentar. Portanto, nosso corpo espera enfrentar tempos difíceis a qualquer momento — amanhã mesmo, quem sabe —, e pressupõe que pode adiar a limpeza até lá. Mas, hoje em dia, esses tempos difíceis quase nunca chegam. A maioria de nós vive em meio ao excesso de nutrientes, de modo que o corpo pensa: *por que se dar ao trabalho?* Nós podemos simplesmente deixar de lado as proteínas defeituosas ou as mitocôndrias comprometidas e fabricar novas. Dessa forma, nossas células sempre acabam por acumular lixo.

O acúmulo de detrito celular não é apenas um desperdício, mas também algo prejudicial. Descartar o velho e substituí-lo pelo novo não apenas reabastece a despensa; também elimina resíduos. Nossos ancestrais muitas vezes comiam apenas uma vez por dia, ou passavam vários dias sem ingerir qualquer alimento, de modo que os nossos interruptores da autofagia eram acionados o tempo todo.[5] Hoje, na rotina das três refeições por dia, nossas células não precisam mais buscar por sustento em lugares improváveis, e a montanha de lixo vai ficando cada vez maior.

No contexto moderno, em que não só temos acesso relativamente fácil a uma quantidade suficiente de nutrientes, como também a alimentos em excesso, nossa taxa base de autofagia é baixa[6] e, à medida que envelhecemos, ela diminui ainda mais. Um declínio na capacidade de autofagia tem sido observado em quase todos os animais já analisados.[7] Isso pode levar a uma maior acumulação de detritos celulares, o que prejudica ainda mais nossas células envelhecidas. Talvez seja por isso que a autofagia insuficiente não seja apenas uma consequência do envelhecimento, mas também uma de suas causas.

A autofagia é crítica para a maioria das intervenções que aumentam a expectativa de vida. Seja por meio de dieta, medicamentos ou manipulações genéticas, se as vias da autofagia estiverem bloqueadas, também estarão muitos dos efeitos pró-longevidade. E tem mais: a autofagia parece não apenas necessária à extensão da vida como também, em alguns casos, suficiente.[8] Aumentar a autofagia, por si só, pode aumentar a expectativa de vida de camundongos em 17% em média, bem como melhorar seu *healthspan*.[9] Não é de admirar que a autofagia esteja na linha de frente de tantas pesquisas sobre longevidade.[10]

JEJUAR PARA DESACELERAR

O indutor de autofagia mais citado é a restrição alimentar, o que dá um novo significado ao termo "jejum detox".[11] A autofagia, no entanto, só atinge seu pico entre 24 e 48 horas de jejum, o que é um período extenso demais para que seja feito sem supervisão.[12] (Ver página 670, "Não tente isso em casa".) Ainda assim, de acordo com biópsias de músculos colhidos de voluntários da Sociedade de Restrição Calórica [CRS, na sigla em inglês], a restrição alimentar moderada a longo prazo também pode funcionar. Veja detalhes em <see.nf/fast>.

A restrição alimentar tem sido chamada de "a forma mais segura" de estimular a autofagia,[13] mas é provável que esse posto pertença ao exercício, embora possam ser necessários sessenta minutos ou mais de exercício aeróbico moderado a intenso (55% a 70% do VO$_2$ máximo).[14] Novamente, mais detalhes no vídeo. O treino intervalado de alta intensidade não parece fazer diferença[15] e, até o momento, os dados são insuficientes para descrever a resposta da autofagia aos exercícios de musculação.[16]

ALIMENTOS QUE PODEM PREJUDICAR A AUTOFAGIA

Como já mencionei, nós sabemos que a enzima AMPK ativa a autofagia. Portanto, qualquer coisa que suprima a ativação de AMPK, como a ingestão de gordura saturada, também pode suprimir a autofagia. Inversamente, a enzima mTOR (veja o capítulo "mTOR") desativa a autofagia;[17] desse modo, qualquer coisa que ative a mTOR, como a proteína animal,[18] também pode suprimir o processo de autofagia. Quando os participantes de um estudo jejuaram de modo integral por 36 horas e então ingeriram uma bebida de whey protein, seus níveis de autofagia foram suprimidos mais significativamente do que tivessem recebido uma dose maior de calorias de carboidratos puros.[19] No entanto, alguns alimentos ricos em carboidratos, em especial batatas fritas e batatas chips,[20] podem inibir a autofagia por meio de outro mecanismo, a acrilamida.

Acesse o site <see.nf/acrylamide> para mais detalhes, mas, resumindo, a acrilamida é uma substância química formada quando carboidratos são expostos a temperaturas particularmente altas, o que pode inibir a autofagia, pelo menos em células em uma placa de Petri.[21] Isso pode explicar por que a alta exposição à acrilamida está associada ao aumento da mortalidade.[22] A redução da expectativa de vida entre consumidores frequentes de fast food e salgadinhos não é bem uma novidade, no entanto, um estudo que descrevo no vídeo comparando o efeito das batatas fritas com o das batatas cozidas misturadas com a mesma quantidade de gordura e sal parece sugerir a relevância da substância química,[23] embora a acrilamida não seja o único subproduto potencialmente prejudicial da fritura. Como um dos primeiros livros de medicina geriátrica concluiu em 1849, com um ar profético: "A fritura é uma abominação."[24]

ALIMENTOS QUE PODEM ESTIMULAR A AUTOFAGIA

Qualquer alimento que ative a AMPK deve também ativar a autofagia. Portanto, qualquer um dos alimentos que estimulam a AMPK citados na parte anterior se aplica ao caso. Porém, a autofagia também pode ser ativada por vias independentes da AMPK. A forma mais confiável de acionar a autofagia pode ser consumindo menos alimentos. Contudo, há uma desvantagem na restrição alimentar: passar fome, algo que foi subestimado em uma grande revisão, "causa desconforto".[25] Existe, porém, um indutor da autofagia que podemos consumir e que muitos consideram reconfortante: café.

Café

Sabemos há bastante tempo que o consumo de álcool está associado à inflamação do fígado, mas, em 1986, um grupo de pesquisadores noruegueses fez uma descoberta inesperada: o consumo de café está associado a uma *menor* inflamação do fígado.[26] Estudos subsequentes realizados em todo o mundo chegaram às mesmas conclusões. Nos Estados Unidos, por exemplo, os pesquisadores analisaram pessoas com alto risco de doença hepática (aquelas que tinham excesso de peso ou que consumiam álcool em demasia, por exemplo) e descobriram que quem bebia mais de duas xícaras de café por dia parecia ter menos da metade do risco de desenvolver problemas hepáticos crônicos do que indivíduos que bebiam menos de uma xícara.[27] O fato de que o consumo regular de café parece agir como uma proteção contra o desenvolvimento de doença hepática gordurosa (conhecida também como fígado gorduroso)[28] deu aos pesquisadores uma ideia.

Dado que a autofagia desempenha um papel tão importante na eliminação da gordura do fígado,[29] eles testaram se a cafeína poderia ter propriedades de limpeza celular. E, de fato, foi constatado que ela é um potente estimulante da autofagia.[30] Então, será que o café ou a cafeína aumentam a expectativa de vida em organismos-modelo, como leveduras e vermes? Sim[31] e sim.[32] E também a de camundongos. Nestes, em poucas horas o café logo ativou a autofagia, com uma dose equivalente à de um humano. Além disso, as propriedades do café que estimulam a autofagia independiam do teor de cafeína — o café descafeinado funcionava tão bem quanto o normal.[33] Tanto o café regular quanto o descafeinado também tiveram efeitos antienvelhecimento semelhantes sobre outra via do envelhecimento (a mTOR) — em camundongos.[34] E em humanos?

Bom até a última gota

Uma revisão sistemática dos impactos do café na saúde concluiu que "o consumo diário de café deve ser incentivado" em pacientes com doença hepática crônica.[35] Se o café intensifica a autofagia, será que seus benefícios não se estendem a uma vasta gama de doenças? Sim. Sua ingestão também está associada a um menor risco de doença renal,[36] assim como à redução do risco de condições tão variadas como gota, diabetes tipo 2, câncer de pele e doença de Parkinson. O café descafeinado também foi associado a uma série de benefícios à saúde.[37] Os resultados são ainda mais notáveis porque muitos dos estudos não foram capazes de computar de maneira adequada o tabagismo e a ingestão de alimentos não saudáveis, dois hábitos que tendem a acompanhar o consumo de café.[38] Portanto, os consumidores de café pareciam ser mais saudáveis apesar da tendência a terem hábitos menos saudáveis. Tudo isso se traduz em maior longevidade? Pelo visto, sim.

Os estudos de intervenção feitos em ratos que mostram que o café pode aumentar a expectativa de vida remontam à década de 1940.[39] Quanto ao café e à taxa de mortalidade em humanos, nós temos apenas estudos de observação, mas, até o presente, mais de vinte deles acompanharam mais de 10 milhões de indivíduos por um longo período e descobriram que, em geral, aqueles que tomavam três xícaras de café por dia tinham um risco 13% menor de morte por qualquer causa.[40] Se mantido por toda a vida adulta, é de esperar-se que esse hábito se traduza em cerca de um ano a mais de vida.[41]

Três xícaras de café descafeinado pareciam oferecer um nível igual de proteção, portanto não se trata da cafeína.[42] Isso é confirmado por dados que mostram que o aumento da longevidade se aplica de modo semelhante àqueles indivíduos que, por fatores genéticos, metabolizavam a cafeína de forma mais lenta ou mais rápida.[43] Se não é a cafeína, então o que é? O café contém mais de mil compostos bioativos. O ácido clorogênico, um polifenol, é o antioxidante mais abundante nos grãos de café,[44] então os pesquisadores começaram por ele e, de fato, descobriram que era capaz de potencializar a autofagia em culturas de células humanas.[45]

Como preparar a xícara mais saudável

Mais de cem cafés foram testados, e os níveis de ácido clorogênico variaram em mais de trinta vezes. Curiosamente, o que mais contribui para a extensão dessa escala foi o café comprado no Starbucks, que tinha um teor de ácido clorogênico extremamente baixo, em média dez vezes inferior aos demais.[46] Isso talvez se deva ao fato de o Starbucks torrar seus grãos muito escuros.[47] A cafeína é relativamente estável diante do calor, mas uma torra escura pode eliminar quase 90% do ácido clorogênico dos grãos.[48] A diferença entre uma torra média clara e uma torra média não parece ser relevante, pelo menos não quando se trata de aumentar o volume total de antioxidante na corrente sanguínea das pessoas depois da ingestão dos cafés.[49]

Não se deixe enganar pelo café "com baixa acidez". Ele não ajuda em nada no refluxo gastroesofágico, na azia ou nas dores de estômago que acometem alguns consumidores da bebida. A baixa acidez é uma referência ao baixo teor de ácido *clorogênico* (o que é justamente o que não queremos). Os produtores de café de baixa acidez empregam um processo de torra lento que destrói o composto ativador da autofagia. É como se um fabricante de suco de laranja se esforçasse para destruir a vitamina C e depois classificasse seu produto como de "baixa acidez". Sob uma perspectiva técnica, é verdade, uma vez que a vitamina C é o ácido ascórbico, mas o fabricante do suco estaria se gabando de destruir parte dos nutrientes, e é isso o que os fabricantes de café de baixa acidez fazem.[50]

> ### O café vai bem com leite?
> Adicionar leite ou derivados pode reduzir alguns dos benefícios do café. A proteína do leite, a caseína, se liga ao ácido clorogênico e, portanto, pode bloquear sua absorção no trato digestivo.[51] Com base em estudos de urina humana, beber café com leite reduz a biodisponibilidade do ácido clorogênico, o que o faz cair de 68% (no café puro) para 40% (no café com leite).[52] A proteína do leite também pode comprometer os benefícios do chá,[53] das frutas vermelhas[54] e do chocolate.[55]
>
> E o leite de soja? Em um tubo de ensaio, os fitonutrientes do café não se ligam apenas às proteínas dos laticínios, mas também às dos ovos e da soja.[56] Os ovos ainda não foram testados em humanos, por isso ainda não sabemos se comer omelete enquanto se bebe um café puro prejudicaria a absorção, mas a soja parece ter sido liberada. Em um primeiro momento, as proteínas da soja se ligam aos compostos do café no intestino delgado, mas nossas bactérias boas os liberam para que possam ser absorvidos no intestino grosso.[57] Outros leites vegetais, como os à base de amêndoa, arroz, aveia e coco, têm um grau de proteína tão baixo que presumo que não haveria problemas de ligação, mas ainda não foram feitos experimentos.

Os processos de liofilização e de secagem por aspersão usados para fazer café instantâneo não parecem afetar significativamente os níveis de ácido clorogênico, mas o método de preparo usado para passar o café fresco, sim. O café coado tem maior teor de ácido clorogênico do que o expresso, e é provável que isso se deva ao maior tempo de contato entre a água e o pó, bem como ao maior volume final.[58]

O método de preparo também afeta o impacto do café no colesterol. Assista a <see.nf/cafestol> para ver por que é preferível o filtro de papel. Um estudo realizado na Noruega, que acompanhou meio milhão de homens e mulheres ao longo de uma média de vinte anos, pareceu corroborar a preocupação com o colesterol em escala populacional. Aqueles que bebiam café preparado em filtro de papel tinham taxas de mortalidade ainda mais baixas do que os que bebiam café preparados por outros métodos.[59] Estas descobertas levaram alguns a lamentar a crescente popularidade dos cafés "não filtrados" das máquinas que usam cápsula,[60] mas esses compartimentos de plástico, na verdade, têm um filtro de papel em seu interior. O café em cápsulas acaba por conter mais substâncias químicas semelhantes ao estrogênio,[61] como seria esperado ao aquecer quase qualquer tipo de plástico (contendo ou não BPA),[62] mas os níveis encontrados foram baixos em comparação com as diretrizes de segurança estabelecidas.[63]

Café? Passo.

O café não é para todo mundo. Para pessoas com glaucoma,[64] ou apenas com histórico familiar da doença,[65] o ideal seria ficar longe do café com cafeína. O consumo também está associado à incontinência urinária em mulheres[66] e homens.[67] Há relatos de casos de indivíduos com epilepsia que tiveram menos convulsões após pararem de tomar café, portanto, certamente vale a pena evitá-lo se você tiver algum transtorno convulsivo.[68] O café também pode agravar a doença do refluxo gastroesofágico.[69] Por fim, é quase desnecessário dizer que, se você tem problemas para dormir, talvez seja melhor não consumir muita cafeína. Afinal, uma única xícara de café com cafeína à noite pode causar uma piora significativa na qualidade do sono.[70]

Existem também associações consistentes entre o consumo de café e determinados episódios adversos durante a gravidez, incluindo aborto espontâneo, parto prematuro e baixo peso ao nascer. O consumo de café não foi associado a defeitos congênitos, mas pode aumentar o risco de leucemia infantil.[71]

Além disso, não o enfie no traseiro. Uma revisão recente sobre a segurança questionável de enemas de café alertou contra o uso, citando relatos de colite, desequilíbrio eletrolítico, queimaduras retais e perfurações.[72]

Tenha em mente que o consumo diário de bebidas com cafeína pode levar à dependência física. Não é coincidência que os norte-americanos sozinhos gastem quase 75 bilhões de dólares todos os anos com essas bebidas.[73] Os sintomas de abstinência da cafeína podem incluir dias de dor de cabeça, fadiga, dificuldade de concentração e perturbações do humor.[74] Ironicamente, a tendência do café de se tonar um hábito pode acabar por ser um fator positivo. Se for de fato confirmado que o café induz a autofagia e aumenta a longevidade, então o consumo diário pode acabar sendo uma vantagem.[75]

Espermidina

Em 1676, Antonie van Leeuwenhoek, o pai da microscopia, foi a primeira pessoa na história a ver uma bactéria. No ano seguinte, ele viu seu próprio esperma,[76] e, um ano mais tarde, em 1678, descobriu pequenos cristais se formando no sêmen que ele havia deixado de lado.[77] Séculos mais tarde, esse composto seria batizado de espermina. Ele e seu precursor, a espermidina, são encontrados em todo o corpo, então seus nomes são apenas um acidente histórico. Em 1885, a espermidina foi descoberta de forma independente no tecido cerebral e chamada de "neuridina", mas, quando foi revelado que esta era idêntica à espermina, voltou-se a usar o constrangedor nome original.[78]

A espermidina desempenha um papel fundamental na regulação do crescimento celular.[79] Ela tem carga positiva, por isso se liga de modo natural a moléculas carregadas negativamente, como o DNA.[80] A espermidina se encaixa com perfeição nas ranhuras maiores e menores da hélice do DNA.[81] A maior parte do composto em nosso corpo está ativamente ligado ao nosso material genético,[82] estabilizando o código genético para uma tradução adequada.[83] Além disso, a espermidina também é um potente ativador da autofagia.

A espermidina em nossos tecidos é obtida de três fontes. Nossas células podem produzi-la do zero, a partir de um aminoácido chamado "arginina", algo que certas bactérias em nosso intestino também são capazes de fazer. Podemos obtê-la também pré-formada por meio de nossa dieta.[84] Alguns alimentos são naturalmente ricos nisso. Uma vez ingerida, a espermidina dietética logo é absorvida e circula por todo o corpo para abastecer os reservatórios celulares.[85] Camundongos que ingerem espermidina extra vivem até 25% mais e têm uma vida mais saudável.[86] Benefícios semelhantes na expectativa de vida e no *healthspan* também foram encontrados em todas as outras espécies testadas, conforme detalhado no artigo de referência "Induction of Autophagy by Spermidine Promotes Longevity" [Indução da autofagia pela espermidina promove a longevidade, em tradução livre].[87]

O problema é que os níveis de espermidina diminuem com a idade. O nosso tende a cair em mais de metade quando chegamos aos 50 anos.[88] Esse declínio é observado em todo o espectro biológico, mas existe uma notável exceção.[89]

Para a surpresa de todos, o rato-toupeira-pelado vive entre dez e vinte vezes a mais do que outros roedores de tamanho semelhante, sem quaisquer sinais de envelhecimento visíveis.[90] Eles podem viver por décadas sem exibir indicações típicas de degradação da saúde, como perda de fertilidade ou de massa muscular. O rato-toupeira-pelado é considerado um "mamífero que não envelhece". Esta característica surpreendente pode ter a ver com a manutenção de níveis consistentemente elevados de espermidina ao longo da vida, porque isso também foi encontrado em humanos centenários.[91]

Pesquisadores na Itália descobriram que, quando a maioria das pessoas chegava à casa dos 60 e 70 anos, seus níveis de espermidina já haviam caído para cerca de um terço do que foram na meia-idade. Mas aqueles que viveram até os 90 anos ou mais tinham sido, de alguma forma, capazes de manter os níveis de espermidina da juventude, ao que parece apenas produzindo mais dela internamente. No entanto, com uma dieta rica em espermidina, também poderíamos repor os níveis decrescentes *externamente*. Os pesquisadores sugeriram alimentos como soja e cogumelos,[92] mas, como vamos ver, o gérmen de trigo é uma fonte natural com uma concentração ainda maior. O que é animador nos estudos com roedores é, sobretudo, que a dose extra de espermidina na dieta aumentou a expectativa de vida mesmo quando administrada tardiamente em camundongos mais velhos,[93] o equivalente humano a mudar de dieta quando já se está na casa dos 50.[94] Efeitos antienvelhecimento significativos também foram observados em todos os órgãos vitais (no coração, nos rins[95] e no fígado) e na autofagia intensificada no cérebro.[96]

Gérmen de trigo *versus* Demência
Em <see.nf/wheatgermdementia>, eu reviso todos os ensaios com a espermidina para a cognição, incluindo um notável estudo randomizado no qual pessoas com demência leve comeram pãezinhos com adição de gérmen de trigo (em comparação ao farelo de trigo) e experimentaram melhorias cognitivas "muito além de todos os tratamentos antidemência disponibilizados até hoje".[97]

Soltando o cabelo
Nossos folículos capilares, enquanto um dos tecidos mais ativos em toda a biologia dos mamíferos, são como pequenas máquinas geradoras de espermidina. Em <see.nf/spermidinehair>, mostro como a ingestão diária da quantidade de espermidina contida em meia colher de chá de gérmen de trigo[98] pode reduzir significativamente a queda de cabelo (conforme determinado pelo chamado "teste de tração") em comparação com o placebo, mesmo meses após o término do estudo.[99]

Experiência fora-do-anticorpo
Uma imunidade a longo prazo exigiria a manutenção de células produtoras de anticorpos digna de um Matusalém; entretanto, o nível de espermidina em nossas células cai à medida que envelhecemos e, a isso, segue-se um declínio na autofagia e uma diminuição da capacidade de funcionamento das nossas células imunológicas.[100] Como mostro em <see.nf/immuneheart>, uma restauração dos níveis de espermidina da juventude pode melhorar a produção de anticorpos em células imunológicas extraídas de adultos mais velhos,[101] sugerindo que a espermidina pode ajudar a "reverter o envelhecimento imunológico".[102]

Para os fracos de coração
No vídeo <see.nf/immuneheart>, também reviso as evidências que levaram à publicação do editorial "Spermidine to the Rescue for an Aging Heart" [Espermidina

para o resgate de um coração envelhecido, em tradução livre] em uma publicação médica.[103] A razão pela qual as pessoas que consomem mais espermidina tendem a ter menos doenças cardiovasculares[104] pode se dever ao fato de que esse composto é capaz de restaurar a autofagia nas células que revestem nossos vasos sanguíneos, responsáveis pelo funcionamento saudável das artérias.[105]

Espermidina como "vitamina antienvelhecimento"

Descobriu-se que níveis mais elevados de espermidina na dieta estão correlacionados à redução da pressão arterial e a uma menor incidência combinada de ataque cardíaco, acidente vascular cerebral e morte por doença vascular. Tudo bem, mas as principais fontes de espermidina na população estudada foram trigo integral, maçãs, peras e salada.[106] Como sabemos que a ingestão de espermidina não foi um mero representante de uma dieta mais saudável em geral? Apenas recentemente nós descobrimos que não só os benefícios visíveis parecem ser independentes da qualidade da dieta, como também a magnitude do efeito parece não ter precedentes.

Oitocentos homens e mulheres entre 40 e 80 anos foram acompanhados ao longo de vinte anos. Os pesquisadores analisaram 146 nutrientes diferentes em suas dietas, e o componente mais preditivo da longevidade foi a espermidina. Aqueles que consumiram mais espermidina não tiveram apenas menor risco de morrer de doenças cardiovasculares; a ingestão do composto foi associada a um risco menor de *todas* as principais causas de morte, que é algo que esperaríamos de um agente antienvelhecimento. De maneira crítica, tal vantagem de sobrevivência persistiu mesmo depois de ajustados os resultados de acordo com a qualidade da dieta, o que significa que não parecia se dever apenas ao fato de, no geral, comerem alimentos mais saudáveis.[107]

Estamos falando de um efeito de quais proporções? A taxa de mortalidade daqueles no terço superior da ingestão de espermidina (consumo acima de 12mg por dia) foi comparada àqueles no terço inferior (consumo de menos de 9mg por dia). A diferença entre os valores pressupunha que aqueles que consumiam mais espermidina eram 5,7 anos mais novos.[108] Ao ingerir determinados alimentos em maior quantidade, era como se tivessem efetivamente atrasado o relógio em quase seis anos.

As descobertas foram tão extraordinárias que, antes da publicação, os pesquisadores procuraram replicar os resultados em uma coorte totalmente isolada. E, de fato, eles chegaram à mesma conclusão.[109] Isso, por sua vez, levou alguns a propor que, à medida que envelhecemos, a espermidina se aproxima do status de uma vitamina.[110] Quando somos mais jovens, parecemos ser capazes de produzir o suficiente, mas, conforme envelhecemos, precisamos começar a nos assegurar de obter o necessário por meio da dieta, de modo a manter a autofagia até a velhice. Se a espermidina pode ser considerada uma vitamina antienvelhecimento, onde encontrar essa "vitamina"?

Fontes de espermidina

Nos países desenvolvidos, a ingestão média de espermidina é de, aproximadamente, 10mg por dia.[111] Alguns países da Ásia e da Europa, em especial em torno do Mediterrâneo,[112] atingem uma ingestão diária *per capita* próxima de 13mg ou mais,[113] enquanto os Estados Unidos estão abaixo, na casa dos 8mg,[114] o que pode não ser surpreendente, uma vez que vegetais são a principal fonte de espermidina.[115]

Pesquisadores suecos calcularam que uma dieta saudável deve incluir 25mg de espermidina para mulheres e 30mg para homens.[116] Se é preciso aumentar a ingestão diária média de 8mg nos Estados Unidos, onde encontrar os outros 20mg? Fontes ricas em espermidina se enquadram em três categorias principais: "alimentos vegetais não processados" (incluindo cogumelos, embora estes tecnicamente sejam fungos), certos alimentos fermentados[117] (algumas bactérias também podem produzi-los, caso você lembre) e miúdos específicos (vísceras animais).

Quais são as melhores fontes? Existem diferentes formas de classificar os nutrientes

PRINCIPAIS FONTES DE ESPERMIDINA
(por porção de 100g, salvo se o contrário estiver especificado)

1. 9,7mg: tempeh[118,119]
2. 9,2mg: cogumelos[120,121]
3. 9,2mg: pâncreas de porco (28,3g)[122]
4. 8,2mg: natto (28,3g)[123]
5. 6,1mg: manga (1 unidade, 210g)[124,125]
6. 5,9mg: edamame[126,127]
7. 5,8mg: ervilha[128,129]
8. 5,7mg: cheddar (envelhecido um ano, 28,3g)[130]
9. 5,5mg: sopa de lentilhas (1 xícara)[131]
10. 5,1mg: soja[132]
11. 4,4mg: alface[133]
12. 4,3mg: polenta[134]
13. 4,3mg: milho[135,136]
14. 3,8mg: leite de soja (1 xícara)[137]
15. 3,8mg: mexilhão[138]
16. 3,7mg: brócolis[139,140]
17. 3,4mg: intestino bovino[141]
18. 2,9mg: grão-de-bico[142]
19. 2,8mg: couve-flor[143,144]
20. 2,7mg: aipo[145]
21. 2,6mg: ervilhas amarelas[146]
22. 2,5mg: gérmen de trigo (1 colher de sopa)[147]
23. 2,5mg: batata frita[148]
24. 2,4mg: ostras[149]
25. 2,4mg: lentilhas[150]
26. 2,4mg: feijão-azuki[151,152,153]
27. 2,3mg: fígado de enguia (28,3g)[154]
28. 2,2mg: salada[155]
29. 2,1mg: pipoca (50g)[156]
30. 2mg: feijão-roxo[157]

dos alimentos. É possível organizá-los pela proporção "espermidina por caloria", para ver qual oferece o melhor retorno para seu investimento calórico. Ou pode-se classificá-los por espermidina por unidade de moeda, para ver qual é a melhor opção para seu orçamento. Na literatura médica, a classificação mais comum é por peso, de modo que você possa ver quais alimentos são mais concentrados em espermidina, grama por grama. No entanto, para fins práticos, isso pode ser enganoso. Por essa métrica, por exemplo, o endro teria destaque por seu elevado teor de espermidina, ficando empatado com o grão-de-bico em uma base de grama por grama,[158] mas uma porção de grão-de-bico (cerca de um terço de uma lata) pesa o equivalente a cem porções de endro (quinhentos ramos).[159] No papel, o alho tem tanta espermidina quanto a batata,[160] porém é mais fácil comer uma batatinha assada[161] do que o mesmo peso em alho, cerca de 77 dentes.[162, 163] Então, provavelmente, é mais útil listar as principais fontes de espermidina por porção.

Na página anterior há uma extensa lista com quase todos os alimentos que encontrei que, de modo consistente, atingem em média 2mg de espermidina por porção. Observe que não restringi a lista com base na facilidade de acesso ou palatabilidade (já que isso varia de indivíduo para indivíduo), nem, certamente, no quanto é saudável. (Só porque batatas fritas e alguns queijos envelhecidos são ricos em espermidina, isso não significa que o caminho para a longevidade seja à base de uma combinação dos dois.)

Repare também que a lista não necessariamente representa as principais fontes de espermidina em termos de consumo pela população. Por exemplo, a ervilha pode ser a fonte número um de espermidina nos Estados Unidos, embora esteja em sétimo lugar nessa lista de fontes mais concentradas.[164] E, mesmo que o pão integral contenha cerca de três vezes mais espermidina do que o pão branco, as pessoas podem obter 14 vezes mais espermidina do pão branco em geral, dada sua popularidade. Inclusive, um estudo realizado na Turquia chegou a considerar o pão branco como a principal fonte alimentar de espermidina.[165]

Ao descer pela lista de "principais fontes de espermidina", você vai notar que os alimentos à base de soja ocupam quatro dos dez primeiros lugares. O tempeh, que levou o ouro, costuma vir em embalagens de oito unidades de aproximadamente 30g, e só uma dessas já é capaz de prover completamente a dose diária de 20mg de espermidina. Os cogumelos ficam com a prata. Curiosamente, os cogumelos brancos simples podem ter o dobro do conteúdo de espermidina que os cogumelos "mais sofisticados", como o enoki ou o shiitake.[166] (Cozinhar os cogumelos não parece afetar os níveis de espermidina.)[167]

Em seguida? Na disputa pela fonte mais polêmica estão o pâncreas de porco e o natto, um alimento à base de soja fermentada que pode ter um cheiro inusitado e forma uma gosma no seu preparo. Falando em cheiro curioso, o durião, uma fruta descrita como tendo "um odor semelhante ao do esperma",[168] é uma fonte ainda mais concentrada de espermidina do que a manga.[169] E, se eu estivesse jogando limpo, ele teria entrado na lista. (Para uma explicação carregada de preconceito sobre o motivo por eu ter excluído o durião, você pode ler sobre minha história com a fruta — que agora, em retrospecto, é engraçada — em *Comer para não morrer*.)

Embora maçãs e peras representem as principais fontes de ingestão na população como um todo,[170] elas desaparecem em comparação com a manga, cuja concentração de espermidina é, em média, dez vezes maior.[171] Eu usei uma manga pequena no cálculo, mas variedades maiores, como Tommy Atkins, Keitt, Kent ou Haden produzem em média 336g de polpa descascada e sem caroço, o que superaria o tempeh no primeiro lugar.[172] Duas mangas grandes bastariam para prover a dose diária de espermidina.

O leite de vaca contém pouca ou nenhuma espermidina, mas as bactérias em certos tipos de queijo curado produzem quantidades significativas dela. Portanto, embora o queijo processado e a muçarela não contenham nada, o queijo azul pode ter 1,1mg de espermidina a cada 28,3g,[173] e, como é possível ver, o cheddar extra-forte envelhecido por pelo menos um ano entrou na lista.[174] No entanto, queijos em geral alcançam uma média de apenas 0,6mg,[175] e até algumas variedades envelhecidas, como o Gouda, curado por seis meses, carecem do composto.[176] O iogurte também não contém nada,[177] o que sugere que apenas determinados tipos de bactérias a produzem. O chucrute, por exemplo, não parece ter mais espermidina do que o repolho fresco.[178]

O leite de soja, no entanto, é uma fonte concentrada[179] e talvez seja o único tipo de leite vegetal com níveis significativos: 3,8mg por xícara. Outras bebidas não chegam nem perto. O suco de tomate tem 0,5mg por xícara,[180] seguido por vinhos tintos de alta qualidade, com 0,3mg por taça.[181] Não parece haver nenhuma espermidina no vinho branco.[182]

Embora não haja espermidina no café, as folhas de chá são tidas como "visivelmente ricas" no composto.[183] E de fato são, na comparação em gramas, mas um saquinho de chá costuma conter apenas cerca de 2g de chá, então estamos falando de cerca de 0,3mg por xícara de chá verde matcha, e menos de 0,1mg por xícara de chá verde normal ou preto.

Enquanto "sommelier" de carteirinha de folhas verde-escuras, fiquei impressionado contra minha vontade ao ver a alface pontuar tanto.[184] A alface é leve, então são necessárias 3 xícaras para se alcançar 100g,[185] até em saladas pequenas a espermidina pode fazer uma diferença. O volume da pipoca também era alto, tanto que achei que talvez devesse reduzir o tamanho da porção pela metade: 100g de pipoca estourada ultrapassa uma dúzia de xícaras!

A polenta vem em 12º lugar. O alto teor de espermidina no milho fez com que alguns especulassem que essa poderia ser a razão pela qual as regiões produtoras de milho do Japão parecem ter taxas de mortalidade tão mais baixas provocadas pela doença de Parkinson,[186] uma condição causada pelo acúmulo de proteínas mal enoveladas no cérebro que a autofagia induzida pela espermidina pode ajudar a eliminar.[187]

O cultivo orgânico *versus* convencional de vegetais não faz muita diferença.[188] Cozinhar vegetais pode liberar na água de cozimento um pouco da espermidina, mas, ao que parece, ela só é destruída por métodos de cozimento com calor elevado e seco.[189] Isso também se aplica à carne. Por exemplo, assar e grelhar o frango elimina cerca de metade da espermidina, já ferver ou ensopar provoca uma redução de cerca de apenas 15%.[190] De qualquer forma, a contribuição do frango é relativamente ínfima.

Embora os alimentos vegetais *in natura* representem apenas cerca de 10% da dieta norte-americana,[191] eles fornecem mais de 80% da espermidina nos países ocidentais.[192] Os ovos não contêm nenhuma, a maioria dos produtos lácteos contém pouca[193] e não são muitas as pessoas que comem miúdos com alto teor de espermidina. Na carne muscular, a espermidina é relativamente baixa, com média de 0,4mg por porção de 85g, e apenas 0,2mg no peixe.[194] A carne que contém maior teor é o músculo do mexilhão. A vieira e a amêijoa não parecem ter muita quantidade,[195] mas ostras e mexilhões entraram na tabela.[196]

Se alguém quisesse expandir a tabela para incluir itens de até 1,5mg por porção, os itens seguintes seriam: 1,9mg em uma batata (170g),[197, 198, 199] 1,8mg no fígado de coelho (28,3g),[200] 1,8mg nos pinoli (28,3g),[201] 1,7mg nos aspargos,[202] 1,6mg no amendoim (28,3g),[203] 1,6mg no pepino,[204] 1,5mg no baço de coelho (28,3g), 1,5mg no pulmão de porco (28,3g)[205] e 1,5mg no feijão-fradinho.[206, 207] Embora os componentes isolados não entrem na tabela, um alimento composto entraria, como o sanduíche de manteiga de amendoim com geleia, com 1,6mg em 28,3g de amendoim (cerca de 2 colheres de sopa) e 1,3mg em duas fatias de pão integral.[208] Isso fica próximo de um quarto de xícara de grão-de-bico cozidos. Um sanduíche de homus alcançaria uma posição ainda mais alta.

Difícil de engolir

Essa frase, em uma publicação médica, me fez esfregar os olhos: "A espermidina também está presente em frutas, como a manga, no sêmen e, em especial, no vinho tinto."[209] Esse é um coquetel bastante audacioso! As mangas cumprem os requisitos com honras, mas o vinho na verdade não tem quase nada. E o sêmen?

Dá para imaginar como os redatores das manchetes devem ter dado risinhos com a notícia de que a espermidina aumentava a longevidade. A revista *Cosmopolitan* publicou uma matéria sobre o assunto.[210] Títulos provocativos incluíam "Ingerir sêmen pode ajudar você a viver mais".[211]

Como o sêmen contém apenas cerca de 1kcal por colher de chá,[212] se olharmos para a proporção de espermidina por calorias, nem mesmo a sopa de lentilha seria páreo. Mas, com base em uma média de sessenta homens, cada "porção" contém apenas 0,1mg, sendo assim... melhor ignorar. O sêmen não entra na tabela.[213]

Gérmen de trigo

A espermidina no sêmen é um testemunho (do latim *testis*, mas sem relação nenhuma com "testículos")[214] de seus efeitos protetores do DNA. Isso também se aplica ao gérmen de trigo, que é o minúsculo embrião da planta dentro do grão de trigo integral. Embora entre em uma posição relativamente baixa na tabela de espermidina por porção, você vai notar que ele tem o menor tamanho de porção: apenas uma colher de sopa ou, então, 7g.[215] Assim, em termos de volume ou peso, o gérmen de trigo reina supremo.

Além disso, ele também é a fonte mais barata de espermidina, na casa dos 2 centavos de dólar por miligrama. O gérmen de trigo é um subproduto da indústria de moagem de farinha branca, e costuma ser simplesmente descartado, o que talvez explique seu preço tão razoável.[216] Você sabe que algo é uma pechincha quando é capaz de superar até os feijões secos na relação nutriente por dólar.

Vai um suplemento de espermidina?

Fiquei surpreso ao ler que não havia suplementos de espermidina à venda.[217] Não podia ser verdade. Então pesquisei na internet e *puf:* lá estava, um frasco com a palavra ESPERMIDINA. Mas, ao ler o rótulo, você verá que é apenas gérmen de trigo enfiado em cápsulas. Não é nem um extrato. É literalmente o gérmen de trigo puro.

Por um lado, é bom ver que os fabricantes de suplementos não estão tentando inventar alguma fórmula patenteada. Por exemplo, para cumprir a cota de cúrcuma nos meus Doze por Dia (veja *Comer para não morrer*), muitas vezes tomo essa especiaria na forma de cápsula, já que nem sempre quero o sabor dela em minhas refeições. Costuma ser mais difícil encontrar a cúrcuma pura em cápsulas, ao contrário de algum extrato patenteado, mas, se conseguir achar, a diferença de preço pela conveniência é grande.

Ao contrário da cúrcuma, o sabor do gérmen de trigo é bastante neutro, e descobri que posso apenas salpicá-lo sobre a comida (eu o misturo à linhaça moída, também parte dos meus Doze por Dia). Você pode comprar gérmen de trigo a granel por apenas 3 dólares o quilo. Em forma de cápsula, o quilo custa mais de 200 dólares, o que equivale a pelo menos 1 dólar por colher de chá, em vez de apenas um ou dois centavos.

Com uma ajudinha dos nossos amiguinhos

Em doses adequadas, o gérmen de trigo também pode ajudar a controlar o colesterol, os triglicerídeos,[218] o açúcar no sangue de pessoas diabéticas[219] e a dor, a fadiga, a dor de cabeça e as alterações de humor associadas a períodos dolorosos.[220] (Detalhes em <see.nf/wheatgerm>.) Também pode aumentar as bifidobactérias no intestino. Um elemento comum dos probióticos comerciais, as bifidobactérias são consideradas um dos representantes de equilíbrio de bactérias boas em termos gerais[221] e podem até ter o efeito de adicionar mais espermidina ao organismo.

Uma flora intestinal saudável produz espermidina, que então pode ser absorvida pela corrente sanguínea a partir do cólon e circular por todo o corpo.[222] Comer tempeh ou salpicar gérmen de trigo no que você está prestes a comer pode ajudar a elevar sua taxa, mas o melhor seria se o seu microbioma estivesse produzindo espermidina 24 horas por dia.[223] Inclusive, as bactérias intestinais boas provavelmente produzem mais espermidina do que a maioria de nós ingere.[224] Portanto, é possível que estejamos obtendo menos espermidina de cima para baixo do que de baixo para cima, embora isso costume mudar à medida que envelhecemos.

Os níveis de espermidina não diminuem apenas na corrente sanguínea conforme envelhecemos, mas também nas fezes.[225] As fezes de pessoas de 30 anos têm mais que o dobro da concentração de espermidina do que aquelas de indivíduos de 80 anos,[226] e esse declínio tem sido associado a mudanças em nosso microbioma.[227]

Se você der às pessoas uma cepa de bifidobactérias probióticas, verá um aumento nos níveis de espermidina nas fezes.[228] A mesma cepa administrada a camundongos teve um efeito idêntico. O suficiente para prolongar suas vidas? Sim. Foi comprovado que um aumento na flora benigna à produção de espermidina melhorou o *healthspan* e a expectativa de vida nos camundongos[229] — protegendo até contra o comprometimento da memória causado pela idade.[230] E em humanos?

Uma combinação simbiótica de prebióticos e bifidobactérias produtoras de espermidina foi capaz de aumentar os níveis de espermidina no sangue das pessoas. Isso, então, gerou um estudo randomizado, duplo-cego, com grupo controle e placebo, para melhorar a função endotelial,[231] um fenômeno que se supõe ocorrer graças a um incremento da autofagia.[232] As bactérias produtoras de espermidina se alimentam de fibras,[233] então é provável que os prebióticos, por si só, sejam capazes de promover o crescimento de mais produtores de espermidina. Logo, mesmo que você deixe de ingerir a substância por um dia, os amiguinhos que moram no seu cólon poderão compensar. Como os feijões e os grãos integrais são as principais fontes de espermidina e também de fibra e amido resistente de que nossas bactérias benignas se alimentam, eles podem oferecer uma dose dupla de faxina celular.

Quem não deve aumentar a espermidina?

A falta de relatos de efeitos colaterais[234] não é surpreendente, uma vez que nosso próprio organismo produz uma grande quantidade de espermidina e que ela é encontrada em alguns dos alimentos associados à saúde e à longevidade.[235] Mas será que ela é segura para todo mundo? Relato em <see.nf/spermidinedownsides> quem talvez precise ter mais cautela ao tentar restaurar os níveis de espermidina da juventude. Embora a espermidina possa reduzir o risco de desenvolvimento de câncer,[236] ao se considerar que o papel da autofagia na reposição de nutrientes poderia ajudar a manter a viabilidade do tumor,[237] talvez pessoas com câncer não devam fazer nenhum esforço para aumentar a ingestão de espermidina.[238] Outro grupo para o qual eu recomendaria cautela são aqueles com insuficiência renal.[239]

Espermidina: conclusões

Dada a segurança e a eficácia da espermidina na indução da autofagia em doses dietéticas viáveis, ela é um dos compostos antienvelhecimento mais promissores. O DrugAge é um extenso banco de dados on-line[240] de mais de quinhentos compostos que aumentam a expectativa de vida.[241] Entre o pequeno subconjunto com menor número de efeitos colaterais, a espermidina teve o maior número de registros de expectativa de vida.[242] Uma "dieta predominantemente composta de vegetais" tem sido, portanto, recomendada para ajudar a neutralizar o declínio na espermidina à medida que envelhecemos.[243] No entanto, certos alimentos são mais ricos do que outros. E, embora algumas pessoas tenham sugerido o emprego da engenharia genética na produção de batatas transgênicas com alto teor de espermidina,[244] já existe uma infinidade de alimentos naturalmente ricos em espermidina.

Para digerir e refletir

A autofagia é tida como o "sistema primário para limpeza do corpo" de dentro para fora.[245] Alguns componentes dos alimentos, como a acrilamida, podem suprimir a autofagia, enquanto outros, como a espermidina, podem impulsionar o processo. O ácido clorogênico do café também podem ajudar as células a colocar o lixo para fora. Além do mais, a autofagia pode ser estimulada indiretamente por meio da ativação de AMPK ou da supressão de mTOR.

Para ajudar a retardar a via bioquímica de envelhecimento em escala diária, considere:

- fazer sessenta minutos de atividade aeróbica moderada a intensa;
- minimizar a ingestão de batatas fritas e batatas chips;
- procurar consumir pelo menos 20mg de espermidina, incorporando em sua dieta alimentos como tempeh, cogumelos, ervilhas e gérmen de trigo;
- beber três xícaras de café normal ou descafeinado;
- adotar as recomendações para ativar a AMPK (ver capítulo "AMPK");
- seguir as recomendações para suprimir a mTOR (ver capítulo "mTOR").

CAPÍTULO 4

Senescência celular

Há cinquenta anos, o microbiologista Leonard Hayflick demonstrou que, ao contrário do que se acreditava, células humanas em uma placa de Petri não continuam a se duplicar para sempre.[1] Elas crescem e se dividem apenas cerca de cinquenta vezes antes de entrarem em um estado irreversível de replicação interrompida, conhecido como senescência celular.[2] "Senescência" deriva da palavra em latim *senescere*, que significa "envelhecer".[3] Nós sempre temos células-tronco imortais capazes de criar novas células com a contagem zerada, mas, uma vez formadas, elas têm apenas cerca de cinquenta divisões antes de morrerem. Isso é algo positivo.

Essa característica natural, chamada de "limite de Hayflick", ajuda a proteger o corpo contra o câncer, coibindo a proliferação de células danificadas.[4] Isso é ótimo para atravessarmos com sucesso a idade reprodutiva e passarmos nossos genes adiante, mas o que acontece quando a expectativa de vida humana "natural", de cerca de 30 anos, é estendida para 80 anos ou mais por milagres como o saneamento básico? Nosso corpo acaba abarrotado de células senescentes.[5]

CÉLULAS ZUMBI

Hayflick concluiu que essas células que não se dividem poderiam contribuir para o envelhecimento pelo simples fato de perderem a capacidade de participar na reparação e na regeneração dos tecidos.[6] Em vez disso, o que se constatou foi que elas *danificam ativamente* os tecidos ao redor, o que lhes valeu o apelido de "células zumbi".[7] O problema com os zumbis não é só o fato de terem deixado de ser membros produtivos da sociedade. Eles também querem comer seu cérebro.

Quando somos jovens, as células senescentes são eliminadas pelo sistema imunológico. Ao atingirem seu limite e estarem prontas para se "aposentar", são programadas para começar a libertar um coquetel de substâncias inflamatórias chamado "fenótipo secretor associado à senescência" [SASP, na sigla em inglês]. A inflamação, um processo que muitas vezes carrega conotações negativas, pode, às vezes, ser benéfica. Tal como a inflamação causada por uma farpa direciona da corrente sanguínea para a ferida células do sistema imunológico, as células senescentes fazem os preparativos para o próprio funeral, liberando fatores inflamatórios para se incluírem na faxina imunológica.[8] No entanto, há um problema. Conforme envelhecemos, mais e mais células senescentes vão se acumulando, ao mesmo tempo que o sistema imunológico entra em desarranjo. Sendo assim, a inflamação transitória localizada, que em geral é benéfica, como no caso da farpa, transforma-se em um inconveniente: a inflamação sistêmica crônica que caracteriza o envelhecimento e o adoecimento.

Embora a carga celular senescente em tecidos envelhecidos represente apenas uma pequena fração do total de células,[9] ela pode ter um impacto sem proporções por meio da secreção de SASP, o que pode perturbar a arquitetura do tecido local e entrar na corrente sanguínea.[10] Qual o maior órgão do corpo humano? O fígado? A pele? Não. Em um número cada vez maior de pessoas, é o tecido adiposo, ou seja, a gordura corporal. A inflamação relacionada à obesidade, algo que costuma se agravar com a idade,[11] tem sido associada ao acúmulo de células adiposas senescentes produtoras de SASP.[12] A inflamação do SASP pode, inclusive, ser responsável por alguns dos efeitos colaterais mais temidos da quimioterapia. Este tipo de tratamento funciona ao promover, com êxito, a senescência nas células cancerígenas, mas a tempestade de SASP que ocorre em seguida pode provocar supressão da medula óssea e toxicidade cardíaca.

Com toda essa inflamação do SASP, não é surpresa que as células senescentes estejam ligadas a um espectro de doenças relacionadas à idade, incluindo Alzheimer, Parkinson, osteoartrite, osteoporose, hérnia de disco, escoliose e perda de massa muscular e da função renal.[13,14] E, ironicamente, até câncer. Embora a senescência celular talvez tenha evoluído como um mecanismo anticâncer, em idades avançadas o excesso de inflamação pode alimentar de modo ativo o crescimento do tumor — e alimentar em sentido quase literal, por meio da angiogênese, ou seja, o surgimento de novos vasos sanguíneos no tumor.[15] Mas como sabemos que a senescência celular é a causa, e não a consequência das doenças?

Sangue novo

Em <see.nf/parabiosis>, detalho um conjunto macabro de experimentos mostrando que animais velhos unidos cirurgicamente a animais mais novos, como "gêmeos siameses", crescem mais saudáveis, mais fortes e mais inteligentes,[16] e vivem significativamente mais tempo.[17] Para determinar se isso foi devido a fatores transmissíveis passados pelo sangue, em vez apenas de a capacidade compartilhada de órgãos, os pesquisadores passaram a realizar transfusões de sangue de animais novos nos mais velhos. Eu exploro esses experimentos à la vampiro 2.0 no vídeo <see.nf/bloodboy>.

Sim, a injeção de sangue de camundongos jovens em camundongos velhos, por exemplo, melhora a cognição, sugerindo a existência de algum tipo de fator restaurador no sangue mais novo. A injeção de sangue de camundongos velhos nos jovens, no entanto, pode piorar as coisas, sugerindo a existência de algum tipo de fator invalidador no sangue mais velho.[18] Ou, quem sabe, será que o sangue mais velho não está apenas diluindo o fator revitalizante do camundongo jovem? Aliás, talvez o sangue novo esteja diluindo o fator invalidador do camundongo velho.[19] Um tanto surpreendente, esta última hipótese parece mais próxima daquilo que acontece na prática, já que a simples diluição do sangue em animais mais velhos pode imitar grande parte da regeneração encontrada nos estudos com parabióticos e transfusões.[20] E, de fato, pacientes com Alzheimer moderado selecionados de maneira aleatória para diluição sanguínea experimentaram cerca de 60% menos declínio cognitivo e funcional durante um período de catorze meses em comparação com um procedimento placebo ineficaz.[21] A vantagem das transfusões de sangue é que, como o diretor do Instituto de Ética Biomédica da Universidade de Zurique afirmou: "Existe algo de inusitado em velhos literalmente se alimentarem de jovens."[22]

PARA SE LIVRAR DO VELHO

Pesquisadores comprovaram a relação de causa e efeito ao transplantarem células senescentes de camundongos mais velhos em camundongos mais jovens, e bastaram apenas algumas para provocar uma disfunção física persistente relacionada à idade e para quintuplicar a mortalidade.[23] Por outro lado, eliminar até uma fração de células senescentes pode retardar, e muito, o desenvolvimento de tumores e a degeneração de órgãos relacionada à idade.[24] O aumento acentuado do *healthspan* e da expectativa de vida por meio da eliminação de células senescentes desencadeou uma corrida do ouro na identificação de *senolíticos*, que são compostos capazes de eliminar células senescentes.[25] No vídeo <see.nf/senolytics>, eu reviso abordagens tanto medicamentosas quanto relacionadas a hábitos.

Em suma, é possível prevenir a senescência celular ao evitarmos, antes de mais nada, que nosso DNA sofra danos irreparáveis (ver página 141). Para tanto, as células senescentes podem ser eliminadas por meio de exercícios[26] e restrição calórica[27] (detalhes em <see.nf/senolytics>), bem como por meio de uma variedade de componentes da dieta.

Quercetina

Em 1936, Albert Szent-Györgyi, que no ano seguinte ganhou o Nobel pela descoberta da vitamina C, sugeriu que uma classe de fitonutrientes chamados "flavonóis" também deveria ser considerada uma vitamina. (Ele sugeriu o nome "vitamina P".)[28] O flavonoide mais comum em nossa dieta é a quercetina,[29] que é encontrada concentrada na cebola, na couve e na maçã.[30] É isso o que dá às cascas da maçã seu sabor amargo.[31] Pesquisadores testaram dezenas de compostos diferentes em células raspadas de cordões umbilicais e depois irradiadas para forçar a senescência. Em 2015, os resultados foram anunciados: a quercetina era um senolítico natural.[32]

Há mais detalhes em <see.nf/quercetin>, mas, em linhas gerais, doses de quercetina tão baixas quanto o equivalente humano a uma maçã pequena por semana reduziram a senescência celular e melhoraram o *healthspan* em camundongos idosos. Por exemplo, eles experimentaram menor queda de cabelo, tiveram melhora da função cardíaca e ganharam maior resistência atlética até o equivalente aos 60 anos humanos.[33] Desse modo, talvez seja bom dar alguns talos de couve para o nosso ratinho de estimação, mas e quanto aos humanos?

Fontes de quercetina

A quercetina também pode ser encontrada na origem de seu nome — o carvalho, do latim *quercus*[34] —, mas ela é considerada "amplamente difundida entre alimentos de origem vegetal".[35] Na verdade, a quercetina é tão difundida no reino vegetal que pode ser encontrada até na alface-americana.[36] (A alface é a quinta principal fonte de quercetina na dieta norte-americana.)[37] As cebolas têm entre 20mg[38] e 100mg[39] cada; as maçãs, entre 4mg e 20mg;[40] um pé de 0,5kg de couve pode ter 50mg, e uma xícara de chá, cerca de 5mg.[41] Alcaparras têm 20mg por colher de sopa, mas fique longe de marcas com alto teor de sódio.[42] (Já vi alcaparras à venda com valores que vão dos 0% aos 200% do nosso limite diário de sódio por porção.)

> Embora os suplementos de quercetina comprados on-line costumem apresentar rótulos precisos[43] e existam dados de segurança que sugerem não haver efeitos adversos significativos ao consumo de até 1.000mg por até doze semanas, eu recomendo que você se atenha às fontes alimentares,[44] como faz a equipe da Mayo Clinic, que estabeleceu esse campo de estudo.[45]

Maçãs e cebolas

É difícil distinguir os efeitos da quercetina em meio à gama de efeitos benéficos atribuídos aos alimentos ricos nessa substância, como as maçãs e as cebolas. Em <see.nf/applesonions>, observo como a sábia recomendação *an apple a day keeps the doctor away* [uma maçã por dia para uma vida sadia, em tradução livre], um aforismo de saúde pública que remonta a 1866, parece ter rendido frutos.[46] Uma melhora significativa na função arterial poucas horas depois de comer maçãs com casca do que depois de comer maçãs descascadas[47] é consistente com os efeitos da quercetina e, de fato, até suplementos isolados de quercetina podem reduzir a pressão arterial,[48] o colesterol[49] e a inflamação.[50] Infelizmente, a cebola em pó, que é rica em quercetina, não foi capaz de melhorar a cognição em idosos com[51] ou sem[52] a doença de Alzheimer (detalhes no vídeo <see.nf/onionpowder>).

Embora a maioria dos estudos sobre suplementos de quercetina tenha utilizado doses que não são alcançáveis com facilidade por meio da dieta, mesmo apenas três quartos de colher de chá de cebola fresca podem melhorar, de modo significativo, a pressão arterial e a fluidez do sangue em comparação com o placebo,[53] ajudando, assim, a explicar por que aqueles que consomem mais quercetina parecem ter menos da metade do risco de morrer de doenças cardíacas.[54] Um estudo de modelagem até chegou a sugerir que prescrever uma maçã por dia poderia prevenir o mesmo número de mortes por doença vascular em escala populacional do que prescrever a todo mundo um medicamento à base de estatina para reduzir o colesterol — e com menos efeitos colaterais.[55] (A grande ironia é que, agora que medicamentos como o Lipitor estão disponíveis na versão genérica, é provável que o remédio seja mais barato que a fruta.)

Um novo desdobramento

Dados decepcionantes sobre intervenção cognitiva-comportamental foram encontrados, em 2018, em um relatório questionando a atividade senolítica da quercetina. Os estudos originais da quercetina em pessoas foram realizados em células do revestimento dos vasos sanguíneos do cordão umbilical, uma proveitosa fonte de tecido humano. Porém, quando o estudo foi repetido com células de doadores adultos, a quercetina não pareceu ter o mesmo efeito de matar células senescentes.[56] No entanto, em 2019, descobriu-se que a quercetina fazia algo ainda melhor.

A síndrome de Werner é uma doença genética rara caracterizada pela mutação de uma enzima de reparo do DNA que resulta em envelhecimento prematuro. Quando células senescentes com Werner foram expostas aos níveis de quercetina que era possível obter na corrente sanguínea por meio da ingestão de alimentos ricos na substância,[57] elas pareceram ter sido reabilitadas em vez de erradicadas.[58] Parecia que a senescência tinha sido revertida, como acordar um morto-vivo. E quanto às células envelhecidas que não tinham sofrido mutação? Também foi constatado um "efeito rejuvenescedor" nas células senescentes. Na revista *Experimental Gerontology*, pesquisadores na Grécia afirmaram ter testado o uso tópico da quercetina em voluntários e relataram "resultados positivos no que diz respeito à elasticidade [da pele], hidratação e profundidade das rugas",[59] mas seus dados não parecem ter sido confirmados, o que levanta suspeitas quanto à veracidade das alegações.

Fisetina

Dado o êxito senolítico de um coquetel de quercetina, pesquisadores começaram a examinar outros flavonóides.[60] Com isso, encontraram um que era quase duas vezes mais potente: a fisetina.[61] Esse flavonoide aumenta a vida útil das leveduras em 55% e das moscas-das-frutas em 23%. A fisetina também pode aumentar a expectativa de vida em camundongos, mesmo com uma administração tardia.[62] Quando iniciada em uma idade equivalente a algo em torno de 75 anos humanos, a fisetina aumentou a expectativa de vida média e máxima dos camundongos mais velhos em cerca de 75%. Os marcadores de senescência celular e de SASP caíram significativamente em todos os tecidos analisados, em conjunto com uma redução nas patologias relacionada à idade.[63] Um estudo separado descobriu que a fisetina também pode aumentar a memória a longo prazo em camundongos.[64] E conosco?

Tal como a quercetina, ensaios clínicos demonstraram que a fisetina tem efeitos anti-inflamatórios.[65] Mas e quanto aos efeitos senolíticos? Quando o tecido adiposo humano removido durante uma cirurgia de rotina foi exposto à fisetina, de fato houve uma redução da senescência e dos marcadores SASP. Dado que a fisetina é encontrada naturalmente na dieta, não possui efeitos colaterais relatados e já é vendida sem prescrição médica na forma de suplementos alimentares, os pesquisadores no mesmo instante começaram a desenvolver estudos para testar seu potencial antienvelhecimento.[66] Atualmente, há mais de uma dezena de ensaios em andamento para analisar os efeitos da fisetina sobre uma série de condições relacionadas à idade, incluindo osteoartrite, osteoporose, síndrome de fragilidade, doença renal, declínio cognitivo e até complicações da Covid-19.[67] O fato de haver tanto interesse clínico em uma substância natural que carece de incentivos financeiros, os quais em geral impulsionam grande parte das pesquisas biomédicas, sinaliza o quanto ela é promissora.

Tesouro sabor morango

Embora isolada pela primeira vez a partir da árvore-do-fumo, a fisetina foi encontrada ema alta concentração nos morangos, a mais rica fonte alimentar conhecida da substância.[68] Isso pode ajudar a explicar por que os morangos, mas não os mirtilos (apesar de estes terem ainda mais antioxidantes), foram capazes de recuperar ratos expostos à radiação de forma mais eficaz.[69] Em <see.nf/fisetin>, examino todos os estudos importantes a respeito de morangos. Em suma, ensaios clínicos randomizados mostram que os morangos podem melhorar a cognição,[70] o colesterol, a inflamação[71] e a osteoartrite,[72] bem como estimular bactérias intestinais benéficas, incluindo a *Christensenellaceae*,[73] uma família bacteriana recém-descoberta[74] associada à longevidade com base em estudos de centenários e supercentenários.[75] No vídeo, também explico por que os suplementos de fisetina não são recomendados.

Pimenta-longa

Um terceiro composto senolítico natural foi descoberto: a piperlongumina,[76] encontrada concentrada em uma especiaria chamada "pimenta-longa" (*Piper longum*, também conhecida como *pibo* na China e *pippali* na Índia).[77] Para detalhes sobre o que ela é e o que pode fazer, acesse <see.nf/pippali>. Fiquei convencido o suficiente para adicioná-la à minha rotina diária de especiarias, com um tipo de groselha indiana chamada "Amla" (ver página 599), o cominho preto (ver página 33) e a cúrcuma (ver página 126). Observe que o uso de pimenta-longa não é recomendado durante a gravidez e a amamentação.[78]

Para digerir e refletir

A senescência celular é considerada uma das características fundamentais do envelhecimento.[79] Acredita-se que o SASP inflamatório, secretado pelas células senescentes, seja a principal causa da deterioração e do adoecimento dos tecidos.[80] Antes de mais nada, para prevenir a senescência celular podemos evitar danos ao DNA seguindo as recomendações do capítulo "Oxidação", e, para potencialmente ajudar a limpar essas células e seu SASP, existem compostos senolíticos naturais presentes nos alimentos (quercetina, fisetina e piperlongumina). Embora ainda não esteja evidente se podem ser alcançados níveis suficientes por meio da nutrição, alimentos ricos nesses compostos, por si só, são saudáveis.

Para ajudar a retardar a via bioquímica de envelhecimento em escala diária, considere:

- consumir alimentos, bebidas e especiarias ricos em quercetina, como cebola, maçã, couve, chá e alcaparras sem sal;
- comer morangos frescos, congelados ou liofilizados;
- temperar refeições com pimenta-longa.

CAPÍTULO 5

Epigenética

Até pouco tempo, o processo de envelhecimento era considerado um declínio inexorável caracterizado pela acumulação gradual de danos moleculares em componentes celulares essenciais, em particular em nosso próprio DNA.[1] Assim como os vários componentes de um carro acabam quebrando com o tempo, isso também acontece com os componentes de nosso corpo. O que contradizia esta suposição era a existência de formas de vida que pareciam ser capazes de desafiar o envelhecimento ao atingirem uma espécie de estado de animação suspensa, como caroços de tâmara, desenterrados durante escavações arqueológicas, que germinaram após milhares de anos;[2] plantas regeneradas a partir de frutos enterrados por esquilos do Ártico 30 mil anos antes;[3] e esporos bacterianos viáveis após dezenas de milhões de nos envoltos em âmbar ou centenas de milhões de anos preservados em cristais de sal. Contudo, não é necessário recorrer a exemplos exóticos para demonstrar o rompimento entre o envelhecimento biológico e o cronológico. Ponteiros do relógio do envelhecimento não apenas sendo interrompidos, mas ativamente revertidos e até zerados, é algo que acontece todos os dias.[4]

A GRANDE REINICIALIZAÇÃO

Pense nisso: uma menina nasce com todos os óvulos que terá durante toda a vida. Pode ser que leve décadas até que um deles seja fertilizado. Ele pode permanecer em seus ovários por vinte, trinta, quarenta anos... envelhecendo durante todo esse tempo, como qualquer outra célula do corpo dela. Digamos que ela engravide aos 30 anos. Após a fertilização, se esse óvulo de 30 anos não retroceder, de alguma forma, o seu relógio do envelhecimento até o zero, ele então levaria ao nascimento de outra menina com ovários que teriam 30 anos e 9 meses. Décadas mais tarde, se ela viesse a ser mãe, seus óvulos teriam mais de 50 anos e, a cada geração, continuariam a envelhecer e a acumular sucessivos danos moleculares. É por isso que, obrigatoriamente, todas as manifestações de envelhecimento nos óvulos precisam ser apagadas.[5] Caso contrário, os óvulos nos ovários das mulheres teriam milhões de anos!

Em 1996, nós aprendemos que os óvulos não são as únicas células que podem sofrer uma reversão completa do envelhecimento. Aquele foi o ano em que nasceu uma ovelha chamada Dolly. O núcleo de um óvulo não fertilizado foi removido e, em seu lugar, foi inserido o núcleo de uma célula do úbere. ("A Dolly é derivada de uma célula da glândula mamária", disse, sem constrangimento, um dos principais cientistas enquanto explicava o nome dado, "e não conseguimos pensar em um par mais impressionante destas glândulas do que o de Dolly Parton.")[6] Então, com um choquezinho de eletricidade, a célula começou a se dividir — sem necessidade alguma de esperma —, e Dolly, o primeiro animal clonado de uma célula adulta, nasceu. (Antes disso, um sapo havia sido clonado a partir da célula de um girino, rendendo ao pesquisador responsável o Nobel, mas Dolly foi o primeiro animal clonado a partir de uma célula adulta.)[7]

O mundo ficou maravilhado com a possibilidade de se criar uma duplicata geneticamente idêntica de um animal. Desde Dolly, foram feitos milhares de clones de camundongos, cabras, porcos, ratos, vacas, cavalos, furões, lobos, veados, búfalos, camelos e cachorros. De gatos também, sendo o primeiro batizado de "Copycat" [Imitador, em tradução livre].[8] As implicações, no entanto, vão muito além da replicação de animais de estimação ou de espécimes mais produtivos que a média para a pecuária. Escondido naquela célula madura e especializada dedicada à produção de leite, extraída do úbere de uma ovelha, estava o modelo genético completo de todo o animal que viríamos a chamar de Dolly.[9] Além disso, a idade da célula parecia ter regredido a zero.

Existe um equívoco persistente de que Dolly sofria de algum tipo de síndrome de envelhecimento precoce. Afinal, ovelhas vivem até os 12 anos e a célula mamária foi retirada de uma de 6 anos,[10] idade com a qual Dolly morreu, sugerindo que o relógio do envelhecimento tinha continuado a contagem, sem reinicialização. Mas Dolly morreu de uma doença viral, não de velhice,[11] e experimentos subsequentes mostram que os clones podem ter uma expectativa de vida normal.[12] Inclusive, camundongos foram reclonados em série — o que significa que houve clones feitos de clones feitos de clones, totalizando 25 gerações —, e todos tiveram um processo de envelhecimento normal no que diz respeito à expectativa de vida.[13] Portanto, não apenas células adultas podem ser reconduzidas a um estado embrionário, como também podem ser de fato rejuvenescidas, eliminando quaisquer vestígios de envelhecimento.[14]

Bem-vindo à epigenética.

OS GENES CARREGAM A ARMA, OS ESTILOS DE VIDA APERTAM O GATILHO

O termo "epigenética" foi cunhado na década de 1940, antes mesmo de entendermos a natureza física dos genes, uma década inteira antes de Watson e Crick (e Wilkins e Franklin) decifrarem a estrutura do DNA.[15, 16] A epigenética, que literalmente significa "acima da genética", acrescenta uma camada extra de informação sobre a sequência de DNA, que por si só tem apenas cerca de 750MB de dados,[17] codificando 50 mil genes.[18] Todas as nossas células em divisão são geneticamente idênticas, carregando um conjunto completo de nosso DNA, mas nem toda célula precisa expressar todas as nossas dezenas de milhares de genes. As células nervosas não precisam bombear enzimas hepáticas e as células cardíacas não precisam fazer crescer pelos. É aí que entra a epigenética: na prática, é ela que liga e desliga os genes. Existe uma infinidade de formas pelas quais o organismo faz isso.[19] Falarei sobre sirtuínas e microRNAs em suas respectivas seções, mas o regulador epigenético mais conhecido é a metilação do DNA.[20]

Nós temos enzimas que podem adicionar estrategicamente grupos metil direto ao DNA para silenciar a expressão genética. Um grupo metil é uma molécula orgânica simples e estável que pode ser posicionada para sinalizar quais trechos de DNA devem ser ignorados. É uma das mais de uma dezena de maneiras pelas quais o DNA pode ser sinalizado.[21] Também temos um conjunto separado de enzimas que podem remover essas sinalizações para reativar o gene. Existem cerca de 28 milhões de pontos de metilação comuns ao longo de nosso código genético, dos quais a maioria pode estar metilada a qualquer momento.[22] O padrão de metilação é conservado quando nossas células se dividem — assim, uma célula do fígado divide-se em duas novas células do fígado, em vez de uma célula óssea ou muscular, por exemplo — e, dessa forma, os padrões de metilação nos espermatozoides e óvulos podem ser transmitidos entre gerações.[23]

Acreditava-se que, uma vez que as células amadureciam e tinham o DNA adequadamente metilado para fixá-las nas funções em que eram especializadas, o processo estava encerrado.[24] Mas hoje sabemos que nosso "epigenoma", o padrão de marcações metílicas em nossas células, é um sistema dinâmico e responsivo a estímulos externos. A epigenética permite que os organismos se adaptem com maior rapidez às mudanças nas condições ambientais.

Para que ocorram mudanças em grande escala no código genético, podem ser necessários milhões de anos, mas os genes que já possuímos podem ser ativados ou desativados em questão de horas. É por meio da epigenética que gafanhotos verdes são capazes de ficar pretos após um incêndio no campo, para se camuflarem melhor no solo carbonizado,[25] e que nosso corpo determina o número de glândulas sudoríparas ativas que temos na pele, dependendo do local onde nascemos (nos trópicos ou em um país mais frio, por exemplo).[26] A epigenética é uma boa notícia. Significa que nosso DNA não é nosso destino. Independentemente do histórico familiar, os hábitos que adotamos podem ativar ou desativar efetivamente alguns dos genes, afetando não apenas a nós de modo individual, mas também a nossos filhos e talvez até netos.[27]

No estudo Modulação da Expressão Gênica por Intervenção com Nutrição e Estilo de Vida [GEMINAL, na sigla em inglês], o dr. Dean Ornish e seus colegas realizaram biópsias de tecidos antes e depois de os indivíduos adotarem mudanças profundas no estilo de vida por três meses, as quais incluíram uma dieta vegetariana integral. Mudanças benéficas na expressão genética foram observadas em quinhentos genes diferentes. A expressão de genes de prevenção de doenças foi reforçada, e os oncogenes que promovem o câncer de mama e de próstata, por exemplo, foram suprimidos.[28] Independentemente dos genes que herdamos de nossos pais, por meio do que comemos e do modo como vivemos nós podemos influenciar a forma que eles afetam nossa saúde. Esse é o poder da epigenética. O mesmo DNA, mas com resultados diferentes.

O exemplo mais marcante do efeito epigenético da dieta na longevidade envolve a humilde abelha melífera. As abelhas-rainhas e as abelhas-operárias são geneticamente idênticas, mas as rainhas podem viver três anos e desovar até 2 mil ovos por dia, enquanto as operárias vivem apenas três semanas e são funcionalmente estéreis.[29] Como pode isso, se não há diferença genética? Bom, elas têm uma dieta diferente. Quando a rainha da colmeia está morrendo, uma larva é escolhida pelas abelhas "babás" para ser alimentada com uma substância secretada chamada "geleia real" (as operárias recebem, em geral, uma mistura de mel e pólen, que é chamada de um jeito meloso: "pão de abelha").[30] Quando a larva escolhida come a tal geleia, a enzima que silenciava a expressão dos genes reais é desligada, e uma nova rainha surge.[31] A abelha-rainha tem os exatos mesmos genes que qualquer uma das operárias, mas, apenas devido à dieta dela, genes diferentes se expressam, resultando em alterações drásticas em sua vida e em sua expectativa de vida. Há um aumento de cinquenta vezes na longevidade, graças à epigenética.

Vida de rainha?

Se a geleia real é capaz de transformar uma simples larva em uma rainha que pode viver cinquenta vezes mais, será que deveríamos cogitar a inclusão da geleia real em nossa dieta? Eu reviso as evidências disponíveis em <see.nf/royaljelly>. Spoiler: embora possa ser o manjar das abelhas, dados os raros casos de colite ulcerativa (hemorrágica) atribuída a suplementos de geleia real,[32] é melhor evitá-la.

O RELÓGIO EPIGENÉTICO

Existem certos pontos do DNA em nossos cromossomos que se metilam ou desmetilam de forma tão previsível conforme envelhecemos que é como se fosse um relógio, com potencial para ser considerado uma "bola de cristal molecular do envelhecimento humano".[33] Em um notável triunfo dos megadados, em meio aos milhões de pontos de metilação em nosso DNA, um pequeno subconjunto muda de modo tão confiável ao longo do tempo que é possível estimar a idade de qualquer pessoa com uma margem de erro de poucos anos[34] apenas medindo estrategicamente o padrão de metilação em algumas centenas (ou mesmo algumas dezenas) de pontos[35] em um genoma de 3 bilhões de letras.[36]

Ao longo dos últimos anos, esses "relógios epigenéticos" se estabeleceram como medidores confiáveis da idade cronológica, ultrapassando o comprimento dos telômeros (ver o capítulo "Telômeros") como o melhor indicador.[37] Por que empregar uma engenharia tão trabalhosa para determinar a idade de alguém quando podemos apenas perguntar? Bem, nós poderíamos pensar em usos periciais, como a determinação da idade de uma vítima não identificada a partir de uma amostra de sangue ou tecido, mas isso seria só o começo.[38] A questão é que os relógios epigenéticos não mantêm um registro apenas da idade cronológica do indivíduo, eles também parecem medir nossa verdadeira idade biológica.[39] Em outras palavras, a idade epigenética pode prever melhor a expectativa de vida do que a idade civil.[40] Entre em <see.nf/clock> para ver toda essa história impressionante.

É como ficção científica.[41] Coloque uma gota de seu sangue em uma máquina futurística que localiza certos marcadores químicos em uma fita de DNA e revela sua verdadeira idade, refletindo os hábitos de uma vida inteira.[42] Além de estimar o tempo de vida restante, os relógios epigenéticos também parecem prever indicadores de saúde, como declínio cognitivo, síndrome de fragilidade,[43] artrite e progressão de doenças como Alzheimer e Parkinson.[44] Como é possível imaginar, a indústria dos seguros de saúde adotou essa tecnologia, e pode não demorar muito até as mensalidades serem determinadas pela idade epigenética do segurado.[45] Mas não se trata de uma maldição gravada em pedra por uma cartomante. Você tem como alterar o ritmo com que envelhece e, em breve, vai poder usar relógios epigenéticos para monitorar seu progresso, algo que tem o potencial de ser uma maneira radicalmente mais rápida e barata de testar intervenções antienvelhecimento.[46]

ACELERANDO E RETARDANDO O ENVELHECIMENTO BIOLÓGICO

Estudos realizados com centenários mostram que alguns envelhecem tão lentamente que uma pessoa de 105 anos poderia apresentar a idade de metilação do DNA de uma pessoa de 60 anos.[47] Não admira que tenham vivido tanto! O que podemos fazer para desacelerar os relógios epigenéticos e retardar o envelhecimento? Análises do relógio epigenético mostram que as mulheres envelhecem mais devagar que os homens,[48] o que faz sentido, uma vez que elas tendem a viver mais.[49] Esse é um padrão tão consistente que um demógrafo até brincou: "Ser homem é uma doença genética."[50] Para correr atrás do prejuízo, os homens precisam adotar hábitos ainda mais saudáveis em termos de dieta e estilo de vida.

A fumaça do cigarro está ligada ao envelhecimento biológico acelerado, com efeitos marcantes evidentes mesmo em baixos níveis de exposição.[51] Em contraste, tanto a frequência quanto a intensidade dos exercícios estão associadas à desaceleração do envelhecimento.[52] E a meditação? Dois meses de prática diária não foram capazes de afetar de modo significativo as taxas de envelhecimento,[53] e os praticantes a longo prazo parecem ter as mesmas taxas de envelhecimento que pessoas que não meditam (grupo controle), embora aqueles que acumulam uma média de 6 mil horas de meditação talvez possam abrandar o aumento na aceleração da idade epigenética a longo prazo.[54]

Até pouco tempo, a restrição calórica ainda não tinha sido testada em humanos, mas havia sido constatado que ela retarda o envelhecimento epigenético em camundongos e macacos. Por um período de 15 a 21 anos de restrição alimentar de 30%, os macacos-rhesus de meia-idade pareciam envelhecer sete anos menos epigeneticamente. De forma ainda mais significativa, os camundongos em restrição calórica de 40% pareciam envelhecer apenas cerca de um ano dentro de um período de cerca de três.[55] Em 2018, foi publicada uma análise de envelhecimento do estudo CALERIE, o primeiro grande estudo randomizado de restrição calórica em humanos. Utilizando estimativas não epigenéticas do envelhecimento biológico, o grupo controle continuou a envelhecer a uma taxa de cerca de doze meses por ano, mas, no mesmo período, o grupo de restrição alimentar pareceu envelhecer apenas cerca de um *mês*. E eles conseguiram isso com uma restrição calórica de apenas 12%, o que equivale a deixar de comer um donut por dia.[56]

As taxas de envelhecimento foram retardadas no grupo de restrição alimentar independentemente da perda de peso,[57] mas a obesidade tem sido associada à aceleração epigenética da idade em amostras de tecido hepático[58] e de gordura abdominal profunda.[59] No entanto, mesmo a perda de cerca de 45kg devido a uma cirurgia bariátrica parece não ter qualquer efeito retardatário no relógio.[60] Talvez nós não só tenhamos que comer menos, mas também comer melhor.

O hábito mais intimamente associado à desaceleração do envelhecimento (ainda mais do que a prática de exercícios) é um marcador da ingestão de frutas e vegetais, os níveis no sangue de fitonutrientes carotenoides como o beta-caroteno.[61,62] Assim, uma "dieta epigenética" seria concentrada no consumo de mais frutas e vegetais.[63]

Por outro lado, o alimento associado à aceleração do envelhecimento de maneira mais consistente é a carne.[64, 65] Talvez isso se deva em parte ao fato de os níveis no sangue de subprodutos de pesticidas proibidos, como o DDT, estarem eles próprios associados ao envelhecimento acelerado[66] e ao consumo de carne.[67] A exposição prolongada à poluição atmosférica também pode estar associada ao envelhecimento acelerado,[68] mas os dados nesse tópico são contraditórios.[69]

VOLTANDO NO TEMPO

O fato de a idade epigenética ser um melhor preditor da expectativa de vida e de várias doenças da velhice do que a idade cronológica é uma poderosa evidência de que a metilação do DNA está inexoravelmente ligada a alguma causa fundamental do declínio relacionado à idade.[70] Será que é ela que está de fato impulsionando o envelhecimento humano[71] ou será que se trata apenas de um marcador passivo da idade?[72] Será o nosso relógio epigenético a causa do envelhecimento, ou apenas a consequência? Se ele for um condutor ativo, é um condutor que pode andar em sentido anti-horário.

Lembra-se de como, na clonagem, uma célula adulta poderia ser reprogramada para revertê-la ao estado embrionário? Não só as marcas de metilação eram apagadas para liberar todo o genoma, como também todos os vestígios de envelhecimento pareciam desaparecer. Obviamente, não queremos regredir tanto o relógio a ponto de nos dissolvermos em uma bolha amorfa, mas será que não seria possível voltar um pouco os ponteiros e rejuvenescer nossas células?

Em uma descoberta que lhe rendeu Nobel,[73] o pesquisador de células-tronco Shinya Yamanaka identificou o que hoje chamamos de "fatores de Yamanaka": um pequeno punhado de proteínas que se ligam ao DNA e são responsáveis pela reprogramação celular, servindo, em essência, para reinicializar uma célula, levando ao equivalente às configurações de fábrica.[74] Com essas ferramentas em mãos, uma equipe internacional de pesquisadores decidiu voltar no tempo, restabelecendo as propriedades regenerativas do tecido nervoso. Por exemplo, crianças pequenas podem efetivamente regenerar a ponta de um dedo amputado inteiro, com osso e tudo, mas nós aos poucos perdemos essa capacidade conforme envelhecemos.[75] As células que compõem os nervos óticos, que ligam os olhos ao cérebro, perdem igualmente suas propriedades regenerativas. Porém, com um pouco de manipulação do fator de Yamanaka, os pesquisadores conseguiram retornar com sucesso as marcas de metilação para um estado mais jovem, restaurando a visão em ratos velhos e rejuvenescendo neurônios humanos em uma placa de Petri. As células pareciam ter mantido uma cópia fiel do mapa epigenético do início da vida, de modo a servir de guia para a reversão do envelhecimento.[76]

CALIBRAÇÃO DA METILAÇÃO

Aumentar a atividade física e a ingestão de frutas e vegetais e, ao mesmo tempo, reduzir o consumo de tabaco e carne podem ajudar a retardar o envelhecimento (como ficou evidente pela desaceleração do relógio epigenético), mas e quanto a alterar diretamente a metilação do DNA? Muitas coisas afetam os padrões de metilação, mas é difícil interpretar essas mudanças. Por exemplo, em um estudo, uma dieta rica em gordura provocou, em apenas cinco dias, alterações generalizadas na metilação do DNA em homens, afetando mais de 6 mil genes. Estes foram apenas parcialmente recuperados entre seis e oito semanas depois de os participantes terem regressado a suas dietas habituais.[77] Sabemos que o consumo excessivo de gordura saturada provoca alterações na metilação que são diferentes das do consumo excessivo de gordura poli-insaturada, mas com que efeitos?[78] Isso, desconhecemos. As mudanças epigenéticas desempenham um papel nos efeitos fisiológicos subsequentes ou são incidentais?

Apenas começamos a desvendar as consequências das mudanças epigenéticas induzidas por meio da dieta e do estilo de vida. Estamos cientes de que, entre as diferenças consistentes de metilação em veganos em comparação com onívoros, por exemplo, está a hipometilação (menos metilação) de um gene supressor de tumores e de um gene que codifica uma enzima de reparação do DNA.[79] Uma vez que a metilação silencia os genes, sua redução pode ajudar a explicar as taxas globais mais baixas de câncer entre os que seguem uma dieta vegana.[80, 81] Da mesma forma, nos vegetarianos, a enzima superóxido dismutase é metilada com menos frequência. Essa é uma enzima antioxidante capaz de suprimir 1 milhão de radicais livres *por segundo*.[82] A hipometilação está associada a um aumento triplo na expressão dessa enzima "detox", usada para explicar uma "maior proteção contra doenças crônicas em vegetarianos".[83]

Além de mexer no botão de volume de genes individuais, há evidências de que mudanças em larga escala na metilação podem ter implicações na saúde e na longevidade. Se aumentamos a enzima que efetivamente realiza a metilação em moscas-das-frutas, prolongamos a expectativa de vida média delas em mais de 50%. Já se suprimimos a enzima, encurtamos a expectativa de vida. No entanto, ainda não foi demonstrado se essa estratégia funciona em mamíferos.[84]

A metilação do DNA humano é muito mais complexa. Mas as descobertas sobre as moscas-das-frutas sugerem que o aumento da capacidade global de metilação pode afetar a longevidade de maneira positiva.

NOVINHO EM FOLHA

O nutriente mais amplamente estudado por seus efeitos epigenéticos é o ácido fólico.[85] Esta é a forma suplementar do folato, uma vitamina B concentrada em feijões e verduras que é convertida em um doador de metil. (Folato tem a mesma raiz que "folha" — cuja palavra em latim é *folium*.)[86] O grupo metil que é inserido no DNA humano pode ter origem no folato da salada, por exemplo, ou do ácido fólico de um suplemento ou de uma farinha enriquecida. A dose diária recomendada para a maioria dos adultos é de 400 microgramas (µg),[87] mas a ingestão média diária de homens e mulheres mais velhos é inferior a 300µg, e um terço nem sequer consome 200µg.[88] Quais as implicações epigenéticas disso?

Mulheres na pós-menopausa tiveram seus níveis de folato moderadamente reduzidos ao serem submetidas a uma dieta um tanto baixa em folato, visando ao estudo dos efeitos epigenéticos. Embora os níveis de folato não tenham caído o suficiente para despertar sinais clínicos de deficiência (como anemia), dentro de dois meses os indivíduos sofreram uma hipometilação do DNA em todo o genoma. Porém, a situação foi revertida em três semanas, após a retomada dos níveis saudáveis de ingestão de folato.[89] Uma investigação subsequente com indivíduos ainda mais velhos resultou na mesma submetilação, mas a reversão levou mais tempo, ressaltando, acima de tudo, a importância de se manter níveis adequados da vitamina.[90]

Mesmo sem a redução dos níveis de folato, uma metanálise de ensaios clínicos randomizados de suplementação de ácido fólico usando os métodos mais sofisticados de análise laboratorial encontrou um aumento na metilação global, sugerindo que a maioria de nós pode não estar consumindo o suficiente por meio de nossa dieta.[91] Não existe uma referência real para um nível "normal" de metilação, portanto termos como "hipometilação" são usados em um sentido relativo,[92] o que torna essas mudanças difíceis de interpretar de modo funcional.[93] Contudo, nossos ancestrais consumiam muito mais folhas. É provável que ingerissem o dobro de folato que ingerimos hoje,[94] portanto, para mim, o fato de o nosso corpo usar a disponibilidade extra de grupo metil quando temos um aumento nos níveis de ácido fólico sugere que o atual patamar de folato pode estar abaixo do ideal. No entanto, é fácil corrigir isso. Por exemplo, basta seguir minhas recomendações do Doze por Dia acerca de legumes e vegetais de folhas verde-escuras. (O aplicativo *Dr. Greger's Daily Dozen* está disponível gratuitamente para iPhone e Android e conta também com uma versão em português.)

Desmistificando a MTHFR

As chamadas "mutações na MTHFR" são um bode expiatório popular usado com frequência por praticantes de medicina alternativa[95] para prescrever suplementos especiais (que, não por coincidência, também costumam ser vendidos por eles), para uma variedade de doenças.[96] A MTHFR é uma enzima produzida pelo corpo para ativar o folato. Uma conhecida variante do gene MTHFR, com a letra de código do DNA T em vez do C, mais comum na posição 677, torna a enzima menos funcional. Isso pode ter implicações epigenéticas, uma vez que pessoas que herdaram as variantes T de ambos os pais (cerca de 10% da população global)[97] têm a metilação do DNA reduzida, mas apenas quando a ingestão de folato é baixa.[98] Se elas consumirem folato suficiente, seus níveis de metilação são os mesmos, independentemente de terem a variante T. Do mesmo modo, pessoas com dois dos genes da variante T podem ter maior risco de câncer, mas, de novo, apenas entre aquelas que não consomem folato suficiente.[99] Também não é preciso nenhum tipo especial de folato. O folato nos alimentos e o ácido fólico nos suplementos e alimentos enriquecidos servem muito bem, qualquer que seja o tipo de gene que você possua.[100]

Como todo mundo deveria se esforçar para ingerir folato suficiente, não há benefício nenhum em fazer exames genéticos para ver qual variante você tem, e é por isso que as principais organizações médicas da área não recomendam o exame de MTHFR.[101] A única coisa que alguém poderia fazer diferente se soubesse que herdou uma dose dupla da enzima menos funcional é ter um cuidado especial com a ingestão de álcool. O acetaldeído, produto da decomposição do álcool, pode destruir o folato no organismo,[102] por isso pessoas com duas variantes T devem cogitar restringir o consumo a menos de uma dose de álcool por dia.[103] E, como todo mundo provavelmente deveria tentar minimizar a ingestão de álcool,[104] concordo que existe pouco valor em conhecer sua genética MTHFR.

ÁCIDO FÓLICO E FOLATO NÃO SÃO A MESMA COISA

Uma revisão de mais de uma centena de metanálises de estudos populacionais mostra que aqueles que consomem mais folato por meio da dieta tendem a viver mais tempo e estão protegidos contra doenças cardiovasculares, vários tipos de câncer e contra uma vasta gama de doenças crônicas.[105] No entanto, alguns ensaios com grupo controle e randomizados de suplementos de ácido fólico revelaram *aumento* no risco de câncer.[106] Conforme exploro em <see.nf/folic>, o mistério parece ter sido solucionado quando os cientistas descobriram que nós não somos ratos.

O folato natural não é armazenável em temperatura ambiente, mas existe uma enzima no fígado capaz de converter, em nosso organismo, o ácido fólico sintético estável encontrado em suplementos em uma forma ativa de folato.[107] No entanto, os experimentos originais foram feitos em ratos, e a questão é que seus fígados são cinquenta vezes mais eficientes na conversão do que o nosso,[108] portanto, nós podemos acabar com ácido fólico não metabolizado circulando por todo o corpo,[109] o que prejudicaria nossas defesas anticâncer.[110] Por exemplo, ensaios com grupo controle randomizados demonstraram que o risco de desenvolver câncer de próstata aumenta de modo significativo em homens que tomam suplementos de ácido fólico. Ensaios randomizados também descobriram que aqueles que tomam suplementos de ácido fólico por mais de três anos têm maior probabilidade de desenvolver pólipos colorretais.[111] Dessa maneira, fontes naturais de folato, como feijão e verduras, são o ideal, embora mulheres que desejem engravidar ainda sejam aconselhadas a tomar suplementos de ácido fólico, dada sua eficácia comprovada na redução de malformações congênitas.[112]

Além dos alimentos e dos suplementos, a terceira forma de melhorar seu índice de folato é terceirizando parte da produção para seu microbioma. Um transportador de folato em nosso cólon parece ser especialmente projetado para absorver o folato[113] produzido por bactérias boas, como as bifidobactérias, quando as alimentamos com fibras.[114] Aumentar a ingestão de fibras pode estimular o crescimento de pequenas fábricas de folato em seu intestino.

Para digerir e refletir

Nosso epigenoma, caracterizado pelo padrão de metilação do DNA, pode ser imaginado como uma lente através da qual nossa informação genética é filtrada.[115] Infelizmente, trata-se de uma lente que pode ficar embaçada à medida que se deteriora com a idade. Felizmente, porém, as mudanças epigenéticas são reversíveis, por isso podemos ser capazes de recuperar seu foco. Adotar a restrição calórica, bem como melhorias na dieta e no estilo de vida, incluindo praticar atividade física, parar de fumar e comprar mais na seção de hortifruti do que na de carnes, podem desacelerar o relógio epigenético. Obter níveis suficientes de nutrientes doadores de metil, como o folato, também pode afetar a capacidade global de metilação.

Para ajudar a retardar a via bioquímica de envelhecimento em escala diária, considere:

- restringir as calorias em 12%, o que significaria cortar cerca de 250kcal de uma dieta de 2.000kcal (por exemplo, pular um pedaço de torta ou bolo todos os dias);
- atingir a dose diária recomendada de folato de 400µg, o que pode ser feito com cerca de uma xícara de lentilhas ou edamame cozidos, uma xícara e meia de espinafre ou aspargos cozidos, ou duas xícaras e meia de brócolis, por exemplo.

CAPÍTULO 6

Glicação

Se você gosta de pratos elaborados ou assiste a programas de culinária, já deve ter ouvido falar da reação de Maillard. É o que confere aos bifes grelhados, aos bolinhos fritos, aos marshmallows torrados ou aos biscoitos recém-assados o aspecto dourado, a textura e o sabor característicos. Em 1912, o químico francês Louis Camille Maillard descobriu, um tanto por acaso, que misturas de proteínas e açúcares douram quando aquecidas. Desde então, mais de 50 mil artigos científicos foram publicados sobre essa "reação de Maillard", na qual as proteínas podem se tornar irreversivelmente glicadas, ou ligadas ao açúcar.[1] A mesma reação pode ocorrer à temperatura corporal, levando a um acúmulo de produtos finais de glicação avançada [AGEs, na sigla em inglês],[2] que hoje sabemos se tratar de um dos principais fatores que contribuem para o processo de envelhecimento.[3]

PRODUTOS FINAIS DE GLICAÇÃO AVANÇADA

Se você é diabético, está familiarizado com o HbA1c, o exame de hemoglobina glicada que mede o controle do açúcar no sangue, refletindo os níveis médios deste carboidrato na corrente sanguínea nos dois ou três meses anteriores. O exame apenas reflete a porcentagem de hemoglobina no sangue que foi glicada. (A hemoglobina é a proteína dos glóbulos vermelhos que transporta oxigênio.) Quanto mais altos os níveis de açúcar no sangue, mais as proteínas são glicadas. Como os glóbulos vermelhos duram cerca de cem dias, o teste oferece uma média móvel desse período.[4]

O diabetes pode ser diagnosticado com um resultado de 6,5% ou mais no HbA1c, o que significa que 6,5% ou mais da hemoglobina no sangue foi glicada. Um percentual entre 5,7 e 6,4 é um diagnóstico de pré-diabetes, e menos de 5,7 é considerado normal.[5] Assim, mesmo que você tenha níveis normais de açúcar no sangue, algumas proteínas e outras moléculas em seu corpo estão sendo irrevogavelmente glicadas. Isso não é um problema tão grande para proteínas de vida curta como a hemoglobina, que em pouco tempo são recicladas e transformadas em novas, mas e quanto às proteínas de vida longa, como as lentes oculares no cristalino do seu olho?[6]

A meia-vida da hemoglobina, a média pela qual metade dela é renovada, é de cerca de cinquenta dias. O colágeno na pele tem meia-vida de cerca de quinze anos,[7] e a meia-vida do colágeno nos discos intervertebrais da coluna é estimada em pelo menos *noventa e cinco anos*. De modo semelhante, a elastina, outra proteína do tecido conjuntivo, é formada na infância e precisa durar a vida inteira. A glicação faz com que as proteínas sofram reticulação, o que enrijece os tecidos — afetando, de forma mais crítica, as artérias e o próprio músculo cardíaco. Esse prejuízo à elasticidade pode resultar em hipertensão, doença arterial periférica, doenças cardíacas e até em câncer. (A rigidez do tecido mamário está associada a um risco maior de câncer.)[8] O acrônimo em inglês para produtos finais de glicação avançada (AGEs) foi escolhido intencionalmente para enfatizar seu papel no processo de envelhecimento [*age* significa "idade" em inglês].[9]

Fora de controle

Existem AGEs e, então, existe RAGE ["raiva" em inglês]. Os produtos finais de glicação avançada não apenas unem nossas proteínas, como também desencadeiam inflamação crônica e sistêmica. Na busca pelo mecanismo para esta resposta, os pesquisadores descobriram em nosso corpo receptores para AGEs que desencadeiam a cascata inflamatória e, assim, os batizaram de RAGE: receptor para os produtos finais de glicação avançada (receptor para AGEs).[10] O RAGE pode funcionar como um disjuntor. Quando os AGEs desencadeiam o RAGE, toda uma série de genes inflamatórios é ativada, junto à promoção de uma expressão ainda maior de RAGE, o que leva a um círculo vicioso que pode ter efeitos patológicos profundos.[11]

À medida que os AGEs se acumulam nos ossos, nas articulações e nos músculos, eles podem contribuir para a osteoporose, a artrite e a perda, o enfraquecimento e a diminuição de massa muscular com a idade.[12] Os AGEs participam no declínio da memória relacionado à idade, no comprometimento do processo de cicatrização, no envelhecimento da pele, na catarata, na doença de Alzheimer e na disfunção erétil (em que o enrijecimento das artérias penianas acaba por resultar em um desenrijecimento peniano).[13] Descobriu-se que os AGEs afetam de modo negativo quase todos os tecidos e órgãos.[14] Como disse um patologista: "É difícil encontrar uma doença relacionada à idade [em] que os AGEs não estejam envolvidos."[15]

A toxicidade do acúmulo de AGEs é enfatizada pelo número de mecanismos de defesa que o corpo utiliza para impedir a formação deles.[16] No entanto, uma vez formados, é difícil se livrar dos produtos finais de glicação avançada, de modo que vão pouco a pouco se acumulando e provocando estragos.[17] Em um intervalo de cinco a seis décadas, os níveis de AGEs em nossos tecidos praticamente dobram.[18] A razão pela qual isso é visto não apenas como um marcador de envelhecimento, mas como um *condutor* ativo do processo de envelhecimento, é que foi demonstrado que os inibidores de AGEs aumentam a expectativa de vida de animais-modelo, ao passo que o aumento de AGEs pode encurtar suas vidas.[19] O modelo animal de laboratório preferido de envelhecimento acelerado usa a *galactose* (um importante subproduto da decomposição do açúcar do leite, a lactose)[20] para acelerar o acúmulo de AGEs.[21] Em todo o reino animal, quanto mais lenta é a taxa de formação de AGEs, mais tempo as espécies tendem a viver. A baleia-da-groenlândia, por exemplo, por ultrapassar os mais de 200 anos, é provavelmente o mamífero com maior expectativa de vida e tem taxas muitíssimo baixas de acumulação de AGEs.[22] Qual a melhor forma de mantermos nossos níveis baixos?

A formação de AGEs depende do calor. À temperatura corporal, a reação de Maillard é extremamente lenta, levando semanas, meses ou até anos para gerar ligações cruzadas açúcar-proteína.[23] Imagine o que aconteceria se nosso corpo, em vez de uma temperatura interna de cerca de 38°C, chegasse aos 93°C, 149°C ou 204°C? É isso o que acontece quando levamos uma peça de carne ao forno. Chamar a coloração amarelada e depois acastanhada da catarata de "o equivalente AGE de um frango assado"[24] não seria apenas uma licença poética. Os mesmos AGEs que obscurecem a limpidez das proteínas do cristalino em seus olhos ao longo de décadas podem ser formados em poucos minutos no fogão.[25] A carga dos AGEs em nossos tecidos parece ser menos uma questão de quanto produzimos, e mais uma questão de quantos AGEs comemos.[26]

Fontes alimentares de AGEs (ou eras)

Há cerca de 1 milhão de anos, nossos antepassados dominaram o fogo.[27] Quando células musculares são expostas às altas temperaturas das chamas, elas se rompem e liberam aminoácidos bastante reativos, os quais se combinam com os açúcares do sangue e do corpo para formar AGEs.[28] Tal como nós, os animais que comemos também possuem AGEs em seus tecidos, mas o cozimento a altas temperaturas pode aumentar a produção deles de forma drástica.[29] Diferentes métodos de cocção expõem os tecidos a diferentes graus de calor e umidade. O frango ensopado ou cozido no vapor, por exemplo, tinha menos de um quarto dos AGEs do frango assado ou grelhado, preparado em condições mais secas e temperaturas mais altas.[30]

Um estudo feito com ratos na década de 1970 descobriu que os AGEs derivados da dieta não eram absorvidos muito bem, de modo que as fontes alimentares foram descartadas como irrelevantes — isso é, até vinte e cinco anos mais tarde, quando a absorção de AGEs foi enfim estudada em humanos.[31] O artigo histórico que revelou isso, publicado na revista *Proceedings of the National Academy of Sciences* demonstrou que os AGEs derivados da dieta eram, de fato, absorvidos pelo organismo humano.[32] Outras pesquisas indicaram que os AGEs da dieta contribuem mais para o conjunto tóxico de AGEs em nosso corpo do que nossa própria produção endógena. Em outras palavras, nossa exposição aos AGEs vem mais daquilo que comemos do que daquilo que produzimos.[33] Em consequência, os AGEs dietéticos emergiram como uma grande preocupação na indústria alimentícia.[34] Os pesquisadores sugerem eliminar alimentos e métodos de cocção com alto teor de AGEs para reduzir a carga dessas toxinas no organismo.[35]

Pesquisadores começaram testando os níveis de AGEs em mais de quinhentos alimentos, desde hambúrgueres e sanduíches congelados até cereais matinais e doces industrializados.[36] Com isso, eles identificaram os níveis mais altos em "carne tratada a altas temperaturas" e, de forma geral, em "alimentos derivados de animais ricos em gordura e proteína", e concluíram que os níveis mais baixos são encontrados em vegetais, frutas, grãos integrais e leite[37, 38] (com exceção da fórmula infantil à base de leite de vaca Enfamil, que tem quase cem vezes mais AGEs do que o leite materno).[39] A carne tem, em média, cerca de vinte vezes mais AGEs do que alimentos altamente processados, como cereais matinais, e cerca de 150 vezes mais do que frutas e vegetais frescos. As aves tiveram o pior resultado, contendo cerca de 20% mais AGEs do que a carne bovina em geral.[40]

Com base no banco de dados de alimentos ricos em AGEs[41] mais amplamente citado[42], que inclui centenas de itens que não são carne bovina, a maioria das quinze principais fontes mais contaminadas por AGEs por porção são aves. O ranking é liderado pelo peito de frango frito no forno (com uma temperatura mais alta à que se usaria para assá-lo, porém com uso de menos óleo que uma fritura por imersão).

Os pesquisadores ficaram bastante surpresos com o fato de que alimentos ricos em gordura e proteínas criaram mais AGEs do que os carboidratos ricos em amido e açúcar.[43] Afinal, os AGEs não são chamados de "glicotoxinas" à toa.[44] A criação deles envolve reações de glicação, como a reação de Maillard já mencionada, em que os açúcares se ligam às proteínas. Os açúcares, por si só, podem dourar em fogo alto de uma forma que superficialmente tem aspecto, cheiro e sabor semelhantes aos produtos da reação de Maillard, mas esses são os resultados de um processo químico totalmente diferente chamado "caramelização". Por definição, os AGEs da reação de Maillard são criados apenas quando aminoácidos das proteínas estão envolvidos.[45] Para um mergulho mais aprofundado em outras classificações de AGEs, consulte <see.nf/agerank>.

Como reduzir a ingestão tóxica de AGE

Grande parte das maiores bases de dados alimentares de AGEs utilizou um único AGE (carboximetil-lisina) como marcador para o teor total de AGEs,[46] porém mais de quarenta AGEs individuais foram identificados[47] e nem todos são tóxicos.[48] Alguns podem até ser benéficos. Um componente dos grãos de café torrados chamado "melanoidina", por exemplo, pode até atuar como antioxidante.[49] Os AGEs provenientes de alimentos de origem animal parecem produzir mais efeitos tóxicos do que os de origem vegetal.[50] Os vegetais podem produzir, em média, trinta vezes menos AGEs. Mesmo se você expuser proteínas à mesma quantidade de AGEs de origem vegetal *versus* de origem animal, há 25 vezes menos ligações cruzadas e quarenta vezes menos quando comparados aos AGEs oriundos de aves. Os AGEs de origem vegetal também produzem menos inflamação e menos radicais livres.[51] Já os AGEs criados pela cura do tabaco podem ser uma exceção, uma vez que os AGEs dos cigarros estão implicados nos efeitos deletérios do tabagismo.[52]

Mesmo sem reduzir o consumo de carne, é possível reduzir de modo significativo a ingestão de AGEs ao usar diferentes métodos de cocção. Os métodos de alta temperatura a seco criam o maior número de AGEs, sendo a carne frita no forno pior do que a fritura em imersão, que é pior do que grelhar, que, por sua vez, é pior do que assar. Uma vez que não existe temperatura limite, a recomendação geral é que, quanto menor o calor, melhor o combate à geração de AGE.[53] As formas mais seguras de cocção de carne são métodos úmidos com temperatura mais baixa, como ensopar, escalfar, guisar e cozinhar no vapor.[54] A carne bovina cozida ensopada tem três vezes menos AGEs do que a grelhada;[55] o frango ensopado tem cinco vezes menos AGEs do que o grelhado; e os ovos cozidos têm quase seis vezes menos do que os fritos. Cozinhar no micro-ondas partindo do ingrediente cru também é relativamente seguro, sendo equivalente a escaldar.[56]

Grande parte do foco na redução dos AGEs da dieta tem a ver com esses tipos de mudança culinária.[57] Os métodos de cocção importam. Uma maçã crua tem três vezes menos AGEs do que uma que foi assada, e uma salsicha fervida apresenta menos do que uma que foi grelhada. Mas não perca a perspectiva: uma maçã crua tem treze unidades de AGEs em comparação com as 45 unidades de uma assada, enquanto uma salsicha fervida tem 6.736 unidades em comparação às 10.143 de uma que é grelhada. Sendo assim, uma maçã assada ainda tem 150 vezes menos AGEs do que uma salsicha fervida,[58] e os vegetais, mesmo quando grelhados, têm apenas uma fração dos AGEs da carne crua.[59]

Os pesquisadores recomendam preparar a carne utilizando métodos de calor úmido, como cozinhar a vapor ou ensopar, mas até o peixe cozido tem dez vezes mais AGEs do que uma batata-doce assada por uma hora. As próprias batatas fritas têm menos do que a carne ensopada. Os cientistas concluíram que a ingestão diária de AGEs poderia ser realisticamente reduzida pela metade por meio apenas de uma modesta redução no consumo de carne.[60]

Marinar a carne com um ingrediente ácido, como suco de limão ou vinagre, antes de cozinhar pode diminuir bastante a quantidade de AGEs dietéticos produzidos.[61] Isso funciona tanto com calor seco (grelhar) quanto com úmido (ferver). Ensopar o frango com limão pode diminuir o conteúdo de AGEs em 15% em comparação com ferver apenas em água.[62] Outra forma de reduzir a absorção de AGEs é reduzindo o teor de gordura. Uma refeição rica em gordura aumenta mais os níveis sanguíneos de AGEs do que uma refeição com baixo teor de gordura, com o mesmo teor de AGEs, preparada com quase os mesmos ingredientes, mas, por exemplo, usando um queijo com baixo teor de gordura em vez de uma variedade com alto teor de gordura.[63]

Lançando luz sobre os AGEs

Quais evidências temos de que a redução dos AGEs na dieta nos trará benefícios? Estudos populacionais descobriram que aqueles com níveis elevados de AGEs no sangue correm maior risco de sofrer de anemia, rigidez arterial e cartilaginosa, doença cardiovascular, doença renal crônica,[64] osteoartrite[65] e osteoporose.[66] A maioria dos estudos, porém, se concentrou nos efeitos adversos dos AGEs nos músculos, na mortalidade e no cérebro. Para um resumo, assista ao meu vídeo <see.nf/ages>.

Existe uma forma não invasiva de avaliar o acúmulo de AGEs ao longo do tempo que contorna o problema da variabilidade diária nos níveis sanguíneos, com base no curioso fato de que alguns AGEs que se acumulam em nossa pele são fluorescentes.[67] Por meio do uso de um detector especial, a exposição prolongada aos AGEs pode ser correlacionada à síndrome de fragilidade,[68] morte prematura[69] e encolhimento acelerado do cérebro.[70] No influente artigo "Oral Glycotoxins Are a Modifiable Cause of Dementia [...] [in] Humans" [Glicotoxinas orais são uma causa modificável de demência (em) humanos, em tradução livre], a redução dos AGEs derivados de alimentos é sugerida como uma estratégia viável e eficaz no combate à nossa epidemia de demência.[71]

Os AGEs podem ajudar a explicar a descoberta de que pessoas que comem muito mais carne têm o triplo do risco de sofrer de demência em comparação àquelas que são vegetarianas há muitos anos,[72] mas outros fatores podem contribuir. Por exemplo, a ingestão elevada de gorduras saturadas, encontradas principalmente em carnes, laticínios e junk food, está associada a um risco 40% maior de comprometimento cognitivo e a um risco quase 90% maior de doença de Alzheimer.[73] Mesmo apenas alguns dias de uma dieta rica em gordura e pobre em carboidratos se mostraram capazes de provocar disfunção cognitiva.[74] No entanto, há um problema com todos esses estudos. Talvez a correlação entre AGEs e doenças crônicas seja apenas uma correlação entre alimentos com altos níveis de AGEs, como carne processada, e doenças crônicas. A única forma de comprovar a existência de causa e efeito é testando-os por meio de estudos de intervenção.

Ensaios com dietas focadas em AGEs

Artigos de periódicos com títulos como "Extended Lifespan in Mice Exposed to a Low Glycotoxin Diet"[75] [Vida útil prolongada em camundongos expostos a uma dieta com baixo teor de glicotoxinas, em tradução livre] exemplificam os estudos que mostram que a redução da ingestão de AGEs por meio da dieta pode aumentar a longevidade, enquanto o aumento da ingestão de AGEs pode prejudicar o aprendizado e a memória,[76] além de encurtar a vida em roedores[77] e outros animais-modelo.[78] Em um estudo, por exemplo, enquanto 76% dos camundongos alimentados com uma dieta pobre em AGEs viveram, no mínimo, 56 semanas, nenhum dos camundongos alimentados com uma dieta rica em AGEs sobreviveu mais de 44 semanas.[79]

O efeito negativo dos AGEs é tão grande que pode até superar os benefícios da restrição calórica. Embora a restrição calórica ao longo da vida aumente de maneira previsível a expectativa de vida em camundongos, quando estes são alimentados com rações peletizadas com alto teor de AGE, eles não apenas morrem mais cedo do que os camundongos que consomem ração normal, como também pioram em todas as categorias analisadas — inflamação, estresse oxidativo, resistência à insulina e fibroses cardíaca e renal (acúmulo de tecido cicatricial) acentuadas.[80] Os benefícios da redução da quantidade de alimentos podem ser anulados pela redução na qualidade dos alimentos. Veremos isto a seguir, em que o bem-estar desfrutado pelos membros da Sociedade de Restrição Calórica pode ser limitado por sua ingestão relativamente elevada de proteínas.

Eu reviso os ensaios de AGEs em humanos em <see.nf/agetrials>, mas, basicamente, em questão de algumas horas, uma única refeição contendo frango grelhado provoca um "comprometimento profundo" da função arterial, em comparação com a ingestão da mesma quantidade de frango ensopado. O frango ensopado ainda prejudica a função arterial, mas bem menos do que o frango grelhado.[81] Essa diferença foi atribuída aos AGEs, mas outras toxinas geradas pelo calor também são criadas quando a carne é cozida, como as aminas heterocíclicas, que se originam em especial da creatina no músculo, por isso é impossível afirmar com certeza o que causou a diferença.[82]

CARGA GLICÊMICA

Embora a maioria dos AGEs no organismo venha de origem externa, por meio da nossa dieta, os AGEs também são formados dentro de nós. Em geral, isso acontece de forma lenta e contínua, mas se acelera quando há níveis elevados de açúcar no sangue.[83] Em meus livros anteriores, exploro a prevenção, a contenção e a reversão do pré-diabetes e do diabetes tipo 2. No entanto, mesmo pessoas com níveis normais de açúcar no sangue em jejum podem ter picos muito altos após o consumo de refeições com alta carga glicêmica.

Carga e descarga

Na seção "Low Glycemic Load" [Baixa carga glicêmica, em tradução livre] do meu livro *How Not to Diet*, eu me aprofundo no impacto que diferentes alimentos ricos em carboidratos têm sobre os níveis de açúcar no sangue, focando em uma medida chamada de "carga glicêmica". Quanto maior a carga glicêmica de um alimento, mais o nível de açúcar no sangue tende a aumentar quando o consumimos. Eis uma análise de alguns dos mais populares alimentos doces e ricos em amido:[84]

Carga glicêmica por porção

Baixa ≤ 10	Média 11 – 20	Alta ≥ 20
Feijões	Aveia em flocos	Cereais matinais
Grão-de-bico e ervilha seca	Espaguete	Tâmaras
Frutas	Arroz integral	Arroz branco
Lentilhas	Batata-doce	Batata inglesa
Pão integral	Pão branco	Uva-passa

Colocando à prova a alimentação de baixa carga glicêmica

No estudo do frango ensopado *versus* frango grelhado, até a refeição de frango ensopado provocou alguma disfunção arterial, enquanto uma refeição com baixa carga glicêmica e rica em fibras pode, na verdade, melhorar a função arterial nas quatro horas subsequentes ao consumo.[85] Assim como os estudos sobre AGEs envolvendo redução no consumo de carne, porém, pode ser difícil separar os efeitos específicos das alterações glicêmicas. Muitos dos alimentos com alta carga glicêmica são pobres em fibras e altamente processados; então, ao trocá-los por feijões, frutas ou outros alimentos com baixa carga glicêmica, você está fazendo mais do que apenas alterar a carga glicêmica.[86] Um desafio constante nos estudos de dietas é que é difícil mudar apenas uma coisa. É mais simples com os testes de medicamentos, porque os pesquisadores podem só administrar ou a droga estudada ou um comprimido de açúcar. Deste modo, se houver alguma alteração, eles sabem que foi causada pelo remédio. Quem dera que fosse possível, de alguma forma, provocar uma mudança na carga glicêmica por meio de um comprimido. Bem, na verdade, é possível.

O fármaco acarbose bloqueia, em parte, nossas enzimas de digestão de amido e açúcar no trato digestivo, o que retarda a absorção de carboidratos pelo organismo.[87] Quando ingerimos a acarbose acompanhando a comida, uma refeição que contém alta carga glicêmica é efetivamente transformada em uma com baixa carga glicêmica — isso sem alterar de forma alguma os alimentos.[88] A acarbose foi a forma como os pesquisadores conseguiram demonstrar que a redução da carga glicêmica na dieta leva à perda de peso independentemente da ingestão de fibras,[89] e pode fazer o mesmo com a redução dos AGEs.

Foi demonstrado que, em doze semanas, a acarbose reduz em cerca de 30% os níveis de AGEs no sangue de diabéticos.[90] Não admira que tenha sido descoberto que a acarbose melhora o *healthspan* e a longevidade dos ratos, aumentando a expectativa de vida máxima em cerca de 10%. No que diz respeito aos medicamentos, a acarbose tem um excelente histórico de segurança.[91] No entanto, flatulência, distensão abdominal e diarreia são relatadas com frequência.[92] Nós podemos colher os benefícios que teríamos com o medicamento, sem seus efeitos colaterais negativos, apenas ao escolher carboidratos com menor carga glicêmica, como leguminosas (feijões, grão-de-bico, ervilhas e lentilhas), frutas e grãos integrais *in natura*.

A mágica dos feijões

Em 1980, já tinha sido demonstrado que feijões provocavam uma resposta "excepcionalmente" baixa de açúcar no sangue, metade da de outros alimentos comuns.[93] Contudo, dois anos mais tarde, foi publicada uma descoberta extraordinária: as leguminosas podem beneficiar o metabolismo horas após seu consumo[94] ou mesmo no dia seguinte. Se você comer lentilhas no jantar, seu corpo vai reagir de maneira diferente ao café da manhã, onze horas depois.[95] Mesmo que venha a beber água misturada com açúcar na manhã seguinte, seu organismo reagirá melhor se você tiver comido lentilhas na noite anterior. No início, os pesquisadores apelidaram isso de "efeito lentilha", mas, quando estudos subsequentes descobriram que o grão-de-bico também parecia funcionar, mudaram o nome para "efeito segunda refeição".[96]

Como isso ocorre? Nós fazemos um favorzinho às bactérias do nosso sistema digestório, e elas retribuem a gentileza. A flora intestinal benéfica pega as fibras que ingerimos e produz ácidos graxos de cadeia curta para nós, os quais são absorvidos pela corrente sanguínea e circulam por todo o organismo. Portanto, se comermos um burrito de feijão no jantar, pela manhã nossas bactérias do trato intestinal comem esse mesmo burrito e os subprodutos que elas criam podem afetar a forma como digerimos o café da manhã. Isso ajuda a explicar por que, em um estudo randomizado, diabéticos que consumiam diariamente uma xícara de feijão, grão-de-bico ou lentilha apresentaram melhorias no controle do açúcar no sangue.[97]

Por que não apenas uma dieta low-carb?

Ao contrário da crença popular, comer um pedaço de fruta durante uma refeição tem o potencial de reduzir, em vez de aumentar, nossa resposta ao açúcar no sangue,[98] e é por isso que os diabéticos tipo 2 já não mais são orientados a restringir a ingestão de frutas.[99] Meia dúzia de ensaios randomizados com grupo de controle substituíram carboidratos com maior carga glicêmica por frutas e encontraram, em média, uma melhora significativa no controle de açúcar no sangue.[100] Inclusive, aqueles que evitam frutas e seguem uma dieta cetogênica para reduzir o açúcar no sangue podem, a longo prazo, acabar piorando as coisas.

Pessoas que seguem dietas cetogênicas podem quase que quadruplicar a ingestão de gorduras saturadas,[101] e tais gorduras comprometem a eficiência do hormônio que reduz o açúcar no sangue: a insulina. Há quase cem anos sabemos que uma dieta rica em gordura pode, em questão de dias, duplicar as reações de açúcar no sangue à mesma taxa que os carboidratos.[102] Até uma única refeição é capaz de fazer isso. Em questão de horas, comer um pedaço de manteiga,[103] por exemplo, ou tomar um milk-shake podem aumentar drasticamente a resistência à insulina.[104] Mas e se quem adota uma dieta cetogênica se mantiver fiel ao planejado e evitar carboidratos para permanecer em estado de cetose? Nesse caso, os níveis de AGEs podem disparar.

Uma das razões pelas quais os diabéticos sofrem danos nos nervos e nas artérias é devido ao *metilglioxal*, uma toxina metabólica inflamatória que se forma quando há níveis elevados de açúcar no sangue. O metilglioxal é o mais potente criador de AGEs.[105]

Dado que os AGEs estão concentrados em alimentos de origem animal com alto teor de gordura e proteína, faz sentido esperarmos uma alta exposição a AGEs pré-formados em uma dieta cetônica. Da mesma forma, seria de esperar menos formação interna de *novos* AGEs devido aos níveis presumivelmente baixos de metilglioxal, dados os baixos níveis de açúcar no sangue.[106] De modo surpreendente, pesquisadores de Dartmouth encontraram *mais* metilglioxal. Depois de apenas duas a três semanas de dieta Atkins, os indivíduos tiveram um aumento significativo nos níveis de metilglioxal, e aqueles em cetose ativa tiveram resultados ainda piores, experimentando uma duplicação desta glicotoxina na corrente sanguínea.[107]

Níveis elevados de açúcares podem não ser a única forma de criar metilglioxal. Uma das cetonas que são produzidas em uma dieta cetogênica é a acetona. Soa familiar? Esse é o principal ingrediente do removedor de esmalte. Mas a acetona pode mais do que apenas remover esmalte e ela faz com que quem segue uma dieta cetônica desenvolva "hálito de maçã podre"[108] e seja reprovado nos testes do bafômetro.[109] No sangue, ela pode se oxidar em acetol, que pode ser um precursor do metilglioxal. Talvez seja por isso que os não diabéticos que fazem dieta cetogênica às vezes acabam com níveis de metilglioxal tão altos quanto aqueles com diabetes fora de controle.[110]

E quanto aos adoçantes naturais e artificiais?

Quando um estudo randomizado distribuiu pessoas para tomarem bebidas adoçadas com aspartame, fruta-dos-monges ou estévia em vez de dezesseis colheres de chá de açúcar[111] (a quantidade de açúcar adicionada a uma garrafa de 600ml de Coca-Cola),[112] descobriu-se que todas as opções eram ruins em mesma medida quando se trata de ingestão de calorias, açúcar no sangue ou picos de insulina ao longo do dia.[113] Resultados semelhantes foram encontrados para Splenda (sucralose).[114] Como isso é possível? O mistério foi desvendado em meu vídeo <see.nf/sweeteners>.

Como reduzir o impacto glicêmico dos grãos

Na seção "Wall Off Your Calories" [Separe suas calorias, em tradução livre] do meu livro *How Not to Diet*, exploro como os mesmos alimentos em diferentes formas podem ter efeitos variados. A aveia cortada em pedaços ou grãos é considerada um alimento de baixo índice glicêmico, em média inferior a 55, enquanto o índice glicêmico da aveia instantânea é 79, o que a torna um alimento de alto índice glicêmico. No entanto, a aveia instantânea não é tão ruim como alguns cereais matinais, os quais podem chegar a 80 ou 90 — mesmo em cereais matinais zero açúcar, como o Shredded Wheat.[115] Como isso é possível? Os métodos industriais modernos usados na fabricação de cereais matinais, como *explosion puffing* e cozimento por extrusão, aceleram a digestão e a absorção do amido, o que provoca respostas exageradas de açúcar no sangue.[116] O Shredded Wheat e o espaguete têm o mesmo ingrediente — trigo puro —, mas o primeiro tem o dobro do índice glicêmico do segundo.[117]

Do ponto de vista do índice glicêmico, são preferíveis pães feitos de grãos germinados[118] com adição de trigo partido,[119] grãos de trigo integral,[120] grãos de centeio[121] ou preparados com farinha moída em pedra.[122] Se você simplesmente não consegue viver sem pão branco, torrá-lo,[123] usar fermentação natural caso você asse seu próprio pão,[124] e congelar e descongelar são todos processos que diminuem a resposta do açúcar no sangue.

Quando o amido é cozido e depois resfriado, parte dele se cristaliza em amido "resistente" — amido esse que resiste a ser decomposto em açúcares pelas enzimas do nosso trato digestivo, o que reduz seu impacto glicêmico.[125] É por isso que uma salada de macarrão pode ser mais saudável do que macarrão quente; e salada de batata, melhor do que batata assada. Alguns grãos (em particular o sorgo[126] e o milhete) naturalmente contêm amido resistente, provocando uma resposta de açúcar no sangue de 20% a 25% mais baixa em comparação com outros grãos, como o arroz,[127] o trigo[128] ou o milho.[129]

Como reduzir o impacto glicêmico das batatas

Se olharmos para a maioria dos alimentos vegetais integrais — leguminosas, oleaginosas, verduras, legumes e frutas —, o aumento do seu consumo está associado a uma vida mais longa, com cerca de 25% menor probabilidade de uma morte precoce de todas as causas somadas. No entanto, parece não haver tal associação protetora com a batata-inglesa. Lógico, batatas não são como a carne, que pode encurtar ativamente sua expectativa de vida, mas há um custo de oportunidade no consumo delas, uma vez que cada mordida em uma batata é uma chance perdida de ingerir algo ainda mais saudável que poderia ativamente fazer você viver por mais tempo.[130]

A razão pela qual o consumo de batata-inglesa pode ter um impacto neutro no risco de mortalidade é que seus teores de fibra, vitamina C e potássio são contrabalançados pelos efeitos prejudiciais de seu elevado índice glicêmico.[131] É possível ter o melhor de dois mundos ao reduzir, de alguma forma, o índice glicêmico das batatas? Existe o truque da cristalização. Ao consumir batatas na forma de salada de batata gelada, por exemplo, é possível obter um impacto glicêmico quase 40% menor. Para baixar ao mínimo o índice glicêmico das batatas, basta cozinhá-las e depois comê-las frias ou reaquecidas no micro-ondas.[132] O vinagre na salada de batata pode ser outra fonte de benefícios.

Um pouco de acidez faz bem

Ensaios clínicos randomizados envolvendo indivíduos diabéticos e não diabéticos sugerem que o controle do açúcar no sangue pode ser melhorado ao adicionar duas colheres de chá de vinagre a uma refeição, o que efetivamente atenua em cerca de 20% o pico de açúcar no sangue pós-refeição.[133] Dessa forma, o impacto de alimentos com alto índice glicêmico pode ser abrandado pela adição de vinagre ao arroz (como os japoneses fazem no preparo do sushi) ou pelo simples ato de molhar o pão em vinagre balsâmico, por exemplo. Foi descoberto que a combinação de resfriar antes de comer e adicionar vinagre no preparo da salada de batata tem um efeito exponencial.[134] Entre em <see.nf/lemony> para ver uma comparação com os efeitos do suco de limão.

Apimentando as coisas

Como é possível perceber na tabela "Carga glicêmica por porção" (página 81), a forma mais simples de manter uma dieta com baixo índice glicêmico é tentar ater-se a alimentos que foram cultivados, em vez de fabricados. Se você quer consumir alimentos com alto índice glicêmico, o vinagre não é a única maneira de ajudar a diminuir o pico de açúcar no sangue. Por exemplo, se você comer frutas vermelhas junto das refeições, elas podem atuar como bloqueadores de amido, inibindo a enzima que o digere.[135] Isso retarda a absorção do açúcar no sangue pelo organismo. Portanto, se estiver preparando um café da manhã com alto índice glicêmico, acrescente alguns mirtilos às panquecas ou espalhe frutas vermelhas sobre sua tigela de cereais.

No outro extremo do espectro culinário, as cebolas são capazes de causar o mesmo efeito. Quando os indivíduos ingeriram cerca de três colheres de sopa de xarope de milho, o nível de açúcar no sangue deles disparou ao longo dos noventa minutos seguintes, desde o valor basal de cerca de 90mg/dl até cerca de 130mg/dl, antes que seus organismos fossem capazes de reequilibrá-los. No entanto, quando eles comeram um quarto de uma cebola junto da mesma quantidade de xarope de milho, seus níveis de açúcar subiram apenas para cerca de 115mg/dl.[136] Depois de comerem uma cebola inteira, o açúcar no sangue atingiu apenas 105mg/dl, e duas cebolas resultaram em um aumento de apenas cinco pontos, ou seja, 95mg/dl. O açúcar no sangue quase não subiu devido ao simples ato de comer cebolas, semelhante ao que se pode experienciar com medicamentos para o diabetes.

As especiarias também podem ser úteis. Um curry indiano com 6g de especiarias (cerca de uma colher de sopa) reduziu a resposta do açúcar no sangue ao arroz branco em 19%, em comparação com o não uso de especiarias, e 12g de especiarias reduziram o impacto glicêmico em 32%.[137] Você também pode consumir especiarias em suas bebidas. Tome um chá de gengibre acompanhado de duas fatias de pão branco de farinha refinada e você conseguirá reduzir o índice glicêmico do pão em quase 30%. O chá de canela funciona ainda melhor, com uma queda de quase 40% na resposta glicêmica. Até o chá verde normal, sem acréscimo de açúcar, reduz o impacto glicêmico em cerca de 20%.[138] Porém, é claro que, antes de qualquer coisa, não comer pão branco funcionaria ainda melhor.

E as infusões? Bom, a camomila é uma das plantas medicinais mais utilizadas no mundo — e há razões para isso.[139] Quando diabéticos tipo 2 ingeriram uma pequena xícara de chá de camomila após as refeições durante alguns meses, eles apresentaram uma melhora significativa no controle do açúcar no sangue a longo prazo quando comparado a beber o mesmo volume de água morna[140] ou de chá preto.[141] E os efeitos colaterais? Todos positivos: redução do colesterol LDL e triglicerídeos,[142] diminuição da inflamação[143] e melhora do sono, do humor[144] e do status antioxidante.[145] O chá de camomila e o chá verde parecem compartilhar dos mesmos mecanismos de controle do açúcar no sangue: o bloqueio do transporte de açúcares através da parede intestinal.[146]

Escravos do ritmo

Na seção "Chronobiology" [Cronobiologia, em tradução livre] do meu livro *How Not to Diet*, exploro como a nossa capacidade de manter o açúcar no sangue sob controle se desgasta à medida que o dia avança.[147] Devido ao nosso ritmo circadiano, uma refeição feita às oito horas da noite pode provocar o dobro de resposta de açúcar no sangue do que uma refeição idêntica feita às oito da manhã.[148] Até almoçar mais cedo, em vez de mais tarde, pode fazer uma diferença significativa.[149] Portanto, se você simplesmente precisa de farinha refinada e alimentos com açúcar, ceder a esses desejos pode ser menos prejudicial pela manhã.[150]

Levando para passear

Dado que uma musculatura ativa é capaz de drenar o excesso de açúcar no sangue, o horário dos exercícios pode complementar o das refeições. Quando diabéticos tipo 2 foram selecionados de maneira aleatória para uma caminhada tranquila de vinte minutos (cerca de 3km/h) antes ou depois do jantar, os pesquisadores descobriram que, comparativamente, caminhar depois do jantar pode reduzir em 30% os picos de açúcar no sangue.[151] Adotando uma estratégia em termos de horários, a mesma refeição e a mesma quantidade e intensidade de exercício podem nos proporcionar um bônus significativo no controle do açúcar no sangue. Praticar exercícios após uma refeição pode reduzir o açúcar no sangue com a mesma eficácia que alguns medicamentos para este fim,[152] e até uma curta caminhada de dez minutos depois de se alimentar pode fazer diferença.[153] Consulte a seção "Exercise Tweaks" [Ajustes nos exercícios, em tradução livre] em *How Not to Diet* para ver detalhes sobre os momentos ideais.

Para digerir e refletir

Os AGEs são considerados "gerontotoxinas",[154] o que significa "agentes de envelhecimento" (do grego *geros* para "velho", como em *geriatria*), e estão implicados em um amplo espectro de doenças relacionadas à idade. De certo modo, estamos todos aos poucos sendo cozidos vivos. À temperatura corporal, os AGEs se formam endogenamente, em particular diante de níveis elevados de açúcar no sangue, mas seu acúmulo em nossos tecidos é em grande parte determinado pelos AGEs que comemos (ou fumamos), os quais são majoritariamente formados a temperaturas mais altas quando alguns alimentos são cozidos em fogo alto (ou quando o tabaco é curado).

Em vez de abordar uma mudança de dieta, no entanto, a área médica se concentrou na invenção de medicamentos para combater os AGEs. Costuma-se dizer que abordagens de estilo de vida têm "zero valor comercial",[155] e argumenta-se que "o frango ensopado é menos saboroso do que o frango frito [...]".[156] Por que não continuar indo ao KFC e correr atrás do prejuízo tomando Kremezin, o medicamento vendido nos Estados Unidos que bloqueia a absorção de AGEs toda vez que você come para reduzir a absorção das toxinas?[157] Acontece que o medicamento é apenas uma preparação de carvão ativado,[158] como o usado em casos de overdose e envenenamento. Tenho certeza de que acompanhar seu KFC com um pouco de ipecacuanha também reduziria seus níveis de AGEs! Ainda não foi estabelecido um nível seguro de ingestão de AGEs na dieta, mas estudos em animais mostram que reduzir o consumo mesmo que em apenas 50% pode levar a uma vida mais longa.[159]

A melhor forma de reduzir a absorção de AGEs é, antes de mais nada, diminuir sua exposição a eles.

Para ajudar a retardar a via bioquímica de envelhecimento em escala diária, considere:

- parar de fumar;[160]
- evitar os alimentos mais nocivos, como bacon e salsichas;[161]
- seguir uma dieta com baixo teor de AGEs, dando preferência a alimentos como frutas e legumes;[162]
- cozinhar alimentos ricos em proteínas usando métodos de calor relativamente baixo e alta umidade, como ensopar ou cozinhar no vapor, em vez de grelhar ou fritar;
- consumir oleaginosas e sementes cruas, em vez de torradas ou assadas;
- optar por alimentos com menor carga glicêmica.

CAPÍTULO 7

IGF-1

Uma grande revolução na nossa compreensão do processo de envelhecimento aconteceu no início da década de 1990. Em geral, envelhecer era considerado um problema irremediável e complicado.[1] Nós simplesmente nos desgastamos, acreditava-se, em um processo aleatório e passivo de deterioração. Então, em 1993, foi descoberto que uma única mutação genética dobrava a expectativa de vida do *C. elegans*,[2] o nematoide utilizado com frequência em pesquisas sobre envelhecimento. Em vez de todos os vermes morrerem depois de trinta dias, alguns viveram sessenta dias ou mais em um estudo. Como recordou a chefe da pesquisa, Cynthia Kenyon, os "portadores da mutação eram as coisas mais espantosas que eu já tinha visto. Eles eram ativos e saudáveis, e viviam mais que o dobro do tempo normal. Parecia mágico, mas também um pouco assustador: eles deveriam estar mortos, mas lá estavam, indo de um lado para outro".[3]

Esse aumento na expectativa de vida foi o maior registrado, até hoje, em qualquer organismo. Esses vermes-matusalém foram considerados maravilhas da medicina, "o equivalente a um ser humano saudável de 200 anos",[4] e tudo devido a uma única mutação. Isso foi muito surpreendente. O envelhecimento, supõe-se, é causado por múltiplos processos que sofrem influência de muitos genes. Como a intervenção em um único gene foi capaz de dobrar a expectativa de vida?

UM GENE DA MORTE?

Que gene é esse chamado de "Grim Reaper" (Ceifador), o qual acelera o envelhecimento de tal modo que, caso desativado, os animais vivem o dobro do tempo? É o equivalente no verme ao nosso receptor do fator de crescimento semelhante à insulina tipo 1 (IGF-1),[5] um potente hormônio do crescimento que, em estrutura, é semelhante à insulina. Mutações desse mesmo receptor em humanos ajudam a explicar por que algumas pessoas vivem até os 100 anos e outras, não.[6] Foi uma descoberta impressionante, o primeiro processo de extensão da vida a ser descrito. Com isso, aprendemos que o envelhecimento é controlado por sinais hormonais conservados evolutivamente desde os pequenos vermes até nós, humanos.[7]

Desde então, foi demonstrado que a interferência na sinalização na via do IGF-1 aumenta a expectativa de vida em uma variedade de espécies.[8] Camundongos que tiveram o IGF-1 interrompido vivem de 42% a 70% de tempo a mais.[9] Encantada, Cynthia Kenyon afirmou: "Alguns desses mutantes de longa vida são de tirar o fôlego; em termos humanos, se parecem com pessoas de 40 anos quando na verdade têm 80 ou mais." Acredita-se que a redução da sinalização do hormônio de crescimento redireciona as prioridades do organismo do crescimento para a manutenção e reparação, aumentando assim a sobrevivência.[10] O declínio nos níveis de IGF-1 à medida que envelhecemos pode, inclusive, ser a forma que a natureza tem de nos manter até idades mais avançadas.[11]

SEGREDOS DOS CENTENÁRIOS

A maioria dos roedores-modelo cuja vida é longeva apresenta níveis mais baixos de IGF-1.[12] E quanto a nós? Centenários humanos têm níveis mais baixos de IGF-1 no sangue, mas seria isso uma causa ou um efeito? Os níveis de IGF-1 caem à medida que envelhecemos, ou seja, teria sido o hormônio o responsável pela longevidade dos centenários ou teria sido o fato de que eles viveram mais o que causou o nível baixo de IGF-1?[13] Não é como se fosse possível compará-los com controles da mesma idade que *não sejam* centenários. Isso levou os pesquisadores a observar os níveis de IGF-1 dos descendentes de centenários, para que então pudessem compará-los com controles da mesma idade, e, de fato, os filhos deles também têm níveis mais baixos de IGF-1.[14] Isso sugere que os níveis mais baixos de IGF-1 podem ter oferecido uma vantagem aos centenários.

Centenas de diferentes variantes genéticas humanas comuns foram estudadas, e este processo implicado com consistência no aumento da expectativa de vida de outros animais é o mesmo associado à longevidade e à redução do risco das principais causas de morte.[15] Existe uma variante do gene redutor do IGF-1 que, sozinha, aumenta em cerca de dez anos a expectativa de vida, caso você herde de ambos os pais.[16]

Aqueles que têm a sorte de nascer com níveis geneticamente mais baixos de IGF-1 têm maior probabilidade de se tornarem nonagenários.[17] Depois, a partir dos 90 anos, descobriu-se que níveis[18] e atividade[19] mais baixos de IGF-1 predizem a sobrevivência futura. Um tanto curioso, existem duas mutações ligadas ao centenarianismo em judeus asquenazes (grupo do qual sou descendente) que provocam níveis *elevados* de IGF-1, mas as mutações estão no receptor do IGF-1, portanto é de se presumir que esses níveis elevados existam devido à tentativa vã do corpo de superar o receptor enfraquecido.[20] De qualquer forma, o enfraquecimento da sinalização do IGF-1 parece ser um mecanismo de longevidade em humanos.[21]

Nascermos com bons genes trata-se apenas de uma questão de sorte? Independentemente de qual seja o nível de base de atividade do IGF-1 determinado geneticamente, nós podemos aumentá-lo ou diminui-lo de acordo com o que comemos.

Pessoas mais altas vivem menos

Os amantes de cães talvez saibam que raças menores tendem a viver mais do que as maiores.[22] O pequenino poodle toy têm em média quase o dobro da expectativa de vida do dogue alemão.[23] Isso faz sentido quando percebemos que um dos principais determinantes da diferença no tamanho da raça é o IGF-1.[24] O mesmo fenômeno se observa em outras espécies.[25] Os elefantes asiáticos são menores do que seus primos africanos e, em geral, vivem mais tempo. Equinos, roedores e bovinos menores também costumam viver mais que seus semelhantes maiores. E os humanos?

Tamanho costumava ser documento. Uma altura maior já foi um indicador de status socioeconômico e de condições de vida superiores durante a infância, o que se traduzia em maior longevidade.[26] No entanto, agora que relativamente poucas crianças sofrem de atraso no crescimento devido à subnutrição, esse nível de bem-estar básico permite que fatores inatos se expressem. Hoje, uma menor estatura é preditor de uma expectativa de vida maior.[27] Inclusive, isso pode ajudar a explicar a diferença de gênero na expectativa de vida. Os homens são, em média, cerca de 8% mais altos do que as mulheres, e têm uma expectativa de vida que é cerca de 8% menor.[28]

A relação entre uma maior estatura e uma vida mais curta é impulsionada, em especial, pelo aumento das taxas de câncer. Isso talvez ajude a explicar por que, em geral, os homens têm um risco 50% maior de desenvolver câncer em comparação com as mulheres.[29] Cada centímetro a mais de altura está associado a um risco aumentado de cerca de 6% de morte por câncer.[30] Talvez isso se dê apenas porque pessoas maiores têm mais células com potencial de se tornarem malignas.[31] Afinal, indivíduos com mais pele podem ter uma chance maior de desenvolver câncer de pele.[32] Mas a conexão entre altura e

> câncer também pode estar relacionada aos hormônios do crescimento que promovem o câncer, como o IGF-1.[33]
>
> Os centenários asquenazes com a mutação do IGF-1 eram, em média, cerca de 2,5cm mais baixos, mas a diferença na altura não era estatisticamente significativa.[34] Isso sugere que podemos desfrutar de todos os benefícios de longevidade da redução do IGF-1 e, ao mesmo tempo, ter uma chance de jogar na NBA.

UMA AJUDINHA AO CÂNCER

Todos os anos nós renascemos. A cada ano, destruímos e recriamos quase todo o nosso peso corporal em células. Cerca de 50 bilhões de células morrem por dia, mas cerca de cinquenta bilhões de novas células nascem.[35] É lógico que há momentos em que é preciso crescer, como durante a infância ou a puberdade, mas as células não crescem em tamanho à medida que amadurecemos — elas crescem em número. Quando adulto, podemos ter cerca de quarenta trilhões de células, quatro vezes mais do que quando criança.

Durante períodos de crescimento, como a puberdade, é necessário um superávit no crescimento de células, com mais sendo criadas do que descartadas, mas esse não é o caso em idades mais avançadas. Lógico, você ainda precisa que suas células cresçam e se dividam, mas o crescimento celular adicional na idade adulta pode significar o desenvolvimento de tumores.

Como o corpo mantém seu equilíbrio? Ele envia hormônios (sinais químicos) a todas as células. O IGF-1 é um desses sinais-chave para regular o crescimento celular. Quando se é criança, os níveis do hormônio do crescimento aumentam para estimular o desenvolvimento, mas eles diminuem quando atingimos a idade adulta, incitando o corpo a parar de produzir mais células do que estão sendo descartadas.

Se seus níveis de IGF-1 continuarem elevados depois de você ter atingido a idade mínima para votar, suas células vão continuar a receber a mensagem para crescer e se dividir. Como esperado, quanto mais altos forem os níveis de IGF-1 na sua corrente sanguínea, maior será o risco de você desenvolver alguns tipos de câncer, como o de mama,[36] o colorretal[37] e o de próstata.[38] (No entanto, esse não parece ser o caso com o câncer de pulmão,[39] o de ovário[40] ou o de pâncreas.[41]) No Estudo de Saúde das Enfermeiras, de Harvard, mulheres de menos de 50 anos na pré-menopausa no terço superior dos níveis de IGF-1 tinham um risco quase cinco vezes maior de desenvolver câncer de mama em comparação com aquelas no terço inferior.[42] Inclusive, antes de a quimioterapia ser eficaz, os cirurgiões tratavam casos avançados de câncer de mama não apenas por meio da remoção dos ovários, como também operando o cérebro para remover a glândula pituitária, que orquestra a produção do hormônio do crescimento no corpo.[43]

Pessoas com tendência a níveis mais baixos de IGF-1 têm menor probabilidade de desenvolver câncer,[44] e, entre os pacientes que se recuperaram de um câncer, os com níveis mais baixos têm maior probabilidade de viver por mais tempo.[45] Não é o tumor original que tende a matar; são as metástases.[46] Sendo um fator de crescimento, o IGF-1 não apenas faz os tumores crescerem;[47] ele também ajuda as células cancerígenas a se separarem do tumor principal, se infiltrarem nos tecidos circundantes e a invadirem a corrente sanguínea.[48] O IGF-1 é o que ajuda o câncer de mama a penetrar nos ossos,[49] no fígado, nos pulmões, no cérebro e nos gânglios linfáticos.[50] Ele está presente em todas as etapas do processo, auxiliando, a princípio, a transformação de células normais em células cancerígenas e, depois, nutrindo-as para que sobrevivam, se proliferem, se autorrenovem, cresçam, migrem, invadam e, por fim, se estabilizem na forma de novos tumores. Ele os ajuda até a aumentar o fornecimento de sangue a novos tumores.[51]

Os centenários, contudo, parecem dotados de uma resistência peculiar ao câncer.[52] À medida que as pessoas envelhecem, o risco de desenvolver e morrer de câncer aumenta a cada ano — até atingirmos os 85 ou 90 anos. Curiosamente, é nessa faixa que o risco de câncer começa a cair.[53] Aos 65 anos, existe uma probabilidade cem vezes maior de ter um tumor do que aos 35, mas, se não recebermos um diagnóstico de câncer até uma determinada idade, é provável que jamais tenhamos um.[54] Centenários parecem ter uma probabilidade dez vezes menor de morrer de tumores malignos do que pessoas na faixa dos 50 e 60 anos (4% contra 40%, respectivamente).[55] O que parece explicar, pelo menos em parte, essa relativa resistência ao câncer entre os centenários? Menos IGF-1.[56] Sendo assim, a redução da atividade do IGF-1 poderia ter o duplo benefício de diminuir o risco de câncer e, ao mesmo tempo, aumentar a longevidade.

Mutação imune ao câncer

A primazia do papel do IGF-1 na biologia tumoral é demonstrada por um estudo natural envolvendo um defeito genético que provoca uma deficiência grave e vitalícia de IGF-1, a qual é chamada de "síndrome de Laron". O primeiro caso desta síndrome foi relatado no *Israel Journal of Medical Sciences*,[57] mas a maior população afetada está em uma região remota do Equador.[58]

Judeus que fugiam da Inquisição Espanhola no século XV mudaram-se para a América do Sul e levaram consigo essa mutação genética, dando origem a essa distribuição geográfica díspar.[59]

A deficiência vitalícia de IGF-1 não só confere às pessoas com síndrome de Laron uma estatura baixa, como também parece torná-las efetivamente imunes ao câncer.[60] Apenas um único caso de câncer (não letal) foi relatado entre quase quinhentos indivíduos afetados.[61] Isso se trata de uma taxa cem vezes menor do que entre pessoas sem a síndrome de Laron, e sem que tenha havido uma única morte por câncer.[62] A maioria dos tumores malignos são cobertos por receptores de IGF-1. Sem qualquer IGF-1 por perto, os tumores não são capazes de crescer e se espalhar.[63]

Quando somos crianças, precisamos de hormônios de crescimento; mas e se, nessa fase, pudéssemos obter todos os hormônios de crescimento que precisamos para chegar até uma altura mediana e, depois, ajustar para baixo hormônios como o IGF-1 quando chegamos à idade adulta? Desligar os sinais de crescimento excessivo poderia potencialmente manter nossos balanços de vida e morte celulares equilibrados, de forma a prevenir o câncer, além de nos colocar em modo "reparação e manutenção" para prolongar nossa vida. Acontece que isso é possível. Podemos suprimir a atividade do IGF-1 — não por meio de cirurgia ou medicamentos, mas de simples escolhas alimentares.

COMO REDUZIR OS NÍVEIS DE IGF-1 POR MEIO DA DIETA

Não surpreende que a indústria farmacêutica tenha criado uma variedade de agentes quimioterápicos inibidores de IGF-1, incluindo alguns com nomes simpáticos, como *figitumumab*, e efeitos colaterais não tão simpáticos assim como "toxicidades fatais precoces".[64]

Seria possível reduzir os níveis de IGF-1 naturalmente?

O jejum completo é capaz de fazer isso. Consumir apenas água durante cinco dias pode reduzir temporariamente seus níveis pela metade.[65] (No entanto, não tente fazer isso em casa. Veja a página 670.) É por isso que pacientes com câncer costumam jejuar por alguns dias antes e depois da quimioterapia. A redução do IGF-1 torna as células cancerígenas mais vulneráveis à morte. E como sabemos que os benefícios do jejum se devem à redução do IGF-1? Bom, porque a restauração do IGF-1 elimina a vulnerabilidade das células cancerígenas induzida pela fome.[66]

Contudo, o jejum é o exemplo típico de comportamento insustentável. Se você jejuar por tempo suficiente, sem dúvida vai parar de envelhecer... porque vai estar morto. Evitar o desfecho fatal do jejum a longo prazo é o estímulo por trás da criação de dietas que *imitam* o jejum, as quais são projetadas para reduzir os níveis de IGF-1 ao eliminar o principal componente dietético que os impulsiona acima de tudo: a proteína animal.[67]

Em roedores, a restrição calórica por si só reduz os níveis de IGF-1,[68] mas, em humanos, a menos que o consumo de proteínas também seja reduzido, até a restrição calórica severa não gera resultado. Os pesquisadores só conseguiram fazer com que os níveis de IGF-1 baixassem depois de a ingestão de proteínas dos participantes de restrição calórica ter sido reduzida das quantidades típicas de norte-americanos para um valor mais próximo ao da recomendação diária.[69]

Em dietas que excedem em muito a recomendação diária, proteínas vegetais e animais aumentam os níveis de IGF-1 em igual medida,[70] mas, em níveis mais razoáveis, a proteína animal parece ser a principal culpada. Homens[71] e mulheres que evitam carne, ovos e proteínas derivadas do leite têm níveis significativamente mais baixos de IGF-1, mesmo quando excedem de forma moderada as recomendações proteicas.[72] Quando as pessoas mudam para uma dieta à base de vegetais, seus níveis de IGF-1 podem cair muitíssimo em menos de duas semanas.[73] No entanto, apenas acrescentar mais alimentos de origem vegetal,[74] cortar a carne[75,76] ou trocar para peixe pode não ajudar.[77,78] Mas também não é tudo ou nada. Um estudo com mulheres portadoras da mutação BRCA, que apresentavam alto risco de câncer de mama, descobriu que os níveis de IGF-1 poderiam ser reduzidos pela simples diminuição, e não pela eliminação completa, do consumo de produtos de origem animal em todos os níveis.[79]

A expectativa é a de que até uma única porção de peito de frango por dia aumente significativamente os níveis de IGF-1 no sangue.[80] Quando se trata do agravamento do IGF-1, o frango pode ser pior do que a carne bovina, mas isso se baseia em estudos feitos com ratos e ainda não foi testado em humanos.[81] Mais de meia dúzia de ensaios clínicos randomizados demonstraram que, em apenas uma semana, o consumo de laticínios aumenta o IGF-1.[82] Talvez o estudo mais inusitado tenha sido um realizado na Dinamarca, no qual os níveis de IGF-1 foram reduzidos com sucesso ao fazer as pessoas trocarem 2,5l de leite todos por dia durante dez dias pela mesma quantidade de Coca-Cola.[83] Acredito que esse tenha sido o único estudo em que as pessoas apresentaram melhorias depois de beber 25l de refrigerante!

A relação entre o consumo de leite e o IGF-1 é tão consistente que atingiu um valor-p de 10^{-27}.[84] Na ciência, o *valor-p* se refere à chance de se obter um resultado tão extremo caso tal efeito não existisse de fato. Esse método é usado para determinar a probabilidade de se obter os mesmos resultados por puro acaso. Uma chance de 10^{-27} é pequena, mas podemos compará-la ao quê? A probabilidade de que a associação entre o consumo de leite e o IGF-1 seja apenas uma coincidência é menor do que as chances de ganhar na loteria não uma, não duas, mas três vezes seguidas, e, logo depois disso, ser atingido por um raio e morrer.[85]

O IGF-1 pode ajudar a explicar a relação entre o consumo de laticínios e o câncer de próstata,[86] mas a razão pela qual aqueles que bebem mais leite parecem viver, em média, vidas mais curtas e têm maior probabilidade de morrer de câncer pode ter mais a ver com a gordura animal do que com a proteína animal, uma vez que não foram encontrados os mesmos resultados com o leite desnatado.[87]

O aumento no IGF-1 devido à ingestão de laticínios pode se dever, em parte, à absorção do IGF-1 pré-formado já presente no leite.[88] Afinal, o objetivo do leite é fazer com que um bezerro ganhe algumas centenas de quilos em questão de meses,[89] portanto não deveria ser surpresa que ele contenha altos níveis de hormônios do crescimento.[90] O IGF-1 bovino, que é idêntico ao IGF-1 humano,[91] não é afetado pela pasteurização.[92] Embora tenha sido demonstrado que o IGF-1 consumido por via oral é absorvido pela circulação de ratos, porcos[93] e, supostamente, bezerros, estudos semelhantes ainda precisam ser feitos em humanos. Independentemente disso, a proteína contida nos laticínios pode provocar um aumento na nossa produção de IGF-1, algo menos provável de acontecer quando consumimos proteínas de origem vegetal.[94]

PROTEÍNA ANIMAL *VERSUS* PROTEÍNA VEGETAL

Os efeitos distintos das proteínas animais e vegetais parecem se dever a seus diferentes perfis de aminoácidos, os blocos formadores das proteínas.[95] Quando você era criança, gostava tanto de brinquedos de montar quanto eu? Ainda me lembro de como fiquei animado ao desembrulhar um enorme conjunto de pecinhas, com conectores, varetas e cubos, no meu aniversário de 6 anos. Despejei no chão o novo carregamento de materiais de construção brutos e mal podia esperar para começar a montar alguma coisa alta. Nosso fígado responde com a mesma empolgação quando se vê diante de um monte de blocos de construção proteicos.

Embora alguns IGF-1 sejam produzidos localmente em vários tecidos, nosso fígado é responsável por cerca de 75% do IGF-1 que circula em nosso organismo.[96] Então, o que acontece quando ingerimos uma carga de proteína? O fígado começa a bombear IGF-1 para dizer a todas as células do corpo que é hora de crescer para consumir esse excedente. Com tanta proteína extra à disposição, o fígado envia um sinal para nossas células do tipo "frutificai e multiplicai-vos".

O problema é que alguns desses novos acréscimos estimulados pelo hormônio do crescimento podem ser tumores. Quando somos adultos, o crescimento celular é algo que queremos desacelerar, não incentivar. A meta, portanto, seria manter uma ingestão proteica adequada, não excessiva. Entretanto, a proteína animal parece enviar ao fígado um sinal diferente daquele da maioria das proteínas vegetais. Por que a proteína de um animal está associada ao aumento dos níveis de IGF-1, mas a proteína de um vegetal, não?[97] Voltemos aos brinquedos de montar.

Digamos que você queira construir um cubo bem grande e recebe vários cubinhos. Muito bom, não é? Você começa a empilhá-los e logo termina a tarefa. Mas e se, em vez disso, você recebesse um monte de peças já montadas na forma de pirâmides? Cada uma das pirâmides sem dúvida pode ser separada nos palitos e conectores que as constituem. Você ainda teria todos os elementos essenciais para construir seu grande cubo, mas é provável que não ficasse tão animado para se debruçar na pilha de pirâmides porque, antes de mais nada, seria necessário muito mais trabalho para decompô-las antes de começar a montar seu cubo. Basicamente, o mesmo acontece com o seu fígado e o IGF-1.[98]

Todas as proteínas vegetais e quase todas as proteínas animais são completas, contendo todos os nove aminoácidos essenciais.[99] (A única proteína incompleta no suprimento alimentar é o colágeno [gelatina] de origem animal, que não contém triptofano.)[100] Então, embora seja impossível sobreviver à base de gelatina e marshmallows, todas as outras proteínas da dieta, sejam de origem vegetal ou animal, contêm todos os elementos essenciais de que precisamos. Quando se ouve falar de proteínas de alta qualidade *versus* proteínas de baixa qualidade, isso se refere às proporções relativas dos diferentes aminoácidos essenciais. Quanto mais próxima a proporção se compare às das nossas próprias proteínas, maior será sua qualidade.

Em certo sentido, só existe uma "proteína perfeita" de fato para nós: a carne humana. Na ausência dela, qualquer carne serve. Nós não praticamos o canibalismo de espécie, mas ao praticarmos o canibalismo de reino (Animalia), ou se comemos nossos companheiros mamíferos, ou seja, o canibalismo de classe (Mammalia), obtemos proteínas que se assemelham mais às nossas do que, digamos, às do feijão roxo. Isso não é necessariamente uma coisa boa.[101]

Quando uma grande leva de proteínas animais chega ao nosso fígado, ocorre algo semelhante à cena com o brinquedo de montar: a proteína é carne e nós somos carne, então começamos a bombear IGF-1 para acelerar a divisão celular de modo a gastar o excedente. Porém, quando obtemos proteínas de fontes vegetais, elas são como as pirâmides. Nosso corpo é capaz de decompô-las em todos os aminoácidos essenciais de que precisamos, mas basicamente elas não estimulam o mesmo tipo de "boom" que acontece com a proteína animal. Esse fenômeno não parece afetar a massa muscular, visto que pessoas que sofrem de acromegalia (uma forma de gigantismo com altos índices de IGF-1) não são desproporcionalmente musculosas,[102] e que pessoas que receberam injeções de IGF-1 duas vezes por dia durante um ano não experimentaram aumento na massa magra nem na força muscular.[103] Mas o aumento de IGF-1 associado ao consumo de proteína animal pode, sim, afetar a expectativa de vida e o risco de câncer.[104]

E quanto à proteína de soja?

E quanto às poucas proteínas vegetais que possuem perfis de aminoácidos semelhantes às proteínas animais, como a soja? Um dos principais pontos fortes da soja é que ela contém proteína de "alta qualidade", mas, quando se trata de IGF-1, maior qualidade pode significar maior risco. Seria esse o caso com a proteína à base de soja?

Nós sabemos que o consumo de proteína animal está associado a níveis significativamente mais elevados de IGF-1, enquanto o consumo de proteína vegetal não oriunda da soja está associado a níveis significativamente mais baixos.[105] A proteína de soja fica no meio do caminho, sem associação significativa com os níveis de IGF-1 em nenhum dos dois sentidos. Assim, se somente substituirmos a proteína animal pela de soja, podemos não observar uma queda tão drástica nos níveis de IGF-1 como a alcançada pela substituição de carne, ovos e laticínios por uma variedade de proteínas vegetais que não a soja. Isso foi confirmado por um estudo de Stanford: passar da carne bovina, suína e de frango normais para produtos que imitam a carne bovina, a suína e de frango mas são feitos à base de vegetais, com proteína de soja e ervilha, causou apenas uma queda insignificante (de 3%) no IGF-1.[106]

Estudos de intervenção mostraram que a adição de grandes quantidades de suplementos de proteína de soja (40g por dia) aumentou os níveis de IGF-1,[107, 108] mas o mesmo não aconteceu com a ingestão de algumas porções diárias de *alimentos* à base de soja.[109] O limite parece ser cerca de 25g de proteína de soja por dia.[110] Mas, lógico, as principais razões pelas quais nos preocupamos com o IGF-1 são o câncer e a longevidade, e, quanto a isso, pessoas que consomem soja parecem estar protegidas do câncer. Uma recente revisão sistemática e de metanálise encontrou uma redução de 12% na morte por câncer de mama associada a cada aumento diário de 5g na ingestão de proteína de soja, como três quartos de xícara de leite de soja ou duas colheres de sopa de soja em grãos.[111] O consumo de alimentos à base de soja também

> parece proteger contra o câncer de próstata.[112] E, em termos de longevidade, como vamos explorar na Parte 2, as duas populações formalmente estudadas de maior expectativa de vida na Terra, os japoneses de Okinawa[113] e os adventistas do sétimo dia vegetarianos da Califórnia, tendem a consumir alimentos à base de soja todos os dias.[114]

DEIXE O BIFE DE LADO

O IGF-1 pode ajudar a explicar por que pode haver uma menor expectativa de vida para algumas pessoas quando elas consomem certas dietas com baixo teor de carboidratos.[115] Estudos de Harvard com coortes de gêmeos descobriram que dietas com baixo teor de carboidratos de origem vegetal estavam associadas a taxas de mortalidade mais baixas, enquanto as de origem animal aumentaram o risco de morte prematura em 23% e o risco de morrer especificamente de câncer em 28%.[116] Até a simples substituição de 5% das calorias de proteína animal por proteína vegetal, como feijões ou castanhas, pode estar associada a uma redução de 14% no risco de morte prematura (e a um risco 19% menor de morrer especificamente de demência).[117] A proteína do ovo (encontrada na clara, em especial) parece ser a pior. A substituição de apenas 3% da proteína do ovo por proteína vegetal pode estar associada a um risco 24% menor de morte prematura em homens e 21% menor em mulheres.[118]

Quando uma equipe dos sonhos de pesquisadores da longevidade, a qual incluía Luigi Fontana e Valter Longo, acompanhou uma amostra representativa em nível nacional composta de milhares de norte-americanos com mais de 50 anos por uma média de 18 anos, descobriu-se que aqueles com menos de 75 anos com alta ingestão de proteínas tinham um aumento de 75% na mortalidade geral e um aumento quadruplicado no risco de morte por câncer. Contudo, quando as fontes de proteína eram divididas entre vegetais e animais, descobriu-se que o risco geral de mortalidade estava limitado ao consumo da proteína animal.[119] A universidade que financiou o estudo o descreveu com uma frase de abertura memorável: "Aquela asinha de frango que você está comendo pode ser tão fatal quanto um cigarro."[120]

Os cientistas explicaram que, em comparação com uma pessoa cuja dieta é pobre em proteínas, a quadruplicação do risco de morte por câncer devido à ingestão de uma dieta rica em proteínas animais durante a meia-idade representa um risco de mortalidade comparável ao do tabagismo. E, quando dizem "baixo teor de proteína", isso é apenas comparado ao que a maioria das pessoas consome. O grupo de "baixo teor de proteína" estava, na verdade, ingerindo a quantidade *recomendada* de 0,8g de proteína por quilo de peso corporal saudável, ou cerca de 50g por dia para alguém pesando cerca de 63kg — de preferência de origem vegetal, para manter baixa a atividade do IGF-1.[121] No geral, estima-se que o tempo de vida perdido a cada hambúrguer é equivalente ao de dois cigarros fumados.[122]

> ### Dois erros não fazem um acerto
>
> Qual foi a resposta da comunidade científica à revelação presente na manchete do *Guardian*: "Dietas ricas em carne, ovos e laticínios podem ser tão prejudiciais à saúde quanto fumar"? Um cientista nutricional disse que era "potencialmente perigoso" comparar os efeitos do cigarro com os dos alimentos de origem animal, porque um fumante poderia pensar: "Por que me preocupar em parar de fumar se meu misto-quente também faz mal?"[123]
>
> Isso me faz lembrar de um famoso anúncio da Philip Morris que tentava minimizar os riscos do cigarro. O argumento era o de que, se você achava que o fumo passivo era ruim (aumento do risco de câncer de pulmão em 19%), tomar um ou dois copos de leite todos os dias pode ser três vezes pior (risco 62% maior de câncer de pulmão). E, então, a publicidade concluía: "Vamos manter o senso de perspectiva." O anúncio continuava dizendo que o risco de câncer causado pelo fumo passivo poderia estar "bem abaixo do risco alegado [...] para muitas tarefas e atividades do dia a dia".[124]
>
> Isso é como dizer que não devemos nos preocupar em sermos esfaqueados, porque levar um tiro é muito pior. (Observação: a Philip Morris parou de falar mal de laticínios depois que adquiriu a Kraft Foods.)

CANCELANDO O CÂNCER

Uma das formas pelas quais nosso corpo tenta nos proteger do câncer é liberando uma proteína ligadora em nossa corrente sanguínea para se amarrar a qualquer IGF-1 estranho. Pense nisso como o nosso freio de emergência. Digamos que você tenha conseguido baixar a produção de novos IGF-1 por meio da dieta. E quanto a todo aquele excesso de IGF-1 ainda no sangue oriundo do bacon e dos ovos que você comeu no dia anterior? Não se preocupe: o fígado libera um grupo de proteínas ligadoras para ajudar a tirá-lo da circulação.

A liberação de IGF-1 desencadeada pelo consumo de proteína animal pode explicar por que é possível aumentar drasticamente o poder de combate ao câncer da corrente sanguínea semanas após mudar para uma dieta à base de vegetais. Depois de apenas onze dias de eliminação da proteína animal, os níveis de IGF-1 podem cair 20% e os níveis de *proteína ligadoras* do IGF-1, aumentar 50%. Após os participantes do estudo terem adotado uma dieta à base de vegetais por menos de duas semanas, os pesquisadores pingaram uma amostra do sangue deles em algumas células cancerígenas que cresciam em uma placa de Petri e descobriram que isso suprimiu o crescimento do câncer 30% melhor do que antes. Isto foi constatado tanto em células de câncer de próstata como em de câncer de mama.[125] O notável fortalecimento das defesas contra o câncer é atribuído às alterações dietéticas no IGF-1. Como sabemos disso? Se adicionarmos de volta às células cancerígenas a quantidade de IGF-1 que foi eliminada pela alimentação à base de vegetais, o crescimento das células cancerígenas volta a subir.[126] Os participantes nesta intervenção também adicionaram um componente de caminhada à rotina, mas, quando se trata da ligação do IGF-1 e da morte das células cancerígenas, mesmo 3 mil horas de academia parecem não ser páreo para praticantes de caminhada com dieta à base de vegetais.[127]

O efeito supressor do câncer parece tão poderoso que, em um estudo clínico randomizado, o dr. Ornish e seus colegas pareceram conseguir retardar, parar e até reverter a progressão do câncer de próstata não agressivo em estágio inicial sem precisar recorrer à quimioterapia, cirurgia nem radiação — apenas por meio da adoção de um programa de mudanças de estilo de vida e uma dieta à base de vegetais. Passado um ano, a corrente sanguínea dos indivíduos era quase oito vezes melhor na supressão do crescimento de células cancerígenas.[128] As biópsias mostraram uma inibição dos genes críticos do câncer, o que significa o efetivo desligamento da expressão dos genes de crescimento do câncer a nível genético.[129] Se, em vez de adotar essa postura, o paciente ingerir muitos laticínios após um diagnóstico de câncer de próstata, por exemplo, pode sofrer um risco geral de morte 76% maior e um risco 141% maior de morrer do câncer em si.[130] A redução no IGF-1 devido à redução da ingestão de proteína animal pode explicar por que foi descoberto que veganos (aqueles que não consomem carne, ovos, laticínios nem outros produtos de origem animal) têm taxas mais baixas no que diz respeito a todos os tipos de câncer combinados.[131]

Um alimento que reduz o IGF-1

Existem alimentos que reduzem o IGF-1 de modo ativo? Uma retrospectiva[132] e um estudo transversal sugeriram que o consumo de tomate pode estar associado a níveis mais baixos de IGF-1.[133] Um estudo frutífero (financiado por uma empresa de suplementos de licopeno) envolvendo pacientes com câncer de cólon e licopeno, o pigmento vermelho do tomate, deixou as pessoas cheias de esperança.[134] No entanto, outros seis estudos semelhantes feitos até hoje fracassaram.[135] Parece não haver nenhum efeito geral da suplementação de licopeno sobre os níveis de IGF-1.

A linhaça reduz os níveis de IGF-1 em ratos,[136] mas não conseguiu fazer o mesmo quando testada em humanos.[137] De forma similar, o chá verde funcionou em camundongos,[138] mas tanto o chá verde[139] quanto os suplementos de chá verde não obtiveram sucesso em nós.[140] No entanto, as algas marinhas podem ajudar. Dar a mulheres na pós-menopausa apenas 5g por dia de wakame-do-atlântico (*Alaria esculenta*) reduziu em 40% o aumento de IGF-1 causado por uma carga de proteína de 67g.[141]

IGF-1 E LONGEVIDADE

Estudos epidemiológicos encontraram tanto concentrações altas *quanto* baixas de IGF-1 associadas a uma expectativa de vida menor,[142] gerando manchetes como "IGF-1: Panacea or Poison?" [IGF-1: panaceia ou veneno?, em tradução livre].[143] No vídeo <see.nf/igf1>, eu me aprofundo nos dados mostrando como a correlação entre níveis baixos de IGF-1 e mortalidade pode ser um caso de causalidade reversa, já que tanto doenças agudas quanto crônicas podem reduzir os níveis de IGF-1 de modo a criar a aparência artificial de dano.[144] Os métodos de randomização mendeliana podem ajudar a desvendar isso por meio da análise do que acontece quando as pessoas são efetivamente selecionadas de maneira aleatória ao nascer para terem pontos de ajuste de IGF-1 geneticamente mais baixos ou mais altos ao longo da vida. Tais estudos mostram que o IGF-1 pode, de fato, aumentar de maneira causal os riscos de condições relacionadas à idade, como doenças cardíacas,[145] osteoartrite[146] e diabetes.[147] Isso pode ajudar a explicar por que o risco de diabetes tipo 2 parece aumentar devido à ingestão de proteína animal, mas, por outro lado, diminuir por meio do consumo de proteína vegetal.[148]

Como veremos na parte "Os Oito Princípios do Antienvelhecimento", a restrição proteica por si só pode melhorar a longevidade, mas é possível separar os efeitos do IGF-1 e da ingestão de proteína. Como apontei anteriormente, aqueles que ganharam na loteria da genética e têm níveis mais baixos de IGF-1 naturalmente têm maior probabilidade de sobreviver até os 90 anos[149] e até a superar essa década,[150] tendo, desse modo, uma expectativa de vida mais longa no geral.[151]

Além da genética, há estudos de intervenção mostrando que uma redução da ingestão total de proteína até os níveis recomendados[152] e/ou que a troca de fontes de proteína animal pela vegetal apresentam uma variedade de benefícios metabólicos.[153]

No entanto, o estudo prospectivo feito por Longo e colegas, o qual encontrou a associação positiva entre a diminuição do consumo de proteína e a diminuição da mortalidade na meia-idade, pareceu se voltar para um relacionamento negativo por volta dos 65 anos. Isso poderia ser devido à causalidade reversa: por exemplo, adultos frágeis podem ser mais suscetíveis a sofrerem de subnutrição. Contudo, os pesquisadores recomendaram um consumo proteico de no mínimo 10% de calorias após os 65 anos, o que seria igual a 50g em uma dieta de 2.000kcal por dia, sendo que tal quantidade venha, de preferência, de produtos vegetais.[154]

Para digerir e refletir

O fator de crescimento semelhante à insulina 1 é considerado de fundamental importância para a expansão do câncer,[155] de modo que a inibição da atividade de IGF-1 não apenas tem potencial para desacelerar o processo de envelhecimento,[156] como também pode ser um meio de voltar os genes antienvelhecimento contra o câncer.[157] O IGF-1 é estimulado em dietas ricas em proteína e, em especial, por proteína animal. Isso ajuda a explicar os benefícios de uma alimentação mais voltada à ingestão vegetal,[158] assim como o porquê de consumir uma dieta com uma proporção de proteína relativamente baixa é considerada crucial para uma saúde longeva.[159]

Para ajudar a retardar a via bioquímica de envelhecimento em escala diária, considere:

- esforçar-se para manter a ingestão diária recomendada de 0,8g de proteína por quilo de peso corporal saudável, ou seja, cerca de 45g por dia para uma mulher de estatura média e cerca de 55g por dia para um homem de estatura média;
- escolher fontes de proteína à base de vegetais sempre que possível.

CAPÍTULO 8

Inflamação

Nos últimos anos, uma das descobertas mais importantes do ponto de vista médico foi o reconhecimento do papel em potencial da inflamação em muitas doenças crônicas, incluindo pelo menos oito das dez principais causas de morte no mundo.[1] A magnitude dessa nova perspectiva foi comparada à descoberta, séculos atrás, da teoria dos germes, a qual revolucionou a forma de prevenir e tratar doenças infecciosas.[2]

Durante a maior parte da existência humana na Terra, as infecções foram a principal causa de morte e doenças. Sem sabão, desprovidos de saneamento básico ou purificação de água, nós estávamos sob constante ataque, assolados por infestações parasitárias crônicas e acossados por todos os lados por ameaças microbianas. Antes dos antibióticos, um arranhão no joelho poderia se tornar um ferimento mortal, e é por isso que nosso sistema imunológico evoluiu para estar em alerta máximo, preferindo ser precavido e pecar por uma reação exagerada, em vez de uma que é insuficiente.[3] Vez por outra, porém, isso mais atrapalha do que ajuda e pode nos causar mais mal do que bem. Por exemplo, um traumatismo craniano pode matar centenas de milhares de neurônios, mas a resposta inflamatória decorrente tem o potencial de matar milhões de neurônios ou o próprio paciente.[4]

METAINFLAMAÇÃO

A inflamação evoluiu para ser benéfica. Quando, por exemplo, uma farpa entra no seu dedo e ele fica vermelho e quente, dolorido e inchado, essa inflamação é a reação natural do corpo a danos ou irritação nos tecidos. O objetivo é desencadear o processo de cura, não um processo de doença.

A reação do organismo a essa farpa é um exemplo de inflamação aguda, uma resposta localizada, temporária e direta a uma infecção ou lesão cujo foco está na resolução de um problema. Por outro lado, a inflamação crônica, também chamada de "inflamação metabólica" ou, de forma abreviada, "metainflamação", é sistêmica, persistente e sem área específica, e parece perpetuar doenças.[5] Ela tem uma qualidade latente de baixo grau que pode ser detectada em exames de sangue com níveis anormalmente elevados de marcadores inflamatórios, como a proteína C reativa (PCR).

Em condições ideais, os níveis de PCR no sangue estão abaixo de 1mg/l,[6] porém, no cenário de uma infecção, eles podem disparar em poucas horas até chegarem 100mg/l ou mais.[7] Hoje, dispomos de exames de sangue de PCR extremamente sensíveis e capazes de medir os níveis até em termos de frações decimais, o que levou a comunidade médica a reconhecer que ter níveis basais de apenas 2mg/l ou 3mg/l pode nos colocar em maior risco de catástrofes como ataques cardíacos e acidentes vasculares cerebrais. Níveis basais de PCR abaixo de 1mg/l denotam menor risco, mas a maior parte dos norte-americanos de meia-idade apresenta indicadores que excedem esse valor,[8] o que sugere que a maioria sofre de inflamação crônica — algo que tende a se agravar com a idade.

INFLAMMAGING

À medida que envelhecemos, o sistema imunológico aos poucos se deteriora, em um processo conhecido como imunossenescência.[9] Isso explica por que a pneumonia, por exemplo, deixa de ser a décima principal causa de morte entre os indivíduos na faixa dos 50 e 60 e poucos anos e passa a ser a oitava principal causa entre as pessoas de 65 anos ou mais.[10] É essa a razão pela qual vírus latentes podem ressurgir, a exemplo da catapora/varicela, que, depois de permanecer em inatividade por cinquenta anos, irrompe como herpes-zóster. Isso explica também por que as vacinas vão perdendo o efeito à medida que envelhecemos. A vacina anual contra a gripe tem apenas cerca de 50% de eficácia entre os indivíduos que mais precisam dela.[11]

Em contrapartida, as células ativadas do sistema imunológico de pessoas de 80 anos produzem um número significativamente *maior* de sinais pró-inflamatórios.[12] Isso sugere o pior dos dois mundos: um declínio na parte do sistema imunológico que combate infecções específicas e um agravamento de reações exageradas inespecíficas que podem causar inflamações.[13] Hoje, esse aumento progressivo no status pró-inflamatório é reconhecido como uma importante característica do processo de envelhecimento, formalizado em 2000 em um conceito chamado de *inflammaging*, uma combinação das palavras *inflammation* (inflamação) e *aging* (envelhecimento). O termo se refere a uma inflamação crônica de baixo grau que pode ser responsável pelo declínio mais acentuado e pelo aparecimento de doenças nos idosos.[14, 15]

Os níveis de PCR aumentam à medida que envelhecemos e estão associados à redução dos índices de sobrevivência, ao pior desempenho físico e cognitivo,[16] à diminuição da sensação de vitalidade[17] e a uma série de patologias relacionadas à idade, incluindo Alzheimer, Parkinson e doenças cardiovasculares, diabetes e doença renal crônica.[18] Acredita-se que *inflammaging* também desempenha um papel fundamental na doença degenerativa do disco em nossa coluna vertebral[19] e na perda de massa e força muscular conforme envelhecemos.[20]

A proteína C reativa é o biomarcador inflamatório mais estudado para se prever a expectativa de vida restante.[21] Ter níveis mais elevados de PCR no sangue pode aumentar em 42% o risco de morte prematura. No entanto, a interleucina 6 (IL-6), o mais importante gatilho para a produção de PCR, pode ser um fator de previsão ainda melhor.[22] As interleucinas são mensageiros químicos utilizados para a comunicação entre (*inter-*) glóbulos brancos ou leucócitos (do grego *leukós, branco* + *kýtos, célula*).

Na juventude, os níveis sanguíneos de IL-6 são normalmente baixos ou podem até ser indetectáveis, mas eles começam a aumentar quando chegamos à faixa dos 50 a 60 anos. Por serem um potente agente pró-inflamatório, os níveis elevados são considerados um dos mais robustos fatores de previsão de doença e mortalidade nos idosos.[23] Pesquisadores analisaram amostras de sangue únicas de indivíduos saudáveis com 65 anos ou mais e descobriram que, se seus níveis de IL-6 estivessem entre os 25% mais altos, o risco de morrer poderia ser de 40% ao longo dos cinco anos seguintes, em comparação com um risco inferior a 10% entre aqueles com valores entre os 25% mais baixos.[24] A IL-6 parece funcionar como um fator de previsão até em idades mais avançadas. Indivíduos centenários cujo nível de IL-6 figura entre os valores 30% mais baixos têm probabilidade três vezes maior de estarem vivos quase cinco anos depois em comparação com os que apresentam valores 30% mais elevados.[25] Ao que parece, a IL-6 seria uma causa, e não apenas uma consequência, de doenças potencialmente fatais, uma vez que as pessoas que nascem com predisposição genética a níveis mais elevados de IL-6 têm chances menores de sobreviver até a velhice.[26]

Salve sua pele

Qual você acha que é o maior órgão do corpo humano? Talvez os pulmões, o fígado ou o intestino? Eles pesam cerca de 2,3kg cada. Nossa pele, por outro lado, pesa cerca de 9kg.[27] De que maneira nossa pele pode contribuir para o processo de *inflammaging*?

A partir dos 45 anos, nós começamos a perder hidratação na camada mais externa da pele, à medida que a função de barreira que nossa pele exerce começa a se deteriorar.[28] Daí em diante, as rupturas dessa barreira podem desencadear inflamações sujeitas a transbordar para a corrente sanguínea. Seria a aplicação tópica de algum tipo de creme ou pomada para a pele capaz de reter a umidade e prevenir essa inflamação? Ao esfregar vaselina em camundongos idosos três vezes ao dia durante um período de dez dias, os marcadores inflamatórios diminuíram não apenas na pele, mas em todo o corpo dos roedores.[29] Isso suscitou um estudo de 2019 no qual os pesquisadores testaram a substância em pessoas.

Homens e mulheres idosos (com a idade média de 78 anos) participaram de um estudo randomizado que durou um mês, no qual aplicavam duas vezes ao dia 3ml (cerca de dois terços de uma colher de chá) de um emoliente na pele. De forma extraordinária, não apenas os níveis sanguíneos de marcadores inflamatórios, como a IL-6, caíram significativamente em comparação aos idosos do grupo de controle que não hidrataram a pele, como também diminuíram bastante, a ponto de chegar a níveis próximos aos de indivíduos mais jovens (idade média de 32 anos).[30] Isso sugere que a aplicação de algum creme na pele pode ser uma maneira simples de atenuar a inflamação sistêmica.

QUENTE E PESADO

Considera-se que inflamação é um importante indicador e impulsionador do envelhecimento,[31] mas de onde toda essa *inflammaging* está vindo? Alguns pesquisadores sugeriram que a causa são infecções crônicas, como o vírus Epstein-Barr ou o citomegalovírus (CMV), mas, ao que tudo indica, as populações pré-industriais de forrageadores-horticultores e caçadores-coletores não padeciam do envelhecimento orgânico decorrente de inflamação crônica de baixo grau, apesar das grandes exposições a agentes infecciosos. Nós já tratamos de duas fontes suspeitas de *inflammaging*: o acúmulo de produtos finais de glicação avançada na dieta[32] (no capítulo "Glicação") e as células senescentes secretoras de SASP[33] (no capítulo "Senescência celular"). Nosso declínio relacionado à idade em termos de autofagia (mais detalhes no capítulo "Autofagia") também pode levar ao que já foi chamado de "garbaging".[34] Nosso sistema imunológico pode começar a reagir aos detritos celulares que se acumulam à medida que envelhecemos, e isso levou alguns a especular que a *inflammaging* (e até parte do próprio processo de envelhecimento) talvez seja uma elaborada reação autoimune e autoinflamatória.[35] Isso seria compatível com o fato de que dois anos de restrição calórica modesta reduziram os marcadores de inflamação, como a proteína C reativa, em 40%. Esse significativo efeito anti-inflamatório talvez se devesse a um grande aumento na autofagia responsável por eliminar detritos celulares inflamatórios ou como uma mera consequência da perda de peso.[36]

Dezenas de estudos constataram que a obesidade está muito vinculada ao aumento dos níveis de marcadores inflamatórios, como PCR, no sangue.[37] Mas a inflamação é uma causa ou uma consequência da obesidade? Outrora pensávamos que o tecido adiposo era um mero depósito passivo para o armazenamento do excesso de gordura, mas já sabemos que ele desempenha um papel ativo na secreção de substâncias químicas inflamatórias. O tecido adiposo é capaz de se expandir com tanta velocidade que pode até ultrapassar o próprio suprimento de sangue e ficar sem oxigênio.[38] (É possível inserir um eletrodo diretamente na barriga de uma pessoa obesa para medir até que ponto os níveis de oxigênio podem cair em comparação a indivíduos de peso saudável.[39]) Acredita-se que essa privação de oxigênio contribua para a morte das células de gordura. Mas isso não é algo bom; a morte das células adiposas induz a ação de células inflamatórias como os macrófagos, um tipo de glóbulo branco errante encontrado no pus, para tentar limpar os detritos. E, de fato, as biópsias abdominais de indivíduos obesos mostram macrófagos aglomerados por toda a gordura.[40] Em seguida, ao que tudo indica, os macrófagos ficam presos e se fundem em células gigantes, que são uma marca registrada da inflamação crônica observada em infecções resistentes, como a tuberculose, ou ao redor de corpos estranhos que nosso organismo não é capaz de eliminar.[41] Tudo isso ocorre enquanto os compostos inflamatórios se espalham pela circulação geral.[42] Assim, é a obesidade que parece levar à inflamação sistêmica, e não o contrário.[43, 44]

Inseguro em qualquer alimentação

O colesterol dietético também pode contribuir para a inflamação da gordura corporal, que, por sua vez, pode transbordar para a corrente sanguínea.[45] Em humanos, a gordura corporal é um importante local de armazenamento de colesterol.[46] Nossas células adiposas são capazes de acumular elevados níveis de colesterol livre, algo que nossas células não conseguem decompor e que, em altas concentrações, é tóxico.[47]

Desde 2014, sabemos que o colesterol dietético promove o inchaço das células adiposas e a inflamação da gordura abdominal em macacos,[48] mas até 2019 não havia quaisquer estudos feitos em humanos. Foi então que pesquisadores realizaram biópsias em indivíduos vegetarianos e em que consumiam carne. Em geral, os vegetarianos ingerem uma quantidade significativamente menor de colesterol do que os onívoros. Ainda que os ovos sejam a maior fonte de colesterol na dieta dos norte-americanos — até mais do que qualquer tipo de carne —, a principal fonte de colesterol é a carne em geral (a carne branca tem duas vezes mais colesterol do que a vermelha).[49] Assim, os pesquisadores esperavam encontrar menos inflamação nas biópsias de vegetarianos do que nas de comedores de carne, e foi o que aconteceu. Não apenas a gordura da coxa dos vegetarianos tinha, em média, menos da metade dos macrófagos pró-inflamatórios em comparação com as biópsias dos indivíduos onívoros, como também os carnívoros apresentaram na gordura abdominal uma expressão 80% maior do fator de necrose tumoral, um potente marcador inflamatório.[50]

Mark Hegsted, renomado professor de nutrição de Harvard, escreveu certa vez que, se o colesterol fosse introduzido como um novo aditivo alimentar, com quase toda certeza a conclusão seria a de que ele não pode ser considerado seguro em nenhum nível.[51] No mínimo, porque qualquer ingestão de colesterol dietético acima de zero aumenta o risco de nosso assassino número 1: as doenças cardíacas.[52]

Conforme envelhecemos, nós experienciamos um aumento na gordura visceral, a gordura abdominal profunda que se enrola e se infiltra nos órgãos internos, projetando-se sob a forma de uma barriga protuberante. O aumento da massa de gordura por si só pode contribuir para o processo de *inflammaging*,[53] porém, à medida que envelhecem, até as células adiposas *individuais* liberam mais mediadores pró-inflamatórios, como a IL-6, em comparação com células adiposas mais jovens.[54] Assim, a perda de gordura corporal com restrição calórica crônica pode desempenhar um papel independentemente da indução da autofagia, embora, no mesmo período, pareça funcionar desproporcionalmente melhor na redução da inflamação do que a cirurgia de perda de peso. A cirurgia bariátrica por si só causa uma queda de cerca de 60% no excesso de peso corporal[55] e na proteína C reativa,[56] ao passo que uma queda de apenas 10% no peso corporal no grupo com restrição calórica não cirúrgica foi associada a uma redução de 40% no nível de PCR.[57]

A gordura visceral não é o único local do intestino que é capaz de espalhar fatores inflamatórios. À medida que envelhecemos, nosso microbioma muda. Começamos a atacar bactérias pró-inflamatórias oportunistas ao mesmo tempo que a permeabilidade intestinal ("vazamento") aumenta, o que leva à infiltração de componentes bacterianos na corrente sanguínea.[58] Felizmente, como veremos, todos esses fatores contribuintes para a *inflammaging* podem ser mediados pela dieta.

O ÍNDICE INFLAMATÓRIO DIETÉTICO

Ao que tudo indica, a metainflamação generalizada que ocorre no decorrer de nossa vida é, em parte, a reação do sistema imunológico a muitos aspectos pouco saudáveis do cotidiano: desde fatores ambientais, como poluição causada pelo trânsito e exposição a produtos químicos tóxicos, até nossas escolhas diárias de estilo de vida, as quais incluem fatores como cigarros, sono, estresse crônico e nível de atividade física.[59] No entanto, nós podemos introduzir em nosso corpo várias vezes ao dia — toda vez que comemos — o *principal* fator de doença crônica metainflamatória.[60]

E como saber se um alimento é pró-inflamatório ou anti-inflamatório? Bom, isso é simples. Basta observarmos o que acontece com os níveis de proteína C reativa e outros marcadores de inflamação depois que alguém ingere o alimento em questão. Ao fazer isso, podemos também avaliar o impacto de nutrientes individuais, de alimentos integrais, de refeições ou de padrões alimentares completos.

Pesquisadores analisaram milhares de experimentos desse tipo e desenvolveram um sistema de pontuação chamado "Índice Inflamatório Dietético" (IID).[61] Trata-se de uma ferramenta bem simples: quanto mais alimentos pró-inflamatórios ingerimos diariamente, maior será a pontuação; e, quanto mais alimentos anti-inflamatórios comemos, menor será a pontuação. Nosso objetivo é, em geral, uma pontuação negativa, a qual podemos alcançar ingerindo mais alimentos anti-inflamatórios do que pró-inflamatórios. Em outras palavras, uma dieta anti-inflamatória.

Em geral, constatou-se que componentes de produtos de origem animal e alimentos processados, como gordura saturada, gordura trans e colesterol, são pró-inflamatórios, enquanto os constituintes de alimentos vegetais integrais, como fibras e fitonutrientes, revelaram-se fortemente anti-inflamatórios.[62] Não deveria ser uma surpresa, portanto, que a dieta norte-americana padrão seja considerada pró-inflamatória. Esse fenômeno atingiu um ápice no início da "febre da dieta Atkins", mas o problema persiste,[63] e as elevadas taxas de doenças são prova disso.

Pontuações mais altas do Índice Inflamatório Dietético têm sido associadas à invalidez e ao comprometimento das funções renal,[64] pulmonar[65] e hepática[66] e, ainda, a um maior risco de doença cardiovascular.[67] Os indivíduos cuja alimentação se baseia em dietas mais inflamatórias também parecem apresentar um envelhecimento mais rápido em nível celular.[68, 69] No caso específico dos idosos, as dietas pró-inflamatórias estão associadas ao desenvolvimento da síndrome de fragilidade[70] e ao aumento do risco de quedas.[71]

As dietas pró-inflamatórias não afetam apenas a saúde física. Uma revisão recente concluiu que todos os estudos que analisaram o Índice Inflamatório Dietético e o desempenho cognitivo constataram que as dietas com maior potencial inflamatório estavam ligadas a problemas de memória e disfunção cognitiva.[72] Elas também foram vinculadas a um estado pior de saúde mental, havendo uma conexão com taxas mais elevadas de depressão, ansiedade e prejuízos ao bem-estar,[73] bem como uma piora na qualidade do sono.[74]

E quanto ao câncer? O consumo de mais alimentos pró-inflamatórios tem sido associado a um maior risco de câncer de próstata,[75, 76, 77] de mama,[78, 79] de endométrio[80] e de ovário.[81] Ademais, pontuações mais altas no Índice Inflamatório Dietético também estão relacionadas a um risco aumentado de câncer de esôfago,[82] de estômago,[83] de fígado,[84] de pâncreas,[85] colorretal,[86] de rim[87] e de bexiga,[88] bem como de linfoma não Hodgkin.[89]

Em termos gerais, a alimentação baseada em uma dieta mais inflamatória tem sido associada a um aumento de 75% nas probabilidades de uma pessoa ter câncer e a um aumento de 67% no risco de morrer em decorrência desse câncer.[90] Não surpreende que indivíduos que seguem dietas mais *anti*-inflamatórias pareçam viver uma vida mais longeva,[91, 92, 93, 94] com menos déficit funcional.[95] A metanálise de uma dezena de estudos de coorte, em que populações são acompanhadas ao longo do tempo, demonstrou que os indivíduos com pontuação no limite superior do Índice Inflamatório Dietético tinham um risco 23% maior de morrer de forma prematura em comparação com aqueles no limite inferior.[96]

Você tem que se remexer muito, muito

Uma vida inteira correndo por vontade própria em rodas de exercícios reduz a inflamação em camundongos,[97] mas e quando estamos falando de homens e mulheres? Os mais de vinte estudos de intervenção com grupo controle acerca do efeito dos exercícios na inflamação em adultos mais velhos demonstraram, de forma consistente, um efeito anti-inflamatório benéfico.[98] Os níveis de IL-6 em idosos ativos podem ser cerca de 30% mais baixos do que em indivíduos sedentários da mesma idade.[99] Infelizmente, quase oito em cada dez adultos norte-americanos não cumprem as diretrizes nacionais de atividades físicas.[100]

ALIMENTOS PRÓ-INFLAMATÓRIOS

Os componentes alimentares tidos como os mais pró-inflamatórios são a gordura saturada e a gordura trans. Nos Estados Unidos, as cinco principais fontes de gordura saturada são, sobretudo, queijo (incluindo pizza), sobremesas como bolos e sorvetes, pratos à base de frango, carne de porco e depois hambúrgueres.[101] Com a proibição da adição de gordura trans, as únicas fontes restantes no suprimento de alimentos são as pequenas quantidades encontradas naturalmente na carne e nos laticínios e o que é criado durante o refinamento de óleos vegetais.[102]

Como reduzir sua exposição à endotoxina

Os efeitos inflamatórios da gordura saturada podem se manifestar após uma única refeição. Já faz quase vinte anos que nós sabemos que poucas horas depois de comermos uma refeição rica em gordura (no estudo original, foram usados McMuffins, sanduíches de linguiça e ovos do cardápio de café da manhã do McDonald's), nossas artérias podem se enrijecer, reduzindo pela metade sua capacidade de relaxar normalmente.[103] Refeições que não são saudáveis não causam danos apenas décadas mais tarde, mas, sim, aqui e agora, poucas horas após entrar em nossa boca. Como sabemos que foi a gordura e não a porcaria dos carboidratos refinados do muffin inglês? Porque você também pode causar um aumento na inflamação ao beber, logo no café da manhã, uma porção de nata de leite pura, que tem zero carboidratos e é composta principalmente de gordura saturada.[104] E, bem quando esse estado inflamatório começa a se acalmar cinco ou seis horas depois, é hora do almoço, quando mais uma vez estamos sujeitos a atacar nossas artérias com outra carga de gordura saturada. Esse ciclo deixa muitos norte-americanos presos em um perigoso poço de inflamação crônica de baixo grau. Não é de admirar que a gordura saturada na dieta já tenha sido definida como um "acelerador do processo de envelhecimento".[105]

Depois de apenas uma refeição rica em gordura saturada, os níveis de IL-6 podem dobrar em questão de seis horas,[106] aproximando-se dos níveis associados ao dobro do risco de morte prematura.[107] Por que a gordura saturada é tão pró-inflamatória?

O ácido palmítico, a gordura saturada predominante na dieta dos norte-americanos,[108] concentrada em carnes e laticínios,[109] diretamente induz uma resposta inflamatória. Coloque um pouco do ácido nos glóbulos brancos humanos em uma placa de Petri e veja como eles começarão a expelir substâncias químicas inflamatórias.[110] Contudo, a gordura saturada também pode ajudar as endotoxinas a vazarem através da parede intestinal para a circulação sanguínea.[111] Endotoxinas são componentes estruturais altamente pró-inflamatórios de certos tipos de bactéria, a exemplo da *E. coli*. Assim, os níveis mais elevados dessas endotoxinas são encontrados em alimentos com elevadas cargas bacterianas, como a carne.[112] (Já foi demonstrado que o hambúrguer fresco, por exemplo, contém cerca de 100 milhões de bactérias a cada 133g.)[113] A atividade da endotoxina pode ser detectada na corrente sanguínea apenas uma hora depois de comermos uma refeição rica em gordura.[114] Logo, não é uma surpresa que nosso corpo tenha reações tão extremas!

No entanto, essa teoria tem seus críticos, os quais argumentam que, uma vez que já temos tantas bactérias e suas endotoxinas vivendo no intestino grosso, a ingestão de mais algumas endotoxinas presentes nos alimentos não seria tão relevante para causar inflamação sistêmica.[115] Afinal, se já há quase 1kg de bactérias puras lá nos intestinos, então talvez já tenhamos quase 30g de endotoxina dentro de nós. Como apenas alguns milionésimos de grama de endotoxina injetados por via intravenosa já constituem uma dose letal, na teoria nós temos no interior do nosso organismo 1 milhão de doses letais. O aparente paradoxo, porém, é explicado pela compartimentalização.[116] É tudo uma questão de localização.

O cocô é inofensivo em nosso cólon, mas ninguém deve injetar fezes na corrente sanguínea, tampouco ingeri-las, ainda mais com gordura, pois isso pode estimular a absorção de endotoxinas na porção superior do intestino delgado.[117] O ácido palmítico na gordura animal pode tanto desestruturar a função de barreira do revestimento intestinal — o que, na verdade, avaria sua vedação e o torna mais propenso a vazamentos,[118] — quanto transportar diretamente as endotoxinas para os vasos linfáticos, e mais cedo ou mais tarde elas são despejadas na corrente sanguínea.[119] Isso acontece mesmo se o cocô estiver "bem cozido".

Você pode ferver endotoxinas por duas horas seguidas sem prejudicar a capacidade que elas têm de induzir a inflamação.[120] Sim, se você ferver sua sopa de cocô por tempo suficiente, consegue matar qualquer bactéria, mas isso não destrói as endotoxinas. Em outras palavras: ainda que você cozinhe a carne à beça, a verdade é que não dá para tirar a merda da carne.

Ironicamente, mesmo quando os trabalhadores dos matadouros cortam a carne onde há contaminação fecal visível, o que pode ocorrer quando o trato digestivo do animal é rompido durante o processo de evisceração,[121] essa redução pode levar a um aumento de certas bactérias fecais, o que, acredita-se, é causado pela contaminação cruzada entre uma carcaça e outra.[122] Então, mesmo quando a carne é devidamente armazenada em refrigeração, as endotoxinas começam a se acumular junto ao crescimento bacteriano.[123]

Com a faca na mão

Os níveis mais elevados de endotoxinas foram encontrados na carne e nos laticínios; já os níveis mais baixos, em frutas e vegetais frescos — mas o teste foi feito em frutas e vegetais *inteiros*.[124] A maioria dos organismos decompositores não consegue penetrar a barreira superficial da planta para depois estragar seus tecidos internos. É por isso que frutas e vegetais aguentam ficar nos pomares e nas hortas o dia todo sob o sol quente. Porém, uma vez que as frutas e os vegetais são abertos e as bactérias têm acesso aos tecidos internos, eles podem começar a estragar em questão de dias.[125] O que isso significa para os vegetais pré-cortados e vendidos nos supermercados para a sua maior conveniência? Assista ao vídeo <see.nf/precut> para obter mais detalhes, mas, em resumo, nos vegetais pré-cortados refrigerados as endotoxinas podem se acumular a ponto de neutralizarem os benefícios anti-inflamatórios desses alimentos.[126] Assim como nos estudos sobre carne, ovos e laticínios, os vegetais pré-cortados não causaram inflamação, mas aparentemente extinguiram alguns dos efeitos anti-inflamatórios originais.[127] Ainda é melhor comer vegetais pré-picados do que vegetal nenhum, mas empunhar a faca e picar você mesmo os seus próprios vegetais pode ser a opção mais saudável.[128]

Enfraqueça o surto de endotoxinas

Nem todos os alimentos ricos em gordura causam inflamação. Mais de uma dezena de estudos mostraram que as oleaginosas, por exemplo, não aumentam os marcadores inflamatórios,[129] mesmo que você coma um punhado delas por dia.[130] Espalhar meio abacate amassado em um hambúrguer de carne bovina pode, inclusive, atenuar parte da inflamação causada pela carne.[131]

Alguns estudos de revisão pretendem mostrar uma queda nos marcadores inflamatórios quando se consome carne de caça selvagem,[132] que é a mais magra possível, mas isso se dá apenas em comparação com a carne comprada em açougues e supermercados. Se você comer carne realmente gordurosa, todos os marcadores comuns de inflamação — PCR, IL-6 e o fator de necrose tumoral alfa (TNF-α) — disparam meras horas após o consumo. E se, em vez disso, você comesse um bife de canguru, que é extremamente pobre em gordura, na mesma categoria da carne de alce?[133] O mesmo acontece — um aumento em todos os três marcadores inflamatórios —, mas em uma extensão significativamente menor.[134] Isso sugeriria que a carne de alce, por exemplo, causa menos inflamação do que o frango, que, hoje, contém de duas a três vezes mais calorias provenientes de gordura do que de proteínas e dez vezes mais calorias provenientes da gordura do que cem anos atrás.[135] (Observe que isso pode depender do método como o alce foi baleado. Balas de rifle padrão podem dispersar milhões de fragmentos microscópicos de chumbo na carne de caça selvagem,[136] e a exposição ao chumbo também pode ser pró-inflamatória.[137])

"[A] solução mais óbvia para essa endotoxinemia metabólica parece ser reduzir a ingestão de gordura saturada", concluíram os cientistas que estudam as endotoxinas.[138] Nos Estados Unidos, isso significaria priorizar a redução das três principais fontes: queijo, sobremesas e frango.[139] No entanto, "a dieta ocidental não conduz a essa linha de ação", escreveram os cientistas, "e é difícil para os pacientes cumprirem tal solicitação". Se esse é o caso, existe uma maneira de atenuar em parte o aumento de endotoxinas: comer alimentos ricos em fibras nas refeições.

Os pesquisadores organizaram um estudo randomizado: os dois subgrupos comeram a mesma bomba no café da manhã (os sanduíches McMuffins de linguiça e ovos do McDonald's), um com e o outro sem um cereal matinal rico em fibras como acompanhamento. Ao que tudo indica, as fibras se aderiram às endotoxinas, evitando o aumento de endotoxemia três horas após a refeição. Além disso, as fibras reduziram o estresse oxidativo, os radicais livres gerados pela refeição. Lógico, a melhor maneira de mediar o impacto é passar longe e ignorar por completo a comida vendida sob os arcos dourados da maior rede de fast food do mundo, mas adicionar alimentos ricos em fibras pode pelo menos tornar um pouco mais feliz a sua lamentável refeição.[140]

Não se exceda

A gordura animal pode ser inflamatória, mas a proteína animal também pode. Confira a seção "Como não morrer de doença dos rins" em meu livro *Comer para não morrer*. Lá descrevo em detalhes de que maneira uma alta ingestão de proteína animal pode influenciar, e muito, a função renal humana normal ao induzir a *hiperfiltração*, um drástico aumento na carga de trabalho dos nossos rins. Poucas horas depois de consumir carne, nossos rins entram nesse modo de hiperfiltração. Tanto carne bovina quanto o frango e o peixe parecem ter efeitos semelhantes.[141] Uma quantidade equivalente de proteína vegetal, porém, não causa praticamente nenhum estresse perceptível nos rins,[142] o que pode apontar a preservação da função renal invalidada.[143] Por que a proteína de animais causa essa reação de sobrecarga, enquanto a proteína das plantas, não? Por causa da inflamação. Pesquisadores descobriram que a resposta de hiperfiltração desapareceu quando os participantes do estudo receberam, junto à proteína animal, um potente medicamento anti-inflamatório.[144]

Neu5Gc

Existe até um *açúcar* animal inflamatório. Assista ao meu vídeo <see.nf/neu5gc> para saber como um ácido de açúcar chamado "Neu5Gc" pode fazer as vezes de um "cavalo de Troia" em carnes e laticínios, contribuindo para taxas mais elevadas de câncer, doenças cardíacas e doenças autoimunes.[145] Para suprimir a inflamação causada por esse açúcar estranho ao corpo, os pesquisadores sugerem a "redução da ingestão e acúmulo de Neu5Gc na dieta por meio de intervenções simples baseadas na alimentação".[146]

Uma vez que humanos e plantas não produzem Neu5Gc, isso significa que só nos resta escolher entre o canibalismo e o veganismo se quisermos evitar a exposição a ele? Não. Os cientistas já criaram porcos transgênicos sem Neu5Gc para transplantes de órgãos, então uma sugestão é que poderíamos usar "gado geneticamente modificado como uma fonte de carne vermelha".[147] Ou, para começo de conversa, poderíamos nos limitar a comer carne de animais em que não haja concentração natural dessa substância. O Neu5Gc é encontrado na maioria dos mamíferos, anfíbios e peixes,[148] sendo que os níveis mais elevados encontram-se no caviar,[149] mas ele é raro em aves e répteis.[150] Entre os mamíferos, os níveis mais elevados foram encontrados na carne de cabra,[151] mas, em termos de "candidatos potenciais para consumo humano",[152] os níveis se mostraram baixos na carne de cervo e inteiramente ausentes nos músculos dos cangurus e dos cães (mas não nos dos gatos).[153] Outra sugestão seria tomarmos algum tipo de bloqueador de Neu5Gc sempre que comermos carne. Os pesquisadores reconhecem que, "[n]a prática, seria difícil criar condições para que esse antídoto estivesse facilmente disponível como parte de cada refeição [...]".[154]

Jogar sal na ferida

O excesso de sódio aumenta não apenas a pressão arterial,[155] mas também o nível de inflamação no corpo. É difícil controlar o consumo de alimentos das pessoas a longo prazo para estudar os efeitos... A menos, é lógico, que você possa trancá-las em uma cápsula espacial. A missão Mars520 foi uma simulação de voo espacial de 520 dias de duração projetada para que pudéssemos ver de que modo as pessoas se sairiam na viagem de ida e volta a Marte. Durante meses a fio, os astronautas iniciantes foram submetidos a diferentes níveis de sal, e as descobertas mostraram nitidamente que uma redução na ingestão de sódio leva a uma queda na inflamação.[156] Isso tem implicações para doenças inflamatórias como asma,[157] esclerose múltipla,[158] psoríase,[159] lúpus[160] e artrite.[161] Para mais detalhes, assista ao meu vídeo <see.nf/saltinflammation>.

ALIMENTOS ANTI-INFLAMATÓRIOS

No Índice Inflamatório Dietético, o tempero cúrcuma figura como o alimento mais anti-inflamatório de todos, seguido pelo gengibre e o alho; e o chá (verde ou preto) é a bebida mais anti-inflamatória existente. Em termos de *componentes* alimentares mais anti-inflamatórios, os dois primeiros são as fibras e as flavonas.[162] As mais altas concentrações de fibra dietética, encontrada em todos os alimentos vegetais integrais, estão nos grãos integrais e nas leguminosas, como grão-de-bico, feijões, lentilhas e ervilha seca.[163] As flavonas são compostos vegetais concentrados em frutas, ervas e vegetais,[164] sendo maçãs, laranjas, salsa, aipo e pimentão as principais fontes da dieta norte-americana padrão,[165] ao passo que o chá de camomila é a bebida mais rica em flavonas.[166]

A fibra amansa a fera selvagem

Como e por que a fibra é tão anti-inflamatória? Confira o vídeo <see.nf/fiber> para a história completa, mas, em linhas gerais, nós alimentamos com prebióticos como fibras as bactérias boas em nosso intestino e, em troca, elas nos alimentam com ácidos graxos de cadeia curta como butirato, o principal combustível das células que revestem nosso cólon. As bactérias boas no intestino nos alimentam e tentam nos manter saudáveis porque, para elas, a situação é muito das boas. Nossas entranhas são quentinhas e úmidas, e a comida continua magicamente descendo pelo cano. Se morrermos, porém, elas perderão tudo isso. Se morrermos, elas também morrerão; portanto, é do interesse evolutivo delas nos manter felizes.[167] Mas existem também bactérias nocivas, a exemplo da que causa a cólera, que provoca diarreia. Essas vilãs têm uma estratégia diferente: quanto *mais doentes* conseguirem nos deixar (quanto mais explosiva for a diarreia, por exemplo), maiores as probabilidades de elas se espalharem para outras pessoas e para outros cólons. As bactérias malvadas não dão a mínima se morrermos, porque não pretendem afundar com o navio.[168]

Então, de que modo o corpo mantém as bactérias boas por perto ao mesmo tempo que se livra das ruins? Pense no quanto isso é complicado. Há trilhões de bactérias em nosso intestino, logo nosso sistema imunológico é obrigado a fazer malabarismos constantes para assegurar um equilíbrio entre tolerar as boas e rechaçar as ruins. Não seria necessário existir uma maneira de as bactérias boas sinalizarem ao sistema imunológico que elas são as mocinhas da história? Sim, e existe. Esse sinal é o butirato, o produto de degradação das fibras. Pesquisadores descobriram que o butirato suprime a reação inflamatória e instrui o sistema imunológico a não atacar, como se dissesse: "Os mocinhos estão em ação, então está tudo bem."[169] [Isso não se aplica a suplementos de fibra como *psyllium* (Metamucil), que não são fermentáveis, isto é, não comestíveis, para nossas bactérias boas.][170]

Nós não estamos falando apenas de inflamação intestinal. Se você comer um pouco de cevada integral no jantar, no dia seguinte suas bactérias intestinais boas comerão essa cevada como café da manhã, liberando butirato na corrente sanguínea[171] para exercer amplas atividades anti-inflamatórias de uma ponta à outra de seu corpo.[172] Isso talvez explique por que os indivíduos que comem alimentos ricos em fibras estão menos propensos a desenvolver condições inflamatórias, desde dor nos joelhos[173] e osteoartrite[174] até inflamação pulmonar e doenças respiratórias como

DPOC (doença pulmonar obstrutiva crônica).[175] E o mais importante: pessoas que comem mais alimentos ricos em fibras têm vidas mais longevas.

Integrais

Uma análise de dez estudos abrangendo mais de 10 milhões de dados de pessoas-ano revelou que uma maior ingestão de fibras alimentares em comparação com uma menor ingestão estava associada a um risco 15% menor de morte prematura por todas as causas combinadas.[176]

No entanto, uma vez que as fibras estão concentradas em alguns dos alimentos mais saudáveis do planeta (frutas, legumes, verduras, grãos integrais, feijões e oleaginosas), como sabemos se a ingestão de fibras não é apenas um indicador que reflete uma dieta saudável em geral? E como sabemos se os benefícios da longevidade não se devem meramente à miríade de outros componentes benéficos dos alimentos vegetais integrais? Se você se lembra, nós nos deparamos com um enigma semelhante ao tentarmos descobrir os benefícios de comer alimentos com cargas glicêmicas mais baixas. A solução a que recorremos foi a acarbose, o fármaco bloqueador de amido que retarda a digestão dos carboidratos.

A fibra é apenas uma cadeia de carboidratos que não conseguimos digerir, então a acarbose pode transformar em fibra parte do amido normal que ingerimos. Na verdade, os indivíduos que tomam acarbose acabam tendo mais amido nas fezes, o que fornece uma recompensa para as bactérias intestinais boas.[177] É por isso que a acarbose pode aumentar o nível de bactérias boas como *Bifidobacterium*,[178] *Lactobacillus* e *Prevotella*.[179] Tudo isso significa a entrada de uma quantidade maior de butirato anti-inflamatório na corrente sanguínea,[180] e dá aos pesquisadores uma ferramenta para testar a conexão fibras-inflamação-longevidade.

Assim como é possível permitir que ratos vivam mais tempo alimentando-os com fibras,[181] também é viável permitir que camundongos vivam mais tempo alimentando-os com acarbose enquanto mantêm a dieta igual. Por que nós suspeitamos que esse benefício não é apenas um efeito do açúcar no sangue? Porque o aumento do tempo de vida está correlacionado com as concentrações fecais de butirato. Uma única amostra fecal colhida vários meses antes da morte (o equivalente a vários anos para os seres humanos) poderia prever a provável longevidade do camundongo.[182] De que forma podemos replicar os efeitos da acarbose sem tomar algum medicamento?

Mudar de grãos refinados para grãos integrais transportaria uma quantidade maior de fibras para o cólon, mas ir além e mudar para grãos integrais *descascados* não somente nos forneceria mais fibras, mas também deslocaria furtivamente uma carga de amido. Para ver por que os grãos em pó podem matar de fome nossa versão microbiana, confira o vídeo <see.nf/intact>. Pesquisadores descobriram que as fezes de indivíduos alimentados com quantidades idênticas dos mesmos alimentos dobravam de tamanho quando eles ingeriam grãos descascados em vez de moídos.[183] Nossas fezes não se compõem principalmente de alimentos não digeridos. A maior parte (cerca de 75%) são bactérias puras,[184] mais de um trilhão por colher de sopa.[185] Por mais que mastiguemos com esmero alimentos vegetais descascados, quando comemos da maneira pretendida pela natureza, transportamos uma ampla variedade de amido e outros nutrientes prebióticos para nossas bactérias boas, que então se frutificam e se multiplicam. A produção de ácidos graxos de cadeia curta aumenta e, com isso, podemos desfrutar de todos os benefícios anti-inflamatórios do butirato.

Centenários anti-*inflammaging*

Uma vez que a inflamação tem um papel decisivo no envelhecimento, não seria esperado que os indivíduos centenários teriam escapado de alguma forma ao processo de *inflammaging*? Mas esse não é o caso. Conforme o esperado, em suas idades avançadas, pessoas com mais de 100 anos apresentam níveis elevados de compostos inflamatórios no sangue. Então, o que as diferencia? Um contrapeso de um nível igualmente elevado de compostos *anti*-inflamatórios no sangue.[186] Essa resposta é conhecida como anti-*inflammaging*. "[S]e a *inflammaging* é uma chave para compreender o envelhecimento", sugeriu uma equipe de pesquisadores italianos, "o anti-*inflammaging* talvez seja um dos segredos da longevidade."[187]

A interleucina 10 (IL-10) talvez seja o mensageiro celular anti-inflamatório mais potente de nosso sangue. Existe alguma maneira de aumentar os níveis de IL-10?[188] Comendo mais fibras. O butirato aumenta "de forma massiva" a secreção de IL-10;[189] portanto, aumentar os níveis sanguíneos de IL-10 é tão fácil quanto trocar grãos refinados por grãos integrais.[190] Descobriu-se que um tipo de fibra dietética chamada "beta-glucana", encontrada em leveduras de cerveja, de padeiro e nutricionais, aumenta a IL-10. A quantidade encontrada em duas colheres de sopa diárias de levedura nutricional triplica os níveis de IL-10 dentro de quatro semanas.[191] No entanto, para quem tem a doença de Crohn[192] ou a doença de pele conhecida como hidradenite supurativa,[193] deixo um alerta contra o uso de levedura nutricional, devido à potencial reatividade imunológica (para mais detalhes, consulte o vídeo <see.nf/crohns>).

Com base em três décadas estudando mais de mil indivíduos centenários, pesquisadores identificaram "uma dieta pró-vegetariana, rica em vegetais e legumes" como um denominador comum. Em parte, o sucesso do envelhecimento dos indivíduos centenários pode ter sido devido a um reforço anti-inflamatório decorrente de todas aquelas fibras, mas suas dietas também continham "relativamente pouca carne e gordura animal",[194] por isso é difícil identificar os fatores dietéticos decisivos.

Plante essa ideia

Tendo em mente que a gordura saturada figura como o componente alimentar mais pró-inflamatório de todos e que as fibras são tidas como o componente alimentar mais anti-inflamatório existente,[195] uma dieta anti-inflamatória seria centrada em alimentos vegetais integrais.[196] Aprofunde-se no vídeo <see.nf/plantshift>, mas, em suma, dezenas de estudos de intervenção que testaram diferentes dietas em milhares de indivíduos mostraram que dietas à base de vegetais foram mais eficazes na redução de marcadores inflamatórios sistêmicos, como a proteína C reativa.[197]

Uma dieta totalmente à base de produtos vegetais pode ajudar a reduzir os níveis de PCR em 30% a 40% em apenas algumas semanas, tanto em adultos[198] como em crianças,[199] mas não precisa ser uma questão de tudo ou nada. A simples substituição de algumas porções semanais de carne por feijões, ervilha, grão-de-bico ou lentilhas pode reduzir seu nível de PCR, IL-6 e TNF-α em cerca de um terço em dois meses.[200] E se você apenas adicionar alimentos vegetais à dieta regular? Cinco por dia não são suficientes. Cinco porções diárias de frutas e vegetais não parecem ser suficientes para fazer a diferença, mas, se você consumir oito porções por dia, conseguirá diminuir significativamente seus níveis de PCR em comparação com os indivíduos que comem perto da média norte-americana,[201] que é de meras duas porções por dia.[202] Essa é uma das razões pelas quais meu esquema Doze por Dia recomenda um mínimo de nove porções diárias.

É óbvio que nem todos os alimentos de origem vegetal são anti-inflamatórios. Se a única coisa que você fizer for aumentar a ingestão de lixo vegano, como pão branco, refrigerante e bolo, pode ser que acabe ainda mais inflamado.[203] Há alguma planta especialmente potente?

E quanto aos peixes?

Antes de mais nada, na prática clínica, uma dieta anti-inflamatória "centra-se na ingestão de alimentos vegetais integrais".[204] Porém, assim como nem todos os alimentos de origem vegetal são anti-inflamatórios, nem todos os alimentos de origem animal são, necessariamente, pró-inflamatórios. Os ácidos graxos ômega-3 encontrados em peixes, por exemplo, são classificados como um componente anti-inflamatório no Índice Inflamatório Dietético,[205] embora pareçam ajudar apenas os indivíduos com doenças crônicas.[206] Em um estudo, quando pessoas saudáveis receberam suplementos de óleo de peixe equivalentes a comer cerca de uma porção de salmão, uma lata de atum ou dez filés de tilápia todos os dias[207] durante semanas ou meses, elas, no geral, não apresentaram nenhum benefício em termos de redução dos principais marcadores inflamatórios.[208]

O consumo de peixes em si não parece afetar os marcadores de inflamação[209] nem diminuir a mortalidade por doenças inflamatórias — ao contrário das fontes vegetais de ômega-3, como as oleaginosas.[210] Talvez os benefícios dos ômega-3 sejam afetados pelas toxinas industriais que agora contaminam grande parte da cadeia alimentar aquática.[211] Isso também poderia ajudar a explicar a associação encontrada no Estudo de Saúde das Enfermeiras, de Harvard, sobre a relação entre o consumo de frutos do mar de carne não escura (por exemplo, atum enlatado, camarão, vieiras e lagosta) e marcadores inflamatórios mais elevados no sangue.[212]

Frutas vermelhas, inimigas da inflamação

Um estudo acompanhou 10 mil homens noruegueses durante quatro décadas e descobriu que aqueles que comiam frutas vermelhas mais de catorze vezes por mês tinham chances significativamente maiores de estarem vivos no final da investigação.[213] Uma maior ingestão de antocianinas, os pigmentos coloridos das frutas vermelhas, tem sido associada com efeitos anti-inflamatórios,[214] mas ainda são necessários estudos de intervenção para comprovar causa e efeito. No meu vídeo <see.nf/berryinflammation>, faço uma revisão de dezenas de estudos, mostrando que frutas vermelhas comuns como mirtilos[215] e morangos[216] podem reduzir de modo considerável os marcadores de inflamação.

Não se trata apenas de um efeito antioxidante. Os radicais livres podem desfigurar proteínas de nosso corpo a ponto de se tornarem tão irreconhecíveis para o sistema imunológico que o próprio organismo as ataca como sendo elementos estranhos.[217] Nós podemos ajudar a mitigar essa resposta inflamatória autoimune saturando o corpo com uma quantidade suficiente de antioxidantes. Descobriu-se que frutas e vegetais com alto teor de antioxidantes, como é o caso das frutas vermelhas e verduras, são significativamente melhores para eliminar a inflamação sistêmica do que o mesmo número de porções das frutas e dos vegetais mais comuns, com baixo teor de antioxidantes, como a banana e a alface.[218] No entanto, não foi encontrado nenhum benefício anti-inflamatório para as vitaminas e minerais antioxidantes, como vitaminas C e E, betacaroteno ou selênio,[219] o que nos leva de volta às antocianinas, pigmentos vegetais de cores vermelhas, azuis e roxas fortes.

Dezenas de ensaios clínicos randomizados sobre suplementos ricos em antocianinas (sobretudo extratos de frutas vermelhas) demonstraram efeitos anti-inflamatórios.[220] Pode ser por isso que as ameixas de polpa vermelha superaram os damascos de polpa amarela na redução dos níveis de PCR no sangue;[221] ou por que até frutas supersaudáveis, como as mangas, talvez não contribuam no combate à inflamação causada pela ingestão de uma refeição de carne gordurosa,[222] ao passo que meia dúzia de estudos combinados demonstraram que a romã, uma fruta repleta de antocianinas vermelho-rubi, é capaz de reduzir a inflamação ao longo do tempo.[223]

O efeito anti-inflamatório das frutas vermelhas é tão potente que, se nos esforçarmos um pouco, podemos de fato senti-lo. Os bioflavonoides presentes nas frutas cítricas podem ajudar com a fadiga muscular durante um treino intenso[224] (ver mais em <see.nf/citrus>), mas as antocianinas nas frutas vermelhas podem nos ajudar a lidar com a inflamação pós-exercício. Biópsias musculares confirmam que comer frutas vermelhas pode reduzir de maneira significativa a inflamação induzida pelos exercícios físicos,[225] o que implica tempos de recuperação mais rápidos.[226] Para mais detalhes, confira o vídeo <see.nf/soreness>. Os suplementos antioxidantes, no entanto, não parecem ajudar.[227] Na verdade, os homens que praticaram flexões de braço com adição de vitamina C acabaram com *mais* danos musculares e estresse oxidativo.[228]

Considera-se que otimizar a recuperação após um treino físico é o "santo graal da ciência do exercício",[229] mas e quanto aos efeitos discerníveis nas condições inflamatórias do envelhecimento, tal qual a artrite? A cereja ácida vem sendo usada com êxito no tratamento da gota.[230] Tratamentos dietéticos deliciosos são mais que bem-vindos, já que alguns medicamentos para gota podem custar 2 mil dólares a dose,[231] não apresentam nenhuma distinção clara entre doses não tóxicas, tóxicas e até letais[232] e, ainda, podem causar um efeito colateral raro em que a pele se desprende do corpo.[233] (É óbvio que a melhor maneira de lidar com a gota é, em primeiro lugar, tentar evitá-la, reduzindo o consumo de álcool[234] e seguindo uma dieta que prioriza alimentos vegetais.)[235] Como explico em detalhes no vídeo <see.nf/berryinflammation>, o distúrbio inflamatório articular mais comum, a osteoartrite do joelho, também pode ser atenuado com o tratamento com frutas vermelhas.

Como perder a conta

Levando em consideração os efeitos anti-inflamatórios dos alimentos vegetais e de seus componentes, não é surpresa alguma que um conjunto de mais de vinte estudos tenha demonstrado que os indivíduos cuja dieta se baseia em alimentos vegetais têm níveis mais baixos de PCR — sobretudo entre aqueles que se alimentam exclusivamente de alimentos vegetais.[236] Isso foi corroborado por duas dezenas de estudos de intervenção que, no geral, constataram que testar de forma randômica as pessoas para seguir dietas à base de alimentos vegetais reduz a inflamação sistêmica em questão de meses ou até semanas.[237] No entanto, as dietas à base de alimentos vegetais podem ser tão eficazes em causar perda de peso que parte da redução da inflamação pode ser indireta.[238] Mesmo quando o peso é levado em conta, em comparação com os indivíduos submetidos a experimentos randomizados que seguiram a dieta recomendada pela Associação Americana do Coração (que inclui mais frutas e vegetais, mas também produtos de origem animal com baixo teor de gordura, como peito de frango sem pele, leite desnatado e claras de ovos), os indivíduos do grupo da dieta exclusivamente à base de alimentos vegetais tiveram, em oito semanas, uma queda de 33% no nível de PCR.[239]

Além dos níveis mais baixos de PCR, aqueles que comem mais alimentos vegetais também tendem a ter contagens de glóbulos brancos mais baixas, o que é considerado uma "medida estável, bem padronizada, amplamente disponível e barata de inflamação sistêmica".[240] Conforme analiso em meu vídeo <see.nf/whitecount>, uma contagem mais alta de glóbulos brancos pode ser um importante fator de previsão de incidência e mortalidade de doenças cardiovasculares, declínio da função pulmonar, mortalidade por câncer,[241] diabetes[242] e morte prematura em geral.[243] Mesmo dentro da faixa normal, cada queda de apenas um ponto pode estar associada a uma redução de 20% no risco de morte prematura.[244]

Como podemos atenuar esse número? Conforme discuto no vídeo que fiz para me aprofundar no assunto, <see.nf/idealcount>, evitar o fumo passivo diminui a contagem de glóbulos brancos de um indivíduo em cerca de meio ponto;[245] perder cerca de 1l de excesso de gordura corporal pode reduzir esse número em cerca de um ponto;[246] e exercitar-se de uma a duas horas por semana durante dois meses resulta na dedução da contagem em cerca de um ponto e meio,[247] assim como optar por uma dieta integral à base de alimentos vegetais.[248]

Adote a vida verde

A Dieta Diária com Alimentos Inflamatórios Baixos [LIFE, na sigla em inglês] é fundamentada nos princípios de alta densidade de nutrientes do dr. Joel Fuhrman, que inclui um smoothie verde por dia e é repleta de outras frutas, legumes e verduras.[249] A Dieta LIFE foi eficaz na redução dos níveis de PCR, mas os participantes também foram incentivados a limitar o consumo de todos os produtos de origem animal. No entanto, mesmo levando em conta apenas os indivíduos que beberam o smoothie verde todos os dias, sem fazer quaisquer outras alterações em sua dieta habitual, em apenas uma semana foi observada uma surpreendente redução de 40% no nível de PCR, o que, alegou-se, foi a mais rápida indução da redução de PCR por meio de dieta já relatada na literatura médica. Eis a receita do dr. Fuhrman, caso você queira experimentar: 220g de vegetais de folhas verde-escuras (variedades de couve, por exemplo), duas xícaras e um quarto de mirtilos, uma banana, uma colher de sopa de cacau em pó sem açúcar, uma colher de sopa de semente de linhaça, meia xícara de água e meia xícara de leite de soja puro, ou de baunilha ou de amêndoa de baunilha sem açúcar.[250] Manga ou batata doce seriam uma escolha melhor que banana. Veja mais detalhes em meu vídeo <see.nf/nobanana>.

O segredo do smoothie verde pode estar na forma como a bebida é preparada. A liquidificação em alta velocidade pode aumentar a liberação de nutrientes. Se você bater espinafre no liquidificador, por exemplo, a biodisponibilidade de seu betacaroteno é aumentada em quase 50% em comparação com o que seria obtido picando a hortaliça, e você chega perto de obter 90% mais do que se comesse as folhas inteiras.[251] A quantidade de comida é a mesma, mas a forma de preparo determina níveis maiores ou menores de nutrientes que chegam à corrente sanguínea. A própria clorofila também pode desempenhar um papel relevante. Descobriu-se que ela é anti-inflamatória em uma placa de Petri[252] e em estudos com animais,[253] reduzindo o "volume da pata" — isto é, o grau de inchaço das patas dos animais quando algum irritante inflamatório é injetado nelas. No entanto, os efeitos anti-inflamatórios da clorofila ainda não foram testados clinicamente.

Os vegetais crucíferos, que incluem variantes de couve e outros da família dos brócolis, podem ser especialmente anti-inflamatórios,[254] o que ajudaria a explicar por que também estão mais intimamente associados a uma vida mais longa em comparação com outros vegetais.[255] Compostos crucíferos especiais parecem inibir o NF-kB, um mediador central da inflamação que regula uma bateria de genes pró-inflamatórios, embora possa ser necessário comer cerca de 1kg por dia para reduzir de modo significativo os níveis de IL-6 em um intervalo duas semanas.[256] No entanto, mesmo apenas cerca de 30g de brotos de brócolis por dia são capazes de reduzir de modo considerável os níveis de PCR e reduzir a IL-6 pela metade.[257] É fácil germinar esses brotos em casa durante todo o ano, em um frasco de vidro, ao custo de cerca de 25 centavos de dólar a xícara.

> ## Tomate Quente
>
> Já foi demonstrado que algum outro vegetal além das verduras reduz a inflamação nas pessoas? Batatas cujo interior seja roxo,[258] suco de tomate[259] e extrato de tomate[260] (mas não suplementos de extrato de tomate)[261] e cogumelos shiitake.[262] Veja mais detalhes em meu vídeo <see.nf/veggies>.

Um grão de verdade

Em concordância com as recomendações das principais autoridades sobre câncer[263] e doenças cardíacas,[264] eu sugiro consumir pelo menos três porções diárias de grãos integrais. Uma metanálise de onze estudos estimou que essa ingestão representaria um risco de mortalidade 17% menor.[265] (Um tanto curioso, os autores cometeram um erro de digitação, escrevendo, em vez disso, sobre "riscos de moralidade". Comida angelical *versus* comida diabólica?)

As descobertas não surpreendem, uma vez que o consumo de cereais integrais tem sido associado a um menor risco de morte por doenças cardiovasculares, câncer, diabetes e doenças inflamatórias em geral.[266, 267] Em suma: milhões de pessoas em todo o mundo, todos os anos, poderiam potencialmente salvar a própria vida optando por comer mais cereais integrais.[268] No entanto, são necessários estudos de intervenção para estabelecer causa e efeito. Em meu vídeo <see.nf/grains>, faço uma revisão dos ensaios clínicos randomizados que descobriram que os efeitos anti-inflamatórios podem ser limitados a certos subgrupos.

A fibra da vida

Tais quais os cereais integrais, as oleaginosas estão associadas a menores índices de inflamação em estudos populacionais,[269] bem como a menores riscos de morte por doenças inflamatórias[270] e todas as causas somadas.[271] Os dados dos estudos de intervenção, no entanto, são desanimadores. Apenas dois dos seis marcadores inflamatórios analisados em estudos a longo prazo reagiram ao consumo de oleaginosas.[272] Certas sementes são mais promissoras nessa dimensão.

Assista ao vídeo <see.nf/sesame> para saber o que o consumo de um quarto de xícara de sementes de gergelim por dia pode fazer para a dor da osteoartrite do joelho,[273] e confira o vídeo <see.nf/oxylipins> para ver o que acontece quando as pessoas são submetidas a estudos randomizados para comer muffins com sementes de linhaça *versus* muffins placebo.[274] Embora as sementes de linhaça também reduzam marcadores inflamatórios convencionais,[275] o mecanismo pelo qual as sementes de linhaça moídas reduzem a pressão arterial, pelo visto, é por meio da redução de oxilipinas, compostos pró-inflamatórios que, acredita-se, estão envolvidos no processo de *inflammaging* que aumenta com a idade.[276] Em um período de apenas quatro semanas, porém, adultos de meia-idade que participaram de estudos randomizados para comer muffins contendo sementes de linhaça moídas foram capazes de reduzir seus níveis de oxilipina para o que seria esperado em uma pessoa de 20 anos.[277]

O tempero da vida

Há séculos as especiarias têm sido usadas no tratamento de doenças inflamatórias.[278] Caso se lembre, a cúrcuma figura no Índice Inflamatório Dietético como o alimento mais anti-inflamatório.[279] *In vitro*, a curcumina (o pigmento da especiaria responsável por sua cor amarelo vibrante) tem um perfil anti-inflamatório que é mais forte e mais abrangente do que a da prednisolona, poderoso medicamento corticosteroide anti-inflamatório.[280] Foi demonstrado que muitas preparações de cúrcuma são benéficas para doenças inflamatórias das articulações,[281] dos pulmões,[282] da pele[283] e do intestino,[284] incluindo a curcumina purificada, extratos de cúrcuma e cerca de meia colher de chá diária do tempero simples que é possível comprar no mercado local.[285] Embora a curcumina não pareça atenuar os efeitos pró-inflamatórios agudos de um milk-shake,[286] por exemplo, quando avaliados ao longo prazo, os ensaios clínicos randomizados mostram com clareza uma queda de vários marcadores inflamatórios.[287, 288]

O gengibre e o alho aparecem logo atrás da cúrcuma na lista dos alimentos mais anti-inflamatórios no Índice Inflamatório Dietético.[289] Uma metanálise de mais de uma dezena de estudos randomizados e com grupo controle, cuja duração era de quatro a doze semanas, usando meia colher de chá e três quartos de colher de chá de gengibre em pó, notou uma redução significativa nos marcadores inflamatórios.[290]

O gengibre em pó tem sido usado com sucesso para tratar a artrite reumatoide[291] e a osteoartrite.[292] Seus efeitos redutores de dor estão no mesmo nível do ibuprofeno.[293] Além disso, em vez de prejudicar a mucosa que reveste a parede interna do estômago, o gengibre em pó tem ação protetora.[294, 295] Um oitavo de uma colher de chá de gengibre em pó, que custa apenas 1 centavo de dólar, pode funcionar tão bem quanto a substância sumatriptana, prescrita para enxaqueca, sem os efeitos colaterais do fármaco.[296] Em mulheres que tomaram entre um terço de uma colher de chá e uma colher de chá inteira todos os dias que antecedem a menstruação, foi notada uma diminuição significativa da dor menstrual e um drástico estancamento do sangramento intenso.[297] Espera-se que o pó de gengibre seco funcione melhor do que o fresco, já que os componentes anti-inflamatórios mais potentes são produtos de desidratação formados durante o processo de secagem.[298]

O alho em pó também pode reduzir os marcadores sanguíneos de inflamação.[299] Em comparação com o placebo, descobriu-se que um terço de uma colher de chá por dia melhora significativamente a intensidade da dor, a contagem de articulações sensíveis, a fadiga e a atividade da doença entre mulheres com artrite reumatoide ativa.[300] Algum efeito colateral digno de nota? Apenas odor corporal e mau hálito.[301]

Efeitos anti-inflamatórios também já foram documentados a respeito das especiarias cravo, alecrim,[302] endro,[303] canela[304] (prefira canela-do-ceilão, não canela-cássia)[305] e cacau (exceto quando servido com leite).[306] Veja mais detalhes no vídeo <see.nf/spicy>.

O chá de camomila pode ser anti-inflamatório *demais* durante o final da gravidez

No Índice Inflamatório Dietético, consta que o chá é a bebida mais anti-inflamatória de todas.[307] O chá verde é tão anti-inflamatório que pode ser usado para o controle da dor como um enxaguante bucal após a cirurgia de remoção do siso.[308] O chá de camomila é tão anti-inflamatório que talvez não seja seguro bebê-lo com regularidade durante o final da gravidez, por medo de que possa contrair prematuramente o canal arterial fetal, um vaso sanguíneo temporário que o corpo mantém aberto com compostos inflamatórios para permitir que o feto "respire" no útero.[309] Para mais detalhes, consulte meu vídeo <see.nf/thirdtrimester>.

MEDICAMENTOS ANTI-INFLAMATÓRIOS

Se a inflamação desempenha um papel-chave no processo de envelhecimento, que tal tomar medicamentos anti-inflamatórios vendidos sem a necessidade de receita médica, como a aspirina?

Aspirina

Já foi demonstrado que a aspirina prolonga a longevidade de camundongos e outros organismos-modelo.[310] O medicamento existe em forma de comprimido há mais de cem anos, e talvez seja o mais consumido no mundo.[311] Porém, nós temos usado seu ingrediente ativo anti-inflamatório, o ácido salicílico, há milhares de anos, em sua forma natural (como um extrato da casca do salgueiro) para aliviar a dor e a febre.[312] Uma das razões pelas quais a aspirina continua sendo tão popular, apesar de hoje existirem analgésicos anti-inflamatórios ainda melhores, é sua utilização diária por milhões de pessoas como um anticoagulante para redução do risco de um ataque cardíaco.

Os benefícios de tomar aspirina diariamente devem ser avaliados em relação ao risco de complicações hemorrágicas internas. No vídeo <see.nf/aspirin>, estão esmiuçados todos os números. Em suma, tomar uma aspirina por dia em geral não é recomendado para indivíduos sem histórico conhecido de doença cardíaca ou acidente vascular cerebral,[313] sobretudo entre os idosos, pois o risco de complicações hemorrágicas aumenta de forma acentuada em indivíduos com mais de 70 anos.[314] De que maneira podemos obter os efeitos anti-inflamatórios sem o risco de hemorragia?

Na verdade, a aspirina se trata de dois medicamentos em um. Tecnicamente é ácido acetilsalicílico. Poucos minutos depois de engolirmos a aspirina, as enzimas do intestino a dividem em um grupo acetil e em ácido salicílico.[315] O grupo acetil é o que inativa as plaquetas e afina o sangue. Se pudéssemos consumir ácido salicílico de forma direta, conseguiríamos combater a inflamação sem risco de hemorragia. É justamente isso o que podemos fazer com a dieta.

Vitamina S

No meu livro *Comer para não morrer*, há uma seção em que trato de formas de evitar a morte iatrogênica (causada por erros médicos). A propósito da discussão sobre a aspirina, eu aponto que o salgueiro não é a única planta que contém precursores de ácido salicílico; afinal, eles são encontrados em todo o reino vegetal, em muitas frutas, legumes e verduras.[316] De fato, os níveis sanguíneos de pessoas que seguem dietas à base de alimentos vegetais se sobrepõem aos de alguns indivíduos que tomam aspirina em baixas dosagens,[317] mas eles podem acabar com riscos significativamente *mais baixos* de úlceras[318] devido aos nutrientes protetores intestinais pré-embalados em plantas junto ao ácido salicílico.[319]

Vegetais integrais,[320] orgânicos[321] e com casca[322] têm concentrações mais altas desses fitonutrientes da aspirina. Entre os destaques, incluem-se beterraba, ervilhas, abacate, tâmara, oleaginosas, cacau,[323] lentilhas e trigo-sarraceno, porém ervas e especiarias contêm as concentrações mais altas.[324, 325] Manjericão seco,[326] *blend* de pimentas em pó [conhecido por seu nome em inglês, *chili powder*],[327] coentro,[328] orégano seco, páprica e cúrcuma são ricos no composto, mas o cominho tem mais por porção. Uma única colher de chá de cominho em pó pode conter mais ácido salicílico do que uma aspirina infantil.[329, 330]

Quanto mais picante, melhor. Calculou-se que um vindalho de legumes bem picante contém quatro vezes mais compostos do tipo ácido salicílico do que um prato vegetariano mais suave ao estilo curry Madras. Uma análise dos habitantes do interior rural da Índia revela que cerca de um em cada quatro vegetarianos tinha níveis sanguíneos acima do limite inferior daqueles que tomam aspirina todos os dias.[331] Isso pode ajudar a explicar por que a Índia, com suas dietas tradicionalmente ricas em especiarias, tem uma das taxas mais baixas de câncer colorretal em todo o mundo[332] — o colorretal é o tipo de câncer que parece mais sensível aos efeitos da aspirina.[333]

Os benefícios do ácido salicílico são mais um motivo pelo qual devemos nos esforçar para escolher produtos orgânicos. Como a planta utiliza o composto como um hormônio de defesa, sua concentração pode aumentar quando ela é atacada por insetos. As plantas carregadas de pesticidas não são tão mordiscadas, e pode ser por isso que elas parecem produzir menos ácido salicílico. Um estudo descobriu, por exemplo, que a sopa feita a partir de vegetais orgânicos continha quase seis vezes mais ácido salicílico do que a preparada a partir de ingredientes convencionais, não cultivados de forma orgânica.[334]

Levando em conta a força das evidências da aspirina, alguns membros da comunidade de saúde pública falam de uma "deficiência de ácido salicílico" generalizada e propuseram que o composto fosse classificado como uma vitamina essencial: a "vitamina S".[335] Quer seja o ácido salicílico ou uma combinação dos outros fitonutrientes os responsáveis pelos benefícios dos vegetais integrais, a solução é a mesma: coma mais desse tipo de alimento.

> **Para digerir e refletir**
>
> O envelhecimento pode ser visto como uma doença inflamatória.[336] Uma única medição de marcadores inflamatórios (PCR ou IL-6, por exemplo) é capaz de prever o desempenho físico e cognitivo, bem como a expectativa de vida restante em idosos. Em um estudo que acompanhou milhares de indivíduos ao longo do tempo, apenas cerca de um terço dos que tinham doenças relacionadas à idade que começaram com um nível de PCR acima de 10mg/l estavam vivos cinco anos mais tarde, ao passo que, entre as pessoas com um nível de PCR de 3mg/l ou menos, apenas cerca de um terço morreu no mesmo período.[337]
>
> Felizmente, o excesso de inflamação pode ser eliminado por meio de mudanças na dieta. As pessoas que, na meia-idade, comem alimentos com menores pontuações no Índice Inflamatório Dietético têm maior probabilidade de envelhecer com sucesso, o que é definido como viver de forma independente, sem doenças crônicas importantes, sem sintomas de depressão, sem dores

limitantes da funcionalidade e com boa autopercepção geral de saúde — boa saúde social, boa condição física e boa função mental.[338] A associação entre mais tempo de *healthspan* e de expectativa de vida sugere que "anti-inflamatório" pode ser sinônimo de "antienvelhecimento".[339]

Para ajudar a retardar a via bioquímica de envelhecimento em escala diária, considere:

• reduzir a exposição dietética e endógena aos produtos finais de glicação avançada (AGEs) inflamatórios (consulte o capítulo "Glicação");

• reduzir a inflamação SASP de células senescentes (consulte o capítulo "Senescência celular");

• turbinar a autofagia para ajudar a eliminar detritos celulares inflamatórios (consulte o capítulo "Autofagia");

• aplicar uma loção emoliente na pele;

• evitar componentes alimentares pró-inflamatórios, como gordura saturada, endotoxinas, Neu5Gc e sódio, por meio da redução da ingestão de carne, laticínios, óleos tropicais e sal (um café da manhã ruim pode dobrar seus níveis de proteína C reativa em quatro horas, antes mesmo da hora do almoço);[340]

• consumir alimentos comprovadamente anti-inflamatórios, como leguminosas, frutas vermelhas, verduras, suco de tomate ou extrato de tomate livres de sódio, aveia, linhaça, cúrcuma, gengibre, alho, canela, cacau em pó, endro, chás verdes e de camomila e outros alimentos ricos em fibras, antocianinas e ácido salicílico.

CAPÍTULO 9

mTOR

Isso é quase uma ficção científica. Bactérias em um frasco de terra retirada de uma ilha misteriosa criam um composto que prolonga a vida. Pesquisadores a chamaram de "rapamicina" — em homenagem ao lar nativo da bactéria, a mística Ilha de Páscoa, conhecida pelos locais como Rapa Nui e famosa por suas figuras esculpidas em rocha.[1] A rapamicina inibe uma enzima que veio a ser conhecida pelo acrônimo em inglês mTOR, ou "alvo mecanístico da rapamicina". Desde então, a mTOR tem sido caracterizada como um "determinante importantíssimo da longevidade e do envelhecimento".[2]

LADEIRA ABAIXO E A MIL POR HORA

O que a enzima faz, de fato? A mTOR é o principal regulador do crescimento em animais,[3] e sua ativação leva a aumento tanto no tamanho das células quanto em sua quantidade.[4] Quando somos jovens, a mTOR é um colete salva-vidas que nos mantém à tona e impulsiona o desenvolvimento; porém, quando ficamos mais velhos, ela pode agir como um bloco de cimento acorrentado a nossos tornozelos, nos afundando na água.

A ação da mTOR já foi descrita como o motor de um "carro sem freios em alta velocidade". Nessa analogia, o envelhecimento é um carro em disparada que entra na zona de baixa velocidade da idade adulta e causa estragos porque não desacelera nem é capaz de desacelerar. Os organismos vivos não têm freios porque nunca precisaram deles. Na natureza, os animais nem sempre vivem o suficiente para experienciar o envelhecimento. A maioria morre antes mesmo de atingir a idade adulta, e isso também acontecia com os humanos. Durante o século XVII, por exemplo, a maioria dos londrinos não conseguia sobreviver nem sequer até os 16 anos.[5]

Diante da mortalidade precoce, os seres vivos precisam crescer o mais rápido possível de modo que consigam se reproduzir antes de morrerem de causas externas. A melhor estratégia evolutiva talvez seja correr a toda velocidade. No entanto, quando ultrapassamos a linha de chegada, quando vencemos a corrida para transmitir nossos genes à geração seguinte, ainda assim estamos avançando a um ritmo insustentável, em parte graças a essa enzima. Na infância, a mTOR é um motor do crescimento, mas, na idade adulta, ela pode ser entendida como o motor do envelhecimento. A natureza simplesmente seleciona a chama mais brilhante, que por sua vez projeta a sombra mais escura.

Essa hipótese é chamada de "teoria da compensação do envelhecimento", conceito conhecido pelo termo técnico *hipótese da pleiotropia antagonista*. Segundo ela, os mesmos genes podem ter efeitos positivos e benéficos quando somos jovens e efeitos negativos e prejudiciais quando somos velhos. Isso explica de que forma os genes com efeitos deletérios no final da vida podem persistir em uma população.[6] Por exemplo, pelo visto, o pró-inflamatório "gene do Alzheimer" nos protege contra algumas infecções infantis, assassinas implacáveis durante a maior parte da existência humana.[7]

Desenfreada, a mTOR avança a todo vapor, acelerando as vias para produzir blocos de construção celulares destinados a um novo crescimento e cancelando quaisquer planos de renovação ou demolição. A fim de preservar o crescimento a todo custo, a mTOR tem papel ativo para suprimir a autofagia, na direção contrária da limpeza e do rejuvenescimento celular.[8] No capítulo "Autofagia", eu expliquei de que forma isso pode levar ao envelhecimento acelerado. Em contrapartida, frear a ação da mTOR e retardar as coisas parece desacelerar o processo de envelhecimento, prolongando a vida e a saúde. Considera-se que a inibição da mTOR é o mais bem validado regulador do envelhecimento.[9]

As bactérias do solo coletadas na Ilha de Páscoa não produziam rapamicina para refrear o envelhecimento, mas, sim, para retardar o crescimento de seu inimigo natural, os fungos do solo,[10] assim como fungos produzem a penicilina para eliminar as bactérias concorrentes. Os fungos, a começar pelas leveduras, têm genes equivalentes à mTOR, e o mesmo acontece com todas as plantas e animais. A mTOR é o regulador de crescimento universal de formas de vida avançadas.[11] Desse modo, embora a rapamicina originalmente tenha chamado a atenção como um medicamento antifúngico, logo foram descobertos seus muitos outros efeitos.

MEDICAMENTO ANTIENVELHECIMENTO UNIVERSAL

Dezenas de estudos publicados demonstraram que, ao desacelerar a mTOR, a rapamicina prolonga a longevidade média e máxima dos camundongos de laboratório.[12]

E para quem não é um roedor? A rapamicina parece ser um medicamento antienvelhecimento universal que prolonga o tempo de vida em todos os animais e outros organismos já testados até os dias de hoje,[13] sendo a única substância conhecida que faz isso.[14] E pode funcionar até quando é tomada a partir da meia-idade.

O estudo original, conduzido pelo Instituto Nacional sobre Programa de Testes de Intervenção no Envelhecimento e publicado em 2009, foi adiado porque os pesquisadores estavam com dificuldades em manter a rapamicina estável na ração peletizada dos camundongos. (Essa ração não pode simplesmente ser dissolvida em água potável, uma vez que é lipossolúvel.)[15] No início do estudo, os camundongos tinham 600 dias, o que equivale a 60 anos humanos.[16] Ainda que os roedores tenham começado a tomar o medicamento em uma fase tão tardia da vida, sua longevidade foi prolongada em cerca de 12%, o que poderia equivaler a mais de sete anos extras de vida humana.[17]

De início, debateu-se se a rapamicina era uma verdadeira intervenção antienvelhecimento ou "apenas" um potente agente anticancerígeno, prolongando a longevidade somente por evitar a formação de câncer.[18] A sinalização da mTOR é hiperativa em até 80% dos cânceres dos seres humanos, nos quais ela desempenha um papel fundamental na sustentação do crescimento tumoral.[19] Quando a rapamicina foi utilizada clinicamente para prevenir a rejeição de transplantes de órgãos (por meio da supressão da proliferação de células imunológicas que atacam o novo órgão), foi descoberto um efeito colateral peculiar:[20] ela fez o câncer desaparecer. Em um grupo de quinze pacientes cuja biópsia confirmou que tinham sarcoma de Kaposi, câncer que invariavelmente afeta a pele, no prazo de três meses após o início da terapia com rapamicina, todas as lesões de sarcoma cutâneo desapareceram em todos os indivíduos.[21] Como a mTOR é o principal regulador do crescimento celular, a redução na incidência do câncer não surpreende, mas estudos subsequentes demonstraram que a rapamicina pode fazer muito mais.

Em modelos animais, ela também aumenta o *healthspan*.[22] Além disso, demonstrou-se que a rapamicina atenua o declínio das funções cognitiva e física relacionado à idade,[23] regenera o osso periodontal que mantém os dentes no lugar,[24] e ainda previne a perda auditiva,[25] a disfunção arterial[26] e o enrijecimento dos tendões.[27] Ela pode até rejuvenescer o coração de camundongos idosos.[28] De maneira extraordinária, é possível alcançar benefícios para a saúde e a longevidade com uma dosagem intermitente ou transitória, tal como receber uma dose a cada cinco dias[29] ou apenas por alguns meses durante a meia-idade.[30]

Como pai de um cachorrinho, fiquei animado ao ler sobre o Projeto Cães Idosos, no qual os pais e mães de pets levaram seus companheiros caninos de meia-idade para fazer parte de um estudo randomizado em que foram divididos em grupos com baixo teor de rapamicina, alto teor de rapamicina ou placebo durante dez semanas. Tal como nos estudos com camundongos, nos cães a rapamicina pareceu reverter, pelo menos em parte, algumas disfunções cardíacas relacionadas à idade, sem quaisquer efeitos secundários indesejáveis. É curioso que a maioria dos tutores dos cães que receberam rapamicina relatou que seus amigos de quatro patas apresentavam maior nível de atividade e energia em comparação com apenas uma minoria daqueles cujos animais receberam os placebos.[31] Era hora de experimentar a rapamicina em humanos. No vídeo <see.nf/rapamycin>, trato de todos os ensaios clínicos com a rapamicina realizados até o momento. Moral da história? Ela ainda não está pronta para brilhar como um medicamento antienvelhecimento. Existe alguma maneira de suprimir a mTOR sem tomar remédios?

RESTRIÇÃO DE CALORIAS

Para que um organismo atinja a idade reprodutiva o mais rápido possível, sem dúvida faz sentido avançar a todo vapor, mas há momentos em que é preciso desacelerar por necessidade. Ao longo de nossa evolução, não dispúnhamos do luxo de aplicativos de entrega de comida na ponta dos dedos. A norma era a fome periódica. Quem não fosse mais devagar (em termos de crescimento celular) durante os tempos de vacas magras corria o risco de não viver tempo suficiente para transmitir seus genes. É por isso que desenvolvemos um mecanismo de frenagem desencadeado pela restrição calórica.

Lembra da AMPK, nossa enzima para a medição de combustível? Quando nosso tanque esvazia, a AMPK muda nosso organismo para o modo de conservação de energia, em parte desligando a mTOR por meio de dois mecanismos separados, a fim de garantir que não continuemos gastando de modo desenfreado enquanto estamos em uma fase de privação. A AMPK e a mTOR podem ser consideradas o yin e o yang da detecção de nutrientes e do controle do crescimento.[32] Uma sobe enquanto a outra desce, com base na quantidade disponível de nutrientes.

A supressão da mTOR pode ser um mediador central dos efeitos que a restrição alimentar exerce no prolongamento da vida.[33] A mTOR pode explicar por que se descobriu que mulheres hospitalizadas por anorexia tinham metade do risco de desenvolver câncer de mama.[34] A severa restrição calórica causada pela doença delas talvez tenha reduzido a própria expressão da mTOR que fora observada em tumores de câncer de mama e que estava associada a uma progressão mais agressiva da doença, bem como a uma menor taxa de sobrevivência entre pacientes com câncer de mama.[35] É óbvio que, como um dos mais mortíferos transtornos psiquiátricos,[36] a anorexia nervosa também acarreta um risco tremendo, mas a restrição calórica a longo prazo também não é moleza.

A restrição calórica tem sido alardeada por alguns como uma fonte de juventude,[37] mas os efeitos colaterais negativos podem incluir pressão arterial perigosamente baixa, infertilidade, cicatrização mais lenta de ferimentos, irregularidades menstruais, sensibilidade ao frio e perda de força, ossos e libido, assim como "condições psicológicas como depressão, entorpecimento emocional e irritabilidade". Além disso, a pessoa passa o tempo todo morrendo de fome. No infame Estudo da Fome de Minnesota, estudo clínico que durante a Segunda Guerra Mundial utilizou objetores de consciência como cobaias, muitos dos voluntários sofreram por conta de preocupação obsessiva com comida, fome constante, compulsão alimentar e diversos problemas emocionais e psicológicos.[38] Até pesquisadores que estudam a restrição calórica raramente a praticam.[39] Deve haver uma forma melhor de suprimir a mTOR.

RESTRIÇÃO DE PROTEÍNAS

O grande avanço ocorreu quando cientistas descobriram que os benefícios de comer menos podem advir não da restrição de calorias, mas, sim, da restrição de proteínas. Uma metanálise abrangente e comparativa da restrição alimentar em animais-modelos constatou que a proporção da ingestão de proteínas era mais importante para o prolongamento da vida do que o grau de restrição calórica.[40] Na verdade, por vezes a mera redução da ingestão de proteínas sem quaisquer alterações na ingestão calórica demonstrou ter efeitos semelhantes à restrição de calorias.[41] Ratos com uma dieta com cerca de 8% de proteínas vivem quase 40% mais tempo do que ratos com uma dieta com cerca de 20% de proteínas.[42]

Faz sentido que a ingestão de proteínas possa impulsionar a ativação da mTOR. Não basta ter energia (calorias); as equipes de operários precisam de materiais de construção. Sim, uma quantidade insuficiente de calorias pode desligar a mTOR ao aumentar a AMPK, mas as calorias não são o principal indutor da atividade da mTOR; são os aminoácidos que atuam como os blocos de construção das proteínas.[43] Isso é uma boa notícia. A restrição proteica é muito mais fácil e segura de ser mantida do que a restrição alimentar, e pode ser ainda mais poderosa porque suprime a mTOR *e* o fator de crescimento IGF-1, duas vias tidas como responsáveis pela longevidade e pelos benefícios para a saúde da restrição calórica.[44]

Um pequeno punhado de aminoácidos tem importância especial: a metionina e os três aminoácidos de cadeia ramificada (BCAA) — isoleucina, leucina e valina[45] (assim chamados porque têm cadeias laterais gordurosas ramificadas a partir de sua estrutura central). A restrição desses aminoácidos específicos recapitula muitos dos efeitos benéficos da restrição proteica, que em si é o fulcro da restrição calórica, e reduzir apenas a metionina é suficiente para prolongar a vida em um estudo de laboratório.[46] Portanto, restringir todas as calorias para impulsionar a expectativa de vida por meio da supressão da mTOR é como jejuar para controlar uma alergia a amendoim. Funciona, mas é um exagero desnecessário.

Onde se concentram esses aminoácidos aceleradores da mTOR? Bem, em proteínas animais. Há mais leucina estimuladora da mTOR em whey protein (soro de leite) do que em uma quantidade comparável de proteína de trigo.[47] Pessoas que seguem dietas estritamente à base de vegetais ainda tendem a exceder as necessidades gerais de proteína, mas acabam ingerindo cerca de 30% menos BCAAs (incluindo a leucina) e 47% menos metionina do que onívoros. Isso significa níveis significativamente mais baixos no sangue delas, o que talvez ajude a explicar a expectativa de vida mais longa[48,49] e as menores taxas de câncer entre aqueles que comem mais alimentos vegetais.[50] (O triptofano é o único outro aminoácido cuja restrição por si só pode promover a longevidade, retardar o aparecimento de tumores e aumentar a expectativa de vida média e máxima em ratos.[51] Ele também é encontrado, em níveis mais baixos, nas dietas e na corrente sanguínea de pessoas com uma dieta predominantemente vegetal.[52])

Isso também pode ajudar a explicar a duração da vida de populações longevas como a de Okinawa, no Japão, que, em comparação com os norte-americanos, tinha cerca de metade da taxa de mortalidade em decorrência das principais doenças relacionadas à idade. A dieta tradicional de Okinawa é bastante centrada em vegetais. Apenas cerca de 10% são proteínas, e menos de 1% são produtos de origem animal, o equivalente a uma porção de carne por mês e um ovo a cada dois meses.[53] A longevidade deles é superada apenas por aquela dos indivíduos que nunca comem carne, os adventistas vegetarianos na Califórnia,[54] cuja expectativa de vida talvez seja a maior entre todas as populações formalmente descritas na história.[55]

Indivíduos que consomem alimentos vegetais têm a vantagem adicional de evitar com mais facilidade o ácido palmítico, a gordura saturada encontrada sobretudo em carnes e laticínios e que, como ficou demonstrado, também ativa a mTOR.[56] Um alerta: pessoas que seguem uma dieta à base de vegetais e não dispõem de uma fonte regular e confiável de vitamina B_{12}, seja por meio de suplementos ou alimentos fortificados com vitamina B_{12}, podem apresentar níveis elevados de um produto de degradação da metionina chamado "homocisteína".[57] A homocisteína também é um ativador da mTOR,[58] mas é possível fazer a desintoxicação do excesso desse composto por meio da ingestão adequada de vitamina B.

RESTRIÇÃO DA LEUCINA

Para combater o incremento da mTOR induzido pela dieta, alguns pesquisadores sugeriram a possibilidade de desenvolver medicamentos para bloquear parte da absorção intestinal dos aminoácidos nocivos.[59] A meu ver, para começo de conversa, faz mais sentido apenas comer menos desses aminoácidos prejudiciais. A leucina pode ser o mais eficaz dos ativadores da mTOR, e está concentrada onde faz mais sentido para promover o crescimento: no leite.[60] O whey protein (retirado do soro do leite) contém a maior quantidade de leucina, 75% mais do que a carne bovina.[61] Uma bebida de whey protein pode aumentar significativamente a ativação da mTOR no período de uma hora após sua ingestão.[62]

O leite bovino tem mais que o triplo da leucina presente no leite humano,[63] o que faz sentido, porque os bezerros crescem cerca de quarenta vezes mais rápido que os bebês humanos.[64] (Os bebês ratos dobram de peso em cinco dias, então é compreensível que o leite de rato tenha mais de dez vezes leucina em comparação com o leite humano.)[65] Animais diferentes têm quantidades diferentes de leucina em seu leite, as quais são apropriadas para as necessidades de crescimento e desenvolvimento de sua prole. Nenhum animal (exceto os humanos) bebe leite após o desmame.

O leite não é uma bebida simples. Ele possui um sistema sofisticadíssimo de sinalização hormonal, concebido para ativar a mTOR.[66] Quando o bebemos de uma espécie de crescimento ainda mais rápido que o nosso, sobretudo quando já somos mais velhos, há a preocupação de que possamos "estimular demais" a sinalização da mTOR.[67] Uma manifestação precoce e visível da estimulação excessiva da mTOR pode ser a acne.

A acne é entendida como uma doença da "civilização ocidental", pois era rara ou mesmo inexistente em lugares como Okinawa.[68] Os efeitos do consumo de leite no agravamento da acne foram observados pela primeira vez há mais de cem anos.[69] Aqueles que consomem mais laticínios têm mais que o dobro de chances de desenvolver acne do que quem consome menos.[70] Entre 75% e 90% dos produtos lácteos comercializados no mercado vêm de vacas grávidas, então pode ser que isso esteja relacionado ao conteúdo hormonal no leite, mas a mTOR por si só parece aumentar o risco, em parte por estimular a produção de sebo (a secreção oleosa da glândula sebácea).[71]

A acne é considerada o protótipo de doença de pele causada pela mTOR.[72] O fato de até 85% dos adolescentes nos países ocidentais apresentarem acne implica uma sinalização superativada da mTOR[73] e oferece uma explicação de por que um histórico de acne tem sido associado tanto com o risco de câncer da mama[74] quanto com o de próstata.[75] Observa-se uma hiperexpressão da mTOR em quase 100% dos cânceres da próstata humanos avançados,[76] o que pode ajudar a explicar por que foi descoberto que o consumo de leite é um importante fator de risco dietético tanto para o desenvolvimento[77] quanto para a propagação do câncer da próstata.[78]

Os consumidores de leite também parecem ter uma vida mais curta, a menos que bebam leite fermentado (azedo).[79] No processo de fermentação, as bactérias do ácido láctico decompõem parte da galactose, dos aminoácidos de cadeia ramificada e dos microRNAs bovinos[80] (veja a página 627), o que pode explicar por que a ingestão de iogurte não apresenta o mesmo risco.[81]

UMA XÍCARA DE CHÁ E BRÓCOLIS

Existe algo que possamos comer para enfraquecer a atividade da mTOR? Embora ainda não tenham sido testados clinicamente, o tomate em pó diminui a ativação da mTOR em ratos idosos[82] e, em uma placa de Petri, um extrato de tomate retardou a mTOR em células de câncer de mama humano, mas ainda não foram testados clinicamente.[83] Entretanto, os compostos do brócolis já foram postos à prova.

Existe um composto chamado "DIM", que é formado quando o composto vegetal crucífero indol-3-carbinol atinge o ácido estomacal,[84] e já foi demonstrado que o DIM suprime a ativação da mTOR.[85] O sulforafano, outro produto do consumo de vegetais da família dos brócolis, também esfria a ação da mTOR,[86] o que pode ajudar a explicar por que as pessoas que comem verduras vivem, em média, uma vida mais longa e mais saudável.[87]

Uma vez que a sinalização da mTOR hiperativa pode desempenhar um papel no autismo,[88] pesquisadores da Johns Hopkins University e de Harvard realizaram, em homens jovens com autismo[89], um estudo duplo-cego, randomizado e com grupo controle e placebo com uma quantidade de sulforafano equivalente a algumas xícaras de brócolis por dia, o qual mostrou benefícios que nenhum medicamento jamais conseguiu igualar.[90] (Para mais detalhes, acesse o vídeo <see.nf/autism>.)

Existe algo que possamos beber para reduzir a atividade da mTOR? A exposição das células de levedura ao nível de cafeína que seria encontrada na corrente sanguínea após uma xícara de café levou a uma inibição da atividade da mTOR suficiente para prolongar a vida.[91] Em camundongos, o consumo tanto de café com cafeína quanto descafeinado foi capaz de diminuir a atividade da mTOR para um valor semelhante, sugerindo que no café existe algo que não seja a cafeína que pode ajudar.[92] Da mesma forma, o chá verde contém o flavonoide EGCG, que, por si só, suprime a atividade da mTOR em concentrações fisiologicamente relevantes.[93] Isso talvez ajude a explicar por que uma loção tópica de chá verde a 2% pode reduzir pela metade o número de espinhas[94] e por que o consumo de chá verde está associado a uma vida mais longeva.[95]

E QUANTO À MANUTENÇÃO MUSCULAR?

Se as mudanças na dieta são tão boas para a supressão da mTOR, devemos nos preocupar com efeitos colaterais parecidos com os da rapamicina? A enzima faz parte de dois complexos proteicos diferentes: o complexo mTOR 1 (mTORC1) e o complexo mTOR 2 (mTORC2). O mTORC1 é o acelerador do envelhecimento, enquanto o mTORC2 na verdade parece ser protetor. Infelizmente, a rapamicina inibe os dois, e com a interrupção do mTORC2 surgem muitos de seus efeitos adversos. A restrição proteica, no entanto, tem como alvo apenas o mTORC1, de modo que obtemos o melhor dos dois mundos.[96] Existe alguma desvantagem em suprimir a mTOR da dieta?

A sinalização da mTOR é necessária para o aumento da massa muscular em resposta aos exercícios de resistência física,[97] mas, como um todo, pode ser problemática, como dá a entender o título do editorial de uma revista de medicina de reabilitação, "The mTOR Conundrum: Essential for Muscle Function, but Dangerous for Survival" [O enigma mTOR: essencial para a função muscular, mas perigoso para a sobrevivência, em tradução livre].[98] Contudo, pelo visto não foi confirmada a hipótese de que a restrição de leucina pode acelerar a taxa de perda muscular com o envelhecimento. A maior ativação da mTOR nos homens pode ajudar a explicar por que eles tendem a ter uma vida mais curta que a das mulheres,[99] mas neles verifica-se uma taxa mais alta de perda muscular relacionada à idade.[100] Além disso, fornecer a homens idosos suplementos de leucina para serem tomados nas refeições durante meses em nada contribuiu para aumentar sua massa ou força muscular.[101,102]

Em camundongos, o bloqueio da mTOR com rapamicina *protege* contra o envelhecimento muscular. Camundongos geneticamente modificados para superestimular a mTOR sofrem um colapso catastrófico da massa muscular, o que é evitado pela inibição da mTOR. Isso sugere que, no mínimo, a mTOR pode intensificar um envelhecimento muscular prejudicial.[103]

Para digerir e refletir

A enzima mTOR é reconhecida como um dos principais impulsionadores do envelhecimento,[104] o "Grande ConduTOR" do envelhecimento, por assim dizer.[105] (De fato, a mTOR parece trazer à tona o lado engraçadinho dos autores dos estudos, que publicam artigos com títulos do tipo "TORwards a Victory over Aging" [Rumo a uma viTÓRia contra o envelhecimento, em tradução livre][106] ou, o meu trocadilho favorito, "The Magic 'Hammer' of TOR" [O "martelo" mágico da TOR, em tradução livre].[107] Talvez, mais do que qualquer outra estratégia antienvelhecimento, a inibição da mTOR interrompe uma panóplia de processos degenerativos,[108] explicando por que a rapamicina, droga bloqueadora da mTOR, é atualmente o mais eficaz método farmacológico já concebido para combater o envelhecimento.[109] Os enfoques não farmacológicos para retardar esse "marca-passo do envelhecimento"[110] incluem a restrição de certos aminoácidos, como a metionina e a leucina, a restrição proteica em geral ou a restrição alimentar completa.

Para ajudar a retardar a via bioquímica de envelhecimento em escala diária, considere:

- seguir todas as etapas para aumentar a AMPK na página 36;
- esforçar-se a manter a ingestão diária recomendada de 0,8g de proteína por quilo de peso corporal saudável, ou seja, cerca de 45g por dia para uma mulher de estatura média e cerca de 55g por dia para um homem de estatura média;
- escolher fontes de proteína à base de vegetais sempre que possível.

CAPÍTULO 10

Oxidação

Earl Stadtman, respeitado bioquímico e ganhador da Medalha Nacional de Ciências, a mais alta honraria por conquistas científicas nos Estados Unidos, certa vez disse: "O envelhecimento é uma doença. A duração da vida humana simplesmente reflete o nível de danos causados pelos radicais livres que se acumulam nas células. Quando há o acúmulo de danos suficientes, as células não conseguem mais sobreviver de maneira adequada e acabam por desistir."[1]

Esse conceito, proposto pela primeira vez em 1972[2] e conhecido atualmente como a "teoria mitocondrial do envelhecimento", sugere que, ao longo do tempo, os danos causados pelos radicais livres às nossas mitocôndrias resultam em perda de funcionalidade e energia celular. Nossas mitocôndrias são a fonte de energia para as células. Imagine que você recarregue repetidas vezes a bateria de seu celular; a capacidade do aparelho diminui cada vez que isso é feito. Da mesma forma, à medida que as mitocôndrias da nossa central elétrica acumulam os danos infligidos pelos radicais livres, elas também podem perder sua função ao longo do tempo.

HULK ESMAGA

Para um lembrete sobre o que exatamente são os radicais livres e como são formados, consulte minha tentativa de simplificar a biologia quântica da fosforilação oxidativa na parte sobre doenças do cérebro em meu livro *Comer para não morrer*. Basta dizer aqui que os radicais livres tendem a ser moléculas instáveis e violentamente reativas com um elétron desemparelhado.

Os elétrons, minúsculos blocos de matéria, gostam de viajar em pares. Os radicais livres tentam emparelhar seus elétrons solitários ao roubarem elétrons de qualquer molécula que encontrem pelo caminho.[3] Isso pode ter efeitos variados, dependendo de que tipo de molécula é afetada. Quando se ataca a gordura, há o risco de rompimento das membranas celulares.[4] Quando o alvo são enzimas, elas podem acabar sendo inativadas.[5] Quando outras proteínas são danificadas, elas podem se desmantelar e criar novas estruturas que nosso próprio sistema imunológico ataca por considerá-las corpos estranhos, levando, assim, a uma forma de inflamação autoimune.[6] E, quando os radicais livres arrancam elétrons do DNA, nossos genes podem sofrer mutação e nossas cadeias de DNA literalmente se quebram.[7] Felizmente, nosso corpo tem uma série de defesas antioxidantes capazes de doar elétrons sobressalentes de forma inofensiva e, assim, neutralizar radicais livres.

Um desequilíbrio entre o excesso de radicais livres e defesas antioxidantes inadequadas é conhecido como estresse oxidativo. De acordo com a teoria, o dano celular resultante causa o envelhecimento. Dessa forma, o envelhecimento e as doenças são conceituados como a oxidação do corpo. Sabe aquelas manchas marrons que são marcas da idade no dorso das mãos? São gordura e proteína oxidadas sob a pele. O estresse oxidativo é tido como o motivo pelo qual todos nós adquirimos rugas[8] e nos tornamos mais desmemoriados,[9] e a razão pela qual nossos sistemas orgânicos enguiçam à medida que ficamos mais velhos. Em suma, de acordo com a teoria, nós estamos enferrujando.[10] (A ferrugem é a oxidação do metal.) Esse é o fundamento lógico para consumirmos mais alimentos que contenham antioxidantes, mas será que isso realmente funciona? A despeito de 20 mil revisões publicadas de mais de 250 mil artigos sobre antioxidantes,[11] esse continua a ser um tema controverso.[12] Primeiro, vamos examinar se a teoria sobre a oxidação e o envelhecimento é mesmo verdadeira.

A ÚNICA TEORIA QUE EXPLICA A AMPLA DIFERENÇA

Mais de trezentas teorias sobre o envelhecimento já foram propostas.[13] E, embora nenhuma tenha alcançado aceitação geral,[14] o simples fato de a teoria mitocondrial ter persistido por quase cinquenta anos lhe confere certo peso.[15] Voltando no tempo, é possível localizar suas origens até décadas antes do que a proposta de Stadtman na década de 1970 — na época em que cientistas notaram um paralelo entre muitas das manifestações do envelhecimento e os efeitos prejudiciais que a exposição à radiação causa ao DNA.[16] Isso levou à teoria do envelhecimento dos radicais livres, formulada em 1956, propondo que o envelhecimento se devia ao acúmulo de danos oxidativos ao tecido.[17] Então, com a constatação de que as mitocôndrias eram a principal fonte de formação de radicais livres celulares, ela se transformou na teoria mitocondrial.[18]

Para ser bem-sucedida, qualquer teoria sobre o envelhecimento deve ser capaz de solucionar um mistério fundamental: *por que a expectativa de vida máxima dos animais varia de maneira tão ampla?* Entre os mamíferos, a diferença chega a ser de duzentas vezes. Alguns musaranhos vivem até apenas um ano, ao passo que as baleias-da-groenlândia podem atingir 200 anos ou mais[19] — e elas são apenas o segundo animal mais longevo.[20] O quahog do oceano, molusco do Atlântico Norte, chega a viver mais de 500 anos.[21] Isso é uma longevidade *milhares* de vezes maior que a de alguns outros invertebrados que podem sobreviver apenas alguns dias. Somente uma teoria do envelhecimento poderia dar conta de abarcar os únicos parâmetros conhecidos que são capazes de explicar tamanha diferença: a teoria mitocondrial.[22]

Essa teoria propõe que, quanto menor a taxa de produção de radicais livres mitocondriais, mais tempo os animais vivem. Não se trata de uma questão de taxa metabólica. Morcegos e pássaros, por exemplo, têm metabolismos elevados e, ainda assim, uma longevidade relativamente alta. As mitocôndrias de espécies que vivem por mais tempo simplesmente parecem ser mais eficientes. Elas com frequência deixam escapar menos elétrons, o que se correlaciona com menos danos oxidativos ao DNA mitocondrial.[23] (Nos seres humanos, as mitocôndrias têm as próprias voltas de DNA, minúsculas, e em geral pensa-se que elas codificam apenas treze proteínas,[24] separadas do DNA em massa, que codifica os mais de 20 mil genes no núcleo celular.[25]) Felizmente, a eficiência mitocondrial não é uma característica imutável. Nós podemos ser capazes de reduzir nossa taxa de produção de radicais livres mitocondriais por meio de exercícios físicos,[26] bem como de um único ajuste na dieta: reduzindo a ingestão do aminoácido metionina.[27]

COMO DIMINUIR A INGESTÃO DE METIONINA

A quantidade de metionina nos tecidos tem ligações estreitas com a longevidade máxima entre os mamíferos. Quanto menor a concentração de metionina, maior será a duração da vida. Isso faz sentido no âmbito da teoria mitocondrial, já que a metionina é o componente proteico mais suscetível à oxidação.[28] No entanto, níveis elevados de metionina não apenas tornam a pessoa vulnerável ao estresse oxidativo, eles também contribuem ativamente para causá-lo. Isso pode ser demonstrado até em um tubo de ensaio. Quando se pinga metionina em mitocôndrias isoladas, elas começam a produzir mais radicais livres.[29] Para verificar se a dieta é capaz de reduzir essa produção, pesquisadores resolveram testar isso.

Em roedores, uma restrição alimentar de 40% diminui a taxa de geração de radicais livres mitocondriais e aumenta o tempo de vida. Descobriu-se que isso se deve à queda na ingestão de proteínas. Em vez de restringir a dieta de maneira geral, cortar apenas as proteínas teve os mesmos efeitos, ao passo que a restrição de gordura ou carboidratos por si só não afetou a formação de radicais livres nem a longevidade. Por outro lado, foi descoberto que os efeitos benéficos da restrição proteica na função mitocondrial se devem à queda do aminoácido metionina.[30] Restringir todos os aminoácidos dietéticos, exceto a metionina, não surtiu qualquer efeito no fluxo de radicais livres mitocondriais ou nos danos ao DNA, mas a restrição exclusiva da metionina teve ambos os resultados.[31] Isso, por sua vez, levou à conclusão de que o vazamento de elétrons nas mitocôndrias parecia ser controlado pela quantidade de metionina na dieta.[32]

Em um período de sete semanas, restringir a ingestão de metionina em ratos diminuiu o vazamento de elétrons, a formação de radicais livres e os danos ao DNA mitocondrial.[33] Em consonância com a teoria mitocondrial, isso pareceu retardar o envelhecimento, conforme ficou evidente por uma redução na incidência de uma série de doenças degenerativas relacionadas à idade e por uma ampliação da longevidade.[34] Conforme discutimos em seções que abordaram outras vias antienvelhecimento, tal qual a autofagia (consulte a página 37), há muitas maneiras pelas quais a restrição alimentar pode prolongar a vida, mas acredita-se que a restrição de metionina por si só é responsável por cerca de 50% da maior expectativa de vida atribuída à restrição alimentar total.[35]

Existem três maneiras de diminuir a ingestão de metionina. Nós podemos reduzir a ingestão geral de alimentos, mas há o risco de ficarmos com fome, e também podemos reduzir a metionina ao simplesmente moderarmos nossa ingestão geral de proteínas.[36] Muitos norte-americanos consomem mais que o dobro da quantidade de proteína necessária,[37] por isso poderia ser uma questão de passar da ingestão excessiva para a ingestão recomendada.[38] Já foi demonstrado que adotar essa medida proporciona uma variedade de recompensas metabólicas em questão de semanas, provavelmente devido à queda simultânea na ingestão de aminoácidos de cadeia ramificada.[39] E, por falar em benefícios extras, a terceira maneira de reduzir a ingestão de metionina é trocar a proteína animal pela vegetal.[40] (Consulte o gráfico das fontes de metionina na página 687.)

Houve uma época em que o teor comparativamente baixo de metionina nas leguminosas (feijões, ervilhas, grão-de-bico e lentilhas) era considerado uma desvantagem nutricional, mas pesquisadores da longevidade concluíram que a recém-descoberta multiplicidade de benefícios atribuídos à restrição de metionina "ironicamente converte essa 'desvantagem' em uma robusta vantagem".[41] Isso bate com dados que mostram que o consumo de leguminosas pode ser o mais importante fator de previsão dietético de sobrevivência em pessoas idosas em todo o mundo,[42] um pilar de toda dieta da longevidade, incluindo a "Dieta das Zonas Azuis".[43] Afirma-se que dietas à base de alimentos vegetais tornam a restrição de metionina "viável como uma estratégia para a extensão da vida".[44]

E QUANTO AOS SUPLEMENTOS ANTIOXIDANTES?

Os suplementos antioxidantes formam uma indústria multibilionária[45] e com frequência apontam seus benefícios antienvelhecimento, apesar de centenas de estudos não terem conseguido encontrar evidências óbvias desses supostos efeitos.[46] Ao que parece, aqueles que tomam suplementos antioxidantes não vivem nem um pouco mais.[47] Além disso, quando colocados à prova em ensaios clínicos randomizados, os suplementos de betacaroteno, vitamina A e vitamina E parecem *aumentar* a mortalidade.[48] De fato, quem faz uso de suplementos pode estar pagando para viver uma vida mais curta.

Meu vídeo <see.nf/antioxsupplements> explica o porquê. Por exemplo, os suplementos contêm apenas alguns antioxidantes selecionados, ao passo que nosso corpo depende de centenas deles, todos trabalhando em conjunto para criar uma rede a fim de ajudar a eliminar os radicais livres.[49] Doses elevadas de um único antioxidante podem bagunçar esse delicado equilíbrio.[50] Em vez de trabalhar de forma isolada, os compostos antioxidantes podem atuar em sinergia.[51] Em essência, o todo (alimento) acaba sendo maior do que a soma de suas partes.[52]

Como eu explico no vídeo, o fator crucial é que a proximidade ou mesmo o contato físico entre o DNA mitocondrial e a fonte de formação de radicais livres provavelmente explica por que os antioxidantes parecem não conseguir retardar a taxa de envelhecimento,[53] mas isso não significa que os antioxidantes não possam prevenir doenças relacionadas à idade ligadas a danos oxidativos em 99,999995%[54] do nosso DNA *fora* das mitocôndrias.

RADICAIS LIVRES ACELERAM O ENVELHECIMENTO

Nosso DNA não mitocondrial está compartimentalizado dentro do núcleo da célula, fora da linha de fogo direta das mitocôndrias, mas ele ainda está sujeito ao ataque constante dos radicais livres. Todos os dias, nosso genoma sofre cerca de 70 mil ocorrências, manifestando-se em grande parte como quebras de fita simples na dupla hélice do DNA. Felizmente, nós contamos com uma série de mecanismos de reparação do DNA (tema que rendeu o Prêmio Nobel em 2015), os quais podem ser capazes de reparar uma ruptura antes de a célula se dividir e transmitir a lesão do DNA como uma mutação.[55] Infelizmente, nossa capacidade de reparação do DNA diminui com a idade,[56] o que pode explicar a acumulação de danos no DNA observada em indivíduos mais velhos[57] (embora os centenários tendam a escapar com relativamente menos danos oxidativos).[58] Por que nós acreditamos que isso não é uma mera consequência do envelhecimento, mas, sim, uma causa dele? A evidência mais convincente é a de que a maioria das síndromes genéticas raras do envelhecimento prematuro é causada por mutações dos genes de reparação do DNA.[59] Também foram traçados paralelos com os efeitos a longo prazo do tratamento do câncer.

A radioterapia e a quimioterapia genotóxica funcionam por meio da criação proposital de danos ao DNA induzidos por radicais livres para matar células cancerígenas que se dividem rapidamente. Todas as células expostas são afetadas, não apenas as cancerígenas. Se os danos no DNA são uma causa do envelhecimento, seria de esperar que esses sobreviventes do câncer sofressem prematuramente de diferentes formas de padecimentos relacionados à idade, e parece que isso de fato acontece: os sobreviventes sofrem de doenças como a artrite décadas antes do esperado. Cerca de 20% dos sobreviventes de câncer infantil têm um ataque cardíaco ou acidente vascular cerebral aos 50 anos, em comparação com apenas 1% de seus irmãos nessa idade. Na terceira idade, 10% dos idosos com 65 anos ou mais sofrem de síndrome de fragilidade, uma incapacitante perda de resistência e força física. Essa é a mesma porcentagem de sobreviventes de câncer pediátrico que sofrem de síndrome de fragilidade na faixa dos 30 anos. Seja decorrente de deficiências congênitas na reparação do DNA ou da exposição a agentes genotóxicos, parece que a consequência do excesso de danos no DNA é a mesma: envelhecimento acelerado.[60]

O estresse oxidativo já foi apontado como envolvido no branqueamento dos cabelos;[61] no desenvolvimento de cataratas, artrite, síndrome de fragilidade e doenças neurodegenerativas, cardiovasculares, renais e pulmonares;[62] no declínio cognitivo; na degeneração macular relacionada à idade;[63] e na perda muscular.[64] A redução das defesas antioxidantes em camundongos resulta em perda auditiva acelerada, formação de catarata e disfunção cardíaca, enquanto o aumento da capacidade antioxidante indica o inverso,[65] retardando doenças relacionadas à idade.[66] Portanto, a via bioquímica de envelhecimento, a modulação do tempo de vida pode exigir a supressão da formação de radicais livres, mas o incremento do *healthspan* pode ser alcançado por meio do reforço de nossas defesas antioxidantes para ajudar a anular o estresse oxidativo resultante.

NOSSA DIETA ORIGINAL

A visão da dieta paleo sobre a nutrição humana postula que a revolução agrícola ao longo dos últimos 10 mil anos é apenas um piscar de olhos evolutivo e que os humanos estão adaptados a dietas paleolíticas repletas de carnes magras.[67] Por que parar aí? Se toda a nossa linha do tempo evolutiva fosse reduzida a um ano, os últimos 200 mil anos da humanidade da Idade da Pedra seriam apenas alguns dias, representando apenas o último 1% dos cerca de 20 milhões de anos em que evoluímos desde o nosso ancestral comum, o hominídeo.[68]

OXIDAÇÃO | 147

Durante nossos anos verdadeiramente formativos, talvez os primeiros 90% da existência antes que aprendêssemos a usar ferramentas, nossas necessidades nutricionais refletiam um passado ancestral em que comíamos, sobretudo, folhas, flores e frutos,[69] uma dieta semelhante à dos nossos companheiros símios.[70] Isso poderia explicar o porquê de as frutas e os vegetais não apenas serem bons para nós, mas serem, de fato, vitais para nossa sobrevivência.[71]

Nós, humanos, estamos entre os poucos mamíferos tão adaptados a uma dieta à base de vegetais que, se não comermos vegetais suficientes, poderemos mesmo morrer de escorbuto, uma doença causada pela deficiência de vitamina C.[72] A maioria dos outros animais produz a própria vitamina C, mas por que nosso corpo se esforçaria tanto nesse sentido se nós evoluímos pendurados nas árvores e comendo frutas e vegetais o dia todo?[73]

Provavelmente não se trata de uma coincidência que os poucos outros mamíferos incapazes de sintetizar a própria vitamina C — como é o caso dos porquinhos-da-índia, morcegos frugívoros e alguns coelhos — sejam todos fortemente herbívoros, tais quais os grandes primatas.[74] Dados extraídos de fezes fossilizadas humanas depositadas na Idade da Pedra nos dizem que talvez ingeríssemos até dez vezes mais vitamina C e dez vezes mais fibras alimentares do que fazemos hoje.[75, 76] Será que essa altíssima taxa de ingestão de nutrientes é apenas um subproduto inevitável da ingestão de alimentos vegetais integrais o tempo todo, ou de fato pode estar desempenhando alguma função importante, como a defesa antioxidante?[77]

As plantas criam uma impressionante gama de antioxidantes a partir do zero para defender suas próprias estruturas contra os radicais livres na tempestade da fotossíntese.[78] Há uma razão pela qual as plantas podem ficar expostas ao sol o dia todo sem se queimarem (o que em nós é uma reação inflamatória ao dano infligido ao DNA e criado em parte pelos radicais livres induzidos pelos raios ultravioleta).[79] O corpo humano deve se defender contra os mesmos tipos de pró-oxidantes, por isso nós também desenvolvemos uma série de enzimas antioxidantes fantásticas que são eficazes, mas não infalíveis. Na verdade, conforme envelhecemos, os radicais livres podem atacar nossas defesas e causar danos cumulativos no DNA.[80] É aqui que as plantas entram.

As plantas produzem antioxidantes, portanto, nós não precisamos fazê-lo. Como os alimentos ricos em antioxidantes tradicionalmente constituíam uma parte tão importante da nossa dieta ancestral, em nossa evolução não tivemos que desenvolver um sistema antioxidante tão maravilhoso assim. Nós podíamos somente deixar que os vegetais da nossa dieta fizessem sua parte, incumbindo-se, por exemplo, de fornecer as quantidades necessárias de vitamina C, para que não precisássemos nos preocupar em fazer isso por conta própria.[81] Usar as plantas como muleta pode muito bem ter aliviado a pressão por um maior desenvolvimento evolutivo de nossas defesas. Por conseguinte, ficamos dependentes da obtenção de grandes quantidades de alimentos vegetais na dieta e, quando *não* fazemos isso, podemos sofrer consequências adversas para a saúde.

Em que momento da nossa história evolutiva nós paramos de consumir vegetais ricos em antioxidantes em quantidade suficiente? Mesmo durante a Idade da Pedra, isso pode não ter sido um problema. Apenas recentemente começamos a desistir de alimentos vegetais integrais.[82] Hoje, os seguidores das dietas paleo e *low carb* podem estar comendo mais vegetais do que aqueles que seguem dietas ocidentais padrão.[83] Ótimo! O problema não é que as pessoas queiram reduzir a ingestão de carboidratos ao substituir junk food por alimentos vegetais. A preocupação é a mudança na direção dos alimentos de origem animal. De acordo com Marion Nestle, professora emérita de nutrição da New York University, se há uma conclusão quanto aos estudos antropológicos de dietas ancestrais, é que: "Dietas à base principalmente de vegetais promovem saúde e longevidade [...]."[84]

QUAIS SÃO OS ALIMENTOS COM MAIS ANTIOXIDANTES?

De muitas maneiras, nossos antepassados pré-históricos consumiam uma quantidade de antioxidantes maior do que a nossa, mas, ao mesmo tempo, tinham menos necessidade deles. Na vida moderna, estamos rodeados por novos estresses pró-oxidantes: desde poluição atmosférica e fumaça de cigarro, até álcool e junk food, pesticidas e produtos químicos industriais.[85] Isso torna ainda mais importante o reforço de nossas defesas antioxidantes inerentes com produtos ricos em alimentos antioxidantes. Hoje, contamos com a vantagem de poder obter produtos sazonais, como frutas vermelhas congeladas, provenientes do mundo inteiro, em qualquer época do ano, o que facilita em muito a ingestão constante de antioxidantes.

Como a capacidade antioxidante total da nossa dieta está correlacionada com um menor risco de desenvolver[86] e morrer de câncer[87] e de todas as causas de morte juntas,[88] cientistas decidiram encontrar os alimentos mais ricos em antioxidantes. Dezesseis pesquisadores de todo o mundo publicaram um banco de dados do poder antioxidante de mais de 3 mil alimentos, bebidas, suplementos, ervas e especiarias diferentes. A fim de encontrar o alimento com a maior quantidade de antioxidantes, eles testaram de tudo, desde uma porção de cereal de milho açucarado até as folhas secas esmagadas do baobá africano. Testaram, inclusive, dezenas de marcas de cerveja. (A cerveja Santa Claus de Eggenberg, na Áustria, é a mais rica em antioxidantes.)[89] Na verdade, a cerveja representa a quarta maior fonte de antioxidantes dietéticos dos norte-americanos.[90] Confira no vídeo <see.nf/antioxidantlist> o gráfico para descobrir a classificação de seus alimentos e bebidas favoritos.

Não há necessidade de afixar o gráfico inteiro de 138 páginas na sua geladeira. Basta ter em mente esta regra simples: em média, os alimentos vegetais contêm 64 vezes mais antioxidantes do que os de origem animal.[91] Como observaram os pesquisadores, "os alimentos ricos em antioxidantes têm origem no reino vegetal, enquanto carnes, peixes e outros alimentos provenientes do reino animal são pobres em antioxidantes". Até a alface-americana, que é 96% água[92] e o alimento vegetal menos saudável que consigo imaginar, contém dezessete unidades (micromoles por decagrama usando um ensaio de FRAP modificado) de poder antioxidante. Como parâmetro, algumas frutas vermelhas têm mais de mil unidades, o que faz a alface-americana perder o brilho. Mas compare as dezessete unidades da alface-americana a alguns produtos de origem animal comuns. O salmão fresco tem apenas três unidades de poder antioxidante; o frango, apenas cinco unidades; e o leite desnatado e um ovo cozido têm apenas quatro unidades cada. "As dietas compostas principalmente de alimentos de origem animal têm, portanto, baixo teor de antioxidantes", concluiu a equipe de pesquisa, "ao passo que as dietas à base sobretudo de uma variedade de alimentos vegetais são ricas em antioxidantes, devido aos milhares de fitoquímicos antioxidantes bioativos encontrados nas plantas, os quais são conservados em muitos alimentos e bebidas."

Entre os alimentos vegetais, as frutas vermelhas têm, em média, cerca de dez vezes o poder antioxidante de outras frutas e vegetais, e são superadas somente por ervas e especiarias. As cerejas podem ter até 714 unidades, mas não há necessidade de escolher alimentos individuais para aumentar a ingestão de antioxidantes. Basta se esforçar para incluir em cada refeição uma ampla variedade de frutas, vegetais e temperos sem sal. Dessa forma, você pode sempre inundar seu corpo com antioxidantes para ajudar a prevenir doenças relacionadas à idade.

AUMENTAR A CAPACIDADE ANTIOXIDANTE DO SANGUE

Assim como é possível medir as quantidades de antioxidantes em alimentos e bebidas, também dá para medir o nível de antioxidantes na corrente sanguínea. Em comparação com a maioria dos alimentos na seção de hortifrúti do supermercado, o nível de antioxidantes em nosso corpo é meio que lamentável. Tal como as carnes que ingerimos, nosso corpo nem sequer chega perto do nível da alface-americana![93] Por outro lado, somos feitos de carne, por isso acho que não é assim tão surpreendente.

Em vez de somente medir o poder antioxidante de um alimento em um tubo de ensaio, acompanhar a mudança na capacidade antioxidante do sangue após uma refeição fornece a confirmação de que os antioxidantes estão sendo absorvidos pelo organismo de modo efetivo. Os suplementos antioxidantes talvez não sejam capazes de fazer diferença no sentido de promover uma mudança perceptível[94] ou diminuir os danos oxidativos ao DNA,[95, 96] mas as frutas e os vegetais conseguem fazer ambos.[97, 98, 99] E, quanto maior for o estado antioxidante do sangue, mais tempo tendemos a viver.[100]

A capacidade antioxidante da corrente sanguínea pode ser apenas um marcador de uma alimentação mais saudável em geral,[101] mas pelo menos um estudo descobriu que o benefício em relação à mortalidade persistia independentemente da ingestão de fibras.[102] Isso sugere que nós não vivemos mais somente porque comemos mais alimentos vegetais integrais em geral, embora o chá possa ser um fator de confusão. O chá não contém nenhuma fibra e é o alimento que mais contribui com antioxidantes na dieta dos norte-americanos.[103] O consumo de chá por si só está associado a uma vida mais longeva,[104] por isso seria interessante ver se a associação antioxidante protetora com a mortalidade prematura sobreviveria após o controle da ingestão de chá.

ALIMENTOS RICOS EM ANTIOXIDANTES EM TODAS AS REFEIÇÕES

Cada refeição é uma oportunidade para inclinarmos a balança em uma direção pró-oxidante ou antioxidante. Fazer uma única refeição deficiente em alimentos ricos em antioxidantes pode nos deixar em um estado pró-oxidante durante horas, coincidindo com uma queda na taxa de antioxidantes no sangue à medida que as reservas do organismo vão aos poucos se esgotando.[105] (Veja detalhes no vídeo <see.nf/antioxidantmeals>.) Nós não queremos retroceder todos os dias e acabar com menos antioxidantes no corpo do que quando acordamos. Isso é muitíssimo importante no contexto do aumento do estresse oxidativo devido a doenças, fumo passivo, poluição do ar ou privação de sono.[106]

Um extraordinário estudo publicado no *Journal of Biomedical Optics* detalhou um novo estudo em que pesquisadores alemães monitoraram, de forma não invasiva, os níveis de antioxidantes das pessoas por meio do uso de um laser de argônio para medir, em tempo real, os níveis flutuantes de antioxidantes na pele delas. A descoberta mais importante foi que os valores podem despencar em um intervalo de duas horas após um evento estressante e podem levar até três *dias* para voltarem ao normal.[107] Bastam poucas horas para perder, mas são necessários dias para recuperar, por isso uma alimentação mais saudável é tão importante quando imaginamos que ficaremos estressados, doentes ou cansados no futuro próximo. De maneira ideal, deveríamos consumir alimentos ricos em antioxidantes em todas as refeições e lanches.

COMO REDUZIR DANOS NO DNA

Infelizmente, a maioria dos norte-americanos consome muitos alimentos claros (pão branco, batatas brancas, massa branca e arroz branco), mas muitas vezes os alimentos coloridos são melhores para nós, por conta de seus pigmentos antioxidantes. Os mirtilos, por exemplo, são um dos alimentos de cores mais vivas, e as informações obtidas a partir dele não decepcionam. Meia xícara de mirtilos é capaz de atenuar a queda na capacidade antioxidante do sangue nas horas seguintes ao consumo de um cereal matinal açucarado sem frutas vermelhas (um quarto de xícara, porém, não é suficiente).[108] Com o tempo, pessoas que participaram de estudos randomizados e receberam smoothies de mirtilo duas vezes ao dia reduziram pela metade os níveis de um potente radical livre no sangue em um período de seis semanas, o que poderia então significar uma maior proteção ao DNA.[109]

Pesquisadores colheram sangue de pessoas antes e depois de comerem duas xícaras de mirtilos descongelados e expuseram seus glóbulos brancos a radicais livres na forma de peróxido de hidrogênio.[110] Uma hora após o consumo, os mirtilos reduziram de modo significativo os danos resultantes no DNA. No entanto, o efeito protetor foi transitório. A vulnerabilidade do DNA regressou depois de duas horas; por isso, mais uma vez: devemos procurar comer alimentos abarrotados de antioxidantes várias vezes ao dia.

Em um tubo de ensaio, limões-sicilianos, caquis, morangos, brócolis, aipo e maçãs conferiram proteção de DNA às células humanas, mas isso pressupõe que os componentes ativos sejam absorvidos pela corrente sanguínea na concentração considerada protetora.[111] Existem, no entanto, alimentos que demonstraram reduzir os danos ao DNA quando efetivamente consumidos:

- cerca de 28g por dia de um mix de oleaginosas (nozes, amêndoas e avelãs) podem reduzir os danos em doze semanas;[112]
- cinco colheres de chá de extrato de tomate por dia, em apenas duas semanas;[113]
- três quartos de xícara de espinafre congelado cozido no micro-ondas,[114] ou uma xícara de outras verduras cozidas por dia, em três semanas;[115]
- cerca de quatro colheres de chá diárias de espinafre em pó, em duas semanas;[116]
- duas xícaras diárias de couve-de-bruxelas cozida no vapor, no prazo de seis dias;[117]
- uma única porção de agrião, em duas horas;[118]
- cerca de uma xícara e meia de chá verde[119] ou suco de tomate,[120] laranja,[121] laranja-vermelha[122] ou de cenoura[123] podem variar entre levar horas a semanas; e

- oito kiwis, em quatro horas[124], ou um kiwi por dia, em três semanas (sem diferença significativa entre comer um, dois ou três por dia).[125]

Os kiwis,[126] as cenouras cozidas[127] e o chá verde[128] têm a distinção adicional de serem capazes de facilitar a reparação do DNA, algo que antes se presumia não ser prontamente afetado pela dieta.[129] Podemos, em vez disso, só tomar um comprimidozinho? Um suplemento contendo as mesmas quantidades de alfacaroteno e betacaroteno das cenouras não conseguiu atingir o mesmo efeito.[130]

Foi comprovado que extratos integrais de maçãs,[131] laranjas,[132] espinafres[133] e mirtilos[134] aumentam a vida útil do *C. elegans*, e existem fitonutrientes individuais, como o ácido gálico, que podem não apenas prolongar a vida útil do *C. elegans*,[135] mas também reduzir em poucos dias os danos ao DNA humano[136] — e fazer isso na dose diária encontrada em meia xícara de morangos, meia manga ou algumas colheres de sopa de alfarroba em pó, embora alimentos integrais possam funcionar ainda melhor.[137] E descobriu-se que o extrato integral de maçã pode prolongar a vida média do *C. elegans* em 39%, o que é o dobro das frações de maçãs individuais ou dos fitonutrientes de uma única maçã,[138] como a quercetina, que prolongou a média da expectativa de vida em apenas 15%.[139] Água com infusão de limão — nem sequer a fruta inteira — aumentou a expectativa de vida e *healthspan* dos camundongos em comparação com uma vida inteira bebendo água normal,[140] e ficou demonstrado que Amla,[141] canela,[142] cacau,[143] e cúrcuma[144] prolongam a longevidade das moscas-das-frutas. Nos seres humanos, a dose diária de antioxidantes associada a um risco 7% menor de morte prematura pode ser encontrada em cerca de uma xícara de espinafre cozido ou em apenas dois terços de uma xícara de amoras.[145]

APIMENTE AS COISAS

As especiarias são os mais potentes protetores do DNA. Passar apenas uma semana comendo cerca de duas colheres de chá de alecrim ou sálvia por dia, uma colher e meia de chá de gengibre ou cominho em pó, três quartos de uma colher de chá de páprica ou mesmo apenas um décimo de uma colher de chá de cúrcuma cozida pode proteger contra as quebras de nossos filamentos de DNA.[146] Também foi descoberto que um quarto de colher de chá de Amla — pó de groselha-indiana seca — por dia diminui os danos oxidativos ao DNA.[147] Isso é de se esperar, já que, na comparação grama por grama, as ervas secas e especiarias contêm o maior efeito antioxidante.[148]

Em seu nível máximo, ervas e temperos chegam a ter dez vezes o poder antioxidante de castanhas e sementes, por exemplo. Lógico, é mais fácil comer 28g de oleaginosas do que 28g de noz-moscada, mas algumas ervas e temperos se encontram tão acima da média que até uma pitada mínima pode fazer a diferença. Por exemplo, adicionar uma única colher de chá de orégano seco a uma tigela de espaguete de trigo integral com molho marinara e brócolis cozido no vapor quase dobra o poder antioxidante do prato. Apenas dois terços de uma colher de chá de manjerona propiciariam a mesma alavancada. Meia colher de chá de canela mais do que quintuplica o conteúdo antioxidante de uma tigela de aveia,[149] e nós temos a verificação da biodisponibilidade. Uma dezena de experimentos clínicos randomizados demonstrou que a canela — tanto a variedade canela-cássia quanto a canela-do-ceilão —, em doses que variam de apenas meia colher de chá a uma colher e meia de chá por dia, pode aumentar a capacidade antioxidante da nossa corrente sanguínea e reduzir os danos causados pelos radicais livres.[150]

Não se esqueça das ervas frescas. Uma colher de sopa de folhas frescas de erva-cidreira praticamente dobra o conteúdo antioxidante de uma salada de alface e tomate, tanto quanto meia colher de sopa de orégano ou hortelã, ou até três quartos de uma colher de chá de manjerona, tomilho ou sálvia.[151] Quando estiver preparando um molho, tenha em mente que dezenas de estudos clínicos randomizados demonstraram que pequenas doses de gengibre[152] e alho[153] podem aumentar a capacidade antioxidante da corrente sanguínea e diminuir os danos dos radicais livres, portanto, tente incluir um dos dois, ou ambos.

O líder do grupo? O cravo. Uma das minhas maneiras favoritas de aproveitá-lo requer apenas alguns minutos de preparo. Apenas coloco uma batata-doce no micro-ondas e depois a amasso com um pouco de canela e uma pitada de cravo, o que confere ao prato um delicioso perfil de sabor parecido com uma torta de abóbora. Um lanche barato, simples e fácil, com mais antioxidantes do que as pessoas que seguem uma dieta norte-americana padrão conseguem obter em uma semana inteira.[154]

E quanto ao cacau? Descobriu-se que o consumo de cacau diminui os marcadores de estresse oxidativo,[155] bem como a pressão arterial.[156] O chocolate amargo pode fazer o mesmo por nós, mas não o chocolate branco[157] nem o ao leite.[158] No entanto, o cacau consegue neutralizar os efeitos pró-oxidantes do leite,[159] ao passo que o leite de soja é capaz de reduzir, de fato, os danos dos radicais livres[160] (embora o leite de arroz acabe piorando as coisas).[161]

Sem sal

O sódio é um componente dietético pró-oxidante que quase sempre acaba sendo negligenciado. Eu abordo isso em profundidade no meu vídeo <see.nf/salty>, mas, em linhas gerais, uma única refeição com a quantidade típica de sal pode, em questão de trinta minutos, suprimir de maneira significativa a função arterial,[162] reprimindo uma poderosa enzima antioxidante do corpo chamada de "superóxido dismutase",[163] que normalmente é capaz de desintoxicar 1 milhão de radicais livres por segundo.[164]

BEBIDAS PROTETORAS DE DNA

Embora seja melhor comer frutas inteiras, estudos clínicos randomizados encontraram uma redução nos danos dos radicais livres após o consumo de sucos de cereja ácida,[165] laranja,[166] romã,[167] tomate,[168] grama de trigo[169] e sucos de cranberry com baixo teor de açúcar.[170] O suco de uva também pode melhorar a capacidade antioxidante do sangue.[171] Mas e o vinho?

O vinho tinto pode muito bem melhorar a capacidade antioxidante do sangue[172] — até a ponto de abrandar (mas não eliminar) o aumento da oxidação causado por uma refeição mediterrânea que inclui peixe frito.[173] No entanto, ao que parece, o consumo crônico de vinho não ajuda. Quando fumantes participaram de um estudo randomizado e foram instruídos a beber cerca de duas taças de vinho tinto, vinho branco ou vinho tinto sem álcool todos os dias durante semanas, apenas aqueles que beberam o vinho sem álcool apresentaram uma queda nos marcadores do estresse oxidativo.[174] Assim, presumiu-se que isso ocorreu devido aos conhecidos efeitos pró-oxidantes da ingestão de álcool.[175]

Descobriu-se que fumantes que consomem álcool sofrem duas vezes mais danos cromossômicos em comparação com fumantes abstêmios; porém, mantendo-se idênticos outros fatores, os fumantes que bebem chá verde sofrem cerca de um terço menos. (Uma situação melhor ainda é a daqueles que não fumam, que têm dez vezes menos danos.)[176] Embora nem o café[177] nem o chá verde[178] possam bloquear o estresse oxidativo induzido por uma refeição rica em gordura, tanto o chá verde quanto o preto podem aumentar a capacidade antioxidante total da corrente sanguínea apenas trinta minutos após a ingestão, efeito este que dura por pelo menos duas horas. (O incremento proporcionado pelo chá verde é cerca de 50% melhor do que o do chá preto.)[179] Embora os dados sobre os efeitos da adição de leite ao chá sejam ambíguos, a maioria dos estudos mostrou que tomar chá com laticínios diminui ou até inibe por completo as propriedades antioxidantes da bebida.[180]

No intervalo de apenas uma hora, uma única xícara de chá verde pode aumentar de maneira significativa a atividade da enzima iniciadora de reparo de danos oxidativos ao DNA, e beber duas xícaras por dia durante uma semana proporciona um impulso ainda maior.[181] Em quatro semanas, beber uma caneca (300ml) de chá verde todos os dias melhora a resistência do DNA aos danos causados pelos radicais livres.[182] Na verdade, a atuação do chá como um protetor do DNA é tão eficaz que pode ser usado para armazenar amostras frescas de esperma até que elas sejam devidamente refrigeradas.[183]

COMO OS PRÓ-OXIDANTES PODEM TER EFEITOS ANTIOXIDANTES

Um tanto irônico, ao que parece, é que o agrupamento das defesas antioxidantes e de reparação do DNA é uma consequência das suaves qualidades *pró*-oxidantes do chá verde, um fenômeno paralelo ao treino físico.[184] Isso tem sido chamado de "paradoxo do estresse oxidativo induzido pelo exercício".[185] Os corredores de ultramaratonas podem gerar tantos radicais livres durante uma prova que há o risco de danificarem o DNA de uma porcentagem significativa de suas próprias células.[186] Por que um ato que parece ser saudável (exercícios físicos) causaria efeitos prejudiciais? Porque o exercício em si não é necessariamente o ato saudável; trata-se do período de recuperação que vem depois da prática.[187] Por exemplo, foi provado que exercícios físicos melhoram as defesas antioxidantes, aumentando as atividades das enzimas antioxidantes. Desse modo, os atletas podem sofrer impactos em seu DNA durante uma corrida, mas, uma semana depois, eles não voltam simplesmente ao nível basal de danos no DNA. Os danos diários ao DNA caem ainda mais, talvez porque o esforço anterior turbinou as defesas antioxidantes.[188]

Desta forma, o leve estresse oxidativo do chá verde e dos exercícios pode ser visto como algo benéfico, semelhante à vacinação. Ao desafiar um pouco o corpo, podemos induzir uma resposta favorável no longo prazo. O conceito de que níveis baixos de uma entidade prejudicial podem incrementar os mecanismos de proteção — a velha noção de "aquilo que não nos mata nos torna mais fortes" — é conhecido como *hormese*.[189] (Ver página 605.)

Tomar pílulas antioxidantes, tais como suplementos de vitamina C e vitamina E, pode bloquear esse aumento na atividade das enzimas antioxidantes ocasionado pela atividade física e, assim, atenuar alguns dos benefícios à saúde decorrentes; porém, comer alimentos ricos em antioxidantes pode oferecer o melhor dos dois mundos.[190] Embora os suplementos de vitamina C pareçam prejudicar o desempenho físico,[191] as frutas[192] e os vegetais[193] podem ter benefícios ergogênicos, melhorando o desempenho sem minar a resposta de adaptação protetora.[194] Na verdade, as frutas e os vegetais podem até intensificar os benefícios dos exercícios físicos. Estudos demonstraram que tanto o chá de cassis[195] como o de verbena-limão,[196] ricos em antioxidantes, protegem contra o estresse oxidativo induzido pelos exercícios e, ao mesmo tempo, aprimoram algumas adaptações benéficas aos exercícios.

Levando em conta os benefícios horméticos de certos estresses pró-oxidantes leves, como o chá verde e a atividade física, a narrativa simplista de "os antioxidantes são bons, os radicais livres são ruins"[197] deve ser revisada.[198] Talvez o maior exemplo dessa questão seja o caso dos brócolis.

A COUVE VIRA O JOGO

Os antioxidantes dietéticos que cooptamos dos vegetais representam apenas a nossa segunda linha de defesa contra os radicais livres.[199] Os nossos defensores da linha da frente são nossas próprias enzimas antioxidantes. Por hora, o corpo humano produz naturalmente 100.000.000.000.000.000.000.000 radicais livres.[200] É por isso que produzimos enzimas como a catalase, a enzima de reação mais rápida de nosso corpo, capaz de desintoxicar e decompor milhões de moléculas de peróxido de hidrogênio em água e oxigênio a cada segundo.[201] (Sabe aquela efervescência que ocorre quando derramamos água oxigenada em um ferimento? Isso vem das bolhas de oxigênio formadas pela catalase.) Existe alguma maneira de incrementar essa linha de frente de defesa antioxidante?

Na década de 1980, cientistas começaram a descobrir uma sequência genética específica nas regiões promotoras de dezenas[202] e, depois, de centenas de genes "citoprotetores" (protetores de células).[203] Eles encontraram genes promotores que codificam enzimas antioxidantes capazes de extinguir de forma direta os radicais livres, como a catalase;[204] enzimas que produzem antioxidantes, a exemplo da glutationa;[205] e até genes para enzimas de reparo de DNA[206] e enzimas de desintoxicação no fígado.[207] Qualquer coisa ligada a esses denominados "elementos de resposta antioxidante" poderia ativar de uma só vez nosso sistema geral de defesa antioxidante.

Na década de 1990, esse gatilho foi descoberto: a Nrf2, uma proteína que flutua no citoplasma da célula e que em geral está vinculada a uma proteína supressora.[208] Contudo, quando essa proteína supressora é oxidada, ela libera a Nrf2, que então é capaz de mergulhar no núcleo da célula de modo a se ligar aos elementos de resposta antioxidante e ativar a poderosa bateria de proteções antioxidantes.[209] Todo o processo pode ser concluído em quinze minutos.[210] A Nrf2 é considerada o "principal regulador da resposta ao estresse ambiental"[211] e é expressa universalmente em todas as células,[212] apenas aguardando para ser liberada a fim de apertar o botão de pânico e acionar as defesas celulares.

A Nrf2 também é chamada de "guardiã do tempo de vida saudável e protetora da longevidade das espécies".[213] O reforço da sinalização da Nrf2 causa aumentos significativos de longevidade no *C. elegans*[214] e em moscas-das-frutas,[215] além de se correlacionar com o potencial máximo de duração da vida em dez espécies diferentes de roedores.[216] Por exemplo, o gene Nrf2 é superexpresso seis vezes em ratos-toupeira-pelados de vida longa na comparação com camundongos,[217] em combinação com uma menor expressão de proteína supressora.[218] Isso talvez não apenas ajude a explicar por que eles vivem oito vezes mais,[219] porém também por que são necessárias até cem vezes a concentração de toxinas como metais pesados e drogas quimioterápicas para matar a mesma porcentagem de células da pele retiradas de ratos-toupeira-pelados em comparação com camundongos.[220] Eles são pequenas máquinas de desintoxicação peladas.

Infelizmente, os níveis e a sinalização de Nrf2[221] tendem a diminuir com a idade.[222] Trinta minutos de bicicleta podem ajudar a aumentá-los,[223] por exemplo, mas o indutor natural de Nrf2 mais potente do planeta talvez seja o sulforafano,[224] o composto formado quando abocanhamos vegetais crucíferos, como brócolis, couve-crespa, couve-manteiga, repolho e couve-flor. O sulforafano, tal qual os componentes ativos do chá verde e da cúrcuma, libera Nrf2 ao oxidar sua proteína supressora, o que resulta em um efeito rejuvenescedor em camundongos idosos.[225] Na verdade, camundongos mais velhos alimentados com sulforafano tiveram força de preensão superior em comparação com camundongos mais jovens, e ainda mostraram um desempenho igualmente bom em uma esteira.[226] A ativação da Nrf2 levou à diminuição dos danos ao DNA e à menor perda muscular, além de melhorar a função cardíaca e aumentar a expectativa de vida.

E quanto a nós? O sulforafano também pode restaurar a atividade da Nrf2 em nossos tecidos envelhecidos,[227] o que talvez explique por que o sulforafano é capaz de retardar a senescência das células-tronco humanas.[228] Apenas um talo de brócolis por dia pode reduzir significativamente os danos ao DNA causados pela fumaça do cigarro,[229] e duas xícaras diárias de couve-de-bruxelas são capazes de minimizar os danos ao DNA causados por um tipo de carcinógeno de carne cozida (uma amina heterocíclica).[230] Cerca de um terço de uma xícara de brotos de brócolis por dia pode ajudar nosso corpo a eliminar o benzeno advindo da poluição do ar.[231] Um estudo constatou que o sulforafano consegue reduzir a inflamação causada por uma descarga de fumaça de diesel no nariz das cobaias em níveis simulando horas de exposição a escapamentos dos veículos na hora do rush em uma rodovia de Los Angeles.[232]

Tão intenso é o estímulo dado pelos vegetais crucíferos a nossas vias de desintoxicação que pessoas que comem muito brócolis podem precisar beber mais café para obter a mesma sensação da bebida, já que a via de metabolização de drogas que elimina a cafeína pode ficar aceleradíssima.[233] A proteção que os vegetais da família do repolho nos dão pode ser demonstrada até de modo tópico. Esfregar um extrato de brócolis na pele antes de passar algum tempo ao sol chega a diminuir em 35% a vermelhidão de uma queimadura solar, reduzindo por meio da ativação da Nrf2 os danos aos tecidos causados pelos raios UV.[234]

Pode-se afirmar que a descoberta de que o sulforafano consegue ativar a Nrf2 anuncia um "novo paradigma na ciência da nutrição".[235] Não é de admirar que a ingestão de vegetais crucíferos esteja associada à diminuição do risco de doenças cardiovasculares, câncer e mortalidade por todas as causas somadas.[236] Até indivíduos que consomem um único florete de brócolis por dia têm taxas de mortalidade mais baixas do que aqueles que comem pouco ou nenhum brócolis.[237] No entanto, os benefícios do brócolis para prolongar a vida podem ir além do sulforafano. Os animais alimentados com dietas que incluem 1% de brócolis viveram mais, porém o mesmo não aconteceu com os que receberam apenas a quantidade de sulforafano encontrada nessa porção correspondente de brócolis (o composto sem o brócolis propriamente dito). Saladas de sulforafano superam os suplementos de sulforafano.[238]

Melhorando a formação de sulforafano

A acidificação de vegetais crucíferos crus pode aumentar a formação de sulforafano. Adicionar suco de limão a uma salada de repolho ralado, por exemplo, pode ajudar um pouco, mas adicionar vinagre é ainda melhor, talvez devido a seu maior teor de ácido. No entanto, o inverso pode ser verdadeiro no que diz respeito ao cozimento do repolho. O repolho roxo cozido deve ser mantido azul, e não cor-de-rosa, indicando um ambiente mais alcalino que ajuda a evitar a degradação dos componentes crucíferos críticos.[239] (Confira o vídeo <see.nf/cabbageph>.) Porém, quando se trata de cozinhar, o fator mais decisivo é fazer uma pausa entre cortar e aquecer, como menciono ao explicar minha estratégia de "Corte e Espere", que está detalhada na parte sobre vegetais crucíferos em meu livro *Comer para não morrer* e no meu vídeo <see.nf/hackandhold>.

REATOR DE GORDURA

Nós sabemos que alguns alimentos têm qualidades antioxidantes, ao passo que outros atuam, em equilíbrio, como pró-oxidantes. Assim como o Índice Inflamatório Dietético foi concebido para avaliar e pesar o equilíbrio entre os alimentos anti-inflamatórios e pró-inflamatórios, mais de vinte sistemas de pontuação do equilíbrio oxidativo foram desenvolvidos. Em geral, quanto mais a balança se inclina para o lado pró-oxidante, mais alto é o risco de a pessoa padecer de doenças cardíacas, de doenças renais e de desenvolver e morrer em decorrência de câncer e de todas as causas de mortalidade juntas. Embora todos os diferentes sistemas de pontuação terem um conjunto de componentes diferente, todos concordam em um ponto: os exercícios físicos, os vegetais crucíferos e certos constituintes de alimentos vegetais integrais, a exemplo de fibras e fitonutrientes carotenoides, são incontroversos antioxidantes, esmagando os radicais livres; por outro lado, a carne, o álcool, a gordura e atividades como fumar são pró-oxidantes, gerando radicais livres. De todos os pró-oxidantes dietéticos, a gordura saturada é tida como a pior.[240]

As aminas heterocíclicas, que são compostos cancerígenos formados quando se cozinha carne ou se fuma tabaco,[241] podem induzir a formação de radicais livres,[242] mas essa não é a única razão pela qual a carne e os produtos à base de carne contribuem para o estresse oxidativo.[243] O nosso estômago funciona como um "biorreator"[244] no qual as hemeproteínas no sangue e nos músculos oxidam a gordura na banheira ácida do estômago. Acontece que durante o abate, as galinhas, por exemplo, são deixadas para sangrar apenas cerca de metade de seu sangue,[245] e o resíduo restante pode ser um promotor tão poderoso da oxidação da gordura que alguns membros da indústria da carne de frango vêm defendendo uma etapa adicional de decapitação durante o processo de abate.[246]

Quando consumimos a gordura oxidada (rançosa), ela pode se transformar em partículas de colesterol LDL que, por sua vez, aceleram a aterosclerose, o endurecimento das artérias que, em última análise, é a principal causa de mortes a nos assolar.[247] Os níveis de gordura oxidada no LDL circulante podem dobrar depois de quatro dias de ingestão de uma porção de carne de peru grelhada.[248] (No entanto, os efeitos prejudiciais podem ser amenizados pela ingestão de frutas vermelhas junto às refeições de carne. Consulte o capítulo "Frutas vermelhas".) Isso pode ajudar a explicar por que os vegetarianos parecem protegidos contra as doenças cardiovasculares,[249] mas gorduras oxidadas também são criadas quando óleos vegetais são aquecidos.[250] Não é surpresa alguma, então, que o maior consumo de junk food ultraprocessada esteja associado a taxas mais altas de danos ao DNA em comparação com pessoas que comem menos desse tipo de alimento.[251] Contudo, a oxidação de gorduras animais pode ser ainda pior por causa dos "temidos oxisteróis".[252]

Status antioxidante dos vegetarianos

Tanto as revisões sistemáticas[253] quanto as não sistemáticas[254] concluíram que as dietas à base de vegetais protegem contra os danos causados pelos radicais livres, o que "pode explicar por que os vegetarianos vivem mais".[255] A maior parte dos estudos mostra que os vegetarianos, por exemplo, sofrem níveis mais baixos de estresse oxidativo,[256, 257, 258, 259, 260, 261, 262, 263] mas alguns não mostram qualquer diferença significativa em comparação com indivíduos que comem carne bovina[264, 265] ou de peixe,[266] ou até mostram níveis elevados nos vegetarianos.[267, 268] No vídeo <see.nf/antioxveg>, eu explico em detalhes que a discrepância de resultados pode ser devida à inadequação de vitamina B_{12} entre vegetarianos e veganos que não suplementam a dieta com B_{12} ou alimentos fortificados com B_{12},[269] já que até a deficiência subclínica (assintomática) de B_{12} está associada ao aumento do estresse oxidativo.[270] Uma fonte regular e confiável de vitamina B_{12} é extremamente importante para tirar proveito de todo o espectro de benefícios da alimentação à base de vegetais.[271]

CORTANDO OS POCS

Há muito tempo o excesso de colesterol no sangue é considerado um fator de risco primário para o desenvolvimento da doença de Alzheimer.[272] O colesterol não consegue atravessar diretamente a barreira hematoencefálica,[273] mas os produtos de oxidação do colesterol (POCs) conseguem. Também conhecido como *oxisteróis*, o colesterol oxidado presente na corrente sanguínea se acumula no cérebro,[274] onde é considerado uma força motriz por trás do desenvolvimento da doença de Alzheimer.[275] Apresento mais sobre isso no vídeo <see.nf/copdementia>.

Os POCs podem ser até cem vezes mais tóxicos que o colesterol não oxidado.[276] Eles podem contribuir para uma vasta gama de doenças relacionadas à idade, incluindo aterosclerose,[277] catarata,[278] insuficiência renal,[279] osteoporose[280] e câncer.[281] Isso ajuda a explicar por que o consumo de ovos[282] e o colesterol dietético em geral está associado a um risco aumentado de câncer de mama.[283] O principal subproduto da oxidação do colesterol no sangue, conhecido como *27-hidroxicolesterol*,[284] é estrogênico e aumenta a proliferação da maioria das células do câncer de mama[285] — às vezes, até no contexto de medicamentos bloqueadores de estrogênio.[286]

De que maneira podemos reduzir a quantidade de colesterol oxidado no sangue? Bem, como o colesterol oxidado na dieta é uma fonte de colesterol oxidado na corrente sanguínea, uma solução é não o comer.[287] Os níveis de colesterol oxidado aumentam no sangue poucas horas após o consumo[288] e circulam por mais de seis e até oito horas após uma refeição.[289] O colesterol oxidado é encontrado no leite em pó, na carne e em produtos à base de carne (incluindo peixe), no queijo, nos ovos e ovoprodutos,[290] como os ovos em pó, que são encontrados em muitos alimentos processados.[291] A carne fresca e crua pode começar sem colesterol oxidado algum, mas o cozimento e o armazenamento causam um aumento drástico nos níveis.[292] Todas as formas de cozimento podem fazer isso, uma vez que a oxidação máxima do colesterol pode ser alcançada a meros 149°C, mas alguns tipos de cozimento são piores do que outros.[293] Veja mais detalhes no vídeo <see.nf/stopcops>.

Em geral, o colesterol da carne branca é mais suscetível à oxidação do que o da carne vermelha, devido ao maior teor de gordura poli-insaturada da carne branca. Os peixes tendem a ser os piores, seguidos pelas aves, pela carne suína e depois pela carne bovina.[294] O frango contém cerca do dobro do colesterol oxidado da carne bovina, mesmo antes de ser irradiado.[295] Quando a carne de frango é irradiada para melhorar a segurança alimentar do ponto de vista de doenças infecciosas, esse processo pode diminuir a segurança alimentar do ponto de vista de doenças crônicas, devido à oxidação extra do colesterol.[296]

Dizem que a exposição aos produtos da oxidação do colesterol é "inevitável",[297] mas vamos dar um passinho para trás. Só alimentos com colesterol podem fornecer colesterol *oxidado*.[298] Assim, o principal método para reduzir a ingestão alimentar pode ser reduzir o teor de colesterol total da dieta, centrando-a em alimentos vegetais não processados, que, para começo de conversa, não têm qualquer colesterol para ser oxidado.

Clarificando um mistério

Até relativamente pouco tempo atrás, nossa compreensão do colesterol oxidado na dieta era limitada pela falta de métodos e procedimentos de teste para analisar com precisão as concentrações em vários alimentos.[299] Embora tenham sido encontrados produtos de colesterol oxidado em produtos de origem animal, os níveis no atum enlatado são surpreendentemente elevados, quinze vezes maiores do que em costeletas de carne bovina ou suína, por exemplo, mas a manteiga clarificada é imbatível.[300]

O ghee (tipo de manteiga clarificada) é muito usado na culinária indiana.[301] A fervura, o método de preparo, parece multiplicar por dez os níveis de colesterol oxidado. Essa exposição alimentar ao colesterol oxidado pode ajudar a explicar por que o subcontinente da Índia é devastado por doenças cardíacas, apesar de uma proporção significativa da população evitar carne e ovos.[302] Várias sobremesas indianas à base de laticínios também são preparadas de forma semelhante.[303]

SUPLEMENTOS

Eu tinha noção de que os suplementos antioxidantes tinham se tornado um negócio multibilionário, mas fiquei surpreso ao saber que as grandes corporações farmacêuticas o haviam transformado no "maior, mais intrincado, mais duradouro e mais prejudicial dos cartéis internacionais descobertos pelo Departamento de Justiça dos Estados Unidos [na] década de 1990", segundo um livro sobre fixação de preços globais. Antes de serem flagradas e punidas com dezenas de condenações criminais e multas estratosféricas, as farmacêuticas conspiraram em um esquema complexo, ilegal e monopolista de fixação de preços para cobrar bilhões de dólares por suplementos vitamínicos superfaturados.[304] Para tornar as coisas ainda mais gritantes e vergonhosas, os consumidores foram enganados a troco de nada — ou pior. Nenhum suplemento antioxidante demonstrou reduzir a mortalidade, e a suplementação de betacaroteno, vitamina E e doses mais elevadas de vitamina A pode até encurtar a vida das pessoas.[305] Isso é análogo a muitos estudos em animais que não encontraram qualquer efeito ou reduziram significativamente a expectativa de vida.[306]

No mercado, há inúmeros suplementos antioxidantes, muitos dos quais fazem garantias "enfaticamente exageradas e... falhas".[307] A seguir, apresento uma breve síntese de alguns dos menos conhecidos.

Ácido alfa-lipoico

O ácido alfa-lipoico é um antioxidante fabricado pelo nosso corpo.[308] Existe alguma vantagem em tomar uma quantidade extra na forma de suplemento? Discuto os prós e os contras no vídeo <see.nf/lipoic>. O xis da questão? Eu iria com calma e cautela, até termos uma ideia melhor dos parâmetros de segurança em termos de dosagem.

Coenzima Q_{10}

A coenzima Q_{10}, mais conhecida como CoQ_{10}, é o único antioxidante lipossolúvel produzido pelo corpo humano.[309] Como a sintetizamos a partir do zero, não há a menor necessidade de consumi-la,[310] mas, ainda assim, ela é um dos suplementos dietéticos mais populares.[311] Os centenários têm níveis baixos em comparação com idosos controle de 76 anos,[312] mas esse fato pode ser usado para defender duas posições diametralmente opostas: alguns postulam que os níveis de CoQ_{10} diminuem com a idade, por isso devemos recorrer à suplementação para recuperar os níveis da juventude, ao passo que outros alegam que esses níveis baixos podem ser benéficos para alcançar longevidade extraordinária.

Estudos em animais ecoam essa ambiguidade. Na verdade, descobriu-se que tanto a CoQ_{10}[313] adicionada quanto a CoQ_{10} subtraída (por meio da repressão da síntese) prolongam a vida útil do *C. elegans*,[314] mas basicamente não têm efeito em ratos e camundongos.[315] Nas pessoas, a suplementação de CoQ_{10} reduz os marcadores de inflamação[316] e o estresse oxidativo[317] e pode beneficiar pacientes com insuficiência cardíaca[318] e enxaquecas, reduzindo a frequência e a duração da dor de cabeça, mas não a severidade.[319] Aqueles que optam por tomá-la precisam mantê-la em um recipiente fresco, escuro e hermético, pois ela é sensível ao calor, à luz e à oxidação.[320] Eu prefiro regenerá-la naturalmente usando a técnica que descrevi na parte sobre verduras do livro *Comer para não morrer*. A técnica envolve uma dieta rica em clorofila,[321] o que pode ser especialmente importante para pessoas que tomam estatinas para baixar o colesterol, uma vez que esses medicamentos podem interferir na produção de CoQ_{10}.[322]

Ginseng

A raiz de ginseng é um medicamento fitoterápico bastante popular.[323] Assim como a palavra "panaceia", o nome do ginseng em latim, *panax*, é derivado das raízes gregas *pan* e *ákos* para "cura todos os males". No entanto, embora até o momento tenha havido mais de uma centena de testes clínicos sobre várias formulações de ginseng,[324] os resultados até para um de seus usos mais promissores (a regulação do açúcar no sangue)[325] não foram nada impressionantes.[326]

Do ponto de vista do estresse oxidativo, demonstrou-se que o ginseng norte-americano *(Panax quinquefolius)*,[327] o ginseng chinês *(Panax notoginseng)*[328] e o ginseng coreano *(Panax ginseng)*[329] oferecem uma intensa proteção contra danos ao DNA induzidos por radicais livres horas após o consumo, mas um estudo a longo prazo suscitou um alerta. Embora quatro semanas de consumo de ginseng coreano tenham reduzido os níveis de estresse oxidativo,[330] quatro meses de consumo de ginseng norte-americano (menos de um quarto de colher de chá por dia de pó de raiz inteira) causaram um ligeiro aumento nos danos ao DNA.[331] Até que se possa demonstrar que a ingestão continuada de ginseng coreano e outros ginsengs também não danifica o DNA, eu recomendaria evitar.

N-acetilcisteína

A N-acetilcisteína (NAc) aumenta a longevidade de camundongos machos, mas não a das fêmeas, e apenas porque a substância aparentemente levou à redução do consumo de alimentos e água.[332] No *C. elegans*[333] e nas moscas-das-frutas, a expectativa de vida foi prolongada com uma dose; porém, com uma dosagem mais elevada, a longevidade foi drasticamente reduzida em até 70%, o que suscitou uma "séria preocupação" quando o assunto é tomar suplementos de NAc.[334] Para mais detalhes, assista ao vídeo <see.nf/nacse>.

Selênio

O selênio, um componente-chave das principais enzimas antioxidantes, é considerado um oligoelemento mineral essencial,[335] ainda que, por conta de sua estreita margem de segurança, também tenha sido denominado um "veneno essencial".[336] Foi descoberto que o consumo de uma única castanha-do-pará, com alta dose de selênio, por dia tem efeitos pró-inflamatórios.[337] Eu também trato do selênio no vídeo <see.nf/nacse>, mas basicamente, tanto os níveis sanguíneos baixos[338] quanto os altos[339] estão associados à morte prematura, e certas doses de suplementos de selênio podem encurtar a vida da pessoa,[340] além de piorar o controle do açúcar no sangue em diabéticos[341] e, até antes disso, aumentar o risco de desenvolver diabetes.[342]

E quanto à vitamina C?

É provável que a vitamina C seja o antioxidante mais abundante no corpo humano,[343] mas os níveis diminuem com a idade. Os níveis de vitamina C nas células sanguíneas de pessoas com 85 anos ou mais podem equivaler a apenas metade dos níveis de indivíduos com 60 anos.[344] Ao que parece, os níveis de vitamina C no cérebro caem cerca de 40% (comparando-se as pessoas de 60 anos ou mais com aquelas com 59 anos ou menos).[345] Será que restaurar os níveis de juventude pode ser benéfico? Essa hipótese já foi testada e o resultado foi um fracasso. Os suplementos de vitamina C não conseguem prolongar a vida, não melhoram a qualidade de vida nem o desempenho cognitivo, tampouco previnem doenças oculares, infecções, doenças cardiovasculares ou câncer.[346]

Não existem evidências suficientes que permitam afirmar até que os suplementos de vitamina C são eficazes na prevenção da oxidação do DNA[347] e, em dosagens mais altas (cerca de 900mg mais NAC), podem, na verdade, causar *mais* danos oxidativos.[348] Essa natureza dupla e contraditória da vitamina C foi demonstrada de forma semelhante em modelos animais: trata-se de um antioxidante em doses mais baixas, porém de um pró-oxidante em doses mais altas.[349] Isso pode ajudar a explicar por que os estudos em animais apontaram que os tratamentos com vitamina C são inconsistentes e confusos, resultando em efeitos aumentados, diminuídos e neutros quando se trata de longevidade.[350]

Embora em altas dosagens a suplementação de vitamina C possa resultar em danos oxidativos ao DNA, ficar abaixo da ingestão dietética recomendada surte o mesmo efeito. Nos últimos vinte anos, o consumo de vitamina C diminuiu em mais de 20% nos Estados Unidos, em grande parte devido à redução do consumo de suco de fruta sem um aumento compensatório na ingestão de fruta inteira. Atualmente, quase metade de todos os norte-americanos está abaixo da necessidade média estimada.[351] Qual é a ingestão ideal? Para mais detalhes, confira o vídeo <see.nf/vitaminc>, mas o número mágico parece ser cerca de 200mg por dia. Uma vez que uma única porção de frutas e vegetais pode conter cerca de 50mg de vitamina C, bastam quatro ou cinco porções de frutas e vegetais por dia para levar uma pessoa aos níveis sanguíneos ideais.

Outra razão para evitarmos megadoses de vitamina C é o risco de pedras nos rins, pelo menos nos homens.[352] Os indivíduos que tomam cerca de 1.000mg (1g) de vitamina C por dia podem ter até o dobro do risco — a probabilidade de ter uma pedra nos rins todos os anos deixa de ser de uma em seiscentas para uma em trezentas.[353] Ainda não sabemos se as mulheres correm o mesmo risco.

Para digerir e refletir

A teoria mitocondrial do envelhecimento explica por que animais com a menor taxa de produção de radicais livres vivem mais tempo. É possível diminuir essa taxa por meio de exercícios físicos e restrição de metionina, o que pode ser alcançado com uma dieta predominantemente integral e à base de vegetais.[354] Esse padrão alimentar também reduziria o consumo de alimentos pró-oxidantes ricos em colesterol, sal, gordura saturada e açúcar. Ao mesmo tempo, aumentaria a ingestão de alimentos vegetais que têm o duplo benefício de melhorar nosso sistema de defesa oxidante imediato, via a ativação da Nrf2, e a nossa segunda linha de resistência radical, a sinfonia de compostos antioxidantes naturais capazes de funcionar em conjunto de uma forma que os suplementos antioxidantes não conseguem fazer.

Para ajudar a retardar a via bioquímica de envelhecimento em escala diária, considere:

- praticar exercícios físicos;
- restringir a ingestão de metionina, optando por fontes de proteína à base de alimentos vegetais e reduzindo a ingestão geral de proteínas aos níveis recomendados;
- ativar as defesas Nrf2 por meio da ingestão de verduras (vegetais crucíferos) e chá verde;
- comer frutas vermelhas e outros alimentos com cores naturalmente vibrantes;
- usar ervas e especiarias, como canela, cravo, alho, gengibre e manjerona;
- evitar a adição de sal e açúcar e o consumo de alimentos ricos em gordura saturada e colesterol.

CAPÍTULO 11

Sirtuínas

Cada um de nós contém dezenas de bilhões de quilômetros de DNA — se cada fita fosse desenrolada e esticada seria o suficiente para 100 mil viagens de ida e volta à Lua.[1] De que maneira nosso corpo evita que essas preciosas fitas de informação fiquem todas torcidas e emaranhadas? Enzimas conhecidas como *sirtuínas* mantêm o DNA bem enrolado em proteínas semelhantes a carretéis e, ao fazer isso, silenciam quaisquer genes que estejam naquele trecho de DNA. O nome SIRtuínas vem do inglês *Silencing Information Regulator* [Regulador do silenciamento de informação, em tradução livre].[2]

AS GUARDIÃS DO *HEALTHSPAN*

Desde esse achado seminal, inúmeras outras funções das sirtuínas foram descobertas, incluindo sua capacidade de ativar ou desativar mais de cinquenta outras proteínas.[3] O que mais entusiasmou a comunidade científica em relação a essas enzimas reguladoras é que o aumento de sua atividade poderia prolongar a expectativa de vida das leveduras em até 70%.[4,5] O aumento das sirtuínas também eleva a expectativa de vida de outros organismos-modelo (vermes e moscas), levando a grandes esperanças de que poderia fazer o mesmo em mamíferos.[6]

Em alguns camundongos-modelo descobriu-se que o aumento da sirtuína prolonga a vida,[7,8] mas a maioria dos estudos em camundongos apenas mostrou vidas mais saudáveis, em vez de mais longas,[9] o que rendeu às sirtuínas o título de "guardiãs do *healthspan* de mamíferos".[10] Além de preservar a integridade do DNA,[11] a ativação da sirtuína melhora o reparo do DNA,[12] reduz a inflamação[13] e contribui para a manutenção dos telômeros,[14] o que discutirei mais adiante. Isso se traduz em melhores níveis de açúcar no sangue e massa óssea, menos danos no DNA e menor incidência de câncer.[15] Assim, nos poucos casos em que a longevidade foi prolongada, pode ter sido mais uma questão de suprimir doenças relacionadas à idade do que de refrear a taxa de envelhecimento.[16] Independentemente disso, tais efeitos foram encontrados em camundongos, e ainda não foram confirmados em humanos. Sabemos, no entanto, que não parece haver uma associação entre longevidade excepcional em pessoas portadoras de qualquer uma das diferentes variantes de pelo menos um dos genes da sirtuína.[17] Um dos autores da revisão ponderou que as sirtuínas talvez tenham perdido a imagem de "Matusalém", mas ainda podem ser um "bom samaritano" metabólico bastante útil.[18]

Como você deve se lembrar, a enzima medidora de combustível que discuti no capítulo "AMPK" instiga a atividade da sirtuína.[19] Portanto, a ativação da AMPK via metformina,[20] restrição calórica[21] ou exercício[22] pode levar à ativação da sirtuína. No entanto, como o aumento da sirtuína é um efeito indireto causado pela AMPK, beber água com açúcar, como uma bebida esportiva ou energética, antes de uma corrida em grande velocidade diminui a resposta da sirtuína ao exercício.[23] Embora a restrição calórica leve — da ordem de 15%, cerca de 350kcal por dia — não tenha tido efeito sobre a atividade da sirtuína,[24] uma redução calórica de 30% durante oito semanas teve,[25] mas não por apenas cinco dias.[26] No entanto, o jejum de Buchinger (consumir apenas uma seleção limitada de sucos e caldo de vegetais) pode aumentar a atividade da sirtuína em cinco dias,[27] assim como o jejum em dias alternados ao longo de três semanas,[28] despencando para 1.000kcal por dia durante um mês,[29] ou seis meses de restrição calórica de 25%.[30]

A forma como a AMPK aumenta a atividade da sirtuína é por meio da elevação dos níveis de nicotinamida adenina dinucleotídeo (NAD$^+$) celular.[31] A NAD$^+$ é um importantíssimo cofator necessário para a atividade da sirtuína. Entre os meios alternativos de aumentar os níveis de NAD$^+$ estão tomar uma variedade de precursores de NAD$^+$,[32] como discutirei na parte "Os Oito Princípios do Antienvelhecimentto". Aumentar os níveis de NAD$^+$ é uma das duas estratégias básicas para a estimulação da sirtuína.[33] A outra é por meio dos STACs, acrônimo em inglês para "compostos ativadores da sirtuína", dos quais o mais conhecido é o resveratrol,[34] um composto natural concentrado na casca das uvas.

RESVERATROL

O resveratrol, a "molécula do vinho tinto",[35] ganhou fama mundial e se tornou muito conhecido[36] em 1991, quando um cientista da Universidade de Bordeaux[37] apareceu no *60 Minutes,* um popular programa de TV norte-americano, e atribuiu o chamado "paradoxo francês" ao hábito dos franceses de beber vinho tinto.[38] Como você pode ver no vídeo <see.nf/resveratrol>, o "paradoxo" foi efetivamente desmascarado,[39] mas não antes de a pesquisa sobre o resveratrol já ter criado raízes, culminando em mais de 15 mil publicações científicas até o momento.[40, 41]

No vídeo, mostro que os dados em animais são confusos e inconsistentes. Por exemplo, o resveratrol prolonga a vida de vermes[42] e abelhas,[43] mas não de moscas[44] ou pulgas.[45] Infelizmente, a maioria dos estudos em mamíferos (em camundongos, em especial) não conseguiu demonstrar um benefício em termos de longevidade.[46] Até o suposto papel do resveratrol na ativação da sirtuína foi questionado.[47] Publicaram-se comentários com títulos como "Is Resveratrol an Imposter?" [Seria o resveratrol um impostor?, em tradução livre][48] e "Promising Therapeutic or Hopeless Illusion?" [Terapia promissora ou ilusão infrutífera?, em tradução livre],[49] sugerindo ser provável que a aparente atividade da sirtuína fosse consequência de resultados forjados.[50] Não ajudou em nada quando um importante pesquisador do resveratrol foi considerado culpado de 145 acusações de manipulação e falsificação de dados, causando turbulência nesse campo de pesquisa, que ficou em polvorosa.[51]

Em 2014, em um editorial intitulado "The Resveratrol Fiasco" [O fiasco do resveratrol, em tradução livre], o editor-chefe de uma revista médica resumiu o estado da arte: "As conclusões são claras: depois de mais de vinte anos de pesquisas muito bem financiadas, o resveratrol não tem atividade humana comprovada."[52] No entanto, desde essa publicação, mais de 150 ensaios clínicos feitos em humanos foram publicados.[53] Em meu vídeo <see.nf/resveratrolhealth>, eu apresento a atualização. Não foi encontrado nenhum impacto epidemiológico da exposição ao resveratrol na dieta a respeito de inflamação, câncer, doenças cardiovasculares, síndrome de fragilidade a longo prazo[54] ou mortalidade,[55] e as metanálises dos ensaios clínicos randomizados de suplementos de resveratrol não conseguiram encontrar efeitos clinicamente,[56] ou mesmo estatisticamente,[57] significativos em marcadores sistêmicos de estresse oxidativo, o que ajuda a explicar a falta de aparente proteção do DNA.[58]

Para quase todos os resultados medidos em ensaios clínicos randomizados de diabetes tipo 2, síndrome metabólica ou doença hepática gordurosa não alcoólica, os efeitos do resveratrol foram, na melhor das hipóteses, triviais,[59] mas uma metanálise constatou que dosagens variando de 5 a 500mg duas vezes por dia resultaram em uma queda média de vinte pontos no açúcar no sangue em jejum.[60] Verificou-se também um significativo benefício para o controle do açúcar no sangue a longo prazo (HbA1c), embora, ao que tudo indica, isso acontecesse apenas em estudos a curto prazo.[61] Qual é o sentido de um melhor controle a longo prazo se o resveratrol só funciona em estudos com duração inferior a três meses? Bem, uma pesquisa sugeriu a cura acelerada de úlceras do pé diabético,[62] uma das principais causas de amputações de membros inferiores.[63]

No vídeo <see.nf/resveratrolclinical>, esmiúço as outras coisas que a suplementação de resveratrol pode ser capaz de fazer em termos clínicos. Em ratos[64] e camundongos,[65] o resveratrol pode ajudar a amenizar os efeitos da periodontite, uma doença inflamatória gengival, experimentalmente induzida. Porém, parece não ter surtido nenhum efeito na progressão da periodontite crônica em pacientes humanos.[66] Por outro lado, o resveratrol pode ajudar no tratamento da doença inflamatória intestinal, da colite ulcerativa[67, 68] e da osteoartrite de joelho.[69]

O resveratrol tem alguma atividade estrogênica[70] e, embora não pareça ajudar a amenizar as enxaquecas hormonais,[71] ele parece, sim, atuar no abrandamento de alguns sintomas da síndrome dos ovários policísticos (SOP)[72] e da menopausa.[73] Infelizmente, uma metanálise de estudos sobre a suplementação de resveratrol para melhorar a qualidade óssea não encontrou nenhum efeito expressivo nos marcadores de saúde óssea ou na densidade mineral óssea da coluna, quadril ou esqueleto em geral.[74] O mesmo se aplica aos efeitos cognitivos, levando uma revisão sistemática a sugerir que o resveratrol pode ser um "melhorador cognitivo apenas para camundongos".[75] O estudo mais abrangente de resveratrol para a doença de Alzheimer chegou até a encontrar um encolhimento do cérebro três vezes maior nos participantes do grupo selecionado de maneira aleatória para o resveratrol em comparação com o grupo do placebo.[76]

Resultados negativos ou nulos com frequência são marginalizados pela comunidade de pesquisa do resveratrol.[77] Conforme aponto no vídeo <see.nf/resveratrol-safety>, não existem dados de segurança a longo prazo,[78] mas até a suplementação supostamente "segura"[79] (de 150mg a 250mg por dia) revelou que o resveratrol pode atenuar alguns dos efeitos positivos do treinamento físico, prejudicando a aptidão física tanto em jovens[80] quanto em idosos.[81]

Uma revisão recente reagiu de forma desmedida a esses dados, sugerindo que "alimentos que contêm resveratrol não devem ser consumidos durante os exercícios". [82] Porém, mesmo para atingir a dose mínima de 150mg, a pessoa teria que comer cerca de 45kg de uvas.[83] O prejuízo aos exercícios físicos em decorrência do resveratrol suplementar faz sentido, levando-se em conta seu suposto mecanismo. Pesquisadores acreditam que a ativação da sirtuína pelo resveratrol ocorra por meio da ativação da AMPK, o medidor de combustível celular do corpo, o que prejudica a produção de energia nas mitocôndrias das células.[84] À guisa de compensação, as células do camundongo reagem por meio do aumento das mitocôndrias,[85] mas as células humanas aparentemente não fazem isso,[86] então o efeito de diminuição da energia causado pelo resveratrol pode explicar por que há prejuízo nos efeitos dos exercícios.

O burburinho em torno do resveratrol, concluiu uma revisão, pode, "no fim das contas, não ser nada mais do que um engenhoso dispositivo de marketing que utiliza como disfarce pesquisas revisadas por pares e publicadas que foram feitas em não humanos".[87] O estudo sobre o prejuízo do resveratrol aos exercícios físicos em idosos foi corroborado, em parte, por um fabricante de suplementos de resveratrol. Para seu crédito, no entanto, os pesquisadores responderam assim à enfurecida carta do consultor de uma empresa de suplementos: "É nossa opinião que nós, como cientistas, temos a responsabilidade de relatar o que encontramos, e não de distorcer nossas descobertas a fim de adequá-las a interesses comerciais."[88]

E QUANTO ÀS MAÇÃS?

O resveratrol pode ser o STAC mais conhecido de todos, mas milhares de outros foram descobertos.[89] *In vitro*, demonstrou-se que extratos de maçã ativam sirtuínas, bem como a AMPK e a autofagia, ao mesmo tempo que suprimem a sinalização da mTOR.[90] Talvez não seja uma surpresa, então, o fato de que uma metanálise de estudos populacionais descobriu que indivíduos que comiam mais maçãs tinham um risco 15% menor de morte prematura.[91] Quantas maçãs são "mais"? A categoria "alta" de consumo de maçã era, em média, de apenas cerca de um quarto de maçã por dia. O único estudo que analisou a maior ingestão de maçãs — meia maçã por dia em comparação com menos de uma maçã em um mês inteiro — constatou um risco 35% menor de morrer de forma precoce.[92] Isso poderia significar cerca de quatro anos a mais de vida.[93] De fato, uma maçã por dia leva a uma vida mais sadia!

Cientistas descobriram que um único fitonutriente de maçã, a *floridzina*, aumenta a expressão da sirtuína e prolonga a vida da levedura, embora também aumente os níveis da enzima antioxidante superóxido dismutase; por isso, não está claro qual é o papel desempenhado pela sirtuína.[94] Nas moscas-das-frutas, pelo menos, o aumento médio na duração da vida de um extrato de maçã requer enzimas antioxidantes intactas, o que sugere que pode estar mais para um efeito antioxidante.[95] Até a fibra pura de maçã (pectina) teve um efeito de prolongamento da vida, e isso não se deveu apenas à diluição calórica (restrição alimentar obtida pelo aumento da dieta com fibras). Na verdade, o grupo da pectina comia mais, mas também vivia mais.[96] A maçã inteira, entretanto, pode ser melhor do que a soma de suas partes.

Adicionar a polpa de uma maçã a uma levedura mutante de envelhecimento prematuro, que em geral vive apenas cerca de dez dias, aumentou sua vida para onze dias, ao passo que adicionar a casca de uma maçã estendeu a duração de sua vida para catorze dias. Parece que a maior parte das coisas boas está na casca, certo? O que você prevê que aconteceria se adicionasse tanto a polpa quanto a casca? A meu ver, a maçã inteira prolongaria a vida entre onze e catorze dias, por causa da diluição dos componentes da casca, mas meu palpite estaria errado. A maçã *inteira* mais que *dobrou* a expectativa de vida, que chegou a 21 dias.[97]

Da mesma forma, no *C. elegans* os extratos de maçã inteira aumentaram a expectativa de vida média em até 39%, o que é mais de três vezes os 12% alcançados com uma subfração de compostos de maçã purificados — embora os estudos também tenham usado maçãs diferentes, argentina (red delicious)[98] e fuji, respectivamente. No *C. elegans*, pelo menos, foi confirmado que o benefício da longevidade depende da sirtuína.[99]

Se os componentes da casca e da polpa da maçã conseguem agir em sinergia, proporcionando benefícios maiores que a soma das partes, que tal combinar maçãs e mirtilos? No *C. elegans*, os extratos de maçã e de mirtilo prolongam a vida, mas usar metade de cada um resultou em um período significativamente maior do que um dos dois seria capaz de fazer por conta própria.[100] Resultados como esses reforçam a noção, fruto do bom senso, de que, sempre que possível, devemos nos esforçar para incorporar à nutrição combinações de alimentos de verdade em vez de componentes isolados na forma de comprimidos.

O REI DAS ESPECIARIAS

Existem outros alimentos com propriedades ativadoras da sirtuína?[101] Numerosos componentes alimentares aumentam a atividade da sirtuína nas células em uma placa de Petri, mas pouquíssimos foram testados em pessoas.[102] Uma porção de 200μg diários de selênio por dez semanas pode intensificar a expressão da sirtuína,[103] mas, como observo no vídeo <see.nf/nacse>, essa mesma dosagem utilizada a longo prazo demonstrou aumentar o risco de diabetes.[104] A curcumina, o pigmento que dá à cúrcuma a cor amarela, funciona *in vitro*[105] e em um modelo animal,[106] mas fracassa quando se trata de alterar de forma significativa a expressão do gene da sirtuína em humanos, mesmo depois da ingestão do equivalente a cerca de um quarto de xícara de cúrcuma todos os dias durante meses.[107] Um tempero que pode funcionar, no entanto, é o cardamomo.

Parte da família do gengibre, o cardamomo-verdadeiro (*Elettaria cardamomum*) é conhecido como "o rei das especiarias".[108] Em um estudo randomizado com pacientes que sofriam da doença hepática gordurosa, os participantes que tomaram meia colher de chá de cardamomo três vezes ao dia junto das refeições, durante três meses, não somente tiveram melhorias na função hepática e nos marcadores de inflamação sistêmica, mas também observaram um aumento significativo nos níveis de sirtuína na corrente sanguínea.[109] Vale apontar que nós não temos certeza sobre a origem ou implicação das sirtuínas no sangue. Ela não é como um hormônio. Cada célula parece produzir e usar internamente suas próprias sirtuínas. No entanto, de fato os níveis sanguíneos diminuem conforme envelhecemos,[110] e o declínio acelerado das sirtuínas está associado a deficiências relacionadas à idade, tais como síndrome de fragilidade,[111] declínio cognitivo e doença de Alzheimer,[112] sugerindo que pode ser um biomarcador do envelhecimento.[113]

Como bônus, a mesma dosagem de cardamomo durante dois a três meses pode melhorar de modo considerável os marcadores de inflamação e estresse oxidativo,[114] e ainda é uma maneira segura, barata e conveniente de diminuir o nível de triglicerídeos no sangue em cerca de 20 unidades (mg/dl).[115] Eu gosto de cardamomo quando tomo chai e gosto de adicioná-lo ao cacau em pó sempre que estou achocolatando alguma coisa. Nenhum efeito colateral adverso significativo foi relatado ao tomar essas dosagens, embora no momento não haja nenhum dado a longo prazo disponível.[116]

AGEs SUPRIMEM SIRTUÍNAS

Há algo que precisamos evitar a fim de preservar a função da sirtuína? Os fumantes apresentam diminuição dos níveis de sirtuína em seus pulmões[117] e, *in vitro*, os extratos de fumaça de cigarro diminuem de forma acentuada os níveis de sirtuína e a atividade nas células pulmonares, ajudando a estabelecer causa e efeito.[118] Os produtos finais da glicação avançada [AGEs, na sigla em inglês] na fumaça podem ser fatores contribuintes, uma vez que os AGEs por si só suprimem a expressão de sirtuína *in vitro*, e que o ato de alimentar camundongos com AGEs ocasiona uma deficiência cerebral de sirtuína, junto a um prejuízo na aprendizagem e na memória.[119] Infelizmente, como aprendemos no capítulo "Glicação", as pessoas também são expostas a AGEs na dieta.

Cada vez mais pesquisadores consideram que a atividade da sirtuína desempenha um papel significativo na proteção contra a demência da doença de Alzheimer.[120] O fato de que a ingestão de AGEs na dieta está ligada a menor expressão de sirtuína pode ajudar a explicar por que a exposição a um nível elevado de AGEs no sangue, no cérebro e na dieta está relacionada ao declínio cognitivo em idosos. Os pesquisadores chegaram à conclusão de que a deficiência de sirtuína humana é "tanto evitável quanto reversível por meio da redução de AGEs", sugerindo que evitar alimentos com alto teor de AGEs pode oferecer uma nova estratégia para combater a epidemia de Alzheimer.[121] No entanto, é improvável que os AGEs dietéticos representem um papel central na regulação de sirtuína, uma vez que não foram encontradas diferenças na expressão ou na atividade da sirtuína em uma comparação transversal feita com onívoros, vegetarianos e veganos saudáveis.[122]

Para digerir e refletir

As sirtuínas são uma classe de reguladores de proteínas que parecem desempenhar um papel fundamental na proteção contra uma variedade de doenças relacionadas à idade, embora seu papel na longevidade seja questionável.[123] Dependentes de uma molécula chamada "NAD$^+$", as sirtuínas podem ser intensificadas por qualquer coisa que aumente os níveis de NAD$^+$, incluindo a ativação da AMPK. Certos alimentos e suplementos também podem ativar as sirtuínas de outras maneiras, mas a pesquisa científica sobre o resveratrol tem sido bastante decepcionante e suscitou certas preocupações acerca da segurança de sua suplementação.

Para ajudar a retardar a via bioquímica de envelhecimento em escala diária, considere:

- elevar os níveis celulares de NAD$^+$ (consulte o capítulo "NAD$^+$");
- seguir as recomendações sobre ativação da AMPK (consulte o capítulo "AMPK");
- comer maçãs e experimentar adicionar cardamomo às refeições;
- não fumar;
- evitar alimentos ricos em AGEs (consulte o capítulo "Glicação").

CAPÍTULO 12

Telômeros

Em cada uma de nossas células, temos 46 fitas de DNA enroladas em cromossomos. Na extremidade de cada cromossomo há uma capa protetora chamada "telômero", que impede o DNA de se desfiar ou se fundir com outros cromossomos,[1] de forma análoga à forma como as pontas de plástico nas extremidades de nossos cadarços impedem que estes se desfiem. ("Telômero" vem das palavras gregas *télos* para "fim" ou "final" e *meros* para "parte".)[2] Cada vez que nossas células se dividem, no entanto, perde-se um pouco dessa capa de proteção. Quando os telômeros se tornam muito curtos, as extremidades expostas dos cromossomos aparecem como quebras de DNA de fita dupla, um sinal de emergência que leva as células danificadas à senescência ou à morte.[3] Acredita-se que nosso corpo faça isso de propósito, como forma de nos proteger contra o câncer.[4]

PAVIO CURTO

Lembra-se do "limite de Hayflick", do capítulo "Senescência celular"? O encurtamento dos telômeros é o mecanismo pelo qual muitas células são impedidas de se dividirem mais de cinquenta vezes.[5] Esse limite para a imortalidade celular pode restringir nossa potencial expectativa de vida, mas também pode nos proteger contra a formação de tumores. Isso talvez explique, por exemplo, por que os indivíduos de ascendência europeia tendem a ter telômeros mais curtos do que os da África subsaariana.[6] Por conta dos tons de pele mais claros, os europeus se tornaram mais suscetíveis ao câncer de pele melanoma, motivo este pelo qual suas células podem ter sido forçadas a se adaptarem. Talvez esse seja mais um exemplo de pleiotropia antagonista.[7] O que foi útil para nos permitir atingir a idade reprodutiva de modo a termos a oportunidade de transmitir nossos genes (sem morrer de câncer infantil) pode não ser um bom agouro para um envelhecimento e uma longevidade bem-sucedidos (a bagunça de nossos tecidos com células senescentes zumbificadas devido ao grave encurtamento dos telômeros).[8]

No momento em que nascemos, nossos telômeros começam com extensão máxima, mas depois, conforme envelhecemos, ano após ano, eles tendem a sofrer uma erosão progressiva.[9] É por isso que os telômeros com frequência são considerados um "relógio da vida".[10] Com base nas mudanças de tamanho dos telômeros a cada ano, você pode obter uma estimativa da taxa de envelhecimento biológico. Duas pessoas podem ter a mesma idade cronológica, mas cada uma delas pode sofrer maior ou menor envelhecimento celular efetivo. Se, por exemplo, você fumar um maço de cigarros por dia durante uma década, suas células correrão o risco de envelhecer cerca de três anos mais rápido; já beber apenas 240ml de refrigerante adoçado com açúcar todos os dias está associado a quase dois anos de envelhecimento adicional.[11]

Nossos telômeros podem começar a encurtar assim que nascemos e, quando desaparecem, o mesmo acontece com a gente. Apesar de se tratar de uma simplificação grosseira, os telômeros podem ser descritos como uma espécie de "pavio da vida". O rápido encurtamento dos telômeros foi identificado como um biomarcador-chave de envelhecimento acelerado, doenças e diminuição da longevidade;[12] e telômeros encurtados foram associados a artrite, diabetes, doenças cardíacas, insuficiência renal, insuficiência hepática, doenças pulmonares, osteoporose, acidente vascular cerebral e perda de visão.[13] O comprimento dos telômeros também está ligado a uma redução da massa muscular e do desempenho dos músculos (medido pela força de preensão),[14] bem como à redução da função imunológica. Quando se injeta o vírus do resfriado comum no nariz das pessoas, as que têm telômeros mais curtos nas principais células do sistema imunológico apresentam uma probabilidade significativamente maior de adoecer.[15] Das doenças relacionadas à idade, o Alzheimer, embora não necessariamente o declínio cognitivo em geral,[16] é a doença que tem os vínculos mais fortes com o encurtamento dos telômeros.[17] Extremidades mais curtas também podem levar a um fim mais rápido.

A APARÊNCIA PODE SER REVELADORA

Pesquisas em grande escala descobriram que os sujeitos de estudo com telômeros mais curtos tiveram um aumento de 17% a 66% no risco de mortalidade em comparação com os sujeitos de estudo com telômeros mais longos.[18] Em outras palavras, telômeros mais compridos podem significar uma vida mais longeva. Estudos com centenas de gêmeos, por exemplo, constataram que o gêmeo com telômeros mais curtos estava propenso a morrer mais cedo.[19] E o com telômeros mais longos não apenas viveu mais tempo, como também tinha uma aparência mais jovem.[20]

Parecer "velho para a idade" é, na verdade, um indicador de problemas de saúde e um forte fator de previsão de mortalidade, independentemente do funcionamento físico e mental. Quando enfermeiras geriátricas receberam fotografias de alta qualidade de centenas de pares de gêmeos, elas foram capazes de apontar qual dos dois tinha maior probabilidade de morrer primeiro — com base apenas em qual gêmeo aparentava ser mais velho. A idade percebida também está ligada ao comprimento dos telômeros.[21] Nas pessoas que nascem com uma predisposição genética para ter telômeros mais longos, o envelhecimento facial é menos acentuado, o que, por sua vez, sugere que a relação é de causa e efeito,[22] e não devido a alguma terceira variável (a exemplo do tabagismo), que pode, ao mesmo tempo, envelhecer a aparência e reduzir os telômeros.[23]

Como seria de esperar, as mulheres tendem a ter telômeros mais longos que os homens, além de uma taxa de erosão dos telômeros supostamente mais lenta, o que condiz com o fato de as mulheres costumarem viver mais.[24] A taxa de encurtamento dos telômeros é um poderoso preditor da expectativa de vida entre as espécies, bem como dentro delas.[25] Por exemplo, o comprimento dos telômeros é um forte fator de previsão da expectativa de vida média entre quinze raças diferentes de cães, nos quais infelizmente a taxa de perda de telômeros é aproximadamente dez vezes maior que a dos humanos e cuja vida é cerca de dez vezes mais curta.[26]

NO RELÓGIO

O comprimento dos telômeros é uma causa do envelhecimento ou apenas uma consequência? De fato, camundongos manipulados já para nascer com telômeros mais longos levam vidas mais extensas e saudáveis.[27] A hipótese da causação em humanos é respaldada por raros distúrbios genéticos de manutenção dos telômeros que se manifestam como envelhecimento acelerado, desde cabelos grisalhos e pigmentação da pele antes do tempo normal até ataques cardíacos prematuros.[28] Acredita-se que o encurtamento dos telômeros impulsione ativamente o envelhecimento por meio da senescência celular e da subsequente constelação de inflamação induzida por SASP.[29] (Consulte o capítulo "Senescência celular".)

O conceito de telômeros como um relógio biológico em constante movimento não é muito exato.[30] Ao extrair DNA de uma mancha de sangue, cientistas forenses são capazes de calcular a idade aproximada de uma pessoa apenas com base no comprimento dos telômeros das células sanguíneas,[31] mas a taxa de encurtamento e a linha de base do comprimento variam bastante entre os indivíduos.[32] O tempo anda mais rápido em algumas pessoas do que em outras. Em média, em uma população adulta, parece haver uma constante e inexorável perda anual de comprimento, mas os dados individuais são tão dispersos que não é incomum encontrar uma pessoa de 80 anos cujos telômeros são tão longos quanto os de uma de 30 anos.[33]

Além disso, existe certa variabilidade em uma única pessoa — e também em uma única célula no interior dessa pessoa. Cada célula tem 92 telômeros cobrindo cada extremidade de nossos 46 cromossomos.[34] Basta um único telômero de tamanho alarmantemente curto para fazer a célula inteira descambar para uma espiral de senescência ou morte.[35] Por uma questão de conveniência, a maioria dos estudos rastreia o comprimento médio dos telômeros de indivíduos, em geral a partir de células sanguíneas; no entanto, o comprimento dos nossos telômeros *mais curtos* pode fornecer um indicador melhor dos anos de vida saudável que nos resta.[36] Felizmente, existe uma forma não somente de atenuar a taxa de desgaste dos telômeros, mas também de reconstruir os telômeros mais curtos.

RECONSTRUIR E REVITALIZAR

A resposta está em uma enzima encontrada no Matusalém. Esse é o nome dado a um pinheiro bristlecone de tronco retorcido que cresce na Califórnia, na cordilheira White Mountains. Quando recebeu esse nome, a árvore era o ser vivo mais antigo já registrado no mundo. Hoje, está se aproximando de seu aniversário de 4.800 anos. Para contextualizar, Matusalém já estava vivo séculos antes do início da construção das pirâmides egípcias. Uma enzima encontrada nas raízes dos pinheiros bristlecone parece atingir seu pico alguns milhares de anos após a vida útil das árvores e chega mesmo a reconstruir os telômeros.[37] Os cientistas chamaram a enzima de "telomerase". Depois de saberem o que procurar, eles descobriram que a enzima também está presente nas nossas células.

Faz sentido que uma enzima assim exista. Se não tivéssemos um mecanismo de manutenção de telômeros nos testículos e ovários de modo que os espermatozoides e óvulos pudessem começar do zero com telômeros totalmente intactos, cada geração começaria com pelo menos o equivalente a uma puberdade de perda de telômeros.[38] E como poderíamos explicar o câncer? A vasta maioria das células cancerígenas intensifica a atividade da telomerase para obter a imortalidade efetiva.[39] Na maioria das células, porém, a telomerase torna-se relativamente inativa após o nascimento, de modo que, em geral, nossos telômeros se deterioram ano após ano[40] — mas não todos os anos nem em todas as pessoas.

Estudos longitudinais que monitoraram o comprimento dos telômeros nas mesmas pessoas ao longo do tempo descobriram de modo inesperado que entre 1,5% e 25% dos indivíduos tiveram um alongamento em seus telômeros.[41] No Estudo do Coração de Bogalusa, por exemplo, 16% de todos os participantes revelaram alongamento dos telômeros durante um período de sete anos, mas, no décimo segundo ano, esse número diminuiu para 1,5%.[42] Assim, mais cedo ou mais tarde, o tempo pode até vencer, mas, de um ano para o outro, poderemos ser capazes de manter o encolhimento dos telômeros sob controle, graças à ativação da telomerase.

A trajetória do comprimento dos telômeros ao longo do tempo pode ter sérias consequências para a saúde. No Estudo do Envelhecimento Bem-sucedido do Instituto MacArthur, por exemplo, homens idosos cujos telômeros foram encurtados durante um período de dois anos e meio apresentaram chances três vezes maiores de morte por doença cardiovascular na década seguinte, em comparação com participantes cujo comprimento dos telômeros foi aumentado ou apenas mantido.[43] Os centenários parecem ser bons, em especial, em preservar seus telômeros,[44] sobretudo os que conseguem escapar das principais doenças relacionadas à idade.[45] Portanto, seria a telomerase a "fonte da juventude", como já foi descrita?[46] Um "interruptor molecular antienvelhecimento"?[47]

Camundongos manipulados para serem deficientes em telomerase sofrem um severo encurtamento dos telômeros e apresentam envelhecimento e morte prematuros, o que pode ser evitado por meio da reintegração da telomerase.[48] Por outro lado, quando camundongos foram manipulados para expressar ainda mais a enzima, houve uma impressionante extensão de 40% de seu tempo de vida médio.[49] Em uma demonstração ainda maior de sua atividade antienvelhecimento, a ativação da telomerase em vários camundongos-modelo também levou a uma redução na osteoporose relacionada à idade[50], além de melhorias nas funções do coração,[51] fígado[52] e rins,[53] bem como melhorias de coordenação, equilíbrio[54] e movimento.[55] A telomerase pode até ter atividades "não canônicas" benéficas adicionais, como o reparo do DNA.[56]

E quanto ao câncer?

Uma vez que a telomerase pode ser sequestrada pelas células cancerígenas, deveríamos nos preocupar com o fato de o aumento de sua atividade elevar o risco de câncer? As empresas farmacêuticas têm tentado desenvolver quimioterapia antitelomerase em uma tentativa de deter o câncer, mas sem sucesso. Não apenas há efeitos tóxicos nas células-tronco que dependem da telomerase, como também o câncer não pode ser interrompido a tempo. Mesmo que a telomerase fosse completamente bloqueada e os telômeros das células cancerígenas começassem a diminuir, nós poderíamos estar mortos muito antes de o limite de Hayflick ser atingido. (A quantidade de câncer produzido durante cinquenta duplicações é mais que suficiente para nos matar.[57])

Contudo, a intensificação da atividade da telomerase não parece ser um problema. A telomerase é uma causa permissiva, mas não suficiente, de câncer, o que significa que a enzima pode ser utilizada pelas células cancerígenas, mas, sozinha, não causa o câncer.[58] Em uma placa de Petri, células da pele (retiradas de prepúcios circuncidados) "imortalizadas"[59] com ativação da telomerase, por exemplo, não foram transformadas em células de câncer de pele.[60] Da mesma forma, a ativação da telomerase em camundongos retarda o envelhecimento e aumenta a duração da vida sem aumentar o risco de câncer.[61] Como aparentemente nós ficamos com todas as vantagens, deveríamos tentar turbinar a atividade da enzima que desafia o envelhecimento.

PROTEÇÃO DIETÉTICA DE TELÔMEROS

Cerca de 30% da diferença nas taxas de encurtamento dos telômeros entre as pessoas é determinada pela genética, mas a maior parte da influência sobre o alongamento ou o encurtamento, e a que taxa isso acontece, é determinada por fatores externos, como o ambiente, o estilo de vida e a dieta.[62] Isso ajuda a explicar a correlação do comprimento dos telômeros compartilhado por cônjuges,[63] por exemplo, mas não significa necessariamente que temos controle sobre esses 70% do nosso "destino telomérico". Por exemplo, antes mesmo de nascermos, já podemos sofrer perda de telômeros, em decorrência da exposição pré-natal ao álcool,[64] à fumaça de cigarro[65] ou à poluição do ar.[66] Mas as escolhas que fazemos todos os dias — ou três vezes por dia — podem fazer a diferença.

Os principais impulsionadores da perda acelerada de telômeros podem ser o estresse oxidativo e a inflamação.[67] (Para uma explicação acerca dos porquês, assista a <see.nf/ttaggg>.) Não é surpresa, então, que uma revisão sistemática sobre o papel da nutrição tenha concluído que telômeros mais longos foram associados à ingestão de vegetais, frutas, legumes, oleaginosas e outros alimentos ricos em fibras e antioxidantes. Em contraste, o consumo de carnes processadas, álcool, refrigerantes e outros alimentos e bebidas ricos em gordura saturada e açúcar foi associado a telômeros mais curtos.[68] Assim, uma dieta à base de alimentos integrais e vegetais foi posta à prova.

COMO VOLTAR O RELÓGIO

O pioneiro da pesquisa, Dean Ornish, foi o primeiro a mostrar, em um estudo clínico randomizado, que um estilo de vida à base de alimentos integrais e vegetais seria capaz de reverter a progressão de doenças cardíacas.[69] Em seguida, ele demonstrou que as mesmas mudanças na dieta também poderiam ajudar a reverter a trajetória do câncer de próstata em estágio inicial,[70] e hoje o pesquisador está recorrendo a vegetais contra a demência, na tentativa de reverter o curso da doença de Alzheimer em estágio inicial.[71] Em um estudo parcialmente financiado pelo Departamento de Defesa dos Estados Unidos para verificar de que modo uma dieta e um estilo de vida saudáveis podem afetar o envelhecimento celular, Ornish se uniu à dra. Elizabeth Blackburn, que recebeu o Prêmio Nobel de Medicina por seu papel na descoberta da telomerase.[72]

Trinta homens com idades entre 49 e 80 anos foram incentivados a seguir uma dieta com baixo teor de gordura, centrada em alimentos vegetais integrais (frutas, vegetais, grãos integrais e feijões), bem como se exercitar com caminhadas e praticar o controle do estresse. Em três meses, a atividade da telomerase aumentou em quase 30%. Essa foi a primeira intervenção que revelou um aumento significativo da enzima telomerase. O estudo foi publicado em uma das principais revistas médicas do mundo,[73] e o editorial que o acompanha concluiu que as descobertas marcantes "deveriam incentivar as pessoas a adotarem um estilo de vida saudável, a fim de evitar ou combater o câncer e as doenças relacionadas à idade".[74]

Cinco anos depois, no estudo de acompanhamento, os cientistas mediram o comprimento dos telômeros dos indivíduos para determinar se o aumento da telomerase realmente significou uma desaceleração da perda de telômeros. Entre os homens do grupo controle com idade semelhante que mantiveram a dieta habitual, houve um encolhimento dos telômeros, como era previsível por conta da idade. No grupo do estilo de vida saudável, no entanto, os telômeros dos participantes não apenas encolheram menos ou se mantiveram estáveis: eles *cresceram*. Cinco anos após a primeira intervenção, seus telômeros eram, em média, ainda mais longos do que no começo do estudo, o que pela primeira vez sugeriu que uma dieta e um estilo de vida saudáveis à base de alimentos vegetais podem estimular a atividade da enzima telomerase e reverter com eficácia o envelhecimento celular.[75] Mas foi a dieta, o exercício ou o controle do estresse?

DÁ PARA DESESTRESSAR NOSSOS TELÔMEROS?

No filme de sucesso *O amor não tira férias*, a personagem de Cameron Diaz anuncia: "O estresse severo [...] faz o DNA das nossas células encolher tanto que chega uma hora que elas não conseguem mais se replicar."[76] Será que Hollywood acertou? Na revisão que apresento em <see.nf/destress>, constato que os dados sobre estresse e telômeros são conflitantes, e encontro, por exemplo, uma diminuição da atividade da telomerase entre um grupo de cuidadores de pacientes com demência[77] e um aumento da atividade da telomerase em outro.[78] No vídeo, você verá que os dados sobre o papel da meditação também são inconsistentes.[79] Independentemente disso, parece haver mais nos resultados extraordinários de Ornish do que apenas o componente de redução do estresse. E quanto aos exercícios físicos e à perda de peso?

O COMPRIMENTO DO TELÔMERO NO LONGO PRAZO

Nem sempre podemos mudar nossas circunstâncias, mas sempre podemos sair para caminhar. Um estudo com milhares de gêmeos descobriu que os irmãos que se exercitavam mais pareciam turbinar seus telômeros junto aos músculos.[80] Embora algumas descobertas sugiram que caminhar apenas 150 minutos por semana está associado a telômeros mais longos[81] e, em média, as pessoas que se exercitam tendem a ter telômeros mais longos do que as que não praticam exercícios,[82] a verdade é que em sua maioria os estudos sobre atividade física e comprimento dos telômeros deixaram a desejar e não encontraram nenhuma associação significativa.[83] "Não está claro se a atividade física tem papel protetor quanto ao encurtamento do DNA dos telômeros", concluiu uma das revisões.

Os dados são mais consistentes ao se tratar de atletas de elite. Os esportistas que participam de competições nacionais ou internacionais[84] e os atletas profissionais de alto rendimento tendem a contar com telômeros mais longos do que não atletas da mesma idade.[85] Ultramaratonistas,[86] maratonistas e triatletas que correram 80 quilômetros por semana durante 35 anos[87] podem ter telômeros mais longos, mas... e quanto àqueles de nós que não deram o equivalente a três voltas ao redor da Linha do Equador?

Dos cinco ensaios clínicos com grupo controle randomizados que de fato testaram exercícios físicos, apenas um encontrou uma diferença significativa nas mudanças no comprimento dos telômeros.[88,89,90,91] Seis meses de treinamento de resistência aeróbica (corrida) ou treinamento intervalado de alta intensidade [HIIT, na sigla em inglês] aumentaram a atividade da telomerase e o comprimento dos telômeros, ao passo que o treinamento de resistência (sem ser aeróbica) durante o mesmo período, não.[92] Mas nenhum dos outros estudos de intervenção encontrou qualquer efeito significativo, independentemente do tipo de treinamento, o que lançou dúvidas sobre quaisquer efeitos do exercício nos telômeros, pelo menos no curto prazo.[93]

FOI O MENU OU O MOVIMENTO?

Para elucidar a pergunta decisiva do estudo de Ornish — *Foi graças à natureza da dieta à base de vegetais, aos exercícios ou à perda de peso?* —, idealmente um estudo randomizado dividiria as pessoas em pelo menos três grupos: um de controle que não faz nada (indivíduos sedentários com uma dieta típica), um que apenas se exercita e um que perde peso seguindo quase a mesma dieta, mas em porções menores. E foi exatamente um estudo assim que uma equipe de pesquisadores norte-americanos e canadenses publicou.[94]

Durante um ano, cerca de quatrocentas mulheres na pós-menopausa foram separadas em quatro grupos selecionados de maneira aleatória: um controle, um de exercícios físicos, um com uma dieta de porções controladas e um de exercícios físicos *e* dieta de porções controladas. Como esperado, após doze meses sem fazer nada houve poucas mudanças nos participantes do grupo de controle. E depois de um ano de exercícios? O grupo não se saiu melhor, e olha que seus participantes fizeram mais do que apenas caminhar por meia hora (como os do grupo do estudo de Ornish): eles foram encarregados de fazer 45 minutos de exercícios moderados a vigorosos, como corrida leve. E quanto ao grupo de dieta com porções controladas? A perda de peso não teve efeito, tampouco houve mudança significativa no comprimento dos telômeros no grupo que combinava exercícios e perda de peso. Isso é compatível com os resultados inconsistentes em todas as intervenções para perda de peso que tentam restaurar a integridade dos telômeros.[95]

Assim, contanto que sigamos a mesma dieta, pode ser que não tenha importância o quanto reduzimos nossas porções, o quanto de peso que perdemos ou o volume de exercícios físicos que fazemos; depois de um ano, os participantes do estudo não viram benefício algum. Em contrapartida, os indivíduos do estudo de Ornish com uma dieta à base de alimentos integrais e vegetais que se exercitaram com apenas metade da carga e perderam a mesma quantidade de peso após apenas três meses[96] pareceram adquirir uma significativa proteção dos telômeros.[97] Em outras palavras, nem a perda de peso nem a prática de exercícios reverteram o envelhecimento celular por meio da reconstrução dos telômeros. Foi a comida — e não se tratou de uma dieta qualquer. Um estudo similar realizado em um intervalo semelhante — quatro anos e meio de orientação nutricional mais moderada, tal como a escolha de laticínios com baixo teor de gordura e peito de frango sem pele, junto ao consumo de mais frutas, verduras, legumes e cereais integrais[98] — não conseguiu afetar o comprimento dos telômeros em níveis significativos.[99]

ALIMENTOS A SEREM EVITADOS

Nem todos os alimentos vegetais são bons para o corpo. Por exemplo, comer batatas fritas está associado a telômeros mais curtos.[100] Sim, a ingestão de vegetais anda de mãos dadas com telômeros mais longos, mas isso pode ser esmagado por uma fritadeira.[101] Carboidratos refinados, como biscoitos recheados e de sal, também podem abreviar seus telômeros.[102] Portanto, parte do benefício de centrar a dieta em alimentos vegetais *integrais* pode ser se livrar das porcarias. As pessoas que adotam uma dieta com predominância de alimentos ultraprocessados têm quase o dobro de chances de apresentar telômeros mais curtos,[103] sem falar em um risco maior de obesidade,[104] depressão, doenças cardíacas, acidente vascular cerebral e morte prematura em geral.[105]

O álcool é outro produto vegetal processado. Pesquisadores acompanharam um grupo de empresários de Helsinque durante quase trinta anos e descobriram que aqueles que bebiam mais acabaram por ter uma década extra de envelhecimento dos telômeros. Embora eles também tenham constatado que mesmo um pequeno consumo de álcool durante a meia-idade pode resultar em telômeros encurtados,[106] uma revisão sistemática de evidências publicada em 2021 concluiu que quaisquer efeitos negativos do álcool nos telômeros pareciam estar limitados a beberrões inveterados com dependência de álcool.[107]

Além de evitar o álcool, os participantes do estudo de Ornish foram convidados a eliminar da dieta a carne processada. O consumo de alimentos como bacon, presunto, salsichas, embutidos e linguiças tem sido associado ao câncer[108] e a telômeros mais curtos, embora a carne vermelha não processada (um bife, por exemplo) parece não estar associada ao comprimento dos telômeros.[109] Há estudos envolvendo carne, incluindo carne de caça selvagem, aves[110] e peixes,[111] mas, de forma mais ampla, ao que parece o problema está na carne processada.[112]

Cientistas presumem que as gorduras ômega-3 de cadeia longa encontradas em peixes e óleo de peixe beneficiem os telômeros porque figuram como anti-inflamatórias no Índice Inflamatório Dietético.[113] Um estudo populacional de 2010 correlacionou níveis sanguíneos basais mais elevados de ácidos graxos ômega-3 a um menor encurtamento dos telômeros durante um período de cinco anos, o que levou a uma nova leva de experimentos randomizados e com grupo controle.[114] Embora uma análise secundária de um estudo clínico a respeito de esquizofrênicos tenha encontrado um aumento na atividade da telomerase,[115] infelizmente nenhum dos experimentos clínicos randomizados que colocaram à prova a suplementação de óleo de peixe conseguiu demonstrar um efeito significativo no comprimento dos telômeros.[116,117,118,119]

O componente alimentar mais pró-inflamatório que existe é a gordura saturada.[120] Ao partir do pressuposto de que nunca é cedo demais para começar a comer de forma mais saudável, os pesquisadores realizaram um estudo randomizado, separando mais de mil crianças em um grupo com uma dieta pobre em gordura saturada e um grupo de controle durante os primeiros 20 anos de vida. Esse excepcional estudo finlandês descobriu que, em comparação àqueles que cresceram no grupo de dieta mais saudável, os indivíduos do grupo de controle sofreram o dobro da taxa anual de perda de telômeros. No entanto, isso pode não ser apenas um efeito da redução da gordura saturada. Embora essa redução tenha sido o foco do estudo, os participantes do grupo de intervenção também foram incentivados a diminuir a ingestão de sal e a comer mais frutas, vegetais e grãos integrais, o que impossibilitou identificar com precisão o fator decisivo.[121]

No outro extremo do espectro de pesquisas está uma série de experimentos randomizados e com grupo controle relativos à dieta que duraram apenas quatro semanas, mas que tiveram um inovador arcabouço de estudo. Células de cordões umbilicais (uma fonte conveniente de tecido humano) foram cultivadas em laboratório no sangue de idosos que tinham passado um mês ingerindo uma dieta rica em manteiga *versus* uma dieta semelhante rica em azeite de oliva. Uma maior porcentagem de células banhadas com o sangue amanteigado tinha telômeros encurtados.[122] No entanto, uma dieta ao estilo mediterrâneo, que é tipicamente rica em azeite de oliva e pobre em laticínios, pode não ser o suficiente para produzir resultados. Embora estudos transversais tenham descoberto que maior adesão a uma dieta mais mediterrânea se correlaciona com telômeros alongados, os únicos experimentos longitudinais e com grupo controle revelaram que os comprimentos dos telômeros eram iguais ou até mais curtos.[123]

Os efeitos adversos da gordura da manteiga podem ajudar a explicar a associação entre o aumento do envelhecimento biológico e o consumo de leite com alto teor de gordura em um estudo de âmbito nacional realizado junto a milhares de norte-americanos. Mesmo o aumento da gordura do leite em apenas 1% — por exemplo, passar de 1% de leite com baixo teor de gordura para 2% de leite com baixo teor de gordura — resultou em uma correlação com o equivalente a mais de quatro anos de perda de telômeros, o que é provável que tenha ocorrido devido à resposta inflamatória e ao estresse oxidativo desencadeados pela gordura saturada.[124]

ALIMENTOS AMIGOS DO TELÔMERO

Os componentes alimentares mais *anti*-inflamatórios de todos são as fibras.[125] A mesma amostragem representativa de milhares de adultos nos Estados Unidos descobriu que, quanto mais fibras as pessoas consumiam, mais longos tendiam a ser seus telômeros. Como parecia haver um aumento em linha reta, pesquisadores puderam fazer as contas. Ao que tudo indica, apenas um aumento de 10g de fibras por 1.000kcal equivale a quatro anos a menos de envelhecimento dos telômeros.[126] Isso é comparável em magnitude aos anos adicionais de envelhecimento associados ao consumo de carne processada (quatro anos adicionais de envelhecimento),[127] beber 590ml de refrigerante por dia (4,6 anos a mais)[128] ou fumar (também 4,6 anos adicionais de envelhecimento).[129]

A ingestão de fibras pode ser apenas um marcador para o consumo de alimentos vegetais, uma vez que, por definição, eles são o único lugar onde as fibras são encontradas.[130] Assim, a aparente ligação entre o consumo de fibras e o comprimento dos telômeros pode não ter nada a ver com fibras; talvez a relação seja com algum outro componente, ou componentes, protetor dos alimentos vegetais. É como no caso dos estudos que mostram telômeros mais longos em pessoas com maior ingestão dietética[131] ou níveis sanguíneos mais elevados[132] de carotenoides, pigmentos vegetais como o betacaroteno. De novo, isso poderia ser um mero reflexo da ingestão de alimentos vegetais. Também associado a telômeros mais longos está o consumo de café,[133] que não contém fibras nem carotenoides. É interessante notar que, embora a ingestão de café esteja associada a telômeros mais longos, a ingestão de *cafeína* parece estar associada a telômeros mais curtos,[134] provavelmente porque hoje em dia grande parte da ingestão de cafeína provém de refrigerantes e bebidas energéticas açucaradas.[135]

O consumo de chá verde foi associado a telômeros mais longos em homens idosos[136] e estudos demonstraram que ele protege os telômeros em camundongos,[137] mas a erva só foi testada clinicamente em um estudo de intervenção em 2016. É difícil fazer um placebo convincente em forma de chá, então os pesquisadores usaram cápsulas de extrato de chá verde. No meu vídeo <see.nf/nutsandtea>, mostro como os participantes que foram selecionados de maneira aleatória para o grupo que deveria ingerir o equivalente a cerca de quatro xícaras[138] de chá verde por dia durante cinco meses apresentaram um aumento significativo no comprimento dos telômeros em relação aos participantes do grupo do placebo.[139] (Não está evidente se oleaginosas ajudam nossos telômeros ou não.)

O chá verde é, em essência, um vegetal de folhas verdes mergulhado em água quente. E quanto a *comer* vegetais de folhas verdes? No vídeo, descrevo uma intervenção dietética que demonstrou que comer diariamente o equivalente a uma xícara e um quarto de couve (cozida, não crua) aumentou a atividade da telomerase depois de apenas cinco dias. Foi a primeira vez em que um estudo forneceu evidências de que a atividade da telomerase pode responder em questão de dias a uma intervenção alimentar. Porém, não se trata de qualquer alimento, mas, sim, do alimento mais saudável que existe: vegetais crucíferos com folhas verde-escuras. Dezesseis dias após a interrupção do consumo da couve, entretanto, a atividade da telomerase voltou ao nível basal.[140] Portanto, conforme recomendo em meus Doze por Dia, tente incluir vegetais crucíferos em sua rotina alimentar.

SUPLEMENTOS

Uma das razões pelas quais eu não recomendo tomar suplementos de extrato de chá verde é o risco de toxicidade hepática. Nós costumávamos pensar que essas reações eram raras, da ordem de 1 em 100 mil.[141] Contudo, agora que existem grandes estudos como o Teste do Chá Verde de Minnesota, percebemos que pode se tratar de 1 em 20.[142] (Em contrapartida, em nenhum dos experimentos com o chá verde na forma regular de bebida foi relatado problemas de fígado.)[143] Existem outros suplementos que não sejam tão arriscados, mas que se mostrem capazes para proteger nossos telômeros?

Vitamina D

Quase todos os estudos sobre suplementos conduzidos até hoje foram incapazes de encontrar benefícios para os telômeros. Nenhum dos experimentos com óleo de peixe teve êxito no encurtamento dos telômeros,[144,145,146,147] e o mesmo se aplica às pesquisas com azeite de oliva extra-virgem,[148] vitaminas B[149] e suplementos de zinco.[150] Dos dez estudos sobre vitamina D e telômeros, apenas dois foram duplos-cegos, randomizados e com grupo controle e placebo,[151] mas ambos mostraram benefícios [60 mil UI (Unidades Internacionais) uma vez por mês[152] e 800UI uma vez por dia[153]]. Veja mais detalhes em <see.nf/dtelomeres>.

Astrágalo

A raiz de astrágalo é uma das ervas mais populares na medicina tradicional chinesa,[154] amplamente comercializada há milênios como um "tônico para prolongamento da vida".[155] Experimentos indicaram que um composto na raiz chamado "cicloastragenol" (rotulado como "TA-65") aumenta moderadamente a ativação da telomerase *in vitro*,[156] mas o único estudo sugerindo benefício clínico foi financiado pela empresa que o comercializa[157] on-line: cada frasco custa 600 dólares. A empresa teve uma receita de mais de 50 milhões de dólares antes de ser acusada pela Comissão Federal de Comércio de alegações falsas e práticas enganosas.[158] Para os interessados em saber mais, examino os prós e os contras no vídeo <see.nf/astragalus>.

Gotu Kola

Em 2019, descobriu-se na *Centella asiática*, também conhecida como *gotu kola*, o mais potente ativador da telomerase encontrado até o momento. Pesquisadores constataram que ela causa um aumento de quase nove vezes na atividade da telomerase, o que é quatro vezes maior que a do TA-65.[159] Amplamente utilizada na medicina ayurvédica e na medicina tradicional chinesa,[160] a *gotu kola* é um vegetal de folhas verdes que se costuma consumir fresco em saladas ou cozido em sopas na Malásia e Indonésia, ou espremido como suco ou preparado como chá na Índia e na Tailândia. Na Índia, é considerado sobretudo um "alimento para o cérebro"[161] e experimentos indicaram que ele melhora a função cognitiva em camundongos,[162] mas uma metanálise de alguns estudos feitos com pessoas até agora não encontrou nenhum efeito significativo na cognição humana.[163] Se vierem a ser encontrados benefícios clínicos, o chá de *gotu kola* pode ser comprado na internet por apenas cerca de 25 centavos de dólar por xícara.

Para digerir e refletir

Os telômeros são um dos indicadores de envelhecimento que aos poucos entraram na consciência do público. Aumentar o comprimento dos telômeros para retardar ou mesmo prevenir o envelhecimento é uma ideia popular, ainda que, como já mencionei, a ciência desse fenômeno seja controversa.[164] O alongamento dos telômeros é possível por meio da ativação da enzima telomerase, mas ocorre uma batalha constante entre as forças que reduzem os telômeros, como o envelhecimento, o estresse oxidativo e a inflamação, e as decisões de estilo de vida que podem ajudar a reconstruí-los.[165]

Algumas pessoas expressaram a preocupação de que o aumento da atividade da telomerase poderia, na teoria, aumentar o risco de câncer,[166] já que é sabido que os tumores sequestram a enzima telomerase e a utilizam para garantir a própria imortalidade.[167] Entretanto, as mesmas mudanças no estilo de vida que o dr. Ornish usou para proteger os telômeros pareceram retardar, interromper ou até *reverter* a progressão do tumor do câncer, conforme foi demonstrado em um programa randomizado e com grupo controle de dieta e estilo de vida para câncer de próstata em estágio inicial.[168]

Em resposta ao trabalho de Ornish mostrando que, com uma dieta e estilo de vida à base de alimentos vegetais, a telomerase pode ser intensificada e os telômeros, alongados, um editorial sugeriu que esses estudos poderiam descobrir mecanismos a serem explorados pela indústria farmacêutica, uma vez que "no mundo de hoje, nem sempre é possível adotar um estilo de vida saudável […]".[169] Tomara que a pessoa que estiver lendo este livro se motive a dar pelo menos um ou dois passos em direção a uma vida mais saudável, o que, no caso da proteção dos telômeros, pode envolver parar de fumar,[170] reduzir a ingestão de grãos refinados,[171] refrigerantes,[172] carnes processadas[173] e laticínios,[174] e ao mesmo tempo aumentar o consumo de frutas,[175] vegetais[176] e outros alimentos ricos em antioxidantes.[177]

Para ajudar a retardar a via bioquímica de envelhecimento em escala diária, considere:

- seguir as recomendações das seções "Inflamação" e "Oxidação";
- seguir uma dieta rica em fibras centrada em alimentos vegetais integrais;
- optar por beber chá ou café em vez de refrigerante ou leite;
- comer vegetais crucíferos;
- recorrer à suplementação com 800 a 2 mil unidades internacionais (UI) de vitamina D_3 por dia se seu nível de vitamina D no sangue estiver abaixo de 20ng/ml (50nmol/l).

CAPÍTULO 13

Conclusão

A maioria dos grandes avanços em nossa compreensão das vias de envelhecimento ocorreu nos últimos vinte anos, depois de eu já ter me formado na faculdade de medicina; portanto, grande parte da pesquisa que descobri enquanto elaborava este livro também foi reveladora para mim. Quanto mais aprendemos sobre as vias de envelhecimento, mais descobrimos que eles estão interconectados. Em vez de existirem como entidades distintas, esses processos estão interligados em um circuito complexo: um aumento na AMPK reduz a mTOR ao mesmo tempo que aumenta os níveis de autofagia e NAD$^+$, que, por sua vez, intensificam a atividade da sirtuína que, então, reduz o IGF-1 e retroalimenta a AMPK.[1] Portanto, não é surpresa que eles compartilhem muitos gatilhos em comum.

A seguir apresento um gráfico de intervenções que podem ajudar a retardar o envelhecimento, atacando cada uma das vias de envelhecimento:

Intervenções para regular as onze vias de envelhecimento

	Exercícios físicos	Parar de fumar	Restrição calórica	Restrição proteica	Diminuição do consumo de certos alimentos animais	Diminuição do consumo de certos alimentos processados	Aumento do consumo de certos alimentos vegetais
AMPK	√		√	√	√	√	√
Autofagia	√		√	√	√	√	√
Senescência celular	√	√	√	√		√	√
Epigenética	√	√	√	√	√		√

Glicação	√	√	√	√	√	√	√
IGF-1				√	√		
Inflamação	√	√	√	√	√	√	√
mTOR		√	√	√	√		√
Oxidação	√	√	√	√	√	√	√
Sirtuínas	√	√	√	√	√	√	√
Telômeros	√	√		√	√	√	√

É extraordinário que, apenas desde a virada do século, as investigações científicas tenham descoberto meia dezena de compostos únicos capazes de prolongar, de forma significativa, a vida dos mamíferos. Embora haja um intrincado diálogo entre muitas das vias de envelhecimento, os medicamentos ou suplementos que prolongam a vida têm como alvo somente um ou outro. A metformina, por exemplo, pode prolongar a longevidade de camundongos ao aumentar a AMPK, e a rapamicina pode fazer isso ao suprimir a mTOR.[2] Quando agem em conjunto, elas parecem funcionar em sinergia — uma e outra não são somente melhores do que cada uma tomada isoladamente, mas são melhores do que a mera soma de cada um de seus efeitos independentes.[3] Isso pode ser uma tremenda vantagem de adotar estratégias de dieta e estilo de vida, uma vez que são capazes de ter como alvo múltiplas vias de envelhecimento ao mesmo tempo.

PARTE 2

O regime antienvelhecimento ideal

CAPÍTULO 1

A dieta

No mundo inteiro, calcula-se que a inatividade física seja responsável pela perda de mais de 10 milhões de vidas saudáveis anualmente, mas a alimentação pode responder por quase vinte vezes mais mortes.[1] Segundo o Estudo da Carga Global de Doenças, a análise mais abrangente e sistemática já realizada sobre as causas de morte,[2] o assassino número um nos Estados Unidos[3] e no mundo é a alimentação ruim.[4] Hábitos alimentares prejudiciais ceifam centenas de milhões de anos de vidas saudáveis, todos os anos, de milhares de pessoas.[5] É por isso que dediquei minha vida ao estudo da nutrição.

OS MELHORES ALIMENTOS

Financiado pela Fundação Bill & Melinda Gates, o Estudo da Carga Global de Doenças reuniu aproximadamente quinhentos pesquisadores de mais de trezentas instituições de cinquenta países e analisou quase 100 mil fontes de dados.[6] Entre as conclusões da pesquisa, o assassino número um da população dos Estados Unidos é a alimentação, relegando o tabagismo ao segundo lugar. Hoje, estima-se que o hábito de fumar mate "apenas" meio milhão de norte-americanos por ano; a alimentação aparentemente mata muito mais.[7]

Dos fatores de estilo de vida passíveis de mudanças, a dieta é considerada o mais importante no que diz respeito a envelhecimento, tempo de vida e *healthspan*.[8] Ao concluir que "nutrição ideal", "padrões alimentares saudáveis" ou "dieta de melhor qualidade" estão associados ao aumento da expectativa de vida, à diminuição do risco de todos os tipos de doenças crônicas,[9] à melhor qualidade de vida,[10] ou à maior qualidade de envelhecimento, o que os pesquisadores entendem por uma *dieta saudável*?[11]

Pontuações elevadas nos quatro grandes sistemas de classificação da qualidade alimentar estão associadas à maior expectativa de vida e à redução da mortalidade por câncer e doenças cardíacas,[12] e dietas com pontuação elevada compartilham apenas quatro elementos básicos: mais frutas, mais legumes, mais grãos integrais e mais oleaginosas e leguminosas.[13] Todos esses padrões alimentares com pontuação elevada se baseiam em um núcleo comum de alimentação rica em vegetais, enquanto os padrões alimentares ricos em produtos refinados e de origem animal e pobres em alimentos de origem vegetal, em geral chamados de "dieta ocidental" ou "dietas ocidentalizadas", estão associados a riscos maiores.[14]

Segundo o Estudo da Carga Global de Doenças, quatro dos cinco maiores fatores de risco de morte, no que tange à alimentação, são alimentos que não consumimos em quantidade suficiente. Comer mais legumes tem o potencial de salvar cerca de 1,5 milhão de vidas a cada ano ao redor do mundo. E comer mais oleaginosas e sementes? São 2 milhões de vidas. Mais frutas? Quase 2,5 milhões. Além disso, a ingestão inadequada de grãos integrais pode ser responsável pela perda de 3 milhões de vidas por ano. A solução para poupar milhões de vidas talvez resida não em novos medicamentos ou vacinas, mas na ingestão de mais alimentos integrais, saudáveis, de origem vegetal.[15] (Note que os legumes em conserva, com adição de sal, e frutas enlatadas, com adição de açúcar, podem fazer mais mal do que bem.[16])

OS PIORES ALIMENTOS

Quando precisamos tomar decisões cruciais, de vida ou morte, como: "qual é a melhor alimentação, para nós e para nossa família", como avaliar essas decisões? Eu costumo responder com "baseando-se no conjunto de evidências disponível", mas o que isso significa? Bem, isso significa que o resultado de um único estudo é menos importante do que o que todos os trabalhos científicos já publicados e revisados por pares.

Estudos isolados podem gerar manchetes como: "Estudo conclui que não há relação entre fumo passivo e câncer", da revista *Forbes*.[17] Para saber se *realmente* não há um elo entre fumo passivo e câncer de pulmão, o ideal seria recorrer a uma revisão, ou metanálise, que compile vários estudos em um só. O problema é que, às vezes, até essas conclusões coletadas podem se contradizer. Por exemplo, segundo algumas revisões, o fumo passivo causa câncer no pulmão,[18] enquanto outras não apenas afirmam que os efeitos são insignificantes e que esse assunto pode "fomentar medo irracional", mas também garantem que não tem problema fumar *de fato* quatro a cinco cigarros por dia.[19] (Adivinhe quem financiou esse estudo.)

Por que artigos de revisão sobre os efeitos do fumo passivo na saúde chegam a conclusões diferentes? Cerca de 90% das revisões feitas por pesquisadores associados à indústria tabagista afirmam que fumo passivo não faz mal, enquanto cerca de 90% das revisões independentes concluíram que faz, e isso não surpreende. Na verdade, as revisões assinadas por autores ligados à indústria têm probabilidade 88 vezes maior de concluir que o fumo passivo é inócuo.[20] Isso é parte de uma estratégia corporativa deliberada para desacreditar a ciência, através "do desenvolvimento e ampla divulgação (...) de evidências médicas de que o fumo passivo não é prejudicial à saúde do não fumante", nas palavras de conselheiros de pesquisa em marketing do Instituto do Tabaco.[21]

Nesse caso, não daria para ficarmos apenas com as revisões independentes? Daria, se pudéssemos distinguir quais são mesmo imparciais. Pesquisadores financiados pela indústria usam todo tipo de subterfúgio para não expor conflitos de interesse, o que torna difícil seguir o rastro de dinheiro. Seja como for, mesmo sem saber quem financiou o quê, a maioria das revisões concluiu que o fumo passivo é prejudicial. Portanto, assim como um estudo isolado pode não ser tão útil quanto uma compilação de estudos, uma revisão isolada pode não ser tão útil quanto uma compilação de revisões. Analisar uma revisão de revisões pode dar uma ideia melhor de qual é o conjunto de evidências disponível. Em relação ao fumo passivo, como 63% das revisões concluem que é nocivo para a saúde, 37% concluem que é neutro e nenhuma sugere benefícios protetores, é melhor não inalar fumaça de cigarro.[22]

Quem dera existissem revisões de revisões sobre diversos alimentos... Ah, mas existem! Finalmente foi publicada uma revisão exaustiva de metanálises, além de revisões sistemáticas das associações entre grupos de comidas e bebidas e as principais doenças crônicas relacionadas à alimentação. Resumindo bem por alto, os pesquisadores primeiro subdividiram os grupos alimentares entre os de base vegetal e os de base animal. A esmagadora maioria (94%) das revisões sobre alimentos integrais de origem vegetal mostrou efeitos protetores ou, no mínimo, neutros, enquanto a maioria (77%) das revisões de alimentos de origem animal identificou efeitos nocivos, ou, na melhor das hipóteses, neutros para a saúde.[23] (Tenha em mente que, devido ao arredondamento dos percentuais, nem todos os totais dão cem).

Percentuais de revisões agregadas/metanálises ou revisões sistemáticas que relataram efeitos protetores, neutros ou nocivos sobre as principais doenças crônicas relacionadas à dieta

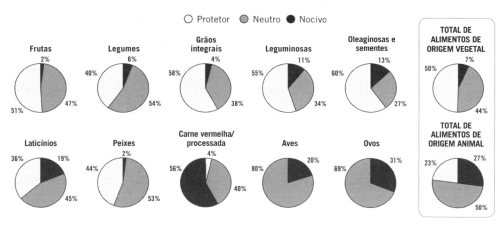

A categoria de origem vegetal foi subdividida em cinco grupos (frutas, legumes, grãos integrais, leguminosas e oleaginosas e sementes). Todos os alimentos da categoria foram bem avaliados: em 87% a 98% das vezes, demonstraram efeitos protetores ou pelo menos neutros. Os cinco grupos de origem animal, porém, apresentaram uma variação considerável. Como se pode ver na Figura, se não fosse pelos laticínios e peixes, os alimentos de origem animal seriam quase inteiramente (98,7%) neutros ou teriam efeito negativo.[24]

No capítulo "Bebidas", vou esmiuçar os impactos do financiamento da indústria de laticínios, assim como o chamado "efeito de substituição" — por exemplo, quem consome leite tem menor probabilidade de consumir refrigerantes, bebida ainda mais condenada; por isso, quaisquer benefícios protetores podem ser relativos, originários não necessariamente do que se consome, e sim do que se evita. Isso também pode ajudar a explicar as conclusões em relação ao consumo de peixe. Afinal, a escolha típica é entre frango e peixe, e não entre frango e grão-de-bico. Em nenhuma revisão foi observado qualquer efeito protetor no consumo de aves. Como se vê na Figura da página 207, até a indústria de refrigerantes apresentou um efeito protetor de 14%, mas frango e ovos receberam um zero do tamanho de um ovo de avestruz... apesar de todo o financiamento pelo National Chicken Council e pelo American Egg Board, associações norte-americanas de produtores de frango e ovos. Como no caso das revisões dos efeitos do fumo passivo, talvez o máximo que o dinheiro consiga comprar seja um veredito neutro.

Da mesma forma que o cálcio nos laticínios, os peixes têm alguns componentes saudáveis; para sermos mais exatos, os ácidos graxos de cadeia longa ômega-3 EPA e DHA. Não necessariamente, porém, para a saúde cardíaca. Segundo a avaliação mais abrangente e sistemática feita até hoje em relação aos efeitos das gorduras ômega-3 na saúde cardiovascular, o aumento na ingestão dos lipídios dos óleos de peixe apresentou pouco ou nenhum efeito. Na verdade, qualquer efeito protetor encontrado está relacionado apenas aos dos ômega-3 de origem *vegetal*, presentes na linhaça e nas oleaginosas.[25] No entanto, os ômega-3 de cadeia longa são importantes para a saúde cerebral. Por sorte, assim como existem excelentes fontes não lácteas de cálcio,[26] *há fontes não poluentes (à base de algas) de EPA e DHA.*[27]

A conclusão é que, quando se trata de estudos sobre doenças relacionadas à alimentação, como obesidade, diabetes tipo 2, saúde mental, saúde óssea, doenças cardiovasculares e câncer, mesmo que juntássemos todos os alimentos de origem animal, ignorássemos todos os efeitos do financiamento pela indústria e considerássemos só as evidências atuais pelo valor real (ao pé da letra), nove entre cada dez estudos compilatórios mostram que os alimentos integrais de origem vegetal, no mínimo, *não são nocivos*, enquanto pelo menos oito entre cada dez revisões sobre produtos de origem animal mostram que eles *não são benéficos.*[28]

ENTRE BITUCAS E BURGUERS

O que queremos dizer com "não são benéficos"? O consumo de carne está associado ao aumento do risco de desenvolver mais de 20 doenças diferentes, mas de quanto é esse aumento?[29] Para comparar riscos crônicos diferentes, os pesquisadores bolaram o conceito de "microvida", definido como trinta minutos de expectativa de vida. Uma pessoa na faixa dos 20 anos tem, em média, cerca de 57 anos de vida restantes. Isso dá uns 20 mil dias, ou meio milhão de horas, ou 1 milhão de meias horas. Uma microvida é uma meia hora desse 1 milhão que nos resta. Fumar dois cigarros ou beber 0,5l de cerveja custaria, em média, uma microvida a um homem de 30 anos, o mesmo custo de cada dia que ele passa com 5kg de sobrepeso.[30] Percebe como isso pode ser útil em termos de comparação de riscos? Tomar quase 0,5l de uma cerveja forte, por exemplo, reduz sua expectativa de vida tanto quanto fumar um cigarro. É impensável ter tão pouco respeito pela vida a ponto de acender dois cigarros por dia; portanto, deveria ser igualmente impensável estar 5kg acima do peso.

Da mesma forma, pode-se comparar atitudes que prolongam a vida. Por exemplo, ingerir pelo menos cinco porções diárias de frutas, verduras e legumes pode acrescentar, em média, quatro anos ao tempo de vida. É quase o dobro do benefício estimado dos exercícios diários. Porém, apenas vinte minutos de exercícios diários já podem adicionar uma hora (duas microvidas) à sua vida. Portanto, se você diz que não tem tempo para malhar, saiba que o exercício físico pode dar um retorno três vezes maior que o investimento: um gasto de vinte minutos de sua vida gera, em tese, um ganho de sessenta minutos. Mais do que isso, o retorno começa a diminuir, mas quem se exercita uma hora por dia ainda pode obter de volta mais tempo que o investido.[31]

E a carne? Um único hambúrguer está associado à perda de uma microvida. Comer um hambúrguer vale mesmo trinta minutos da sua vida?[32] Portanto, em termos de tempo de vida, um hambúrguer parece equivalente a dois cigarros. Assim como você não acenderia um cigarro antes e outro depois do almoço, talvez seja o caso de trocar o hambúrguer por um burrito de feijão.

Um sanduíche de salada de ovos também não seria uma boa escolha. Em 2021, foi publicado o maior estudo prospectivo já realizado sobre ovos e mortalidade, o NIH-AARP, copatrocinado pelos Institutos Nacionais de Saúde [NIH, na sigla em inglês] e pela Associação Americana de Aposentados [AARP, na sigla em inglês], acompanhando mais de meio milhão de pessoas durante, em média, 16 anos. Foi descoberta uma relação entre cada meio ovo consumido por dia e o aumento de 7% na mortalidade por todas as causas,[33] o que significa que um ovo reduz a expectativa de vida tanto quanto um hambúrguer.[34]

BACON CAUSA CÂNCER

A carne processada é ainda pior. Imagine duas pessoas totalmente idênticas, exceto pelo fato de que uma delas consome cerca de 50g de carne processada por dia (mais ou menos uma linguiça ou salsicha grande, ou algumas fatias de bacon), enquanto a outra não consome nada semelhante. Calcula-se que a simples ingestão dessa porção diária única de carne processada reduza cerca de dois anos de vida.[35]

Outra opção é encarar essa perda como diária. Calcula-se que um sanduíche com meras duas fatias de carne processada, como mortadela ou presunto, elimine cerca de uma hora de sua vida.[36] Sabe aquela sensação de que o dia precisava ter mais horas? Bem, na prática, dependendo do que escolhe comer, você tem uma hora a menos.

As carnes processadas (bacon, frios, salsichas e similares) causam câncer. Em 2015, o instituto de pesquisa sobre câncer mais renomado do mundo classificou as carnes processadas como carcinogênicas do grupo 1, isto é, substâncias que sabidamente causam câncer.[37] Os críticos questionaram a inclusão das carnes processadas na mesma classificação carcinogênica do amianto, do cigarro,[38] e do gás mostarda,[39] mas essa classificação depende da robustez das evidências de que um agente cause câncer ou não, e não do *quanto* ele pode influenciar o surgimento de câncer.[40] Nem todas as substâncias classificadas no grupo 1 têm o mesmo grau de periculosidade.[41] Embora ambos sejam do mesmo grupo, é mais seguro ingerir um sanduíche de pastrami do que plutônio.

Até que ponto as carnes processadas são perigosas? O aumento do risco de câncer colorretal é de 18% a cada 50g de carne processada ingeridos diariamente. Portanto, caso você coma um sanduíche com duas fatias pequenas de mortadela todos os dias, seu risco de desenvolver câncer colorretal aumenta 18%. Cerca de 250g de pastrami no pão de centeio equivalem a um aumento de risco de cerca de 80%.[42] Até que ponto pode-se comparar um "aumento de 18% de chance de câncer" a outros comportamentos de risco? Em meu depoimento perante o Comitê Científico de Diretrizes Alimentares dos Estados Unidos de 2020 a 2025, declarei: "Evitamos fumar na frente dos filhos; por que, então, mandamos um sanduíche de mortadela para o lanche deles na escola?" Pode parecer uma metáfora hiperbólica, mas não é um exagero. Segundo o serviço de saúde norte-americano, morar com um fumante aumenta em 15% o risco de ter câncer do pulmão.[43] Então, respirar a fumaça de cigarro por muito tempo aumenta o risco de ter câncer de pulmão quase tanto quanto ingerir uma única porção de carne processada por dia aumenta o risco de ter câncer colorretal.

O câncer colorretal é a segunda maior causa de morte por câncer, depois do de pulmão.[44] Portanto, caso você não fume, um tumor no cólon e no reto pode ser seu maior algoz em termos de câncer. Porém, é possível reduzir esse risco em quase 20% ao excluir a porção de carne processada da sua dieta cotidiana.

DE VOLTA À NATUREZA

Considerando que os alimentos mais saudáveis tendem a ser de origem vegetal, não surpreende que dietas saudáveis a base de vegetais estejam associadas a um risco menor de morte prematura na população em geral[45] e, mais especificamente, entre idosos.[46] Para ter envelhecimento saudável,[47] longevidade,[48] e retardar as doenças relacionadas à idade,[49] as dietas recomendadas devem focar em alimentos integrais de origem vegetal. Esse tipo de alimentação chega a cortar em mais da metade o risco de desenvolver a doença de Alzheimer, por exemplo, o que pode significar uma economia de bilhões de dólares em gastos com saúde.[50] O acréscimo de uma simples porção de fruta ou vegetal por dia tem o potencial de diminuir em 5 bilhões de dólares anuais as despesas médicas nos Estados Unidos.[51]

Os benefícios da alimentação de base vegetal provavelmente vêm de uma ação dupla: aumento de fatores alimentares protetores, como as fibras, e redução da ingestão de fatores alimentares patogênicos (causadores de doenças), como as gorduras saturadas.[52] Durante dezoito anos, o Estudo Longitudinal de Baltimore para o Envelhecimento acompanhou pessoas a partir dos 60 anos, em média. Os pesquisadores concluíram que mais frutas e vegetais, assim como menos gordura saturada, estão associados a uma menor probabilidade de morte por problemas cardíacos nessa faixa etária, mas só a *combinação* entre o consumo elevado de vegetais e a redução da ingestão de gorduras saturadas levou a uma redução significativa do risco de morte somando todas as causas.[53] Esse tipo de dieta está em conformidade com aquilo que é natural, de acordo com nossa história ancestral.

Por milhões de anos, antes de começarmos a moer grãos, afiar lanças ou ferver cana-de-açúcar, supõe-se que toda a nossa fisiologia evoluiu no contexto de ingerir os mesmos alimentos que nossos primos, os grandes símios: folhas, talos e brotos (ou seja, vegetais), sementes, oleaginosas e frutas.[54] Começamos a utilizar ferramentas no Paleolítico, que remonta a apenas cerca de 2 milhões de anos, mas nós (e os demais primatas de grande porte) vínhamos evoluindo desde o Mioceno, que remonta a cerca de 20 milhões de anos.[55] Portanto, nosso corpo evoluiu praticamente à base de vegetais nos primeiros 90% de nossa existência hominídea.[56] Fomos criados para uma nutrição de alimentos vegetais selvagens — sobretudo, frutas[57] —, em fluxo contínuo pelo organismo,[58] com uma ingestão extremamente reduzida de colesterol e gorduras saturadas.[59] Não deveria surpreender que nosso corpo viva melhor com a dieta que fomos criados para adotar. Talvez seja hora de voltarmos às nossas raízes (comestíveis).

NÃO VALE SEU SAL

A disparada no consumo de sal foi uma das mudanças mais drásticas que tivemos em termos de alimentação. Durante a maior parte da existência humana, só ingeriríamos o pouquinho de sal naturalmente encontrado nos alimentos integrais.[60] Hoje, devido, sobretudo, aos alimentos processados, somos expostos a dez vezes mais sal do que nosso corpo foi criado para suportar,[61] o que tem gerado consequências devastadoras para a saúde.[62]

Mencionei 4 das 5 armadilhas nutricionais mais mortais definidas no Estudo da Carga Global de Doenças: ingestão insuficiente de grãos integrais, de frutas, de verduras e legumes, de oleaginosas e sementes. Contudo, o defeito mais fatal da dieta humana não é o que ingerimos de menos, e sim o que ingerimos de mais. Ao que tudo indica, o excesso de sódio é o fator de risco número um de morte entre os seres humanos.[63]

Consulte, por favor, a seção sobre hipertensão arterial do meu livro *Comer para não morrer* para uma análise aprofundada. As evidências de que o sódio eleva a pressão sanguínea são evidentes, incluindo testes duplos-cegos, randomizados, que remontam a várias décadas.[64] Basta uma única refeição. Quando os participantes com pressão arterial normal ingeriram uma tigela de sopa contendo a quantidade de sal em geral encontrada em uma refeição média de um norte-americano,[65] sua pressão arterial subiu durante as três horas seguintes, em comparação com aqueles que ingeriram a mesma sopa sem adição de sal.[66] A ingestão "normal" de sal pode levar a uma pressão arterial "normal", que pode contribuir para a morte por causas "normais", como ataques cardíacos e derrames.

Nos Estados Unidos, a maioria dos adultos de 45 anos ou mais têm pressão alta, incluindo quase nove em cada dez após os 74 anos,[67] enquanto em culturas "sem sal", como os yanomami da Amazônia, cuja ingestão de sódio é normal para a espécie humana, não existe aumento na pressão alta com a idade. Nenhum caso de hipertensão foi registrado. Entre eles, a pressão média começa em um nível comum para os bebês,[68] cerca de 10 por 6, e assim permanece ao longo de toda a vida.[69]

Algumas estratégias simples podem ajudar a mudar seus hábitos em relação ao sal.[70] *Não use sal ao cozinhar, nem coloque na comida. No começo, a refeição pode parecer um pouco insípida, mas em apenas duas a quatro semanas os receptores do sabor salgado na boca ficam muito mais sensíveis, melhorando o sabor dos alimentos. Passadas duas semanas, talvez você até prefira a comida menos salgada.*[71] Brinque com pimenta, limão, tipos diferentes de cebola, manjericão, alho, tomates, tomilho, pimentão, salsinha, aipo, chili powder, limão-siciliano, alecrim, páprica defumada, curry e coentro, para descobrir sabores novos e mais ricos.[72] De acordo com um editorial publicado na respeitada *New England Journal of Medicine*, "a tentativa individual provavelmente é inviável", já que cerca de 75% da exposição ao sal provém de alimentos processados,[73] mas isso pressupõe, erroneamente, que esses alimentos são inevitáveis. Temos controle sobre os alimentos que compramos, por mais que possamos ser surpreendidos por alguns que são ricos em sódio.

Por exemplo, para pessoas entre 20 e 50 anos, o frango é o alimento que mais contribui com a ingestão de sódio.[74] A indústria de frangos costuma injetar água salgada nas carcaças das aves para inflar artificialmente seu peso, sem que percam o rótulo de "100% naturais". A revista norte-americana *Consumer Reports* concluiu que alguns frangos dos supermercados ficam tão cheios de sal que chegam a ter assustadores 840mg de sódio por porção. Assim, um único peito de frango representaria mais que todo o consumo diário de sódio.[75]

O extinto Instituto do Sal sempre protestava contra as recomendações de saúde pública que visavam a reduzir o consumo de sal. Em um depoimento ao comitê de diretrizes alimentares do Congresso dos Estados Unidos, a entidade contestou a ideia de que uma dieta mais saudável reduziria os gastos com saúde. "Na verdade", depôs um defensor da indústria de alimentos processados, "as despesas com saúde *aumentam* com o aumento da expectativa de vida." Se as pessoas passarem a viver mais por terem uma alimentação mais saudável, sairia *mais caro*, argumentou, alegando que "se o cigarro fosse proibido, o aumento do tempo de vida aumentaria o custo dos cuidados com os idosos (…)".[76]

Raspar a língua

À medida que envelhecemos, nosso paladar tende a ficar menos sensível. Em consequência, os idosos costumam salgar mais os alimentos.[77] Uma forma inovadora de compensar essa perda de sensibilidade ao sal é retirar a camada cinzenta-esbranquiçada da língua, que bloqueia as papilas gustativas.[78] Dê uma olhada no vídeo <see.nf/tonguecleaning> e descubra por que escovar ou raspar a língua, tanto para jovens[79] quanto para idosos,[80] aumenta a capacidade de sentir o sabor salgado, o que na prática reduz o gosto pelo risco de vida.[81]

SUBSTITUTOS DO SAL À BASE DE POTÁSSIO

A hipertensão, ou pressão arterial elevada, é chamada de "assassina silenciosa e invisível", porque raramente apresenta sintomas, mas é um dos preditores isolados mais poderosos de algumas das principais causas de morte.[82] O limite recomendado pela Associação Americana do Coração é de 1,5g de sódio por dia.[83] Quer saber qual é a porcentagem da população norte-americana que consome mais do que isso? Incríveis 99,4%.[84] A maioria dos adultos dos Estados Unidos consome sódio demais e potássio de menos, sendo que esse segundo mineral reduz a pressão arterial (menos de 2% dos adultos americanos ingerem a quantidade mínima diária recomendada de potássio).[85] Isso é ainda mais espantoso quando comparamos o consumo atual com o de nossos antepassados, que tinham uma dieta com enormes quantidades de potássio.[86] Ao longo da evolução, ingeríamos provavelmente mais de 10g por dia.[87] O mínimo diário recomendado é apenas metade disso, mas a maioria de nós não chega nem perto.

Juntando as duas diretrizes, constatamos que atualmente menos de 0,015% da população norte-americana atinge as metas de sódio e potássio.[88] Quase 99,99% falham nesse quesito, ou seja, apenas um em cerca de 7 mil americanos cumpre, quando muito, as recomendações mínimas. E quanto a substitutos de sal à base de potássio? Em vez de saborear a comida adicionando cloreto de sódio (sal), por que não salpicar um pouco de cloreto de *potássio*? Um sal mineral existente na natureza, o cloreto de potássio é obtido do mesmo jeito que o sal de sódio comum.[89] De acordo com experimentos randomizados e com grupo controle, a simples troca de sal comum por cloreto de potássio pode não apenas causar redução significativa na pressão arterial,[90] como também prevenir a hipertensão e, mais importante, salvar vidas. Trocar apenas metade do sódio por potássio parece representar a possibilidade de mais de uma década de vida em termos de risco de morte.[91] Faço uma revisão dessas pesquisas no vídeo <see.nf/ksalt>.

Parece bom demais para ser verdade. Por que mais pessoas não adotam esse substituto do sal, se ele funciona tão bem e tem o mesmo gosto?[92] O cloreto de potássio é "em geral, considerado seguro" pela Food and Drug Administration (FDA).[93] Pessoas saudáveis não precisam se preocupar com o consumo excessivo de potássio porque os rins simplesmente excretam o excedente.[94] No entanto, quem sofre de doenças renais, diabetes (que pode causar danos aos rins), insuficiência cardíaca grave ou insuficiência suprarrenal, e quem toma medicamentos que comprometem a excreção do potássio, precisa tomar cuidado.[95] Idosos devem ir ao médico para testar as funções renais antes de adotar substitutos para o sal. Para mais detalhes, consulte o vídeo <see.nf/ksaltsafety>.

Para as pessoas saudáveis, a única desvantagem é o gosto. Se adotar uma dieta 100% livre de sal, substituindo-o pelo cloreto de potássio puro, você talvez ache o sabor um pouco amargo ou metálico.[96] No meu caso, descobri que depende de como eu uso. O cloreto de potássio funciona muito bem com alguns alimentos, mas, para mim, deixa outros intragáveis. Quando soube o que a ciência diz sobre o sódio e joguei fora os saleiros, meu paladar se alterou em poucas semanas, e tudo ficou gostoso sem sal — exceto o molho pesto. Não sei por quê, mas o pesto sem sal não tinha o mesmo gosto, então recorri ao cloreto de potássio e deu muito certo, nem deu para notar a diferença. Assim, fiquei com o melhor dos dois mundos. Animado, decidi recriar um prato favorito da infância: coloquei uma pitadinha de sal na melancia, para deixá-la ainda mais doce, antigo truque da culinária do Sul dos Estados Unidos. Porém, quando fiz o experimento, tive ânsia de vômito!

SOMOS O QUE COMEMOS

Os hábitos alimentares dos norte-americanos não são só o maior assassino da população do país, mas também, graças em parte à epidemia de obesidade, a maior causa de invalidez.[97] Portanto, o que comemos é o que mais determina a duração de nossa vida, bem como se sofreremos ou não de invalidez.

Se nossa dieta é a causa número um de mortes e invalidez,[98] e se a maioria das mortes é evitável e relacionada à nutrição,[99] então, obviamente, a nutrição é o assunto mais ensinado nas faculdades de medicina, certo? É a principal questão que seu médico discute com você a cada consulta, certo?

Como pode existir um descompasso tão grande entre a ciência e a prática da medicina?

Infelizmente, os médicos sofrem de uma grave deficiência nutricional no quesito educação. A maioria dos estudantes de medicina nunca aprendeu sobre o impacto que a nutrição saudável pode ter no avanço das doenças, por isso acabam se formando sem esse poderoso arsenal de conhecimento.[100] Também existem barreiras institucionais, como restrições de tempo e falta de reembolso. Em geral, os médicos não ganham para aconselhar os pacientes a se cuidarem melhor.[101] É evidente que a indústria farmacêutica também influencia o ensino e a prática da medicina. O diretor do Instituto de Humanidades Médicas teve a seguinte conclusão para um artigo publicado em uma revista sobre ética, em relação à influência da indústria no ensino de medicina: "Não sei ao certo o que nos condena mais como profissionais: se é quão fácil somos comprados ou se é quão fácil racionalizamos e negamos que somos comprados."[102] Pergunte ao seu médico qual foi a última vez que ele foi convidado para jantar e tomar um vinho com os lobistas do brócolis.

É como o tabagismo nos anos 1950. Já naquela época, havia décadas que a ciência relacionava o fumo ao câncer, mas isso era praticamente ignorado, em parte porque fumar era *normal*.[103] O consumo *per capita* médio era de 4 mil cigarros por ano[104] — o que significa que o norte-americano médio fumava meio maço por dia. Naquela época, a Associação Americana de Medicina tranquilizava a todos, afirmando que não tinha problema "fumar com moderação".[105] Afinal, os próprios médicos, na maioria, eram fumantes.[106] Havia um descompasso parecido entre a ciência e a prática da medicina: evidências esmagadoras *versus* a inércia dos hábitos pessoais.

Foram necessários mais de 25 anos,[107] 7 mil estudos e a morte de incontáveis fumantes até ser publicado o primeiro relatório de saúde do governo americano com um posicionamento contrário ao cigarro, nos anos 1960.[108] Seria de se supor que, depois dos primeiros *6 mil* estudos, poderia ser emitido um pequeno alerta à população, ou coisa parecida, mas não. A indústria tabagista era poderosa, e hoje os setores do álcool, da carne, do açúcar, dos laticínios, do sal, dos ovos e dos alimentos processados estão usando as mesmas táticas da indústria tabagista para tentar distorcer a ciência e confundir o público.[109]

A Big Food (como é conhecido o conjunto das grandes corporações de alimentos ultraprocessados) é uma indústria trilionária, com milhares de associações comerciais que gastam centenas de milhões de dólares em lobby junto a líderes do legislativo. Depois do setor de alimentos processados, liderado pela PepsiCo, os três maiores lobbies alimentares são os do açúcar, da carne e dos laticínios.[110] (Os laticínios são o único setor da indústria alimentícia cujo orçamento supera os 100 milhões de dólares.[111]) Isso nos diz muita coisa a respeito dos hábitos alimentares norte-americanos. E quem se dá bem com isso? É só seguir o dinheiro.

Hoje, apenas 1% a 2% dos médicos fumam,[112, 113] mas a maioria continua ingerindo alimentos que contribuem para a atual epidemia de doenças relacionadas à nutrição.[114] Enquanto o sistema não muda, precisamos assumir a responsabilidade por nossa própria saúde e pela de nossas famílias. Não podemos esperar de novo que a sociedade corra atrás da ciência, porque é uma questão de vida ou morte.

Mestre do próprio destino

Para os especialistas em longevidade, a nutrição é provavelmente "a mais importante intervenção para a promoção da saúde e a prevenção da grande maioria das doenças crônicas relacionadas à idade".[115] Estima-se que trocar os hábitos alimentares típicos por outros, otimizados, a partir dos 20 anos, aumenta a expectativa de vida das mulheres em cerca de 11 anos, e a dos homens em 13. O maior responsável pelo ganho de tempo de vida seria a ingestão de mais leguminosas, seguido por grãos integrais e oleaginosas, e a redução da carne e de bebidas açucaradas, como refrigerantes. E nunca é tarde demais. Iniciar uma alimentação mais saudável aos 60 anos pode representar oito ou nove anos de sobrevida. Até um início tardio, aos 80 anos, pode acrescentar anos de vida.[116] Mudar o destino da sua saúde pode começar já na próxima refeição.

CAPÍTULO 2

Bebidas

Talvez você já tenha ouvido que 70% do corpo humano é composto de água. Isso vale para recém-nascidos, mas, como disse Aristóteles, "a velhice é seca e fria". Indivíduos mais velhos podem ser compostos por apenas cerca de 50% de água.[1] Com reservas menores de fluidos, menor sensação de sede[2] e redução da capacidade dos rins de concentrar urina, os idosos ficam particularmente suscetíveis à desidratação,[3] ainda mais quando tomam laxantes ou medicamentos diuréticos.[4] Qual seria a melhor forma de manter a hidratação?

AS RECOMENDAÇÕES DE CONSENSO DO PAINEL

Existem milhões de diretrizes nutricionais sobre o que devemos comer, mas e quanto ao que devemos beber? Para responder a essa questão, foi formado o Painel de Orientação sobre Bebidas, que reuniu os maiores especialistas em saúde, como o dr. Walter Willett, então diretor do departamento de nutrição da Escola de Saúde Pública da Universidade Harvard. O objetivo do painel era oferecer recomendações sobre os riscos e benefícios nutricionais de cada categoria de bebidas, a fim de avaliar seu nível de salubridade e classificá-las segundo uma escala de seis níveis, das melhores às piores.

Não é nenhuma surpresa que os refrigerantes ficaram em último lugar. A cerveja e o leite integral completaram o grupo das bebidas a serem evitadas. Os especialistas mencionaram ressalvas em relação à associação entre leite e câncer de próstata, assim como câncer agressivo do ovário, devido aos efeitos bem documentados da bebida nos níveis do fator de crescimento semelhante à insulina 1 na circulação, conforme expliquei no capítulo "IGF-1". Empatadas em segundo lugar como bebidas *mais saudáveis* ficaram o chá e o café, de preferência sem creme e sem adoçar. E a bebida campeã do ranking? Água.[5]

DESSA ÁGUA BEBEREI?

Na seção sobre bebidas de *Comer para não morrer*, tracei as origens e desfiz o mito da recomendação de beber pelo menos oito copos de água por dia, assim como discuti a dificuldade para estabelecer uma relação de causa e efeito na infinidade de estudos que associam a baixa ingestão de água a uma ampla diversidade de doenças.[6] Revisei todos os estudos sobre consumo de água e mortalidade no vídeo <see.nf/h2olongevity>. Em suma, três estudos mostraram um impacto benéfico na mortalidade,[7,8,9] enquanto outros quatro, não.[10,11,12,13] Portanto, a conexão continua pouco evidente.

ENTÃO, QUANTO DE ÁGUA DEVEMOS BEBER?

Com base em amostras de exame de sangue instantâneo, de 20% a 30% dos idosos estão desidratados.[14] Essas pessoas correm um risco maior de ataques cardíacos, pneumonia e coágulos sanguíneos, duplicando a probabilidade de invalidez nos próximos quatro anos.[15] Como saber se você está desidratado? Para os mais jovens, basta verificar a cor da urina. O padrão ouro da hidratação — ou, para ser mais exato, o padrão ouro *claro* — é cor de palha, um amarelo-claro. Tonalidades de um amarelo mais escuro, cor de âmbar, ou marrom são consideradas sinais de desidratação em atletas,[16] mulheres grávidas e lactantes,[17] além da população em geral,[18] mas pelo visto isso não funciona com idosos.[19] Nos adultos acima dos 65 anos, nenhuma das 67 formas diferentes em geral empregadas para avaliar a desidratação — inclusive a cor ou o volume da urina, a boca seca ou a sensação de sede — parece consistentemente útil para determinar o status de hidratação. Uma combinação entre a sensação de cansaço e a falta de ingestão de água entre as refeições, por si só, parece atuar como previsor de desidratação iminente em homens e mulheres idosos.[20]

Com base nas melhores evidências disponíveis, autoridades da OMS e do Instituto de Medicina dos Estados Unidos recomendam de oito a onze copos de água por dia para as mulheres, e de dez a quinze, para os homens.[21] Isso, no entanto, inclui água de qualquer fonte, não apenas líquida. Obtemos quatro copos de água pela comida que ingerimos e pelo que o corpo produz por conta própria[22] (por exemplo, durante a queima de gordura). Portanto, grosso modo, as diretrizes definem uma recomendação diária de beber de quatro a sete copos de água, para as mulheres, e de seis a onze, para os homens, pressupondo atividade física moderada e um ambiente de temperatura moderada.[23] Devo destacar, contudo, que a capacidade renal dos idosos tende a não ultrapassar cerca de três a quatro copos por hora, por isso, em circunstâncias normais, evite exceder esse limite.[24] Beber mais que a quantidade recomendada pode causar grave diluição dos eletrólitos do cérebro.[25]

Que tipo de água devemos beber?

Muita gente desconfia da salubridade da água da torneira,[26] mas a água mineral não é necessariamente mais limpa.[27] Mas o que isso significa? A segurança da água potável vai além da prevenção da transmissão de doenças. Na verdade, nossa luta contra a contaminação por micróbios provocou um novo tipo de contaminação da água, na forma de subprodutos desinfetantes gerados pela cloração da água potável. No vídeo <see.nf/water>, quantifiquei o risco potencial de desenvolver câncer na bexiga e avaliei a eficácia de dois filtros de geladeira (Whirlpool e GE) e três jarras purificadoras (Brita, PUR e ZeroWater) na remoção de contaminantes.

UM RANKING DAS BEBIDAS, DAS MELHORES ÀS PIORES

Tirando a água, quais são as melhores bebidas? A seguir, mais um gráfico extraído de um estudo exaustivo, com centenas de metanálises agrupadas e revisões sistemáticas que catalogaram associações protetoras, neutras ou nocivas com doenças crônicas relacionadas à alimentação.[28]

Percentuais de metanálises agrupadas ou revisões sistemáticas que apontaram efeitos protetores, neutros ou nocivos sobre as principais doenças crônicas relacionadas à alimentação

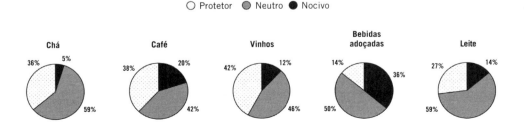

Como esperado, as bebidas adoçadas, como os refrigerantes, foram classificadas como as mais nocivas, mas 14% das revisões relataram que os refrigerantes têm efeitos *protetores*. Como é possível? A maioria eram referências a estudos transversais, como um que concluiu que meninas do oitavo ano que bebiam mais refrigerantes eram mais magras que meninas que bebiam menos.[29] Esse, porém, era apenas um recorte. O que você acha que é mais provável? As meninas mais obesas tinham sobrepeso porque bebiam menos refrigerante, ou bebiam menos refrigerantes com açúcar porque tinham sobrepeso? Parar de beber refrigerantes pode ser uma *consequência* da obesidade, e não a causa, mas a bebida aparece com "efeito protetor" porque a menor ingestão de refrigerante está associada a taxas menores de obesidade.

As falhas na elaboração dos estudos também podem explicar as conclusões em relação ao vinho. Essa revisão de revisões foi publicada em 2014, antes da reviravolta em nossa compreensão de que os supostos benefícios do consumo "moderado" de álcool para a saúde eram apenas miragem.[30] (Na página 213, há uma discussão sobre o erro sistemático de classificar ex-consumidores de álcool como se tivessem sido abstêmios a vida toda.[31]) Às vezes, porém, encontramos associações inexplicáveis. Por exemplo, segundo um dos estudos sobre refrigerantes, o aumento do consumo desse tipo de bebida estava associado a um risco *menor* de ter certos tipos de câncer de esôfago. Deixe-me adivinhar. A revisão foi financiada pela Coca-Cola? Sim, foi.[32] Conflitos de interesse da mesma natureza ajudam a explicar os estudos em que o leite aparece como "protetor"? Eles foram financiados pelo Conselho Nacional de Laticínios? Na verdade, foram encontrados ainda *mais* conflitos de interesse entre estudos sobre leite do que sobre refrigerantes, e concluiu-se que investigações exclusivamente custeadas por essas indústrias têm uma probabilidade quatro a oito vezes maior de serem favoráveis aos interesses financeiros do patrocinador.[33]

Entretanto, descartando o viés de financiamento, poderiam existir explicações legítimas para os efeitos protetores associados ao consumo de laticínios. Afinal, quem bebe mais leite bebe menos refrigerante, que é ainda mais nocivo; logo, quem toma leite pode ficar em vantagem. Porém, esses benefícios podem ser mais do que apenas relativos. Até algo que é condenado com unanimidade, como o cigarro, não é ruim para todas as pesquisas. Mais de quarenta estudos encontraram uma associação protetora consistente do tabagismo em relação à doença de Parkinson, graças aos efeitos da nicotina no cérebro.[34] Para este caso, até o fumo passivo pode ter efeito protetor.[35] Mesmo assim, claro que é melhor evitar. O fumo pode reduzir o risco de desenvolver Parkinson, mas aumenta o risco de derrame cerebral, um mal ainda mais letal, sem falar no câncer de pulmão e nos problemas cardíacos, que mataram milhões de norte-americanos desde a divulgação do primeiro relatório do governo opondo-se ao tabaco.[36]

Felizmente, a ingestão de certos vegetais que contêm nicotina fornece parte dos benefícios, sem os riscos[37] (veja o vídeo <see.nf/nightshades>), e o mesmo se aplica aos laticínios. Por um lado, o consumo de leite está associado a um risco maior de câncer de próstata,[38] o que incentivou recomendações de que os homens busquem cortar ou minimizar a ingestão da bebida;[39] por outro, o consumo de laticínios também está associado à *redução* do risco de desenvolver câncer colorretal.[40] Ao que parece, essa proteção é um efeito do cálcio.[41] Por sorte, podemos ter o melhor dos dois mundos consumindo alimentos de origem vegetal ricos em cálcio, como verduras e leguminosas.[42]

Já analisei os laticínios com mais detalhes (veja a página 136) e tratei dos benefícios do café (veja a página 40). No entanto, com base no panorama apresentado na Figura da página 207, cada xícara de café pode ser uma oportunidade perdida de tomar algo ainda mais saudável, como chá.

O tipo de leite mais saudável

Hoje em dia há toda uma gama de novas opções na prateleira de laticínios, com leites à base de tudo, de amêndoas a aveia,[43] a tal ponto que algumas grandes empresas de laticínios estão indo à falência.[44] De todas as alternativas, o leite de soja é provavelmente o mais saudável. Veja a página 42 e assista ao vídeo <see.nf/milks>. Nenhum dos leites de origem vegetal contêm lactose, um benefício que vale enfatizar.[45]

A maioria dos adultos é intolerante à lactose, isso é, tem dificuldade em digerir o leite comum. Ao longo da infância, a enzima que decompõe a lactose, o açúcar do leite, começa a declinar na maioria de nós, no mundo inteiro, o que faz sentido, já que o leite é um alimento destinado a bebês.[46] Por que precisaríamos digeri-lo depois de desmamar? É por isso que, ao beber leite, a maioria da população do planeta tem sintomas como inchaço, dores abdominais, gases intestinais e fezes aguadas, ou até náusea e vômitos.[47]

Estima-se que a prevalência global da intolerância à lactose seja de mais de 2 em cada 3 pessoas. Nos Estados Unidos, é de quase uma em cada três,[48] mas 95% dos asiáticos, de 60% a 80% dos afro-americanos e judeus asquenaze, de 80% a 100% dos nativos norte-americanos e de 50% a 80% dos hispânicos têm dificuldade para digerir o leite. Pessoas cuja ascendência remonta ao norte europeu tem maior probabilidade de tolerar o leite na idade adulta.[49,50]

Por motivos como esse, nas diretrizes alimentares do Canadá, os laticínios foram destacados como um grupo alimentar à parte. Depois de uma análise detalhada, as diretrizes alimentares e o guia de alimentação do país foram atualizados e relançados em 2019. Os documentos deram ênfase à importância de consumir mais alimentos de origem vegetal.[51] O menor status aos produtos lácteos e maior notoriedade aos alimentos de origem vegetal se deve, em parte, ao fato de que os especialistas canadenses descartaram os estudos custeados pela indústria.[52] Que boa ideia! Muitas revistas importantes de medicina já se recusam a aceitar artigos financiados pelo lobby do tabaco.[53] É hora de estender isso a todas as instituições comerciais interessadas em distorcer a ciência e que colocam os lucros acima da saúde pública.

CHÁ VERDE E CHÁ PRETO

Mundo afora, consumimos literalmente bilhões de xícaras de chá por dia.[54] Até o simples composto do chá verde purificado, a epigalocatequina galato (EGCG), supostamente o principal ingrediente ativo, é capaz de prolongar o tempo de vida da *C. elegans* sob condições de estresse,[55] assim como retardar a morte de ratos em oito a doze semanas (um aumento de cerca de 14% no tempo de vida médio).[56] Embora ainda aguardemos experimentos clínicos com grupo controle e randomizados, de acordo com uma revisão guarda-chuva de 96 metanálises de estudos de observação, um aumento de três xícaras diárias no consumo de chá pode reduzir o risco de morte prematura em 24%, considerando todas as causas juntas,[57] o equivalente a acrescentar cerca de dois anos ao seu tempo de vida.[58] Isso vale tanto para o chá verde quanto para o preto, mas o verde talvez tenha uma ligeira vantagem.[59] (Detalhes no vídeo <see.nf/greenblack>, onde também analisei dados bastante decepcionantes sobre o uso de matcha no tratamento da doença de Alzheimer.)

Não acrescente leite

Acredita-se que os aparentes benefícios do chá para a redução da mortalidade venham em grande parte da proteção cardiovascular, já que o consumo de chá verde e preto pode melhorar significativamente as funções arteriais nas horas que sucedem sua ingestão.[60] Mas isso talvez só funcione para quem não adiciona leite na bebida. Em 2007, descobriu-se que acrescentar leite animal "elimina os efeitos do chá" no que diz respeito à melhoria da função arterial.[61] Em 2018, então, descobrimos que era ainda pior. Homens e mulheres foram divididos aleatoriamente em três grupos: o primeiro passaria um mês bebendo chá preto puro; o segundo, chá preto com leite, e o terceiro, apenas água quente. O grupo que tomou chá preto puro teve melhoria significativa na função arterial, como era de se esperar. O grupo que tomou chá com leite, porém, não só se saiu pior que o primeiro grupo, mas também teve o comprometimento significativo da função arterial em comparação com o grupo que tomou apenas água quente. Portanto, constatou-se não apenas que o leite neutralizou os efeitos benéficos, mas também que tomar chá com leite foi pior do que não tomar chá nenhum.[62] Ao que parece, o leite também solapa os benefícios das frutas vermelhas,[63] do chocolate,[64] e do café.[65] (Veja a página 467.)

CHÁ VERMELHO

Os chás preto, verde e branco vêm, todos, da mesma planta perene (*Camellia sinensis*). Já tratei do chá de hibisco no capítulo "AMPK" e do chá de camomila nos capítulos "Glicação" e "Inflamação". O *rooibos*, também conhecido como chá vermelho ou chá de arbusto vermelho, é outra bebida incrível, que pode ter propriedades antienvelhecimento. Foi demonstrado que aumenta em até 23% o tempo de vida do *C. elegans* sob condições de estresse oxidativo, supostamente devido às suas propriedades antioxidantes.[66] Em comparação direta com quinze chás (exceto o preto, o verde e o branco), o *rooibos* ficou em segundo lugar (atrás do dente-de-leão) em uma medição *in vitro* do poder antioxidante.[67]

Fiz uma análise das técnicas de infusão no vídeo <see.nf/red>. O ideal é que o chá vermelho seja aquecido quase ao ponto de ebulição[68] durante pelo menos cinco minutos.[69] O chá preto deve ficar em infusão por quatro minutos,[70] o verde por três minutos a 85°C,[71] e o branco por sete minutos a 98°C.[72] Surpreendentemente, o chá em sachê é melhor que a granel, porque tem as ervas picadas bem mais finas, o que permite maior extração das substâncias.[73]

REFRIGERANTES

Agora que tratamos de algumas das melhores bebidas, e quanto às piores?

Uma latinha de refrigerante comum contém nove colheres de açúcar. Considerando que as bebidas adoçadas com açúcar constituem a maior fonte de açúcar adicionado da alimentação dos norte-americanos,[74] não é de se surpreender que seu consumo esteja associado a mortes prematuras. Ao que parece, cada ingestão diária do equivalente a uma latinha de refrigerante aumenta a mortalidade por todas as causas em 8%,[75] provavelmente em razão do aumento dos riscos associados de doenças cardíacas[76] e diabetes.[77]

Os refrigerantes dietéticos também estão associados ao aumento no risco de mortalidade, mas para atingir o aumento de 8% observado nos refrigerantes comuns é preciso *duas* porções diárias de refrigerantes dietéticos, ou seja, estes causam metade dos malefícios em relação aos refrigerantes convencionais.[78] Porém, quem bebe muito refrigerante adoçado artificialmente também tem maior probabilidade de estar obeso ou com sobrepeso. Não é o refrigerante dietético que causa problemas de saúde, são os problemas de saúde que levam a pessoa a tomar bebidas dietéticas — a chamada "causalidade reversa". No entanto, todas as análises levaram em conta o peso, e o risco de mortalidade permaneceu significativo. Isso aconteceu mesmo quando os estudos não levaram em conta os primeiros anos de acompanhamento, a fim de eliminar aqueles que poderiam ter passado a consumir refrigerantes dietéticos na tentativa de tratar de problemas de saúde pouco tempo antes de morrer. Um artigo que acompanhava o estudo Iniciativa para a Saúde das Mulheres relacionando refrigerantes dietéticos ao risco de derrames, resumiu assim no título: "Artificial Sweeteners, Real Risks" [Adoçantes artificiais, riscos reais, em tradução livre].[79] Leia a respeito em meu livro *Comer para não morrer* para ver detalhes de como os adoçantes artificiais podem perturbar seu microbioma e seu metabolismo.

BEBIDAS ALCOÓLICAS

Quando comecei a pesquisa para esta seção, fiquei surpreso ao me deparar com um artigo intitulado "Tequila . . . Extends Life Span in *Drosophila melanogaster*" [Tequila (...) prolonga vida da *Drosophila melanogaster*, em tradução livre] — a mosca-das-frutas.[80] Imaginei hordas de mosquinhas bêbadas zumbindo por aí, mas, infelizmente, não é bem assim. "Tequila" é apenas o nome que um geneticista de moscas muito criativo deu a um gene desses insetos.[81] Portanto, a tequila (o destilado) não aumenta a longevidade das moscas-das-frutas. E quanto a nós?

Ao que tudo indica, o consumo de álcool é o sétimo maior fator de risco de morte no mundo inteiro, ceifando milhões de vidas todos os anos[82] e resultando na perda de três vezes mais anos de vida saudável do que todo o consumo de drogas ilícitas somado.[83] Cerca de metade de todas as mortes relacionadas ao álcool se deve a causas súbitas, como acidentes automobilísticos; a outra metade é mais lenta, sendo a principal causa a doença hepática alcoólica.[84] Nos Estados Unidos, nas duas últimas décadas, houve um aumento de aproximadamente 50% nos índices de alcoolismo, no atendimento emergencial de hospitais relacionado ao álcool[85] e nos índices de mortalidade relacionados ao álcool.[86]

Há um consenso de que o consumo de álcool é nocivo em grandes quantidades em um intervalo de poucas horas, na gravidez ou de forma consistente ao longo do tempo, mas, e quanto ao consumo "moderado"? Em termos de vias de envelhecimento, um ou dois drinques[87] já podem aumentar os níveis de NAD$^+$ e de atividade da sirtuína em células humanas *in vitro*.[88] Por outro lado, em nosso organismo, o álcool se decompõe em ácido acético,[89] que ativa a AMPK.[90] Infelizmente, antes que o álcool se converta por completo em ácido acético, forma-se um intermediário nocivo, o *acetaldeído*, um carcinógeno conhecido. Talvez esse seja o motivo pelo qual acredita-se que o álcool aumenta o risco de desenvolver diversos tipos de câncer,[91] como o de mama e o colorretal — mesmo entre aqueles que o consomem em menor quantidade, com até uma dose por dia.[92]

Sim, o álcool pode ser um carcinógeno viciante e tóxico, capaz de causar malformações congênitas,[93] mas qual é o papel dele em relação à saúde do coração? Será que ajudaria a reduzir os riscos de desenvolver problemas cardíacos, ainda mais porque já se demonstrou que seu consumo eleva o HDL, o colesterol supostamente "bom"?[94] Infelizmente, já não se considera mais o HDL como protetor, em parte porque estudos de randomização mendeliana concluíram que ter o HDL elevado ao longo da vida não ajuda a reduzir o risco de ser acometido por males cardíacos.[95] (Por sua vez, índices reduzidos do LDL, o colesterol ruim, ao longo da vida, graças a nada além da simples sorte genética, de fato reduz o risco.)[96]

Portanto, o estímulo do álcool no HDL pode não fazer diferença, e, analisando os sinais precoces de aterosclerose, como o espessamento da parede das artérias carótidas do pescoço, os abstêmios parecem correr menos risco.[97] Constata-se o mesmo em relação aos índices de cálcio nas coronárias: em geral, quanto menor o consumo de álcool, menor o risco.[98] O álcool também provoca um pequeno salto na pressão arterial, o que em tese aumenta, e não reduz, o risco cardíaco.[99] Então de onde surgiu a ideia de que a ingestão moderada de álcool faz bem? Da famosa *Curva J*.[100]

O que aconteceu com a Curva J?

Em grandes populações acompanhadas ao longo do tempo, quanto mais as pessoas bebem, em geral, maior o risco de morte prematura. No entanto, quem apresenta o menor risco, isto é, quem tende a viver por mais tempo, não são os abstêmios, os que não bebem álcool, e sim quem toma algumas doses por semana.[101] A curva "mortalidade *versus* bebida", portanto, parece mais um *J* do que uma barra, ou seja, uma linha reta diagonal.

Descrevo a evolução de nosso entendimento a respeito no vídeo <see.nf/jcurve>, mas, para resumir, isso parece ser mais um subproduto do "efeito do desistente", proveniente do equívoco sistemático em classificar quem parou de beber com aqueles que foram abstêmios a vida inteira.[102] Pelo mesmo motivo, pode-se constatar taxas de mortalidade mais alta entre aqueles que pararam de fumar, na comparação com aqueles que continuam a fumar. Não é a abstinência que resulta na saúde frágil, e sim a saúde frágil que gera abstinência.[103]

Quando os pesquisadores corrigiram esse equívoco na classificação, a ponta em curva do J desapareceu. Em outras palavras, a relação entre morte e álcool tornou-se mais consistente com uma resposta linear à dose. Ou seja, quanto mais álcool, mais morte, sem fator protetivo em níveis baixos de consumo.[104]

Randomização mendeliana

Misturar quem não bebe com quem parou de beber devido a problemas de saúde levanta a questão da "causalidade reversa". O mesmo pode ser constatado com os estudos que supostamente mostram que aqueles que passam mais tempo vendo TV têm a saúde pior. Assistir à TV por mais tempo leva a problemas de saúde, ou os problemas de saúde fazem as pessoas assistirem à TV por mais tempo?[105] Esse é um dos motivos pelos quais, quando se analisa a "hierarquia de evidências", os estudos de intervenção com grupos controle tendem a gerar evidências melhores do que estudos de observação de populações, que podem ser prejudicados tanto pela causalidade reversa[106] quanto por alguns fatores perturbadores. Por exemplo, as pessoas que bebem socialmente, enquanto grupo, tendem a bebericar uma taça de vinho junto com uma salada, e não com um cheeseburger, e talvez seja por isso que o vinho pareça protetor.[107] O consumo moderado de álcool também está fortemente correlacionado a um status socioeconômico superior, que, em si, é um previsor de uma vida mais longa.[108] Mas, em alguns casos, é difícil realizar ensaios randomizados e com grupo controle. Seria impraticável (para não dizer antiético) sortear pessoas, por exemplo, para fumar um maço de cigarro durante algumas décadas, então às vezes é preciso tomar decisões de saúde pública com base em dados de observação.[109] Agora, porém, dispomos de mais um recurso: o "estudo clínico da natureza", a randomização mendeliana.[110, 111]

Nos casos em que os ensaios randomizados e com grupo controle não são factíveis ou práticos, a randomização mendeliana pode propiciar evidências confiáveis de causa e efeito.[112] Como mencionei, o HDL foi desmascarado como fator protetor, em parte, após a divulgação de estudos de randomização mendeliana que mostraram que pessoas dotadas de níveis superiores de HDL desde o nascimento, por questões genéticas, não apresentaram índices menores de doenças cardíacas.[113] A randomização foi feita não pelos pesquisadores, mas pelo encontro casual de espermatozoides e óvulos específicos. Existe algum jeito de estudar pessoas que, desde a concepção, foram aleatoriamente destinadas a beber menos? Por incrível que pareça, sim.[114]

No fígado, duas enzimas decompõem o álcool em dióxido de carbono e água. Nesse processo, também se produz acetaldeído, o metabólito tóxico intermediário que mencionei há pouco e que pode causar um enjoo desagradável e ondas de calor seguidas de rubor. Por isso, caso você tenha nascido com uma variante lenta da enzima removedora de acetaldeído ou com uma variante ultrarrápida da enzima formadora de acetaldeído, ingerir bebidas alcoólicas é uma experiência relativamente desagradável. Por isso, certas pessoas nascem com uma probabilidade menor de um dia adquirirem o hábito de beber. Será que elas apresentariam um risco *maior* de desenvolver doenças cardíacas, como sugeriria a curva J dos estudos de observação antigos? Não, na verdade, esse risco é *menor*. Isso indica que até quem bebe quantidades pequenas ou moderadas pode se beneficiar ao reduzir o consumo.[115]

Randomização efetiva

Em alguns estudos de observação, ainda encontramos uma curva em forma de J mesmo depois de descontados os fatores perturbadores e a causalidade reversa,[116] e é possível que as variantes genéticas ligadas à baixa ingestão de álcool tenham efeitos protetores independentes, o que solaparia a robustez dos dados da randomização mendeliana.[117] Isso gera uma polêmica acalorada e desagradável na literatura médica,[118] em que alguns cientistas continuam promovendo a narrativa da curva J[119] (sobretudo aqueles financiados pela indústria),[120] enquanto outros descartam os supostos benefícios, que consideram fruto de uma lógica ilusória ultrapassada[121] ou de manipulação da indústria do álcool.[122] Segundo o NIH, precisamos de um estudo randomizado e com grupo controle para bater o martelo. Foi assim que surgiu o Teste de Álcool Moderado e Saúde Cardiovascular.[123]

Foram recrutados milhares de voluntários com 50 anos ou mais e alto risco de desenvolver problemas cardiovasculares. Por sorteio, metade deveria abster-se de álcool durante seis anos, e a outra metade deveria tomar uma dose de bebida alcoólica todos os dias. Qual dos dois grupos teria mais infartos, derrames, diabetes ou número de mortes?[124] Mas houve um problema. Os pesquisadores do NIH, desrespeitando uma diretriz federal,[125] solicitaram à Anheuser-Busch, à Heineken e a empresas similares que assumissem a maior parte dos custos do estudo, cifra que chegava a 100 milhões de dólares. O chefe da pesquisa e as autoridades do NIH juraram que os financiadores não teriam nenhuma influência sobre a elaboração do estudo. Porém, previsivelmente, não foi o que aconteceu, como revelou uma reportagem publicada pelo *New York Times*, baseada, em parte, em evidências encontradas em e-mails obtidos através da Lei de Acesso à Informação dos Estados Unidos.[126] Os críticos questionaram, por exemplo, por que entre os temas do estudo não estavam o câncer e a insuficiência cardíaca, males muito associados ao álcool.[127] O estudo foi sumariamente cancelado depois que uma investigação interna revelou, nas palavras do então diretor do NIH, que "tantos limites foram ultrapassados que as pessoas ficaram, francamente, chocadas".[128] Foi o fim do Teste de Álcool Moderado e Saúde Cardiovascular.

Mesmo nos casos em que havia financiadores imparciais, o fato é que não é muito ético sortear pessoas para ingerir álcool.[129] Assim que foi concebido o experimento original, o Estudo da Carga Global de Doenças publicou a estimativa mais abrangente do efeito geral do uso de álcool,[130] resumindo evidências de quase 700 fontes.[131] A conclusão, repercutida pela OMS[132] e pela Federação Mundial do Coração,[133] foi clara, sem dar margem a ambiguidades: "Só existe um nível seguro para bebidas alcoólicas: zero."[134]

Vinho

Até o vinho? Segundo um estudo de vinte anos de duração com pessoas idosas, qualquer possível benefício do consumo moderado de vinho nas taxas de mortalidade parece desaparecer ao considerar variáveis como as diferenças sociodemográficas.[135] Falo do não tão paradoxal "paradoxo francês" em <see.nf/resveratrol>. Ainda que os polifenóis da uva, presentes no vinho tinto, tenham propriedades antioxidantes em testes com a substância isolada,[136] o álcool atua como pró-oxidante, elevando os marcadores de dano oxidativo nas horas seguintes ao consumo.[137] Então, quem leva a melhor quando ambos são ingeridos no vinho? No curto prazo, o poder antioxidante do vinho tinto é suficiente para contrabalançar a oxidação do LDL de um cheeseburger com bacon do McDonald's.[138] Porém, com o passar das semanas, o consumo de vinho, seja branco ou tinto, não reduz os marcadores de dano oxidativo — a menos que o vinho seja desalcoolizado.[139] Mesmo acrescentando açúcar ao vinho sem álcool, para atingir índices calóricos semelhantes aos do vinho tinto convencional, um mês de consumo do vinho convencional resulta em um dano oxidativo significativamente maior, se comparado ao consumo do vinho sem álcool por tempo equivalente.[140] Observou-se um efeito comparável, em termos de perda de benefício, no caso da pressão arterial: o vinho tinto sem álcool reduz a pressão arterial, mas o vinho tinto convencional, não.[141] Então, será que o vinho sem álcool proporciona o melhor dos dois mundos?

Se o vinho tinto for acompanhado de queijo e bolachinhas, isso pode quintuplicar os triglicerídeos (gordura) presentes no sangue seis horas depois do consumo, em comparação com tomar água e comer a mesma coisa. Sabemos que isso acontece por causa do álcool, uma vez que o mesmo vinho, sem o álcool, não causa o mesmo derramamento de gordura na corrente sanguínea.[142] O vinho tinto e o vinho branco também causam inflamações: um aumento de 56% (tinto) ou 62% (branco) nos níveis de IL-6 nas seis horas após o consumo, taxas significativamente mais altas do que a observada ao se tomar uma bebida açucarada (11%).[143] Embora os efeitos do vinho sobre as artérias sejam os mais diversos,[144,145,146,147] a reação inflamatória e lipídica pode explicar os resultados do maior estudo do gênero, que mostrou que o vinho desalcoolizado melhora a função arterial, enquanto o vinho tinto comum piora a situação.[148]

SUCO DE FRUTAS

E que tal beber suco de uva? Ratos aos quais se ofereceu suco de uva da variedade Concord (tinta) tiveram melhora na performance cognitiva, na comparação com água açucarada[149] e com suco de uvas brancas.[150] Mas, e quanto aos seres humanos? Para uma revisão dos dados disponíveis, assista ao vídeo <see.nf/grapejuice>. A conclusão é que as evidências não são muito animadoras, apesar do viés que os pesquisadores financiados pela marca de suco Welch tentaram impor.[151]

Meu impulso inicial foi uma recomendação irrestrita da fruta integral, em vez do suco, considerando que o consumo de frutas *in natura* está associado à maior longevidade do que o consumo de *suco de frutas*,[152] mas o estudo do Projeto Kame (cujo perfil tracei em <see.nf/juicybrain>) me inspirou a apurar um pouco mais. Segundo esse estudo de coorte, quem bebe suco de frutas ou legumes três vezes ou mais por semana parece significativamente menos propenso a desenvolver a doença de Alzheimer em comparação com quem bebe menos de uma vez por semana.[153] Pode ser que através da técnica de extração por alta pressão, usada na fabricação do suco industrializado, seja possível obter mais polifenóis protetores do cérebro a partir da polpa, da casca ou das sementes,[154] porém, como mostro no vídeo, os estudos de intervenção que avaliam pelo menos os efeitos cognitivos de curto prazo são majoritariamente decepcionantes.

Em <see.nf/juicyarteries>, analiso estudos sobre a relação entre os sucos de frutas e a saúde cardiometabólica. A conclusão: se você pretende tomar suco, o de maçã integral é preferível ao clarificado,[155] o suco da laranja vermelha (sanguínea) é preferível ao da laranja comum,[156] e é melhor tomar suco junto às refeições, e não entre elas.[157] O suco de romã mereceu um vídeo próprio, devido a seus resultados decepcionantes (<see.nf/pomjuice>). O suco de tomate sem sal, talvez o mais saudável de todos, pode reduzir o colesterol LDL[158] e melhorar a função arterial,[159] o que ajuda a explicar por que o maior consumo de derivados de tomate está associado a um risco significativamente menor de morte prematura, mesmo descontados outros fatores de dieta e estilo de vida.[160]

Sucos de frutas podem conter uma dose de açúcar semelhante à dos refrigerantes, mas não estão associados à redução da expectativa de vida.[161] É possível que isso se deva à presença dos polifenóis,[162] componentes naturais das frutas que se acredita serem responsáveis por muitos dos benefícios associados ao consumo desses alimentos. Os sucos podem ser melhores que os refrigerantes, mas, para chegar a uma idade avançada, não são tão bons quanto a fruta em si, cujo consumo está associado ao risco significativamente menor de morte prematura — uma única porção diária o diminui em 11%, na comparação com nenhuma porção diária.[163]

CAPÍTULO 3

O que os centenários comem?

Para estudar os hábitos dos mais idosos entre os idosos, antes de tudo é preciso determinar com precisão a idade dessas pessoas. O exagero desenfreado na definição das idades sempre foi uma questão para a ciência dos centenários.[1] Segundo um editor do *Guinness World Records*, "nenhum assunto é mais turvado pela vaidade, pelo logro, pela falsidade e pela fraude proposital que os extremos da longevidade humana".[2] Essa história é tão antiga quanto o mundo, remontando no mínimo aos tempos bíblicos, já que o patriarca Matusalém teria vivido até os 969 anos.[3]

Um dos golpes mais famosos à credibilidade dos estudos sobre indivíduos provectos foi uma reportagem de capa publicada em 1973 pela revista *National Geographic*. Os leitores se fascinaram com as descrições extraordinárias dos centenários que habitavam a região do Cáucaso, da antiga União Soviética; o vale de Hunza, no Paquistão; e o vilarejo de Vilcabamba, no Equador. Uma análise mais aprofundada, porém, mostrou não apenas que nenhum dos "centenários" de fato chegara aos 100 anos como também que nenhum dos "nonagenários" sequer chegara aos 90. Considerando o exagero da idade, seja para ganhar status social, seja para promover o turismo local, o "centenário" médio tinha, na verdade, 84 anos.[4] Acabou que o fiasco foi reconhecido e admitido pelo médico-autor,[5] mas não sem antes macular toda essa área de estudo.[6]

Apesar do início inglório, temos mais de dez estudos importantes em andamento sobre centenários de verdade, e os resultados podem oferecer pistas sobre sua longevidade excepcional.[7]

AS DIRETRIZES ALIMENTARES DAS "ZONAS AZUIS"

Quase todas as supostas populações longevas do planeta foram sistematicamente desmentidas, por exageros ou carência de provas. Restaram apenas cinco "zonas azuis"[8] autenticadas, isto é, regiões de maior concentração de longevidade, que ganharam esse nome por causa da cor que algum demógrafo escolheu para pintar um "mapa de calor" da mortalidade no mundo.[9] As cinco zonas azuis mais amplamente aceitas são a península de Nicoya, na Costa Rica; as ilhas da Sardenha, na Itália; de Icária, na Grécia; de Okinawa, no Japão; e a cidade de Loma Linda, na Califórnia, nos Estados Unidos.[10] Essas regiões apresentam altas concentrações (até dez vezes mais que a média norte-americana) de centenários[11] e de outros idosos que chegaram à terceira idade com boa saúde e continuam sendo membros ativos da comunidade.[12]

Há diversas características em comum no estilo de vida desses idosos — como baixo índice de tabagismo, atividade física diária moderada e sociabilidade; e, no quesito nutrição, a alimentação se baseia em alimentos de base vegetal integral.[13] Dan Buettner, fundador da organização Blue Zones, aliado a uma equipe de pesquisadores, filtrou as conclusões de mais de 150 pesquisas sobre a alimentação das pessoas mais longevas do mundo para estabelecer dez diretrizes alimentares. A base das Diretrizes Alimentares das Zonas Azuis é "certificar-se de que 95% a 100% de sua alimentação seja de vegetais". Há uma ênfase nos vegetais (sobretudo em folhas verdes), além de frutas, grãos integrais e leguminosas. A lista termina com "nada de carne", observando que os centenários das zonas azuis só ingerem cerca de 60g ou menos de carne, em torno de cinco vezes por mês.[14] Tradicionalmente, pelo menos 90% da alimentação dos habitantes das zonas azuis é à base de vegetais.[15] E a população que talvez tenha a maior expectativa de vida do mundo, os vegetarianos adventistas de Loma Linda, abstêm-se totalmente de carne.[16]

Diretrizes Alimentares das Zonas Azuis

Para seguir os passos de quem tem as maiores expectativas de vida e *healthspans*, considere as seguintes diretrizes alimentares "oficiais" das zonas azuis:[17]

1. "95% a 100% da alimentação à base de vegetais"
2. "Integralmente integral" (reduza a ingestão de alimentos processados)
3. "Dose diária de leguminosas" (uma ou duas porções de feijão, grão-de-bico, lentilha ou ervilha seca)
4. "Beba sobretudo água"
5. "Oleaginosas no lanche"
6. "Peixe com moderação"
7. "Elimine os ovos"

8. "Corte o açúcar"
9. "Reduza os laticínios"
10. "Nada de carne"

LEGUMINOSAS E LONGEVIDADE

A ênfase na alimentação de base vegetal e minimamente processada condiz com estudos feitos há mais de cem anos sobre pessoas longevas,[18] inclusive aqueles sobre os centenários dos dias de hoje.[19, 20, 21, 22] De todos os vegetais, as leguminosas são o grupo que aparece com maior frequência como base alimentar dos centenários, assim como dos demais habitantes das zonas azuis.[23, 24]

O artigo intitulado "Legumes: The Most Important Dietary Predictor of Survival in Older People of Different Ethnicities" [Leguminosas: o mais importante previsor alimentar de sobrevivência em idosos de diferentes etnias, em tradução livre] detalhou um estudo que analisou cinco coortes da Austrália, da Grécia, do Japão e da Suécia. Dentre os fatores alimentares investigados, o único que apresentou associações constantes e significativas com a longevidade em todos os estudos foi a ingestão de leguminosas — fossem os suecos comendo feijão-marrom e ervilha, os japoneses comendo soja, ou os gregos comendo lentilhas, grão-de-bico e feijão-branco. Os pesquisadores identificaram que há redução de 8% no risco de morte a cada 20g de aumento no consumo diário de leguminosas,[25] o que representa meras duas colheres de sopa.[26] Isso condiz com os dados do Estudo da Carga Global de Doenças, que, considerando todos os alimentos, avaliou que o maior ganho de expectativa de vida advém de uma maior ingestão de leguminosas.[27]

Nos Estados Unidos, já há mais de uma década, o governo federal incentiva seus cidadãos a fazerem refeições saudáveis, com a campanha MyPlate ("Meu prato"), que usa um prato de jantar como guia visual. Leguminosas e grãos integrais preenchem a maior parte do círculo, e frutas e proteínas ocupam o espaço restante. As leguminosas recebem tratamento especial, participando tanto do grupo de vegetais quanto do de proteínas.[28]

As leguminosas são repletas de proteínas, zinco e ferro, como seria de esperar de outras fontes proteicas, como a carne, além de serem naturalmente pobres em sódio e gorduras saturadas e não terem colesterol. Além disso, são repletas de nutrientes que se concentram no reino vegetal, como fibras, potássio e folato, o que lhes confere um dos melhores custos-benefícios em termos de densidade nutritiva.[29]

Na Costa Rica, pesquisadores descobriram que quem come feijão todos os dias tem 38% menos riscos de sofrer de ataque cardíaco em comparação a quem não come feijão, e isso independe do consumo de gordura saturada e colesterol; logo, não é apenas porque o feijão substituiria a carne de boi.[30] Testes randomizados e com grupo controle que remontam a até sessenta anos[31] provaram que é possível reduzir fatores de risco cardiovascular, como níveis de colesterol, pressão arterial e marcadores de inflamação, apenas com a ingestão de leguminosas, em geral uma xícara por dia durante quatro a oito semanas.[32] Segundo um estudo, duas porções diárias de feijão, grão-de-bico, lentilha ou ervilha seca abaixam tanto os níveis de colesterol que tiraram muitos participantes de 50 anos ou mais da faixa à qual em geral se prescreve estatina, classe de fármaco que reduz o colesterol.[33] De acordo com dezenas de ensaios randomizados e com grupo controle, a soja é capaz de reduzir o colesterol[34] e a pressão arterial,[35] enquanto compilações de mais de sessenta estudos randomizados e com grupo controle concluíram que outros tipos de leguminosas também reduzem o colesterol,[36] ao mesmo tempo que beneficiam os níveis de glicemia e insulina.[37] Apesar dessas evidências esmagadoras, pesquisas indicam que a maioria dos consumidores nos Estados Unidos não tem ciência desses benefícios.[38] Eles desconhecem os efeitos dos feijões!

Em alguns estudos, a leguminosa substituiu a carne, o que impossibilita investigar os efeitos de seu reforço em relação à redução do consumo de carne.[39, 40] No entanto, até os estudos de intervenção em que se compara o feijão, o grão-de-bico ou a lentilha com outros alimentos saudáveis, como os grãos integrais, mostram que há benefícios em termos de colesterol, pressão arterial e perda de peso.[41] Um estudo particularmente instrutivo acrescentou grão-de-bico à alimentação durante cinco meses, o que resultou em uma queda do colesterol total, em média, que partiu de níveis típicos do mundo ocidental (em torno de 206 mg/dl) para cerca de 160,[42] bem mais perto da meta ideal, abaixo de 150.[43] Curiosamente, esse estudo foi realizado no norte da Índia, onde o nível médio inicial de colesterol dos participantes era de 123. Só depois de abarrotar a dieta das pessoas estudadas com gordura saturada é que o colesterol foi *elevado* até o nível típico de um norte-americano, a fim de se poder testar os efeitos do grão-de-bico. Portanto, embora o ideal, é claro, seja manter sempre uma alimentação saudável, por que não acrescentar homus, estabelecendo uma dieta pobre em gordura saturada e rica em leguminosas?

A REVERSÃO DE DOENÇAS ARTERIAIS COM LEGUMINOSAS

Mas as leguminosas não são intercambiáveis. Segundo um diagrama de Venn com os fitoquímicos encontrados na lentilha, nos feijões, na soja e no grão-de-bico, só 7% deles são comuns a todos, por isso, devemos variar.[44] Isso tem sido cada vez mais fácil, graças à diversidade de formas de apreciá-los. Você já comeu macarrão de leguminosas? Trocar apenas 40% da farinha de semolina por farinha de grão-de-bico germinado gera melhoras significativas na função arterial horas após o consumo, em comparação ao macarrão comum.[45]

As melhorias que obtemos com a ingestão de leguminosas são mesmo suficientes para reverter doenças arteriais? Pesquisadores analisaram as leguminosas e a doença arterial periférica, resultante do acúmulo de placas ateroscleróticas, que causam redução do fluxo sanguíneo para as pernas. O método de diagnóstico e monitoramento dessa doença é o índice tornozelo-braquial, isto é, a proporção entre a pressão arterial no tornozelo e a pressão arterial no braço. Abaixo de 0,9, indica um entupimento no fluxo de sangue para os membros inferiores. Para a pesquisa, 26 pessoas com doença arterial periférica comeram meia porção de feijão, ervilha seca, grão-de-bico e lentilha todos os dias durante uma semana, seguida de uma porção inteira nas sete semanas seguintes. Depois de apenas dois meses, o índice tornozelo-braquial de quatro participantes saltou para a faixa normal. Os pesquisadores concluíram que "uma dieta rica em leguminosas pode proporcionar importantes melhorias na função arterial".[46] O estudo não teve um grupo controle, mas os pacientes que sofrem de doença arterial periférica tendem a piorar, e não a melhorar.

Caso você conheça minha história pessoal, deve lembrar que minha avó sofria dessa doença. Foi uma das razões que a deixaram confinada a uma cadeira de rodas, esperando a morte chegar — até ser salva pela nutrição pautada por evidências. Foi o que me inspirou a dedicar a vida a fazer por todas as famílias o que Nathan Pritikin fez pela minha.

DESACELERE SEU CORAÇÃO

Na química e na física, existem constantes — quantidades físicas consideradas universais e imutáveis. A biologia, porém, sempre foi considerada complexa e confusa demais para ser regida por leis simples e naturais. Em 1997, contudo, um físico teórico de Los Alamos, ligado ao campo das altas energias, juntou-se a dois biólogos para descrever leis universais escaláveis, que aparentemente têm aplicação abrangente.[47] Por exemplo, o total de batimentos cardíacos observado ao longo de uma vida é um número incrivelmente semelhante, seja em um hamster ou em uma baleia. Os camundongos, que em geral vivem menos de 2 anos, têm cerca de 500 a 600 batimentos cardíacos por minuto — mais de dez por segundo. Em compensação, o coração da tartaruga-das-galápagos bate cem vezes mais devagar, porém ela vive cem vezes mais.[48]

A constância notável do número total de batimentos cardíacos dos mamíferos ao longo da vida levou um grupo de pesquisadores a fazer uma pergunta provocadora: *Será que a vida humana pode ser estendida com a redução da frequência cardíaca média?*

Para saber mais sobre o assunto, assista ao vídeo <see.nf/pulse>, porém já adianto que a conclusão é que a frequência cardíaca mais acelerada pode levar à menor longevidade.[49] Nossa meta deve ser uma frequência cardíaca média, em repouso, de 65 batimentos por minuto, ou seja, cerca de um batimento por segundo.[50] A cada 10 batimentos por minuto a mais, em repouso, observou-se um aumento de 10% a 20% no risco de morte prematura.[51] Homens que não sofrem de doença cardíaca e que têm um pulso de 90 batimentos por minuto apresentaram um risco cinco vezes maior de serem acometidos por morte cardíaca súbita, na comparação com aqueles que estão na zona aparentemente segura de menos de 60 batimentos por minuto.[52] Uma frequência cardíaca em repouso de cerca de 90 batimentos por minuto aumenta o risco de doença cardíaca em um grau semelhante ao tabagismo.[53] Felizmente, como analiso no vídeo de acompanhamento <see.nf/heartrate>, dá para reduzir o pulso comendo leguminosas.

Diabéticos escolhidos aleatoriamente para consumir uma porção de cerca de uma xícara de feijões, grão-de-bico ou lentilhas todos os dias, durante três meses, vivenciaram não apenas uma melhora significativa no controle da glicemia, mas uma queda de 3 batimentos por minuto, em média, em repouso.[54] Um programa de condicionamento aeróbico de doze semanas, com exercícios na bicicleta, no simulador de escadas e na esteira, promove o mesmo resultado.[55]

Nos estudos populacionais, todos esses benefícios de curto prazo promovidos pelas leguminosas parecem se traduzir em um risco menor de problemas cardíacos, pressão alta, obesidade,[56] e, mais importante, morte prematura.[57] Uma única porção diária de feijões, grão-de-bico ou lentilhas estaria associada à queda de 10% na mortalidade, consideradas todas as causas.[58] O fato de esse risco menor ter sido encontrado até em estudos que levaram em consideração o consumo de carne indica que não se trata apenas de um efeito de substituição.[59]

Feijão, feijão, feijão, é bom para o coração

Infelizmente, apenas um em cada 25 norte-americanos chega perto de uma mísera porção diária de leguminosas.[60] Por que não há um clamor popular pelo feijão? Para alguns, a culpa é o medo dos gases.[61] É por isso que, nos Estados Unidos, o feijão ganhou o apelido de "grão musical", mas essa é uma história que não cheira nada bem. Os pesquisadores por trás de um estudo com grupo controle, randomizado e cruzado concluíram que "a preocupação popular com o excesso de flatulência devido à ingestão de feijão pode ser exagerada".[62]

Os participantes do estudo foram distribuídos de forma aleatória, em experimentos separados, em grupos que comeram feijão-carioca, feijão-fradinho ou feijão-branco. Na primeira semana, 35% relataram aumento da flatulência; porém, o número caiu para 15% na terceira semana, 5% na quinta semana e apenas 3% na oitava semana.[63] No fim das contas, muito da má fama do feijão talvez tenha origem em estudos de curto prazo, dos anos 1960, que não levaram em conta a capacidade de adaptação do corpo.[64]

No longo prazo, a maioria das pessoas que aumenta a ingestão de alimentos ricos em fibras não percebe um aumento significativo no problema dos gases.[65] Entretanto, quando incorporamos mais feijão e alimentos mais ricos em fibras à alimentação, "um pouco de flatulência a mais", segundo a *Harvard Health Letter*, "pode indicar que você está comendo direito!".[66] Os açúcares indigeríveis do feijão, que vão direto para o intestino, atuariam até como prebióticos, alimentando as bactérias do bem e ajudando a melhorar a saúde do cólon.[67]

Em parte, isso também pode ser só coisa da nossa cabeça. O preconceito em relação ao feijão pode ser tão grande que a *expectativa* da flatulência ao comê-lo influenciaria nossa percepção de estar com gases.[68] Segundo estudos, quando ingerimos um produto que sabemos que tem um ingrediente que pode causar incômodo intestinal, isso causa mais incômodo intestinal — quer o alimento contenha ou não, de fato, aquele ingrediente.[69] Em outras palavras, a simples crença de ter mais gases devido à ingestão de algum alimento nos leva a sentir que estamos com mais gases. Não deixe o "efeito pumcebo" impedi-lo de ter uma alimentação mais saudável.

O PARADOXO HISPÂNICO

Os benefícios do feijão ajudariam a explicar o chamado "paradoxo hispânico". Norte-americanos de origem hispânica, apesar de terem um padrão socioeconômico que costuma gerar condições de saúde piores, como disparidades educacionais e sanitárias, assim como índices de pobreza mais elevados,[70] tendem a viver mais que outros grupos étnicos nos Estados Unidos.[71] Com riscos mais baixos em nove das quinze principais causas de morte, inclusive, principalmente, problemas cardíacos e câncer, os hispânicos têm um risco 24% mais baixo de serem acometidos por morte prematura.[72] Para saber mais sobre o assunto, confira o vídeo <see.nf/hispanic>.

Em um estudo com norte-americanos de origem mexicana, os pesquisadores concluíram que, na comparação com outros grupos, eles não apenas comem mais feijão, mas também mais frutas e legumes,[73] como tomate e milho.[74] (Esse padrão alimentar mais saudável se estende também à América Central. Depois do arroz e do feijão, as *tortillas* de milho são o alimento mais ingerido na "zona azul" da Costa Rica.)[75] Também comem mais pimenta chili.[76] Será que pimenta é bom para a longevidade?

VIDA APIMENTADA

O componente apimentado das pimentas fortes prolonga a expectativa de vida das moscas-das-frutas,[77] mas e quanto à dos seres humanos? Veja mais detalhes em meus vídeos <see.nf/spicy> e <see.nf/peppers>, porém, basicamente, quatro entre quatro estudos sobre alimentos apimentados e mortalidade constataram queda significativa no risco de morte por qualquer causa em pessoas que comem mais pimenta.[78,79,80,81] Escrevi uma seção inteira sobre pimenta na parte sobre queima de gordura em *How Not to Diet*, detalhando como a pimenta-caiena compensa a desaceleração metabólica que acompanha a perda de peso, com o bônus de acelerar a queima de gordura,[82] mas os aparentes benefícios do consumo de pimenta chili para a longevidade permanecem mesmo após descartado o índice de massa corporal.[83]

No mercado, há pelo menos meia dúzia de molhos de pimenta sem adição de sal. Até o Tabasco tem relativamente pouco sódio, ainda que só no sabor original. (Os outros sabores têm até cinco vezes mais sal). Também dá para usar pimenta em pó. Eu tenho diversas, em pimenteiros para todas as ocasiões, inclusive adobo com pimenta em pó, chipotle e a pimenta tailandesa "olho de pássaro", moída, para os momentos em que eu realmente quero aumentar a ardência.

CAPÍTULO 4

A dieta mediterrânea

Duas das zonas azuis do planeta, as ilhas de Icária e da Sardenha, ficam no Mediterrâneo, terra da dieta mediterrânea, sobre a qual o "pai da cardiologia preventiva",[1] Jeremiah Stamler, certa vez escreveu: "A cobertura acrítica e elogiosa é a linguagem corrente."[2] Será que é só exagero?

CLUB MED

Mais de dez países ficam às margens do Mediterrâneo. A "dieta mediterrânea" é uma referência ao que se comia na ilha grega de Creta, mais de cinquenta anos atrás. Depois da Segunda Guerra Mundial, o governo grego pediu à Fundação Rockefeller que avaliasse as condições do pós-guerra.[3] Impressionado com os baixos índices de doenças cardíacas na região, o cientista nutricional Ancel Keys — cuja inicial deu nome às rações "K" pré-embaladas e distribuídas diariamente aos soldados norte-americanos — deu início a seu famoso Estudo dos Sete Países, uma pesquisa longitudinal sobre dieta e doenças cardiovasculares em homens de sete regiões do planeta. Liderados por Keys, os pesquisadores concluíram que a taxa de doenças cardíacas fatais entre os homens de Creta era vinte vezes menor que a dos norte-americanos, e que os cretenses tinham as menores incidências totais de câncer e de mortes por câncer.[4] O que eles comiam? Mais de 90% da alimentação era à base de vegetais, o que ajuda a explicar por que as doenças arteriais coronarianas eram tão incomuns por lá.[5] Uma raridade, a não ser por um pequeno grupo de residentes abastados, que mantinham uma dieta diferente do restante da população: comiam carne todos os dias, em vez de semana sim, semana não.[6]

A principal característica da dieta mediterrânea é ser majoritariamente à base de vegetais[7] e pobre em carnes e laticínios, que Keys considerava os "maiores vilões da alimentação", devido às gorduras saturadas. Infelizmente, pouca gente ainda segue a dieta mediterrânea tradicional para valer, mesmo no Mediterrâneo. Em poucas décadas, em Creta, a prevalência das doenças arteriais coronarianas disparou em uma ordem de magnitude, culpa do aumento do consumo de carne e queijo, em detrimento dos vegetais.[8]

Ou seja, embora se fale muito da dieta mediterrânea, são poucos os que de fato a seguem.[9] Quando se fala de comida italiana, as pessoas costumam pensar em pizza ou macarrão. "Os restaurantes italianos se gabam da dieta mediterrânea saudável, mas a versão deles é um pastiche", escreveu Keys.[10] Se ninguém mais mantém esses hábitos alimentares, como estudá-los?

Os pesquisadores bolaram sistemas de pontuação para avaliar a adesão à dieta mediterrânea e averiguar se quem segue uma dieta parecida se sai melhor. Quanto maior o consumo de alimentos vegetais, maior a pontuação do participante, e, na prática, perde-se pontos a cada porção diária isolada de carne ou laticínios. Por isso, não surpreende que, grosso modo, pontuações relativamente mais altas na escala estão relacionadas ao risco menor de doenças cardíacas, câncer e morte.[11] A dieta mediterrânea é protetora, na comparação com a dieta padrão dos Estados Unidos, e disso não há dúvida, mas é de esperar que qualquer dieta rica em alimentos de origem vegetal integral e pobre em consumo de gordura animal proporcione proteção contra vários de nossos principais assassinos.[12]

Com base em dezenas de estudos de coorte prospectivos, quanto mais as pessoas seguem uma dieta de estilo mediterrâneo, menor o risco de morte prematura.[13] A diferença na idade média de morte entre aqueles que seguem mais e os que seguem menos a dieta mediterrânea seria da ordem de dois anos.[14] A adesão a esse tipo de dieta também está associada a um envelhecimento mais saudável[15] e a um menor risco de fragilidade.[16] O que, nessa dieta, tem um efeito tão protetor?

Segundo uma metanálise de estudos dos componentes mais protetores da dieta mediterrânea, do ponto de vista alimentar, o benefício em relação à mortalidade parece provir da maior ingestão de frutas, legumes e verduras, e do consumo reduzido de carne. Em compensação, comer peixe, o único alimento de origem animal promovido pela dieta, aparentemente não faz diferença.[17]

Parece ter havido um crescimento recente[18] nas críticas a Ancel Keys por parte de "blogueiros, autores de livros comerciais ou jornalistas em busca de sensacionalismo ou lucro", mas o registro científico é bastante embasado, de modo que esse tipo de ataque representa "ou incompetência investigativa, ou simples desonestidade, beirando a fraude científica".[19] Com sua essência de cientista, Keys, em seu centésimo aniversário, quando perguntado se achava que os hábitos alimentares tinham contribuído para essa longevidade, respondeu: "Muito provavelmente, mas não há como provar."[20]

Jeremiah Stamler disse algo parecido em relação à dieta mediterrânea *também* por ocasião do próprio aniversário de 100 anos.[21] O centenário continuava fiel ao pioneirismo de sua pesquisa[22] mesmo com a idade tão avançada. Ele faleceu em 26 de janeiro de 2022, aos 102 anos.[23]

AZEITE

No Mediterrâneo, costuma-se utilizar azeite de oliva para temperar legumes, saladas, feijões e outras leguminosas, por isso, seu consumo pode ser um indicador de uma dieta mais tradicional e saudável.[24] Para discernir os efeitos do azeite propriamente dito, então, seria mais instrutivo estudar seu consumo em um país fora do Mediterrâneo. Pesquisadores de Harvard assumiram essa missão e mergulharam em décadas de dados de quase 100 mil mulheres e homens do Estudo de Saúde das Enfermeiras e do Estudo de Acompanhamento de Profissionais da Saúde. A conclusão foi a de que trocar aproximadamente uma colher de chá de manteiga, maionese, margarina ou gordura proveniente de laticínios, todos os dias, por azeite de oliva reduziria em 5% a 7% o risco de desenvolver doenças cardíacas. Portanto, o azeite é melhor que a gordura da manteiga, mas não foi encontrada nenhuma diferença significativa entre o azeite de oliva e outros óleos.[25]

E quanto ao estudo muito citado pelos defensores de uma dieta pobre em gorduras, segundo o qual não apenas as gorduras saturadas, mas também as monoinsaturadas e as poliinsaturadas são responsáveis pelo surgimento de novas lesões ateroscleróticas nas artérias coronárias?[26] Trato de uma falha crucial por trás dessa linha de raciocínio no vídeo <see.nf/mediterranean>. O fato é que o azeite de oliva é melhor do que a manteiga no que diz respeito aos níveis de colesterol LDL[27] ou às funções arteriais.[28] Ainda assim, o azeite[29] — mesmo o extravirgem — pode comprometer severamente nossas funções arteriais,[30] a um grau semelhante ao do fast food e de um cheesecake.[31]

Os óleos de palma, de soja[32] e de girassol[33] também podem prejudicar a capacidade normal de distensão e dilatação das artérias, o que não ocorre depois de comermos fontes de gordura que integram o grupo "luz verde", como oleaginosas[34] ou abacate.[35] (Em *Comer para não morrer*, classifiquei como de "luz verde" os alimentos de origem vegetal aos quais não se adicionou nada de ruim e dos quais não se retirou nada de benéfico.) Alimentos de origem vegetal integral podem inclusive atenuar os efeitos nocivos do azeite. Demonstrou-se que o consumo de salada temperada com azeite de oliva, por exemplo, como parte de um vinagrete balsâmico, neutraliza os efeitos prejudiciais do azeite às artérias. Infelizmente, por em geral passar pelo processo de salmoura, a fonte integral do azeite de oliva, a azeitona, é rica demais em sódio para ser consumida com frequência. Meras doze azeitonas grandes representam quase metade do limite diário recomendado de sódio.[36]

Como saber se as principais fontes de gorduras vegetais, como azeite de oliva ou oleaginosas, ajudam ou atrapalham em termos de resultados concretos, como doenças diagnosticadas? O ideal seria realizar estudos randomizados, de vários anos, com milhares de participantes, pedindo para um terço comer mais oleaginosas, outro terço ingerir mais azeite de oliva, e o último terço não fazer nada excepcional, então ver quem se sai melhor. E foi exatamente isso o que alguns pesquisadores fizeram.

O PREDIMED

No estudo Predimed, sigla em espanhol para *PREvención con DIeta MEDiterránea*, um impressionante total de 7.447 pessoas com alto risco de infarto foi dividido aleatoriamente em três grupos.[37] Para saber todos os detalhes, assista ao vídeo <see.nf/predimed>. Mas, em suma, embora não fosse a intenção inicial dos pesquisadores, na prática os participantes foram sorteados para, durante quatro anos, ou (1) trocar o consumo de cerca de três colheres de sopa de azeite de oliva semivirgem por quatro colheres de sopa de azeite extravirgem, ou (2) aumentar o consumo diário de oleaginosas de 14g para 28g, ou (3) continuar com os hábitos alimentares de sempre.[38] Os resultados foram publicados no *New England Journal of Medicine*.[39]

O Predimed não foi retirado de circulação?

O Predimed foi um dos estudos alimentares randomizados mais influentes já realizados.[40] Porém, em 2018, o artigo original foi retirado de circulação, devido a irregularidades no procedimento de randomização em dois dos onze locais onde tinha sido realizado.[41] Membros da mesma família foram convidados a participar e receberam a mesma dieta. Isso faz sentido, como uma maneira de evitar que pessoas que morassem juntas seguissem dietas diferentes. Mas o objetivo de um estudo com grupo controle e *randomizado* é justamente ter uma atribuição *aleatória*. Felizmente, isso só ocorreu com cerca de 6% dos participantes do estudo. E, quando os dados foram corrigidos, reanalisados e republicados, os resultados e as conclusões originais permaneceram.[42, 43]

O que ocorreu com a quantidade de placa nas artérias dos participantes do Predimed com o passar do tempo? O grupo controle, aquele que não promoveu mudanças na dieta, apresentou uma piora significativa no espessamento das artérias carótidas e nas placas, e não houve mudanças significativas no grupo do azeite, mas no grupo que consumiu mais oleaginosas há registros de reversão significativa no espessamento e interrupção do avanço das placas. Os pesquisadores concluíram que, mais do que serem uma fonte preferível de gordura, na comparação com o azeite de oliva, as oleaginosas podem "retardar a progressão da aterosclerose, precursora de eventos cardiovasculares futuros", como derrames.[44] E parece que foi exatamente isso que aconteceu. O grupo que incorporou o azeite de oliva à dieta teve menos cerca de um terço de derrames, e o grupo que acrescentou mais oleaginosas à alimentação diária teve o risco de derrames reduzido quase pela metade, de cerca de 6% para 3% para os dez anos seguintes.[45] Se as oleaginosas funcionarem tão bem com a população em geral, isso poderia representar uma prevenção potencial de mais de 85 mil derrames por ano, só nos Estados Unidos.[46] Imagine: cerca de dez derrames por hora, o dia inteiro, potencialmente evitados pelo simples acréscimo de cinco amêndoas, nozes e avelãs aos hábitos alimentares diários.

Como não houve diferenças significativas na ingestão de carne e de laticínios nos grupos de estudo, também não foram observadas diferenças significativas na ingestão de gorduras saturadas ou colesterol. Não surpreende, portanto, que não tenha ocorrido uma mudança relevante nos níveis de colesterol no sangue ou no número de ataques cardíacos subsequentes.[47] Nos aproximadamente cinco anos de realização do estudo, houve 37 ataques cardíacos no grupo que ingeriu azeite de oliva, 31 no grupo das oleaginosas e 38 no grupo controle (que não empreendeu mudanças na dieta). Da mesma forma, não houve diferenças significativas entre os três grupos em termos de número de participantes que morreram de ataque cardíaco, derrame ou qualquer outra causa. No entanto, no grupo do azeite de oliva e, em especial, no das oleaginosas, de fato houve significativamente menos derrames.

Qualquer que fosse o grupo, quem consumiu uma quantidade diária maior de oleaginosas teve significativamente menos risco geral de ser acometido por morte prematura.[48] Quem consumiu mais azeite de oliva e azeite de oliva extravirgem, que eu classifico como fontes de gordura do grupo da luz vermelha e luz amarela, respectivamente, não obteve qualquer benefício quanto à sobrevivência.[49] Isso condiz com o ponto de vista de Ancel Keys a respeito do azeite. O chamado "pai da dieta mediterrânea" considerava que o benefício estava mais relacionado à substituição de gorduras animais, como banha e manteiga.[50]

TERRITÓRIO VIRGEM

A conclusão do Predimed em relação ao azeite de oliva é que, se for utilizá-lo, dê preferência ao extravirgem. Essa variedade de azeite é produzida a partir da prensa do óleo da pasta de azeitona, enquanto os azeites "puros", "comuns" e "light" são mais refinados, o que resulta em maior perda dos fitonutrientes da azeitona. Os participantes que foram sorteados para trocar o azeite refinado pelo extravirgem não apenas tiveram menos derrames, mas também apresentaram os seguintes resultados: cognição geral superior[51] e índices significativamente menores de fibrilação atrial,[52] doenças arteriais periféricas,[53] diabetes,[54] perda de visão devido ao diabetes,[55] comprometimento cognitivo leve[56] e câncer de mama.[57] Isso pode ter ocorrido porque, ao que tudo indica, o azeite de oliva extravirgem não induz aos mesmos picos de marcadores inflamatórios que o azeite comum (refinado)[58] e também seria melhor para reduzir o estresse oxidativo,[59] supostamente devido à extração superior dos componentes anti-inflamatórios e antioxidantes da azeitona.[60] Além disso, há formação de contaminantes químicos potencialmente tóxicos quando os óleos refinados são desodorizados, como o 3-MCPD (3-monocloropropano-1, 2-diol).[61]

O azeite comum tem um nível de 3-MCPD até 25 vezes maior que o do extravirgem.[62] Na verdade, é assim que se distinguem os diferentes graus de processamento do azeite. Quando o azeite recebe o rótulo de "extravirgem", mas contém muito 3-MCPD, é porque deve ter sido diluído com um pouco de azeite refinado. A facilidade de adulteração, a dificuldade de detecção, as motivações econômicas e a falta de medidas de controle contribuem para a suscetibilidade do azeite de oliva extravirgem à fraude.[63] Qual é a dimensão desse problema?

De 88 garrafas de azeite de oliva com o *rótulo* de "extravirgem" adquiridas na Califórnia, apenas 33 passaram em testes de autenticidade.[64] Faz diferença se limitar às marcas importadas mais vendidas, como Colavita, Star, Bertolli, Filippo Berio e Pompeian? Não. Incríveis 73% das amostras não passaram no teste. Apenas uma em cada quatro mostrou-se inteiramente genuína, e nenhuma das marcas campeãs de vendas teve pelo menos metade das amostras aprovada.[65] Ou seja: talvez não seja tão fácil adotar o azeite extravirgem.

O ESTUDO DA DIETA DO CORAÇÃO DE LYON

Grosso modo, nossa compreensão da dieta mediterrânea é limitada pela qualidade e pela quantidade das pesquisas científicas atuais. Ironicamente, talvez existam mais metanálises ou revisões sistemáticas dos estudos sobre a relação entre a dieta mediterrânea e a saúde cardiovascular do que estudos de fato originais.[66] E a maioria dessas revisões se mostrou falha, usando métodos estatísticos indevidos para combinar as conclusões dos estudos.[67]

Também não colabora o fato de diversas pesquisas terem utilizado até 34 diferentes métodos de pontuação para a dieta mediterrânea.[68] Por exemplo, algumas deram pontos à ingestão de batata, ou tiraram pontos pelo consumo de ovos, enquanto outras não fizeram nem uma coisa nem outra.[69] A maioria dos estudos considerou o azeite de oliva e as oleaginosas como ingredientes característicos da dieta mediterrânea, o que levou a acusações de que haveria interesses comerciais escusos do lobby da gordura por trás da realização dessas pesquisas, porém a esmagadora maioria teve financiamento público, e não privado.[70] Isso não evitou, é lógico, a publicação de trabalhos questionáveis. Veja o caso do Estudo Indo-Mediterrâneo, que caiu em amplo descrédito por ser, no mínimo, "severamente falho"[71] devido às evidências de que o pesquisador teria "fabricado ou falsificado dados".[72] Quando solicitado a apresentar os registros originais da pesquisa, ele se negou, alegando que tinham sido "comidos por cupins".[73]

Um famoso estudo sobre a dieta mediterrânea que sobreviveu ao teste do tempo foi o Estudo da Dieta do Coração de Lyon.[74] Cerca de seiscentos indivíduos que já tinham sofrido ataques cardíacos foram distribuídos aleatoriamente em dois grupos. O grupo controle não recebeu orientações alimentares, à exceção das fornecidas por médicos pessoais, enquanto o grupo experimental foi orientado a adotar uma dieta próxima da mediterrânea, complementada com uma pastinha à base de óleo de canola que proporcionaria o ômega-3 de origem vegetal que seria obtido de alimentos como as oleaginosas, caso os participantes vivessem em uma ilha grega nos anos 1950.[75] O óleo de canola também reduz mais o colesterol LDL que o azeite de oliva[76] e, ao contrário deste, não se mostrou prejudicial às funções arteriais.[77]

O grupo "mediterrâneo" levou a sério parte das orientações nutricionais. Os participantes comeram mais pães e frutas e menos manteiga, creme de leite, carnes processadas e carnes em geral. Fora isso, porém, não foram relatadas mudanças relevantes em relação ao consumo de vinho, azeite ou peixe. Portanto, ingeriram menos gorduras saturadas e colesterol e mais ômega-3 de origem vegetal; tirando isso, não fizeram nenhuma outra alteração importante.[78] Mesmo assim, ao final de quatro anos, 44 pessoas do grupo controle tinham sofrido um segundo ataque cardíaco, em alguns casos fatal; mas, do grupo com alterações nos hábitos alimentares, apenas catorze tinham sofrido outro infarto.[79] Para o grupo da dieta mediterrânea, a probabilidade anual de ataque cardíaco passou de 4% para apenas 1%.

Os céticos poderiam alegar que, embora tenha ocorrido uma diminuição nas taxas de doenças e mortes, a dieta mediterrânea continuou contribuindo para os problemas cardíacos, a ponto de catorze dentre os pesquisados terem sofrido novos infartos mesmo seguindo esse tipo de alimentação. Houve uma queda notável nos índices de infarto, mas, é verdade, o ideal seria uma dieta que pudesse interromper ou até reverter os problemas cardíacos.

O cardiologista Caldwell Esselstyn e seus colegas da Clínica Cleveland publicaram um estudo de caso de 198 pacientes consecutivos com graves problemas cardiovasculares aconselhados a adotar uma dieta composta inteiramente de alimentos integrais de origem vegetal.[80] Desses 198 participantes, 177 seguiram a dieta, enquanto os outros 21 desistiram. Isso ensejou um experimento natural. O que aconteceu com os 21 que a abandonaram? Nos quatro anos seguintes, aproximadamente, mais da metade sofreu um ataque cardíaco fatal ou necessitou de angioplastia ou de um transplante de coração. Em compensação, dos 177 participantes que seguiram a dieta de base vegetal no mesmo período, um único paciente teve um evento importante como resultado do agravamento dos problemas cardiovasculares — 0,6% em comparação a 62% do grupo desistente, uma redução aparente do risco na ordem de cem vezes.

O estudo de Esselstyn não foi randomizado, então não pode ser comparado diretamente ao estudo de Lyon. Além disso, incluía pacientes muito determinados. Nem todo mundo está disposto a passar por alterações drásticas nos hábitos alimentares, mesmo que seja, literalmente, questão de vida ou morte. Nesse caso, em vez de não fazer nada, adotar uma dieta de estilo mais mediterrâneo pode reduzir em quase dois terços o risco de sofrer ataques cardíacos subsequentes. Diminuir o risco em 99% seria melhor, se fosse possível reproduzir os resultados de Esselstyn em um estudo com grupo controle, mas até uma queda de 70% no risco já salvaria inúmeras vidas todos os anos. "Embora os resultados possam parecer bons demais para serem verdade", escreveu o diretor do Programa de Epidemiologia Cardiovascular de Harvard, "considerando as diferenças de pelo menos vinte vezes nos índices coronarianos entre um país e outro, resultados como esse, obtidos a partir de mudanças na dieta, são inteiramente plausíveis."[81]

CAPÍTULO 5

A dieta de Okinawa

As Diretrizes Alimentares dos Estados Unidos recomendam optar por refeições ou lanches ricos em nutrientes, mas pobres em calorias, para reduzir o risco de doenças crônicas.[1] Segundo essa métrica, os alimentos mais saudáveis do planeta — isto é, os mais densos em nutrientes — são os vegetais, que contêm o maior benefício nutritivo em relação ao custo calórico. O que aconteceria se um povo centrasse toda a sua dieta nos vegetais, como foi tradição entre os japoneses de Okinawa? Esse povo seria um dos mais longevos do mundo.[2] (E um estudo de validação confirmou, sim, a prevalência de centenários autênticos.)[3]

A dieta tradicional de Okinawa girava em torno de batata-doce cozida ao vapor, folhas verdes e outros vegetais cozidos em fogo brando ou ao vapor, além de soja, sobretudo sob a forma de tofu ou sopa de missô.[4] É comum o equívoco de achar que essa dieta tradicional incluía uma contribuição substancial de peixe e outras carnes.[5] Porém, se analisarmos apenas a alimentação real dessa população, não parece ser esse o caso. Como os Estados Unidos ocuparam a ilha de Okinawa de 1945 até 1972, quando foi devolvida ao controle japonês, os arquivos nacionais norte-americanos dispõem de dados a respeito do que se comia por lá.[6]

Como se subdividia a dieta tradicional dos mais de 2 mil habitantes da ilha? Apenas 1% era peixe, menos de 1% eram outras carnes, e menos de 1% eram laticínios e ovos; portanto, mais de 96% da dieta eram vegetais, com poucos alimentos processados.[7]

Uma alimentação com mais de 90% de alimentos integrais, à base de vegetais, seria altamente anti-inflamatória e antioxidante.[8] Quando foi medido o nível de gordura oxidada no organismo dos centenários de Okinawa, evidências convincentes apontam para um menor dano causado por radicais livres,[9] apesar de apresentarem atividade enzimática oxidante parecida.[10] A grande diferença talvez venha dos antioxidantes a mais encontrados nessa dieta majoritariamente vegetariana. A ilha tinha seis a doze vezes menos mortes por problemas cardíacos *per capita* que os Estados Unidos, duas a três vezes menos mortes por câncer de cólon, sete vezes menos mortes por câncer de próstata e cinco vezes e meia menos risco de morte por câncer de mama.[11]

A cozinha tradicional de Okinawa não apenas era composta por alimentos integrais e de origem vegetal como também focada em um vegetal específico: a batata-doce roxa ou laranja.[12]

AH, DOCE VIDA

A batata-doce representa o grosso da dieta tradicional de Okinawa desde o século XVII, correspondendo a 69% da ingestão calórica diária.[13] Pode ser esse um dos segredos da longevidade da região. Segundo um estudo que acompanhou 14 mil homens e mulheres chineses, durante uma média de catorze anos, quem se alimentava de batata-doce apresentava uma redução significativa na chance de morte prematura (por 18%), mesmo depois de descartados inúmeros fatores alimentares, socioeconômicos e de estilo de vida.[14] Não surpreende. O Centro pela Ciência em Interesse Público classificou a batata-doce como um dos alimentos mais saudáveis do planeta[15] — e, quem sabe um dia, até de fora do planeta, já que o alimento foi selecionado pela NASA para as missões espaciais.[16]

A batata-doce também apresenta um excelente custo-benefício nutritivo. De acordo com um estudo sobre dezenas de vegetais, os alimentos mais saudáveis, como as folhas verde-escuras, também estão entre os mais acessíveis, e a maior nota de riqueza nutritiva por dólar gasto foi para a batata-doce.[17] Além disso, a batata-doce roxa foi classificada como a melhor dentre as melhores.

As antocianinas são uma categoria de pigmento natural, roxo, vermelho e azul, encontrado em vegetais como frutas vermelhas, uvas, ameixas, repolho roxo e cebola roxa. Demonstrou-se que as antocianinas presentes no arroz vermelho, no arroz negro e no trigo roxo possuem propriedades antienvelhecimento e/ou prolongadoras da vida em organismos-modelos como levedura, vermes,[18,19] moscas[20] e camundongos.[21] De todos os pigmentos vegetais testados uns contra os outros, o pigmento roxo da batata-doce derrotou os da casca da uva, do sabugo, do repolho roxo e do milho roxo em termos de atividade antioxidante.[22]

Mesmo a batata-doce comum mostrou exercer efeitos anti-inflamatórios, tanto agudos quanto crônicos, em ratos,[23] mas o pigmento da batata-doce roxa ficou bem à frente na capacidade de reverter ou reparar os danos causados por agressões inflamatórias[24] ou oxidativas[25] ao cérebro dos camundongos. Do ponto de vista do antienvelhecimento, o composto corante da batata-doce roxa também reduz inflamações, amplifica a autofagia e retarda a senilidade das células dos vasos sanguíneos humanos examinadas em microscópio,[26] além de ativar a sirtuína, turbinando os níveis de NAD⁺ nos camundongos.[27]

Acredita-se que a atividade autofágica acarrete um aumento de 15% no tempo de vida das moscas-das-frutas que se alimentaram de um extrato de batata-doce roxa, o que foi acompanhado pela redução da porosidade do intestino relacionada à idade, o que também indica um benefício ao *healthspan*. Os pesquisadores alimentaram moscas-das-frutas com corante alimentar azul, que colore o trato digestivo das moscas jovens, mas vaza do intestino poroso das moscas mais velhas, pintando o corpo inteiro de azul. Isso ganhou o nome de "teste Smurf" (não é piada). O número de "moscas Smurfs" foi significativamente menor no grupo que ingeriu o extrato de batata-doce roxa.[28]

Será que os estudos clínicos validariam algum desses benefícios? Em estudos de cultura de fezes humanas, demonstrou-se que as antocianinas da batata-doce roxa têm efeitos prebióticos, por reforçarem a proliferação das bactérias boas *Bifidobacterium* e *Lactobacillus*, e ainda demonstram gerar melhora nos ácidos graxos de cadeia curta, também protetores.[29] Isso explicaria os efeitos anti-inflamatórios encontrados no único estudo duplo-cego, com grupo controle e placebo que consegui localizar. Em uma investigação focada em homens com inflamação no fígado, alguns foram aleatoriamente designados para tomar um copo de smoothie de batata-doce roxa todos os dias. Eles apresentaram melhora significativa na função hepática em testes de oito semanas, na comparação com os que tomaram uma bebida placebo, semelhante em gosto e aparência.[30]

A SAÚDE QUE VEM DA SOJA

A principal fonte de proteínas concentradas na dieta tradicional de Okinawa é a soja. Com uma ingestão média de 84g diárias de produtos à base de soja (como já mencionei, a maior parte sob a forma de tofu e missô), os habitantes da ilha estavam entre os maiores consumidores de soja do mundo.[31] Será que isso também influenciaria a longevidade deles? Até que ponto a ciência dá respaldo ao velho ditado chinês: "Os vegetais e o tofu mantêm a saúde"?[32]

Por mais de duas décadas, a capacidade da soja de proteger de doenças cardíacas teve o reconhecimento de um dos raros rótulos de "aprovado pela FDA" nos alimentos. Segundos ensaios randomizados e com grupo controle, o consumo de soja pode resultar em ligeiras reduções em fatores de risco cardiovasculares, como a pressão arterial[33] e o colesterol.[34] Por se tratar de um setor econômico bilionário, o lobby da soja tem muito dinheiro para financiar pesquisas que promovem os benefícios do grão. Mas será que a soja é mesmo o melhor dos grãos, ou haveria outras leguminosas igualmente poderosas? Ocorre que *outros* tipos de feijão, como lentilha, feijão-de-lima, feijão-branco e feijão-carioca, reduzem os níveis de colesterol ruim tanto quanto a proteína da soja — uma queda de oito pontos no colesterol LDL,[35] em comparação à queda de cinco pontos (mg/dl) que a soja proporciona.[36] Porém, na separação dos estudos, os produtos naturais da soja, como o leite e o grão, de fato parecem se destacar, levando a uma queda média de onze pontos no LDL, contra três pontos dos extratos de soja altamente processados.[37]

Isso parece se traduzir na redução no risco de problemas cardíacos e derrames,[38] além de um risco menor de morrer tanto por câncer quanto por doenças cardiovasculares. No entanto, só se observa uma redução significativa na mortalidade por todas as causas em estudos de maior qualidade, como aqueles com pelo menos 10 mil participantes. Na comparação com a menor categoria de ingestão, um maior consumo de isoflavonas (os fitoestrogênios naturais da soja) foi associado a um risco menor de morte prematura por qualquer causa. Os pesquisadores da metanálise afirmam: "Nossas conclusões possivelmente apoiam as recomendações atuais de aumentar o consumo de soja para ter uma longevidade maior."[39]

E o sódio no missô?

O processo de fabricação do missô exige o acréscimo de muito sal, por isso sempre foi um alimento que evitei — até que resolvi analisá-lo mais a fundo. Para saber mais detalhes, leia a seção sobre feijões em *Comer para não morrer*. O fato é que o missô não está associado ao risco de câncer de estômago atribuído ao sal em outros alimentos fermentados, como o *kimchi*,[40] nem ao risco de desenvolver hipertensão.[41] Mas e quando a pessoa já é hipertensa?

Homens e mulheres com hipertensão em estágio 1 ou 2 (pressão arterial na faixa de 13 a 15,9 por 8,5 a 9,9) foram sorteados para, durante dois meses, tomar duas tigelas diárias de sopa de missô, o que por si só já excede o limite diário recomendado de sódio, ou consumir a mesma quantidade de soja sem sal adicionado. Surpreendentemente, o grupo do missô acabou com uma pressão arterial noturna *menor* que a do grupo controle, que se alimentou de soja sem sal. O mecanismo por trás disso é desconhecido.[42] Considerando uma leve queda do peso corporal no grupo do missô, pode ser que o fermentado tenha efeito diurético, aumentando a excreção de sódio pelos rins, fenômeno já demonstrado em ratos.[43, 44] Seja como for, o missô se tornou um clássico da minha cozinha e dos meus livros de receitas.

WAKAME PARA SEMPRE

Os vegetais marinhos são outro ingrediente importante da dieta de Okinawa.[45] Há associação de redução significativa da mortalidade por todas as causas entre os japoneses que ingerem algas cinco vezes ou mais por semana, na comparação com menos de três vezes.[46] Além de excelente fonte de oligoelementos minerais, os vegetais marinhos têm diversos componentes únicos, inclusive o carotenoide marrom-oliva *fucoxantina*[47] e um tipo de fibra chamado "porphyran", que, descobriu-se, ajuda a prolongar a vida de organismos-modelo.[48]

As algas contribuiriam para a longevidade, entre outras formas, pela redução da hipertensão. Como o consumo de algas está associado a um melhor controle da pressão arterial, tanto em crianças[49] quanto em adultos,[50] os pesquisadores colocaram isso à prova e constataram que a pressão caía significativamente a partir da ingestão de 6g diárias (mas não 4g), durante um mês, de wakame seco (o vegetal marinho usado na salada de algas). O bom de intervenções à base de alimentos integrais de origem vegetal é que às vezes há efeitos colaterais *positivos*. Em certo estudo, um participante que sofria de gastrite teve o problema de inflamação estomacal resolvido, e outro parou de ter dores de cabeça crônicas.[51] A salada de algas também pode turbinar a função imunológica, como comento no capítulo "Como preservar o sistema imunológico".

A fonte mais saudável de iodo

Uma vantagem do leite de vaca sobre o leite de origem vegetal é o iodo,[52] mineral essencial para a função tiroidiana. O leite animal fornece cerca de um quarto a metade da exigência diária de iodo recomendada nos Estados Unidos, embora, ironicamente, o leite, em si, tenha pouco iodo. Os resíduos de iodo encontrados no leite parecem ser provenientes, sobretudo, da contaminação da superfície dos úberes da vaca com desinfetantes que contêm iodo e se infiltram no leite.[53]

Para um comparativo das fontes de iodo mais saudáveis, assista ao vídeo <see.nf/iodine>. Resumindo, recomendo as folhas marinhas verde-escuras. A dose diária recomendada pode ser obtida com duas folhas de nori,[54] a alga usada para fazer sushi, que eu gosto de consumir como um petisco. Uma colher de chá de uma alga suave, como dulse ou arame, ou uma colher de sopa de salada de algas também supre as necessidades diárias de iodo. Dá para salpicar dulse, vendido em flocos arroxeados, em praticamente tudo,

> já a alga arame é um dos meus ingredientes favoritos para sopas. Como o iodo fica armazenado na tireoide, é seguro ter um consumo de quando em quando (ou seja, não é preciso comer um pouco todos os dias).[55] Para saber mais sobre fontes seguras, veja o apêndice sobre suplementos em *Comer para não morrer*.

ERGOTIONEÍNA, A "VITAMINA DA LONGEVIDADE"

Outro elemento que contribuiria para o bom envelhecimento em Okinawa é o consumo de cogumelos.[56] Moscas-das-frutas alimentadas com uma dieta composta por 1% de cogumelos-ostra apresentaram alguma vantagem — ligeira mas significativa — em termos de sobrevivência,[57] talvez porque esses cogumelos sejam uma das fontes mais concentradas de ergotioneína.[58]

Para descrever nutrientes que não seriam necessariamente essenciais para a vida, mas para a saúde no longo prazo,[59] o renomado bioquímico e professor emérito Bruce Ames cunhou a expressão "vitamina da longevidade"; ele também identificou a ergotioneína como forte candidata a esse título.[60] Dentre mais de cem compostos que foram encontrados na corrente sanguínea de milhares de pessoas, um dos mais associados a índices mais baixos de doenças e morte foi a ergotioneína,[61] que, acredita-se, funciona como um poderoso antioxidante intramitocondrial.[62] Analiso o que esse nutriente faz e a melhor forma de obtê-lo em <see.nf/ergo>.

Em suma, os cogumelos e o tempeh — um bolinho de soja fermentada por fungos — são as únicas fontes alimentares com grande concentração de ergotioneína.[63] Os cogumelos porcini são os líderes, com cerca de três vezes mais que os cogumelos-ostra e o shitake, que, por sua vez, têm cerca de três vezes mais que as variedades comuns branca, cremini ou portobello.[64] A ergotioneína explicaria por que o consumo de cogumelos está associado a um risco menor de morte prematura por todas as causas.[65]

Curiosamente, os níveis de ergotioneína no cérebro parecem declinar após os 60 anos, e essa redução está relacionada tanto ao declínio cognitivo[66] quanto à fragilidade,[67] e isso não parece resultar da redução na ingestão de cogumelos.[68] Talvez a função do transportador de ergotioneína na barreira hematoencefálica deteriore com a idade, o que em tese torna a ingestão de cogumelos ainda mais benéfica à medida que envelhecemos.

> **Alerta de cogumelo**
>
> Os cogumelos morel,[69] shitake[70] e champignon, assim como o branco, o cremini e o portobello, precisam ser cozidos antes do consumo. Os cogumelos-ostra podem ser consumidos crus com segurança.[71] Para saber o porquê e outros avisos, consulte <see.nf/caveats>.

O "COGUMELO DA IMORTALIDADE"

Será que os cogumelos têm propriedades medicinais? Produtos à base de cogumelo representam uma fatia considerável do mercado de suplementos, avaliado em 50 bilhões de dólares. Como escreveu um editor sênior da revista *Fungal Biology*: "Esse setor lucrativo é um incentivo poderoso para as empresas testarem a credulidade de seus clientes e as afirmações infundadas que serviram de base para o mercado dos cogumelos medicinais." Ele aproveitou a oportunidade para relembrar o charlatanismo de "medicamentos" patenteados com nomes como o "Célebre Óleo Egípcio do dr. Bonker" — sim, isso existe.[72]

Pois bem, não seria surpresa se os cogumelos tivessem certas propriedades poderosas. Afinal, vários fármacos foram desenvolvidos a partir de fungos, não só a penicilina, mas também a lovastatina, estatina redutora do colesterol, e a ciclosporina, um poderoso imunossupressor.[73] Ainda não acredita que um simples cogumelozinho possa ter efeitos farmacológicos? Não esqueça que esses fungos também podem produzir alguns dos venenos mais poderosos.[74] Alguns até aparentam isso, como o cogumelo agárico-mosca, aquele vermelho com bolinhas brancas, popularizado pelo jogo de videogame *Super Mario Bros*. Outros, porém, têm uma cara bem mais inocente,[75] como um que se chama, sem brincadeira, "anjo-destruidor-europeu": uma mísera colher de chá pode provocar "uma morte lenta e dolorosa".[76]

No capítulo "Como preservar o sistema imunológico", trato das propriedades dos cogumelos que são benéficas à imunidade. Um dos mais populares dentre os chamados "cogumelos medicinais" é o reishi do Japão (*lingzhi* na China), reverenciado como o "cogumelo da imortalidade".[77] É um cogumelo de mofo branco que cresce nos troncos em decomposição.[78] Não é comestível no sentido culinário por conta do sabor amargo e de mofo, mas é tradicionalmente reverenciado em alguns países da Ásia como um preparado de ervas que promove a longevidade.[79] Será que é merecedor desse posto? Bem, o reishi produz resultados em vermes, prolongando significativamente o tempo de vida do *C. elegans*,[80] e foi demonstrado que um cogumelo de uma espécie parecida tem propriedades antienvelhecimento quando injetado no abdome de camundongos.[81] Infelizmente, nas últimas décadas, praticamente todos os ensaios clínicos que testaram o efeito do cogumelo reishi nos seres humanos fracassaram, por diversas condições.[82] Ao que tudo indica, ele seria mais promissor no tratamento do câncer. Para saber mais detalhes, consulte o vídeo <see.nf/reishi>.

Evidentemente, para que seja eficaz, um suplemento à base de cogumelos reishi precisa de fato conter os tais cogumelos. No entanto, as coisas não são bem assim, e isso por culpa de uma lei norte-americana de 1994, a Lei da Saúde e Educação para os Suplementos Alimentares, que torna o próprio fabricante — e não a FDA — responsável pela segurança e integridade do suplemento.[83] Dá para imaginar o quanto isso deu certo. Dos dezenove suplementos de reishi testados, nenhum de fato continha reishi.[84]

ALHO PARA A SAÚDE ARTERIAL

Já falei da batata-doce, da soja, das algas e dos cogumelos. E quanto aos alimentos que sempre serviram para temperar a dieta tradicional de Okinawa: alho, gengibre e cúrcuma?

Na Grécia Antiga, a arte da medicina se dividia em três áreas: cura pela dieta, cura pelos remédios e cura pela cirurgia. O alho, segundo Hipócrates, era um desses alimentos medicinais — porém, era usado para uma condição inexistente, chamada "deslocamento do útero". Ou seja, a sabedoria da Antiguidade tem seus limites.[85]

Em um período de treze anos, cerca de 9,5 mil octogenários, 9,5 mil nonagenários e 8,5 mil centenários foram recrutados em 23 províncias da China para participar de um estudo sobre o efeito do consumo de alho nos mais idosos dentre os idosos. Na comparação com aqueles que raramente comiam alho, os que o consumiam pelo menos cinco vezes por semana apresentaram taxa de mortalidade 10% menor, o que representou cerca de um ano de vida a mais.[86] Os pesquisadores suspeitam que isso pode ter sido influenciado pela redução na ocorrência de doenças cardiovasculares. Aqueles que ingeriam o equivalente a pelo menos uma cabeça grande de alho por dia pareciam de fato ter função arterial superior à daqueles que comiam menos,[87] mas sem testes não dá para saber se existe uma relação de causa e efeito.

Confira o vídeo <see.nf/garlic>, no qual apresento uma série de estudos de intervenção notáveis que mostram que, na comparação com um placebo, a ingestão de um quarto de colher de chá de alho em pó pode melhorar drasticamente as funções arteriais[88] e desacelerar o avanço da aterosclerose.[89] O alho também pode gerar reduções significativas nos níveis de colesterol[90] e na pressão arterial.[91] Se o bom e velho alho em pó faz tudo isso, o que dizer dos badalados suplementos Kyolic, de extrato de alho envelhecido? As cápsulas chegam a ser trinta vezes mais caras que o produto *in natura* e, ao que parece, não têm nenhum efeito.[92]

Como analisei em *How Not to Diet*, a ingestão de um quarto de colher de chá de alho em pó também pode fazer pessoas com sobrepeso perderem quase 3kg de gordura em quinze semanas, na comparação com um placebo.[93] No capítulo "Como preservar o sistema imunológico", falarei desses efeitos benéficos. Segundo uma revisão sistemática, medicamentos de origem vegetal podem apresentar efeitos benéficos, com pouco ou nenhum efeito colateral, e "têm um custo-benefício relativamente bom na comparação com outros medicamentos".[94] E digo mais: o custo não passa de alguns centavos por dia.

Alho para combater os sugadores de sangue

Ainda não existem dados sobre sua eficácia contra vampiros, mas comer alho pode proteger contra outros sugadores de sangue. Confira <see.nf/repellent> para saber mais detalhes, mas, resumindo, demonstrou-se que a ingestão de alho é inútil contra mosquitos,[95] mas é eficaz na redução das mordidas de carrapatos[96] (embora não tanto quanto roupas tratadas com permetrina).[97]

GENGIBRE

Por milhares de anos, o gengibre foi usado para tratar doenças na China e na Índia.[98] Na Índia, de fato, ele é conhecido como *maha-aushadhi*, "o grande remédio". É bem verdade que os sistemas medicinais indiano e chinês também prescreviam mercúrio,[99] portanto há um limite no que podemos aproveitar do "uso tradicional". É para isso que serve a ciência.

Foram publicados mais de cem experimentos randomizados e com grupo controle que utilizaram o gengibre.[100] O uso do gengibre mais consolidado é para o alívio das náuseas e do vômito. Quarenta anos atrás, demonstrou-se que era melhor que o Dramin, em um teste de comparação direta, em que voluntários foram vendados e submetidos a rodopios em uma cadeira giratória torta.[101, 102] Hoje, o gengibre é considerado um agente antiemético (antivômito) atóxico, de espectro amplo, eficaz no combate aos enjoos provocados por viagens, pela gravidez ou pós-cirúrgicos.[103] A simples inalação da essência do gengibre já teve seus benefícios comprovados.[104]

Segundo experimentos randomizados, duplos-cegos e com grupo controle e placebo, o gengibre é eficaz no tratamento da osteoartrite,[105] síndrome pré-menstrual,[106] e dores menstruais;[107] na prevenção[108] e no tratamento da enxaqueca;[109] e na redução do colesterol, dos triglicerídeos,[110] da glicemia,[111] da pressão arterial,[112] do excesso de peso[113] e de sinais de estresse oxidativo[114] e de inflamações[115] — tratamento que costuma custar apenas alguns centavos por dia, usando o gengibre em pó que é fácil encontrar no supermercado. No gengibre seco, o principal componente picante do gengibre fresco, o *6-gingerol*, é convertido em *6-shogaol*[116] (do termo japonês para "gengibre"), que pode ser ainda mais poderoso.[117]

Os okinawanos tradicionalmente comem gengibre-concha, uma espécie da mesma família, mas distinta do gengibre comum.[118] Demonstrou-se que o extrato de folhas de gengibre-concha aumenta o tempo de vida do verme *C. elegans*, mas quem come *folhas* de gengibre?[119] Tecnicamente, tampouco comemos a raiz, e sim o rizoma do gengibre, a parte subterrânea do caule.[120] Felizmente, o 6-shogaol, produto da desidratação encontrado no gengibre moído comum, pode por si só aumentar o tempo de vida médio do *C. elegans* em mais de 25%.[121]

Esse aumento na expectativa de vida ocorreria devido à proteção do DNA. Se uma amostra de tecido fosse extraída de uma pessoa escolhida ao acaso, cerca de 7% de suas células apresentariam evidências de danos ao DNA, isto é, rupturas nas "fitas" do DNA. Se bombardeássemos essas células com radicais livres, causaríamos ainda mais danos, elevando esse número para cerca de 11%. Porém, caso essa pessoa ingerisse uma colher e meia de chá de gengibre em pó uma vez por semana, os danos ao DNA causados por estresse oxidativo cairiam cerca de 25%, para 8% das células, índice semelhante ao encontrado em quem ingere a mesma quantidade de alecrim. Os pesquisadores também testaram cominho, páprica, sálvia e cúrcuma. Os três primeiros aparentemente não apresentaram esse benefício, mas a cúrcuma foi a que funcionou melhor.[122]

CÚRCUMA

A cúrcuma é outro componente comum da cozinha tradicional de Okinawa, que se revelou um prolongador da longevidade de organismos-modelo, como a levedura,[123] além de animais invertebrados e mamíferos. Os componentes da cúrcuma levaram a um aumento de 39% no tempo de vida médio do verme *C. elegans*,[124] de 20% no das moscas-das-frutas[125] e de 12% no dos camundongos,[126,127] além dos efeitos antienvelhecimento demonstrados nos cérebros de ratos idosos.[128]

No estudo que mediu os danos ao DNA, em que as pessoas ingeriram diferentes doses culinárias de especiarias durante uma semana, antes de terem as células bombardeadas com radicais livres, a cúrcuma foi a campeã. Naqueles que ingeriram uma simples pitada diária de cúrcuma, os índices de danos ao DNA caíram 55%. E não era nenhum extrato comercial de cúrcuma; os participantes do estudo consumiram cerca de um oitavo de colher de chá diária da especiaria comum, que dá para comprar em qualquer supermercado. E não se misturou a cúrcuma com as células em uma lâmina de microscópio, só se estabeleceu uma comparação simples entre o que acontece com as células de quem ingeriu uma quantidade semanal modesta da especiaria e a mera contagem das taxas de dano ao DNA.[129]

Sem o bombardeio de radicais livres, não se verificou, nos grupos do gengibre e do alecrim, nenhuma proteção intrínseca significativa quando se contaram as rupturas de DNA nas células dessas pessoas antes e depois de passar uma semana ingerindo as especiarias. No entanto, a cúrcuma parece ter reduzido em cerca de 40% os danos ao DNA,[130] talvez porque seja capaz de turbinar a atividade das enzimas antioxidantes do próprio corpo. A catalase, uma das enzimas mais ativas do nosso organismo, é capaz de desintoxicar milhões de radicais livres por segundo. Se consumirmos o equivalente a cerca de três quartos de colher de chá de cúrcuma por dia, durante um mês, a atividade dessa enzima na corrente sanguínea é reforçada em mais de 50%.[131] Tomar meia colher de chá de cúrcuma com pimenta-do-reino em pó, em uma proporção de 50 para 1, uma vez ao dia durante cinco dias, antes de terapia radioativa, reduziu em cerca de 50% uma métrica dos danos oxidativos, na comparação com o grupo controle.[132]

Para ter acesso a uma revisão dos efeitos clínicos e tirar dúvidas a respeito da cúrcuma, algumas infundadas e outras embasadas, assista ao vídeo <see.nf/turmericskeptic>. Nos meus Doze por Dia, recomendo um quarto de colher de chá de cúrcuma todos os dias.

O smoothie inspirado na dieta de Okinawa

Venho testando uma receita de um delicioso smoothie roxo vivo, que lembra torta de abóbora. A batata-doce confere à bebida uma textura particularmente suave e sedosa.

½ batata-doce roxa cozida e congelada
0,65cm de raiz de cúrcuma
¾ colher de chá matcha
1 xícara de leite de soja sem açúcar
1½ colher de chá de linhaça moída
1½ colher de chá de gérmen de trigo
¼ xícara de cranberries congelados
½ xícara de morangos congelados
3 tâmaras sem caroço
¼ colher de chá de tempero de torta de abóbora
1 pitada de cardamomo

> Lave uma batata-doce roxa em água corrente faça alguns furos com um garfo. Leve ao micro-ondas na potência alta até ficar macia ao enfiar o garfo. Quando esfriar o bastante para o manuseio, corte-a ao meio e congele as duas metades. (A receita usa apenas metade, e você pode usar a outra na próxima vez que quiser tomar este smoothie.) Coloque todos os ingredientes no liquidificador e bata até a consistência ficar pastosa.
>
> *Dicas*: Para preservar a raiz de cúrcuma, corto-a em pedaços de 0,65cm e congelo. Além disso, depois que aprendi a respeito da espermidina (veja a página 43), tenho misturado linhaça moída com gérmen de trigo, em uma proporção de 1 para 1, então simplesmente coloco uma colher de sopa cheia dessa mistura. Por último, note que a quantidade de matcha (2g) usada neste smoothie pode conter mais cafeína que um café espresso; por isso, talvez não seja ideal tomá-lo no final do dia.

RESULTADO MAGRO

Com base nos melhores estudos disponíveis, com o acompanhamento mais prolongado, inclusive uma "coorte incomumente magra" do Estudo Vegetariano de Oxford,[133] o índice de massa corporal (IMC) ideal para uma vida mais longa parece estar entre 20 e 22 (kg/m$^{-2,541}$).[134] Tradicionalmente, os okinawanos ficam bem no meio, com um IMC estável de 21. Embora culturalmente, para eles, a norma seja não se empanturrar, o consumo médio de apenas cerca de 1.800kcal diárias talvez seja resultado mais da qualidade do que da quantidade dos alimentos consumidos.[135] Os okinawanos na verdade ingeriam uma quantidade maior de comida, mas os alimentos integrais de origem vegetal são tão pouco calóricos que, na prática, é como se houvesse uma restrição calórica de 11%.[136]

Essa restrição calórica leve e prolongada teria contribuído para sua longevidade excepcional, embora a natureza vegetal da dieta possa ter um peso maior que a restrição calórica. A única população que vive ainda mais tempo que os japoneses de Okinawa não adota uma dieta apenas 98% sem carne, e sim 100% sem carne.[137]

Os adventistas vegetarianos da Califórnia têm "talvez a maior expectativa de vida dentre todas as populações descritas formalmente".[138] Os adventistas vegetarianos, tanto homens quanto mulheres, chegam a respectivamente cerca de 83 e 86 anos, o que é comparável à idade das mulheres de Okinawa, mas os homens ficam para trás.[139] Os melhores dentre os melhores são os adventistas vegetarianos que também mantêm hábitos de vida saudáveis, como se exercitar e não fumar. Em média, chegam aos 87 e 89 anos. Isso significa dez a catorze anos a mais que a população em geral.[140]

CAPÍTULO 6

Zonas vermelhas, brancas e azuis

Infelizmente, a longevidade okinawana é coisa do passado. Hoje em dia, a ilha tem mais de dez lojas da rede de fast food KFC,[1] e a ingestão de gordura saturada pelos habitantes locais triplicou desde a Segunda Guerra Mundial. De quase nada de colesterol por dia, eles passaram para uma ingestão de colesterol equivalente a de alguns Big Macs.[2] A ingestão de sódio triplicou, e os okinawanos passaram a ser tão deficientes em potássio quanto os norte-americanos, obtendo menos da metade do consumo mínimo diário recomendado, de 4.700mg. Em apenas duas gerações, a população da ilha passou de mais magra para a mais gorda do Japão.[3] Por conta disso, os profissionais de saúde pública começaram a defender que os okinawanos também adotem a dieta de Okinawa.

Pode-se dizer a mesma coisa de quase todas as demais zonas azuis, como as do Mediterrâneo: tornaram-se relíquias históricas.[4] Apenas uma zona azul sobrevive e prospera até hoje, na contemporaneidade: os adventistas do sétimo dia de Loma Linda, na Califórnia. Outro aspecto que os distingue é o fato de ocuparem uma localização indistinta, mas serem cercados pelo restante da sociedade. Todas as demais zonas azuis eram geograficamente isoladas, e a maioria se tratava de ilhas, o que propiciava a manutenção de dietas e estilos de vida diferenciados.[5]

As dietas das demais zonas azuis também eram fruto de restrições econômicas; na prática, as pessoas eram "forçadas" a uma alimentação saudável. Por exemplo, o okinawano médio comia pouca carne, açúcar, sal, óleo de cozinha e arroz branco refinado simplesmente porque não tinha recursos para adquirir tais itens.[6] Okinawa era a região mais pobre do Japão.[7] Depois da Segunda Guerra Mundial, a dependência de batata-doce deixou de ser o grosso da dieta para constituir menos de 5%, à medida que o arroz branco e o pão importados começaram a tomar o lugar de alimentos mais saudáveis.[8] Por sua vez, os Estados Unidos são um dos países mais ricos do mundo, com um PIB *per capita* que ultrapassa os 65 mil dólares anuais,[9] e apesar disso ocupa apenas o 45º lugar em termos de expectativa de vida.[10] O que podemos aprender com os adventistas de Loma Linda, a única zona azul ativa restante, em plenos Estados Unidos, que parece superar todas as outras em termos de expectativa de vida?[11] Como eles mantiveram seus hábitos alimentares saudáveis, mesmo cercados pelos excessos do mundo de hoje?

A filosofia de saúde dos adventistas se baseia no conceito bíblico de que o corpo humano deve ser tratado como um templo.[12] Assim, há mais de 140 anos, eles promovem uma alimentação vegetariana. Não há nada igual aos adventistas, no sentido de que a maioria deles adota uma dieta com pouca ou nenhuma carne.[13] No Estudo de Saúde Adventista-2, por exemplo, que acompanha há mais de uma década cerca de 100 mil adventistas norte-americanos, aproximadamente 50% são veganos ou vegetarianos, e a outra metade só come carne três vezes por semana, em média.[14]

UMA VIDA RELIGIOSA

Os adventistas do sétimo dia são uma denominação cristã protestante. Será que a religiosidade tem alguma influência na longevidade? Segundo uma pesquisa feita com mil norte-americanos adultos, 79% dos entrevistados acreditavam que a fé é capaz de ajudar as pessoas a se recuperar de doenças.[15] Haveria alguma verdade nisso? De acordo com uma metanálise de mais de setenta estudos sobre o assunto, medidas de religiosidade ou espiritualidade estão associadas a taxas de mortalidade menores em populações saudáveis, porém não em populações enfermas; também foram identificadas evidências de viés de publicação, indicando que alguns estudos desfavoráveis à espiritualidade podem ter sido engavetados na surdina.[16]

Ainda que a correlação fosse robusta, há fatores importantes que podem confundir as análises. Por exemplo, nos Estados Unidos, protestantes e judeus têm as menores taxas de mortalidade entre os grandes grupos religiosos; porém, também têm maior probabilidade de serem desproporcionalmente brancos, ricos e bem instruídos, fatores que, isolados, estão associados à longevidade.[17] Há ainda a sombra da causalidade reversa. Nesses estudos, uma métrica comum da fé é o comparecimento a cerimônias religiosas, e é fácil supor que pessoas enfermas podem não comparecer a eventos do gênero.[18]

O envolvimento religioso também foi associado a telômeros mais longos,[19] embora, inesperadamente, os mais longos de todos tenham sido encontrados nos menos religiosos — por exemplo, em pessoas que relataram nunca ter rezado ou estudado textos sagrados, como a Bíblia. Porém, entre aqueles que são pelo menos razoavelmente religiosos, o maior envolvimento espiritual mostrou-se associado a telômeros de maior comprimento.[20]

Decerto a religiosidade pode ter relação direta com a saúde, considerando decisões de estilo de vida, como a opção de não fumar ou beber demais, que tende a ser característica de pessoas religiosas; ou, no caso dos adventistas, uma dieta mais saudável.[21] Será que a preferência por adotar códigos de conduta mais rigorosos permite que os religiosos sigam melhor as diretrizes de uma vida saudável?[22] Muitas das dicas de vida e alimentação à base de vegetais foram colocadas em prática no Programa de Melhoria Completa da Saúde [CHIP, na sigla em inglês, recentemente rebatizado como Pivio], a intervenção de estilo de vida de base comunitária que mais gerou publicações na literatura médica.[23] (Discorri mais a esse respeito na seção sobre a dieta ideal para a perda de peso no livro *How Not to Diet*.) A influência do pertencimento a uma religião na capacidade de responder ao programa foi testada em um grupo de 7 mil participantes.

Embora os adventistas representem menos de 1% da população dos Estados Unidos, cerca de um participante do CHIP em cada cinco era vinculado à igreja. Como eles se saíram na comparação com os não religiosos? Tanto nos adventistas quanto nos não adventistas, foram observadas reduções substanciais dos fatores de risco cardiovasculares, sendo que em alguns casos foram, inclusive, maiores entre os não adventistas. Os pesquisadores concluíram que isso significa que os adventistas do sétimo dia "não têm o monopólio da boa saúde (…)".[24]

Fertilidade *versus* longevidade?

Os adventistas vegetarianos podem viver mais tempo, mas será que isso tem um preço? Uma análise do sêmen feita em uma clínica de fertilidade de Loma Linda suscitou dúvidas em relação à qualidade do esperma. Embora ainda dentro da faixa normal,[25] os vegetarianos tinham a contagem de espermatozoides cerca de 25% menor.[26] Os poucos veganos testados também apresentaram uma concentração menor de espermatozoides, ainda que não tão significativa, o que foi compensado por um volume de ejaculação 30% maior. Os veganos tiveram, sim, um número significativamente menor de espermatozoides ativos, o que é um sinal de redução da fertilidade. Os pesquisadores especularam que o consumo de soja é um possível mecanismo por trás do fenômeno, devido a seus potenciais efeitos hormonais. Os adventistas vegetarianos da Califórnia consomem, em média, meia porção diária de carne vegetal, que muitas vezes contém soja. Porém, quando os fitoestrogênios da soja foram testados, o consumo equivalente a até quase vinte porções diárias de soja, por meses a fio, não resultou em efeitos adversos nos parâmetros dos espermatozoides.[27]

No estudo, havia apenas cinco veganos, então as conclusões sobre a qualidade do esperma podem ser mero acaso. Porém, se confirmadas, refletiriam uma barganha evolutiva entre fertilidade e expectativa de vida, algo que foi postulado quase cem anos atrás.[28] Usando um laser de enorme precisão, é possível destruir seletivamente células individuais à medida que o verme *C. elegans* se desenvolve,[29] e exterminar as células que dão origem a espermatozoides e óvulos aumenta significativamente o tempo de vida.[30] O mesmo fenômeno pode ser demonstrado nas moscas-das-frutas, sinalizando uma possível mudança de prioridade do corpo, da reprodução para a sobrevivência.[31]

Essa barganha entre fertilidade e longevidade pode ser um dos motivos pelos quais animais domésticos esterilizados ou castrados vivem mais. Com base em um estudo com milhões de cães e gatos,[32] cães esterilizados de ambos os sexos vivem cerca de 20% a mais que os não esterilizados, as gatas esterilizadas vivem cerca de 40% a mais, e os gatos machos castrados incríveis 60% a mais.[33]

E quanto a humanos castrados? Os eunucos parecem viver 25% mais que os homens não castrados.[34] Nos Estados Unidos, dezenas de milhares de pessoas consideradas "de mente fraca" foram esterilizadas à força pelo governo até os anos 1950,[35] prática respaldada por ninguém menos que o respeitado juiz Oliver Wendell Holmes, da Suprema Corte. Em nome da maioria de oito votos a um na decisão *Buck versus Bell*, que aprovou a prática da eugenia, ele afirmou: "O princípio que sustenta a vacinação compulsória é amplo o bastante para cobrir o corte das trompas de Falópio."[36] A abominável prática da esterilização compulsória, porém, acabou propiciando um experimento natural, e uma instituição de saúde mental concluiu que os homens castrados viviam, em média, catorze anos a mais que os não castrados internados no mesmo hospital.[37]

Segundo uma base de dados genealógicos, com quase 200 mil homens e mulheres, abrangendo trezentos anos e dezesseis países, pessoas com menos filhos pareciam viver mais tempo.[38] Constatou-se, por exemplo, que os centenários tinham menos filhos, e só os tiveram em idades mais avançadas.[39] A ideia aqui não é que ter menos filhos vai fazer você viver mais tempo, e sim que os fatores constituintes que prolongam o tempo de vida do ser humano talvez ocorram em detrimento do potencial reprodutivo, mais um exemplo da teoria do antagonismo pleiotrópico (veja as páginas 102 e 137). Por exemplo, em organismos-modelo, a seleção natural que favorece a longevidade pode resultar em animais que vivem mais tempo, porém com fertilidade reduzida.[40] Isso faz sentido do ponto de vista intuitivo, se levarmos em conta um contexto de escassez de alimentos.

Em períodos de penúria, é razoável adiar a reprodução até que condições mais favoráveis retornem, garantindo a sobrevivência no longo prazo.[41] A restrição calórica é capaz de prolongar a vida dos animais, mas também pode causar redução numérica da prole. Pode-se constatar um padrão semelhante no ser humano. No Estudo da Fome de Minnesota, quando a ingestão calórica foi cortada pela metade, os participantes logo perderam a libido.[42] Lembra-se das vias de envelhecimento sensíveis aos nutrientes: AMPK, IGF-1 e mTOR? Pode ocorrer uma gangorra entre a aceleração dos tecidos e a reprodução, de um lado, e a preservação dos tecidos e o rejuvenescimento, de outro.[43] Por sorte, com a alimentação, é possível dar a essa gangorra um equilíbrio mais ideal.

Quanto mais tarde vem a menarca, mais tempo a mulher tende a viver. Cada ano a mais está associado a um risco significativamente menor de morrer de doenças cardíacas,[44] câncer,[45] e derrames, atingindo um platô com a menor mortalidade geral entre aquelas que não começaram a menstruar antes dos 15 anos.[46] O surgimento precoce dos seios (antes dos 10 anos, contra 12 ou 13 anos) está associado a um aumento de pelo menos 23% no risco de desenvolver câncer de mama no futuro,[47] e cada ano mais cedo em relação à menarca está relacionado a um risco significativamente maior de ter câncer de bexiga, mama, cólon, fígado, pulmão, pele e útero.[48]

Cem anos atrás, a menarca acontecia, em média, quase aos 17 anos,[49] mas hoje a idade média é inferior a 12 anos.[50] Da mesma forma, no mundo inteiro, a idade do início do desenvolvimento dos seios caiu em média cerca de três meses por década ao longo dos últimos cem anos, chegando a apenas 9 ou 10 anos nos Estados Unidos, o que fez os manuais mudarem a definição de puberdade "precoce".[51] Mas é possível exercer um certo grau de controle sobre isso.

Níveis mais elevados de IGF-1 estão relacionados à maturidade sexual mais precoce.[52] Por isso, não surpreende que os jovens que ingerem mais proteína animal passem pela puberdade em momento significativamente mais precoce; esse efeito não ocorre com quem consome apenas proteínas vegetais.[53] Segundo uma metanálise de 16 estudos sobre dieta e desenvolvimento, a cada 1g adicional de ingestão diária de proteína animal na infância, a menarca parece se antecipar dois meses.[54] Então, por exemplo, meninas de 7 anos que consomem mais de doze porções de carne por semana apresentam chance 75% maior de começar a menstruar nos cinco anos seguintes, aproximadamente, se comparadas a meninas da mesma idade que comeram menos de quatro porções semanais,[55] uma correlação observada tanto no consumo de carne vermelha quanto de ave.[56] No entanto, o IGF-1 e outras vias do envelhecimento não explicariam totalmente essas conclusões, já que poluentes persistentes que se acumulam na carne, como o DDT,[57] também foram relacionados à puberdade precoce.[58]

CAPÍTULO 7

Alimentação à base de vegetais

Considera-se que o principal componente responsável pela longevidade extraordinária da zona azul dos adventistas da Califórnia é a alimentação à base de vegetais.[1] Os adventistas vegetarianos não apenas vivem mais que os adventistas não vegetarianos, que comem relativamente pouca carne, mas também apresentam uma incidência menor de todos os tipos de câncer combinados, além de menos hipertensão e diabetes.[2] No geral, de acordo com uma metanálise abrangente e uma revisão sistemática dos principais estudos de observação que avaliaram a relação entre alimentação de origem vegetal e doenças crônicas, a dieta vegetariana tem um efeito protetor significativo no que tange a contrair ou morrer de doenças cardíacas e à incidência total de câncer. Quem segue uma dieta vegana tem quase duas vezes menos risco de desenvolver câncer.[3]

E quanto a quem resolveu interromper o regime vegetariano e começar a comer carne? De acordo com o Estudo de Saúde Adventista, na comparação com aqueles que continuaram vegetarianos, os indivíduos que começaram a comer carne apresentaram um aumento de 230% no risco de ganhar peso, de 170% no de desenvolver diabetes e de 150% no de ter um derrame ou um diagnóstico de problemas cardíacos.[4] E, se o consumo de carne continuou, o tempo de vida dessas pessoas foi reduzido em 3,6 anos. Observou-se uma vantagem inversa do mesmo grau em favor da sobrevivência naqueles que mantiveram o vegetarianismo por muito tempo. Aqueles que evitaram a carne por 17 anos ou mais apresentaram expectativa de vida de 86,5 anos, enquanto os que foram vegetarianos por menos de 17 anos tiveram expectativa de vida estimada de 82,9 anos.[5] Na comparação com os vegetarianos de longa data, constatou-se que aqueles que comiam qualquer tipo de carne, inclusive aves e peixe, tinham probabilidade três vezes maior de desenvolver demência.[6]

Sem a certeza de uma boa saúde física e mental, a maioria das pessoas não quer viver uma vida mais longa.[7] Além da vantagem da longevidade, os adventistas vegetarianos também são mais saudáveis, o que foi evidenciado pelo menor uso de medicamentos e a menor necessidade de exames de raios X, procedimentos cirúrgicos e internações hospitalares. Os vegetarianos também desfrutam de uma qualidade de vida superior, tendo menos doenças crônicas.[8] Segundo um estudo feito com 15 mil vegetarianos nos Estados Unidos, eles têm taxas significativamente inferiores de doenças arteriais coronarianas, derrames, hipertensão, diabetes, diverticulite, alergias e doenças em geral, após descartados fatores não alimentares, como o tabagismo. Os pesquisadores também observaram que os não vegetarianos tinham maior probabilidade de serem submetidos a cirurgias por condições como veias varicosas, hemorroidas e até histerectomias, assim como de tomarem diversos medicamentos. Para quem come carne, a probabilidade de precisar tomar aspirina, remédios para dormir, tranquilizantes, antiácidos, analgésicos, medicamentos para hipertensão, laxantes e insulina era em torno de duas vezes maior.

Tudo isso resulta em gastos médicos bem menores. Na comparação com não vegetarianos que, como eles, não fumavam ou bebiam, concluiu-se que os vegetarianos tinham despesas médicas hospitalares, ambulatoriais e totais significativamente menores, inclusive uma queda de quase 50% nas despesas médicas relacionadas à depressão.[9] Uma das razões que explicam essa tendência tão positiva nos estudos de intervenção alimentares de base vegetal é que os participantes não apenas tendem a apresentar melhora mensurável, mas também a se sentirem muito melhor. Os participantes de estudos randomizados que adotaram dietas de base vegetal relatam uma melhora significativa na qualidade de vida e deram notas significativamente maiores para seu estado de espírito, na comparação com quem foi sorteado para seguir dietas convencionais, o que supostamente os incentiva a manter esse padrão alimentar no longo prazo.[10]

Sucesso gera sucesso. Apenas alguns dias ou semanas depois da mudança, os pacientes começam a sentir os benefícios palpáveis da alimentação de origem vegetal, além da simples melhora em medidas como a glicemia e o peso, reforçando o impacto positivo dos novos hábitos alimentares e proporcionando mais motivação para continuar.[11] Na verdade, às vezes as dietas de base vegetal funcionam até bem demais. Em estudos nos quais se pede que as pessoas alternem a alimentação convencional com a nutrição à base de vegetais, essas pessoas às vezes se sentem tão melhor comendo de forma mais saudável que desobedecem ao protocolo de pesquisa e se recusam a retornar à dieta original.[12]

O que você acha que é mais eficaz? Pedir que os pacientes façam grandes mudanças na alimentação ou pequenas? Paradoxalmente, os estudos sobre dieta mostram que recomendar mudanças maiores leva a mudanças maiores, o que fez os pesquisadores concluírem: "Talvez devêssemos substituir o conselho comum, 'faça tudo com moderação', por 'grandes mudanças trazem grandes resultados'."[13] Só que não precisa ser tudo ou nada.

TROQUE A CARNE

Nos Estados Unidos, o fator de risco número um de mortes é a alimentação, que é associada à maioria das mortes, sobretudo por doenças cardiovasculares. Cerca de meio milhão de mães, pais, irmãs, irmãos e amigos morrem todos os anos simplesmente por causa daquilo que comem.[14] Em forte contraste, as dietas à base de vegetais estão relacionadas a um menor risco de desenvolver doenças cardiovasculares, de morrer dessas doenças e, inclusive, de morrer por quaisquer causas naturais. Um aumento progressivo na ingestão de alimentos de origem vegetal, reduzindo os de origem animal, nos permitiria ter vidas mais longas e saudáveis[15] — e não é tão difícil.[16]

Como mencionei, de acordo com o maior estudo de coorte sobre dieta e saúde já realizado, o estudo NIH-AARP, a substituição de apenas 3% da ingestão diária de calorias de proteína animal para proteína vegetal está associada à mortalidade geral 10% menor tanto entre homens quanto entre mulheres.[17] O consumo de carne, por si só, está associado a um maior risco de morrer de doenças cardíacas e câncer, além de morte prematura em geral.[18] Isso levou a Associação Médica Americana a publicar na revista *Archives of Internal Medicine* um editorial intitulado "Reducing Meat Consumption Has Multiple Benefits for the World's Health" [Reduzir o consumo de carne tem múltiplos benefícios para a saúde mundial, em tradução livre], pedindo uma "forte redução no consumo de carne total".[19]

De todas as fontes de proteína animal, os ovos se revelaram a pior. A troca de 3% das calorias diárias, ao adotar proteína vegetal em vez da proteína do ovo (encontrada sobretudo na clara), está associada a um benefício duas vezes maior do que se essa substituição for com a proteína da carne, com uma queda de mais de 20% da mortalidade em homens e mulheres. Portanto, parece que os ovos são piores que a carne vermelha. Segundo os pesquisadores, a conclusão de que a proteína vegetal é preferível representa uma evidência de "modificações alimentares na escolha das fontes de proteína que beneficiariam a saúde e a longevidade".[20]

E quanto aos efeitos da ingestão de proteína animal *versus* a de proteína vegetal em relação ao envelhecimento? "O processo de desenvolver e manter a capacidade funcional que promove o bem-estar em idade avançada" é a definição que damos ao "envelhecimento saudável". A maior ingestão de proteínas vegetais está associada ao menor acúmulo de déficits, medidos como comprometimentos funcionais, autoavaliações de saúde e vitalidade, saúde mental, doenças e a utilização de serviços de saúde.[21]

A troca de apenas 1% das calorias de proteína animal para vegetal levou a um acúmulo de déficits significativamente menor. Ora, talvez você esteja pensando: se a proteína animal e a gordura animal são vistas nos mesmos alimentos, talvez os benefícios dessa substituição tenham a ver apenas com a gordura saturada. Mas, mesmo tirando a gordura da equação, ainda parece ocorrer algo relacionado às fontes de proteína vegetais, comparadas às animais.[22] Ainda não está claro, porém, se esses efeitos benéficos se devem à prevenção dos efeitos nocivos associados aos alimentos de origem animal ou ao acréscimo dos efeitos benéficos dos vegetais, embora talvez seja um pouco dos dois.[23]

COMER MAIS VEGETAIS

Já que os benefícios da dieta mediterrânea parecem se dever fundamentalmente ao acréscimo de alimentos de origem vegetal,[24] os pesquisadores do estudo Predimed criaram um sistema de pontuação chamado "pró-vegetariano", para testar os efeitos da proporção entre alimentos de origem vegetal e animal. Eles sabiam que os vegetarianos "puros" vivem mais tempo, mas conjecturaram que poderia ser mais fácil para as pessoas obedecerem à recomendação de comer "mais alimentos de origem vegetal e menos de origem animal". Será que um pequeno avanço rumo a uma alimentação à base de vegetais permitiria às pessoas viver mais? Confira <see.nf/flexitarian> para saber mais detalhes, porém, de fato, isso parece ter resultado em uma redução de 40% no risco de morte prematura, evidenciando que "a simples recomendação de aumentar o consumo de alimentos derivados de vegetais, com reduções compensatórias no consumo de alimentos de fonte animal, confere uma vantagem para a sobrevivência".[25]

Embora interesses escusos tenham se esforçado muito para manter o *status quo*, como os das indústrias farmacêutica e de alimentos processados, há um setor corporativo que de fato se beneficia quando as pessoas se mantêm saudáveis: o setor de seguros. Em um relatório nutricional publicado cerca de uma década atrás em sua revista médica oficial, a Kaiser Permanente, maior entidade de gestão de saúde dos Estados Unidos, declarou aos quase 15 mil médicos de sua rede que a "melhor forma" de obter uma alimentação saudável é "com uma dieta à base de vegetais". O relatório dizia:

> *Com frequência excessiva, os médicos ignoram os potenciais benefícios da boa nutrição e se apressam a prescrever medicamentos, em vez de dar aos pacientes a chance de corrigir a doença por meio de uma alimentação saudável e uma vida ativa (...) Os médicos deveriam pensar em recomendar uma dieta à base de vegetais para todos os pacientes, sobretudo aqueles com hipertensão, diabetes, doenças cardiovasculares ou obesidade.*[26]

Em outras palavras, os médicos deveriam dar aos pacientes a chance de corrigir seus problemas de saúde por conta própria. A maior desvantagem identificada no relatório nutricional da Kaiser Permanente foi que uma alimentação à base de vegetais pode funcionar bem demais. Ao adotar a dieta durante o uso de remédios, a glicemia ou a pressão podem cair tanto que os médicos podem ter que ajustar as doses ou suspender a medicação. Ironicamente, o "efeito colateral" da dieta pode ser não ter que tomar mais remédios.

Como ocorre com muitos artigos, esse termina com um chavão: "Mais pesquisas são necessárias…" No caso, porém, a observação não foi por mais estudos sobre eficácia, e sim "para encontrar formas de tornar as dietas à base de vegetais o novo normal (…)".[27]

No guia *The Plant-Based Diet: A Healthier Way to Eat* [Dieta à base de vegetais: o jeito mais saudável de comer, em tradução livre], da Kaiser Permanente, define-se "dieta à base de vegetais" como aquela que exclui produtos de origem animal. Porém, é dito expressamente: "Caso você não consiga comer alimentos à base de vegetais 100% do tempo, tudo bem. Qualquer movimento para aumentar as plantas e reduzir os produtos de origem animal, alimentos processados e doces pode melhorar sua saúde!"[28]

Vegetariano *versus* mediterrâneo

A dieta mediterrânea é composta sobretudo, porém não exclusivamente, de alimentos à base de vegetais,[29] a tal ponto que os vegetarianos têm uma probabilidade três vezes maior de terem os hábitos alimentares classificados como de "alta adesão" no sistema de pontuação clássico da dieta mediterrânea; e os veganos têm probabilidade trinta vezes maior.[30] Afinal, a própria dieta mediterrânea tradicional pode ser considerada "quase vegetariana".[31] O que ocorre quando se faz um confronto direto entre as duas dietas?

Os pesquisadores realizaram um estudo randomizado com pessoas com sobrepeso, dividindo-as para seguir um plano de dieta ou mediterrâneo ou vegetariano, ambos de baixa caloria. Com a mesma restrição calórica, ambos os grupos perderam a mesma quantidade de peso, mas o grupo vegetariano teve uma ligeira vantagem com a queda significativa do colesterol LDL.[32] E se retirarmos as restrições específicas de calorias ou porções? Essa foi a premissa de outro estudo. Indivíduos obesos, escolhidos aleatoriamente, foram aconselhados a seguir uma dieta mediterrânea, mas não perderam peso algum ao longo de quatro meses, na comparação com os 6kg, em média, perdidos por quem foi aconselhado a adotar uma alimentação estrita à base de vegetais e sem a adição de gorduras.[33]

PORCARIA VEGANA AINDA É PORCARIA

Alimentação à base de vegetais é só um sinônimo de *vegano*? Não. Apesar de ser muito confundida com as dietas vegana ou vegetariana, essa alimentação pode ter consequências bem diferentes para a saúde. A dieta vegana é isenta de qualquer ingrediente de origem animal, e a dieta vegetariana é livre de carne, mas podem incluir ovos e laticínios. Ambas podem excluir produtos de origem animal por razões religiosas ou ideológicas, mas nenhuma das duas é necessariamente focada na saúde. A dieta à base de vegetais, por sua vez, foi definida como um conjunto de hábitos alimentares que minimizam o consumo de carne, laticínios, ovos e junk food processada, ao mesmo tempo que maximiza a ingestão de alimentos de vegetais integrais, como legumes, verduras, frutas, grãos integrais, leguminosas (feijões, ervilha, grão-de-bico e lentilhas), cogumelos, oleaginosas e sementes, ervas e especiarias — basicamente, comida de verdade, que nasce da terra.[34]

Hoje em dia, o grupo alimentar predominante é o de junk food.[35] A indústria cria, deliberadamente, produtos que maximizam o lucro com a alimentação e está muito feliz em produzir todo o lixo vegano que nos dispusermos a comprar.[36] Na verdade, de acordo com um estudo, ao comparar o consumo de junk food ultraprocessada, como miojo, batata chips e biscoitos, em diferentes padrões alimentares, o maior consumo estava entre vegetarianos e veganos.[37] O biscoito Oreo é vegano, e existem versões veganas de Doritos, Pop-Tarts e Krispy Kream. "Vegano" não necessariamente significa "saudável".

Do ponto de vista da saúde, isso explicaria por que os veganos norte-americanos costumam ter saúde melhor que os veganos britânicos.[38] O motivo número um para os norte-americanos optarem por uma alimentação à base de vegetais é a saúde.[39] Por isso, tendem a comer mais vegetais (o que é demonstrado pela maior ingestão de fibras e vitamina C,[40] que só são encontrados em grande concentração em alimentos vegetais integrais). Do outro lado do Atlântico, porém, a principal razão que leva ao veganismo são preocupações éticas.[41] Por isso, os veganos britânicos têm maior probabilidade de simplesmente aderir a versões veganas do que costumam comer.[42] Por sua vez, constatou-se que os veganos norte-americanos comem menos doces e grãos refinados que os veganos britânicos.[43]

A fim de distinguir entre as dietas veganas saudáveis e as não saudáveis, T. Colin Campbell, professor emérito de bioquímica nutricional da Universidade Cornell, criou o termo *dieta à base de vegetais e alimentos integrais*.[44] Se analisarmos a Índia, por exemplo, nota-se uma queda na quantidade de vegetais integrais consumidos na alimentação, junto a um aumento no risco de obesidade e de doenças crônicas não comunicáveis. Houve uma transição do arroz integral para o arroz branco, mais processado, e de alimentos tradicionais indianos, como legumes, lentilha, frutas, oleaginosas, grãos integrais e sementes, para outros carboidratos refinados, lanches empacotados e fast food. Isso explicaria por que as taxas de doenças estão em alta, mesmo em um país com um enorme contingente de vegetarianos.[45]

O filho e a nora do professor Campbell, ambos médicos, resolveram testar o impacto de uma dieta à base de vegetais e alimentos integrais em um grupo de vegetarianos e veganos durante oito semanas. Na média, os participantes do estudo perderam 4,5kg, e seu colesterol LDL caiu 16 pontos.[46] Em outras palavras, os veganos também se beneficiariam de uma dieta com mais alimentos à base de vegetais.

ACERTO DE CONTAS

Na literatura médica, quando se fala em "dietas antienvelhecimento", não se trata apenas de comer mais vegetais integrais e diminuir o consumo de carne, mas também de cortar junk food. Eis alguns exemplos: "Uma alimentação rica em frutas e legumes, verduras, leguminosas e grãos integrais, mas pobre em produtos de origem animal, assim como na gordura saturada, no sal, nos adoçantes e nos carboidratos refinados que os acompanham."[47] "Tal dieta incluiria cereais de grão integral, leguminosas, frutas, verduras e legumes, com baixa ingestão de gordura saturada e ácidos graxos trans."[48] Uma alimentação "antienvelhecimento" incluiria "minimizar carne, sal, açúcar adicionado e alimentos altamente processados, dando ênfase a alimentos ricos do ponto de vista fitoquímico".[49]

Se as pessoas se concentram só na redução da ingestão de alimentos de origem animal, podem acabar aumentando o consumo de junk food altamente processada, como Coca-Cola.[50] Vale a pena repetir que não se pode supor que apenas evitar alimentos de origem animal necessariamente levará a uma dieta saudável.[51] Reconhecendo que nem todos os alimentos de origem vegetal são equivalentes, foram criados índices de dietas "saudáveis" à base de vegetais, como o sistema "pró-vegetariano", que dão notas positivas a alimentos de origem vegetal saudáveis, mas dão notas negativas *tanto* aos alimentos de origem animal *quanto* aos processados.[52]

Usando esses sistemas de pontuação mais sofisticados, à base de vegetais, concluímos que, ao atribuir pontos a qualquer alimento de origem vegetal (seja junk food ou não) e tirar pontos de qualquer alimento de origem animal (carne, laticínios ou ovos), o resultado são placares associados a um risco significativamente menor de morte prematura.[53, 54, 55, 56] No entanto, a simples substituição de produtos de origem animal por produtos altamente processados não faz nenhum bem ao corpo. Dietas compostas de junk food à base de vegetais estão associadas a um risco de mortalidade igual[57] ou até maior.[58] Ao longo do tempo, como se constatou em 75 mil profissionais de saúde avaliados durante doze anos nas coortes de Harvard, aqueles que mais reduziram o consumo de alimentos de origem animal e aumentaram o de produtos de origem vegetal, sobretudo os saudáveis, apresentaram redução no risco de morte; por sua vez, aqueles que reduziram ao mínimo o consumo de produtos de origem animal, porém comeram mais junk food, como doces e refrigerantes, tiveram aumento do risco geral de morte.[59]

Esses estudos sugerem que não devemos colocar todos os alimentos de origem vegetal no mesmo saco. Cuscuz salgado não é a mesma coisa que cuscuz doce. Entretanto, todos os alimentos de origem animal ainda eram tratados do mesmo jeito. Por isso, os pesquisadores tentaram criar também um índice de qualidade dos alimentos de base animal. Classificaram as carnes processadas, a carne vermelha e os ovos como "alimentos de origem animal não saudáveis", enquanto os peixes, outros frutos do mar, os laticínios e as aves entraram na categoria de "alimentos de origem animal saudáveis". A conclusão foi que, quanto maior a qualidade dos alimentos de origem vegetal, menor a mortalidade por todas as causas, mas não se constatou nenhuma correlação independente em relação à qualidade dos alimentos de origem animal, o que significa que todos parecem ser, grosso modo, igualmente ruins em termos de mortalidade por câncer, por doenças cardíacas e por todas as causas reunidas.[60]

O índice de qualidade alimentar mais simples

De modo geral, o que separa os alimentos saudáveis e os que provocam doenças não é tanto sua origem vegetal ou animal, e, sim, uma comparação entre os alimentos integrais de base vegetal e todo o resto. Isso foi resumido em um "índice de qualidade alimentar" que reflete o percentual de calorias obtidas de alimentos ricos em nutrientes, não processados, em uma escala de zero a cem. Assim, caso metade das calorias ingeridas venha de vegetais não processados, a dieta tem nota cinquenta. Uma dieta estritamente à base de vegetais, com alimentos integrais, ou seja, uma dieta vegana que exclua grãos refinados, batata-inglesa, álcool e açúcares e óleos adicionados, poderia chegar à perfeição de uma nota cem.[61] Infelizmente, a maioria dos norte-americanos mal consegue passar de dez pontos.[62]

A dieta norte-americana padrão é nota 11 (de um máximo de cem). Segundo estimativa do Departamento de Agricultura dos Estados Unidos [USDA, na sigla em inglês], 57% das calorias ingeridas pelos norte-americanos vêm de alimentos vegetais processados; 32%, de animais; e apenas 11%, de grãos integrais, frutas, feijões, oleaginosas, verduras e legumes.[63] Em outras palavras, em uma escala de um a dez, a nota da dieta americana é próxima de um.

Qual a importância disso? É que quem tem uma nota mais alta parece perder mais gordura corporal com o passar do tempo, apresentando risco menor de obesidade abdominal,[64] hipertensão,[65] glicemia alta,[66] síndrome metabólica,[67] colesterol e triglicerídeos altos,[68] além de depressão, ansiedade e distúrbios psicológicos.[69] Notas mais altas também estão correlacionadas à probabilidade 70% menor de surgimento de problemas benignos da mama, como nódulos fibrocísticos.[70] E quanto às doenças malignas?

Ao comparar a alimentação de cem mulheres com câncer de mama com a de 175 mulheres saudáveis, os pesquisadores concluíram que notas mais altas no índice da dieta à base de vegetais integrais (comer duas vezes mais alimentos de origem vegetal do que a dieta padrão dos Estados Unidos) pode reduzir em mais de 90% as chances de câncer de mama.[71]

A TERRA DA LONGEVIDADE

No que tange à nutrição, o conselho menos polêmico é provavelmente comer mais frutas, verduras e legumes, o que é o mesmo que dizer: coma mais vegetais. Quanto tempo a mais podemos viver se comermos mais produtos da terra? Na comparação com quem come cinco porções de frutas, verduras e legumes por dia, quem come apenas duas porções viveria sete meses a menos. Ingerir apenas uma porção por dia seria o equivalente a viver um ano e meio a menos. Com apenas meia porção diária, viveríamos dois anos a menos. E, se não comermos porção alguma de frutas, verduras e legumes por dia, perderíamos três anos de vida.[72] Portanto, para uma pessoa que não tem alimentação saudável, passar a comer uma única porção de fruta diária — uma maçã, por exemplo —, representa o potencial de 18 meses a mais de vida. Uma salada por dia pode significar anos a mais neste planeta.

Em compensação, estima-se que os potenciais danos dos pesticidas que possam ter contaminado essas frutas, verduras e legumes reduzem apenas alguns *minutos* da vida humana média.[73] Portanto, embora existam muitas razões para preferir produtos orgânicos em relação aos convencionais, a preocupação com os resíduos de pesticidas não deve nos desencorajar de encher a barriga com o máximo possível de comidas de origem vegetal.

Um estudo sobre a relação dose-resposta entre a longevidade e o consumo de frutas, verduras e legumes se debruçou majoritariamente sobre a análise de pessoas na faixa dos 50 ou 60 anos.[74] Aos 70 anos, já seria tarde demais para mudar alguma coisa? Parece que não. Mulheres nessa faixa etária com mais fitonutrientes carotenoides na corrente sanguínea tinham probabilidade duas vezes maior de viver cinco anos a mais se comparadas àquelas com menos desses fitonutrientes, de modo que a simples ingestão de mais frutas, verduras e legumes tem o potencial de duplicar a probabilidade de sobrevivência.[75] Em um estudo realizado em Taiwan, gastar míseros 50 centavos de dólar por dia com frutas, verduras e legumes parece render aos participantes uma queda de cerca de 10% na mortalidade.[76] É uma tremenda pechincha. Imagine se existisse um medicamento capaz de reduzir em 10% o risco de morte — e só com efeitos colaterais positivos. Quanto você acha que as empresas farmacêuticas cobrariam? Provavelmente mais de 50 centavos de dólar.

Na base da cadeia alimentar

No mundo moderno, comer produtos que se enquadram no patamar mais baixo da cadeia alimentar confere outra vantagem a quem se alimenta basicamente de vegetais: exposição menor aos poluentes industriais que se "bioacumulam" cadeia acima.[77] Eu analiso o papel dos contaminantes — tais como os PCBs [na sigla em inglês], as dioxinas e os pesticidas há muito proibidos, como o DDT — no envelhecimento e nas doenças no vídeo <see.nf/eatlow>. Estudos que remontam há mais de quarenta anos, sobre a influência dos poluentes no leite humano, concluíram que os níveis de certos poluentes eram cinquenta a cem vezes menores nas vegetarianas, na comparação com a média dos Estados Unidos. Na verdade, em seis dos sete poluentes investigados, não havia sobreposição na amplitude das notas: a nota mais alta das vegetarianas era menor que a nota mais baixa obtida pela população geral.[78] Os níveis mais baixos de poluentes ajudariam a explicar por que quem faz dieta à base de vegetais parece ter menor probabilidade de desenvolver câncer, somados todos os tipos.[79]

Com base apenas nos níveis de contaminação por dioxinas, o USDA concluiu que as crianças norte-americanas que consomem carne ingerem mais do que o limite diário seguro.[80] Surpreendentemente, como analiso em <see.nf/organicmeat>, foram mínimas as diferenças observadas na contaminação por poluentes na comparação entre carnes produzidas de forma orgânica e convencional.[81] Na verdade, comer apenas metade da ingestão diária média *per capita* de carne nos Estados Unidos[82] já excederia os limites máximos toleráveis, seja a carne orgânica ou não.[83]

O que podemos fazer, então, para reduzir a exposição? Podemos comer alimentos ricos em fibras, já que a fibra é capaz de aderir a parte dos contaminantes e possivelmente expurgá-los do corpo.[84] Podemos fazer exercícios, já que os níveis de poluentes persistentes no sangue são menores em pessoas fisicamente ativas,[85] talvez devido à transpiração,[86] ao fortalecimento das enzimas desintoxicantes,[87] ou ao aumento da excreção através da bile.[88] Também é possível tirar a gordura na hora de preparar a carne, e tirar ainda mais e drenar com cuidado a gordura depois do preparo,[89] embora, considerando os níveis atuais de contaminação, uma revisão recente tenha concluído que "o consumo de carne em geral (...) deveria ser significativamente reduzido, o quanto possível e o mais cedo possível".[90]

O CALCANHAR DE AQUILES DOS VEGETARIANOS

A maior associação de profissionais de nutrição do mundo, a Academia de Nutrição e Dietética, foi clara sobre o assunto em seu último artigo de posicionamento: a dieta à base de vegetais não apenas é "apropriada para todos os estágios do ciclo vital", mas também pode "proporcionar benefícios à saúde na prevenção e tratamento de certas doenças". (Tenho a honra de informar que a academia referenciou o site NutritionFacts.org como uma fonte confiável.)[91] Como disse, em uma conferência sobre nutrição, o decano emérito da Escola de Saúde Pública da Loma Linda University: "As reações às dietas vegetarianas progrediram, indo da ridicularização e do ceticismo, passando pela tolerância condescendente e pela aceitação gradual e às vezes relutante, até chegar, por fim, à aclamação."[92]

Uma comparação da qualidade alimentar de diferentes dietas populares conferiu a maior nota ao plano alimentar à base de vegetais de Ornish; e a menor ao *low carb* de Atkins.[93] Usando uma série de índices de qualidade nutricional, os pesquisadores descobriram que a nota da dieta adotada, em geral, era proporcional à quantidade de alimentos à base de vegetais ingeridos.[94] Embora os que seguem uma dieta à base de vegetais ignorem categorias inteiras de alimentos, ironicamente, tendem a se nutrir mais. Um estudo concluiu que essas pessoas obtêm quantidades maiores de praticamente todos os nutrientes: mais fibras; mais vitaminas A, C e E; mais tiamina, riboflavina e folato, que são vitaminas do complexo B; e mais minerais, como cálcio, magnésio e ferro.[95] Isso não deveria surpreender. Assim reagiu o redator-chefe do *Journal of the American Dietetic Association*: "O que poderia ser mais denso em nutrientes que uma dieta vegetariana?"[96]

Hoje em dia, os casos mais amplamente divulgados de síndrome clássica de deficiência de nutrientes são relacionados a pessoas que seguem dietas radicais, como um militar norte-americano que foi internado por uma ruptura muscular provocada por escorbuto. Ele relatou que só comia frango sem pele e barras de chocolate.[97] Ironicamente, um dos padrões alimentares mais saudáveis, o exclusivamente à base de vegetais, talvez seja o mais incompleto e que põe a vida em risco, devido à carência de vitamina B_{12}.

As plantas não fabricam vitamina B_{12}. Tampouco os animais. Os responsáveis por sua produção são os micróbios que recobrem nosso planeta.[98] No entanto, a B_{12} produzida por bactérias no intestino dos animais pode se infiltrar pelos tecidos e representar uma fonte para o ser humano. Infelizmente, nossas colônias de bactérias fabricam B_{12} em quantidades insuficientes para a absorção.[99] Teoricamente, no passado obtínhamos B_{12} bebendo água de fontes minerais ou de poços,[100] porém hoje nos abastecemos de água tratada com cloro, a fim de matar todas as bactérias. Não obtemos mais vitamina B_{12} pela água, mas, ao menos, deixamos de contrair cólera!

Os vegetarianos que vivem em favelas de países em desenvolvimentos parecem ter menos problemas de deficiência de B_{12},[101] mas, quanto maior a higiene no preparo das refeições, menos B_{12} recebemos.[102] Nossos "parentes", os grandes símios, como os gorilas, suprem sua necessidade de B_{12} ingerindo as próprias fezes.[103] Eu prefiro os suplementos.

Em nosso mundo modernizado e asséptico, só é possível encontrar vitamina B_{12} de fonte confiável em suplementos, produtos de origem animal e alimentos enriquecidos com B_{12}. Os veganos e os vegetarianos precisam tomar suplementos que contenham pelo menos 50µg de cianocobalamina (em sua forma mais estável)[104] todos os dias, ou pelo menos 2.000µg uma vez por semana,[105] assim como todas as pessoas de 50 a 65 anos, qualquer que seja o padrão alimentar (visto que ao envelhecer perdemos parte da capacidade de absorver a vitamina B_{12} dos alimentos).[106] Depois disso, porém, as recomendações são outras.

Após os 65 anos, uma dose única de 50µg por dia — ou mesmo de 100µg — não seria suficiente.[107] Os estudiosos buscaram encontrar uma dose adequada para essa faixa etária, e aparentemente a maioria desses idosos necessita de pelo menos entre 650µg e 1.030µg por dia. Por isso, recomendo 1.000µg de cianocobalamina para *todas as pessoas* com mais de 65 anos, de preferência como suplemento mastigável, sublingual ou líquido.[108] A absorção aumenta quando a vitamina B_{12} se mistura com a saliva, porque as glândulas salivares liberam uma proteína que adere à B_{12} e ajuda a transportá-la em segurança pelo trato digestivo.[109] Mascar um tablete de B_{12}, em vez de engolir a mesmíssima vitamina, pode elevar nossas taxas em até dez vezes.[110]

A deficiência de vitamina B_{12} é um problema sério, podendo causar diversos transtornos sanguíneos, intestinais, cerebrais e nervosos.[111] Devido à demanda cada vez maior por limpeza na nossa cadeia alimentar, é muito importante garantirmos uma fonte constante e confiável de B_{12}, e os suplementos provavelmente são a mais simples, segura e barata.[112]

E quanto à vitamina K_2?

Para um mergulho mais profundo, confira o vídeo <see.nf/vitamink>, porém, resumindo, não há confirmação quanto aos supostos benefícios da K_2 para os ossos, o coração e o cérebro (levando em conta a confissão de que houve manipulação de dados em alguns dos principais experimentos).[113] Mesmo que surjam evidências, é possível obter toda a vitamina K de que precisamos a partir da vitamina K_1 presente nas verduras, até porque não há exigência mínima quanto à vitamina K_2, encontrada em certos produtos de origem animal e alimentos fermentados.[114] E, mesmo que se prove que a vitamina K_2 apresenta algum benefício único, nosso microbioma a fabrica a partir da vitamina K_1 das verduras, e nosso organismo a absorve. E quanto àquele tipo de K_2 produzido apenas pelos mamíferos? Nós somos mamíferos! Portanto, mesmo que ocorra algum problema com o microbioma, nossas células são capazes de produzir a K_2 a partir da K_1, assim como ocorre com outros animais.[115]

De todos os componentes alimentares correlacionados com a mortalidade por todas as causas, as melhores evidências parecem apontar no sentido de que a ingestão de verduras e saladas maximiza nosso tempo na Terra.[116] Portanto, não surpreende que níveis baixos de vitamina K_1 na corrente sanguínea — um marcador de ingestão insuficiente de verduras — esteja associado à morte prematura.[117] Então não se esqueça de comer sua saladinha.

CAPÍTULO 8

Estilo de vida

No século XIII, o respeitado acadêmico Roger Bacon recomendava uma boa dieta, descanso adequado, exercícios, um estilo de vida moderado e uma boa higiene como forma de prolongar a vida, assim como, o que vinha muito a calhar, "o hálito de uma virgem".[1] Pelo menos em relação aos primeiros ele estava certo!

A palavra "dieta" vem do termo grego antigo *diaita*, que significa "modo de viver", e não se referia apenas às necessidades alimentares.[2] Em 1903, Thomas Edison previu que "o médico do futuro não receitará medicamentos, e sim instruirá seu paciente a cuidar do corpo humano com dieta e a entender a causa e a prevenção dos males".[3] Passados 101 anos, foi criado o Colégio Americano de Medicina do Estilo de Vida [ACLM, na sigla em inglês], que me orgulho de ter participado da fundação.[4]

Como médicos, ainda prescrevemos remédios quando necessário, mas compreendemos que em geral o estilo de vida é a raiz daquilo que nos faz mal, por isso atribuímos grande importância ao que colocamos na boca. A comida e o cigarro são as principais causas de invalidez e morte.[5] Comprovando sua abrangência, em um recente simpósio de pesquisa, a medicina de estilo de vida foi descrita como "a adoção de uma dieta que consiste de alimentos integrais e predominância de vegetais, além de atividade física regular, sono restaurador, gestão do estresse, abstenção de substâncias de risco e emoções positivas/conexão social como modalidade terapêutica primária no tratamento e reversão de doenças crônicas".[6]

Considerando 74 estudos somando milhões de participantes, aqueles com os estilos de vida mais saudáveis apresentaram menos da metade do risco de morte, na comparação com aqueles que completarem o bingo de hábitos da saúde ruim durante o período médio do estudo, que durou mais de uma década.[7] Todos conhecemos histórias de centenários que fumam charuto e bebem gim. Embora esses casos fascinem o público, a verdade sobre a relação entre estilo de vida e longevidade é mais prosaica.[8] Atentar-se a apenas quatro fatores simples de estilo de vida saudável pode ter um forte impacto sobre a prevenção de algumas das doenças mais mortais: não fumar, evitar a obesidade, exercitar-se trinta minutos por dia e manter uma alimentação saudável, o que significa consumir menos carne e mais frutas, verduras, legumes e grãos integrais.

Sozinhos, esses quatro fatores representariam 78% do risco de desenvolver doenças crônicas. Partindo do zero e então incorporando à rotina todos os quatro, você eliminaria mais de 90% do risco de desenvolver diabetes e mais de 80% do risco de sofrer um ataque cardíaco; o risco de ter um derrame diminuiria pela metade; e mais de um terço do risco geral de desenvolver câncer seria reduzido.[9] Em relação a alguns tipos de câncer, inclusive o segundo mais letal, de cólon, mais de 71% dos casos seriam preveníveis por mudanças simples na dieta e no estilo de vida.[10] Pense no que isso significa em termos numéricos. Nas condições atuais, a cada ano, um milhão de norte-americanos sofrerá o primeiro infarto ou derrame, um milhão desenvolverá diabetes, e um milhão será diagnosticado com câncer.[11] É hora de parar de colocar a culpa na genética e focar nos cerca de 80% do risco que podemos controlar.[12]

O que isso significa em termos de mortalidade? Um conjunto semelhante de comportamentos saudáveis permite prever o quádruplo de diferença na mortalidade total, com impacto estimado em 14 anos em termos cronológicos. Em outras palavras, quem cuida bem de si mesmo morre em um ritmo tão lento que é como se fosse 14 anos mais jovem.[13] Imagine fazer o relógio recuar 14 anos sem remédios, e sem um carro como o DeLorean do filme *De volta para o futuro*, apenas comendo e levando uma vida mais saudável.

E se você já decidiu ir pelo caminho da medicação e estiver tratando com remédios certos fatores de risco, como hipertensão e colesterol? Adotar um estilo de vida saudável traria os mesmos efeitos vantajosos sobre a mortalidade, a despeito do uso de medicamentos preventivos.[14] Além disso, nunca é tarde para atrasar o relógio. Mudar hábitos na meia-idade, mesmo que os básicos — por exemplo, comer pelo menos cinco porções diárias de frutas, verduras e legumes; caminhar apenas vinte minutos por dia; manter um peso saudável; e não fumar —, significa uma redução substancial da mortalidade, mesmo no futuro próximo. Estamos falando de uma redução de 40% no risco de morrer nos próximos quatro anos. Pesquisadores concluíram que "realizar as mudanças necessárias para seguir um estilo de vida saudável vale muito a pena, e não é tarde demais começar a agir na meia-idade" — nesse caso, entre 45 e 64 anos.[15]

Um estilo de vida mais saudável também pode retardar o surgimento de doenças crônicas em cerca de uma década.[16] A maioria das pessoas de 72 anos que não fuma nem é diabética, obesa, hipertensa ou sedentária chega à faixa dos 90 anos; porém, entre os acometidos por esses fatores de risco, a probabilidade cai para menos de 5%.[17] Mesmo depois dos 75 anos, a adoção de comportamentos básicos — não fumar, caminhar pelo menos meia hora e comer pelo menos três porções de frutas, verduras ou legumes por dia — retardaria a morte e a invalidez em cerca de um ano e meio.[18]

Não, o sofá não é o novo cigarro

Em uma análise de imprensa, foram encontradas centenas de notícias que afirmam que passar muito tempo sentado durante os dias seria comparável a fumar. Mas não é bem assim. Estima-se que o cigarro será a causa de 1 bilhão de mortes neste século.[19] O tabagismo é responsável por um aumento de dez vezes ou até mais no risco de mortalidade:[20] vinte mortes a mais, por mil pessoas, entre os que fumam com grande frequência, em comparação com duas mortes a mais entre os mais sedentários. Até quem fuma pouco, alguns cigarros por dia, apresenta um risco maior.[21] A boa notícia é que parar de fumar, mesmo tardiamente, aos 65 anos, pode acrescentar alguns anos à expectativa de vida.[22]

A forte queda do tabagismo é uma das nossas maiores vitórias na saúde pública. O percentual de adultos que fumam caiu de 42% em 1965[23] para apenas 14% na atualidade.[24] Hoje, os cigarros matam "apenas" meio milhão de norte-americanos por ano, enquanto nossos hábitos alimentares matam milhares de pessoas a mais.[25] Para vencer essa batalha no campo alimentar, sugere-se as dietas à base de vegetais como "o equivalente nutricional de parar de fumar".[26]

CAPÍTULO 9

Atividade física

Quando se aposentam, as pessoas não parecem melhorar a dieta, mas tendem a se tornar mais ativas.[1] Para muitos, deixar o mercado de trabalho significa mais tempo para atividades como esportes, jardinagem ou receber amigos e familiares em casa. Que papel a atividade física pode desempenhar na longevidade? Em termos do combate ao envelhecimento (consulte a página 268), o exercício aeróbico pode induzir a autofagia, reduzir a inflamação e diminuir o dano ao DNA, assim como facilitar seu reparo.[2] Depois que o paciente reduz o peso, no entanto, o exercício não parece mais afetar a taxa de envelhecimento.[3] Há, no entanto, fortes evidências que confirmam seu papel na preservação de nossas faculdades à medida que envelhecemos.[4] Uma metanálise de estudos de coorte de indivíduos de meia-idade ou mais velhos, alguns com acompanhamentos de até vinte anos, revelou que os adultos que se exercitavam eram mais propensos a envelhecer bem do que os sedentários,[5] embora menos de 3% daqueles com 60 anos ou mais atendessem às diretrizes recomendadas de atividade física.[6]

EXERCÍCIO É O MELHOR REMÉDIO

Estudos populacionais encontraram uma correlação entre o exercício aeróbico frequente e a diminuição do risco de pelo menos 35 doenças diferentes.[7] Mas o que os estudos de intervenção mostraram em termos de causa e efeito? Experimentos com grupo controle e randomizados com adultos mais velhos demonstraram que a atividade física pode melhorar a massa muscular, a força, o equilíbrio[8] e a mobilidade,[9] bem como diminuir o risco de quedas[10] e potenciais fraturas, ao mesmo tempo que ajuda a minimizar a perda óssea.[11,12] A atividade física também se mostrou responsável pela melhora da cognição[13] e do humor,[14] por funcionar tão bem quanto a sertralina no tratamento da depressão,[15] por melhorar a função erétil em homens,[16] e, em geral, aumentar a qualidade de vida.[17] As evidências que comprovam os benefícios gerais da atividade física para a saúde são irrefutáveis.[18] Veja mais sobre os benefícios no processo de envelhecimento em <see.nf/perks>.

> ## Quem precisa de liberação médica?
> Se você é um homem de 45 anos ou uma mulher de 55, tem diabetes ou sintomas como dor no peito, tontura e falta de ar, recomendo consultar um profissional da saúde antes de adotar uma nova rotina de exercícios.[19]

A LEI DO MAIS FORTE?

Pesquisadores que aceitam subsídios da Coca-Cola Company[20] dizem que a inatividade física é "o maior problema de saúde pública do século XXI".[21] Isso não é verdade. O exercício é fantástico, mas, em termos de fatores de risco para morte e invalidez nos Estados Unidos, o sedentarismo cai para as posições dez e onze, respectivamente.[22] Considerando as médias globais, a inatividade sequer figura entre as vinte primeiras causas quando se trata de anos perdidos de vida saudável.[23] Uma dieta deficiente, como já discuti, é de longe a nossa maior assassina, seguida pelo fumo.[24]

O exercício foi descrito como a "única intervenção que mostrou uma eficácia notável para (...) aumentar a expectativa de vida média e máxima em humanos".[25] Veja o vídeo <see.nf/lifelongexercise> para ter acesso a uma revisão extensa. Mas, se o sedentarismo físico está relacionado a 6%,[26] 9%,[27] ou mesmo 15% das mortes prematuras,[28] essas estimativas são todas derivadas de estudos de observação e baseadas na presunção de causa e efeito. Fiquei surpreso com o nível de controvérsia que aparece na literatura médica sobre a veracidade dos benefícios aparentes do exercício para o aumento da expectativa de vida. É possível imaginar os fatores de confusão e o potencial de causalidade reversa. Reviso alguns dos estudos críticos no vídeo <see.nf/fitnesslongevity>.

Por exemplo, pesquisadores compararam os efeitos da atividade física praticada no tempo livre àquela relacionada à ocupação da pessoa. Se a ligação entre exercício e longevidade fosse verdadeiramente causal, o contexto em que o indivíduo se exercita não deveria ser relevante.[29] Mas, como você já deve ter imaginado, o trabalho manual está associado a uma vida mais curta, não mais longa, o que também sugere a primazia de variáveis que afetam e confundem a avaliação, como os fatores socioeconômicos.[30]

PODEMOS EXERCER ALGUM CONTROLE SOBRE A EXPECTATIVA INDIVIDUAL DE VIDA?

É possível que o que explique a ligação exercício-longevidade seja uma predisposição genética a ter um bom condicionamento físico, em vez da atividade física em si? Essa questão foi levantada por experimentos que comparavam duas cepas de ratos, uma criada para ter alta capacidade intrínseca de corrida, outra para ter a capacidade baixa. Mesmo sem se exercitar, os ratos com alta capacidade de condicionamento físico viveram mais do que aqueles com baixa capacidade. Mas, inesperadamente, quando os ratos receberam rodas de exercício, a longevidade caiu para as cepas de alto e baixo condicionamento físico. O exercício voluntário encurtou a vida dos bichinhos.[31]

Analisando estudos com gêmeos, podemos observar que também existem predisposições genéticas para os exercícios em humanos. Quando gêmeos idênticos saem de casa para levar suas vidas independentes, é muito mais provável que seus hábitos de atividade física tenham mais semelhanças do que os de gêmeos bivitelinos. Ou seja, se um gêmeo pratica muito exercício, o outro tem mais propensão a fazer o mesmo caso os dois compartilhem 100% do DNA, em vez de apenas 50%, como outros tipos de irmãos. A chave para entender se a longevidade atlética é explicada por uma predisposição genética para o exercício ou pelo exercício de fato está na análise dos raros casos de gêmeos idênticos cujos hábitos de atividade física divergem. Com o mesmo DNA, o exercício intenso faria diferença? Ao que tudo indica, não. As mesmas taxas de mortalidade foram encontradas em gêmeos idênticos, exercitando-se com vigor ou não.[32]

Afinal, malhar faz viver mais ou não? Uma análise crítica concluiu que "os benefícios indiscutíveis relacionados à saúde proporcionada pela prática de exercícios ainda não se traduziram em qualquer relação causal comprovada com a longevidade". Veja mais detalhes no vídeo <see.nf/exerciselongevity>.

QUANTO É DEMAIS?

Séculos atrás, Hipócrates disse: "Tudo em excesso se opõe à natureza." É possível se exercitar em excesso?[33] Os detalhes estão disponíveis no vídeo <see.nf/toomuch>, mas, basicamente, como qualquer medicamento poderoso, pode haver uma faixa segura quando o assunto é a dosagem.[34] Talvez seja prudente limitar o exercício crônico e intenso a não mais do que uma hora por dia e não mais do que cinco horas por semana, com, pelo menos, um ou dois dias de descanso.[35] Para os corredores, o limite máximo recomendado para obter possíveis benefícios de longevidade é por volta de 50km por semana.[36] No entanto, apenas cerca de metade dos adultos dos Estados Unidos atinge o nível mínimo recomendado de atividade física,[37] de modo que os defensores da saúde pública tendem a se concentrar na mensagem "qualquer pouco já é ótimo"[38] em vez de se preocupar com os 2% a 3% dos norte-americanos que podem estar exagerando.[39]

CORRENDO O RISCO

Qual é a melhor dieta para apoiar o condicionamento físico? Fiquei chocado ao saber que os atletas de esporte de resistência, em comparação com indivíduos sedentários, apresentaram um quadro *pior* de aterosclerose.[40] Veja <see.nf/athletes> para acessar uma revisão dessa pesquisa. Ao que parece, não é que estejam sobrecarregando o coração com a atividade física, mas, sim, com as refeições.[41] Os atletas de resistência podem consumir 5, 6 ou até 7.000kcal por dia. Então, se consomem o dobro de gordura saturada e colesterol, não é de se admirar que o coração fique prejudicado.

O que você acha que aconteceu quando os pesquisadores indicaram às pessoas uma dieta paleolítica junto a um programa de exercícios de treinamento em circuito de alta intensidade baseado em CrossFit? Em geral, se o indivíduo perde peso suficiente por qualquer meio — seja praticando exercício físico, reduzindo o estômago por grampeamento ou desenvolvendo tuberculose —, é possível reduzir temporariamente os níveis de colesterol, não importa o que se coma. No entanto, após dez semanas de exercícios intensos e perda de peso na dieta paleolítica, os níveis de colesterol LDL dos participantes, na verdade, *aumentaram*. Contrabalançar as mudanças do colesterol LDL ou HDL não é considerado o suficiente para compensar esse risco.[42] E aqueles que começaram mais saudáveis apresentaram o pior aumento. Os indivíduos que iniciaram o estudo com níveis ótimos de LDL (abaixo de 70mg/dl) experimentaram um aumento de 20% nesse principal fator de risco para as causas de morte número um, as doenças cardíacas.[43] O exercício deveria melhorar a situação, não piorar.

Por outro lado, quem segue uma dieta à base de vegetais e tem uma rotina de exercícios modestos, principalmente com caminhadas, pode reduzir o colesterol ruim em 20% em um período de três semanas,[44] enquanto a dieta paleolítica parece ter "anulado os efeitos positivos do exercício".[45] É por isso que todos os atletas devem seguir uma dieta mais rica em vegetais. Depois de morrer, ter um corpo sarado não faz diferença.

COMBUSTÍVEL VEGETAL

Entre os atletas, tem havido um crescente interesse na alimentação à base de vegetais,[46] em parte graças a documentários como *Dieta de gladiadores*. (Fiquei honrado em desempenhar um pequeno papel no filme como consultor científico.) Existe um desejo não apenas de obter benefícios para a saúde a longo prazo, mas também de melhorar o desempenho e acelerar a recuperação do organismo.[47] As propriedades vasodilatadoras, antioxidantes e anti-inflamatórias da nutrição à base de vegetais certamente podem levar à melhora do fluxo sanguíneo e à redução do estresse oxidativo e da inflamação. De fato, descobriu-se que os atletas que seguem uma dieta do tipo têm aptidão cardiorrespiratória superior[48] e maior capacidade de resistência,[49] talvez devido à função cardíaca também acima da média.[50] (Confira <see.nf/fitness> para ter acesso a todos os estudos.) A questão mais importante do ponto de vista da saúde pública, no entanto, é quais são os efeitos da dieta sobre o condicionamento físico de *não* atletas em programas de treinamento físico.

Foi realizado um estudo randomizado com diabéticos do tipo 2, separando-os em um grupo de dieta vegetariana *versus* o de uma dieta considerada convencional com restrição calórica, ambos praticantes de atividade física. Para aumentar a adesão dos participantes, todas as refeições foram fornecidas pelos organizadores, e o exercício foi monitorado de perto. Apesar de ter sido implementada a mesma quantidade de exercício nos dois grupos, o VO_2 máximo (uma medida de aptidão aeróbica) aumentou 12% e o desempenho máximo aumentou 21% entre os vegetarianos, ambos significativamente melhores do que o grupo não vegetariano, que não apresentou melhora significativa em nenhuma das dimensões. Em outras palavras, os resultados indicaram que uma dieta à base de vegetais leva a melhorias no condicionamento físico — proporcionando melhor capacidade aeróbica e potência — do que uma dieta mais deficiente em vegetais, mesmo com um programa idêntico de exercícios aeróbicos.[51]

O grupo que não consumiu carne também experimentou uma redução em níveis de depressão[52] e maior aumento na qualidade de vida e no humor.[53] Isso é consistente com estudos cruzados randomizados com grupo controle que mostram que aumentar em sigilo a ingestão de gordura saturada pode induzir mudanças negativas (reversíveis) na função cerebral, na inflamação, no humor e na taxa metabólica de repouso, e talvez até diminuir a motivação para o exercício.[54,55] Os participantes do estudo ficavam 12% a 15% menos ativos fisicamente seguindo dietas ricas em gordura saturada, em comparação com dietas com baixa gordura saturada.[56]

Quando comparado ao grupo que seguia uma dieta convencional com restrição calórica, o grupo vegetariano também experimentou efeitos superiores no peso corporal, controle de açúcar no sangue, colesterol, sensibilidade à insulina e estresse oxidativo. As duas dietas contabilizavam o mesmo número de calorias, mas o mero fato de não comer carne levou a uma perda de peso de 2,7kg a mais, bem como diminuição da circunferência abdominal; menos gordura superficial, ou seja, a gordura mole externa; e, mais importante, perda significativamente maior de gordura visceral, a gordura profunda da barriga, que é mais perigosa do ponto de vista metabólico.[57] Além disso, evitar carne é mais eficaz em gerar melhorias na aptidão física.

CAPÍTULO 10

Controle de peso

Nos últimos quarenta anos, as taxas de obesidade triplicaram entre os adultos mais velhos.[1] Cerca de 43% dos norte-americanos com mais de 60 anos não estão apenas acima do peso, mas, sim, obesos.[2] Isso não pode ser atribuído apenas a um metabolismo mais lento. A taxa metabólica de repouso (as calorias que queimamos apenas para nos mantermos vivos) permanece estável dos 20 aos 60 anos e diminui apenas cerca de 10kcal por dia por ano.[3] Portanto, não culpe o seu metabolismo. Como documentei em detalhes em meu livro *How Not to Diet*, culpe a comida.

A obesidade está associada ao envelhecimento celular acelerado, medido pelo encurtamento do telômero ou pela aceleração da idade epigenética,[4] presumivelmente devido ao estresse oxidativo[5] e à inflamação sistêmica que acompanha o excesso de gordura corporal.[6] A obesidade está associada ao declínio da função física em termos de limitações de mobilidade, bem como ao declínio da função cognitiva.[7] Exames de ressonância magnética de centenas de indivíduos em diversas faixas etárias descobriram que o encolhimento da substância branca do cérebro em indivíduos com sobrepeso e obesidade correspondia a ter um cérebro até dez anos mais velho.[8] Uma metanálise de 19 estudos que acompanharam mais de meio milhão de pessoas por até 42 anos descobriu que a obesidade na meia-idade estava associada a um risco 33% maior de desenvolvimento de demência,[9] e, aos 50 anos, cada incremento de um ponto acima de um índice de massa corporal (IMC) de 20 parece antecipar em cerca de sete meses o início da doença de Alzheimer.[10] E quanto à relação entre obesidade e mortalidade?

REAÇÃO VISCERAL

Graças, em parte, à epidemia da obesidade, é possível que estejamos criando a primeira geração de norte-americanos a viver menos do que seus pais.[11] Há previsões de que a queda na expectativa de vida acelere à medida que a geração mais jovem e mais pesada que a anterior chegue mais cedo à idade adulta.[12] Há previsões de que, nas próximas décadas, a expectativa de vida nos Estados Unidos possa cair entre dois e cinco anos, ou até mais. Como parâmetro, uma cura milagrosa para *todas* as formas de câncer só acrescentaria três anos e meio à expectativa de vida média dos norte-americanos.[13] Em outras palavras, reverter a epidemia de obesidade pode salvar mais vidas do que a cura para o câncer.

Mesmo um ganho de peso moderado de cerca de 4,5kg a 9kg na meia-idade pode reduzir significativamente as chances de sobrevivência saudável em estágios posteriores da vida.[14] Em um estudo com mais de seiscentos centenários, nenhum dos homens e menos de 2% das mulheres eram obesos.[15] Após os 40 anos, a obesidade pode reduzir a expectativa de vida em até seis ou sete anos.[16]

À medida que envelhecemos, a gordura no corpo também tende a se redistribuir da flacidez superficial sob nossa pele (gordura subcutânea) para as reservas profundas que envolvem os órgãos internos e aumentam o abdômen (gordura visceral), sobretudo em mulheres.[17] Entre os 25 e 65 anos, as mulheres perdem quase 6kg de ossos e músculos, enquanto quadruplicam as reservas de gordura visceral. (As reservas de gordura visceral dos homens em geral apenas dobram.[18]) Portanto, mesmo que a balança do banheiro não indique nenhum ganho de peso, a mulher pode estar ganhando o pior tipo de gordura. Por isso, mesmo que o nível geral de gordura corporal ou IMC se mantenha, ainda é verdade que, quanto maior a cintura, menor a expectativa de vida.[19]

A gordura visceral é a gordura assassina. Por outro lado, a gordura superficial é relativamente benigna. A *New England Journal of Medicine* publicou um estudo com 15 mulheres obesas, avaliadas antes e depois de terem lipoaspirado cerca de 9kg de gordura superficial, o que resultou em uma diminuição de quase 20% da gordura corporal total.[20] Melhorias significativas dos níveis de açúcar no sangue, inflamação, pressão arterial, colesterol e triglicerídeos são tipicamente vistas com perda de apenas 5% a 10% do peso corporal em gordura,[21] mas, após uma lipoaspiração significativa, nenhum desses benefícios se materializou.[22] Isso sugere que a gordura subcutânea não é o problema, e sim a gordura visceral, responsável pelos danos metabólicos da obesidade. A boa notícia é que a gordura mais perigosa é a mais fácil de perder. Ao que parece, nosso corpo prefere eliminar primeiro a gordura visceral, que é a vilã.[23] E mudanças no estilo de vida parecem ser tão eficazes para a perda de peso em pessoas mais velhas quanto nas mais jovens.[24]

Os efeitos de encurtamento da vida provocados pela gordura visceral foram comprovados em ratos. A remoção cirúrgica resultou em uma extensão significativa na expectativa de vida média e máxima.[25] E em relação às pessoas? Aqueles que fazem cirurgia bariátrica para perda de peso passam a viver significativamente mais do que os membros dos grupos controle com peso correspondente que não o fazem[26] (detalhes em <see.nf/bariatric>), mas não houve nenhum estudo randomizado para confirmar isso. Existem, no entanto, ensaios clínicos randomizados que avaliam a perda de peso com base em mudanças na dieta e no estilo de vida.

NEM TODAS AS CALORIAS DE GORDURA SÃO IGUAIS

Uma metanálise de quinze estudos randomizados que avaliaram homens e mulheres em regimes de emagrecimento por até doze anos descobriu que a perda de peso não apenas reduz a inflamação, a pressão arterial, o açúcar no sangue e a invalidez, como prolonga a vida, diminuindo em cerca de 15% o risco de morte prematura.[27] Afinal, qual é a melhor dieta para perda de peso?

Verificou-se que uma dieta à base de vegetais e alimentos integrais resultou na maior perda de peso já relatada na literatura médica em experimentos de seis a doze meses, em comparação com qualquer outra dieta em estudos controle randomizados que também não limitavam calorias ou exigiam a realização de exercícios físicos.[28] Uma das razões pode ser a menor ingestão de gordura decorrente. Quando selecionadas para adotar uma dieta vegetariana e com baixo teor de gordura, as pessoas naturalmente ingeriram cerca de 600kcal a menos por dia, em comparação com aquelas a quem foi designada uma dieta cetogênica com alto teor de gordura. Isso levou a uma perda significativa de gordura corporal e a uma preservação da massa magra, o oposto do que foi observado em quem seguia uma dieta cetogênica, que acabou não sofrendo de perda significativa de gordura corporal, mas experimentou redução da massa magra à medida que o corpo parecia canibalizar a própria proteína corporal (mesmo que esse grupo estivesse ingerindo mais proteína).[29]

No entanto, nem toda gordura é igual.

Em *How Not to Diet*, acabo com o mito de que "toda caloria é igual". Uma caloria de determinada fonte nem sempre engorda o mesmo que uma caloria de outra. Se um indivíduo ingerir aproximadamente o mesmo número de calorias e a mesma quantidade de gordura, por exemplo, mas substituir a carne e a gordura da manteiga por oleaginosas, abacate e azeite, poderá perder quase 2,7kg a mais de gordura em apenas um mês.[30] A gordura saturada também pode causar o dobro do acúmulo de gordura visceral em comparação com a mesma quantidade de outras gorduras.[31] Por quê? Uma razão pela qual as gorduras saturadas podem engordar mais é que parecem mais propensas a serem imediatamente armazenadas, e não queimadas. Por exemplo, o ácido oleico, gordura monoinsaturada primária de oleaginosas, abacates e azeitonas, é cerca de 20% mais prontamente queimado do que o ácido palmítico,[32] que é proveniente, na maior parte, de carne e laticínios e é a gordura saturada predominante na dieta dos norte-americanos.[33] Inclusive, pingar ácido palmítico em células musculares dispostas em uma placa de Petri gera uma demonstração evidente da supressão da utilização de gordura.[34]

Para entender melhor por que uma alimentação mais saudável pode ser tão eficaz na perda de peso, sugiro conferir meu livro *How Not to Diet*.

Lutando contra a gordura

Ao nascer, saímos molhados e viscosos de um útero com a agradável temperatura de 37°C diretamente para a temperatura ambiente. Para manter o calor, desenvolvemos um mecanismo adaptativo há cerca de 150 milhões de anos: um órgão único chamado "tecido adiposo marrom", ou *TAM*, que permite que mamíferos de sangue quente mantenham a elevada temperatura corporal.[35] O TAM gera calor consumindo calorias de gordura em resposta à exposição ao frio. A gordura branca, encontrada em nossa barriga, é um armazenamento de gordura, mas a gordura *marrom*, encontrada em alta quantidade em nosso tórax, *queima* gordura. A ativação de TAM não é apenas um possível meio de atenuar o declínio na taxa metabólica relacionado à idade, também pode atuar na longevidade.[36]

A atividade do TAM parece ser maior em animais de vida longa e menor naqueles que têm vida curta,[37] e descobriu-se que um gene que aumenta a longevidade em ratos é capaz de aumentar a atividade do TAM.[38] Experimentos que removem cirurgicamente e transplantam gordura marrom entre animais confirmaram o papel do TAM no envelhecimento saudável, pelo menos em ratos.[39] Se o mesmo valer para humanos, isso poderia ajudar a explicar por que as mulheres vivem mais do que os homens, pois as fêmeas têm maiores depósitos de TAM ao longo da vida.[40] A ativação de TAM aumenta a secreção do hormônio de jejum e longevidade FGF21 (consulte o capítulo "Restrição proteica"), mas, infelizmente, a atividade do TAM diminui com a idade.[41] A atividade do TAM, estimulada pelo frio, pode chegar a 100% naqueles com menos de 40 anos, mas pode cair para menos de 10% em indivíduos mais velhos.[42]

No entanto, não é preciso ficar ao relento, no frio. Como descrevo em *How Not to Diet*, alguns componentes da dieta podem aumentar a ativação do TAM. Os compostos de pimenta, por exemplo, podem fazer isso e foram testados em humanos de até 64 anos.[43] A dosagem funciona para uma pimenta jalapenho crua inteira ou meia colher de chá de pimenta-vermelha em pó por dia.[44] Para reduzir a ardência, pique ou corte bem fininho a pimenta jalapenho, ou misture a pimenta-vermelha na sopa ou no smoothie "V8" de vegetais integrais que apresento em um dos meus vídeos de culinária no NutritionFacts.org [em inglês]. Outra opção é o gengibre em pó. O consumo de uma colher de chá por dia,[45] que pode simplesmente ser misturada em água quente para fazer chá de gengibre, já aumenta a perda de peso (potencialmente através da ativação do TAM[46]).

QUAL É O PESO IDEAL PARA A LONGEVIDADE?

Parece que nos acostumamos com a ameaça mortal da obesidade. Se voltarmos mais ou menos cinquenta anos na literatura médica, quando a condição não era tão frequente, veremos que as descrições eram muito mais sombrias: "A obesidade é sempre trágica, e seus perigos, aterrorizantes."[47] Mas essa não é a única ameaça. Das 4 milhões de mortes atribuídas ao excesso de gordura corporal a cada ano, quase 40% das vítimas estão apenas com sobrepeso, e não obesas.[48]

Mas e o chamado "paradoxo da obesidade", evidência que sugere que indivíduos com sobrepeso vivem mais? A Colaboração Global sobre IMC e Mortalidade desbancou esse mito ao usar dados de mais de 10 milhões de pessoas de centenas de estudos conduzidos em dezenas de países mundo afora.[49] (Para mais detalhes, veja <see.nf/paradox>.) Então, qual é o IMC ideal?

Os maiores estudos nos Estados Unidos[50] e em todo o mundo revelaram que um índice de massa corporal entre 20 e 25 está associado a uma vida mais longa.[51] Levando em consideração todas as melhores e mais extensas investigações disponíveis, essa faixa ideal pode ser reduzida ainda mais para um IMC de 20 a 22,[52] que é de cerca de 56kg a 62kg para alguém com uma estatura de 1,68m.[53] É possível usar o quadro para ver o peso ideal com base na altura:

Peso ideal com base na altura

Altura (m)	Peso ideal (kg)	Altura (m)	Peso ideal (kg)	Altura (m)	Peso ideal (kg)	Altura (m)	Peso ideal (kg)
1,45	42-46	1,57	49,44-54,43	1,70	58,06-63,50	1,83	66,68-73,49
1,47	43,5-47,6	1,60	51,25-56,24	1,73	59,87-65,77	1,85	68,95-75,75
1,50	44,90-49,40	1,63	53,07-58,05	1,75	61,23-67,59	1,88	70,76-77,56
1,52	46,26-51,25	1,65	54,43-59,87	1,78	63,05-69,40	1,91	72,57-79,83
1,55	48-52,61	1,68	56,25-61,69	1,80	64,86-71,67	1,93	74,39-82,10

CAPÍTULO 11

Sono

Fico imaginando se teria sido mais adequado chamar este capítulo de "Faça o que eu digo, não o que faço". (Acho que não sou tão produtivo quando estou inconsciente!) Na verdade, nas primeiras horas do dia de hoje, pensei: *"tenho que me levantar e escrever o capítulo sobre o sono!"* Estou me esforçando.

Existe a percepção de que o tempo gasto dormindo é tempo desperdiçado,[1] mas o sono de má qualidade está associado a várias doenças agudas e crônicas e pode resultar em aumento do risco de morte e de doença.[2] Basta que alguém seja forçado a passar uma semana dormindo seis horas por noite para que a expressão de mais de setecentos de seus genes mude.[3] Talvez o efeito mais terrível de uma rotina de sono deficiente seja a disfunção endotelial.[4] O endotélio é a fina camada de células que cobre a superfície interna dos vasos sanguíneos e é responsável por permitir que as artérias relaxem e dilatem da forma correta.[5] Um estudo randomizado em que as pessoas dormiam cinco horas por noite em vez de sete ao longo de cerca de uma semana apontou que essa diferença de meras duas horas resulta em comprometimento significativo da função arterial.[6] Mas o que isso significa?

A privação de sono não é brincadeira. Dormir cinco horas por noite causa prejuízos semelhantes àqueles observados em pessoas que fumam, têm diabetes ou doença arterial coronariana. No entanto, estima-se que mais de um quarto da população tenha o hábito de dormir seis horas ou menos por noite.[7] Ter um sono longo e restaurador todas as noites é considerado um "pilar indiscutível para a boa saúde".[8] No entanto, permanece um ponto controverso se a ligação entre o sono e a mortalidade é ou não de causa e efeito.

Em cores vivas

Durante as investigações para esta seção sobre o potencial da terapia de luz para ajudar na insônia, deparei com pesquisas que tiveram resultados extremamente inusitados — por exemplo, um artigo intitulado "Green Light Extends Drosophila Longevity" [Luz verde prolonga longevidade da drosófila, em tradução livre], da revista *Experimental Gerontology*. Os pesquisadores descobriram que a vida útil das moscas-das-frutas criadas sob luz verde poderia ter um aumento drástico de 24%.[9] Por outro lado, poderia gerar uma redução drástica com a exposição à luz azul, e isso ocorria até em mutantes que não tinham olhos! Mesmo quando as moscas não conseguiam detectar a cor da luz, sua expectativa de vida sofria alterações significativas. Como?

Uma pista foi descoberta quando os cientistas perceberam que o efeito de aumento da longevidade exercido pela luz verde ficava bastante reduzido quando um antibiótico era administrado às moscas, sugerindo que sua flora intestinal pode estar envolvida no processo.[10]

Em seres humanos, a exposição da pele à luz ultravioleta pode alterar o microbioma intestinal, mas presume-se que isso seja efeito da vitamina D.[11] Faz algum sentido que as moscas possam ser nutridas pelo verde, uma cor predominante em seu ambiente natural.[12] Há vídeos no NutritionFacts.org sobre os efeitos benéficos do "banho de floresta" para os seres humanos, embora pareçam estar mais relacionados aos compostos aromáticos liberados pelas árvores, como o pineno,[13] do que às cores da mata.

Para livrar a tentação de comprar lâmpadas verdes, observe que, em ratos, a luz verde (mas não a vermelha nem a azul) induz a intolerância à glicose, o que significa níveis mais altos de açúcar no sangue.[14]

O GRANDE SONO

Há dezenas de estudos prospectivos sobre a relação entre duração do sono e mortalidade. O resultado mais consistente é o de que não há nenhuma associação. O segundo achado mais comum é uma ligação entre a morte prematura e a prática de dormir *por mais tempo*, em geral mais de nove horas por noite. Um quarto das descobertas confirma um efeito em forma de U, em que aqueles que não dormem muito (em geral menos de seis ou sete horas) ou dormem demais (mais de nove) tiveram taxas mais altas de mortalidade do que os na faixa ideal (de sete a oito horas).

Menos de 5% das pesquisas encontraram risco maior de mortalidade apenas para aqueles que não dormem o suficiente.[15] Diante desses resultados, não surpreende que uma metanálise de 2020 tenha concluído que a única categoria de sono associada a um risco maior para homens e mulheres mais velhos era aquela dos que costumavam dormir oito ou mais horas por noite.[16]

Talvez sete horas de sono por noite não pareçam o suficiente, mas podem de fato ser o natural para a nossa espécie. Os cientistas estudaram três sociedades pré-industriais de dois continentes, isoladas uma da outra, e encontraram uma uniformidade surpreendente. Apesar da ausência de luz elétrica ou de aparelhos eletrônicos, os povos geralmente ficavam acordados até cerca de três horas após o sol se pôr e se levantavam antes do amanhecer, dormindo seis horas e meia das sete horas e meia que passavam na "cama".[17] Mesmo os estudos que constataram risco em ambas as extremidades do espectro de duração do sono tenderam a encontrar um perigo maior no lado do excesso.[18]

Tem sido difícil definir que mecanismo prejudicial à saúde o excesso de sono poderia desencadear; portanto, uma relação de causa e efeito entre dormir oito horas ou mais por noite e o aumento do risco de morte e doença foi descartada e considerada implausível por alguns.[19] Poderia ser uma causa reversa, como a doença fazendo com que se fique mais tempo na cama em vez do contrário? Será que o resultado se deve a fatores que podem confundir as análises, como status de emprego?[20] Afinal, quem pode estar mais propenso a dormir até tarde? Os desempregados. Pessoas que dormem muito (pelo menos nove horas por noite) têm maior probabilidade de serem sedentárias, obesas, deprimidas, solteiras e diabéticas, e há diversas doenças que podem confundir a ligação entre mortalidade e o simples fato de dormir até tarde.[21] Estudos levaram em consideração o status socioeconômico e as condições de saúde, mas é difícil controlar tudo.[22] A conclusão? Para adultos com 65 anos ou mais, a Fundação Nacional do Sono recomenda de sete a oito horas de sono por noite,[23] o que está de acordo com a duração do sono associada ao menor risco de síndrome de fragilidade[24] e perda muscular relacionada à idade.[25]

Como ter uma boa noite de sono

Aqueles que têm apneia do sono, uma consequência comum da obesidade, podem se beneficiar do uso de aparelhos CPAP enquanto se dedicam à perda de peso para tratar a causa subjacente.[26] Mas e se a obesidade não for o problema, e você ainda tiver dificuldade para adormecer ou permanecer dormindo? Confira em <see.nf/sleeprules> minhas quatro regras de condicionamento e higiene do sono, que envolvem técnicas de terapia cognitivo-comportamental,[27] controle da quantidade e do horário da atividade física e do consumo de cafeína, nicotina e álcool, bem como os melhores hábitos para dormir e a criação de um ambiente adequado para o sono.

RISCO SEM RECOMPENSA

Existe um equívoco generalizado de que os indivíduos mais velhos precisam de menos sono.[28] Isso não é verdade. A realidade é que, à medida que envelhecemos, dormir pode ficar mais complicado. Os sintomas de insônia aumentam conforme a idade avança, com taxas de prevalência próximas de 50% em adultos com 65 anos ou mais, e taxas de remissão de até 50% ao longo de três anos.[29] Por sorte, os sintomas não parecem estar correlacionados com o risco de mortalidade, embora isso talvez se dê, em parte, ao fato de a maioria das pessoas diagnosticadas com insônia acabar dormindo mais de seis horas por noite quando o sono é medido por meios objetivos.[30] Com base em estudos com gêmeos, a insônia tem uma herdabilidade de 40%, o que significa que nossos genes respondem por menos da metade do risco de insônia.[31] O que podemos fazer com o restante, sobre o qual é possível ter controle?

Remédios para dormir são um problema. Os hipnóticos, como o zolpidem, são a classe de remédios para dormir mais prescrita.[32] Ao que tudo indica, tomar meia dose ou mais por dia durante um ano acarreta no triplo do risco de morte prematura, em comparação com quem que não consome dose alguma.[33] Estima-se que até 10% da população adulta receba prescrição desses medicamentos,[34] então, se essas substâncias de fato matam, significa que podem ser responsáveis por um número de mortes de seis dígitos por ano.[35] Não surpreende que o fabricante do Stilnox (um dos nomes comerciais do medicamento) tenha questionado o estudo,[36] mas não se trata de um caso isolado: esse foi apenas um dos mais de vinte estudos que encontraram associação significativa entre remédios para dormir e morte prematura.[37] Em resposta às críticas por "divulgar riscos de morte alarmantes de medicamentos bastante usados",[38] o investigador principal do Scripps Clinic Sleep Center respondeu: "Não podemos esconder os riscos, mesmo que possam gerar medo de tomar hipnóticos. Os pacientes têm o direito de saber."[39]

Também temos o direito de saber que tais substâncias podem não funcionar. A metanálise mais respeitada no tema concluiu que os fármacos como zolpidem não aumentam significativamente o tempo total de sono.[40] Como pode? Meus pacientes sempre diziam o quanto esse remédio os fazia dormir melhor. Acontece que as pessoas só *acham* que dormem melhor. Apesar de relatar que os hipnóticos lhes renderam meia hora a mais de sono, medições objetivas revelam que essas pessoas não estavam dormindo mais.[41] A sensação subjetiva de que se dorme melhor depois de tomar um remédio parece ser resultado das propriedades amnésicas do fármaco, o que significa que os hipnóticos podem nos fazer esquecer de que dormimos mal.[42] A Academia Americana de Medicina do Sono não recomenda o uso desses fármacos como tratamento primário para a insônia crônica.[43]

Molhe os pés!

Comer tarde da noite, além de intensificar o ganho de peso, como menciono em *How Not to Diet*, também pode prejudicar nossa capacidade de adormecer. Em geral, à noite, há uma queda da temperatura corporal central,[44] que parece ser um dos nossos sinais de que é hora de dormir, mas lanches noturnos podem interferir nisso. Nesse caso, tomar um banho quente não atrapalharia? Não. Assim que saímos do banho, o rápido declínio da temperatura da pele pode aumentar a queda noturna natural e de fato melhorar o sono.[45] Só molhar os pés em água quente pode ajudar a adormecer cerca de quinze minutos mais rápido.[46]

Escalda-pés foram considerados um "método seguro, simples e não farmacológico de melhorar a qualidade do sono".[47] Uma metanálise de estudos descobriu que tomar uma chuveirada quente, molhar os pés ou ficar na banheira por apenas dez minutos cerca de uma a duas horas antes de deitar pode ajudar a adormecer mais rápido e a dormir melhor.[48]

Vasos sanguíneos especiais que conectam as artérias e veias na palma das mãos e na sola dos pés são dilatados pela água morna, aumentando a transferência de calor do centro abdominal para as extremidades, onde pode ser dissipado de forma mais eficiente para alcançar essa queda na temperatura central que induz o sono.[49] Adultos mais velhos têm uma resposta fraca à temperatura — talvez isso ajude a explicar algumas das dificuldades de sono relacionadas à idade —, e isso potencialmente torna as medidas para aumentar a circulação nas mãos e nos pés ainda mais importantes.[50]

Existe alguma maneira de conseguir esse efeito sem se molhar? Uma garrafa de água quente perto dos pés pode resolver.[51] Podemos simplesmente usar meias quentinhas? Um estudo conduzido com homens jovens que calçaram meias ao menos uma hora antes de dormir não trouxe melhoras subjetivas à qualidade do sono. Do ponto de vista objetivo, no entanto, eles dormiam cerca de meia hora a mais do que quando estavam sem meias, porque adormeciam mais rápido e acordavam menos vezes durante a noite.[52]

MELATONINA E LONGEVIDADE

Alguns especialistas recomendam a melatonina, um hormônio secretado pela glândula pineal do "terceiro olho", no centro da cabeça, como um agente de primeira linha para tratar a insônia em adultos mais velhos.[53] A Sociedade Mundial do Sono discorda disso por conta de sua baixa eficácia.[54] As pessoas relatam um sono melhor com a melatonina,[55] embora, objetivamente, uma metanálise de estudos descobriu que a substância ajudou os indivíduos a dormir menos quatro minutos mais rápido e prolongou a duração geral do sono em apenas cerca de treze minutos.[56] Contaminantes preocupantes também foram encontrados em diferentes suplementos[57] (veja em <see.nf/melatoninsupplements>), embora também existam fontes naturais de melatonina que podem ser inseridas na dieta (veja em <see.nf/melatoninfoods>). Fiquei mais intrigado com os supostos benefícios contra o envelhecimento, mas, como documentei em <see.nf/melatoninaging>, os dados não são nem um pouco conclusivos.[58] Em ratos, por exemplo, a melatonina gerou melhoras significativas à sobrevida; porém um fármaco que *bloqueia* a melatonina produziu o mesmo efeito![59]

Remédio para dormir à base de vegetais?

A raiz de valeriana é uma das ervas mais frequentemente estudadas quando se trata de sono.[60] No entanto, a maioria dos estudos, incluindo todos os mais recentes e robustos em termos de metodologia, não encontrou nenhum benefício significativo em comparação ao placebo.[61] Experimentos clínicos randomizados descobriram que a verbena-limão poderia ajudar pacientes com insônia, pelo menos subjetivamente,[62] mas a camomila, não.[63] Entretanto, com base em uma metanálise de cinco ensaios, constatou-se que a camomila pode melhorar a qualidade subjetiva do sono em quem não sofre de insônia.[64]

NÃO DURMA COM OS PEIXES

Em termos de alimentação, a baixa ingestão de fibras, bem como a alta ingestão de gordura saturada e açúcar, está associada a um sono mais leve e menos restaurador.[65] O consumo de carne está associado ao cochilo, o que tem sido sugerido como indicador de sonolência.[66] Esta pode ser uma das razões por que a insônia tem sido relatada como efeito colateral de dietas cetogênicas com baixo teor de carboidratos.[67] Mesmo excluindo os pacientes obesos do estudo (um possível fator de confusão), o maior consumo de carne parece dobrar as chances de ronco, com cada porção diária de carne associada a chances 60% maiores de diminuição da qualidade e quantidade do sono em adultos mais velhos. Tanto a carne vermelha quanto o frango foram incluídos,[68] e não foi encontrada nenhuma diferença relevante nas medidas objetivas do sono no caso do consumo de peixe, em comparação com o frango, o porco e a carne bovina.[69]

Pesquisadores sugeriram que os aminoácidos presentes na carne, como a metionina, competem com o triptofano, precursor da melatonina e da serotonina (o "hormônio da felicidade"), no transporte até o cérebro.[70, 71] Isso pode ajudar a explicar por que pesquisas randomizadas que envolveram a restrição do consumo de peixe, aves e carne vermelha constataram melhoras no humor dos envolvidos em duas semanas.[72] As proteínas vegetais, por outro lado, tendem a ser relativamente mais baixas em metionina, o que pode ajudar a explicar por que um estudo de milhares de pessoas submetidas ao programa adventista CHIP [sigla em inglês para Complete Health Improvement Program, ou Programa de Melhoria Completa da Saúde], à base de vegetais, revelou, em um período de quatro semanas, queda superior a 50% na insônia e no sono agitado, sem mencionar o declínio de transtornos emocionais comuns e sentimentos de medo ou depressão.[73, 74]

Salada noturna

Será que algum vegetal pode ajudar? A *Lactuca sativa* é uma planta tradicionalmente usada no tratamento da insônia.[75] E o que é esse vegetal de nome exótico? A alface![76] Há registros do uso de extrato de alface para sedação e indução ao sono desde os tempos do império romano. A alface possui uma substância hipnótica chamada "lactucina", responsável por deixar seu sabor um pouco amargo. O sono em camundongos e ratos melhora com o consumo da alface-romana,[77] que tende a ter um maior teor de lactucina em comparação com outros tipos de alface,[78] mas e nas pessoas? Menciono todos os estudos no vídeo <see.nf/lettuce>. Conclusão: um quarto de colher de chá de sementes de alface moídas superou o placebo em um estudo duplo-cego para melhorar a qualidade do sono.[79]

CAPÍTULO 12

Gerencie o estresse

De acordo com o diretor do maior e mais abrangente estudo conduzido com centenários do mundo,[1] a expectativa de vida média de indivíduos com hábitos de saúde ideais — ou seja, que não fumam ou ingerem bebida alcoólica, praticam exercícios regulares, são vegetarianos e controlam o estresse de forma eficaz — deve chegar aos oitenta e tantos. "[Um] dos principais motivos pelos quais alguém vive até os 60 ou 70 anos *versus* quem vive até os 80 e tantos seria explicado pelo estilo de vida", explicou ele e um colega.[2] Já falei de dieta e exercício. Qual é a importância de gerenciar o estresse?

A Associação Americana de Psicologia realizou pesquisas nos Estados Unidos e descobriu que a maioria dos norte-americanos relata níveis moderados a altos de estresse.[3] Embora a prevalência de transtornos de ansiedade não tenha sofrido muitas mudanças nas últimas décadas, o nível geral de estresse psicológico parece estar piorando.[4] Que implicações isso tem para a expectativa de vida?

Em meio ao estresse, a maioria das pessoas não apenas come mais,[5] porém tende também a optar por alimentos ricos em calorias, gordura e açúcar.[6] Quando os participantes de um estudo randomizado foram divididos em grupos para fazer palavras cruzadas solucionáveis e não solucionáveis, por exemplo, aqueles na situação mais estressante escolheram lanches menos saudáveis: M&M's em vez de uvas.[7] Há motivos para dizer que certas comidas parecem nos abraçar. Comer em excesso pode ser um sinal de que algo está nos devorando por dentro.

Estudos experimentais semelhantes mostraram que testes de estresse agudo também podem induzir o desejo por cigarro,[8] aumentar a ingestão de bebida alcoólica[9] e contribuir para recaídas no uso de drogas ilícitas.[10] Dessa forma, quando estudos mostram que acontecimentos estressantes, como a morte de um filho ou cônjuge, estão associados a uma vida mais curta,[11] qual é a verdadeira causa? Seria apenas resultado desses comportamentos não saudáveis que surgem de forma concomitante ao estresse?

Depois de controlar variáveis como esses mediadores secundários, a ligação entre estresse e mortalidade, antes significativa, parece desaparecer.[12]

Mantendo-se ocupado

As privações típicas dos tempos de guerra fornecem alguns dos exemplos mais emblemáticos do modo como o estresse está subordinado ao estilo de vida. Afinal, o que poderia ser mais estressante do que viver sob a ocupação nazista? Os índices de ataque cardíaco devem ter disparado, certo? Não. Estudos conduzidos na Noruega e Finlândia durante a ocupação nazista,[13] e na Suécia sitiada, mostraram que as taxas de estresse despencaram para apenas cerca de 25% do índice anterior.[14] Confira <see.nf/worldwars> para ver o que acontece quando há racionamento de carne, ovos e manteiga.[15] A escassez de alimentos resulta em dietas dominadas por produtos retirados da horta.[16] Em referência à ocupação nazista da Noruega, um editorial na *Journal of the American Medical Association* observou: "[O] estresse tem pouco ou nenhum efeito se a dieta é deficiente em gordura animal."[17]

CAPÍTULO 13

Vínculos sociais

A conexão social é um fator investigado pelo possível papel de apoio no alcance da longevidade nas zonas azuis.[1] Pessoas casadas, por exemplo, parecem ter taxas de mortalidade mais baixas do que as solteiras.[2] A perda de um cônjuge ou parceiro parece aumentar o risco de mortalidade tanto para viúvos quanto para viúvas. No entanto, a "morte decorrente de um coração partido"[3] pode se dever parcialmente à associação do luto ao aumento no consumo de cigarros e de bebidas alcoólicas.[4] Taxas de mortalidade mais altas assombram aqueles que perdem um cônjuge não apenas por falecimento, mas também por divórcio. Quem nunca se casou também parece correr um risco maior. A maioria dos estudos não documentou diferença por gênero, mas, dentre os que o fizeram, grande parte descobriu que o risco de morte prematura era maior para homens solteiros do que para mulheres solteiras.[5]

A vantagem do casamento pode ser uma consequência do viés de seleção ou de fatores de confusão. Por exemplo, indivíduos mais saudáveis têm maior probabilidade de se casarem ou de permanecerem casados, e aqueles que são casados costumam apresentar um status socioeconômico mais elevado e melhores hábitos de saúde. No entanto, estudos que tentaram controlar essas variáveis ainda constataram benefícios do matrimônio.[6]

Vida de solteiro ou não, o isolamento social — medida objetiva de desconexão social[7] — e o sentimento subjetivo de solidão[8] estão associados a um risco maior de morte prematura. Mas o efeito diminui quando com o controle de fatores de confusão,[9] como o tabagismo ou problemas com o álcool associados a sentimentos de solidão.[10] Há também a irritante hipótese da galinha ou do ovo — ou seja, da causalidade reversa —, que dita que é preciso cogitar que problemas de saúde levem ao isolamento, e não o contrário.[11]

Quem está adotando quem?

O contato social com um amigo de quatro patas conta? Mais de dois terços dos lares dos Estados Unidos, incluindo o meu, têm um animal de estimação.[12] Em um artigo de inspiração canina publicado na prestigiosa revista *Science* e intitulado "Oxytocin-Gaze Positive Loop and the Coevolution of Human-Dog Bonds" [Ciclo positivo da correlação oxitocina-olhar e a coevolução dos vínculos humano-cão], os pesquisadores descobriram que acariciar ou olhar nos olhos de um amigo canino gera liberação de ocitocina no cérebro dos humanos e dos cães — o mesmo "hormônio do amor" que une as mães que amamentam seus bebês.[13]

Eu estava lendo sobre os possíveis mecanismos pelos quais nossos companheiros do mundo animal podem melhorar nossa sobrevivência após um ataque cardíaco quando me deparei com uma passagem sobre uma resposta cardiovascular "profunda" ao acariciar cães ou cavalos. "Essa resposta em geral se manifesta como uma redução significativa na frequência cardíaca e na pressão arterial." Consegui ver a lógica por trás disso, mas a frase seguinte me fez titubear: "Infelizmente, não temos informações sobre as respostas fisiológicas da pessoa que faz o carinho."[14] Os pesquisadores estavam falando sobre a frequência cardíaca e a pressão arterial dos animais!

Para minha surpresa, estudos sobre os efeitos de animais de companhia na saúde humana, como apontou uma revisão sistemática da literatura científica, produziram uma "confusão de resultados conflitantes".[15] Para saber todos os detalhes, confira meu vídeo <see.nf/pets>. Como é de se imaginar, os estudos de observação estão repletos de fatores de confusão[16] e causalidade reversa,[17] e a única pesquisa de intervenção que de fato colocou a companhia animal à prova envolvia "insetos de estimação".[18] Ainda assim, não faz mal seguir este conselho de um artigo de revista médica publicado em 1925: "A melhor receita para uma caminhada é levar um cachorro, uma bengala e um amigo."[19]

PARTE 3

Como preservar as funções

CAPÍTULO 1

Como preservar os ossos

A osteoporose, cujo significado literal é *osso poroso*, é caracterizada pela redução da formação óssea, pela perda óssea excessiva ou por uma combinação de ambas, o que leva à fragilidade óssea[1] e contribui para milhões de fraturas por ano.[2] No geral, estima-se que a doença afete 200 milhões de pessoas em todo o mundo.[3]

A densidade mineral óssea é usada como um preditor robusto e consistente de fratura por osteoporose.[4] Embora o ponto de corte da densidade óssea para o diagnóstico de osteoporose seja arbitrário,[5] segundo a definição atual, a doença pode afetar cerca de uma em cada dez mulheres na faixa dos 60 anos; duas em cada dez na dos 70; quatro em cada dez na dos 80, e seis ou sete em cada dez na dos 90 anos. Em geral, considera-se que a osteoporose afeta principalmente mulheres, mas um terço das fraturas de quadril ocorre em homens.[6] Para mulheres e homens brancos na faixa dos 50 anos, por exemplo, os riscos de fraturas osteoporóticas ao longo da vida são de 40% e 13% respectivamente.[7]

A boa notícia é que ninguém está condenado à osteoporose. Com base em um estudo do maior registro de gêmeos do mundo, menos de 30% do risco de fratura osteoporótica é hereditário. Os pesquisadores concluíram que "os esforços de prevenção de fraturas em idades mais avançadas devem ser concentrados nos hábitos de vida".[8] Esse resultado é consistente com a enorme variação nas taxas de fratura de quadril em todo o mundo. A incidência de fratura de quadril varia dez, ou mesmo cem vezes, entre os países, o que sugere que a perda óssea excessiva não é uma consequência inevitável do envelhecimento.[9]

A Força-Tarefa de Serviços Preventivos dos Estados Unidos (USPSTF), um painel científico independente que define diretrizes de prevenção clínica com base em evidências, recomenda a triagem de osteoporose (como a densitometria óssea, também chamada de DEX ou DEXA) para todas as mulheres a partir dos 65 anos e potencialmente ainda mais cedo para mulheres na pós-menopausa com risco aumentado, como histórico de fratura de quadril dos pais, tabagismo, consumo excessivo de bebida alcoólica ou baixo peso corporal.[10] O que fazer a partir do diagnóstico da osteoporose? Mais importante, o que fazer para *não ter* um diagnóstico de osteoporose? Antes de explorar os medicamentos oferecidos para tratar a doença, vamos analisar aqueles que podem causá-la.

BLOQUEADORES QUE AJUDAM NA REDUÇÃO DA ACIDEZ GÁSTRICA PODEM SER RUINS PARA OS OSSOS

Os medicamentos "inibidores da bomba de prótons" (IBP), que auxiliam na redução da acidez estomacal, como omeprazol, lansoprazol, esomeprazol, pantoprazol e rabeprazol, estão entre os medicamentos mais populares do mundo, gerando um lucro de bilhões de dólares por ano,[11] mas isso tem um custo. Como mostro em <see.nf/ppi>, dezenas de estudos, analisando um total de mais de 2 milhões de pessoas, averiguaram que as taxas de fratura de quadril são mais altas entre usuários de longo e curto prazo desses medicamentos, não importa a dosagem.[12] Essa classe de fármacos tem sido associada ao aumento do risco de outros possíveis efeitos adversos, como pneumonia,[13,14] infecções intestinais, insuficiência renal,[15,16] câncer de estômago,[17] doenças cardiovasculares,[18] e morte prematura.[19] Além disso, pode ser difícil parar de tomar esses medicamentos, considerando os sintomas de abstinência.[20] E, como aponto no vídeo, o mais curioso é que a maioria das pessoas que toma essas substâncias nem sequer precisa usá-las.[21]

Para lidar com o refluxo gastroesofágico sem recorrer à medicação, as recomendações incluem perder peso,[22] parar de fumar,[23] evitar refeições gordurosas,[24] esperar de duas a três horas para se deitar após as refeições,[25] aumentar o consumo de fibras[26] e manter uma dieta com mais legumes, verduras e frutas.[27]

Um tapinha nos ossos

Há décadas, admite-se que o tabagismo pode ter um efeito importante na saúde óssea, quase dobrando o risco de fratura de quadril ao longo da vida.[28] O hábito também parece prejudicar a cicatrização óssea,[29] de modo que os cirurgiões ponderam se deveriam evitar alguns procedimentos em fumantes, já que suas taxas de complicações na cicatrização de feridas e ossos são muito elevadas.[30] E se o cigarro for trocado por maconha?[31] Abordo isso em <see.nf/joints>. A conclusão é: o uso intenso de maconha parece ser um preditor independente de ossos mais fracos.[32]

QUAL É A EFICÁCIA DOS MEDICAMENTOS PARA OSTEOPOROSE?

A terapia medicamentosa para osteoporose é recomendada para mulheres na pós-menopausa ou para homens de 50 anos ou mais com histórico de fraturas no quadril ou vertebrais, aqueles com "T-scores" do quadril ou coluna ≤ -2,5, ou aqueles que não atingem esse corte, mas têm um risco estimado de 20% ou mais de fratura osteoporótica importante ao longo da década subsequente ou, especificamente, um risco estimado de 3% ou mais de fratura de quadril.[33]

O que é T-score? Trata-se de uma medida da densidade dos ossos do paciente em comparação com aquela de uma mulher branca média de 30 anos. (É sério.) Como tendemos a sofrer perda óssea à medida que envelhecemos, podemos acabar rotulados como tendo osteoporose, mesmo que nossa densidade óssea esteja completamente normal para a faixa etária. No entanto, uma densidade óssea normal não é necessariamente a densidade óssea ideal. Essa é uma das razões pelas quais a Fundação Nacional de Osteoporose estabeleceu diretrizes para o tratamento medicamentoso. Outro motivo talvez seja que essa fundação recebe financiamento substancial das empresas farmacêuticas que lucram literalmente bilhões de dólares com medicamentos para osteoporose.[34] O que diz a ciência? Eu apresento os números em <see.nf/drugefficacy>. Basicamente, pesquisas mostram que a maioria das pessoas não tomaria esses medicamentos para osteoporose se soubesse a verdade,[35] mas a decisão cabe a cada um.

QUAL É O GRAU DE SEGURANÇA DOS MEDICAMENTOS PARA OSTEOPOROSE?

A maioria das pessoas que recebe a prescrição desses medicamentos para de tomá-los em um ano, e não é apenas devido à percepção sobra a falta de eficácia.[36] A osteonecrose da mandíbula e as fraturas atípicas do fêmur são dois efeitos colaterais raros, mas graves. Quando vieram à tona, contribuíram para uma queda de mais de 50% no uso da medicação.[37] Um artigo do *New York Times* que mostra esse declínio começa da seguinte maneira: "Os relatos de que os remédios estão fazendo com que os ossos da mandíbula apodreçam e os da coxa se partam ao meio abalaram tanto os pacientes com osteoporose que eles dizem que preferem se arriscar com a doença."[38] No vídeo <see.nf/drugsafety>, analiso a probabilidade de isso ocorrer e o que pode ser feito para reduzir o risco.

QUAL É O GRAU DE SEGURANÇA E A EFICÁCIA DOS SUPLEMENTOS DE CÁLCIO?

Existem suplementos capazes de ajudar a reduzir o risco de osteoporose? No capítulo "Como preservar os músculos", discuto como a creatina pode beneficiar a saúde muscular em adultos mais velhos, o que poderia se traduzir em menor risco de queda, mas isso não foi comprovado em testes.[39] A maioria dos estudos não mostra benefício algum da creatina para a saúde óssea.[40] E quanto à suplementação de cálcio e vitamina D?

Em apenas pouco mais de uma década, os painéis de especialistas deixaram de sugerir a suplementação generalizada de cálcio para prevenir a osteoporose[41] e passaram a dizer aos pacientes para "não fazer a suplementação",[42] conselho válido para a maioria das pessoas até hoje.[43] Eu detalho o que aconteceu no vídeo <see.nf/calciumsafety>. Em suma, os suplementos de cálcio parecem elevar o risco de ataques cardíacos e AVCs,[44] levando a níveis de cálcio anormalmente altos, rápidos e duradouros no sangue[45] e que aumentam os riscos de formação anormal de coágulos.[46]

Ter um ataque cardíaco ou AVC pode ser devastador, assim como fraturar o quadril. Qual é a eficácia dos suplementos de cálcio na prevenção desse tipo de fratura? Ao que parece, nenhuma.[47] Na realidade, ensaios clínicos randomizados sugerem um risco 64% *maior* de fraturas de quadril com suplementação de cálcio em comparação com o placebo. No meu vídeo <see.nf/calciumeffectiveness>, exploro como chegamos à ideia de que tomar suplementos de cálcio pode ser bom para os ossos. Basicamente, as evidências sugerem que a ingestão de cálcio na dieta não é motivo de preocupação para a maioria das pessoas,[48] dada a capacidade do corpo de absorver mais e excretar menos em caso de ingestão mais baixa.[49] No entanto, não exagere. Caso seu consumo caia para apenas algumas centenas de miligramas por dia, é possível que você sofra perda óssea mais significativa.[50]

A MELHOR DOSAGEM DE VITAMINA D PARA PREVENIR QUEDAS

O excesso de vitamina D também pode ser prejudicial. No vídeo <see.nf/vitamindfalls>, explorei estudos que mostram que megadoses periódicas, como uma dose única de 500.000UI uma vez por ano, podem aumentar o risco de queda em comparação com o placebo.[51] Também se observou um número de quedas maior após a administração de doses de 100.000UI[52] ou 60.000UI uma vez por mês.[53] Um estudo randomizado e duplo-cego, com grupo controle e placebo, de sete doses diferentes de vitamina D, realizado durante um ano, descobriu que mulheres idosas a quem foram administradas doses médias diárias (1.600UI, 2.400UI ou 3.200UI por dia) eram significativamente menos propensas a cair do que aquelas que recebiam doses mais baixas (400UI ou 800UI por dia) ou doses mais altas (4.000UI ou 4.800UI por dia).[54] Além disso, tomar 4.000UI ou 10.000UI por dia durante três anos *diminuiu* a densidade mineral óssea,[55] especialmente em mulheres,[56] então é melhor não exagerar.

O LEITE FAZ MESMO BEM AO CORPO?

Que alimentos podem ajudar nossos ossos? Pensamos logo no leite, mas parece que se trata de uma mera estratégia de marketing vazia. Não houve nenhum estudo randomizado com grupo controle sobre o assunto,[57] mas a maioria das metanálises de consumo de leite e estudos populacionais de fraturas de quadril não mostrou nenhuma proteção geral.[58] Na verdade, o dr. Walter Willett, ex-presidente do departamento de nutrição de Harvard, chegou a sugerir que o leite poderia explicar a alta incidência de fraturas de quadril em países com o maior consumo.[59] Foi esse enigma que inspirou uma equipe de pesquisadores suecos a realizar uma série de estudos envolvendo 100 mil homens e mulheres, acompanhados ao longo de até vinte anos.[60] A equipe descobriu que a ingestão de leite parecia *aumentar* as taxas de fratura óssea e de quadril, bem como encurtar a vida.[61]

Como exploro no vídeo <see.nf/milkbones>, o culpado parece ser a galactose, um subproduto da degradação da lactose, o açúcar do leite. Na verdade, a galactose é usada pelos cientistas para induzir o envelhecimento prematuro em animais usados em experimentos de laboratório. Em um desses estudos, depois da administração de galactose, os "animais com vida encurtada mostraram neurodegeneração, retardo mental e disfunção cognitiva (…) respostas imunes mais baixas e redução da capacidade reprodutiva".[62] Também não é preciso muito: basta o equivalente humano de um a dois copos de leite por dia.[63] Mas os humanos não são animais de laboratório. Sabemos há quase um século, por exemplo, que é possível causar catarata em ratos alimentando-os com muita lactose ou galactose.[64] No entanto, ao verificar se os laticínios têm o mesmo efeito nos humanos, os resultados dos dados epidemiológicos são contraditórios.[65]

Com base no maior estudo realizado até então sobre a relação entre ingestão de leite e mortalidade, que mostrava esses efeitos adversos, pesquisadores de Harvard entraram em cena com três de seus coortes para formar um estudo duas vezes maior, de modo a verificar se as descobertas suecas eram mera obra do acaso. Em 2019, após acompanhar mais de 200 mil homens e mulheres por até três décadas, eles confirmaram as más notícias: aqueles que consumiam mais laticínios viviam significativamente menos.[66] Cada meia porção diária adicional de leite integral estava associada a um risco 9% maior de morte por doenças cardiovasculares, 11% maior de morte por câncer e 11% maior de morte por todas as causas juntas. Veja mais detalhes em <see.nf/milkupdate>.

Organizações altamente influentes, como a Fundação Nacional de Osteoporose, nos Estados Unidos, e a Fundação Internacional de Osteoporose, com sede na Europa, continuam a promover laticínios, medicamentos e suplementos de cálcio. Talvez a objetividade dessas instituições seja comprometida pela influência de seus patrocinadores, que incluem empresas que comercializam (advinha?) laticínios, medicamentos e suplementos.[67] O conflito de interesses é uma preocupação legítima. As revisões mais recentes sobre laticínios e osteoporose na literatura médica em língua inglesa foram escritas por pessoas ligadas à indústria de laticínios.[68] Uma das principais justificativas para a inclusão de laticínios nas recomendações nacionais de nutrição dos Estados Unidos é baseada em supostos benefícios ósseos que não têm respaldo científico.[69]

E se as diretrizes alimentares fossem elaboradas sem influência comercial? Como mencionei, o Canadá recentemente decidiu excluir relatórios provenientes da indústria e se ater à ciência na elaboração de novas diretrizes alimentares. As principais mudanças incluíram uma ênfase inédita na ingestão de alimentos vegetais, aliada à remoção do grupo de alimentos lácteos.[70]

OSSOS E EQUILÍBRIO ÁCIDO/BASE

Durante quase todo o século passado, uma teoria predominante no campo da nutrição era a de que consumir alimentos ácidos, como carne, essencialmente nos colocava em risco de expelir os ossos pela urina.[71] Mas, como descrevo no vídeo <see.nf/acidbone>, aprendemos que a maior parte do cálcio extra excretado na urina após uma refeição rica em proteínas vem do aumento da absorção de cálcio, não da reserva dos ossos.[72] Então, se o corpo não está usando os ossos para contrabalançar o ácido formado a partir da dieta, como faz para neutralizá-lo? Como exploro na página 493, em "Sem base", a resposta pode estar em nossos músculos. (Os rins podem tamponar o ácido com uma base gerada a partir do produto da degradação muscular, a *glutamina*.[73])

Porém, cargas ácidas altas demais podem afetar os ossos. Infelizmente, as fraturas ósseas são um efeito colateral que afeta em quantidade desproporcional as crianças com epilepsia intratável que seguem dietas cetogênicas.[74] Mesmo algumas poucas semanas de uma dieta cetogênica pode ter efeitos negativos sobre os marcadores de remodelação óssea.[75] Essas dietas parecem causar uma taxa constante de perda óssea, segundo medições da coluna vertebral;[76] acredita-se que isso seja causado pelas próprias cetonas, que são ácidas[77] e que podem gerar acidose metabólica leve.[78] Também poderia ser culpa da gordura saturada. Em experimentos em placa de Petri, o ácido palmítico, a gordura saturada predominante, se mostrou tóxica para as células de construção óssea.[79] Em geral, a ingestão de gordura saturada está muito associada ao aumento do risco de fratura de quadril.[80]

À medida que envelhecemos, o pH do sangue cai para a extremidade mais ácida do espectro, talvez em parte devido à diminuição da capacidade dos rins de excretar ácido resultante da idade.[81] Estudos *in vitro* sugerem que essa queda de pH pode levar à ativação das células que corroem o osso, bem como a uma inibição das células de construção óssea.[82] Isso pode explicar por que, quando pesquisadores removeram alimentos alcalinos (frutas, legumes e verduras) da dieta dos indivíduos analisados, um marcador de formação óssea (fosfatase alcalina óssea) apresentou queda significativa, e um marcador de reabsorção óssea (carboxitelopeptídeo de ligação cruzada) disparou; além disso, o contrário aconteceu quando adicionaram seis xícaras de frutas e legumes e verduras à dieta diária dos participantes.[83]

Em indivíduos com 65 anos ou mais, quanto maior o consumo de alimentos formadores de ácido em relação aos alcalinos, maior o risco de fratura de quadril.[84] (Para ver quais alimentos são ácidos e alcalinos, confira a figura na página 494.) Para comprovar a relação de causa e efeito, ao longo de dois anos, foram realizados experimentos randomizados, em duplo-cego, com grupo controle e placebo. Nesses experimentos, três porções adicionadas de frutas, legumes e verduras[85], assim como o equivalente a seis porções, não tiveram efeito, mas o equivalente a nove porções diárias de frutas, legumes e verduras[86] de um composto formador alcalino (citrato de potássio) foi capaz de aumentar o volume e a densidade óssea.[87] Isso mostra que contrabalancear a carga de ácido de uma dieta ocidental típica com ingestão suficiente de frutas, legumes e verduras pode ajudar a prevenir a perda óssea.

PODANDO O ESQUELETO

A inflamação e o estresse oxidativo também podem ser responsáveis pela osteoporose. A ingestão de alimentos pró-inflamatórios[88] e os índices elevados de marcadores inflamatórios no sangue, como a proteína C reativa, estão associados a fraturas osteoporóticas,[89] e mulheres na pós-menopausa com osteoporose tendem a apresentar maiores sinais de dano oxidativo e menos antioxidantes no sangue[90] — duas outras razões por que uma ingestão maior de frutas, legumes e verduras está associada a um menor risco de fratura.[91] A vitamina C é a terceira. O consumo de alimentos ricos em vitamina C está associado a um risco menor de perda óssea, osteoporose e fratura de quadril[92] — 5% menor para cada 50mg de vitamina C por dia, aproximadamente a quantidade presente em uma laranja.[93] Será que existem frutas, legumes e verduras especialmente benéficos?

Depois de introduzir mais de cinquenta alimentos diferentes a ratos, a fruta que melhor preservou os ossos foi a ameixa seca, e o principal legume foi a cebola.[94] E nas pessoas? Revisei as evidências disponíveis em <see.nf/prunes>. O fato é que cinco ou seis ameixas secas por dia podem ajudar a preservar a densidade óssea.[95]

A CEBOLA VALE CADA LÁGRIMA

Que história é essa de cebolas? Revisei os dados pré-clínicos e clínicos em <see.nf/onionstomatoes>. Basicamente, as cebolas podem melhorar um marcador de perda óssea nas pessoas,[96] mas o estudo não durou o suficiente para conferir se isso se traduziu em benefícios tangíveis para os ossos. No entanto, um estudo clínico com outro legume conseguiu surtir efeito.

ACERTANDO O MOLHO

No mesmo vídeo (<see.nf/onionstomatoes>), reviso todos os estudos sobre suco[97] e molho de tomate,[98] bem como a "Dieta Scarborough Fair" (que inclui ameixas secas, cebolas, tomates e ervas que, alegam, oferecem proteção aos ossos, como a salsa, a sálvia, o alecrim e o tomilho, itens da música popularizada por Simon e Garfunkel, que deu nome à dieta).[99] A conclusão é a de que precisamos nos concentrar em encher a barriga de frutas, legumes e verduras de qualquer tipo.

ÁLCOOL, CHÁ E OSSOS

E quanto às bebidas? Uma metanálise sobre o efeito do álcool na osteoporose descobriu que, em comparação com os abstêmios, pessoas que tomavam de um a dois drinques por dia tinham risco 34% maior de desenvolver osteoporose.[100] Ingerir mais do que essa quantidade por dia aumentou o risco, já tão elevado, para 63%, o que parece se traduzir em um aumento no risco de fratura de quadril.[101] Isso pode ser explicado, em parte, pelo efeito negativo do álcool na saúde óssea e pelo risco de queda devido aos prejuízos na coordenação.[102]

Refrigerantes açucarados parecem causar efeitos negativos nos ossos, e pelo mesmo motivo que o sódio:[103] aumentam a perda de cálcio pela urina.[104] No entanto, o culpado não parece ser a cafeína do refrigerante: beber três ou mais xícaras de café por dia está associado ao dobro do risco de fratura do quadril, mas o consumo habitual de chá está associado a um risco *significativamente* menor.[105] Assim, surgiu a esperança de que o chá apresentasse uma relação de causa e efeito com esse risco, ainda mais quando um estudo randomizado constatou melhora nos marcadores de remodelação óssea em mulheres[106] e maior massa óssea real em ratos que consumiam chá.[107] Mas, no Teste do Chá Verde de Minnesota, o maior e mais longo estudo clínico sobre os efeitos do extrato de chá verde em mulheres na pós-menopausa, não foi encontrado nenhum benefício relevante para a densidade óssea mínima.[108]

AS OLEAGINOSAS E OS OSSOS

Pesquisadores do laboratório do dr. David Jenkins, famoso no mundo inteiro, expuseram os osteoclastos humanos, as células que degradam os ossos, a amostras de sangue obtido antes e quatro horas depois do consumo de um punhado de castanhas. Veja mais detalhes em <see.nf/bonenuts>, mas, basicamente, as amêndoas podem ajudar a prevenir a perda óssea, mas não a regenerar ossos.[109] O oposto acontece com as ameixas secas — portanto, uma mistura de ameixas secas e amêndoas pode ser uma boa pedida.

ESTROGÊNIOS *VERSUS* FITOESTROGÊNIOS

Quando o estudo da Iniciativa para a Saúde das Mulheres [WHI, na sigla em inglês] descobriu que mulheres na menopausa que faziam terapia de reposição hormonal apresentavam "taxas mais altas de câncer de mama, doença cardiovascular e danos gerais", alternativas mais seguras começaram a ser procuradas.[110] É verdade que a WHI descobriu que o estrogênio suplementar tem efeitos positivos, como reduzir os sintomas da menopausa, melhorar a saúde óssea e reduzir o risco de fratura de quadril, mas os efeitos negativos incluem aumento do risco de coágulos sanguíneos no coração, no cérebro e nos pulmões, bem como de câncer de mama.[111]

Idealmente, para obter o melhor dos dois mundos, precisaríamos do que é chamado de modulador seletivo do receptor estrogênico — algo com efeitos pró-estrogênicos em tecidos como o ósseo, mas, ao mesmo tempo, com efeitos *anti*estrogênicos em outros tecidos, como o mamário.[112] As empresas farmacêuticas estão tentando fabricá-los, mas os fitoestrogênios da soja — como a genisteína, que é estruturalmente semelhante ao estrogênio —, parecem funcionar como moduladores seletivos naturais do receptor estrogênico. Como algo que se parece com estrogênio poderia ser um agente *anti*estrogênio?

No vídeo <see.nf/phytoestrogens>, explico como a soja pode agir das duas maneiras. Sabemos disso graças à descoberta de dois tipos diferentes de receptores de estrogênio no corpo — com efeitos de fortalecimento ósseo sem o risco de coágulos[113] e de câncer.[114] Uma metanálise de 2020 com mais de sessenta ensaios clínicos randomizados de fitoestrogênios de soja com mulheres na pós-menopausa encontrou densidade mineral óssea significativamente melhorada em comparação com o controle no quadril, na coluna e no punho.[115] Quando testado diretamente, foi até comparável à terapia de reposição hormonal.[116] Em um estudo de dois anos, por exemplo, o leite de soja foi comparado a um creme transdérmico de progesterona e a um grupo controle com placebo. O grupo controle perdeu densidade mineral óssea considerável na coluna ao longo dos dois anos, enquanto o grupo da progesterona teve uma perda expressivamente menor. No entanto, o grupo que bebeu dois copos de leite de soja por dia acabou com uma densidade óssea *maior* do que quando o estudo começou.[117]

O leite de soja também parece ter os benefícios adicionais de reduzir o risco de câncer de mama[118] e de próstata,[119] melhorar a saúde intestinal[120] e diminuir a inflamação[121] e os danos dos radicais livres ao DNA, em comparação com o leite de arroz ou o de vaca.[122] Também pode melhorar a resistência à insulina[123] e ajudar na reabilitação de vítimas de derrame, aumentando a velocidade de caminhada, a resistência ao exercício, a força de preensão manual e a funcionalidade muscular,[124] bem como reduzindo a pressão arterial — isso tudo com mais eficiência do que o leite de vaca.[125] O leite de soja pode inclusive diminuir o colesterol LDL em até 25% após apenas 21 dias.[126] Numa análise nutricional,, o leite de soja é considerado a melhor opção de substituição do leite de vaca na dieta humana.[127]

A preocupação com a massa óssea é motivada pela necessidade de prevenir fraturas. Os produtos lácteos também podem aumentar a densidade óssea,[128] mas isso não significa a diminuição do risco de fratura de quadril.[129] Alimentos à base de soja, no entanto, têm sido consistentemente associados a um risco 20% a 50% menor de fratura em mulheres,[130] mesmo com o consumo de uma única porção de soja por dia — o equivalente a apenas 5g a 7g de proteína de soja (ou 20mg a 30mg de fitoestrogênios,[131] que representam cerca de uma xícara de leite de soja ou, melhor ainda, uma única porção de alimentos que envolvam o grão inteiro da soja, como o tempeh, o edamame ou os próprios grãos maduros).[132] Não temos dados que correlacionem risco de fratura a suplementos de soja, mas, de qualquer maneira, é melhor continuar optando por alimentos integrais, em vez de pílulas ou pós. Ainda mais porque foram encontradas "grandes diferenças" no teor de isoflavonas em testagens de suplementos de isoflavonas de soja, mesmo que todos tivessem informações idênticas nos rótulos.[133]

E OS "ANTINUTRIENTES" DAS LEGUMINOSAS?

Os chamados antinutrientes são compostos vegetais que supostamente reduzem a absorção de nutrientes. Há pouco tempo, entretanto, o próprio conceito de "antinutrientes" foi questionado, e alguns inclusive podem ser até benéficos.[134] Veja mais detalhes em <see.nf/milks>.

Ossos à base de vegetais

Como há estudos mostrando que o aumento do consumo de alimentos de origem vegetal está associado ao aumento da densidade mineral óssea,[135] enquanto o padrão de nutrientes de origem animal está associado a um maior risco de fraturas, seria de se esperar um índice menor de osteoporose entre aqueles que seguem uma dieta vegetariana. Os dados, no entanto, são conflitantes.[136] Em <see.nf/vegbone>, reviso todas as evidências produzidas nos últimos cinquenta anos.

Vegetarianos e veganos tendem a possuir menor densidade mineral óssea em comparação a quem consome carne,[137] porém a maior parte da diferença efetivamente desapareceu quando o tamanho corporal foi levado em consideração. Portanto, não tem tanto a ver com a composição das dietas de vegetarianos e veganos, e sim com o fato de que esses indivíduos costumam ser muito mais magros.[138]

O risco de fratura de quadril diminui à medida que o peso aumenta. A osteoporose acomete quase metade das mulheres abaixo do peso, por exemplo, mas menos de 1% das mulheres obesas. Isso faz todo o sentido.[139] A obesidade força o corpo a fortalecer os ossos para carregar os quilos extras. É por isso que treinos com levantamento de peso são importantes; é um modo de tensionar o esqueleto de maneira constante. E os vegetarianos (sobretudo os veganos) têm taxas tão baixas de obesidade que não surpreende terem menor densidade óssea. Isso significa risco elevado de fratura?

Reviso todos os dados sobre fratura no vídeo <see.nf/vegfractures>, mas, em suma, a resposta é sim[140] — e não apenas porque os veganos tendem a ser mais magros,[141] mas também pelo potencial de terem níveis inadequados de vitamina D e de ingestão de cálcio.[142] Recomendo suplementação diária de 2.000UI de vitamina D para aqueles que têm exposição inadequada ao sol[143] e pelo menos 600mg de cálcio[144] consumido em alimentos vegetais ricos em cálcio — de preferência vegetais folhosos verde-escuros com baixo teor de oxalato, o que inclui todas as folhas, exceto espinafre, acelga e folhas de beterraba. (São alimentos muito saudáveis, porém têm pouquíssimo cálcio.)

EXERCITE-SE CEDO NA VIDA E COM FREQUÊNCIA

Quando se trata da saúde dos ossos, a máxima é: quem não usa, acaba sem. É por isso que os astronautas perdem até 1% de massa óssea *a cada mês* que passam longe do planeta Terra.[145] O corpo não é idiota. Por que desperdiçar energia fortalecendo um esqueleto se o indivíduo está apenas flutuando, sem apoiar nenhum peso nele? A atividade física é considerada uma opção "amplamente acessível, de baixo custo e de fácil adaptação para cuidar da saúde óssea".[146] Ainda assim, alguns exercícios são mais eficazes, como detalho em <see.nf/weightbearing >.

Não é todo alongamento

Atividades de menor impacto, como a ioga, não costumam ser consideradas propícias para a construção óssea,[147] apesar de estudos enganosos[148] sugerirem o contrário. (Mais detalhes em <see.nf/yogabones>.) Na verdade, a ioga pode até resultar em fraturas por compressão vertebral. As posturas mais seguras incluem aquelas com extensão leve da coluna vertebral e alongamento das pernas, como a postura do guerreiro; as poses a serem evitadas incluem as que geram flexão ou extensão extrema da coluna vertebral (como a flexão para a frente ou a postura do camelo), tensão no pescoço (como a postura do arado) ou tensão na parte inferior das costas/quadril (pose do pombo rei de um pé só), que podem causar fraturas mesmo em pessoas com densidade de massa óssea normal ou quase normal.[149]

Com base em uma revisão sistemática envolvendo mais de 9 mil praticantes de ioga, o risco de lesões associadas à prática é menor do que em atividades de maior impacto,[150] como a corrida,[151] com exceção de danos ao menisco, presumivelmente devido a posturas como a posição de lótus.[152] A Hot (Bikram) ioga também tem seus riscos.[153] Em <see.nf/yogarisk> há uma lista de recomendações para se manter em segurança.

A ATITUDE MAIS IMPORTANTE PARA PREVENIR FRATURAS OSTEOPORÓTICAS

A densitometria óssea é parte de uma indústria que movimenta bilhões de dólares;[154] por isso, não é tão surpreendente que ela seja o foco das discussões sobre osteoporose e seus tratamentos. Mas, entre as mulheres de 65 anos ou mais, apenas 15% das fraturas de baixo trauma (ou seja, decorrentes de uma queda da própria altura ou inferior) se devem à osteoporose.[155] Entre os 60 e 80 anos, o risco de fratura de quadril aumenta treze vezes em homens e mulheres, mas o declínio na densidade mineral óssea relacionado à idade contribuiu com um risco apenas duas vezes maior.[156] Portanto, 85% do aumento do risco de fratura de quadril relacionado à idade não tem nada a ver com a densidade óssea.

Até o mais frágil dos quadris pode evitar fraturas — basta não cair. A principal causa de fraturas (incluindo as vertebrais) *são* as quedas.[157] A disparidade entre homens e mulheres nas taxas de fratura de quadril parece se dar não porque os homens têm ossos mais fortes, mas porque as mulheres caem com mais frequência.[158] Médicos que fazem a simples pergunta *"Você tem problemas de equilíbrio?"* podem prever cerca de 40% de todas as fraturas de quadril,[159] o que é um diagnóstico mais eficiente do que uma densitometria.[160] Mesmo um osso osteoporótico fraco é forte o suficiente para sobreviver às atividades normais da vida sem a carga excessiva proveniente do impacto de uma queda ou, no caso da coluna vertebral, de dobrar as costas em vez dos joelhos para auxiliar no levantamento de algum tipo de peso.[161]

A influência determinante das quedas sobre o risco de fratura explica uma série de aparentes paradoxos no que tange à osteoporose. Por exemplo, embora cerca de 70% da massa óssea seja determinada pelos genes,[162] a presença de um caráter hereditário em fraturas de quadril, ao que tudo indica, parece insignificante,[163] uma vez que a propensão à queda tem pouco a ver com herança genética.[164] Isso também explica o baixo valor preditivo da densitometria óssea para fraturas. Adicionar medidas de densidade mineral óssea à pontuação de risco de quadril (que é baseada apenas em dados como idade, sexo, altura, peso, tabagismo e necessidade de bengala ou afins para caminhar), pouco fez para melhorar seu poder preditivo.[165] Um editorial controverso publicado no *Journal of Internal Medicine* intitulado "Osteoporosis: The Emperor Has No Clothes" [Osteoporose: O rei está nu!, em tradução livre] sugeriu que seria, portanto, mais seguro e eficaz se concentrar na prevenção de quedas em vez de na intervenção farmacêutica.[166]

Embora apenas cerca de 5% das quedas resultem em fratura, quedas são muito comuns entre idosos.[167] Em parte por causa da perda de equilíbrio e da fraqueza muscular relacionada à idade,[168] mais de um terço daqueles com 65 anos ou mais caem a cada ano.[169] Após uma fratura de quadril, menos de 50% recuperam a rotina pré-fratura em termos de capacidade de andar e de independência.[170] O que podemos fazer para evitar quedas tão prejudiciais? Atividade física.[171] Segundo dezenas de ensaios clínicos randomizados, o exercício é, disparado, a variável mais fortemente associada à redução na taxa de quedas.[172]

COMO PREVENIR QUEDAS

Com base em 81 estudos randomizados, os indivíduos selecionados para realizar exercício físico reduziram a taxa de queda em 23%, e o número de pessoas que acabaram caindo diminuiu em 15%, em comparação com os grupos controle. Portanto, se mil pessoas com cerca de 75 anos fossem acompanhadas por um ano e 480 delas caíssem um total de 850 vezes sem se exercitar, passar a realizar atividade física resultaria em 72 pessoas a menos caindo e em uma redução de 195 quedas. O *tai chi* parece reduzir as quedas em 19%, exercícios funcionais e de equilíbrio (como sentar-se para então se levantar) podem levar a uma redução de 24%, e a combinação de exercícios (em geral de equilíbrio, funcionais e de treinamento de força) pode reduzir as quedas em 34%.[173]

Uma menor taxa de quedas significa menos fraturas. Uma metanálise recente descobriu que a introdução de atividade física (principalmente de uma combinação de exercícios de resistência voltados para melhorar o equilíbrio e a força muscular dos membros inferiores) reduz as taxas de fraturas quase pela metade.[174] Um estudo de um ano que uniu treinamento de força, *step* e exercícios aeróbicos com saltos que focavam no equilíbrio e na agilidade[175] resultou em 74% menos fraturas ao longo de um período de cinco anos após o término do estudo.[176] Mais de 70% das mulheres no grupo da atividade física não tiveram uma única queda prejudicial durante o intervalo, em comparação com mais da metade das participantes do grupo controle.

Ensaios clínicos de avaliação de cintas protetoras de quadril, feitas com protetores laterais de plástico ou enchimentos de espuma para amortecimento em caso de queda, sofrem com a pouca adesão devido principalmente ao desconforto das cintas, em especial na hora de dormir.[177] Os estudos não constataram utilidade desses protetores na redução das taxas de fratura de quadril entre aqueles que vivem em casa, mas ensaios clínicos conduzidos em casas de repouso e asilos mostram uma pequena redução no risco, traduzindo-se em cerca de onze pessoas a menos a cada mil que sofrem de fraturas de quadril devido ao uso da proteção.[178]

Também podemos tomar medidas de bom senso. Programas de melhoria de qualidade de vida envolvendo iniciativas como a conscientização de pacientes mostraram uma redução de 10% na taxa de quedas.[179] É possível, por exemplo, manter objetos ao alcance para que não seja necessário subir em banquinhos, usar tapetes antiderrapantes na banheira e no box do chuveiro,[180] instalar barras de apoio no banheiro, manter o chão livre de bagunça, não ter tapetes pequenos (ou usar fita dupla-face para evitar que escorreguem) e garantir que todas as escadas tenham corrimãos e iluminação adequada.[181] Também poderíamos evitar caminhadas quando o tempo não está bom e, para aqueles que passeiam com cachorros, considerar a adoção de raças menores ou garantir o treinamento adequado para evitar que puxem a guia.[182]

Fora isso, as principais maneiras de prevenir fraturas podem não ter mudado muito nos últimos trinta anos desde que o clássico artigo intitulado "Strategies for Prevention of Osteoporosis and Hip Fracture" [Estratégias para prevenção de osteoporose e de fratura do quadril, em tradução livre][183] nos incitou a "parar de fumar, ter uma vida ativa e comer bem".[184]

CAPÍTULO 2

Como preservar a função intestinal e da bexiga

Tendo subsistido por mais de 3 mil anos, o antigo Egito foi uma das primeiras grandes civilizações. Na atualidade, muitos subestimam o conhecimento da medicina desse povo, que incluía até subespecialidades. Os faraós, por exemplo, tinham acesso a médicos dedicados ao serviço de "guardiões do movimento intestinal real",[1] título também traduzido dos hieróglifos como *Pastor do ânus*.[2] Que tal um cargo desses no currículo?

Hoje, a importância do movimento intestinal continua soberana. Há quem defenda que os hábitos intestinais sejam considerados sinais vitais de como o corpo está funcionando, junto da frequência cardíaca, da pressão arterial e da frequência respiratória.[3] A frequência ideal, conforme mostrado em <see.nf/bms>, é de provavelmente dois ou três movimentos intestinais por dia. No entanto, o critério mais importante para estabelecer um diagnóstico de constipação não é a frequência,[4] mas, sim, uma avaliação do principal sintoma: o esforço.[5] Idealmente, os movimentos intestinais devem ocorrer sem esforço.

CONSTIPAÇÃO

A constipação é considerada a queixa gastrointestinal mais comum nos Estados Unidos[6] e é motivo por trás de milhões de consultas médicas a cada ano,[7] além de 800 mil atendimentos de emergência.[8] Adultos mais velhos correm maior risco, talvez devido à diminuição da ingestão de fibras alimentares e líquidos, assim como da atividade física.[9] A constipação afeta até 30% dos indivíduos na faixa de 65 anos ou mais, até 50% daqueles com mais de 85 anos,[10] e até dois terços dos que vivem em casas de repouso.[11] Além do esforço no caso de fezes duras e evacuações pouco frequentes, os sintomas de constipação podem incluir desconforto abdominal, dor, inchaço, náusea e sangramento durante a defecação.[12] Embora muitas vezes possa ser benigno, qualquer sinal de sangue relacionado às idas ao banheiro deve sempre ser examinado por um médico. Outros sintomas que servem de alerta incluem mais de 10% de perda de peso não intencional ao longo de três meses, histórico familiar de doença inflamatória intestinal ou câncer colorretal, icterícia, o surgimento de novos sintomas a partir dos 50 anos e tenesmo retal, que é a sensação permanente de evacuar, mesmo com o intestino vazio.

Não faça força

Uma revisão sistemática do impacto da constipação no cotidiano revelou que a diminuição da qualidade de vida era comparável àquela experimentada por pessoas que sofrem de doenças como osteoartrite, artrite reumatoide, alergias crônicas e diabetes.[13] Apesar do peso que isso pode representar na vida cotidiana, pesquisas mostram que muitos adultos norte-americanos que sofrem de constipação crônica nunca discutiram seus sintomas com um profissional de saúde. O tabu parece existir dos dois lados, pois também é raro que os profissionais de saúde prestem atenção suficiente à função intestinal,[14] reconhecida unanimemente como um "grave ponto cego" da profissão médica por um painel de especialistas.[15]

Mesmo as pessoas que não se julgam clinicamente constipadas podem muito bem sofrer desse mal.[16] Em um estudo conduzido em Ohio, por exemplo, um quarto dos indivíduos supostamente saudáveis relataram experimentar esvaziamento incompleto do intestino, e quase metade indicou aumento do esforço ao defecar[17] — tanto que, de fato, mais da metade tinha encontrado sangue no papel higiênico em algum momento do ano anterior.

Não há dúvidas de que o esforço para tentar expelir fezes pequenas e firmes pode causar desconforto, mas, além da dor, fezes firmes podem contribuir para uma série de problemas de saúde. Por exemplo, mais de um em cada cinco americanos sofre de hérnia de hiato,[18] em que parte do estômago se projeta e atravessa o diafragma em direção ao peito. As hérnias de hiato são incomuns entre as populações que comem produtos à base de vegetais, cuja incidência é próxima de uma em cada mil pessoas.[19] Por que uma discrepância tão grande? Quem mantém uma dieta à base de vegetais tende a expelir fezes grandes e macias. Se você se esforçar com frequência para evacuar, com o tempo, o aumento da pressão para expulsar as fezes pode de fato empurrar parte do estômago para cima e para fora do abdômen, o que pode levar o refluxo do ácido em direção à garganta, causando sintomas como azia.[20] Essa mesma pressão, semana após semana, também pode provocar problemas como hemorroidas e varizes,[21] bem como fissuras anais e outras condições dolorosas.[22]

Já apertou uma bolinha anti-estresse? Se sim, você sabe que apertá-la faz com que bolhas semelhantes a balões se projetem para fora. Da mesma forma, a pressão do esforço no vaso sanitário pode causar pequenas bolsas protuberantes saindo da parede do cólon, uma condição conhecida como diverticulose. A pressão abdominal elevada também pode aumentar o fluxo sanguíneo nas veias ao redor do ânus, causando hemorroidas, e até empurrar o fluxo sanguíneo de volta para as pernas, resultando em varizes.[23] Mas uma dieta rica em fibras pode aliviar a pressão — em ambas as direções. Aqueles que seguem uma dieta que rica em vegetais tendem a ter evacuações não forçadas,[24] o que resulta em taxas mais de 25 vezes menores de "doenças provocadas por pressão", como diverticulite, hemorroidas, varizes e hérnias de hiato.[25]

(Uma observação bem pessoal — não diga que não avisei! — Certa vez, quando eu estava no banho, para meu desgosto, detectei um (...) bem (...) um caroço "posterior". Como eu, logo eu, poderia ter uma hemorroida? Sou tão fã de fibras que até dei a um dos meus porquinhos-da-índia o nome de Denis Burkitt, o médico conhecido pelo estudo das fibras! Depois de mais alguns segundos de inspeção, percebi que *seria melhor* ter hemorroida. O caroço tinha pernas. Assim termina a história de como descobri um carrapato enorme e inchado no ânus).

O esforço prolongado também pode causar alterações na frequência cardíaca e redução no fluxo sanguíneo para o coração e cérebro, o que pode resultar em desmaios relacionados à defecação e até, em certas circunstâncias, à morte.[26] Um exemplo: apenas quinze segundos de esforço podem reduzir temporariamente o fluxo sanguíneo para o cérebro em 21%[27] e para o coração em quase 50%, proporcionando, assim, um mecanismo que favorece a embolia pulmonar após tentar usar a comadre no leito.[28] Se você acha que precisa se esforçar muito quando senta em um vaso sanitário, experimente defecar deitado de barriga para cima. Fazer força para baixo em decúbito dorsal, ainda que por alguns segundos, pode elevar a pressão arterial para quase 170 por 110, o que ajuda a explicar a notória frequência de mortes súbitas e inesperadas de pacientes durante o uso da comadre em hospitais.[29]

Quando não recebe tratamento adequado, a constipação também pode levar à impactação fecal, o que pode exigir hospitalização de emergência.[30] Indivíduos mais velhos que enfrentam uma crise de "metade dentro, metade fora"[31] podem tentar fazer uma autodesimpactação — remover as fezes manualmente —, um procedimento que pode ser doloroso, angustiante e potencialmente prejudicial à saúde.[32] O remédio ideal é tentar prevenir a constipação logo de cara.

A melhor posição para defecar e evitar a constipação

E quanto à influência da posição do corpo na hora de evacuar? O agachamento é a posição tradicional em algumas partes da Ásia e da África, já os ocidentais se acostumaram a sentar em vasos sanitários. Quando você se senta ereto, no entanto, o "ângulo anorretal" não fica reto o suficiente. Essa prega no final do reto nos ajuda a não evacuar nas calças. Quando nos sentamos no vaso, as fezes devem fazer uma curva de quase noventa graus, o que acaba com o propósito desse design brilhante do corpo humano.[33] Tentar fazer cocô sentado é como tentar dirigir um carro sem soltar o freio de mão.[34] Confira <see.nf/positioning> para acessar a pesquisa completa, mas, em suma, podemos manipular o ângulo anorretal nos agachando ou inclinando para facilitar a passagem de fezes anormalmente firmes, mas por que não apenas tratar a causa e comer legumes e verduras com fibras suficientes para criar fezes grandes e macias a ponto de defecar sem esforço em qualquer ângulo?[35]

A eficácia do laxante

O desespero para tratar a constipação é perceptível em aparatos médicos que vão desde dispositivos automáticos de massagem abdominal usados como cintas em torno da barriga[36] até cápsulas vibratórias que, engolidas, prometem fazer efeito de dentro para fora.[37] O mais preocupante é que colectomias para constipação crônica estão em ascensão.[38] Complicações de ressecção do cólon ocorrem em cerca de uma em cada quatro operações, e um em cada 250 desses procedimentos resulta em morte.[39] Os tratamentos mais comuns, porém, são remédios vendidos sem necessidade de receita médica, como laxantes, que geram mais de 1 bilhão de dólares em vendas a cada ano.[40]

Apesar de haver mais de uma centena de ensaios clínicos randomizados sobre os mais diversos tratamentos de constipação,[41] ainda não temos evidências de alta qualidade sobre a segurança e eficácia dos laxantes em adultos mais velhos.[42] O docusato de sódio, amolecedor fecal, por exemplo, que é conhecido como Humectol D, não parece aliviar efetivamente a constipação, apesar de ser um dos remédios do tipo mais vendidos sem prescrição médica nos Estados Unidos.[43] Laxantes estimulantes, como os à base da planta *Senna alexandrina Mill* ou o bisacodil (Dulcolax), testados e aprovados para uso durante um período de no máximo quatro semanas, são infelizmente muito adotados pela população no uso a longo prazo, que pode se estender por meses ou mesmo anos.[44] Biópsias feitas em usuários de laxantes estimulantes a longo prazo mostram que os nervos do cólon podem ficar "gravemente danificados".[45]

O laxante sem necessidade de prescrição médica com o melhor registro de segurança[46] e eficácia[47] é provavelmente o polietilenoglicol, vendido como PEG 4000 — e que não deve ser confundido com *etilenoglicol* ou anticongelante, cuja ingestão pode ser fatal.[48]

Os medicamentos para o tratamento da constipação, em sua maioria, são seguros quando usados conforme as instruções da bula, mas sua eficácia deixa muito a desejar.[49] Em uma pesquisa com mais de mil homens e mulheres que sofrem de constipação crônica, a maioria que toma remédios de venda livre relatou pouca ou nenhuma satisfação com o efeito dos que são vendidos para tratar a constipação (62%) ou os sintomas abdominais relacionados à constipação (78%).[50] Tem que haver uma solução melhor.

Movimentos suaves

Existem muitas abordagens para o tratamento da constipação que envolvem mudanças no estilo de vida, como tomar uma bebida quente com o café da manhã para ajudar a iniciar o reflexo gastrocólico,[51] mas a trindade sagrada que os médicos pregam com mais frequência é composta de fibras alimentares, líquido e exercício.[52] Em termos de atividade física, os estudos populacionais não parecem mostrar uma associação conclusiva entre constipação e exercício depois de considerados outros fatores, como o consumo de fibras, mas não se pode ter certeza até colocá-lo à prova.[53]

A inatividade parece desacelerar as coisas. Quando os indivíduos ativos com mais idade se tornaram sedentários, reduzindo as contagens diárias de passos de cerca de 13 mil para 4 mil, eles quase dobraram seu tempo de trânsito colônico em duas semanas.[54] (O tempo que a comida leva para ir da boca ao ânus pode ser medido usando o teste de "cocô azul", feito com corante alimentar, ou apenas comendo beterrabas.)[55] Por outro lado, mesmo a atividade física leve mostrou reduzir os sintomas de distensão abdominal e inchaço. Mas e a constipação?

Até o momento, houve nove ensaios clínicos randomizados em adultos para verificar o benefício dos exercícios para a constipação. Mesmo o exercício aeróbico moderado, como caminhar vinte minutos por dia, mostrou ser capaz de melhorar os sintomas de constipação leve,[56] embora isso não tenha sido testado para a constipação grave.[57] E quanto à orientação para tomar mais líquidos?

Reviso todos os estudos de intervenção sobre o aumento da ingestão de líquidos e constipação em <see.nf/mineralwater>, incluindo os riscos e os benefícios do uso de sais de Epsom (sulfato de magnésio) e minerais introduzidos na direção de baixo para cima através de enemas de fosfato de sódio (vendidos como L-Enema). Concluo que o melhor remédio para a constipação pode ser *tratar a causa*, garantindo a ingestão adequada de fibras, considerada o "padrão ouro" dos tratamentos para constipação.[58]

Uma doença provocada pela deficiência de fibras

Pode-se considerar a constipação como uma doença provocada pela deficiência de nutrientes — no caso, as fibras.[59] Nem mesmo 3% dos norte-americanos atingem a ingestão diária mínima recomendada de fibras, o que significa que a população dos

Estados Unidos não está consumindo legumes e verduras suficientes, a única classe de alimentos em que as fibras são encontradas em abundância.[60] Não é de se admirar que aqueles que têm dietas estritamente à base de legumes e verduras tenham três vezes mais chances de evacuar todos os dias.[61] Se apenas metade da população adulta dos Estados Unidos ingerisse 3g adicionais de fibras por dia (um quarto de xícara de feijão ou uma tigela de aveia), poderíamos economizar bilhões em despesas médicas apenas com constipação. Esse cálculo tem como base uma estimativa de que, em uma escala populacional, um aumento diário de apenas 1g de fibras alimentares levaria à redução de cerca de 2% na prevalência de constipação.[62] É difícil criar um placebo de trigo retalhado, mas é possível provar causa e efeito com experimentos randomizados, duplo-cego, com grupo controle e placebo, usando suplementos de fibras.

Suplementos de fibras

De longe o tratamento mais frequente para a constipação,[63] os suplementos de fibras são recomendados como tratamento de primeira linha por diretrizes norte-americanas, europeias e mundiais.[64] Fibras não fermentáveis solúveis, como o *psyllium* (também conhecido como ispaghula e vendido como Metamucil), são apontadas como a escolha mais apropriada.[65] O *psyllium* retém a água no intestino, aumentando o teor de água e o volume das fezes para facilitar a defecação, mas é por esse exato motivo que é importante tomá-lo conforme as instruções — com ingestão suficiente de líquidos.[66] Caso contrário, o próprio *psyllium* pode causar obstrução intestinal.[67] Confira o video <see.nf/fibersupplements> para obter detalhes sobre a eficácia e os potenciais benefícios auxiliares.

Fibras de alimentos, não de suplementos

A melhor maneira de se obter fibras não é na seção de suplementos, mas, sim, na de verduras, legumes e frutas e, mais ainda, na seção de leguminosas e grãos integrais. Além da regularidade intestinal, a alta ingestão de fibras alimentares está associada a riscos reduzidos de doença cardíaca,[68,69] câncer,[70] obesidade,[71] diabetes,[72] depressão[73] e morte prematura em geral.[74] Cada 7g de ingestão diária de fibras se correlaciona a um risco reduzido de 9% em doenças cardíacas, nosso assassino número um.[75] Então 77g por dia reduziriam nosso risco em 99%? Isso equivale mais ou menos à quantidade de fibras consumida pela população de Uganda,[76] um país onde quase não existem casos de doença cardíaca.[77]

Doenças cardíacas eram tão raras entre aqueles que seguiam dietas tradicionais à base de verduras e legumes em Uganda que foram publicados artigos com títulos como "A Case of Coronary Heart Disease in an African" [Um caso de doença cardíaca coronariana em um africano, em tradução livre].[78] Após 26 anos de prática na África Oriental, os médicos por fim registraram o primeiro caso de doença cardíaca coronariana. (O paciente era um juiz que consumia uma "dieta parcialmente ocidentalizada", na qual alimentos sem fibras, como carne, laticínios e ovos, substituíam alguns dos alimentos vegetais da dieta tradicional.) É lógico que, após os hábitos alimentares terem sido ocidentalizados em todo o continente, a doença cardiovascular passou a ser a doença não transmissível que mais mata lá também. Antes quase inexistente, agora é uma epidemia.[79]

A raridade inicial de doenças ocidentais típicas em regiões rurais da África subsaariana levou à *hipótese da fibra alimentar*, que sugeriu que as dietas centradas em alimentos de origem vegetal oferecem grande proteção contra doenças crônicas por conta do alto teor de fibras.[80] Como era de se esperar, surgiu um mercado multibilionário de suplementos de fibras.[81] No entanto, há um problema: eles não funcionam.[82]

Os suplementos de fibras podem ser úteis para a constipação, mas não parecem proporcionar nenhum dos benefícios no tratamento de doenças crônicas. De fato, estudos que associam menor risco de doença e morte com alta ingestão de fibras referem-se exclusivamente a fibras de *alimentos*, não de compostos isolados de fibras ou suplementos.[83] Possivelmente porque a fibra é um marcador de ingestão de alimentos de origem vegetal saudáveis e integrais, ou por causa de seu papel como "contrabandista".[84]

O principal papel da fibra alimentar talvez seja o de encapsular nutrientes para entregá-los ao nosso microbioma intestinal. A fibra é o tijolo que constrói as paredes celulares das plantas, que atuam como barreiras físicas que não podem ser digeridas. Portanto, quando comemos alimentos vegetais estruturalmente intactos, parte dos nutrientes permanece presa. Por mais que você mastigue, não vai conseguir impedir que alguns nutrientes, como o amido, permaneça completamente envolto por fibras, proporcionando sustento às bactérias boas no nosso organismo. A boa flora intestinal, então, consome não apenas as fibras, mas também todo o alimento ao seu redor. Só que suplementos de fibra, como o *psyllium*, não trazem benefício algum para as bactérias intestinais e nem sequer são fermentáveis, então provavelmente não iremos usufruir de todos os benefícios complementares que as dietas ricas em fibras podem proporcionar ao microbioma.[85]

Linhaça e centeio

Farinha de sementes de linhaça é uma excelente fonte de fibra integral.[86] Por doze semanas, diabéticos constipados foram designados por um estudo randomizado a consumir diariamente biscoitos contendo cerca de uma colher de chá de farinha de semente de linhaça — ou biscoitos placebo sem linhaça, no caso do grupo controle. A linhaça não apenas melhorou os sintomas de constipação, como dor ao evacuar, esforço e fezes duras, mas, em comparação com o placebo, seu consumo resultou em uma perda de peso de cerca de 3,6kg, 25 pontos mais baixos nos níveis de açúcar no sangue em jejum, uma surpreendente HbA1c 1,8% mais baixa e um colesterol LDL dezessete pontos mais baixo.[87] Para um teste completo entre linhaça e *psyllium*, outro grupo de biscoitos contendo 10g de *psyllium* foi adicionado. A linhaça ainda venceu, superando o *psyllium* no alívio da constipação, perda de peso, açúcar no sangue e colesterol.[88] (E a linhaça pode ser cerca de quatro vezes mais barata do que o *psyllium* genérico.) As sementes de linhaça também foram comparadas diretamente com a lactulose laxante, aumentando a frequência de evacuações de duas vezes por semana para sete, em oposição a seis vezes por semana para a lactulose.[89]

O pão de centeio, rico em fibras (cerca de 5g por fatia), também foi testado, e os participantes do estudo consumiram oito fatias por dia. Em comparação com o pão branco, que contém apenas 1g por fatia, o centeio rico em fibras "claramente aliviou a constipação", aumentando a frequência de movimentos intestinais, o conforto, a maciez das fezes e o tempo de trânsito intestinal. No entanto, o grupo do centeio experimentou aumento da flatulência e do inchaço, em especial na primeira semana. Mas, à medida que a flora intestinal se adaptou e que se estabeleceu um equilíbrio de bactérias produtoras e utilizadoras de gás, esses sintomas diminuíram.[90] (Mudando um pouco de assunto, aqui está uma vantagem da idade: com base em uma pesquisa com 16 mil americanos, indivíduos mais velhos tendem a ter menos flatulência que os mais jovens.)[91]

Ameixa seca e manga

Décadas atrás, foi publicado um artigo na revista *Geriatric Nursing* intitulado "A Special Recipe to Banish Constipation" [Uma receita especial para acabar com a constipação, em tradução livre], trazendo documentação anedótica da eficácia de 28g diários de uma mistura específica. A receita levava duas xícaras de purê de maçã, duas xícaras de farelo de trigo não processado e uma xícara de 100% de suco de ameixa seca, tudo isso distribuído em copinhos de remédio para residentes de casas de repouso.[92] Esse regime pode custar apenas cerca de metade do *psyllium* (a mistura é calculada em 77 dólares por ano, em comparação a 147 dólares para o *psyllium*).[93] Mas o quanto a ciência sabe sobre as ameixas secas?

Reviso as evidências em <see.nf/prune>. Resumindo: dez ameixas secas por dia ganharam do *psyllium* em um teste direto em termos de frequência e consistência das fezes, aumentando a regularidade de dois movimentos intestinais por semana para quatro no grupo de ameixas, *versus* três no grupo do Metamucil.[94] (Para contextualizar, aqueles que seguem dietas à base de vegetais têm em média cerca de onze movimentos intestinais por semana.)[95] Fazendo a ressalva de que o estudo foi financiado pelo California Dried Plum Board (o conselho californiano da ameixa seca), os pesquisadores propuseram que as ameixas secas devam ser "consideradas como uma terapia de primeira linha para a constipação crônica".[96]

Os figos não funcionaram,[97] mas um estudo financiado pelo Mango Board (o conselho da manga) descobriu que as mangas frescas também podiam se sair melhor que o *psyllium*. Homens e mulheres com constipação crônica foram designados por estudos randomizados a comer uma manga por dia, ou a quantidade equivalente de fibra adicionada na forma de *psyllium* (uma colher de chá diária). Após um mês, não só as mangas funcionaram melhor em termos de alívio da constipação, mas a fruta teve um efeito anti-inflamatório significativo, diminuindo os níveis de IL-6 no sangue em mais de 20%.[98] Presumiu-se que isso se devesse ao efeito prebiótico da polpa de manga, considerando os estudos da microbioma de ratos,[99] por sua vez confirmado em humanos em 2020, quando o consumo de uma manga por dia durante oito semanas aumentou significativamente a abundância de *Lactobacillus*, as bactérias boas no intestino.[100]

CÂNCER COLORRETAL

O câncer colorretal (cólon e reto) é responsável por 50 mil mortes ao ano nos Estados Unidos, e é um dos cânceres de diagnóstico mais comum. Ao longo da vida, um indivíduo tem cerca de uma chance em vinte de desenvolver essa doença.[101] Por sorte, é um dos cânceres mais tratáveis, se diagnosticado cedo o suficiente, e o exame de rotina permite detectá-lo e removê-lo antes que se espalhe. Só nos Estados Unidos, há mais de um milhão de sobreviventes de câncer colorretal e, para aqueles que são diagnosticados antes que o câncer se espalhe para além do cólon, a taxa de sobrevivência de cinco anos é de cerca de 90%.[102] No estágio inicial, no entanto, o câncer colorretal raramente provoca sintomas. Se não for identificado antes de atingir um estado mais avançado, o tratamento é menos eficaz e mais difícil. Em *Comer para não morrer*, recomendo exames para câncer colorretal a partir dos 50 anos,[103] mas os 45 podem ser os novos 50.

Em 2018, a Sociedade Americana do Câncer tornou-se a primeira grande organização a sugerir que indivíduos com risco médio de câncer colorretal começassem a realizar exames a partir dos 45 anos, em vez de 50.[104] O Colégio Americano de Médicos, no entanto, sugere que o exame seja realizado a partir dos 50 anos, enquanto a Força-Tarefa de Serviços Preventivos dos Estados Unidos (USPSTF), a mais respeitada organização de diretrizes do país, já mencionada neste livro, debateu os prós e contras. Dado o recente aumento de tumores em estágio avançado entre aqueles na faixa dos 40 anos,[105] a USPSTF concordou, em 2021, que a idade inicial para o rastreamento do câncer colorretal deveria passar a ser os 45 anos.[106]

O câncer colorretal de "início precoce", definido como aquele diagnosticado antes dos 50 anos, ainda representa apenas cerca de 10% dos casos, mas esse número aumentou 50% desde meados da década de 1990.[107] A taxa de incidência atual entre indivíduos de 45 anos é comparável àquela que atingia pessoas de 50 anos na década de 1990, o que levou às recomendações originais de passar a fazer exames nessa idade.[108] A elevação na taxa de incidência foi atribuída em parte à crescente prevalência de obesidade,[109] embora o aumento do uso excessivo de antibióticos em crianças também possa ter influenciado.[110] Homens afro-americanos têm um risco maior,[111] como ilustrado pela trágica morte do ator Chadwick Boseman, vítima de câncer colorretal aos 43 anos. Em comparação com os brancos, os negros dos Estados Unidos têm risco 40% maior de morrer de câncer colorretal,[112] mas, na pesquisa, a maioria pensou, erroneamente, que tinha menos risco de desenvolver a doença.[113] O Colégio Americano de Médicos recomendou que os afro-americanos começassem a realizar os exames aos 40 anos.[114]

Colonoscopias em xeque

De acordo com a USPSTF, há seis estratégias aceitáveis de triagem de câncer de cólon. A partir dos 45 anos, todos devem passar por um dos seguintes procedimentos: uma colonoscopia a cada dez anos; teste anual para sangue oculto nas fezes; ter as fezes testadas para marcadores de DNA a cada três anos (por exemplo, com o teste Cologuard nos Estados Unidos); uma colonoscopia "virtual" usando raios X de tomografia computadorizada; ou uma sigmoidoscopia flexível a cada cinco ou dez anos com teste anual de marcadores de DNA.[115]

Por que quase todos os médicos dos Estados Unidos recomendam colonoscopia[116] se o teste de fezes não invasivo parece ser o método de triagem preferido em quase todo o resto do mundo?[117] Talvez porque os médicos do resto do mundo em geral não são pagos por procedimento.[118] Como retratou um gastroenterologista do país: "A colonoscopia... é a galinha dos ovos de ouro."[119] Veja minha extensa cobertura dos riscos *versus* benefícios da colonoscopia em *Comer para não morrer* para ajudar na sua decisão. No fim das contas, o melhor método de triagem é aquele que você de fato vai adotar.[120]

Prevenção do câncer colorretal

Ironicamente, uma desvantagem de fazer exames é o que tem sido chamado de "efeito do certificado de saúde": quem recebe boas notícias acha que ganhou um selo de "saudável", e acaba menos motivado a adotar estilos de vida realmente saudáveis.[121] De fato, aqueles selecionados em estudos randomizados para o rastreamento de câncer colorretal acabaram diminuindo a ingestão de frutas, legumes e verduras,[122] o que poderia minar o efeito benéfico do rastreamento.[123] A resposta para isso pode ser incluir orientações a respeito de hábitos e estilo de vida como parte da fase de exames.[124]

Embora exames regulares para detectar câncer colorretal certamente sejam uma boa ideia, prevenir o câncer é ainda melhor. A quantidade de casos de câncer colorretal que podem ser prevenidos por colonoscopias e sigmoidoscopias foi estimada em cerca de 30%,[125] mas até 71% dos casos parecem evitáveis por meio de um portfólio simples de mudanças na dieta e no estilo de vida, como diminuir o consumo de carne.[126] Para se concentrar nos elementos de estilo de vida mais importantes, os pesquisadores analisaram onde as taxas de câncer de cólon são mais baixas.

Enquanto o câncer de cólon continua sendo a segunda maior causa de morte por câncer nos Estados Unidos, a África rural tem uma incidência dez vezes menor. Estudos com migrantes mostram que as diferenças nas taxas globais não são genéticas, uma vez que basta que se passe uma única geração para que os imigrantes estejam sujeitos às taxas de câncer de cólon de seu novo país. As mudanças na dieta são consideradas as causas mais prováveis, mas há diversos tipos de mudanças na transferência de uma cultura para outra — de taxas de tabagismo a diferentes níveis de exposição a produtos químicos, infecções e antibióticos.[127] Não dá para saber se é a dieta até colocá-la à prova.

Assista ao vídeo <see.nf/switchdiets> para descobrir o que aconteceu dentro do cólon dos afro-americanos que mudaram para uma dieta tradicional de alto teor de fibras de estilo africano e dos africanos nativos que receberam a dieta norte-americana padrão.[128] Em suma, como disse o coordenador da pesquisa, "para mudar seu risco de câncer, basta mudar sua dieta!"[129]

A partir de estudos com mais de 3 milhões de indivíduos, notamos que as dietas à base de vegetais estão associadas a taxas significativamente mais baixas de tumores do trato digestivo, incluindo câncer de cólon e reto.[130] Dado o "impacto incrivelmente positivo" que uma dieta centrada em alimentos vegetais integrais pode ter sobre o risco de câncer, um analista concluiu: "Embora não seja realista esperar mudanças rápidas e profundas no estilo de vida da população como um todo, é gratificante ter conselhos sólidos e eficazes para oferecer àqueles dispostos a tomar as medidas necessárias para ter uma vida mais longa e saudável."[131]

INCONTINÊNCIA URINÁRIA

Cobrimos os prós e contras de preservar a função intestinal. E quanto à bexiga? A incontinência urinária é definida como qualquer vazamento de urina involuntário.[132] Existem dois tipos: incontinência de urgência, que é a perda involuntária de urina associada a um desejo forte e súbito de urinar, e incontinência de esforço, que é quando atividades como espirrar desencadeiam acidentes.[133] As mulheres são afetadas de duas a três vezes mais do que os homens, sobretudo conforme envelhecem,[134] já que o número de fibras musculares voluntárias no esfíncter uretral feminino diminui com o avançar da idade.[135] Isso se soma ao declínio na capacidade dos rins envelhecidos de concentrar a urina e à redução na capacidade da bexiga, que também pode se tornar mais irritável e menos propensa a se esvaziar por completo. Tudo isso pode se complicar quando o indivíduo demora a se dar conta de que a bexiga já está cheia.[136]

Cerca de um terço dos indivíduos entrevistados nos Estados Unidos acredita que a incontinência é uma parte inevitável do envelhecimento. Isso é um mito, mas esse problema com certeza se torna *mais comum* à medida que envelhecemos.[137] Depois dos 70 anos, 40% das mulheres podem ser afetadas,[138] e depois dos 80, esse número pode subir para 55%.[139] Em qualquer idade, a incontinência urinária está associada à piora na qualidade de vida.[140] O que podemos fazer para preveni-la e tratá-la?

Comer para conter

Uma das razões para a tendência das mulheres de serem mais afetadas do que os homens diz respeito ao histórico de parto. Em comparação com a cesariana, o parto natural pode triplicar a prevalência futura de incontinência urinária,[141] um fenômeno atribuído ao alongamento dos músculos e nervos durante o processo de nascimento do bebê.[142] Isso ocorre sobretudo quando se tem filhos em idades mais avançadas.[143]

As mulheres obesas têm três vezes mais chances de desenvolver incontinência grave em comparação com mulheres de peso saudável.[144] Isso pode ser consequência do aumento da pressão intra-abdominal sobre a bexiga.[145] Além dos dados de observação, estudos de intervenção mostram que mesmo uma perda de peso modesta pode ajudar.[146] Por exemplo, o estudo randomizado Programa de Redução da Incontinência por Dieta e Execício (PRIDE) selecionou centenas de mulheres com sobrepeso e obesidade para um programa de perda de peso, e outras para um grupo controle que apenas assistiu a sessões educativas sobre saúde. As do primeiro grupo perderam uma média de 6,36kg a mais do que o grupo controle e tiveram um número significativamente menor de episódios de incontinência. Ao final de seis meses, houve redução de mais da metade das taxas de incontinência em 61% das mulheres no grupo de perda de peso, em comparação com apenas 34% no grupo controle.[147]

Com ou sem incontinência, a síndrome da bexiga hiperativa é definida como urgência urinária, muitas vezes acompanhada de aumento da frequência urinária. Mais de uma em cada três mulheres passam por ao menos um episódio de bexiga hiperativa durante a vida, com uma prevalência crescente com o avanço da idade.[148] No entanto, um estudo randomizado, duplo-cego, com grupo controle e placebo, mostrou que o alívio pode estar a uma distância de apenas 0,5g de cranberry seco em pó. Os medicamentos com efeito relaxante sobre os músculos da bexiga, como a tolterodina (Detrusitol), são uma indústria multibilionária,[149] mas só reduzem a média mensal de micções em 16, cerca de um xixi a menos a cada dois dias.[150] No entanto, menos de um quarto de colher de chá de cranberry em pó funcionou quase quatro vezes mais, resultando em praticamente duas idas a menos ao banheiro por dia. E isso sem sofrer os efeitos colaterais do medicamento, que podem incluir boca seca, constipação, sedação, função cognitiva prejudicada, batimentos cardíacos acelerados, retenção urinária e distúrbios visuais, o que leva quase dois terços dos usuários a interromperem o uso.[151]

Na mídia em geral, pacientes são aconselhados a reduzirem o consumo de "irritantes da bexiga", como alimentos picantes, salgados e ácidos. Não parece haver nenhuma evidência científica publicada que dê respaldo a essa recomendação, mas o lado bom de propor ajustes simples e seguros na dieta é que não há mal nenhum em experimentá-los e ver se o indivíduo se sente melhor.[152] Os únicos dois componentes da alimentação comprovadamente associados à incontinência causada por estresse em um estudo longitudinal com mais de 5 mil mulheres foram a gordura saturada e o colesterol,[153] embora possam ser apenas indicadores de que a real causa são as dietas e/ou estilos de vida não saudáveis. Não parece haver associação entre a ingestão de fitoestrogênios (como a soja ou a linhaça) e os sintomas urinários.[154] E quanto a reduzir o consumo de café?

As diretrizes dos Estados Unidos[155] e da Europa[156] sugerem a redução da ingestão de cafeína. Isso faz sentido. A cafeína é um diurético leve, ainda mais nas doses encontradas em mais de duas ou três xícaras de café, embora consumidores diários possam se habituar ao efeito.[157] Porém, foi surpreendente o fato de que uma metanálise de estudos de observação não descobriu nenhuma ligação entre incontinência urinária e ingestão de café, ou cafeína no geral.[158] Dois dos quatro estudos de intervenção de redução de cafeína encontraram diminuição na frequência urinária (e os outros dois não encontraram efeitos notáveis), mas apenas dois de sete desses estudos que mediam episódios de incontinência encontraram um benefício significativo. Novamente, porém, não custa nada tentar...

A restrição de líquidos costuma ser contraproducente, pois a urina mais concentrada tem mais chances de irritar o revestimento interno da bexiga e, paradoxalmente, piorar os sintomas de frequência e urgência.[159] No entanto, eu sugeriria tentar cortar bebidas dietéticas. Uma comparação direta descobriu que a Coca Zero aumentou a frequência e urgência urinária mais do que a Coca-Cola normal. Os pesquisadores culparam os adoçantes artificiais baseando-se em estudos *in vitro* em bexigas de ratos que mostraram aumento da contração muscular.[160]

Sem saída

Os medicamentos que inibem a contração do músculo da bexiga podem ser prescritos para a incontinência de urgência.[161] A taxa média de cura é de quase 50%, mas todos apresentam a lista de efeitos colaterais comuns que descrevi acima.[162] Isso pode ajudar a explicar por que apenas 14% a 35% das pessoas que recebem prescrições para esses medicamentos mantêm o uso um ano depois.[163] Não há remédios aprovados pela FDA para a incontinência de esforço,[164] mas as intervenções cirúrgicas têm taxa de cura superior a 80%.[165]

Surpreendentemente, há evidências consideráveis de que a terapia sistêmica (oral) com estrogênio pode de fato piorar a incontinência.[166] Por exemplo, no estudo da Iniciativa para a Saúde das Mulheres, mulheres sem incontinência urinária que receberam estrogênio tinham cerca de duas vezes mais chances de desenvolver incontinência de esforço no primeiro ano, em comparação com o placebo.[167] Entretanto, o estrogênio tópico (vaginal) parece ajudar a reduzir um ou dois acidentes por dia.[168] No entanto, o tratamento de primeira linha para a incontinência urinária não é farmacológico e nem cirúrgico:[169] em um teste direto, exercícios de assoalho pélvico (exercícios de Kegel) funcionaram cinco vezes melhor do que os estrogênios locais.

Em 1948, o dr. Arnold H. Kegel publicou um artigo descrevendo uma terapia bem-sucedida para incontinência urinária que envolvia exercitar a rede de músculos que se estende desde o osso púbico na frente, passando por baixo até a área ao redor do cóccix, nas costas.[170] A fim de encontrar os músculos certos, pare de urinar no meio do fluxo. A Mayo Clinic sugere que você se imagine sentada em uma bola de gude e fique tentando levantá-la com os músculos vaginais.[171] Recomenda-se contrações mantidas por dez segundos, seguidas por pelo menos dez segundos de relaxamento, de trinta a cem vezes por dia durante pelo menos um mês para começar a ver resultados.[172] Uma motivação extra para manter o hábito: o feliz efeito colateral da musculatura pélvica tonificada é ter orgasmos melhores e maior satisfação sexual.[173]

Quando os músculos pélvicos estão em forma, é possível usar a técnica de "congelar e espremer" para suprimir a necessidade de urinar ao espirrar ou quando ocorre a urgência.[174] Para a incontinência de urgência, isso pode ser combinado com o treinamento da bexiga, que consiste em fazer xixi a cada intervalo de uma hora durante o período desperto, estendendo meia hora por semana até ser capaz de esperar duas horas e meia a três horas entre cada pausa para ir ao banheiro.[175] Uma metanálise de 31 estudos, envolvendo mais de 1.800 mulheres com incontinência urinária em catorze países, descobriu que aquelas que foram selecionadas para o treinamento do músculo do assoalho pélvico (exercícios de Kegel) tinham, em média, cinco vezes mais chances de cura (o que aumentava para oito vezes no caso de mulheres que sofrem de incontinência de esforço) se comparadas ao grupo controle.[176]

Um pouco de alongamento

A atividade física tem sido associada a um risco menor de incontinência urinária, mas os únicos estudos de intervenção para exercícios não exclusivos do assoalho pélvico são os de ioga.[177] Para mais detalhes, confira <see.nf/yogatrials>, mas, basicamente, em comparação com um grupo rigoroso de controle de tempo e atenção envolvendo alongamento muscular inespecífico e exercícios de fortalecimento, quem participou do estudo randomizado no grupo da prática de ioga viu um benefício significativo para a incontinência de esforço, mas não para a incontinência de urgência.[178]

AUMENTO DA PRÓSTATA

Os sintomas urinários em homens mais velhos são causados com mais frequência por uma glândula prostática aumentada, condição conhecida como hiperplasia prostática benigna, ou HPB. Essa condição afeta milhões de homens nos Estados Unidos[179] — até metade dos que estão na faixa dos 50 anos e 80% dos na faixa dos 80 anos,[180] sendo uma das doenças mais comuns entre homens nas populações ocidentais.[181] A próstata masculina fica ao redor da saída da bexiga; por isso, pode obstruir o fluxo normal de urina se ficar grande demais. Essa obstrução pode causar um fluxo de urina fraco ou irregular e esvaziamento inadequado da bexiga, exigindo idas frequentes ao banheiro. Além disso, a urina estagnada retida na bexiga pode se tornar um terreno fértil para infecções.

Abordagens farmacêuticas e cirúrgicas

Infelizmente, o problema parece piorar à medida que a glândula cresce. Milhões de homens norte-americanos foram submetidos a cirurgia de HPB, e bilhões foram gastos em medicamentos e suplementos.[182] Os tratamentos médicos atuais, como a finasterida (Proscar), são clinicamente efetivos, mas sua eficácia é comprometida pelos efeitos adversos e baixas taxas de adesão.[183] Os efeitos colaterais incluem disfunção sexual, câncer de próstata de alto grau e depressão. Não é de se admirar que os homens não gostem de tomar esse remédio![184] Um estudo com mais de um milhão de estadunidenses relatou que apenas 29% continuam aderindo ao tratamento após um ano.[185]

As disfunções sexuais ligadas à finasterida incluem impotência, diminuição da libido, distúrbios ejaculatórios e ginecomastia (aumento dos seios masculinos).[186] Em 2021, documentos internos da Merck, empresa farmacêutica que produz o Proscar, vieram a público graças à ação judicial da agência de notícias *Reuters*. Acontece que, já em 2009, a Merck sabia que seu medicamento parecia causar disfunção erétil persistente (mesmo após a interrupção do uso), mas a "Equipe de Segurança de Gestão de Risco" da empresa decidiu omitir as informações.[187]

O próximo na lista é o tratamento padrão-ouro para HPB: a cirurgia.[188] Os procedimentos envolvem diversas técnicas do tipo Roto-Rooter com siglas que soam inocentes, como TUMT, TUNA e TURP. O *T* significa *transuretral*, ou seja, um instrumento chamado ressectoscópio passa por dentro do pênis em direção ascendente. TUMT é "termoterapia transuretral por micro-ondas", que consiste na inserção no pênis de um instrumento que remete a uma antena para aplicar calor com micro-ondas, removendo parte do tecido.[189] TUNA significa "ablação por agulha de radiofrequência", que envolve queimar uma coluna do pênis com um par de agulhas aquecidas. E olha que essas são as chamadas técnicas *minimamente* invasivas.[190] No procedimento padrão-ouro, o TURP — ou "ressecção transuretral da próstata" —, os cirurgiões usam uma malha de fios para remover a glândula. Os efeitos colaterais incluem "desconforto pós-operatório".[191]

Tem de haver uma solução melhor.

HPB não é inevitável

Hoje em dia, os médicos em geral podem presumir que a HPB é apenas uma consequência inevitável do envelhecimento, tendo em vista que é uma doença muito comum, mas nem sempre foi assim. Nas décadas de 1920 e 1930, na China, por exemplo, uma faculdade de medicina de Pequim registrou a HPB não em 80% dos pacientes do sexo masculino, mas em apenas cerca de oitenta *casos individuais* ao longo de *quinze anos*. Essa rara ocorrência histórica da HPB e do câncer de próstata na China e no Japão tem sido atribuída às dietas à base de vegetais tradicionais de ambos os países.[192] Estudos recentes com homens tsimane, agricultores de subsistência bolivianos cujas dietas giram em torno de alimentos básicos ricos em amido, como banana-da-terra,[193] descobriram que casos avançados de HPB eram quase inexistentes, confirmando sua evitabilidade.[194]

Estudos populacionais sugerem que a baixa ingestão de proteína animal e a alta ingestão de frutas, verduras e legumes podem ser protetoras.[195] Em comparação com os homens que comem carne menos de uma vez por semana, aqueles que a consumiam diariamente tinham mais do que o dobro das chances de sofrer de sintomas de HPB.[196] Em um estudo mais detalhado, pesquisadores descobriram que frango e ovos parecem ser os piores, juntamente a grãos refinados, mas nenhuma associação foi encontrada entre a doença e o consumo de carne vermelha ou laticínios.[197] De todos os alimentos vegetais, cebola e alho têm sido associados a um risco substancialmente menor de HPB.[198] Em geral, legumes e verduras cozidos podem funcionar melhor do que os crus, e leguminosas (feijões, ervilha seca, lentilhas e grão-de-bico) também foram associados a um risco mais baixo.[199] Homens que mantêm consumo diário das isoflavonas encontradas em uma única xícara de soja[200] também apresentavam um risco menor.[201] A proteína vegetal texturizada, conhecida como PVT, é um produto de soja frequentemente usado em caldos vegetarianos e molhos de macarrão. Embora prefira alimentos de soja menos processados, eu recomendaria este tipo de PVT em vez da *vaporização da próstata com laser* (os dois possuem o mesmo acrônimo em inglês, TVP), usada na urologia.[202]

Plante sua próstata

Em *Comer para não morrer*, detalhei uma série de experimentos realizados por Ornish e colegas que pingaram o sangue de indivíduos antes e depois de uma dieta baseada em vegetais em células cancerígenas que cresciam em uma placa de Petri. O sangue de homens que mantinham a dieta norte-americana padrão diminuiu a taxa de crescimento das células de câncer de próstata em 9%. Mas, em homens que seguiram uma dieta à base de vegetais por um ano, seu sangue pôde suprimir o crescimento de células cancerígenas em 70% — um cardápio que tem como carro-chefe os vegetais, em vez da carne, apresenta quase oito vezes o poder de combate ao câncer.[203] (Estudos semelhantes descobriram que mulheres que seguem dietas à base de vegetais parecem fortalecer drasticamente suas defesas contra o câncer de mama em apenas duas semanas.)[204] E se o mesmo estudo fosse realizado no tipo de célula normal da próstata que cresce para obstruir o fluxo de urina?

Em apenas duas semanas, o sangue de homens que consumiam dietas vegetarianas adquiriu a capacidade de suprimir o crescimento anormal de células da próstata não cancerosas. Além disso, o efeito não pareceu se dissipar com o tempo. A longo prazo, o sangue de quem ingere vegetais teve o mesmo efeito benéfico por até 28 anos consecutivos. Portanto, parece que, enquanto mantivermos uma alimentação saudável, as taxas de crescimento das células da próstata diminuirão — e permanecerão baixas.[205] Mas há algumas plantas com potencial especialmente benéfico para a próstata.

Saw Palmetto e um suplemento que realmente funciona

O fruto de saw palmetto é "indiscutivelmente" o suplemento de ervas mais comum usado para HPB,[206] mas não funciona.[207] Já um suplemento que pode de fato ajudar a prevenir[208] e tratar[209] HPB é a vitamina D. Veja detalhes sobre os dois no vídeo <see.nf/saw>.

Escolha a semente

As sementes de linhaça podem ser usadas para tratar a HPB. Homens que receberam o equivalente diário a cerca de três colheres de sopa de linhaça experimentaram alívio comparável ao obtido com medicamentos bastante prescritos, como a tansulosina ou finasterida,[210] mas sem os efeitos colaterais. Sementes de abóbora também funcionam,[211] conforme detalhado em <see.nf/seeds>, levando o equivalente europeu da FDA a concluir que podem ser usadas para o "alívio dos sintomas do trato urinário inferior relacionados ao aumento da próstata após um médico excluir a possibilidade de doenças mais graves".[212]

De madrugada

Um dos sintomas mais problemáticos da HPB é a noctúria, que gera a necessidade de se levantar no meio da noite para fazer xixi.[213] A solução do senso comum poderia ser tentar beber menos líquido antes de dormir, mas, incrivelmente, não há associação evidente entre a ingestão de líquidos e a noctúria.[214] Um estudo com cerca de 150 homens de fato encontrou uma correlação entre a frequência de noctúria e a ingestão noturna de água, bem como a quantidade de água ingerida nas quatro horas antes de dormir,[215] mas outro estudo, com mais de mil adultos mais velhos, não encontrou relação entre a quantidade de líquido ingerida na hora de dormir e a necessidade de se levantar diversas vezes para urinar.[216] Fiquei surpreso ao saber que a restrição de líquidos nunca foi devidamente testada. Em um estudo, um grupo de homens mais velhos que se levantava, em média, quatro vezes por noite para urinar foi instruído a reduzir a ingestão diária de líquidos de cerca de sete xícaras para cinco e conseguiu reduzir as idas noturnas ao banheiro para três,[217] mas esse estudo e outros semelhantes[218, 219] não incluíram um grupo controle para realmente determinar causa e efeito.

É ainda mais difícil fazer com que as pessoas restrinjam o consumo de sódio. Revisões sistemáticas sobre a noctúria, que carregam títulos como "Which Matters Most, the Water or the Salt?" [O que mais importa, a água ou o sal?, em tradução livre],[220] observam que a ingestão de sal tem sido associada à frequência de noctúria,[221] presumivelmente devido ao aumento da ingestão de líquidos causada pela sede. Isso levou a recomendações de redução no consumo de sal para controlar a gravidade da noctúria, mas a restrição de sódio é difícil de estudar porque a adesão é notoriamente baixa.[222] É possível, no entanto, comparar a mudança nos episódios de noctúria daqueles que reduziram com sucesso a ingestão de sal *versus* aqueles que não o fizeram. Com base nisso, parece que cortar a partir de meia colher de chá de sal por dia pode reduzir os episódios noturnos em 40% a 60%.[223, 224]

A ingestão noturna de proteínas também pode contribuir para a noctúria. O principal determinante da concentração de urina não é o sódio, mas a ureia, um produto da degradação da excreção de proteínas. Verificou-se que

> as refeições ricas em proteínas se correlacionam com o excesso de produção de urina durante a noite, levando à conclusão ainda não testada de que a "redução do consumo noturno de proteínas pode ser uma intervenção eficaz no estilo de vida quanto ao manejo da noctúria".[225]

Uma escolha mais azedinha

Que outros alimentos podem ser úteis? Há registros de que cranberries foram usados pelos nativos americanos para tratar doenças urinárias.[226] Essa fruta pode reduzir com sucesso a próstata de roedores em até 33%,[227] mas o primeiro teste em humanos, "A Eficácia de Cranberries Secos (*Vaccinium macrocarpon*) em Homens com Sintomas de Trato Urinário Inferior", só foi publicado em 2010. O cranberry seco usado não era a versão desidratada, açucarada e oleosa, e sim um pó de cranberry integral. Melhorias significativas nos sintomas de HPB, na qualidade de vida e em todos os parâmetros de micção estudados foram observados mediante o consumo de três quartos de colher de chá de cranberry em pó por dia.[228]

Mas e quanto a dosagens menores que um quarto de colher de chá, chegando a um oitavo? As duas dosagens superaram os placebos para diminuir os sintomas da HPB.[229] Os pesquisadores usaram um suplemento de marca, mas por se tratar de apenas o pó da fruta cranberry, é possível também comprá-lo a granel, que é muito mais barato, e simplesmente jogá-lo em um smoothie ou polvilhá-lo em um pouco de aveia. Um oitavo de colher de chá custaria menos de um centavo por dia.

Um estudo piloto também concluiu que cranberries podem prevenir infecções recorrentes do trato urinário em homens idosos com HPB, mas essa investigação não usou placebo nem qualquer tipo de randomização. Com isso, os resultados não possam ser considerados propriamente evidência científica — no máximo, apontam um horizonte possível.[230]

Alho e tomate

Que tal uma frutinha um pouco mais saborosa? Pesquisadores financiados pela Welch testaram os efeitos do suco de uva tinto (Concord) sobre a HPB, mas não encontraram benefício algum.[231] Se cranberries são a *fruta* mais eficaz, qual será o *vegetal* mais eficaz? Reviso experimentos que investigam a pasta de tomate[232] e o extrato de alho[233] para HPB em <see.nf/garlictomatoes>. Infelizmente, ambos foram estudos de antes e depois sem grupos controle, de modo que os supostos benefícios são apenas evidências sugestivas.

CAPÍTULO 3

Como preservar a circulação

Um notável médico do século XVII teria afirmado: "Um homem é tão velho quanto suas artérias."[1] As mulheres também, embora poucas pareçam reconhecer isso. Uma pesquisa com mulheres de todas as partes dos Estados Unidos descobriu que a maioria considerava o câncer como o maior risco à saúde. Apenas 13% apontaram (corretamente) doenças cardiovasculares, principal causa de morte de mulheres (e de homens,[2] e de centenários[3]). Infelizmente, entre 2009 e 2019, pesquisas da Associação Americana do Coração observaram um "declínio preocupante" na proporção de mulheres que entendiam que doenças cardíacas eram sua principal causa de morte.[4]

Um editorial recente na revista *Aging Medicine* publicou que "o vaso sanguíneo é a vela da vida", afirmando corajosamente que "toda doença decorre dos vasos sanguíneos".[5] Existe até uma teoria microcirculatória do envelhecimento que sugere que a perda da densidade dos vasos sanguíneos à medida que envelhecemos — em até 50% em alguns tecidos, como áreas do cérebro — pode estar contribuindo para a deterioração dos órgãos, já que causam prejuízos à remoção de resíduos e ao fornecimento de oxigênio e nutrientes.[6] Assim, o que faz circular o sangue faz circular a vida.

COMO AUMENTAR SUAS CPES

Como manter o coração jovem? A capacidade de regeneração dos vasos sanguíneos depende das células progenitoras endoteliais, que emergem das células-tronco na medula óssea para remendar falhas em nosso endotélio, o revestimento mais interno dos vasos sanguíneos, responsável por manter o sangue fluindo sem maiores problemas.[7] Veja <see.nf/epc> para uma demonstração do poder das células progenitoras endoteliais[8] e do que podemos fazer para aumentar sua quantidade e sua função, como evitar o fumo, inclusive o passivo,[9] e fazer exercícios aeróbicos com regularidade,[10] tudo considerado uma estratégia de "primeira linha" para ajudar a prevenir e tratar o envelhecimento arterial.[11] E quanto à dieta?

Um estudo randomizado com grupo controle mostrou que a redução da ingestão de gordura saturada (em especial a manteiga) elevou significativamente o número de células progenitoras endoteliais,[12] o que é consistente com um estudo em babuínos que mostrava que mesmo algumas semanas de dieta rica em colesterol e gordura pode causar senescência celular endotelial dramática e prematura.[13] Alguns alimentos que demonstraram aumentar as células progenitoras endoteliais circulantes incluem frutas vermelhas,[14] cebolas,[15] e chá verde,[16] e uma dieta totalmente voltada para alimentos vegetais integrais não apenas elevou o número dessas células como melhorou a função endotelial e reduziu o colesterol LDL.[17]

O NÍVEL NORMAL DE COLESTEROL É UM NÍVEL MORTAL DE COLESTEROL

Os painéis de consenso científico que remontam a décadas estabeleceram "sem sombra de dúvidas" que a redução do colesterol LDL diminui o risco de ataques cardíacos.[18] Evidências consistentes estabelecem "categoricamente" que o LDL é a causa de nosso maior assassino: as doenças cardíacas. Essa base de evidências inclui centenas de estudos envolvendo literalmente milhões de pessoas.[19] Em outras palavras, "é o colesterol, idiota", brincou William Clifford Roberts, editor-chefe da *American Journal of Cardiology*.[20] Com mais de cem páginas de currículo, ele publicou cerca de 1.700 artigos na literatura médica revisada por pares.[21] Sim, existem pelo menos dez fatores de risco tradicionais para aterosclerose, mas, como observa o dr. Roberts, basta um para a progressão da doença: o colesterol alto.[22] Todos os outros fatores, como tabagismo, pressão alta, diabetes, inatividade e obesidade, apenas exacerbam os danos causados pelo colesterol alto.[23]

Ufa!, diz você, depois que seu médico analisa o resultado dos exames de sangue e diz que seu colesterol está "normal". Mas espere. Um nível *normal* de colesterol em uma sociedade onde é *normal* morrer de ataque cardíaco não é necessariamente motivo de celebração. Com as doenças cardíacas sendo a principal causa de morte de homens e mulheres, definitivamente não queremos níveis *normais* de colesterol. Queremos *níveis ideais* — e não "ideais" para padrões laboratoriais arbitrários, mas ideais para a saúde humana.

Os níveis normais de colesterol LDL estão associados ao acúmulo de placas ateroscleróticas nas artérias,[24] mesmo naqueles com os chamados fatores de risco ideais pelos padrões vigentes: pressão arterial abaixo de 120 por 80, nível de açúcar no sangue normal e colesterol total abaixo de 200.[25] Se você apresentar esses valores ao médico, ganhará uma estrelinha dourada. Mas, quando o ultrassom e a tomografia computadorizada foram usados para espiar por dentro do corpo de pacientes com essas taxas, 38% tiveram placas ateroscleróticas evidentes detectadas. Talvez essas taxas não sejam tão ideais assim.

Talvez devêssemos definir que o nível ideal de colesterol LDL é aquele que não provoca doenças.[26] (Que ideia!) Como faríamos para descobrir isso?

Quando mais de mil homens e mulheres na faixa dos 40 anos foram examinados, a maioria daqueles com níveis de LDL "normais" (abaixo de 130) tinha aterosclerose. Nenhuma placa aterosclerótica foi encontrada quando o LDL estava abaixo de 50 ou 60,[27] que é o nível presente na humanidade em geral antes de nossas dietas mudarem para o que são hoje.[28] A maioria da população adulta mundial tinha LDLs em torno de 50mg/dl. Portanto, os valores médios atuais são considerados normais com base em uma sociedade doente.[29] O que queremos é um nível de colesterol normal para a espécie humana, considerado em torno de 30mg/dl a 70mg/dl (ou 0,8 mmol/l a 1,8 mmol/l).[30]

Embora um nível de LDL nessa faixa possa parecer excessivamente baixo para os padrões norte-americanos modernos, é a exata faixa normal para indivíduos que levam o estilo de vida e que seguem a dieta[31] para a qual nossos ancestrais foram geneticamente adaptados ao longo de milhões de anos: uma alimentação centrada em alimentos vegetais integrais.[32] Como o nível de LDL para o qual nosso corpo foi projetado é menos da metade do que hoje é considerado "normal",[33] não é de se admirar que estejamos imersos em uma pandemia de aterosclerose.

Por que há uma tendência na medicina de aceitar pequenas mudanças nos fatores de risco[34] quando o objetivo não deve ser apenas diminuir o risco, mas, em primeiro lugar, *evitar* que as placas se formem?[35] Nesse caso, qual seria o valor mais baixo que deveríamos almejar?[36]

Um notável professor de bioquímica vascular observou: "À luz das últimas evidências de experimentos que se debruçam sobre os benefícios e riscos da redução profunda do colesterol LDL, a resposta à pergunta *qual seria o valor mais baixo que deveríamos almejar?* é, indiscutivelmente, *o mais baixo possível!*"[37] No entanto, a maneira como se atinge esse valor importa. Ter números mais baixos pode de fato ser melhor, mas se estamos diminuindo nosso LDL com medicamentos, precisamos equilibrar o benefício com o risco de efeitos colaterais farmacêuticos.[38]

Há uma razão pela qual não simplesmente diluímos estatinas na água para que sejam consumidas por toda a população. Sim, seria ótimo se o colesterol de todos fosse menor, mas esses medicamentos têm riscos compensatórios.[39] Portanto, os médicos buscam receitar estatinas em uma dose ótima — a mais alta possível para alcançar a maior redução possível do colesterol LDL, mas sem com isso aumentar o risco de danos musculares que ela pode causar.[40] As estatinas também aumentam o risco de desenvolver diabetes tipo 2.[41] No entanto, implementar mudanças para um estilo de vida saudável e reduzir o colesterol só gera benefícios[42] — incluindo uma *queda* significativa no risco de diabetes.[43] Mas é possível baixar o LDL o suficiente apenas com a dieta?

Pergunte que níveis buscam alguns dos principais especialistas em colesterol dos Estados Unidos, e é provável que a resposta seja algo como um LDL abaixo de 70.[44] Mesmo com a redução de gorduras saturadas e trans encontradas na carne, laticínios e junk food, bem como a diminuição na ingestão do colesterol encontrado principalmente nos ovos, é improvável que a maioria das pessoas atinja essa meta.[45] No entanto, aqueles que consomem dietas 100% à base de vegetais podem ter *em média* um LDL tão baixo assim.[46] Não é de se admirar que as dietas à base de vegetais sejam os únicos padrões alimentares já comprovados para reverter a progressão de doenças cardíacas coronárias.[47]

Pontos de pressão

Existe um paradigma tão "normal" quanto mortífero quando se trata de pressão arterial. Sabemos que o maior fator de risco de morte nos Estados Unidos é a dieta típica, seguida pelo tabagismo, mas o assassino número três é a pressão alta, também conhecida como hipertensão.[48] É tão fatal porque aumenta o risco de morrer de muitas causas diferentes, desde doenças cardíacas e derrame a insuficiência cardíaca e renal.[49]

Confira o vídeo <see.nf/bloodpressure> para uma evolução das diretrizes, mas, em suma, há um aumento exponencial no risco de morrer de acidente vascular cerebral ou doença cardíaca quando a pressão arterial aumenta, a partir de cerca de 110 em 70.[50] No entanto, forçar a pressão a baixar a esses valores com medicamentos teria consequências inaceitáveis. Por exemplo, se indivíduos de alto risco recebessem remédios suficientes em doses altas o bastante para reduzir a pressão arterial até a máxima de cerca de 120, seria possível evitar mais de 100 mil mortes e 46 mil casos de insuficiência cardíaca por ano. Ao mesmo tempo, isso poderia causar, por exemplo, 43 mil casos de distúrbios eletrolíticos e 88 mil casos de lesão renal aguda.[51] Dá para ver o dilema que os comitês de diretrizes enfrentam.

Por um lado, baixar a pressão arterial é bom para o coração, os rins e o cérebro, mas, em certo ponto, os efeitos colaterais dos medicamentos podem superar os benefícios.[52] O ideal é que a pressão arterial dos pacientes seja o mais baixa possível,[53] mas podemos só querer recorrer a medicamentos para isso "quando os efeitos do tratamento provavelmente serão menos destrutivos do que a PA [pressão arterial] elevada". O problema é que a maioria das mortes por doenças cardíacas, insuficiência cardíaca e acidente vascular cerebral pode ser de pessoas na faixa limítrofe — em risco, mas não elevado o suficiente para justificar o tratamento medicamentoso.[54]

Se ao menos houvesse uma maneira de baixar a pressão arterial sem medicamentos, garantindo o melhor dos dois mundos... Felizmente, há: exercícios aeróbicos regulares, perda de peso, cessação do tabagismo, aumento da ingestão de fibras alimentares, diminuição da ingestão de bebidas alcoólicas, alimentação que inclua mais vegetais e redução do consumo de sal. A vantagem não se limita à falta de efeitos colaterais ruins. Intervenções no estilo de vida, como dietas à base de vegetais, podem de fato funcionar *melhor* do que medicamentos, porque o indivíduo pode estar tratando a causa subjacente e apresentar efeitos colaterais benéficos.[55]

MAIS BAIXO POR MAIS TEMPO

Para os que adotam a dieta padrão dos Estados Unidos, a aterosclerose (endurecimento das artérias) pode começar ainda na adolescência.[56] Pesquisadores analisaram cerca de 3 mil conjuntos de artérias coronárias e aortas — a principal artéria do corpo — de vítimas de acidentes, homicídios e suicídios com idades entre 15 e 34 anos e encontraram estrias gordurosas em adolescentes, que podem se transformar em placas ateroscleróticas na faixa dos 20 anos e piorar aos 30, antes de começarem a nos matar.[57] Mas quantos dos adolescentes analisados tinham isso? Todos. Das vítimas adolescentes, 100% tinham estrias gordurosas em acúmulo dentro das artérias. Todas tiveram o primeiro estágio da doença, e essas estrias já estavam se transformando em placas ateroscleróticas, que se projetavam para as artérias de 55% a 65% das pessoas com 30 e poucos anos. Eu sei, é terrível perceber que a maioria das pessoas com 30 e poucos anos já tem placas nas artérias. Em outras palavras, cientes ou não, a maioria dos indivíduos provavelmente tem doenças cardíacas. Os pesquisadores chegaram à seguinte conclusão: "A aterosclerose começa na juventude."[58]

Se você tivesse diabetes, esperaria começar a ficar cego para iniciar o tratamento?[59] Com doenças cardíacas, não dá para simplesmente esperar até se tornar sintomático, porque o primeiro sintoma pode ser o último. Para a maioria dos norte-americanos que morrem de doenças cardíacas, o primeiro sintoma é justamente a "morte súbita".[60]

Vale muito mais prevenir do que remediar, porque não há remédio para os mortos.

Como prevenir a doença cardíaca aterosclerótica? Reduzindo o colesterol LDL por meio de uma dieta suficientemente baixa em gordura saturada e colesterol — isto é, com restrição de carne, junk food, laticínios e ovos.[61] "Seria uma proposta tão radical totalmente impraticável?", perguntou uma revisão da *Journal of the American Heart Association*.[62] Seria necessário um "compromisso total", mas os revisores evocaram o triunfo da saúde pública em reduzir as taxas de tabagismo e as mortes por câncer de pulmão para argumentar que tudo é possível.

Quais são as evidências de que uma supressão do LDL ao longo de toda a vida impedirá doenças cardíacas? Há uma mutação genética de um gene chamado PCSK9, com o qual cerca de um em cada cinquenta afro-americanos tem a sorte de nascer, que resulta em níveis de colesterol cerca de 40% mais baixos ao longo de toda a vida.[63] Isso confere taxas drasticamente mais baixas de doença arterial coronariana, uma enorme queda de 88% no risco — apesar de fatores de risco que de outra forma seriam perigosos.[64] A maioria dos indivíduos com a mutação tinha condições preexistentes, como pressão alta, excesso de peso, tabagismo ou diabetes, mas tudo isso mostra que um histórico de níveis reduzidos de colesterol LDL ao longo da vida causa uma diminuição significativa no risco de doença cardíaca coronária, mesmo na presença de vários outros fatores de risco.

Essa queda de quase 90% nos eventos cardíacos, como ataques cardíacos ou morte súbita, ocorreu apenas com LDL médio de 100mg/dl, em comparação com 138mg/dl naqueles sem a mutação. Com medicamentos ou dieta, poderia ser possível alcançar um LDL ainda menor.[65] Mas calma. Por que a redução do colesterol LDL em cerca de 40mg/dl naqueles com a mutação da sorte reduz a incidência de doença cardíaca coronária em quase 90%, enquanto essa mesma queda de 40mg/dl por meio da estatina (medicamento) reduziria a prevalência de doença cardíaca coronária em apenas cerca de 20%? A resposta mais provável é a duração.[66] Quanto mais tempo as artérias são expostas a níveis mais altos de LDL no sangue, mais colesterol pode se acumular dentro da parede da artéria, causando inflamação.[67]

Assim como a exposição ao tabaco é medida em anos-maço (a quantidade de cigarros fumados multiplicada pelo tempo), um editorial no *Journal of the American College of Cardiology* introduziu o conceito de colesterol-ano para levar em conta toda a extensão temporal em que nossas artérias têm se banhado nele.[68] Isso explica por que os indígenas tsimane, agricultores da Bolívia que mencionei na página 320, estão praticamente livres de doença arterial coronariana com seu LDL médio de apenas cerca de 90mg/dl. Um tsimane de 80 anos parece possuir a "idade vascular" de um norte-americano de 50 e poucos anos.[69] Quando se trata de reduzir o LDL, não basta ficar muito baixo, tem que permanecer assim por muito tempo. Além disso, quanto mais baixo por mais tempo, melhor.[70]

Se o indivíduo estiver fazendo uso de medicamento em um estágio mais avançado da vida, é possível levar os níveis de LDL a um número abaixo de 70mg/dl para interromper a progressão da aterosclerose.[71] Mas, se começar cedo o suficiente, talvez baste reduzir o LDL para apenas cerca de 100mg/dl, o que é consistente com os dados colhidos de diversos países que sugeriram que as doenças cardíacas praticamente desapareçam quando a média populacional de LDL gira em torno de 100mg/dl.[72] É por isso que as escolhas de estilo de vida saudável podem reduzir em 90% ou mais o risco de ataque cardíaco, enquanto os medicamentos só podem reduzi-lo entre 20% a 30%.[73] Mas esses 90% só são possíveis se a pessoa conseguir manter esse estilo por toda a vida.

Se o indivíduo faz uso de medicamento no final da vida para tentar interromper a *progressão* da doença, é possível chegar a um LDL abaixo de 70mg/dl, mas, para *reverter* uma vida inteira de escolhas alimentares ruins à base de medicamentos, provavelmente será necessário reduzi-lo para cerca de 55mg/dl. E se a doença cardíaca for ruim a ponto de já ter provocado um ataque cardíaco e a pessoa estiver fazendo de tudo para evitar outro, talvez seja necessário reduzir o LDL para cerca de 30mg/dl.[74] Tamanha redução não apenas evita a formação de novas placas ateroscleróticas,[75] como também pode ajudar a estabilizar as placas já existentes, de modo que tenham menos probabilidade de se romper e provocar a morte.[76]

QUAL É A EFICÁCIA DAS ESTATINAS?

Por que reduzir o consumo de todos os alimentos quando se pode simplesmente tomar um remédio? Discuto em profundidade a eficácia dos medicamentos com estatina em <see.nf/statins>. A redução do risco absoluto é de apenas 1%; portanto, para cada cem pessoas que tomam um medicamento como o Lípitor (atorvastatina) por alguns anos, apenas uma evita um ataque cardíaco.[77] No entanto, ao tomar um medicamento para baixar o colesterol todos os dias, a maioria dos indivíduos declara que quer uma redução do risco absoluto de pelo menos cerca de 25 vezes maior do que isso. Então o segredinho é que, se os pacientes soubessem a verdade, se tivessem consciência da pouca eficácia desse tipo de fármaco, quase ninguém aceitaria tomá-los. Um estudo sobre as expectativas dos pacientes chamado "Fármacos Preventivos São Suficientes?" concluiu que isso sugere "na melhor das hipóteses, uma falta de discussão e educação do paciente e, na pior, um grau de desinformação sobre os benefícios desses medicamentos".[78]

Isso soa terrivelmente paternalista, mas centenas de milhares de vidas estão em jogo. Em outras palavras, se os pacientes soubessem a verdade, muitas pessoas morreriam. Mais de 30 milhões de norte-americanos tomam estatinas.[79] Mesmo que esse medicamento salve apenas uma em cada cem pessoas, isso pode significar centenas de milhares de vidas perdidas se todos parassem de tomá-los. Como um artigo intitulado "The Preventive-Pill Paradox" [O paradoxo do remédio preventivo, em tradução livre] concluiu: "É irônico que informar os pacientes sobre as estatinas aumentaria os índices que elas foram criadas para reduzir."[80]

As estatinas são uma boa opção para você?

Recomenda-se que indivíduos com histórico de doença cardíaca ou AVC tomem estatina. Ponto-final. Se a pessoa não tem *nenhuma* doença cardiovascular, a decisão deve ser baseada no cálculo do próprio risco pessoal, que pode ser facilmente feito on-line, basta ter conhecimento dos valores do colesterol e da pressão arterial.[81] Veja, por exemplo, a calculadora de risco[82] do Colégio Americano de Cardiologia (<see.nf/acc>), o perfil de risco[83] de Framingham (<see.nf/framingham>) ou o escore de risco[84] de Reynolds (<see.nf/Reynolds>).

Prefiro a calculadora do Colégio Americano de Cardiologia porque, além de indicar o risco atual para os dez anos seguintes, também indica o risco vitalício. De acordo com as diretrizes vigentes, se seu risco em dez anos estiver abaixo de 5%, você deve manter a dieta, os exercícios físicos e parar de fumar para reduzir ainda mais esses valores, a menos que haja circunstâncias atenuantes. Se o risco em dez anos atingir 20% ou mais, a recomendação é passar a tomar estatina, além de mudar o estilo de vida. Entre 5% e 7,5%, a tendência é aderir a intervenções de estilo de vida, a menos que o indivíduo tenha fatores de aumento de risco, e entre 7,5% e 20%, a maioria tende a adicionar medicamentos. Fatores que aumentam o risco que o médico deve levar em consideração ao ajudar o paciente na tomada de decisão incluem: histórico familiar de doença cardíaca ou acidente vascular cerebral, LDL muito alto (≥ 160mg/dl), síndrome metabólica, condições renais ou inflamatórias crônicas e triglicerídeos persistentemente altos (≥ 175mg/dl) ou proteína C reativa (≥ 2,0mg/l) ou Lp(a) (≥ 50mg/dl — consulte a página 337).[85]

Se você ainda não tem certeza se deve tomar estatina, as diretrizes da Associação Americana do Coração sugerem considerar obter um escore de cálcio coronariano,[86] embora a Força-Tarefa de Serviços Preventivos dos Estados Unidos tenha dito explicitamente que as evidências atuais são insuficientes para concluir que os danos do teste superem os benefícios (mesmo que a exposição à radiação hoje em dia seja relativamente baixa).[87]

QUAL É O GRAU DE SEGURANÇA DAS ESTATINAS?

Estudos mostram que até 75% das pessoas param de tomar as estatinas prescritas.[88] Quando perguntadas sobre o motivo, a maioria cita dor muscular como a principal razão.[89] Até 72% de todos os efeitos colaterais das estatinas são sintomas musculares associados à droga.[90] Tomar suplementos de coenzima Q_{10} para tratar os sintomas musculares associados às estatinas, em tese, parecia uma boa ideia,[91] mas, na prática, ficou provado que não é útil.[92] Em geral, os sintomas desaparecem depois de interrompido o uso do medicamento, mas às vezes podem durar um ano ou mais.[93] Os efeitos colaterais relacionados aos músculos também podem ser coincidentes ou psicossomáticos e não ter nada a ver com a droga. Muitos ensaios clínicos mostram que esses efeitos colaterais são raros, embora também seja possível que esses mesmos experimentos, financiados pelas próprias empresas farmacêuticas, não tenham registrado os efeitos colaterais com precisão.[94]

No entanto, mesmo em estudos financiados pela indústria farmacêutica que atribuíram apenas uma pequena quantidade de sintomas às estatinas, os pesquisadores descobriram que aqueles que tomavam os medicamentos eram expressivamente mais propensos a desenvolver diabetes tipo 2 do que aqueles nos grupos de controle com placebo.[95] Por quê? Ainda não temos certeza, mas as estatinas podem ter o efeito duplo de prejudicar a secreção de insulina do pâncreas e ainda diminuir sua eficácia por aumentar a resistência à insulina.[96] Tragicamente, esse risco elevado persiste por anos, mesmo após a interrupção do uso das estatinas.[97]

E quanto aos suplementos de levedura de arroz vermelho?

Os suplementos de levedura de arroz vermelho, que contêm um fungo produtor de estatina, não são recomendados,[98] pois foram encontradas variações "dramáticas" nos componentes ativos (por exemplo, diferenças de cem vezes nos níveis de lovastatina). Além disso, um terço dos suplementos de arroz vermelho testados estava contaminado por uma toxina fúngica que pode ser prejudicial aos rins chamada *citrinina*.[99] Uma análise atualizada de 2021 descobriu que a citrinina excede os níveis de segurança em 97% dos suplementos amostrados, incluindo suplementos rotulados como "livres de citrinina", representando um "grave problema de saúde".[100]

Diante do benefício das estatinas na redução de eventos cardiovasculares (nosso maior assassino), qualquer aumento no risco de diabetes, que em geral é a sétima principal causa de morte (oitava considerando a Covid-19),[101] seria superado pelos benefícios cardiovasculares.[102] Espera-se que os usuários de estatinas desenvolvam mais dois casos de diabetes mellitus por mil pacientes-ano, período durante o qual seriam evitados 6,5 episódios cardiovasculares, como ataques cardíacos ou AVCs.[103] É lógico que se trata de uma falsa dicotomia.[104] Não temos que escolher entre doença cardíaca e diabetes. Podemos tratar a causa de ambos com a mesma dieta e mudanças no estilo de vida. A dieta que não apenas interrompe a progressão da doença cardíaca como também a reverte,[105] é a mesma que pode deixar o diabetes tipo 2 em remissão.[106] É possível que uma dieta saudável à base de vegetais previna novos episódios cardíacos graves em até 99,4% dos pacientes com doença cardíaca significativa.[107]

E quanto aos inibidores de PCSK9?

A extrapolação de dados de gráficos de grandes estudos de redução do colesterol sugere que a incidência de eventos cardiovasculares, como ataques cardíacos, pode ficar próxima de zero se o colesterol LDL for reduzido para menos de 60mg/dl em indivíduos que nunca tiveram um ataque cardíaco e em torno de 30mg/dl para aqueles que tentam evitar um novo episódio.[108] É seguro ter níveis de colesterol tão baixos? De fato, não sabíamos, até a invenção dos inibidores de PCSK9.[109]

Vale lembrar que o PCSK9 é o gene que proporcionou LDL baixo a algumas pessoas ao longo da vida.[110] As empresas farmacêuticas foram inspiradas pela mutação natural para ter o gene como alvo farmacológico.[111] Consulte <see.nf/pcsk9> para uma discussão completa, mas, basicamente, em inibidores de PCSK9, as pessoas podem atingir um LDL abaixo de 40mg/dl e algumas até abaixo de 15mg /dl.[112] O risco de ataques cardíacos cai vertiginosamente à medida que o LDL diminui, podendo chegar abaixo de 10mg/dl sem aparentes preocupações de segurança, como deficiências na síntese de hormônios suprarrenais, ovarianos ou testiculares que o corpo produz a partir do colesterol.[113]

O fato de que aqueles com mutações PCSK9 extremas, que levam a uma redução nos níveis de LDL-C abaixo de 20mg/dl durante toda a vida, permanecem saudáveis e têm filhos saudáveis é um dado que tranquiliza ainda mais.[114] Há outro tipo de mutação genética que deixa as pessoas com níveis de LDL de cerca de 30mg/dl ao longo da vida, e elas são conhecidas por terem uma expectativa de vida excepcionalmente longa.[115] Mutações que afetam o colesterol são, de fato, o que causa as chamadas síndromes de longevidade, mas isso não significa obrigatoriamente que os medicamentos sejam seguros.[116] A conclusão é que devemos tentar reduzir o colesterol LDL ao nível mais baixo possível, mas são necessários mais dados de acompanhamento sempre que uma nova classe de medicamentos é introduzida.[117] Até agora tudo parece correr bem, mas os testes têm poucos anos. Por exemplo, só uma *década* depois de terem sido aprovadas e *milhões* de pacientes já terem sido expostos às estatinas, soubemos do efeito de aumento do risco de diabetes.[118] Também vale mencionar que os inibidores da PCSK9 custam cerca de 14 mil dólares por ano.[119]

O GRANDE GOLPE DO *STENT*

Além dos hábitos e preconceitos pessoais, outra razão pela qual os esforços para adotar melhores estilos de vida são com frequência negligenciados pode ser a atenção que muitos cardiologistas dão aos dispositivos sofisticados e novos procedimentos.[120] Talvez alguns se sintam como se tivessem sido treinados para serem pilotos de caça altamente qualificados, prontos para entrar em combate com armas de ponta, mas enviados em uma missão diplomática chata e preventiva. Além de perder a oportunidade de tratar a causa subjacente, foi demonstrado que certas práticas comuns da cardiologia fazem mais mal do que bem. Não estou implicando com os cardiologistas: já foi verificado que muitas práticas médicas atuais oferecem danos potenciais sem benefício algum.[121] Os próprios doutores estimam que cerca de um quinto dos cuidados médicos é desnecessário.[122]

Minha série de vídeos de sete partes sobre *stents* e angioplastia começa em <see.nf/stents>. Em suma: durante um ataque cardíaco, a colocação de *stents* pode salvar vidas, mas milhares desses procedimentos são feitos para angina estável, ou seja, em casos não emergenciais.[123] Pensava-se que aliviariam os sintomas,[124] mas, na verdade, não prolongam a vida nem reduzem o risco de um ataque cardíaco futuro, em comparação com a "terapia médica", que inclui intervenções no estilo de vida e o uso de estatinas.[125] Como disse a *Harvard Heart Letter*: "Stents são para dor, não para proteção."[126] Mas então um famoso estudo duplo-cego, randomizado e com grupo controle[127] descobriu que os *stents* talvez sequer ajudem com a dor.

Calma aí. Um estudo duplo-cego, randomizado e com grupo controle envolvendo *cirurgia*? Em um experimento com fármacos, é possível dar aos participantes uma pílula de açúcar placebo para que não saibam se estão no grupo de tratamento ativo ou no grupo controle, mas não daria para notar se alguém cortasse sua virilha? Não se a cirurgia for *simulada*.[128] Sim, a cirurgia placebo existe. No estudo, os pesquisadores cortaram todos os sujeitos, enfiaram o cateter e, em seguida, colocaram ou não o *stent*. E os que fizeram a cirurgia simulada experimentaram o mesmo alívio da dor que aqueles submetidos à cirurgia real.[129]

Se os ataques cardíacos são causados por artérias bloqueadas, por que as abrir não ajuda? Como a maioria dos ataques cardíacos é causada por estreitamentos que bloqueiam menos de 70% das artérias, as placas assassinas tendem a não aparecer em angiografias.[130] Antes da ruptura, essas placas em geral não limitam o fluxo sanguíneo; portanto, podem ser invisíveis nas angiografias e nos testes de esforço.[131] Assim, as lesões mais perigosas podem não responder ao tratamento com angioplastia e *stents*, que nada fazem para modificar o próprio processo da doença subjacente.

TRATANDO A CAUSA

Para diminuir drasticamente o colesterol LDL, precisamos de uma redução radical no consumo dos três componentes que o aumentam: gordura trans, gordura saturada e colesterol dietético.[132] Um ingrediente antes comum em alimentos processados nos Estados Unidos, os óleos parcialmente hidrogenados carregados de gordura trans foram proibidos no país e restritos em dezenas de outros ao redor do mundo.[133] Hoje, em três quartos dos países pesquisados, a maior exposição à gordura trans é proveniente de carne e laticínios.[134] A gordura saturada que aumenta o colesterol é encontrada principalmente em produtos animais e junk foods, e os laticínios (incluindo pizza) são a principal fonte de ingestão dessa gordura nos Estados Unidos, seguidos por frango, doces, carne de porco e hambúrgueres.[135] O colesterol dietético é encontrado com exclusividade em alimentos de origem animal,[136] e, de longe, os ovos são a fonte número um. O frango é a segunda, seguido por carne bovina, laticínios e carne suína.[137] Portanto, não surpreende que a principal recomendação na dieta das maiores sociedades científicas de cardiologia para prevenção de doenças cardiovasculares seja "enfatizar o consumo de alimentos de origem vegetal em vez dos de animal".[138]

Ensaios clínicos randomizados envolvendo mais de 50 mil pessoas mostraram que reduzir a ingestão de gordura saturada leva à redução das doenças cardiovasculares e, quanto mais diminuímos o teor de gordura saturada, mais o colesterol cai. A revisão Cochrane de padrão-ouro concluiu que "[até] grupos populacionais de menor risco devem continuar a incluir a redução permanente da gordura saturada na dieta".[139] (Archie Cochrane foi um pioneiro da medicina com base em evidências, e seu legado é imortalizado em uma organização sem fins lucrativos homônima respeitada pelas revisões sistemáticas de alta qualidade.) A Associação Americana do Coração ficou tão cansada das tentativas da indústria de trazer "a manteiga de volta à moda" e convencer as pessoas de que a manteiga não é prejudicial que lançou um conselho ao presidente[140] "para elucidar por que pesquisas científicas bem conduzidas apoiam esmagadoramente a limitação da gordura saturada na dieta".[141]

A proibição da gordura saturada se estende aos óleos tropicais, muito usados em junk foods, incluindo óleo de coco, óleo de palma e óleo de palmiste,[142] embora as fontes derivadas de animais pareçam ser piores. O estudo randomizado Proteína Animal e Vegetal e Saúde Cardiovascular [APPROACH, na sigla em inglês] dividiu pessoas em grupos com dietas de alto ou baixo teor de gorduras saturadas, compostas de fontes de proteína de carne vermelha, de carne branca ou não provenientes de carne (feijão, grão e oleaginosa). Os pesquisadores ajustaram as diferentes dietas para alcançar a mesma ingestão de gordura saturada em todas as fontes usando a gordura da manteiga para os dois grupos de carne e óleos tropicais para o grupo sem carne. As conclusões? Com a mesma ingestão de gordura saturada, a carne vermelha e a carne branca elevaram mais o colesterol LDL do que as fontes de proteína de origem vegetal.[143] A carne vermelha e a branca se mostraram igualmente ruins, o que se confirma mesmo em ensaios clínicos randomizados que não normalizaram os níveis de gordura saturada. Trocar carne bovina por frango e/ou peixe não traz redução significativa aos níveis de colesterol LDL.[144]

O colesterol dietético também é conhecido pela contribuição significativa para desenvolver aterosclerose.[145] Uma metanálise de 2020 com mais de cinquenta ensaios clínicos randomizados descobriu que o consumo de ovos causa aumento considerável ao colesterol LDL.[146] Mesmo estudos financiados pela indústria de ovos mostram que seu consumo aumenta o colesterol no sangue.[147] Isso parece se traduzir em escores de cálcio coronariano significativamente mais altos entre aqueles que consomem mais ovos, o que é um sinal de acúmulo de placa aterosclerótica nas artérias[148] e, mais importante, representa um risco muito maior de ataques cardíacos e morte. Com base em seis populações estudadas nos Estados Unidos e no acompanhamento de dezenas de milhares de pessoas ao longo de até trinta anos, cada meio ovo adicional consumido por dia foi solidamente associado a um maior risco de desenvolver doenças cardiovasculares e de morte por todas as causas juntas.[149] E esse maior risco de morte persistiu mesmo depois de considerados outros comportamentos de estilo de vida, incluindo a qualidade geral da dieta. Em outras palavras, não parece ser só porque quem come mais ovos deve estar comendo mais bacon.[150]

Apesar da pressão da indústria do ovo,[151] as Diretrizes Alimentares dos Estados Unidos de 2015 a 2020 incitaram explicitamente às pessoas que "consumissem o mínimo de colesterol dietético possível", conforme recomendado pelo Instituto de Medicina,[152] conselho que foi reiterado nas diretrizes de 2020 a 2025: "As Academias Nacionais recomendam que o consumo de gordura *trans* e colesterol dietético seja o mais baixo possível",[153] baseadas na lógica de que qualquer ingestão acima de zero aumenta a concentração de colesterol LDL no sangue e, portanto, o risco de se tornar vítima do assassino número um dos norte-americanos.[154]

Conforme observado por J. David Spence, diretor do Stroke Prevention and Atherosclerosis Research Centre, "após a condenação por propaganda enganosa", por sugerir que o consumo de ovos era seguro, "a indústria de ovos gastou centenas de milhões de dólares tentando convencer público, médicos e elaboradores de políticas de que o colesterol dietético é inofensivo". Na realidade, o consumo regular de ovos deve ser evitado por pessoas com risco de doenças cardiovasculares, escreveu o dr. Spence, o que "essencialmente, significa todos os norte-americanos que esperam viver além da meia-idade".[155]

E quanto à lipo proteína(a)?

A lipoproteína(a), ou Lp(a), é um fator de risco independente subvalorizado para doenças cardiovasculares. Contribui para a doença arterial coronariana, ataques cardíacos, AVCs, a doença arterial periférica, a doença da válvula aórtica calcificada e a insuficiência cardíaca. Isso pode ocorrer mesmo em pessoas sem colesterol alto,[156] já que a Lp(a) é colesterol. É basicamente uma molécula de colesterol LDL ligada a outra proteína,[157] que, como o LDL sozinho, transfere colesterol para o revestimento de nossas artérias, contribuindo para a inflamação nas placas ateroscleróticas.[158] Para saber mais sobre a Lp(a) e o que pode ser feito, confira <see.nf/lpa> e <see.nf/lpadiet>. Em suma, as concentrações de Lp(a) no sangue são determinadas principalmente pela genética,[159] mas alguns ajustes na dieta podem ajudar.

Há anos, sabemos que, quando se trata de elevar os níveis de colesterol LDL, as gorduras trans de carnes e laticínios são tão ruins quanto aquelas produzidas industrialmente, encontradas no óleo parcialmente hidrogenado presente em junk food.[160] Quando se trata de Lp(a), as gorduras trans em carnes e laticínios parecem ser ainda piores.[161] No entanto, apenas cortar a carne e seguir uma dieta ovolactovegetariana não parece suficiente.[162] Alguns alimentos naturais específicos podem ajudar um pouco, incluindo sementes de linhaça em pó[163] e Amla (pó de groselha indiana seca).[164] Quando os participantes do estudo seguiram uma dieta com alimentos integrais e à base de vegetais, repleta de frutas, legumes e verduras, seus níveis de lipoproteína(a) caíram 16% em um período de quatro semanas. Naqueles 28 dias, os participantes também perderam uma média de 15kg,[165] mas a perda de peso não parece melhorar os níveis de Lp(a), então os pesquisadores descobriram que deve ter sido a comida.[166] Além de causar perda de peso, um mês de alimentação à base de legumes e verduras pode melhorar drasticamente a pressão arterial, mesmo quando as pessoas reduzem o uso de medicamentos.[167] Também é possível obter uma queda de 25 pontos no colesterol LDL e de 30% na proteína C reativa, bem como reduções significativas em outros marcadores inflamatórios, garantindo um "efeito sistêmico e cardioprotetor".[168]

RISCO DE AVC EM VEGETARIANOS

Dietas saudáveis à base de vegetais têm sido associadas à menor mortalidade por todas as causas,[169] com risco até 34% menor durante um período de oito anos em média.[170] Se mantidas por toda a idade adulta, isso poderia significar quatro anos extras de vida.[171] Uma metanálise de mais de dez estudos que acompanharam prospectivamente mais de meio milhão de indivíduos por até 25 anos encontrou taxas bem mais baixas de doença cardíaca e mortalidade geral entre aqueles que seguem uma alimentação mais à base de vegetais.[172] Segundo uma revisão sistemática, isso não é nenhuma surpresa, dada a evidência de que os programas que abordavam um estilo de vida à base de verduras "potencialmente estabilizaram ou mesmo reverteram a doença arterial coronariana".[173]

Aqueles que seguem uma dieta à base de vegetais tendem a ser mais magros e ter taxas de colesterol LDL, triglicerídeos, açúcar no sangue e pressão arterial significativamente mais baixas,[174] bem como menos espessamento da parede das artérias carótidas[175] e acúmulo de placa,[176] medido por ultrassom do pescoço. As mudanças nos fatores de risco podem acontecer bem depressa, como evidenciado pelos resultados de programas de "pontapé inicial" *ad libitum* (coma tudo o que quiser) com alimentação à base de vegetais e duração de uma[177] a três semanas.[178] Por exemplo, a organização sem fins lucrativos Instituto Rochester de Medicina do Estilo de Vida criou um programa de 15 dias em casa chamado "Jumpstart" [Dar a partida, em tradução livre]. Das primeiras centenas de participantes em uma dieta à base de vegetais e alimentos integrais, os pacientes obesos perderam uma média de 3,2kg sem controlar porções ou contar calorias; os diabéticos viram os níveis de açúcar no sangue em jejum caírem 28 pontos; aqueles com níveis de colesterol LDL acima de 100mg/dl experimentaram uma queda de 33 pontos[179] (comparável ao uso de alguns tipos de estatina);[180] e indivíduos hipertensos experimentaram uma queda de 17 pontos na pressão arterial sistólica[181] (um efeito melhor do que os remédios). Tudo isso foi alcançado em apenas duas semanas de dieta.[182]

Se compararmos a função arterial daqueles que não comem carne com a dos que comem, a capacidade normal de dilatação e aumento de fluxo sanguíneo de artérias saudáveis é quatro vezes melhor entre os que seguem uma dieta vegetariana. E, pelo visto, quanto mais tempo sem produtos de origem animal, melhor. O bom funcionamento das artérias foi correlacionado com o número de anos sem comer carne. Em vez de a função arterial piorar com o envelhecimento, melhorava proporcionalmente ao tempo em que era mantida uma alimentação mais saudável.[183]

Estudos que remontam a 35 anos mostram que aqueles que seguem uma dieta à base de vegetais também melhoraram a "reologia" sanguínea (o que significa fluidez ou fluididade)[184] o que pode desempenhar um papel na proteção cardiovascular.[185] Estudos de intervenção subsequentes que testam esses achados transversais mostram que uma mudança para a dieta à base de vegetais pode melhorar as medições de reologia em apenas três[186] a seis semanas.[187] Entretanto, será que o sangue dos vegetarianos pode fluir um pouco bem demais? Um estudo com milhares de vegetarianos britânicos descobriu que eles apresentavam o maior risco de derrame hemorrágico (sangramento),[188] mas a série de vídeos de doze partes que produzi sobre vegetarianos e risco de derrame desencadeada por esse estudo (começando com <see.nf/vegstroke>) foi em vão, uma vez que, como observo em <see.nf/strokeupdate>, seis estudos subsequentes[189,190,191] descobriram que, na realidade, há menos risco de derrame entre aqueles que adotam uma alimentação à base de vegetais.[192]

DIETAS *LOW CARB* TÊM BAIXA EXPECTATIVA DE VIDA

Enquanto aqueles que seguem dietas à base de vegetais parecem ter menos risco de doenças cardiovasculares e uma vida mais longa,[193] quem adota uma dieta *low carb* (com baixo teor de carboidratos) tem taxas significativamente mais altas de doenças cardiovasculares e uma vida mais curta — um aumento de 22% no risco geral de mortalidade.[194] Portanto, os efeitos colaterais das dietas cetogênicas *low carb* podem não apenas incluir "fadiga crônica, náuseas, dores de cabeça, queda capilar, tolerância reduzida ao álcool, desempenho físico reduzido, palpitações cardíacas, cãibras nas pernas, boca seca, paladar ruim, mau hálito, gota ou constipação",[195] conforme citado por uma revisão recente, mas também morte prematura.[196]

Verificou-se que as dietas *low carb* pioram a doença cardíaca[197] e prejudicam a função arterial.[198] Apenas três horas após uma refeição rica em gordura saturada (mesmo de uma fonte vegetal como o óleo de coco), há um comprometimento significativo da função arterial.[199] A função arterial piora em dietas cetogênicas,[200] mesmo após a perda de cerca de 5,4kg de peso, e esse parece ser o caso das dietas *low carb* em geral.[201]

Os indivíduos em dietas *low carb* também tiveram um risco significativamente maior de morrer de câncer.[202] Isso pode ser devido ao maior IGF-1 induzido pelo grande volume de ingestão de proteína animal[203] (consulte o capítulo "IGF-1") ou talvez até pela exposição mais intensa à toxina industrial. Da exposição persistente a poluentes, 90% vêm de alimentos derivados de animais;[204] portanto, não surpreende que as dietas com menos carboidratos e mais proteínas resultem em níveis mais altos de poluentes circulando pelo corpo, incluindo mercúrio, chumbo, PCBs 118 e 153, DDE (de DDT), trans-nonacloro (um componente do clordano, o pesticida proibido) e hexaclorobenzeno (um fungicida banido). Os escores da dieta mediterrânea também foram correlacionados com níveis elevados de PCBs (118, 126, 153 e 209), trans-nonacloro e mercúrio, presumivelmente devido ao alto consumo de peixe.[205]

HISTÓRIA DE PESCADOR

Em parte graças à recomendação da Associação Americana do Coração de que pacientes com alto risco de doença cardíaca perguntassem aos médicos sobre a suplementação de ômega-3,[206] as cápsulas de óleo de peixe se tornaram uma indústria multibilionária.[207] No entanto, uma avaliação sistemática mais ampla das evidências descobriu que o aumento da ingestão de gorduras de peixe (EPA e DHA) tem "pouco ou nenhum efeito sobre mortes e eventos cardiovasculares".[208] Experimentos de longevidade em ratos também não encontraram benefícios para o envelhecimento ou a expectativa de vida.[209] De onde tiramos a ideia de que as gorduras ômega-3 em suplementos e cápsulas de óleo de peixe eram boas para a saúde? Reviso toda a saga em <see.nf/fishoil>, onde também discuto contaminantes, rancificação e cinco novos experimentos imensos com método de randomização e que designavam dezenas de milhares de participantes ao consumo de várias formulações de óleo de peixe *versus* placebo.[210, 211, 212, 213, 214] É possível que alguma formulação de óleo de peixe venha a ser útil,[215] mas, por enquanto, as metanálises "demonstram inequivocamente que não há benefício cardiovascular" em suplementos de óleo de peixe vendidos sem prescrição médica.[216]

TROQUE A CARNE

E quanto a comer peixe? Em estudos populacionais, é difícil separar os efeitos do consumo de peixe das características dos consumidores de peixe. Pessoas que comem peixe tendem a fumar menos, a se exercitar mais,[217] integrar uma classe socioeconômica mais alta e comer menos refeições prontas, mais alimentos orgânicos, menos laticínios e carne com altos teores de gordura, mais legumes e verduras e menos doces.[218] Quando os pesquisadores tentam desvendar alguns desses outros fatores, a maioria dos estudos sobre o consumo de peixe não mostra associação com a mortalidade cardiovascular.[219]

No entanto, uma das principais questões que sempre precisam ser abordadas nos estudos de nutrição é: *em vez do quê?*[220] Por exemplo, ovos são saudáveis? Em comparação com a salsicha? Sim. Em comparação com a aveia? Não.[221] Dessa forma, a inclusão de frutos do mar na dieta pode substituir alimentos ainda menos saudáveis.[222] A surpresa é que estudos randomizados com grupo controle mostram que o peixe é ainda pior do que a carne vermelha quando se trata de colesterol LDL.[223] Portanto, o peixe pode ser pior do que a carne bovina, mas ainda é melhor do que o bacon.

Pesquisadores de Harvard descobriram que, quando se trata de fontes de proteína e do risco de morte prematura, a carne processada foi a pior, seguida pelo ovo, enquanto as fontes de proteína vegetal eram as melhores.[224] Em outras palavras: descobriram que comer salada de atum era melhor do que salada de ovo ou um sanduíche de bacon, alface e tomate, mas um burrito de feijão superava as demais opções. Quando se tratava de reduzir a mortalidade por todas as causas, a proteína vegetal superava todos os tipos de proteína animal — carne vermelha, frango, peixe, laticínios ou ovo. Não se espera que trocar a carne vermelha pela branca, como frango e peixe, reduza significativamente as taxas de mortalidade,[225] mas a troca de frango por grão-de-bico faz diferença. Trocar apenas 3% de calorias de qualquer fonte de proteína animal pela proteína vegetal foi associada a reduções significativas no risco de morte prematura por todas as causas.[226]

Truque para desaparecer

Como a doença cardíaca é o assassino número um dos norte-americanos, é o determinante principal de quanto tempo vivemos. Certa vez, perguntaram a Bill Castelli, diretor de longa data do estudo epidemiológico mais antigo do mundo (o famoso Estudo do Coração de Framingham), o que ele faria para reverter a epidemia de doença arterial coronariana se fosse onipotente. A resposta? "Fazer o público seguir a dieta (...) descrita pelo dr. T. Colin Campbell."[227] Em outras palavras, ele disse que, se os americanos seguissem uma dieta à base de vegetais, toda a epidemia de doenças cardíacas "desapareceria".[228]

CAPÍTULO 4

Como preservar o cabelo

Em todas as fotos de turma do jardim de infância, meu cabelo parecia despenteado. Não importava o quanto minha mãe tentasse domá-lo, os fios teimavam em ficar desgrenhados. (Sem qualquer esforço nem intenção, eu ostentava um visual estilo surfista, desarrumado pelo vento.) Mais tarde, veio a minha fase metaleiro, com cabelo comprido até o meio das costas. Infelizmente, porém, como muitos dos homens da minha família, o cabelo começou a ficar ralo e depois sumiu. Por que alguns perdem o cabelo e outros não? Por que algumas pessoas ficam grisalhas mais cedo? Como preservar a aparência de nossas madeixas?

FICANDO GRISALHO

Cabelos grisalhos são um dos sinais mais óbvios do envelhecimento.[1] O processo de ficar com a cabeleira branca também é conhecido por um termo técnico que eu nunca tinha ouvido antes: *canities*.[2] (A primeira vez que vi essa palavra, interpretei-a mal, ficando na dúvida de o que os cabelos grisalhos tinham a ver com a odontologia.) Sabe-se que o cabelo grisalho não é cinzento nem branco, e sim do tom amarelado pálido da proteína queratina constitutiva que, como os ursos polares, parece branco pela maneira como reflete a luz.[3]

Por que ficamos grisalhos?

Detalho a teoria prevalecente dos "radicais livres do envelhecimento"[4] em <see.nf/gray>. Basicamente, os radicais livres, resultado natural da produção de pigmento,[5] causam a morte das células produtoras de pigmento,[6] conforme nossas defesas antioxidantes diminuem com o envelhecimento.[7]

Causas reversíveis e contributivas

Acredita-se que a "exaustão do potencial pigmentar" relacionada à idade[8] seja principalmente genética,[9] com histórico familiar de envelhecimento prematuro presente em até 90% dos casos.[10] Mas, se a taxa de envelhecimento é causada por danos oxidativos, que papel pode ser desempenhado por antioxidantes e estresse oxidativo sistêmico fora do folículo piloso? Indivíduos com envelhecimento prematuro parecem ter marcadores circulantes mais altos de dano oxidativo e níveis mais baixos de antioxidantes no sangue.[11] A maior prevalência de envelhecimento prematuro entre os fumantes[12] também corrobora essa possibilidade de que os radicais livres externos acelerem a oxidação no folículo piloso envelhecido.[13] Indivíduos obesos tendem a ficar grisalhos mais cedo, o que é consistente com o conceito de estresse oxidativo, embora este não seja o caso de quem bebe.[14] É evidente que o consumo de álcool causa estresse oxidativo,[15] mas a bebida alcoólica não tem associações significativas com o envelhecimento prematuro.[16]

Pessoas que tentam maximizar a ingestão de antioxidantes ingerindo alimentos de origem vegetal devem lidar com o calcanhar de Aquiles que comentei na página 262: o risco de deficiência de vitamina B_{12} quando a dieta não tem suplementação ativa com cápsulas ou alimentos integrais ricos em B_{12}.[17] A deficiência de vitamina B_{12} é uma das raras causas reversíveis de cabelos grisalhos, que nesse caso tem atuação de algum mecanismo desconhecido.[18] Por sorte, o cabelo pode se repigmentar após a suplementação.[19] Outra causa reversível é o hipotireoidismo, que pode ser tratado com reposição de hormônios da tireoide.[20]

Deixando o estresse oxidativo de lado, e quanto ao estresse regular? Em <see.nf/hairstress>, discuto se acionar o instinto de luta ou fuga com frequência pode causar cabelos brancos, falo sobre o motivo pelo qual ficamos grisalhos e sobre se os fios brancos prematuros ou em grande quantidade podem ser um sinal de envelhecimento acelerado e os subsequentes riscos de doenças relacionadas à idade.

As tinturas de cabelo causam câncer?

Como na maior parte dos casos não há como reverter a perda da cor do cabelo, até 60% dos homens e mulheres nos países ocidentais muitas vezes optam por usar tinturas capilares para cobrir os cabelos brancos.[21] Confira <see.nf/dye> para saber de toda a saga, mas, basicamente, em resposta aos rótulos de advertência de câncer exigidos pela FDA em 1979, a indústria de tintura capilar empreendeu reformulações para eliminar os ingredientes mais cancerígenos.[22] Isso levou à queda nas taxas de certos tipos de câncer,[23, 24, 25] mas não

> de outros,[26] fazendo com que alguns cientistas concluíssem que "a exposição à tinta capilar deve ser reduzida o máximo possível".[27]

CALVÍCIE

Cada cabeça humana abriga cerca de 100 mil fios de cabelo[28] e costuma perder cerca de cem por dia, à medida que os fios velhos são substituídos por novos.[29] Mas, quando envelhecemos, o afinamento capilar afeta pelo menos 50% das mulheres aos 50 anos e 40% dos homens aos 35,[30] aumentando para uma prevalência vitalícia de até 80%.[31] A queda capilar relacionada à idade é conhecida como alopecia androgênica ou androgenética na literatura hormonal ou ginecológica, ou queda de cabelo com padrão masculino ou feminino na dermatologia.[32] De qualquer forma, é caracterizada pela queda capilar crônica e progressiva, predominantemente do couro cabeludo central.[33]

Causas e consequências

A palavra "androgênico" sugere a causa da perda de cabelo de padrão masculino. Derivado do grego *andro*, que significa "homem", os androgênios, hormônios masculinos como a testosterona, exercem efeito inibitório sobre os folículos pilosos no couro cabeludo.[34] Isso é irônico, uma vez que esses exatos hormônios são os principais *impulsionadores* do crescimento capilar[35] em outras áreas do corpo, como rosto e axilas.[36] (Os folículos pilosos nos cílios parecem não ser afetados.)[37] Algum conhecimento do papel dos hormônios masculinos remonta pelo menos a Hipócrates, que observou: "Os eunucos não (…) ficam carecas",[38] o que de fato parece ser verdade. A castração também pode interromper a progressão da queda capilar nos homens, ainda que não a reverta.[39] O papel da testosterona foi identificado quando um patologista de Yale notou que o irmão gêmeo castrado de um homem careca tinha bastante cabelo. Como experimento, ele administrou testosterona ao irmão castrado, que, em seguida, também ficou careca.[40]

(Se esse experimento já parece questionável sob uma perspectiva ética, considere primeiro por que o cara foi castrado. A castração era recomendada aos "fracos de espírito" para "mitigar comportamentos anômalos",[41] como o "hábito inominável" da masturbação.[42] Embora a justificativa original[43] para remover os testículos e ovários de "crianças com deficiência mental" no século XIX fosse em parte controlar os "masturbadores confirmados", sob o refinamento do século XX, a justificativa mudou para a eugenia.[44] Devido às leis de eugenia nos Estados Unidos — as primeiras no mundo[45] —, pessoas com deficiência mental eram rotineiramente esterilizadas sem consentimento ou conhecimento, uma prática mantida pela Suprema Corte dos Estados Unidos em 1927.[46] Na década de 1930, um defensor ardoroso do procedimento reclamou: "Os alemães estão nos derrotando no que deveria ser nossa especialidade.")[47]

Existe algum tipo de vantagem evolutiva em ficar careca? Embora os homens carecas possam ter o couro cabeludo mais exposto à luz solar, não parecem ter níveis mais altos da "vitamina D" do sol.[48] Mas seria possível que, por terem níveis mais altos de testosterona circulando no sangue, fossem mais viris?[49] Pelo contrário: os pesquisadores descobriram que os carecas podem ser considerados menos sexualmente atraentes, com uma média menor de parceiros sexuais ao longo da vida.[50] O que a testosterona elevada lhes proporciona é um risco aumentado de problemas de próstata.[51] Homens com predisposição genética a níveis mais altos de testosterona ao longo da vida tendem a ter melhor densidade óssea e diminuição da gordura corporal, porém, além da queda capilar, também são mais propensos a sofrer de câncer de próstata e pressão alta.[52]

A relação com a hipertensão pode explicar por que o cérebro de homens calvos é mais propenso a apresentar muitos traços de miniderrames (hiperintensidades da substância branca) na ressonância magnética.[53] A maioria dos estudos sobre a questão descobriu que a calvície é um fator de risco para doenças cardiovasculares. Os pesquisadores sugerem que os sinais de calvície sejam usados pelos médicos como marcador visível para identificar homens com risco aumentado de doença cardíaca a serem alvo de intervenção preventiva.[54] Nas mulheres, a perda de cabelo está associada a um risco nove vezes maior de síndrome metabólica, um conjunto de fatores de risco que incluem excesso de gordura corporal ao redor da cintura, além de aumento no nível de açúcar no sangue, e taxas elevadas de pressão e triglicerídeos.[55]

Perda reversível de cabelo

O papel que os hormônios masculinos desempenham na perda de cabelo em mulheres é incerto,[56] pois apenas uma minoria das mulheres com padrão feminino de perda de cabelo exibe níveis elevados de androgênio no sangue.[57] Nelas, em geral o que acontece é o cabelo ficar ralo, sobretudo em cima e na frente, em vez de ficarem carecas[58] e, ao contrário dos homens, aspar a cabeça pode não ser considerada uma opção viável.[59] A queda de cabelo em mulheres também pode ter causas das mais variadas.

Embora presuma-se que a perda de cabelo em homens idosos denote um simples quadro de calvície de padrão masculino, a queda de cabelo em mulheres exige investigação clínica.[60] Por exemplo, até um terço das pessoas com hipotireoidismo,[61] uma condição hipoativa da glândula tireoide que atinge as mulheres até sete vezes mais do que os homens, apresenta queda capilar difusa.[62] Em geral, isso é irreversível mesmo com a reposição de hormônio da tireoide, ressaltando a importância do diagnóstico precoce. O uso de contraceptivos orais, dietas radicais e o parto recente também podem causar um tipo comum de queda capilar chamado *eflúvio telógeno*.[63]

Ao contrário da maioria dos folículos pilosos no corpo e nos animais de estimação, que estão na fase "telógena" de manutenção em repouso, cerca de 90% dos folículos pilosos em nosso couro cabeludo estão na fase "anágena" de crescimento ativo.[64] Em homens e mulheres, eventos estressantes, como cirurgia e doença, podem causar uma redefinição maciça do ciclo do cabelo, mudando os folículos para a fase telógena, que dura apenas dois a três meses antes de sua renovação.[65] (A Covid-19 foi uma grande causa disso.)[66] Essa redefinição significa que, alguns meses após o evento traumático, o cabelo pode começar a cair aos montes à medida que os novos fios que estão nascendo começam a empurrar o cabelo já estabelecido, em vez de os fios ficarem mais longos com o passar do tempo. As pessoas costumam não fazer a conexão com o evento precipitante e temem estar ficando carecas, mas o eflúvio telógeno costuma ser autolimitado. A queda capilar se resolve à medida que os novos fios começam a crescer nos meses subsequentes, mas pode levar um ano ou mais para que o indivíduo experimente um crescimento significativo em termos estéticos.[67]

Como sabemos de que tipo de queda capilar sofremos? A padrão muitas vezes pode ser distinguida do eflúvio telógeno com o chamado "teste de puxar".[68] Depois de não lavar o cabelo por pelo menos 24 horas, segure cerca de cinquenta fios entre o polegar, o indicador e o dedo médio e, devagar e com delicadeza, puxe-os para longe do couro cabeludo.[69] O normal seria a maioria dos fios estar em fase ativa de crescimento, então menos de 10% deve sair. Se cair mais do que isso e os fios tiverem um pequeno bulbo branco na extremidade do couro cabeludo (chamado de "mucina"), é possível você estar experimentando eflúvio telógeno.[70]

Fatores de risco modificáveis

Os homens carecas tendem não ter apenas níveis mais altos de testosterona, mas também de receptores de testosterona no couro cabeludo,[71] o que parece ser determinado principalmente pela genética.[72] Estudos demonstraram que gêmeos idênticos têm uma taxa de concordância de cerca de 80% ou 90%. Em outras palavras, se um gêmeo está careca, oito ou nove vezes em cada dez, o outro também estará.[73] Mas e os 10% a 20% que compartilham a mesma genética, mas têm queda capilar discrepante? O que podemos aprender com eles?

Não, a queda capilar não é causada por lavar ou escovar demais o cabelo, dois dos muitos mitos existentes.[74] Em gêmeas idênticas, a irmã com níveis mais altos de estresse, mais casamentos, mais divórcios ou separações e mais filhos era mais propensa a sofrer perda de cabelo.[75] Em ambos os pares de gêmeos idênticos de irmãos[76] e irmãs,[77] usar chapéu parece ser um fator de proteção, mas os resultados quanto à influência do exercício e da ingestão de cafeína eram contraditórios. Exercícios físicos e cafeína foram associados a uma queda capilar menor em gêmeas idênticas, porém a uma queda maior em gêmeos idênticos do sexo masculino. Talvez isso ocorra porque estudos de intervenção mostram que o exercício aeróbico pode aumentar os níveis de testosterona nos homens.[78] Curiosamente, o café com cafeína pode aumentar a testosterona nos homens, mas diminuir os níveis nas mulheres.[79]

Os dados sobre tabaco foram consistentes. Estudos de pares de gêmeos idênticos de homens[80] e mulheres[81] descobriram que o tabagismo é um fator comum associado à retração da linha capilar, o que é confirmado em estudos com a população em geral.[82] Acredita-se que isso se deva a compostos genotóxicos nos cigarros capazes de danificar o DNA nos folículos pilosos e causar envenenamento microvascular do suprimento sanguíneo.[83] Outros agentes tóxicos associados à perda de cabelo incluem[84] o mercúrio, que parece se concentrar cerca de 250 vezes no cabelo do couro cabeludo.[85] O envenenamento por mercúrio provocado pelo tratamento de sífilis pode ter sido a razão pela qual Shakespeare começou a perder o cabelo.[86] Por sorte, os médicos não receitam mais mercúrio. Hoje, como apontam os Centros de Controle e Prevenção de Doenças (CDC), o mercúrio "entra no corpo principalmente a partir da ingestão de frutos do mar".[87]

Com frequência, as mulheres na perimenopausa procuram tratamento para o que se pensa ser queda capilar por motivos hormonais, mas há relatos de mulheres que consomem muito peixe e, por isso, possuíam níveis elevados de mercúrio no sangue. A perda capilar de casos como esses pode ser revertida com uma dieta sem peixe. Por exemplo, em um período de dois meses após a eliminação do atum na alimentação, os níveis sanguíneos de mercúrio podem cair até um terço, e o cabelo não só pode voltar a crescer, mas estar de volta ao normal em sete meses. O diretor médico do Centro de Menopausa, Desordens Hormonais e Saúde das Mulheres sugere que os médicos devem, diante de um quadro de perda de cabelo, considerar a possibilidade de intoxicação por mercúrio, uma vez que "[i]nstruir pacientes a reduzir a ingestão de peixe (...) poderia proporcionar alívio dos sintomas" da queda capilar induzida por metal pesado.[88] (Embora, considerando as bandas glam da década de 1980, às vezes o metal pesado se refira a ter *muito* cabelo.)

Tratamento medicamentoso para queda capilar

Ao longo da história, tratamentos recomendados para a perda de cabelo incluíram polvilhar excrementos de ratos e as cinzas do pênis de um burro na cabeça.[89] Júlio César relatou ter tentado uma mistura de ratos moídos, dentes de cavalo e gordura de urso.[90] Os tratamentos de hoje podem ser menos exóticos, mas aparentemente não menos desesperados, já que os estadunidenses gastam mais de 3 bilhões de dólares nisso todos os anos.[91] Na atualidade, os únicos dois medicamentos aprovados pela FDA para a queda capilar são o minoxidil e a finasterida.[92] Eu abordo a eficácia e segurança dos dois em <see.nf/hairdrugs>.

Por um fio

Há também opções cirúrgicas, embora os enxertos por punção ("punch grafts") historicamente não tenham rendido uma boa reputação aos procedimentos de restauração capilar.[93] Desenvolvidos na década de 1950, começaram como um transplante de pequenos círculos de pele do couro cabeludo de áreas onde o cabelo ainda está crescendo (como a parte de trás da cabeça) para regiões calvas na parte superior e frontal.[94] Isso deixava uma aparência não natural de cabelo de boneca, cheio de trancinhas rentes ao couro cabeludo.[95]

Hoje, há o "transplante de unidades foliculares", em que uma longa tira de couro cabeludo é excisada cirurgicamente e dividida em punções muito menores para transplantar.[96] Os folículos transplantados retêm a resistência androgênica característica da localização original. Para os homens completamente carecas, o cabelo pode ser transplantado do tórax, do abdômen, das pernas, dos ombros ou da barba.[97] A maioria dos folículos pilosos enxertados tende a sobreviver (na ordem de 85%), e altas taxas de satisfação dos pacientes foram registradas.[98] No entanto, resultados desejáveis para a aparência requerem várias operações, e cada uma pode ter taxa de até 5% de complicações,[99] que podem incluir necrose no local da excisão, tecido cicatricial excessivo e infecções. Entretanto, complicações graves são raras.[100]

Plasma e lasers

E as intervenções não medicamentosas e não cirúrgicas? Já houve tentativas de usar a terapia de plasma rico em plaquetas autólogo, um processo no qual porções concentradas do próprio sangue são injetadas repetidas vezes no couro cabeludo. A eficácia pode ser semelhante aos medicamentos disponíveis,[101] mas, até o momento, a evidência é considerada insuficiente para recomendação, e o procedimento ainda não foi aprovado nos Estados Unidos e na Europa para fins de restauração capilar.[102] O botox no couro cabeludo também não é recomendado. A hipótese a favor era a de que talvez o relaxamento dos músculos do couro cabeludo pudesse prevenir a queda, melhorando o fluxo sanguíneo,[103] mas, quando posta à prova, a intervenção *causou* queda capilar em alguns participantes do estudo-piloto.[104] Há também os lasers.

A FDA liberou o primeiro dispositivo de terapia a laser de baixa intensidade [LLLT, na sigla em inglês, de *low-level laser therapy*] para queda capilar padrão em 2007,[105] e agora existem clínicas que anunciam lasers para tudo, desde cotovelo de tenista[106] até "rejuvenescimento escrotal".[107] Como mostro em <see.nf/lasers>, foram realizados pelo menos dez ensaios clínicos randomizados com grupo controle de dispositivos LLLT para perda de cabelo[108] e, embora tenham sido constatadas melhorias estatisticamente significativas na densidade e na espessura do cabelo, pode haver pouca melhoria do ponto de vista *clínico*.[109] De qualquer forma, se quiser experimentar o laser, no vídeo ofereço algumas dicas de segurança e conselhos sobre como escolher entre as dezenas de dispositivos aprovados pela FDA disponíveis no mercado.[110]

Suplementos para queda capilar

Deficiências nutricionais podem causar queda capilar? Após a cirurgia bariátrica, a queda capilar é o sintoma de deficiência de nutrientes relatado com mais frequência, porém a cirurgia tende a envolver o rearranjo da anatomia para causar propositalmente má absorção.[111] No geral, há poucas evidências de que a suplementação de vitaminas e minerais traga benefícios, a menos que as pessoas de fato tenham deficiência dessas substâncias.[112] É o caso da vitamina C, do zinco, do ferro e da biotina, que, na verdade, podem fazer mais mal do que bem. Os detalhes desses estudos estão em <see.nf/hairsupplements>. Por exemplo, não houve um único estudo clínico que demonstrasse a eficácia da biotina para qualquer tipo de perda de cabelo,[113] a menos que haja deficiência induzida pelo consumo de clara de ovo crua.[114] Além disso, os suplementos de biotina podem causar estragos em vários exames de sangue diferentes.[115] (Consulte a página 553.)

Em termos de má regulamentação, o desleixo dos fabricantes de suplementos já incluiu a incorporação acidental de duzentas vezes a dose de selênio pretendida, o que acabou *causando* perda de cabelo devido à toxicidade da substância.[116] O mesmo pode acontecer quando se ingere muita vitamina A[117] ou vitamina E. Ainda assim, o suplemento capilar mais vendido na Amazon dos Estados Unidos continha vitaminas A e E, e o segundo mais popular continha as vitaminas A, E e selênio.[118]

E quanto a todos os suplementos de crescimento capilar patenteados à venda no mercado? Uma revisão de uma revista de dermatologia considerou as evidências disponíveis e concluiu que, pelo menos até o momento, a alegação de que qualquer suplemento aumente o crescimento do cabelo deve ser considerada um mito.[119] Ironicamente, esses suplementos podem ser mais caros do que os medicamentos atuais — até mais de 1000 dólares por ano, em comparação com 100 dólares a 300 dólares por ano.[120] E quanto ao tratamento de dentro para fora, por meio da alimentação, para prevenir a queda capilar?

Alimentos para queda capilar

Estudos populacionais descobriram que a calvície padrão está associada a maus hábitos de sono e ao consumo de carne e junk food,[121] enquanto a proteção contra a queda foi associada ao consumo de vegetais crus e ervas frescas,[122] bem como da ingestão frequente de leite de soja. A ingestão semanal de bebidas à base de soja foi associada a chances 62% menores de queda capilar moderada a grave,[123] levantando a possibilidade de que existam compostos nas plantas que podem ser protetores.[124]

O que não falta são promessas de dietas e de outros tratamentos alternativos para "curar" a perda de cabelo[125] e transformar o cliente na própria Rapunzel — mas uma revisão crítica da literatura mostra que grande parte da evidência vem de testes em roedores com o pelo raspado.[126] Mesmo quando estudos clínicos são conduzidos em pessoas reais, às vezes não há controle com placebo, então não é possível saber se o alimento influenciou o resultado.[127] Confira o vídeo <see.nf/hairfoods> para o relato do caso notável de um homem totalmente careca que recebeu um transplante fecal e passou a ter uma cabeça cheia de cabelos, bem como detalhes sobre todos os alimentos mostrados em um estudo randomizado, duplo-cego, grupo controle e placebo para melhorar a perda de cabelo. Estes incluem os capsaicinoides encontrados em uma porção diária de meia pimenta habanero[129] ou uma colher de chá de pimenta chili média a picante,[130] as isoflavonas de soja diárias[131] encontradas em três quartos de uma xícara de tempeh ou apenas de edamame cozido, ou meia xícara de "oleaginosas" de soja,[132] e o óleo de semente de abóbora encontrado em cerca de quatro sementes de abóbora por dia.[133] Infelizmente, o suplemento que usaram não foi óleo de semente de abóbora, mas um amálgama de vegetais em pó e outros ingredientes, e o estudo teve apoio financeiro da empresa de marketing do produto.[134] Mas não faz mal consumir algumas sementes de abóbora, talvez temperadas com pimenta-caiena e usadas para formar uma crosta nas "asinhas de frango" feitas de tempeh.

Tratamentos fitoterápicos tópicos

Se o óleo de semente de abóbora é tão antiandrogênico, que tal apenas esfregá-lo no couro cabeludo? Funciona em ratos,[135] mas e em homens ou, neste caso, em mulheres? O óleo de semente de abóbora (cerca de um quarto de colher de chá esfregado no couro cabeludo uma vez por dia) foi testado em comparação com a espuma de minoxidil (5% uma vez por dia) durante três meses em mulheres com padrão feminino de perda de cabelo. Ambos os tratamentos funcionaram, mas o minoxidil foi mais eficiente,[136] embora com um custo cinco vezes maior.

Um estudo semelhante comparou uma solução tópica de 0,2% de cafeína, que é cerca de cinco vezes mais forte que o café, com 5% de minoxidil, e os pesquisadores descobriram que ambas funcionavam igualmente bem para homens carecas.[137] No entanto, assim como no teste de óleo de semente de abóbora, não havia um terceiro grupo placebo para garantir que os participantes não estivessem apenas melhorando por conta própria[138] — por exemplo, devido à influência das estações do ano, com maior queda no outono do que na primavera.[139]

Pingar cafeína nos folículos pilosos humanos que crescem em uma placa de Petri aumenta o crescimento do cabelo.[140] Quando foi finalmente testado contra o placebo, o resultado foi bom tanto para a calvície masculina[141] quanto para a feminina.[142] No estudo conduzido em homens, 85% ficaram satisfeitos após usar o xampu contendo cafeína por seis meses, em comparação com apenas 36% no grupo de xampu placebo.[143] O EGCG, um dos principais constituintes do chá verde, também pode promover o crescimento do cabelo humano *in vitro*,[144] talvez através da inibição da 5ª-redutase,[145] e pode ajudar ratos carecas,[146] mas não consegui encontrar nenhum estudo clínico sobre crescimento capilar e o chá verde.

O xampu de piritionato de zinco (1%), em geral usado para a caspa, foi superior ao placebo no aumento da densidade do cabelo em homens calvos após vinte e seis semanas, mas não o suficiente para que os participantes do estudo notassem qualquer diferença, e teve menos da metade da eficácia de 5% de minoxidil.[147]

E os tratamentos tópicos com ervas, usados desde tempos imemoriais?

O uso de gengibre oferece uma boa lição de moral. O gengibre tem uma longa história de uso tradicional na Ásia para deter a queda e aumentar o crescimento capilar. Com uma pesquisa rápida por "xampu de gengibre" na Amazon dos Estados Unidos, aparecem quase mil ocorrências. Mas, quando a Fundação Nacional de Ciências Naturais da China finalmente testou o produto, os pesquisadores ficaram surpresos ao descobrir que o gengibre na verdade *suprimia* o crescimento do cabelo humano. Com os resultados, sugeriu-se que o gengibre poderia ser usado para a remoção de pelos corporais indesejados.[148]

Polygonum multiflorum, conhecido na medicina tradicional chinesa como *he shou wu*, é uma planta com flores da família do trigo-sarraceno popularizada como tônico capilar.[149] Como o chá verde, existem estudos promissores *in vitro*[150] e em roedores,[151] mas não há nenhum estudo clínico em humanos. O alecrim, no entanto, foi posto à prova.

Óleo de alecrim

No vídeo <see.nf/rosemaryoil>, detalho diversos experimentos sobre o tratamento bem-sucedido de uma forma irregular de queda capilar chamada *alopecia areata* com uma mistura de óleos essenciais[152] ou, uma opção menos agradável, cebola tópica[153] ou suco de alho.[154] Em termos de perda de cabelo relacionada à idade, esfregar no couro cabeludo um quarto de colher de chá de sua loção favorita pré-misturada com dez gotas de óleo essencial de alecrim para cada 30ml de líquido duas vezes ao dia parece funcionar tão bem quanto o minoxidil em homens calvos.[155] Esse óleo de alecrim custaria cerca de 1 centavo de dólar por semana.

CAPÍTULO 5

Como preservar a audição

Para saber o que podemos fazer a fim de preservar o olfato (basicamente não fumar),[1] assista ao meu vídeo em <see.nf/smell>. Embora a perda do olfato possa ter consequências graves, como não perceber um vazamento de gás[2] ou salgar demais a comida,[3] a maioria dos afetados pode nem perceber que está com o olfato prejudicado, mesmo quando diretamente questionada a respeito.[4] A perda auditiva, no entanto, é considerada uma das principais causas globais de incapacidade,[5] estando entre as principais condições crônicas que afetam adultos mais velhos.[6] Todavia, por muito tempo, como afirmou um relatório da Academia Nacional de Medicina, a perda auditiva foi "relegada às margens das questões de saúde".[7]

APARELHOS AUDITIVOS PARA PERDA DE AUDIÇÃO RELACIONADA À IDADE

A perda auditiva relacionada à idade, também conhecida como *presbiacusia* (do grego *presbys*, "velho", e *akousis*, "audição"), afeta cerca de um quarto das pessoas na faixa dos 60, mais da metade na faixa dos 70, e 80% das pessoas na faixa dos 80 anos nos Estados Unidos.[8] Descobriu-se também que mais de 95% dos centenários apresentam perda auditiva profunda.[9] Devido ao comprometimento na comunicação,[10] isso pode levar ao isolamento social, à solidão,[11] e à depressão.[12] Pode até apresentar risco à vida devido ao aumento de acidentes de carro associado a esse problema.[13]

Os aparelhos auditivos podem ajudar, embora pareçam bastante subutilizados, dado que são usados por menos de um em cada seis idosos com deficiência auditiva.[14] As barreiras incluem conforto, estética e custo. Ao contrário de países como o Reino Unido, que fornecem aparelhos auditivos gratuitamente aos seus cidadãos há mais de cinquenta anos,[15] nos Estados Unidos os dispositivos têm um valor proibitivo, variando de 2 a 7 mil dólares, e muitas vezes não são cobertos pelos seguros de saúde.[16] Felizmente, uma lei bipartidária conhecida como Over-the-Counter Hearing Aid Act foi aprovada em 2017, o que deu à FDA três anos para permitir a venda desses aparelhos em pontos de venda tradicionais, em vez de consultórios médicos ou lojas especializadas, de modo a aumentar a concorrência e reduzir os preços.[17] A FDA não cumpriu o prazo legal devido à Covid-19, o que é compreensível, porém, como o uso de máscaras e o distanciamento físico dificultaram ainda mais a comunicação das pessoas com deficiência auditiva, nunca foi tão grande a necessidade de opções acessíveis.[18] Graças, em parte, à pressão exercida por uma ordem executiva presidencial, os aparelhos auditivos de venda livre finalmente chegaram às prateleiras norte-americanas em 17 de outubro de 2022.[19]

Quão bem esses aparelhos funcionam? Ao contrário da "reabilitação auditiva" — um conjunto de estratégias de enfrentamento, como a leitura labial, que se provou não eficaz em idosos com perda auditiva —,[20] foi demonstrado que os aparelhos auditivos são eficazes na melhoria da capacidade de compreensão dos outros e no envolvimento com situações do dia a dia entre adultos com perda auditiva leve a moderada.[21] São considerados equipamentos ideais para a intervenção clínica para quem procura ajuda por dificuldade auditiva.[22]

Algumas das antigas queixas em relação aos aparelhos auditivos, como o chiado do feedback acústico, foram reduzidas ou eliminadas digitalmente nos dispositivos modernos. Outros problemas que surgem do bloqueio do canal auditivo, como alterações no som da própria voz ou ouvir-se mastigando, têm sido mais difíceis de corrigir.[23] As pessoas gostam de acreditar que corrigir problemas auditivos com amplificação sonora é tão simples quanto corrigir problemas de visão com óculos, mas só porque os sons estão mais altos não significa necessariamente que sejam mais nítidos.[24] A insuficiência dos benefícios é uma das principais razões pelas quais algumas pessoas que têm aparelhos auditivos simplesmente não os usam.[25] Mas será que existem vantagens além do alívio sintomático capazes de alterar a relação custo-benefício?

APARELHOS AUDITIVOS PARA DECLÍNIO COGNITIVO

Nos sites das principais marcas de aparelhos auditivos, você verá alegações de que os produtos podem prevenir ou interromper o declínio cognitivo.[26] Reviso os dados científicos no vídeo <see.nf/thinkingaids>, mas, infelizmente, como uma revisão recente da Organização Mundial da Saúde concluiu: "Não há evidências suficientes para recomendar o uso de aparelhos auditivos na redução do risco de declínio cognitivo e/ou demência."[27] Os aparelhos auditivos podem não ajudar o cérebro, mas ainda assim proporcionam um alívio sintomático significativo em relação à dificuldade auditiva. E quanto à causa da perda auditiva, para começo de conversa?

COMO REVERTER A PERDA AUDITIVA INDUZIDA POR CERA

Uma das causas mais comuns e reversíveis de perda auditiva é o acúmulo de cera, cuja presença é normal, e, se não houver sintomas, não demanda intervenções. A cera só começa a interferir na acuidade auditiva quando obstrui pelo menos 80% do canal. Ironicamente, os aparelhos auditivos são um fator de risco para o excesso de cera, assim como qualquer outra coisa que se coloque no ouvido, como tampões, já que estimulam as glândulas ceruminosas.[28] Ainda mais irônico é que o mesmo pode acontecer devido aos cotonetes, usados por expressivos dois terços das pessoas para limpar os ouvidos.[29] Portanto, você talvez ache bom limpar os ouvidos com cotonetes, mas na verdade pode estar piorando as coisas.[30] Inclusive, a remoção da cera protetora pode deixar o canal auditivo ressecado, dolorido e com coceira, ou até levar à "otalgia do cotonete", um termo cunhado pelo *Journal of the American Medical Association* para designar uma síndrome de dor de ouvido causada por hastes flexíveis com ponta de algodão.[31] Não se deve limpar os canais auditivos, porque a cera sai por conta própria.

Os ouvidos são autolimpantes. O revestimento do canal auditivo cresce a partir do tímpano, de modo que a cera secretada, assim como qualquer sujeira que tenha ficado presa, é eliminada como se levada por uma esteira. No entanto, esse mecanismo de autolimpeza pode falhar em um em cada vinte adultos mais jovens e em até um em cada três adultos mais velhos, levando ao acúmulo ou à compactação da cera, mesmo que as pessoas afetadas nem saibam.[32] 70% dos entrevistados com ambos os ouvidos completamente obstruídos por cera achavam que tinham boa audição, mas, quando os ouvidos foram limpos, subitamente conseguiram ouvir melhor. Limpar a cera compactada também pode melhorar os sintomas de irritação, pressão e preenchimento do ouvido,[33] mas qual é a melhor forma de fazer isso?

Cotonetes e outras hastes de algodão são um desastre. Empurrar qualquer coisa pelo canal auditivo pode acabar piorando a situação compactando a cera ainda mais no ouvido ou traumatizando o canal, resultando em abrasões,[34] infecções[35] ou até, em um pequeno percentual de pessoas, uma perfuração do tímpano.[36] Houve, inclusive, um relato de caso de um cotonete que provocou um abscesso cerebral e meningite fatal, embora a presença de lascas de madeira sugira que a ponta tenha se quebrado no ouvido.[37] As embalagens de cotonete já alertam os usuários contra a inserção desse objeto no canal auditivo, mas talvez as advertências devessem ser mais claras, como escreveu um médico: "Não chegue nem perto do orifício auditivo, evite inteiramente o ouvido."

E quanto às soluções para remoção de cera? No mercado, há cerca de uma dúzia de fórmulas, e nenhuma parece se destacar, nem mesmo quando comparada apenas com solução salina (água salgada) ou mesmo com água da torneira. No entanto, em cerca de 22% dos casos, a cera é eliminada após cinco dias de tratamento, em comparação com apenas 5% dos casos em que a cera é eliminada por conta própria no mesmo intervalo de tempo.[38] Na melhor das hipóteses, as soluções para o ouvido podem amolecer a cera antes da irrigação com seringa de bulbo.[39]

Também chamada de seringação, a irrigação envolve a remoção da cera com um jato de baixa pressão de água morna (na temperatura corporal). Funciona de 70% a 90% das vezes e, quando não funciona, os médicos contam com dispositivos mais sofisticados para remover manualmente a cera sob observação direta.[40] A irrigação também pode ser feita em casa. Observou-se uma taxa de sucesso de cerca de 50% na eliminação da obstrução no caso de pessoas que usaram um bulbo no conforto do próprio lar.[41] Munidas desse conhecimento, elas foram significativamente menos propensas a precisar de irrigação posteriormente no consultório.[42] Complicações significativas só acontecem em cerca de uma em cada mil irrigações.[43]

Jatos de água de uso oral *não* devem ser utilizados. Existem artigos científicos com títulos como "Catastrophic Otologic Injury from Oral Jet Irrigation of the External Auditory Canal" [Lesões otológicas catastróficas causadas por irrigação com jato de água de uso oral no canal auditivo externo, em tradução livre]. Mesmo com um terço da potência, demonstrou-se que os irrigadores perfuram o tímpano de cadáveres recentes. Quem insistir em transgredir essa importante proibição deveria, no mínimo, optar pela potência mais baixa, usar uma ponta com múltiplos orifícios e se certificar de que o fluxo de água seja direcionado apenas para as paredes do canal auditivo, nunca diretamente para o tímpano.[44] Mas, mesmo assim, sou terminantemente contra a prática.

E quanto às velas auriculares?

As velas auriculares (também chamadas de cones auriculares) são anunciadas como um tratamento eficaz e de baixo custo para a cera,[45] mas, como documento em <see.nf/candling>, uma série de experimentos constatou que não apenas não oferecem nenhum benefício, como também podem causar prejuízos[46] e até resultar em lesões graves.[47]

A PERDA AUDITIVA NÃO É INEVITÁVEL

A cera é uma coisa, mas e quanto à prevenção da perda auditiva relacionada à idade? O fenômeno é considerado parte natural do processo de envelhecimento,[48] mas isso é o que costumávamos pensar sobre condições patológicas como a hipertensão arterial. A maioria das pessoas de fato desenvolve hipertensão, tal como a maioria das pessoas apresenta perda de audição, portanto, presumia-se ser apenas uma consequência inevitável do envelhecimento.

Até que foram encontradas populações rurais na África,[49] na Ásia[50] e na Amazônia[51] com alimentação e estilo de vida mais saudáveis que não sofriam um aumento inexorável da pressão arterial à medida que envelheciam. Assim, parecia que a hipertensão era uma questão de estilo de vida, não um efeito do envelhecimento — e o mesmo pode ser verdade para a perda auditiva.

Descobriu-se que os Mabaan, um povo que vive nas savanas do Sudão, mantêm a audição até a velhice.[52] Outro estudo, sobre a população nativa isolada da Ilha de Páscoa, concluiu que a exposição a ambientes modernos parecia minar as vantagens auditivas dessas pessoas.[53] O que há no nosso mundo moderno que parece nos levar a perder a audição conforme envelhecemos?

A perda auditiva relacionada à idade é resultado da morte prematura das células ciliadas sensoriais do ouvido interno, que transformam as vibrações em sinais elétricos para o cérebro.[54] Uma vez perdidas, elas não voltam a crescer, por isso a prevenção é fundamental.[55] Mas o que mata essas células? Segundo um estudo com mais de 2 mil gêmeos, a herdabilidade da deficiência auditiva relacionada à idade era de apenas 25%, portanto, a maior parte do risco se deve a influências não genéticas.[56]

Os fatores de risco incluem tabagismo, medicamentos ototóxicos (prejudiciais à audição) e exposição repetida a ruídos altos.[57] A exposição a ruídos no início da vida parece tornar o ouvido interno mais vulnerável ao envelhecimento.[58] Estudos em animais sugerem que a exposição a ruídos baixos, mas constantes, acima de 60 decibéis, também pode ser prejudicial.[59] Isso não foi comprovado em seres humanos, mas, ao se usar ruído branco para dormir, não custa nada se certificar de que esteja abaixo dos 50 decibéis.[60] Antibióticos aminoglicosídeos, como estreptomicina, amicacina, neomicina e canamicina, estão entre os medicamentos de maior risco de toxicidade para as células ciliadas sensoriais,[61] mas os diuréticos de alça (por exemplo, a furosemida, vendida como Lasix) e os anti-inflamatórios não esteroides (AINEs), como aspirina, ibuprofeno e naproxeno, também têm tem sido associados à perda auditiva progressiva.[62] A chave para a preservação da audição em membros mais velhos da tribo Mabaan, entretanto, pode ter sido a dieta.

E quanto à radiação do telefone celular?

O ouvido interno pode ser o órgão mais frequente e diretamente exposto à radiação do telefone celular. Isso tem efeitos adversos na audição? Foi constatado que pessoas que fazem uso prolongado de telefones celulares têm perda auditiva detectável em comparação com não usuários, embora essa diferença seja imperceptível. A deficiência foi mensurável em ambos os ouvidos, o que pode ser mais consistente com um efeito da radiação do que um efeito constante do ruído alto em um dos ouvidos.[63] Exploro todos os estudos no vídeo <see.nf/phones>, mas, em suma, pesquisadores não detectaram nenhum efeito após trinta minutos de uso do telefone celular, mas o uso por sessenta minutos pareceu ter impacto imediato nos níveis de limiar auditivo em frequências específicas.[64] O Bluetooth foi considerado mais seguro, supostamente porque opera com uma intensidade quase mil vezes menor.[65]

O QUE COMER PARA RETARDAR A PERDA AUDITIVA

O estudo concluiu que a alimentação dos integrantes do povo Mabaan provavelmente foi responsável pela ausência de perda auditiva relacionada à idade, já que esses indivíduos aparentemente também não sofriam de outra enfermidade: doença arterial coronariana.[66] O mal mais letal do mundo industrializado não parece afetá-los.[67] A pressão sanguínea dessas pessoas também permanece perfeita ao longo de toda a vida, cerca de 110 por 70 na casa dos 70 anos, enquanto nós, em média, nos tornamos hipertensos a partir dos 40 anos.[68] E isso não é nenhuma surpresa. A alimentação dos Mabaan é centrada em grãos integrais (sorgo) e "quase isenta de proteína animal". Assim, os pesquisadores sugeriram que a aterosclerose que obstrui os pequenos vasos sanguíneos que alimentam o ouvido interno pode ser a causa subjacente da perda auditiva relacionada à idade na maior parte do resto do mundo.[69]

Inclusive, hábitos alimentares mais saudáveis estão associados a um risco significativamente menor de perda auditiva, e, para todos os três sistemas de pontuação de qualidade da alimentação utilizados na pesquisa, evitar a carne estava mais fortemente ligado a um risco menor.[70] Os Mabaan também não comem besteiras açucaradas, o que explica a ausência quase total de cáries dentárias entre eles.[71] A alimentação com alto índice glicêmico de carboidratos refinados também está associada ao desenvolvimento de perda auditiva relacionada à idade,[72] e níveis elevados de açúcar no sangue em geral podem explicar por que diabéticos e pré-diabéticos também correm maior risco.[73] Mesmo entre os grãos integrais, o sorgo tem um índice glicêmico particularmente baixo devido ao seu teor de amido resistente,[74] causando um aumento cerca de 25% menor na resposta glicêmica em comparação com o trigo integral.[75]

O comprometimento na circulação sanguínea também pode explicar por que o ruído prejudica o ouvido interno, uma vez que os ruídos altos provocam a constrição dos vasos sanguíneos da região.[76] Também pode ajudar a esclarecer a ligação entre obesidade e perda auditiva. O sobrepeso pode ser apenas um indicador de hábitos alimentares pouco saudáveis, mas o estado pró-inflamatório da obesidade pode, por si só, levar à disfunção vascular.[77] As medidas de inflamação sistêmica parecem ter correlação direta com a perda auditiva relacionada à idade, tal como as medidas do estresse oxidativo.[78]

Há mais detalhes em <see.nf/earfoods>, mas, basicamente, os mirtilos de fato podem reverter o déficit auditivo em ratos,[79] embora a adição de antioxidantes à comida[80] ou à água[81] pareça ajudar a prevenir a perda auditiva relacionada à idade, ao passo que em seres humanos os suplementos antioxidantes não favorecem a audição.[82] O que comprovadamente ajuda é a suplementação de ácido fólico.[83] As fontes mais saudáveis dessa vitamina são as folhas verde-escuras e os legumes. (Por exemplo, uma única xícara de lentilhas cozidas atende 90% das necessidades diárias de um adulto,[84] e uma xícara de edamame representa 120%).[85]

O QUE EVITAR PARA RETARDAR A PERDA AUDITIVA

Uma ampla revisão geral intitulada "Role of Nutrition in the Development and Prevention of Age-Related Hearing Loss" [O papel da nutrição no desenvolvimento e na prevenção da perda auditiva associada à idade, em tradução livre], publicada em 2021, examinou milhares de artigos e concluiu: "Dietas ricas em gorduras saturadas e colesterol têm efeitos deletérios na audição que poderiam ser evitados diminuindo o consumo dessas substâncias."[86] O caso dos Mabaan é convincente, mas em que exatamente os revisores se basearam? É verdade que podemos comprovar as descobertas com animais de laboratório — com a seleção aleatória de ratos para consumir gordura saturada[87] ou de chinchilas para consumir colesterol dietético, os cientistas demonstraram que dietas indutoras de aterosclerose exacerbam danos ao ouvido interno e perda auditiva —, mas isso não implica que o mesmo vale para seres humanos.[88]

Existem dados epidemiológicos convincentes. Por exemplo, um estudo com milhares de gêmeos estabeleceu uma ligação significativa entre a alimentação rica em colesterol e a deficiência auditiva.[89] No Estudo de Audição de Blue Montains, que envolveu milhares de homens e mulheres de idade avançada, o colesterol dietético foi o componente nutricional mais associado à perda auditiva relacionada à idade. Quem consumia uma quantidade diária de colesterol equivalente à de dois ovos tinha 34%

mais chances de perda auditiva, em comparação com quem comia o equivalente a apenas um ovo. Em consistência com causas vasculares, quem toma algum tipo de estatina, particularmente em doses mais elevadas, parece estar em menor risco. Os pesquisadores sugerem que alterações inflamatórias ateroscleróticas nas pequenas artérias que alimentam o ouvido interno, causadas por uma dieta rica em colesterol, explicariam suas constatações. Mas que tal analisar as artérias para ver se isso é verdade?[90]

Descobriu-se que a extensão e a gravidade da doença arterial coronariana no coração, conforme determinado por angiografia, estão intimamente correlacionadas com a perda auditiva.[91] Como a aterosclerose é uma doença sistêmica que afeta toda a árvore arterial, isso é relevante para as artérias que alimentam o ouvido interno. A mesma conexão foi observada entre a quantidade de placas ateroscleróticas encontradas nas artérias carótidas, localizadas no pescoço. Quanto maior for a placa, pior será a audição[92] e maior o risco de novas deficiências auditivas medidas ao longo dos cinco anos subsequentes.[93] Estamos chegando perto, mas e quanto às artérias que irrigam diretamente o ouvido interno? Dados de autópsias iniciais sugerem[94] e estudos de imagem direta mostram[95] uma correlação direta entre o grau de perda auditiva e o estreitamento aterosclerótico dessas artérias.

Agora, tudo de que precisamos é um estudo de intervenção para amarrar as pontas soltas. Sim, foi demonstrado que hábitos alimentares ricos em colesterol[96] e em gordura saturada[97] matam as células ciliadas da cóclea e provocam danos no ouvido interno e perda auditiva em animais de laboratório, mas não é exatamente possível encarcerar centenas de pessoas por alguns anos, forçá-las a consumir diferentes quantidades de gordura saturada e ver o que acontece com a audição de cada uma. Ah, mas é possível, sim, e já foi feito. Entra em cena o estudo do Hospital Psiquiátrico Finlandês. Em 1958, em um dos dois hospitais psiquiátricos que havia nos arredores de Helsinque, o cardápio dos pacientes foi alterado para reduzir a ingestão de gordura saturada de origem animal.[98] Depois, passados alguns anos, os dois hospitais trocaram os cardápios entre si. Em um dos primeiros ensaios de intervenção desse tipo, demonstrou-se que era possível reduzir as mortes por doenças cardíacas diminuindo a ingestão de gordura saturada.

E a audição dos pacientes? Seguiu exatamente o mesmo padrão.[99] À medida que o índice de doenças cardíacas piorava, o mesmo acontecia com a audição.[100] Após a troca de cardápios, aconteceu o inverso — e não foi por pouco. Pacientes na faixa dos 50 anos do hospital que oferecia alimentação com baixo teor de gordura saturada acabaram com a audição significativamente melhor do que o grupo do hospital de controle, que era dez anos mais novo.[101] Os pesquisadores afirmaram que "nossos estudos audiológicos nos levam a concluir que a dieta é um fator importante na prevenção da perda auditiva".[102]

CAPÍTULO 6

Como preservar os hormônios

A busca por uma fonte hormonal da juventude tem uma história curiosa e controversa. Sigmund Freud recomendou que a mãe do príncipe Philip, duque de Edimburgo, que estava na perimenopausa, submetesse seus ovários à irradiação de raios X de alta intensidade para restaurar a vitalidade juvenil. Durante as décadas de 1920 e 1930, há evidências de que isso era aceito como uma "cura" energizante para os sintomas de envelhecimento nas mulheres.[1] As debilidades mentais e físicas nos homens eram atribuídas às "perdas seminais" causadas pela masturbação, e quando a injeção de sêmen no sangue de homens idosos foi considerada perigosa demais, um fisiologista eminente optou por injetar o "suco" recém-espremido de testículos de cachorro.[2] Isso acabou dando origem a uma indústria caseira popular que comercializava extratos, tecidos picados ou testículos inteiros de bodes, porquinhos-da-índia ou chimpanzés para "rejuvenescer" homens idosos.[3] Em 1940, já haviam sido feitos mais de 10 mil implantes testiculares em estudos experimentais em seres humanos na Penitenciária Estadual de San Quentin, na Califórnia.[4]

HORMÔNIOS "ANTIENVELHECIMENTO"

Milhões de dólares são gastos em tratamentos hormonais para retardar o envelhecimento, mas isso pode fazer mais mal do que bem.

Hormônio de crescimento humano

Dentre todos os golpes típicos de clínicas antienvelhecimento, a venda e administração do hormônio do crescimento humano é considerada "talvez a forma mais flagrante e organizada de charlatanismo hoje em dia".[5] Como detalho no vídeo <see.nf/hgh>, não há evidências de efeitos antienvelhecimento dos hormônios de crescimento,[6] e pior: se existe algum efeito, pode ser o de, na verdade, acelerar o processo de envelhecimento.[7] Considerando o risco de câncer e o potencial de *redução* da expectativa de vida, um médico proeminente observou que o hormônio do crescimento talvez seja o "medicamento antienvelhecimento definitivo", pois é capaz de nos impedir prematuramente de chegar à velhice.[8]

Cansado da "fadiga adrenal"

Muitas pessoas que procuram tratamento para sintomas comuns não específicos são levadas a acreditar que sofrem de alguma deficiência hormonal.[9] A "fadiga adrenal" é um exemplo emblemático. Cunhado pela quiropraxia em 1998, esse diagnóstico inventado desde então é adotado por naturopatas, praticantes de medicina funcional e médicos antienvelhecimento,[10] mas o título de uma revisão sistemática publicada em uma revista de endocrinologia diz tudo: "Adrenal Fatigue Does Not Exist" [Fadiga adrenal não existe, em tradução livre].[11] Eu me aprofundo nesse assunto no vídeo <see.nf/adrenal>. O pior problema talvez seja que vender testes e tratamentos não comprovados para uma doença inventada poderia atrasar o diagnóstico de uma doença real e tratável.[12]

DHEA

A desidroepiandrosterona (DHEA) é o hormônio esteroide mais abundante que circula em nosso sangue,[13] embora os níveis caiam com a idade,[14] após um pico por volta dos 30 anos.[15] Anunciada como um "super-hormônio" e uma "panaceia" do "anti--envelhecimento",[16] a DHEA já vendeu mais de 50 milhões de dólares por ano nos Estados Unidos[17] com base na premissa de que a reposição dos níveis da juventude pode ter efeitos restauradores. Como documento em <see.nf/dhea>, o entusiasmo inicial foi substituído por um ceticismo sóbrio, já que a "panaceia" fracassou repetidas vezes em vencer o placebo.[18] Além do uso intravaginal da DHEA para atrofia vaginal,[19] que vou abordar no capítulo "Como preservar a vida sexual", o único outro benefício convincente é a melhoria das taxas de natalidade entre mulheres com quase 30 anos submetidas à fertilização *in vitro*.[20, 21] Como acontece com qualquer suplemento, há preocupações quanto ao controle de qualidade. Mentiras descaradas são encontradas no rótulo de alguns "suplementos de DHEA" que não contém qualquer tipo de DHEA,[22] mas existem formas naturais de aumentar os níveis desse hormônio.

A menor ingestão de proteínas está associada a níveis mais elevados de DHEA,[23] e, segundo um estudo de intervenção, o aumento na ingestão de fibras elevou ativamente os níveis,[24] então por que não juntar uma coisa à outra? Pesquisadores descobriram que, ao adotar uma alimentação vegetariana sem ovos por apenas cinco dias, os níveis de DHEA no sangue aumentaram quase 20%.[25] O inverso também pode ser testado: quando os participantes do estudo que já seguiam uma dieta à base de vegetais passaram para uma alimentação convencional, seus níveis de DHEA caíram até 20%.[26, 27] Parece que o organismo das pessoas que se alimentam à base de vegetais retém melhor o hormônio, excretando menos dele na urina, o que em geral é detectado apenas em jejum.[28]

Manter os ovos e abandonar os laticínios

O que as mulheres podem fazer para preservar a fertilidade acima de tudo? Costumávamos acreditar que a reserva ovariana permanecia relativamente estável até um rápido declínio por volta dos 27 anos,[29] mas hoje sabemos que a perda de óvulos parece ser mais constante e gradual, começando a partir do pico de fertilidade, aos 20 e poucos anos.[30] Conforme reviso no vídeo <see.nf/ovarianreserve>, pesquisadores de Harvard sugerem que o consumo elevado de laticínios pode corresponder a até uma década de envelhecimento ovariano acelerado, devido à contaminação dos laticínios por substâncias químicas que são desreguladores endócrinos ou à presença de hormônios reprodutivos naturais.[31] Cerca de 60% a 80% da exposição alimentar a estrogênios, progesterona e outros hormônios placentários vêm de produtos lácteos.[32] (As vacas costumam ser ordenhadas durante a gravidez.)[33] Uma vez no organismo humano, os hormônios bovinos são convertidos em estrona e estradiol, os principais estrogênios humanos ativos,[34] o que pode acabar afetando a velocidade do declínio ovariano.[35]

MENOPAUSA

A vida após a menopausa é incomum no reino animal. As fêmeas da maioria das espécies morrem pouco depois da redução da capacidade reprodutiva,[36] o que também era o caso dos seres humanos até mais ou menos o século XX. (Em 1900, a expectativa média de vida das mulheres nos Estados Unidos era de 48 anos).[37] Hoje em dia, porém, as mulheres podem viver mais de um terço da vida após a menopausa, por isso a questão é: *como elas prosperam durante e depois dessa transição?*

Menopausa em pausa

Desde 1970, a proporção de mulheres que têm o primeiro filho depois dos 35 anos aumentou quase dez vezes.[38] Isso pode significar uma "penalidade de longevidade" nos filhos, uma vez que pessoas nascidas de mães mais velhas tendem a não viver tanto, mas mulheres que têm filhos mais tarde tendem a viver mais.[39] Exploro esse fenômeno no vídeo <see.nf/delaymenopause>, assim como a influência de fatores como a alimentação e o estilo de vida na menopausa, incluindo tabagismo,[40] histórico conjugal[41] e ingestão de proteínas vegetais.[42]

Medicalizando a menopausa

Considera-se que uma mulher está na pós-menopausa após doze meses consecutivos sem menstruar.[43] Nos Estados Unidos, a idade média da menopausa é de 51,5 anos. Cerca de 20% das mulheres escapam sem sintomas, enquanto as 20% no outro extremo do espectro experimentam sintomas graves devido às alterações hormonais que acompanham essa fase. Alguns melhoram com o tempo, como as ondas de calor, mas outros tendem a piorar, como a secura vaginal.[44] As ondas de calor e os suores noturnos costumam durar de cinco a sete anos,[45] mas podem passar de uma década em 10% a 15% das mulheres.[46] A resposta do establishment médico tem sido a terapia de reposição hormonal.

Até o nome, "reposição hormonal", se refere à medicalização da menopausa como uma doença. Tomar hormônio da tireoide quando se tem tireoide hipoativa, ou insulina quando se tem diabetes tipo 1 e não se produz nada desse hormônio é terapia de reposição hormonal. Em contraste, a queda de hormônios como o estrogênio durante a menopausa é um estado normal e natural, então o nome do tratamento foi alterado: *terapia hormonal* ou *terapia hormonal da menopausa*.[47] Essa terapia começou a ser comercializada não apenas para o alívio dos sintomas, mas também como uma fórmula da juventude, valendo-se da autoestima, da vaidade e do medo de envelhecer das mulheres mais velhas,[48] conforme popularizado no best-seller de 1968 *Feminine Forever* [Para sempre feminina, em tradução livre], escrito por um ginecologista nova-iorquino chamado Robert Wilson.

"É preciso encarar a desagradável verdade de que todas as mulheres na pós-menopausa são estéreis", escreveu Wilson. Ele recomendou a prescrição de hormônios para tirar as mulheres de seu estado "bovino insípido"[49] e tornar sua "convivência muito mais agradável".[50] É um fato pouco conhecido que, ao promover fármacos, Wilson foi financiado pelos — isso mesmo — próprios fabricantes de hormônios da indústria farmacêutica,[51] que desembolsaram mais de 1 milhão de dólares.[52] Ele classificou de "irracional" a hipótese de que hormônios como o estrogênio e a progesterona pudessem causar câncer de mama, sugerindo que, se tivessem qualquer efeito, seria o de *proteger* as mulheres desse câncer. Nos Estados Unidos da década de 1990, cerca de 40% das mulheres na menopausa tomavam esses medicamentos,[53] rendendo bilhões de dólares por ano para a indústria farmacêutica.[54] Até que foram publicadas as revelações da Iniciativa para a Saúde das Mulheres e do Estudo de Um Milhão de

Mulheres, indicando risco elevado de câncer de mama, coágulos sanguíneos e câncer de endométrio.[55] O uso de terapia hormonal na menopausa caiu 80%,[56] junto com uma subsequente redução acentuada e significativa nas taxas de câncer de mama.[57]

Mais câncer de mama *e* mais doenças cardiovasculares

Desde a década de 1940, vinham surgindo preocupações de que a administração de estrogênios às mulheres pudesse provocar câncer de mama,[58] mas levou quase um século até que se decidisse estudar definitivamente a segurança de algo prescrito a milhões de pessoas.[59] Descrevo toda a saga no vídeo <see.nf/premarin>, mas, basicamente, a bomba estourou no verão de 2002. Segundo o estudo da Iniciativa para a Saúde das Mulheres, as usuárias de estrogênio e progesterona (PremPro) desenvolviam tumores tão invasivos na mama que o estudo teve que ser interrompido prematuramente. Os pesquisadores esperavam que a redução do risco cardiovascular equilibrasse essa situação,[60] mas as mulheres não tinham apenas mais câncer da mama; tinham também mais ataques cardíacos, bem como mais acidentes vasculares cerebrais e mais coágulos sanguíneos nos pulmões.[61] Em 2003, o Estudo de Um Milhão de Mulheres foi publicado na Europa, confirmando os receios quanto ao câncer de mama,[62] e, em 2004, o estudo apenas com estrogênios (Premarin) da Iniciativa para a Saúde das Mulheres também foi interrompido prematuramente devido às taxas elevadas de AVC.[63]

A notícia de que as mulheres tratadas com terapia hormonal apresentavam maiores taxas de câncer de mama, doenças cardiovasculares e danos gerais "abalou mulheres e médicos em todo o país".[64] Antes do estudo, o estrogênio era a substância mais prescrita nos Estados Unidos,[65] mas, após a publicação, o número de prescrições despencou[66] e, no intervalo de um ano, o mesmo aconteceu com a incidência de câncer de mama[67] em todo o mundo.[68] A realização do estudo hormonal da Iniciativa para a Saúde das Mulheres custou cerca de 250 milhões de dólares, mas, dado o número de vidas salvas pela posterior queda no uso de hormônios (incluindo mais de 100 mil casos a menos de câncer de mama apenas na década seguinte), o retorno econômico líquido foi estimado em 37 bilhões de dólares, 140 vezes o valor do investimento.[69]

A indústria farmacêutica não aceitou essa despedida de bom grado. Mesmo depois da publicação das descobertas, milhões de receitas continuaram a ser prescritas.[70] Horrorizado por seus colegas estarem provocando câncer, um médico escreveu: "Quanto tempo vai levar para desconsiderar os ganhos financeiros, para admitir que estamos fazendo mal a inúmeras pacientes e começarmos a mudar a forma como prescrevemos remédios?"[71] Muitos médicos continuam apegados à "percepção sem comprovação científica"[72] de que a terapia hormonal traz benefícios visíveis à saúde, apesar de haver evidências avassaladoras do contrário,[73] e a responsabilidade por essa atitude é da "influência corporativa na literatura médica, cuidadosamente orquestrada ao longo de décadas".[74] Em ações judiciais movidas por vítimas de câncer de mama, foram revelados documentos internos mostrando que as farmacêuticas contrataram escritórios de relações públicas para escrever e publicar em revistas médicas dezenas de análises e comentários distorcidos.[75] Foi dito que a "cultura atual da ginecologia incentiva a disseminação de conselhos de saúde com base na publicidade, não na ciência".[76]

Depois que a verdade veio à tona, a indústria farmacêutica continuou tentando distorcer os registros médicos, pagando para publicar editoriais em revistas médicas de modo a minimizar os riscos e promover benefícios não comprovados. Das 110 divergências patrocinadas publicadas, apenas seis revelaram sua relação financeira com fabricantes de hormônios.[77] Como disse a professora de farmacologia Adriane Fugh-Berman: "Mulheres foram colocadas em risco por seus médicos, que agiram como marionetes das empresas farmacêuticas."[78] Se realmente quiséssemos prevenir ataques cardíacos em mulheres, os médicos poderiam recomendar mudanças simples de estilo de vida, capazes de eliminar mais de 90% do risco dessa ocorrência.[79]

Os riscos e benefícios da terapia hormonal da menopausa

E hoje? Qual a situação atual em relação à terapia hormonal da menopausa? A Força-Tarefa de Serviços Preventivos dos Estados Unidos, em consonância com outras autoridades, como a Academia Americana de Médicos de Família,[80] a Sociedade Americana de Geriatria[81] e a Associação Americana do Coração,[82] atualmente se posiciona contra o uso de terapia hormonal para a prevenção de condições crônicas em mulheres na pós-menopausa, com ou sem útero.[83] Observe que a orientação é distinta da terapia hormonal para o tratamento de sintomas graves da menopausa, para os quais o Colégio Americano de Obstetras e Ginecologistas recomenda que "o ginecologista deve ajudar a paciente a pesar riscos e benefícios".[84] Para tomar uma decisão bem-informada, vamos analisar os números.

O estrogênio é muito eficaz na redução da frequência e da intensidade das ondas de calor, em cerca de 80% em comparação com o placebo,[85] e não se observou diferença entre o uso de comprimidos ou de adesivos.[86] A terapia hormonal também pode diminuir o risco de fraturas osteoporóticas. Para mulheres com o útero intacto, se duzentas tomassem hormônios por dez anos, seria de se esperar que tivessem nove fraturas a menos. São estas as vantagens: alívio dos sintomas e menos fraturas.[87] No mesmo cenário, esses benefícios teriam que ser ponderados em comparação a um adicional de quatro ataques cardíacos (fatais ou não), dois AVC, quatro casos de demência,[88] dois casos de câncer da mama, um caso de câncer de pulmão fatal, quatro casos de doença da vesícula biliar e dez coágulos sanguíneos.[89] A menos que os sintomas da menopausa sejam debilitantes e que todas as alternativas tenham sido descartadas, é difícil, para mim, imaginar que uma mulher optaria por essa relação de risco-benefício se conhecesse todos os dados.

O perfil de segurança é melhor para mulheres mais jovens (que acabaram de entrar na menopausa), aquelas com risco reduzido de doenças cardiovasculares, coágulos sanguíneos e câncer de mama, bem como aquelas que não têm útero e podem, portanto, ingerir fórmulas apenas com estrogênio.[90] (Caso contrário, o risco de desenvolver câncer no útero é muito elevado.)[91] O estrogênio, sozinho, proporciona o mesmo alívio sintomático,[92] ao passo que evitou onze fraturas em duzentas mulheres ao longo de uma década, e não houve ataques cardíacos nem demência a mais, com dois casos a menos de câncer de mama contra seis casos a mais de doença da vesícula biliar, apenas um caso a mais de coágulo sanguíneo e os mesmos dois derrames adicionais.[93] Em ambos os casos, a FDA recomenda que os estrogênios sejam prescritos apenas "nas doses eficazes mais baixas e pelo menor intervalo de tempo",[94] embora não esteja claro se as doses mais baixas são de fato mais seguras.[95]

E os hormônios "bioidênticos"?

O estudo da Iniciativa para a Saúde das Mulheres usou o Premarin porque era a forma de estrogênio mais prescrita; na verdade, ainda são emitidas mais de um milhão de receitas desse hormônio todos os anos nos Estados Unidos.[96, 97] Sua fórmula é uma mistura de mais de cinquenta estrogênios diferentes extraídos da urina de égua.[98] ("Premarin" vem do termo *pregnant mare urine*, "urina de égua prenha". Se você duvida, experimente esmagar um comprimido e sentir o cheiro.) As descobertas sinistras desse estudo, somadas ao apoio de algumas grandes celebridades, fizeram o interesse se voltar para *hormônios bioidênticos* de origem vegetal, em vez de vindos de uma fonte equina. Conforme exploro em <see.nf/bioidentical>, hoje existem hormônios bioidênticos sem urina aprovados pela FDA, mas a expectativa é a de que apresentem os mesmos riscos.[99]

Então qual seria o tratamento seguro para os sintomas da menopausa, como as ondas de calor? O Colégio Americano de Obstetras e Ginecologistas sugere medidas paliativas, como o "consumo de bebidas geladas".[100] Baixar a temperatura do ar-condicionado, vestir roupas em camadas e usar ventiladores pode oferecer algum alívio,[101] mas será que realmente não existe nenhuma forma de tratar ondas de calor sem correr o risco de câncer, coágulos e doenças coronarianas? Por sorte, existe, sim.

Os riscos e os benefícios das mamografias

Por falar em escolhas bem-informadas sobre o próprio corpo diante da confusão gerada pelos interesses comerciais corruptos de indústrias multibilionárias, o que dizer das mamografias? As recomendações publicadas são contraditórias — por exemplo, fazer o exame a partir dos 40 ou 50 anos, anualmente em vez de a cada dois anos,[102] ou não fazer nenhuma mamografia de rotina.[103] Nove em cada dez mulheres inquiridas superestimavam grandemente os benefícios das mamografias, ou não faziam ideia de seus benefícios. Uma pesquisa concluiu que "ao serem informadas do quão pequena é a eficácia do rastreio do câncer da mama na prevenção de mortes pela doença, 70% das mulheres afirmaram que não se submeteriam ao exame".[104] Mas você pode estar nos outros 30% e tem o direito de decidir por si mesma.

É fácil tomar decisões que geram consequências do tipo oito ou oitenta — tudo é risco ou tudo é benefício. Por exemplo, será que os médicos deveriam ensinar as mulheres a fazer o autoexame das mamas? A resposta é não. Isso já foi testado. Centenas de milhares de mulheres foram aleatoriamente levadas a realizar ou não o autoexame. Os pesquisadores não apenas descobriram que não há nenhum benefício nisso, como também encontraram prejuízos, incluindo o dobro do número de mulheres que precisaram se submeter a biópsias. Não foi comprovado que o autoexame diminui o risco de desenvolver câncer de mama, de morrer por isso ou de detectar tumores em estágios iniciais. É por isso que, em 2015, a Força-Tarefa de Serviços Preventivos dos Estados Unidos [USPSTF, na sigla em inglês] se posicionou explicitamente contra ensinar as mulheres a fazer o autoexame da mama.[105]

Para ser claro, a força-tarefa não se manifestou contra o autoexame, apenas contra ensinar as mulheres a fazê-lo. Isso porque lembrar as mulheres de realizar o autoexame só parecia causar prejuízos, sem nenhum benefício. Se você descobrir uma anormalidade, sem dúvida deve informar a seu médico, mas ser instruída a praticar a observação parece fazer mais mal do que bem. Mesmo assim, a maioria dos médicos não mudou o comportamento. Se foi comprovado que o autoexame não ajuda (e, pior, se provou prejudicial), por que os médicos continuam a recomendá-lo? Porque é justamente isso o que dizem às mulheres desde sempre. A inércia médica pode se sobrepor à saúde das pacientes, mesmo sem a pressão de uma indústria multibilionária que incentive a continuidade da prática, o que nos leva às mamografias.

Ao longo dos últimos cinquenta anos, mais de meio milhão de mulheres participaram de dez ensaios diversos sobre mamografia, cada um com cerca de uma década de acompanhamento.[106] O que a ciência tem a dizer? Vamos imaginar que mil mulheres assintomáticas com risco médio tenham sido levadas a ou não fazer a mamografia ou seguir as recomendações da USPSTF de realizar o exame a cada dois anos a partir dos 50 anos. Pelos vinte anos seguintes, esperaríamos duzentos alarmes falsos (embora com apenas trinta biópsias) e deixaríamos de detectar três casos de câncer, mas quinze casos equivocados seriam encontrados, o que significaria que as mulheres seriam diagnosticadas com câncer de mama e submetidas a tratamento desnecessário. (Um terceiro prejuízo potencial, o câncer de mama induzido pela radiação dos raios X da mamografia, não está incluído no modelo porque existem apenas estimativas indiretas aproximadas, da ordem de um a cinco casos a cada 10 mil mulheres.)[107] Por outro lado, graças às mamografias, duas mortes por câncer de mama teriam sido evitadas, mas ao que parece nenhuma vida seria salva no total.

Quando entrevistadas, as mulheres dizem achar que as mamografias reduzem pela metade o risco de morte por câncer da mama, salvando a vida de cerca de uma em cada doze mulheres. Na verdade, sem mamografia regular, morrem por década cerca de cinco mulheres em cada mil, em comparação com quatro em cada mil que morrem dentre as que fazem o exame. Salvar a vida de uma mulher em mil não faz tudo isso valer a pena? Talvez, mas pode ser que nem isso seja verdade. Nenhum dos dez ensaios realizados demonstrou benefício global na mortalidade, o que significa que parece que nenhuma vida é de fato salva.[108] Que sentido isso faz? Se uma década de mamografias evita que uma em cada mil mulheres morra de câncer de mama, o único jeito de nenhuma vida ser salva é se as mamografias de alguma forma causassem a morte de uma em cada mil mulheres *saudáveis*. É aqui que o sobrediagnóstico pode entrar.

O fato é que alguns dos pequenos tumores detectados nas mamografias poderiam nunca ter progredido[109] e alguns poderiam até desaparecer por conta própria.[110] Estudos sobre autópsias em vítimas de acidentes mostram que de 7% a 39% das mulheres de 40 a 70 anos têm pequenos tumores na mama, dos quais 96% jamais irão se espalhar ou matá-las. Portanto, se esses tumores não tivessem sido detectados durante o rastreio, as mulheres poderiam nunca os ter percebido, nem ter sido afetadas por eles, ou nem mesmo saber que existiam. Mas, uma vez detectado o câncer em uma mamografia, deve-se tratá-lo, porque não se sabe o que vai acontecer.[111] E esse tratamento inclui todos os danos colaterais decorrentes de cirurgia, quimioterapia e radioterapia desnecessárias.[112]

Radioterapias desnecessárias no tórax aumentam o risco de morte por doenças cardíacas e câncer de pulmão,[113] o que talvez explique por que as mamografias podem matar tantas pessoas quanto as que são salvas.[114] Aquelas que sobrevivem se tornam as maiores defensoras da mamografia, julgando que o exame salvou suas vidas.[115] O cenário mais provável — na verdade, o cenário duas a dez vezes mais provável — é que o tratamento não tenha feito nada, porque o câncer provavelmente não teria evoluído.[116] Logo, você passou por toda a dor e o sofrimento por nada. Essa é a ironia das mamografias: as pessoas mais prejudicadas são as que dizem ter colhido os maiores benefícios.

> Não me oponho às mamografias. Eu me oponho, *sim*, à postura paternalista de que as mulheres devem ser pressionadas a fazer esse exame sem estar totalmente informadas sobre os benefícios e os riscos. Algumas delas ainda assim optarão por realizá-las, mas outras, não. Cabe a você decidir.

Livrando-se do excesso de estrogênio

Há tanta confusão entre o público a respeito da mamografia que a maioria das pessoas acredita que esse exame previne ou reduz o risco de desenvolver câncer.[117] Mas é claro que o exame em si não interfere no risco de ter a doença. A boa notícia é que as mesmas mudanças na alimentação e no estilo de vida que podem ajudar a evitar o surgimento de câncer de mama podem também ajudar a evitar a principal causa de morte nos Estados Unidos, as doenças cardiovasculares, que matam dez vezes mais mulheres — cerca de 400 mil mulheres morrem de doenças do coração todos os anos,[118] em comparação a 40 mil que padecem de câncer de mama por ano.[119]

No Estudo de Saúde das Enfermeiras, de Harvard, que acompanhou a dieta de mais de 150 mil mulheres durante décadas, os pesquisadores descobriram que quem consumia mais alimentos de origem vegetal e menos alimentos de origem animal tinha probabilidade significativamente menor de desenvolver câncer de mama — e isso ocorreu mesmo depois de ajustados fatores como peso corporal, histórico familiar, consumo de álcool e hábitos de exercício. Além disso, a alimentação à base de vegetais pareceu ser particularmente protetora contra os tumores mais fatais.[120,121] O Estudo das Professoras da Califórnia, com mais de 90 mil mulheres, chegou a resultados semelhantes, incluindo uma redução significativa no risco de câncer de mama associado a um padrão alimentar à base de vegetais, particularmente no caso de tumores de tratamento mais difícil.[122]

Os níveis de estrogênio na circulação de mulheres na pré-menopausa[123] e na pós-menopausa[124] estão fortemente associados ao risco de câncer de mama e podem explicar quase toda a relação entre o excesso de gordura corporal e o câncer de mama.[125] (O estrogênio produzido pelo tecido adiposo transborda para a corrente sanguínea.)[126] Será que isso explica então por que mulheres que seguem uma dieta à base de vegetais, que tendem a ser mais magras, em média, têm menor risco de desenvolver esse câncer? Alguns estudos revelam níveis médios mais baixos de estrogênio em vegetarianas pré-menopausa[127] e pós-menopausa que não parecem ser explicados apenas pela compleição mais magra, e sim pelo maior consumo de fibras.[128]

Nosso corpo se livra do excesso de estrogênio da mesma maneira que evoluiu para se livrar do excesso de colesterol — despejando-o no trato digestivo, onde se espera que haja bastante fibra para agarrá-lo, retê-lo e liberá-lo.[129] Sem as fibras, o excesso de hormônios (e colesterol) pode acabar reabsorvido pela corrente sanguínea.[130] No entanto, nosso corpo simplesmente presume que os intestinos estarão repletos de fibras o dia inteiro, porque foi assim que evoluímos. Começamos, sim, a comer carne quando passamos a desenvolver ferramentas, mas os vegetais não tendem a correr e fugir, de modo que a maior parte de nossa alimentação era composta por plantas. Estima-se que nossos ancestrais consumiam sete vezes mais fibra do que consumimos hoje.[131]

O *The New England Journal of Medicine* divulgou um estudo desenvolvido na universidade onde me formei que descreve que mulheres vegetarianas e não vegetarianas receberam "sacos plásticos e caixas isoladas cheias de gelo seco para três coletas fecais no prazo de 24 horas". As vegetarianas excretam duas a três vezes mais estrogênio todos os dias, porque tiveram uma "produção fecal" duas[132] a três[133] vezes maior. Portanto, deixar de tomar pílulas hormonais é apenas uma das formas de reduzir o risco de câncer de mama. Outra forma é livrar-se do excesso de estrogênio do jeito que a natureza planejou.

Os melhores e piores alimentos para os sintomas da menopausa

O nível mais baixo de estrogênio observado em mulheres que seguem uma alimentação à base de vegetais pode protegê-las do câncer de mama, mas será que elas estão suscetíveis a sintomas mais intensos da menopausa? Por incrível que pareça, o oposto pode ser verdade, o que garante o melhor dos dois mundos. As mulheres que seguem dietas estritamente à base de vegetais relatam significativamente menos sintomas incômodos perto da menopausa. Isso inclui os sintomas vasomotores, como ondas de calor e suores noturnos, bem como outros sintomas físicos da menopausa, como dores musculares e articulares, fadiga, distúrbios do sono, redução da força e da resistência, letargia, alterações na pele, ganho de peso, pelos faciais, inchaço e maior frequência ou incontinência urinária. Os pesquisadores concluíram: "Uma dieta à base de vegetais pode ser útil para mulheres em transição da menopausa que preferem controlar os sintomas com métodos naturais."[134]

Quais alimentos podem ser responsáveis por essa diferença nos sintomas? Frutas, legumes, soja e alimentos de origem vegetal ricos em ômega-3, como linhaça, correlacionaram-se com sintomas menos intensos, enquanto carne, laticínios e ômega-3 à base de peixe foram associados a mais sintomas intensos da menopausa. No entanto, parece que os fatores decisivos foram as frutas vermelhas, as folhas verdes e a ampla ingestão de legumes.[135] Em geral, de acordo com uma revisão de 2020 sobre a relação entre a alimentação e os sintomas da menopausa, mulheres que consomem dietas de maior qualidade, incluindo mais frutas, legumes e grãos integrais, tendem a sofrer menos — não apenas de sintomas vasomotores e físicos, como também de sintomas psicológicos, distúrbios do sono e problemas genitais e urinários. Por sua vez, dietas ricas em alimentos processados, doces, carnes e gordura saturada foram associadas a sintomas mais intensos.[136]

Como observo no vídeo <see.nf/menopausal>, tanto o estresse oxidativo[137] quanto a inflamação[138] estão associados aos sintomas da menopausa, mas correlação não necessariamente significa causalidade. É preciso desenvolver estudos de intervenção com grupos de controle, sobretudo porque os estudos sobre ondas de calor mostram um efeito placebo tão grande (pelo menos 35% de alívio),[139] que foi sugerido até dar às mulheres, sub-repticiamente, pílulas de açúcar como tratamento.[140]

O maior estudo de intervenção dietética sobre os sintomas da menopausa ocorreu no âmbito da Iniciativa para a Saúde das Mulheres. Em vez de selecionar aleatoriamente as mulheres para tomarem hormônios, os pesquisadores as escolheram para aconselhá-las a seguir uma dieta com baixo teor de gordura. A adesão foi baixa, portanto, as mulheres do grupo do baixo teor de gordura nunca alcançaram a meta,[141] mas reduziram um pouco o consumo de carne[142] e comeram pelo menos mais uma porção de frutas ou legumes por dia.[143] O resultado? Apresentaram probabilidade significativamente maior de eliminar as ondas de calor ou suores noturnos. As mulheres desse grupo também perderam mais peso, mas os benefícios nos sintomas vasomotores da menopausa pareciam ir além disso.[144]

No que se refere a uma alimentação à base de vegetais, as mulheres randomizadas para uma dieta vegetariana somada a uma ingestão diária de nozes, amêndoas e óleo de linhaça tiveram desempenho melhor do que as designadas para a mesma dieta, mas com a adição de azeite extravirgem. Depois de 16 semanas, na dieta sem carne, rica em ômega-3 à base de vegetais, observou-se redução significativamente maior da frequência das ondas de calor em comparação ao grupo do azeite.[145] Inclusive, apenas duas colheres de chá de linhaça moída por dia podem causar redução significativa nos sintomas da menopausa. Em um estudo comparativo entre linhaça e terapia hormonal (em geral estrogênio bioidêntico associado a uma forma de progesterona), a linhaça reduziu os sintomas da menopausa quase tanto quanto as pílulas hormonais.[146] Mas isso pode ter se devido aos fitoestrógenos presentes na linhaça, em vez de ao ômega-3.

Por que não existe um termo para onda de calor em japonês

As ondas de calor, também conhecidas como fogachos, são o sintoma da menopausa para o qual as mulheres mais procuram tratamento.[147] Isso aflige de 80% a 85% das mulheres norte-americanas e europeias na menopausa[148] e, junto com os suores noturnos, duram em média mais de sete anos.[149] Mas, como exploro no vídeo <see.nf/hotflash>, esses sintomas não são universais nem inevitáveis.[150] No Japão, por exemplo, talvez apenas 15% das mulheres sejam afetadas.[151] Inclusive, em japonês nem sequer existe um termo para *onda de calor*.[152]

Essa ausência é ainda mais notável porque se diz que o idioma é "infinitamente mais sensível" na descrição de estados corporais do que o inglês,[153] com distinções extremamente sutis para sensações somáticas.[154] Em japonês, existem vinte ou mais palavras apenas para descrever o estado do estômago e dos intestinos, mas as ondas de calor parecem ser tão incomuns que os pesquisadores tiveram que inventar formas de descrevê-las em pesquisas no Japão.[155] A hipótese deles é a de que isso ocorre devido ao consumo de soja.[156]

Reviso os estudos de intervenção sobre alimentos à base de soja e suplementos de isoflavonas em <see.nf/isoflavones>. Foram realizadas dezenas de ensaios clínicos desse tipo, e, de fato, descobriu-se que a ingestão diária equivalente a duas porções de alimentos à base de soja reduz em cerca de 20% a frequência das ondas de calor, em relação ao grupo de placebo, e em cerca de 25% a gravidade do sintoma, em comparação com a redução líquida de 30% a 40% observada na terapia hormonal com estrogênio.[157] Também foi demonstrado que as isoflavonas de soja melhoram outras questões da menopausa, incluindo secura vaginal,[158] densidade óssea,[159] depressão,[160] memória e função cognitiva no geral.[161]

A conclusão, escreveu um painel de especialistas, é que a soja pode ser considerada um tratamento de primeira linha para os sintomas de ondas de calor e suores noturnos causados pela menopausa.[162] Uma fonte conveniente de soja integral são os petiscos de soja (soja torrada e seca). Um estudo cruzado randomizado do Centro de Excelência em Saúde das Mulheres da Escola de Medicina de Harvard que avaliou a ingestão diária de meia xícara de soja sem sal (dividida em três ou quatro porções espaçadas ao longo do dia) constatou redução de 50% nas ondas de calor em duas semanas.[163] Mas o que é inconveniente nesse tipo de soja é a formação de AGEs (veja o capítulo Glicação) no processo de torra, portanto seria melhor incorporar a soja cozida às refeições.

E se a soja fosse combinada a uma alimentação à base de vegetais? Segundo dois ensaios clínicos, dietas à base de vegetais com baixo teor de gordura aliadas a meia xícara diária de soja integral cozida podem reduzir de 84% a 88% o número de ondas de calor graves em doze semanas. No geral, a maioria das mulheres selecionadas aleatoriamente para o grupo vegetariano se livrou das ondas de calor moderadas a graves, em comparação com 95% de mulheres do grupo de controle que ainda sofriam com o sintoma.[164,165]

Soja e câncer de mama

Ao contrário da desinformação desenfreada propagada na internet, as melhores evidências disponíveis demonstram consistentemente que o consumo de soja tem um efeito protetor na prevenção do câncer de mama.[166, 167] Cada aumento diário de 5g no consumo de proteína de soja (menos de uma xícara de leite de soja) está associado a uma redução de 12% no risco de morte por câncer de mama.[168] Isso pode ajudar a explicar por que as mulheres que vivem em Connecticut, por exemplo, podem desenvolver dez vezes mais câncer de mama do que as que vivem no Japão.[169] Acesse <see.nf/soybreast> para ver uma discussão sobre o mecanismo e origem da controvérsia.

Estima-se que uma em cada oito mulheres nos Estados Unidos terá câncer de mama invasivo durante a vida.[170] Espera-se que substituir leite de vaca pelo de soja reduza em cerca de um terço o risco de câncer de mama, embora isso possa dizer mais sobre os efeitos do leite de vaca na promoção do câncer de mama do que sobre os efeitos preventivos da soja. Na pós ou na pré-menopausa, mulheres que consomem uma xícara de leite por dia parecem ter um risco cerca de 50% maior de desenvolver câncer de mama do que aquelas que consomem em média menos de uma xícara a cada dois meses ou mais. Pesquisadores sugerem que isso pode se dever aos níveis de estrogênio no leite (principalmente porque cerca de 75% das vacas em produção leiteira estão grávidas), ao IGF-1 do leite, ou pode ser provocado pelo consumo de proteína do leite.[171]

Os efeitos antiestrogênicos dos alimentos à base de soja para a mama são suficientes para mudar o curso da doença? O primeiro estudo humano sobre a relação entre ingestão de alimentos à base de soja e sobrevivência ao câncer de mama, publicado em 2009 no *Journal of the American Medical Association*, sugeriu que "entre mulheres com câncer de mama, o consumo de alimentos à base de soja teve associação significativa à redução do risco de morte por câncer de mama e de recorrência da doença".[172] Esse estudo foi seguido por outro,[173] e depois outro,[174] cada um com resultados semelhantes. Com isso, uma ampla gama de especialistas em câncer que oferecem orientações nutricionais para sobreviventes concluiu que, no mínimo, os alimentos à base de soja devem ser benéficos.[175] Desde então, dois outros estudos foram publicados,[176, 177] em um total de cinco estudos que acompanharam mais de 10 mil pacientes com câncer de mama, e todos apontaram na mesma direção.[178]

Somando todos os resultados, a ingestão de soja após o diagnóstico de câncer de mama foi associada tanto à redução da mortalidade quanto à redução da recorrência — ou seja, uma expectativa de vida mais longa e uma menor probabilidade de retorno do tumor. Essa melhora na sobrevida ocorreu para mulheres com tumores tanto negativos quanto positivos para receptores de estrogênio, assim como para mulheres mais jovens e mais velhas.[179] Em um estudo, por exemplo, 90% das pacientes que comeram mais fitoestrógenos de soja após o diagnóstico ainda estavam vivas cinco anos depois, enquanto metade das que comeram pouca soja ou não ingeriram o alimento de forma alguma vieram a óbito.[180] Uma porção de edamame, por favor!

Existe esperança para o lúpulo?

A linhaça também contém fitoestrógenos (chamados *lignanas*) associados à prevenção do câncer de mama[181] e à sobrevivência.[182] Ensaios de intervenção realizados antes e depois de biópsias mostraram efeitos benéficos em pacientes com câncer de mama randomizadas para ingerir muffins contendo linhaça ou muffins-placebo sem linhaça.[183] A maior exposição às lignanas pode reduzir de 33% a 70% a mortalidade por câncer de mama.[184]

Além disso, tal como no caso da soja, foi demonstrado que a linhaça melhora o colesterol LDL,[185] a função arterial[186] e a pressão arterial.[187] Além disso, reduz outros fatores de risco cardiovascular, incluindo a proteína C reativa[188] e a Lp(a),[189] e pode melhorar os níveis de açúcar no sangue e o controle de peso.[190] Infelizmente, não parece ser tão eficaz quanto a soja para melhorar os sintomas da menopausa.[191] Metanálises de trevo-violeta ou acteia, outras fontes de fitoestrógenos, também deram resultados decepcionantes.[192]

O fitoestrógeno mais potente se encontra na cerveja.[193] A 8-prenilnaringenina, ou 8-PN,[194] é a razão pela qual o manuseio do lúpulo faz com que as mulheres comecem a menstruar.[195] A substância também pode contribuir para o surgimento de características feminizadas em homens alcoólatras, como a ginecomastia e uma mudança no padrão dos pelos pubianos (em geral em forma de diamante em homens e de triângulo em mulheres).[196] Os efeitos pró-estrogênicos também poderiam ajudar a explicar por que quem bebe cerveja parece ter melhor densidade óssea.[197]

E quanto ao lúpulo no tratamento das ondas de calor? Conforme exploro no vídeo <see.nf/hops>, uma colher de chá por dia de flores de lúpulo secas pode reduzir significativamente esse sintoma,[198] mas, infelizmente, os compostos estrogênicos do lúpulo agem mais como aqueles presentes na urina de éguas prenhas, que promovem o câncer de mama, do que os da soja, que previnem esse tipo de câncer.[199] Isso explica por que o lúpulo é um ingrediente tão comum nos chamados suplementos para o aumento dos seios — porque age como o estrogênio animal.[200] Isso também ajuda a explicar por que para o câncer de mama, a cerveja pode ser mais nociva do que outras formas de álcool.[201]

Flores de lavanda

A lavanda é amplamente utilizada no alívio dos sintomas da menopausa. Para minha surpresa, dezesseis ensaios de intervenção envolvendo mais de mil mulheres a colocaram à prova.[202] Um estudo clínico cruzado, supostamente duplo-cego, por exemplo, selecionou aleatoriamente cem mulheres na menopausa para a aromaterapia de lavanda, na qual elas sentiram o cheiro da planta por vinte minutos, duas vezes por dia, durante algumas semanas, depois passaram a cheirar o controle "placebo", que era leite diluído. Não entendo como as mulheres podem ter ficado efetivamente "cegas" devido à fragrância (ou à ausência dela), portanto o efeito placebo não pode ser descontado, mas a frequência das ondas de calor permaneceu aproximadamente a mesma nas semanas de controle, ainda que tivesse sido reduzida pela metade nas semanas com lavanda.[203] Outros sintomas físicos da menopausa, além da redução do desejo sexual e dos sentimentos de ansiedade e depressão, também melhoraram durante a exposição à lavanda.[204]

O aroma do óleo essencial de lavanda não parece ajudar as mulheres na pós-menopausa com insônia, uma queixa comum.[205] E que tal comer as flores de lavanda? Mais de uma dúzia de ensaios clínicos randomizados concluíram que cheirar lavanda pode ajudar com a ansiedade, e isso parece se estender também ao seu consumo.[206] Entre as mulheres na pós-menopausa que foram randomizadas para ingerir cápsulas contendo 500mg de flor de lavanda em pó (que, pelas minhas medidas, corresponde a uma colher de chá de flores secas), 83% relataram uma melhora boa ou muito boa na ansiedade, em comparação com apenas 44% do grupo da cápsula placebo.[207] A equipe de pesquisadores estudou a mesma dosagem em mulheres na pós-menopausa com dificuldades para dormir. Entre as que tomaram lavanda sem saber, 74% relataram melhorias satisfatórias na qualidade subjetiva do sono, em comparação com apenas 31% do grupo de controle.[208] Não está claro se o(s) componente(s) ativo(s) são solúveis em água, então o mesmo efeito pode ou não ser alcançado pelo consumo da mesma quantidade na forma de chá.

Sementes de erva-doce e feno-grego

O bom de estudar ervas e temperos é que é possível colocar doses inteiras em comprimidos para realizar ensaios randomizados, duplo-cego, com grupo controle e placebo. Dessa forma, descobriu-se que meia colher de chá de cominho preto em pó causa melhora significativa nos sintomas da menopausa, em comparação ao placebo, mas os efeitos podem ser limitados aos aspectos psicológicos, como diminuição da ansiedade, maior vitalidade e melhoria da saúde mental.[209]

As sementes de erva-doce, que na verdade não são sementes, mas os pequenos frutos inteiros da planta, podem causar uma melhora mais ampla nos sintomas, incluindo redução das ondas de calor e dos suores noturnos, bem como de outros sintomas físicos, psicológicos e sexuais.[210] Em <see.nf/fennelfenugreek>, dou mais detalhes sobre outro ingrediente galactagogo, além do feno grego. Não, não é uma coisa do universo da ficção científica; o *galactagogo* é uma substância que aumenta a produção de leite materno em lactantes.[211] Uma colher e meia de chá por dia de feno-grego também pode melhorar os sintomas da menopausa precoce.[212]

"ANDROPAUSA"

Hoje, a testosterona é comercializada em massa para homens idosos devido a sintomas inespecíficos supostamente relacionados ao que tem sido chamado de "andropausa", isto é, o declínio nos níveis de testosterona que ocorre com o envelhecimento. Também conhecida como menopausa masculina,[213] penopausa,[214] viropausa, deficiência androgênica em homens idosos,[215] hipogonadismo de início tardio, ou simplesmente "síndrome da testosterona baixa",[216] é considerada um exemplo clássico de promoção de doenças,[217] um "manual" sobre como apregoar uma doença.[218] Essa promoção se dá por meio do alargamento dos limites de uma doença para que passe a abranger as experiências da vida cotidiana.[219] A medicalização da menopausa rendeu bilhões de dólares à indústria farmacêutica. Por que não estender isso à outra metade da população idosa?

O tsunami da testosterona baixa

Em 1889, o fisiologista Charles-Édouard Brown-Séquard, um dos primeiros a postular a existência de hormônios, afirmou ter "rejuvenescido" com injeções de extratos de testículos de cães e porquinhos-da-índia. O rejuvenescimento não deve ter funcionado tão bem, já que ele morreu alguns anos depois,[220] mas não antes de milhares de médicos administrarem o "Elixir Brown-Séquard".[221] Entre os que receberam o composto, estava o arremessador Jim "Pud" Galvin, o primeiro a usar uma substância para supostamente melhorar o desempenho na Major League de beisebol.[222] A ele se seguiram velhos ricos que optaram por transplantes testiculares de seres humanos, macacos e bodes, antes que a testosterona fosse enfim descoberta, já na década de 1930.[223]

Os níveis de testosterona tendem a cair, em média, cerca de 0,5% ao ano, mas isso pode se dever mais à obesidade e às condições médicas coexistentes do que à idade em si.[224] No Estudo do Homem Saudável por exemplo, os homens que relataram uma saúde excelente pareciam não ter experimentado queda na testosterona entre 40 e 97 anos.[225] Portanto, não é inevitável,[226] mas principalmente uma consequência de condições crônicas como hipertensão, diabetes, depressão, doenças cardíacas, doenças hepáticas, doenças pulmonares, doenças renais,[227] ou simplesmente falta de condicionamento ou excesso de gordura corporal.[228] É claro que você poderia tentar tratar a causa subjacente com mudanças na alimentação e no estilo de vida, mas como lucrar com isso?

Os marqueteiros da baixa testosterona da indústria farmacêutica lançaram uma campanha publicitária sofisticada e direta ao consumidor para levar os homens a acreditarem que a deficiência de testosterona poderia causar sintomas genéricos, como "baixa energia, tristeza, problemas de sono, diminuição do desempenho físico ou ganho de peso".[229] Responda as perguntas! Foram criados testes em que os homens eram incentivados a falar sobre testosterona com seus médicos caso apresentassem sintomas inespecíficos, como "pegar no sono depois do jantar".[230] Havia tão pouca correlação entre as respostas e os níveis de testosterona[231] que os questionários tiveram uma taxa de falsos positivos de até 70%.[232] Portanto, 70% dos que foram diagnosticados com deficiência de testosterona — isto é, de acordo com o questionário — não tinham nenhuma deficiência de fato.

Apenas dois países industrializados, os Estados Unidos e a Nova Zelândia, permitem anúncios predatórios de medicamentos voltados diretamente ao consumidor, mas os marqueteiros da testosterona contornam as proibições com campanhas de "conscientização sobre doenças" sem citar as marcas pelo nome.[233] Clínicas antienvelhecimento começaram a promover a terapia de reposição de testosterona,[234] e em eventos patrocinados de formação médica continuada [CME, na sigla em inglês, muitas vezes uma *commercial medical education*][235] enxurradas de médicos foram convencidos a "prescrever testosterona de forma profusa e irracional".[236] Deu certo. Os bilhões de dólares gastos em publicidade[237] se traduziram em bilhões de dólares em vendas anuais,[238] um "tsunami global de prescrição de testosterona",[239] resultando em um aumento de cem vezes nas vendas.[240]

A "reposição" de testosterona colocada à prova

Existem razões legítimas para prescrever testosterona, mas, desde que o hormônio foi isolado, em 1935, o que rendeu um Prêmio Nobel, a FDA aprovou apenas uma indicação: "hipogonadismo clássico",[241] que se caracteriza por um baixo grau de testosterona devido a condições como testículos ausentes ou comprometidos, ou determinadas anomalias genéticas.[242] Em contraste, em 25% dos homens que recebem prescrição de testosterona hoje em dia, os níveis de testosterona podem nem ter sido testados.[243] Ou eles podem ter feito o teste e tiveram níveis normais ou até altos, mas ainda assim receberam uma prescrição.[244] Mas por que se preocupar em fazer um teste? A maioria dos sintomas "hipogonadais" não tem relação com os níveis de testosterona no sangue. As exceções são alguns sintomas sexuais, como "baixa frequência de pensamentos eróticos", que parecem estar ligados a níveis de testosterona abaixo de 320ng/dl, embora mais de um quarto dos homens com taxas normais do hormônio apresentassem sintomas semelhantes.[245]

Não existem níveis de testosterona mínimos geralmente aceitos como saudáveis no sangue.[246] Os limites razoáveis sugeridos variam de menos de 200ng/dl (segundo a Associação Americana de Endocrinologia Clínica até 350ng/dl (de acordo com a Associação Europeia de Urologia).[247] Quando postos à prova, porém, primeiro castrando quimicamente os homens e depois acrescentando mais e mais testosterona, os pesquisadores só observaram mudanças definitivas no desejo e na função sexual quando os níveis chegaram a menos de 100ng/dl.[248] Não importa o ponto de corte, para um diagnóstico de hipogonadismo, as diretrizes da Sociedade Endócrina exigem duas medições de níveis baixos de testosterona pela manhã, de preferência com quatro semanas de intervalo,[249] na presença de sintomas consistentes.[250] (Os níveis de testosterona flutuam naturalmente de uma estação para outra, de uma semana para outra, de um dia para o outro, e até de hora em hora,[251] com níveis mais altos pela manhã e caindo de 30% a 40% no meio da tarde.)[252]

Essas diretrizes são ignoradas com frequência.[253] Nos Estados Unidos, segundo um estudo realizado com centenas de milhares de homens que tinham iniciado reposição de testosterona, apenas 10% fizeram o segundo teste recomendado;[254] 50% fizeram apenas um teste, e os 40% restantes não fizeram teste algum. Em até 77% dos homens mais velhos os níveis de testosterona podem ser inferiores a 300ng/dl no primeiro teste, mas, depois de realizar um segundo teste confirmatório, esse número pode cair 18% ou até apenas 3%, quando incluídos outros critérios recomendados, como uma coleta de sangue matinal.[255]

Portanto, a maioria dos tratamentos de terapia de "reposição" de testosterona são feitos sem indicação.[256] Mas isso não significa necessariamente que não haja benefícios. Talvez os homens tenham pontos de ajuste diferentes, e a testosterona extra possa ajudar, mesmo que o teste não tenha demonstrado nenhuma deficiência. É possível imaginar que os pacientes se sintam melhor ao tomar testosterona apenas pelo efeito placebo, e é por isso que é tão importante testar os níveis do hormônio.[257] Pesquisadores interceptaram homens mais velhos que faziam fila para começar um tratamento com testosterona porque eles ou seus médicos acharam que isso aliviaria alguns sintomas, como redução da energia ou da libido, e os randomizaram para receber um gel de testosterona ou um gel placebo. Os resultados? A testosterona funcionou — mas o placebo também, de modo que, no fim das contas, não houve diferenças significativas.

A testosterona fracassou mesmo em relação aos sintomas sexuais. Mas não eram esses os únicos sintomas de fato correlacionados com a baixa testosterona? Sim, mas isso não significa que a baixa testosterona seja a causa.[258] Em vez de o hormônio causar o desinteresse sexual, talvez seja o desinteresse sexual que cause a baixa de testosterona. Quando os homens fazem sexo, seus níveis de testosterona no sangue podem aumentar,[259] tanto que a barba pode crescer mais rápido nos dias em que mantiveram relações sexuais.[260] Em homens que retomam o sexo após um tratamento não hormonal de disfunção erétil — por meio de bombas penianas ou próteses, por exemplo —, o nível de testosterona sobe para uma média impressionante de 450ng/dl.[261] (Em contraste, curiosamente, a testosterona não aumenta quando eles se masturbam. Isso pode ocorrer porque o hormônio sobe diante de um "sucesso competitivo", como uma vitória nos esportes. Embora o sexo "em geral não seja considerado um evento competitivo", observam os psicólogos que conduziram o estudo, "o estado mental após a relação sexual pode, no entanto, ser similar ao de um vencedor", em oposição ao estado mental após a masturbação.)[262]

Embora os participantes do estudo tendessem a ter níveis de testosterona baixos, os critérios de inclusão no estudo eram sintomas, e não limites específicos nos níveis sanguíneos.[263] Não admira, talvez, que a testosterona tenha sido considerada efetivamente inútil. Os pesquisadores estavam administrando testosterona a homens que talvez já tivessem níveis suficientes do hormônio. Que tal um estudo randomizado, com duplo-cego, grupo controle e placebo, feito em homens sintomáticos que cumpram critérios rígidos que caracterizem uma deficiência de testosterona? Aí entram em cena os ensaios financiados pelos NIH.

Os ensaios de testosterona

Em 2004, um relatório oficial da Academia Nacional de Medicina concluiu que a terapia com testosterona não oferecia nenhuma evidência clara de benefício para qualquer questão de saúde examinada e que eram necessários estudos maiores, mais longos e melhores para ter certeza. Em resposta, os NIH financiaram não um, nem dois, mas sete ensaios clínicos em uma dúzia de centros acadêmicos, dividindo aleatoriamente homens para receberem testosterona ou placebo por doze meses. Os homens deveriam ter pelo menos 65 anos, níveis baixos de testosterona medidos e confirmados (< 275ng/dl), e apresentar pelo menos um sintoma como vitalidade ou libido reduzida.[264] Quando seus níveis de testosterona estivessem adequados aos de homens jovens e saudáveis, o que aconteceria com estes sete parâmetros clínicos: cognição, vitalidade, função física, função sexual, anemia, saúde óssea e saúde cardiovascular?

Havia grande esperança de que a reposição de testosterona melhorasse a função cerebral. Estudos populacionais mostraram uma correlação entre níveis mais baixos de testosterona e maior risco de comprometimento cognitivo[265] e demência.[266] Pacientes com câncer de próstata que receberam terapia de privação androgênica de longo prazo (castração cirúrgica ou química) pareciam ter maior risco de, mais tarde, desenvolver demência.[267] Mas, nos ensaios promovidos pelos NIH, a "adequação" dos níveis de testosterona não melhorou a memória ou outras funções cognitivas,[268] e o mesmo fracasso foi observado em uma metanálise de mais de uma dúzia de outros estudos de testosterona randomizados e com grupo controle.[269] Um editorial do *Journal of the American Medical Association* concluiu que essas "descobertas convincentes e inequívocas afirmam que o tratamento com testosterona não melhora a função cognitiva em homens mais velhos".[270]

A testosterona também não aprimorou a função física e os índices de vitalidade.[271] Isso corrobora dezenas de outros ensaios clínicos randomizados que detectaram pouco ou nenhum efeito sobre a função física, os sintomas de depressão, a energia ou a vitalidade.[272] Não surpreende, portanto, que, em um ano, de 80% a 85% dos homens que iniciam o uso de testosterona parem de tomá-la. Na verdade, com base em um estudo com quase 16 mil pacientes, em três meses cerca de 50% param de tomar testosterona tópica e por volta de 70% param de receber injeções.[273] A falta de benefícios perceptíveis faz sentido se de fato a redução da testosterona for uma consequência, e não a causa, da obesidade, da falta de exercícios e de doenças crônicas.[274]

No entanto, de acordo com os ensaios promovidos pelos NIH, a testosterona melhorou a densidade mineral óssea.[275] Infelizmente, quando foram analisados todos os dez ensaios clínicos randomizados já realizados sobre terapia com testosterona e saúde óssea, nenhum deles constatou qualquer benefício ósseo geral.[276] O oposto pode se aplicar, porém, aos sintomas sexuais.

Houve um aumento transitório na função sexual, mas, no final de um ano, não houve diferença significativa entre o grupo de placebo e aquele que recebeu o medicamento real.[277] Em contraste, segundo a maioria dos ensaios de alta qualidade (dez em treze), a terapia com testosterona em homens com níveis baixos aumenta o desejo sexual, e sete em cada doze estudos concluíram firmemente que o tratamento melhora a função erétil.[278] A dimensão do efeito, no entanto, é pequena, descrita como "marginal".[279] A reposição de testosterona pode ajudar em casos leves de disfunção erétil, mas tem apenas uma fração da eficácia de medicamentos como o Viagra.[280] Fiquei pasmo ao saber que os eunucos tinham vidas sexuais ativas, embora tivessem sido castrados quando meninos.[281] Em experimentos, homens com hipogonaidismo grave (incluindo castração cirúrgica bilateral) com níveis de testosterona tão baixos quanto 25ng/dl não só tiveram ereções quando expostos a um filme erótico, mas suas ereções eram mais duradouras do que as dos homens com testículos intactos que faziam parte do grupo controle![282]

A libido baixa, no entanto, parece ser um sintoma genuíno de baixa testosterona.[283] Assim, homens com baixos níveis documentados de testosterona que sofrem de desejo sexual reduzido e querem melhorá-lo podem se candidatar à reposição do hormônio após a ponderação dos riscos associados.[284] Existem pílulas, adesivos, géis tópicos, injeções, implantes do tipo *pellets* e até comprimidos mucoadesivos de testosterona para colar nas gengivas.[285] As diferentes vias parecem funcionar de forma similar,[286] embora as injeções sejam provavelmente mais baratas, custando cerca de 150 dólares por ano, em vez dos mais de 2 mil dólares que custam algumas das administrações tópicas.[287] Vale a pena ressaltar que pode levar semanas para que os níveis de testosterona aumentem e meses para que os sintomas sejam revertidos, embora o efeito placebo possa ser sentido de imediato.[288] Quais são as desvantagens?

Os riscos da terapia com testosterona

No vídeo <see.nf/trisks>, eu me aprofundo nos possíveis problemas, que incluem infidelidade sexual,[289] aumento na agressividade provocada pelo efeito "olho por olho",[290] e o efeito colateral mais irônico: desenvolvimento de baixos níveis de testosterona. Os fisiculturistas sofrem de atrofia nos testículos porque, ao suplementar testosterona, o ciclo de feedback no cérebro passa a regular negativamente a produção natural, deixando o corpo em um estado de deficiência ainda maior caso a terapia seja interrompida.[291] Isso cria um ciclo vicioso, mas lucrativo, de dependência.[292]

A testosterona também pode estimular a medula óssea a produzir mais glóbulos vermelhos,[293] o que é bom em caso de anemia,[294] mas "poluir" o sangue com glóbulos vermelhos em excesso pode levar a ataques cardíacos e derrames.[295] Inclusive, o estudo Testosterona em Homens Mais Velhos [TOM, na sigla em inglês] teve que ser interrompido porque o grupo que tomava testosterona estava tendo dez vezes mais eventos cardíacos do que o grupo de placebo.[296] Desde que alertas de que a testosterona apresenta "um risco de complicações cardiovasculares (coração e vasos sanguíneos) graves e possivelmente fatais" foram incluídos nos rótulos,[297] as prescrições do hormônio tiveram uma queda drástica.[298]

Um importante periódico sobre antienvelhecimento publicou um comentário comparando a terapia de reposição de testosterona com a roupa nova do rei e observou que o tema continua "surpreendentemente controverso".[299] O que esperar quando está em jogo uma indústria de bilhões de dólares? Uma análise de vídeos populares do YouTube sobre o assunto sugere que a desinformação em massa persiste,[300] mas uma revisão sistemática de mais de 150 ensaios clínicos randomizados concluiu: "Não identificamos nenhuma população de homens normais para quem os benefícios do uso de testosterona superem os riscos."[301]

Os riscos e benefícios do exame de câncer de próstata PSA

Surpreendentemente, a terapia com testosterona parece não piorar os sintomas do aumento da próstata,[302] mas e quanto ao câncer de próstata? Sabemos do papel que a testosterona exerce nesse tipo de câncer desde a década de 1940, quando foi demonstrado que a castração cirúrgica causava uma regressão drástica dos tumores.[303] Até hoje, a supressão da testosterona é universalmente aceita como o tratamento de primeira linha para doenças metastáticas sintomáticas.[304] É discutível se a testosterona provoca ou não esse câncer, ou se apenas o acelera,[305] uma vez que estudos de autópsia mostram que cerca de um terço dos homens na faixa dos 30 anos e dois terços dos homens na faixa dos 60 anos já têm pequenos tumores na próstata — estejam cientes disso ou não.[306] É por isso que as diretrizes recomendam exames retais e de PSA antes de iniciar o uso da testosterona.[307] E quanto ao rastreio do câncer de próstata em geral?

Embora 64% dos homens desenvolvam câncer de próstata oculto por volta dos 60 anos,[308] o risco de serem *diagnosticados* ao longo da vida é de apenas cerca de 11%, e o de morrerem em decorrência desse câncer é de 2,5%.[309] Assim, a maioria dos homens morre *com* tumores da próstata, em vez de morrer disso. Inclusive, a maioria dos homens com câncer de próstata passa a vida inteira sem sequer saber do diagnóstico. Este é um dos problemas do rastreio: muitos tumores na próstata detectados em exame talvez nunca causassem danos, mesmo que continuassem ocultos.[310] No entanto, nem todo mundo tem essa sorte. Quase 28 mil homens morrem de câncer de próstata a cada ano[311] (com uma idade média de 80 anos).[312] Então, será que você deve ou não fazer um exame de diagnóstico de PSA?

A Força-Tarefa de Serviços Preventivos dos Estados Unidos não recomenda a triagem rotineira do PSA,[313] assim como o Colégio Americano de Medicina Preventiva,[314] a Academia Americana de Médicos da Família,[315] e a maioria das sociedades médicas profissionais de países desenvolvidos ao redor do mundo (36 de 42).[316] Em 2018, porém, o USPSTF mudou sua posição determinante contra o rastreio de rotina para declarar que "a decisão sobre rastrear ou não o câncer de próstata deve ser individual" para homens com idades entre 55 e 69 anos,[317] o que está mais alinhado com a postura de "tomada de decisão compartilhada" da Associação Americana de Urologia,[318] do Colégio Americano de Médicos,[319] e da Sociedade Americana do Câncer.[320] Em outras palavras, os homens devem ser informados sobre os riscos e benefícios e decidir por si próprios. No entanto, aqueles que estão em cima do muro e não expressam uma preferência clara a favor do rastreio não devem fazê-lo, de acordo com as últimas recomendações da USPSTF.[321]

Mais recentemente, um painel internacional de especialistas concluiu que os médicos não precisam se sentir obrigados a abordar sistematicamente o assunto, julgando que a maioria dos homens recusaria o rastreio por PSA, dados os danos claros e os benefícios pequenos e incertos.[322] Isso, no entanto, depende de cada indivíduo. Vejamos os números.

De forma semelhante aos 92% das mulheres que ou superestimaram em dez vezes ou mais a redução da mortalidade propiciada pelas mamografias ou simplesmente não sabiam, 89% dos homens superestimaram em larga medida os benefícios do rastreio do câncer de próstata ou não faziam ideia de quais poderiam ser. A maioria desses homens acreditava que cinquenta mortes por esse tipo de câncer poderiam ser evitadas a cada mil indivíduos que passassem pelo exame regular,[323] embora na realidade esse número esteja mais próximo de um em mil.[324] Mas será que nem mesmo uma probabilidade em mil de não morrer de câncer compensa a realização de exames de sangue? As desvantagens são mais do que inconvenientes.

Cerca de um em cada sete homens submetidos a exames de PSA terá um resultado positivo, mas em dois terços dos casos os resultados da biópsia subsequente serão normais.[325] Assim, de cada mil homens examinados regularmente, cerca de 150 receberão um alarme falso e passarão por biópsia desnecessária, que pode causar complicações menores, como dor e sangue na ejaculação, ou, em cerca de 1% dos casos, complicações mais graves, como infecções transmitidas pelo sangue que requerem hospitalização.[326] O maior dano, contudo, é o excesso de diagnóstico. Biópsias desnecessárias já são ruins, mas nada se compara a um tratamento de câncer desnecessário.

Ensaios randomizados em grande escala sugerem que de 20% a 50% dos homens diagnosticados com câncer de próstata nunca teriam apresentado sintomas ao longo da vida. Se não tivessem sido examinados, não teriam conhecimento do tumor, mas hoje podem estar indo desnecessariamente para a sala de cirurgia. Cerca de três em cada mil homens morrem durante a prostatectomia radical ou logo após a cirurgia. Isso pode ajudar a explicar por que o rastreio do câncer de próstata parece não oferecer nenhum benefício geral em termos de mortalidade.[327] Para cada vida salva, outra pode ser perdida devido a um tumor que poderia ter passado despercebido.[328]

Outros cinquenta em cada mil têm complicações cirúrgicas graves. Mesmo que a cirurgia transcorra bem, cerca de um em cada cinco homens desenvolve incontinência urinária de longa duração, o que exige o uso de fraldas, e a maioria — dois em cada três — sofrerá de disfunção erétil de longa duração. A maioria dos homens que recebem radioterapia também apresenta disfunção erétil de longo prazo, e até um em cada seis apresenta problemas intestinais de longo prazo, como incontinência fecal. Se esse tratamento salvasse vidas, valeria a pena, mas pode ser cinquenta vezes mais provável ser diagnosticado com um câncer que nunca causaria mal. Nesse caso, muito mais plausível, o paciente sofreria todos os prejuízos, mas não teria nenhum benefício.[329] Ainda assim, é como as mamografias — as pessoas mais prejudicadas acham que foram as mais beneficiadas.

Maneiras naturais de aumentar a testosterona

Para tratar níveis baixos de testosterona, a Associação Americana de Urologia, a Associação Europeia de Urologia e a Sociedade Endócrina, a associação mais antiga dedicada à pesquisa hormonal (tão antiga que costumava se chamar Associação para o Estudo de Secreções Internas),[330] recomendam como tratamento de primeira linha empreender mudanças no estilo de vida.[331] Em outras palavras, trate a causa subjacente.

A obesidade e as comorbidades subjazem à maioria dos casos de níveis baixos de testosterona em homens mais velhos,[332] o que muitas vezes é reversível com a perda de peso.[333] Uma enzima presente na gordura corporal converte a testosterona em estrogênio.[334] Mesmo a perda de apenas 5% de peso corporal está associada a um aumento significativo nos níveis de testosterona. Os homens que perderam mais de 15% de peso tiveram, em média, um aumento de testosterona da ordem de mais de 150 pontos (ng/dl),[335] e aqueles que perderam cerca de 30% de peso (por meio de cirurgia bariátrica) experimentaram um aumento de cerca de 250 pontos.[336]

A prática de exercícios físicos pode aumentar os níveis de testosterona,[337] mas depende do tipo. Apesar da crença popular de que exercícios de resistência, como levantamento de peso, aumentam a testosterona, uma revisão sistemática de estudos sobre exercícios em homens mais velhos concluiu que apenas o treinamento aeróbico e em intervalos fazia diferença.[338] Curiosamente, ouvir música enquanto se exercita pode fazer os níveis de testosterona despencarem. Trinta minutos depois de ouvir música, os níveis de testosterona nos homens caem 14%.[339] Será que todos os tipos de música têm esse efeito, ou apenas alguns gêneros? Embora meia hora de silêncio não tenha surtido efeito, ouvir trinta minutos de Mozart, jazz, pop ou cantos gregorianos (nenhuma relação entre os gêneros) teve efeitos supressivos semelhantes. Que tal meia hora das músicas preferidas da pessoa? Os níveis de testosterona caíram pela metade! Mas como assim? Como a testosterona nos homens está relacionada à dominância e à agressividade, podemos ter evoluído usando a música como uma forma de acalmar a fera selvagem, uma espécie de banho frio sonoro tranquilizante.[340]

O que mais pode fazer os níveis de testosterona caírem? Privação de sono. Experimentos com restrição do sono em homens a cinco horas por noite durante uma semana reduziu de 10% a 15% os níveis de testosterona.[341] O álcool também pode ter esse efeito. Embora duas ou três doses de bebida alcoólica possam provocar um aumento agudo e transitório da testosterona, cujo pico ocorre após cerca de duas horas,[342] homens randomizados para tomar três cervejas por dia ao longo de três semanas tiveram os níveis de testosterona no sangue reduzidos em cerca de 7% (em comparação com bebidas não alcoólicas de controle).[343] Homens que bebem muito café parecem ter níveis mais elevados de testosterona,[344] mas, quando colocados à prova, aqueles randomizados para tomar até cinco xícaras pequenas (180ml) por dia durante oito semanas observaram um aumento na testosterona no final de um mês, mas o efeito pareceu desaparecer no segundo mês.[345]

E quanto aos suplementos para estimular a produção de testosterona? Segundo uma análise dos principais produtos vendidos na Amazon, 70% continham componentes que não faziam efeito, tinham efeito indeterminado, ou, em cerca de 10% dos suplementos,[346] até *diminuíam* a testosterona.[347] Um dos poucos componentes que se espera ser capaz de aumentar os níveis, no entanto, é o feno-grego.

Historicamente, o feno-grego tem sido usado como afrodisíaco e para problemas reprodutivos masculinos.[348] Essa semente pode aumentar o peso testicular e a produção de testosterona em ratos, mas e em seres humanos?[349] Conforme ensaios clínicos realizados com feno-grego, o equivalente de doses diárias baixas, de um quarto[350] a dois terços[351] de colher de chá, aumentam os níveis de testosterona[352] em cerca de 10% em três meses, acompanhados por um aumento no desejo sexual e na excitação.[353] Os benefícios colaterais incluem melhora no colesterol LDL, nos triglicerídeos[354] e controle de açúcar no sangue em curto e longo prazo (importante considerar que o feno-grego *in natura* em pó funciona melhor do que os suplementos feitos a partir do extrato).[355] A semente também pode fazer as axilas cheirarem a xarope de bordo.[356] (Sério!)

Níveis de testosterona e dieta

E quanto a mudanças na alimentação que sejam mais amplas e capazes de aumentar a testosterona em homens com níveis baixos do hormônio e que sofrem de diminuição da libido? Eu me aprofundo nesse assunto no vídeo <see.nf/tdiet>. De fato, refeições ricas em gordura podem ter um efeito drástico nos níveis de testosterona.[357] Após o consumo de linguiça e muffin do McDonald's no café da manhã, os níveis de testosterona despencavam 25% em uma hora e permaneciam baixos por até quatro horas.[358] Não se trata apenas de inflamação,[359] porque foi descoberto que a queda na testosterona precede o aumento da inflamação provocado pela gordura saturada. A testosterona pode apresentar queda significativa quinze minutos depois da ingestão de um misto quente, o que dificilmente é tempo suficiente para que o sanduíche seja digerido.[360] Isso levou os cientistas a se concentrarem em hormônios digestivos, como o GLP-1,[361] que é liberado quinze minutos após o consumo de uma refeição rica em gordura[362] e parece ter um efeito supressor na função testicular.[363] Os pesquisadores sugerem que "os homens devem minimizar a ingestão de gordura (...) a fim de otimizar a função testicular".[364]

Dietas ricas em proteínas também podem suprimir a testosterona,[365] ao contrário do "flagrante uso indevido de informações científicas" pela revista *Men's Health*.[366]

Quando homens com sobrepeso foram separados aleatoriamente para receber algumas colheres de *whey protein*, seus níveis de testosterona caíram cem pontos no intervalo de uma hora,[367] o que explica por que dietas ricas em proteínas e pobres em carboidratos podem causar grandes reduções nesses níveis.[368] Isso não significa que os carboidratos vazios sejam melhores. Beber água com a quantidade de açúcar equivalente a duas latas de refrigerante também pode levar a uma queda brusca na testosterona.[369]

Os fitoestrógenos podem ser feminizantes?

Abordo as evidências com mais detalhes no vídeo <see.nf/phyto>, mas mesmo doses consideravelmente maiores do que uma a duas porções diárias de fitoestrógenos de soja, que os asiáticos costumam consumir, não exercem efeitos feminizantes nos homens[370] e tampouco afetam os níveis de testosterona em seres humanos.[371] E os fitoestrógenos da linhaça? Homens que consumiram diariamente seis fatias de pão enriquecido com duas colheres de sopa de linhaça moída não experimentaram nenhuma alteração nos níveis de testosterona durante um período de seis semanas, em comparação com as mesmas semanas sem comer linhaça.[372] Houve um caso de um homem que desenvolveu ginecomastia (aumento dos seios) depois de começar a tomar uma colher de sopa de óleo de linhaça por dia, mas ele também estava tomando estatina, que por si só aumenta o risco de ginecomastia.[373]

Testosterona e mortalidade

A indústria farmacêutica pintou os baixos níveis de testosterona como um problema de saúde grave. "Uma coisa é dizer aos homens que os baixos níveis de testosterona podem causar mau humor", dizia um comentário no *JAMA Internal Medicine*, e "outra é que pode matá-los".[374] A maioria dos estudos de observação relatou uma associação entre níveis baixos de testosterona e o aumento da mortalidade, o que não surpreende, porque a obesidade e as doenças crônicas — e até as doenças agudas, como ataques cardíacos ou infecções — diminuem os níveis de testosterona, que, por outro lado, permanecem estáveis em homens mais velhos saudáveis. Portanto, níveis baixos de testosterona podem atuar como um barômetro da saúde,[375] e é muito mais provável que sejam uma consequência, e não uma causa, de doenças.[376]

No maior estudo observacional de homens com alto risco cardiovascular que receberam reposição de testosterona,[377] quando os pesquisadores descartaram outros fatores de confusão, descobriram que os que tomavam testosterona apresentavam um risco significativamente maior de sofrer ataque cardíaco, acidente vascular cerebral ou morte prematura.[378] A testosterona pode ajudar a explicar por que as mulheres vivem em média sete anos a mais que os homens,[379] dado que a testosterona é um poderoso imunossupressor.[380]

Os homens têm uma capacidade reduzida de combater infecções e não respondem tão bem às vacinas, em comparação às mulheres. Dito isso, a menor ativação imunológica pode ter a vantagem de provocar menos doenças autoimunes. A testosterona pode ser a razão pela qual as mulheres têm taxas mais elevadas de doenças como lúpus, artrite reumatoide e esclerose múltipla,[381] mas também explica por que os homens têm maior morbidade e mortalidade por doenças infecciosas. O menor risco de infecção é uma das razões pelas quais os gatos castrados vivem mais do que os machos "intactos".[382] Inclusive, espécies raras de mamíferos desenvolveram estratégias reprodutivas "semélparas", nas quais os machos se concentram com força total em uma única tentativa de acasalamento, alimentados por um pico de testosterona, e morrem pouco depois devido a um colapso total do sistema imunológico.[383] Então, será que os eunucos poderiam de fato viver mais?

A castração prolonga a expectativa de vida em roedores.[384] (O que também ocorre após a aplicação de centenas de choques elétricos de 10 mil volts, portanto não estou prescrevendo nada.)[385] Um estudo histórico sobre eunucos da Coreia sugeriu que eles viviam 14 a 19 anos a mais do que homens não castrados de status socioeconômico semelhante, com uma taxa de centenários mais de cem vezes maior do que a observada nas populações atuais.[386] No entanto, a existência de um eunuco que supostamente viveu 109 anos, próximo da idade mais longeva já registrada em homens, lançou desconfianças sobre a precisão dos registros.[387] Em uma análise semelhante de *castrati* — cantores castrados antes da puberdade, para manter a voz aguda — que viveram no século XVI, não foi encontrada nenhuma vantagem de sobrevivência em comparação com cantores "intactos" da mesma época.[388]

A história da eugenia nos Estados Unidos pode fornecer registros mais contemporâneos, quando pessoas com déficit cognitivo foram esterilizadas em massa durante a década de 1930,[389] uma prática sancionada pela Suprema Corte dos Estados Unidos.[390] Em uma instituição mental do Kansas, descobriu-se que as centenas de pessoas castradas viveram, em média, treze anos a mais do que seus colegas não castrados. O fato de a morte por infecção ter constituído a principal diferença entre os dois grupos é consistente com a hipótese da testosterona.[391] Ainda assim, a terapia de reposição de testosterona não é uma estratégia antienvelhecimento viável. Infelizmente, como lamentou um editorial publicado no *Journal of the American Medical Association*: "O uso indevido da testosterona não desaparecerá devido à falta de lógica ou de evidências, pois não dependeu de nada disso para ter início. As fantasias de rejuvenescimento prosperam com base na esperança, sem necessidade de fatos."[392]

CAPÍTULO 7

Como preservar o sistema imunológico

O declínio da função imunológica é uma das consequências mais bem mapeadas do envelhecimento. Vemos isso no aumento da vulnerabilidade a infecções virais e bacterianas agudas, como a gripe e a pneumonia pneumocócica.[1] No mundo desenvolvido, as doenças infecciosas são a quarta principal causa de morte entre idosos, que morrem três vezes mais de infecções agudas em comparação com adultos mais jovens.[2] Isso é agravado por sua resposta relativamente fraca à vacinação, um fenômeno identificado desde o início do desenvolvimento das vacinas.[3] Por exemplo, embora as vacinas contra a gripe criem proteção suficiente ao gerarem anticorpos em 50% a 75% dos indivíduos mais jovens, essa proporção cai para apenas 10% a 30% entre os adultos mais velhos, um dos grupos que mais precisa de proteção.[4]

Ao mesmo tempo, sabemos há quase trinta anos que as células imunológicas de pessoas de 80 anos produzem significativamente mais sinais pró-inflamatórios.[5] Como explico no capítulo sobre inflamação, isso sugere o pior de dois mundos: um declínio do sistema imunológico, que combate infecções específicas, e um agravamento de reações exageradas inespecíficas que podem provocar inflamações.[6] Vimos isso acontecer com a Covid-19. Ambientes de risco elevado, como casas de repouso, têm maior probabilidade de abrigar indivíduos mais velhos, cujas comorbidades tornam a infecção mais provável e mais grave. No entanto, parte dessa vulnerabilidade reside tanto no declínio da função imunológica quanto no potencial de ocorrer uma reação imunológica hiperinflamatória do tipo "tempestade de citocinas", associada a desfechos piores.[7] Como já tratei da dimensão inflamatória, vou me concentrar na imunossenescência, isto é, o declínio da defesa imunológica que acompanha o envelhecimento, e no que podemos fazer a respeito. (Para uma visão geral e quase inacreditável de tão fantástica sobre como o sistema imunológico funciona, consulte o capítulo "Infecções" do meu livro *Comer para não morrer*.)

ESTILO DE VIDA

Como os hábitos diários podem influenciar a função imunológica?

Perda de peso

A obesidade pode prejudicar a eficácia da vacinação,[8] a tal ponto que, mesmo vacinados contra a gripe, indivíduos obesos correm o dobro do risco de contrair gripe ou infecções semelhantes à gripe, em comparação com indivíduos vacinados com peso saudável.[9] Inclusive, uma das razões pelas quais pessoas obesas apresentam taxas mais elevadas de câncer é o comprometimento da imunidade antitumoral.

O estudo Indivíduos Obesos Suecos [SOS, na sigla em inglês] foi o primeiro estudo de longo prazo com grupo controle a analisar os desdobramentos de milhares de pacientes de cirurgia bariátrica comparados a indivíduos correspondentes de grupo controle que começaram o estudo com o mesmo peso, mas depois seguiram uma rota não cirúrgica. Nos dez a vinte anos seguintes, o peso do grupo controle permaneceu praticamente o mesmo, enquanto o grupo da cirurgia manteve uma perda de peso de cerca de 20% e também sofreu significativamente menos ataques cardíacos e derrames, desenvolveu 80% menos diabetes e, o que não surpreende, teve menor mortalidade geral. Além disso, os indivíduos nesse grupo tiveram menos câncer.[10]

A obesidade prejudica gravemente a função das células exterminadoras naturais, integrantes fundamentais da força de resposta rápida do sistema imunológico, que luta contra células cancerígenas e infectadas por vírus. Assim, quando os indivíduos obesos foram selecionados aleatoriamente para um programa de perda de peso, os pesquisadores observaram uma reativação significativa da função das células exterminadoras naturais em apenas noventa dias.[11] No entanto, um componente de exercícios físicos foi incluído no programa, por isso é difícil averiguar o impacto isolado da perda de peso, pois a atividade física por si só pode aumentar a ação das células exterminadoras naturais.[12]

Exercícios

Os exercícios têm tanta capacidade de fortalecer o sistema imunológico que podem levar a uma redução de 25% a 50% no número de faltas por doença no trabalho.[13] Células exterminadoras naturais adquiridas após trinta minutos de pedalada mataram 60% mais células cancerígenas em uma placa de Petri.[14] Essa pode ser uma das razões pelas quais os exercícios parecem ajudar a prevenir o câncer e aumentar a sobrevivência à doença.[15] Homens e mulheres com 64 anos ou mais que, antes de tomar a vacina contra a gripe, foram randomizados para fazer de 25 a 30 minutos de exercícios vigorosos, três dias por semana, durante dez meses, obtiveram proteção significativamente melhor.[16] No entanto, não dá para ficar largado no sofá o ano inteiro e fazer uma caminhada rápida logo antes da vacinação contra a gripe[17] ou a pneumonia[18] e esperar ter mais proteção. Para saber mais sobre o que os exercícios podem fazer para reforçar a imunidade e quais infecções podem ser prevenidas com o auxílio dessa prática, segundo os estudos de intervenção, assista <see.nf/exerciseimmunity>.

Respirando na floresta

Outra forma de reduzir os níveis de cortisol é tomar um "banho de floresta", isto é, cercar-se de árvores,[19] o que também pode aumentar a atividade das células exterminadoras naturais, conforme demonstrado por diversos ensaios clínicos randomizados que registrei em <see.nf/forestbathing>. Como expliquei no vídeo de acompanhamento <see.nf/treefragrance>, as árvores produzem compostos voláteis aromáticos chamados *fitoncidas*,[20] como o pineno, que respiramos dentro das florestas.[21] Eles entram na corrente sanguínea[22] e estimulam as células exterminadoras naturais.[23]

Uma combinação de aromas amadeirados melhorou a recuperação da supressão imunológica induzida pelo estresse em camundongos,[24] mas será que é mesmo só a fragrância da floresta? Os pesquisadores analisaram se esse mesmo aumento na atividade das células exterminadoras naturais poderia ser alcançado ao vaporizar um pouco de óleo essencial de uma das árvores em um quarto de hotel durante a noite — e funcionou![25] Ironicamente, esses compostos fitoncidas fazem parte do próprio sistema imunológico da árvore, que somos capazes de nos apropriar.[26] Os pesquisadores especulam que esses compostos possam desempenhar algum papel no fato de que regiões com maior concentração de florestas no Japão parecem ter taxas de mortalidade mais baixas por câncer de mama e de próstata.[27] Descobriu-se que estar em meio à natureza é uma importante estratégia de enfrentamento para pacientes com câncer.[28] E, graças ao aroma das árvores, essa pode ser mais do que uma simples medida de bem-estar.

Sono

Estudos em camundongos determinaram que a privação de sono ou compromete a eficácia da vacina,[29] ou não tem qualquer efeito,[30] ou mesmo reforça a proteção,[31] mas, em consonância com a sabedoria popular, há "evidências surpreendentemente fortes"[32] de que dormir melhora as defesas imunológicas nos seres humanos. Indivíduos que tiveram sono inadequado nos dias imediatamente antes e depois de receberem a vacina contra hepatite B[33] ou gripe[34] (no exemplo, menos de seis horas de sono em comparação com mais de sete) tenderam a desenvolver significativamente menos anticorpos protetores. Isso foi confirmado em ensaios de intervenção de perda de sono imposta.

Em um dos estudos, metade dos participantes teve que passar a noite inteira em claro depois de tomar a vacina contra a hepatite A. Os indivíduos que tiveram permissão para dormir como de costume após receberem a mesma dose da vacina apresentavam o dobro dos anticorpos na corrente sanguínea um mês depois.[35] Mesmo um ano depois, eles estavam muito mais protegidos — e tudo por causa de uma noite de sono.[36] Será que não dá para compensar dormindo mais nas noites seguintes? Talvez, mas a sorte pode já ter sido lançada. Indivíduos que tomaram a vacina contra a gripe enquanto estavam restritos a quatro horas de sono por noite acabaram com menos da metade dos anticorpos depois de dez dias, em comparação com o grupo que manteve o sono regular naquela semana, ainda que o grupo do déficit tenha dormido doze horas por noite na semana seguinte.[37] Também foi demonstrado que a privação do sono — seja ir para a cama muito tarde[38] ou acordar muito cedo[39] — prejudica a atividade das células exterminadoras naturais.

E quanto às taxas de infecção? No Estudo de Saúde das Enfermeiras-2, de Harvard, quem dormiu até cinco horas por noite parecia ter probabilidade cerca de 40% maior de contrair pneumonia, em comparação com quem dormia oito horas. Quem estava acima do peso e não dormia o suficiente corria um risco 80% maior.[40] Em uma demonstração mais direta, os pesquisadores da Mayo Clinic injetaram vírus do resfriado diretamente no nariz das pessoas, e aquelas que relataram dormir menos de sete horas por noite tiveram probabilidade cerca de três vezes maior de pegar um resfriado do que aquelas que dormiam oito horas ou mais.[41] Os relatos dos próprios sujeitos de pesquisa tendem a subestimar a duração do sono, portanto o estudo foi repetido usando um acelerômetro de pulso para medição mais objetiva. Quem dormia até seis horas por noite tinha probabilidade quatro vezes maior de adoecer do que quem dormia sete horas ou mais.[42] Vale notar que as taxas de infecção eram as mesmas, afinal, as pessoas tiveram o vírus instilado diretamente no nariz. O grupo mais descansado conseguiu eliminar o vírus tão depressa que a probabilidade de desenvolver sintomas foi quatro vezes menor.[43]

ALIMENTOS

Como você pode imaginar, a manutenção do sistema imunológico consome uma enorme quantidade de energia.[44] Produzimos milhões de novas células imunológicas todos os dias.[45] Talvez seja por isso que a função imunológica se atrofia com o envelhecimento, em paralelo ao atrofiamento de outros órgãos que exigem energia, como a musculatura. No entanto, isso não é inevitável. Algumas pessoas mantêm o funcionamento pleno do sistema imunológico até a velhice.[46] Parte da deterioração talvez seja em função da tendência de declínio da qualidade da dieta à medida que envelhecemos.

A proteção do corredor dos hortifrútis

Pessoas que comem bem ficam bem? Quem come mais frutas e legumes parece apresentar um risco menor de contrair infecções do trato respiratório superior, como resfriados comuns. Mesmo a ingestão de apenas uma maçã por dia pode ajudar a evitar consultas médicas.[47] Em termos de infecções respiratórias mais graves, como a gripe, analisando comunidades, um aumento de 5% na prevalência da obesidade está associado a um crescimento de 6% nas hospitalizações relacionadas com a gripe.[48] O mesmo aumento nas taxas de inatividade física foi associado a um crescimento de 7% nas hospitalizações, e baixas taxas de consumo de frutas e legumes podem aumentar em 8% as hospitalizações relacionadas à gripe. No entanto, a ingestão desses alimentos também está relacionada a todos os outros comportamentos saudáveis. A única forma de saber se comprar produtos de hortifrúti pode aumentar a imunidade é testando.

Para pôr à prova a tese de que uma nutrição inadequada poderia ajudar a explicar a perda da função imunológica que ocorre com o envelhecimento, pesquisadores dividiram 83 voluntários com 65 anos ou mais em dois grupos. O grupo experimental ingeriu pelo menos cinco porções de frutas e legumes por dia, enquanto o grupo de controle ingeriu menos de três. Os participantes foram então vacinados contra a pneumonia, uma prática recomendada para todos os indivíduos com mais de 65 anos.[49] O objetivo da vacinação é preparar o sistema imunológico para produzir anticorpos contra esse patogênico específico, caso algum dia haja infecção. Em comparação com o grupo controle, os participantes do estudo que consumiram cinco ou mais porções desses alimentos tiveram resposta 82% maior à vacina com a proteção de anticorpos. Isso aconteceu depois de apenas um mês comendo algumas dessas porções extras por dia.[50] É esse o tipo de controle que o garfo pode exercer sobre a função imunológica.

Kiwi, equinácea e sabugueiro

Determinadas frutas e legumes podem dar um impulso extra à função imunológica. O kiwi já foi posto à prova. Crianças em idade pré-escolar foram divididas aleatoriamente para comer ou bananas ou kiwis dourados todos os dias. Em comparação com o grupo das bananas, nas crianças que comiam kiwi, o risco de contrair uma doença semelhante à gripe ou resfriado parece ter sido reduzido pela metade. (Por que kiwis *dourados*? O estudo foi financiado pela empresa que detém a patente dessa variedade.)[51] No entanto, cerca de uma em cada 130 crianças pode ser alérgica a essa fruta,[52] sendo talvez o terceiro alergênico alimentar mais comum (depois do leite e dos ovos),[53] então o resultado não serve para todo mundo.

Um estudo semelhante foi feito com outro grupo de alto risco, os idosos. Aqueles do grupo de controle que comeram bananas e contraíram uma infecção do trato respiratório superior sofreram com congestão e dor de garganta por cerca de cinco dias, ao passo que os que comeram kiwis e também contraíram infecção se sentiram melhor após um ou dois dias.[54] Em contraste, medicamentos contra a gripe, como o oseltamivir (Tamiflu), só levaram a uma diminuição de cerca de 17 horas, em média, na duração dos sintomas em adultos.[55] Uma revisão intitulada "Food or Medication? The Therapeutic Effects of Food on the Duration and Incidence of Upper Respiratory Tract Infections" [Comida ou remédio? Efeitos terapêuticos do alimento na incidência e duração de infecções do trato respiratório superior, em tradução livre], publicada em 2020, observou outra vantagem: o kiwi é "muito mais barato".[56]

Tecnicamente, kiwis são bagas (eram chamados de "groselha chinesa" antes de alguns exportadores inovadores da Nova Zelândia batizarem a fruta marrom e peluda em homenagem à ave marrom e peluda de seu país). E as outras frutas do tipo bagas? Repasso todos os estudos sobre a baga do sabugueiro no vídeo <see.nf/elderberries>. Em suma, quatro estudos pareciam mostrar resultados positivos, mas todos foram financiados por fabricantes de produtos à base de sabugueiro.[57] Por fim, em 2020, foi publicado um estudo independente (financiado por filantropia): um estudo randomizado, com duplo-cego, grupo controle e placebo, testou extrato de baga de sabugueiro para o tratamento da gripe. Em contraste com os estudos financiados pela indústria, as pessoas selecionadas para o consumo de baga de sabugueiro pareciam piorar, sentindo mais dores. Entre os participantes que não tomaram Tamiflu, aqueles randomizados para o placebo de sabugueiro ficaram doentes por cinco dias, enquanto os randomizados para o sabugueiro *de verdade* ficaram doentes por *sete* dias.[58] O editorial que acompanhava o estudo concluiu que, com base nesses resultados, "é seguro aconselhar os pacientes a não consumir a baga do sabugueiro".[59] Como mostro no vídeo, estudos sobre a equinácea chegaram a resultados igualmente decepcionantes.[60]

Suplementos do fruto do sabugueiro podem não ser nem mesmo seguros.[61] Há um relato de caso sobre um homem que sofreu um ataque de pancreatite aguda (inflamação súbita e dolorosa do pâncreas) ao ingerir extrato de baga de sabugueiro. O que justifica a preocupação é que a pancreatite desapareceu quando ele interrompeu a suplementação e reapareceu anos depois, quando tentou tomá-la de novo, o que sugere uma relação de causa e efeito. Para que ingerir extrato de baga de sabugueiro se é possível comer a própria baga? Porque o consumo desse fruto pode provocar vômitos,[62] como descobri da maneira mais difícil, após coletá-lo no quintal para o café da manhã. Acontece que o fruto do sabugueiro cru forma cianeto.[63] Só depois de me recuperar é que descobri relatórios dos CDC a respeito, como o intitulado "Poisoning from Elderberry Juice — California" [Envenenamento por suco de sabugueiro — Califórnia, em tradução livre], sobre oito pessoas que tiveram que ser socorridas por helicóptero depois que alguém ofereceu suco de baga de sabugueiro espremido na hora em uma festinha.[64] Tudo o que posso dizer é que estou feliz que meu corpo o tenha rejeitado. O que eles teriam colocado na lápide? *Autor de* Comer para não morrer *vem a óbito após tomar uma vitamina.*

Outras bagas

Que outras bagas podem ser benéficas? No vídeo <see.nf/immuneberries>, analiso tudo o que já foi publicado. Estudos de intervenção mostram, por exemplo, que os mirtilos podem aumentar o número de células exterminadoras naturais,[65] que o cardamomo pode aumentar a atividade dessas células,[66] e que as framboesas pretas parecem causar os dois efeitos,[67,68] mas será que isso se traduz em menos infecções? Bagas de espinheiro-marítimo aumentam a atividade de outra célula imunológica do tipo "primeiros socorros",[69] mas, em comparação com o placebo, não ajudam a prevenir infecções respiratórias, digestivas ou do trato urinário.[70]

Já a gojiberry parece de fato ter efeitos benéficos relevantes e reais na função imunológica. Homens e mulheres com idades entre 65 e 70 anos foram divididos aleatoriamente para ingerir quatro colheres de chá[71] diárias de gojiberry em pó ou um placebo em pó de aparência idêntica por noventa dias. No dia trinta, todos receberam a vacina contra a gripe. No dia sessenta, o grupo que consumiu a fruta já tinha uma resposta de anticorpos significativamente melhor, de modo que, no dia noventa, três vezes mais pessoas desse grupo atingiram a seroconversão (um limiar de anticorpos suficientemente protetor): 28%, contra apenas 9% no grupo do placebo.[72]

Precisa ser orgânico?

Segundo uma revisão sobre as implicações dos pesticidas na saúde humana, o conjunto de evidências que ligam a exposição aos pesticidas ao câncer é considerado "tão grande que já não se pode duvidar do papel dos pesticidas no desenvolvimento do câncer".[73] Entretanto, a maioria dos dados que mostram danos no DNA causados por pesticidas restringe-se à exposição ocupacional: entre agricultores e trabalhadores do campo, na própria indústria de pesticidas ou entre aqueles que vivem em áreas de intensa pulverização.[74] E quanto aos resíduos nos legumes e frutas convencionais? Exploro esse corpo de literatura no vídeo <see.nf/pesticides>. Em suma, quem escolhe produtos orgânicos parece ter taxas de câncer mais baixas depois de descartados os fatores de confusão.[75] Mas, mesmo que haja uma relação de causa e efeito, é provável que os benefícios do consumo de produtos de cultivo convencional superem quaisquer possíveis riscos da exposição a pesticidas.[76] Portanto, as preocupações com os riscos dos pesticidas nunca devem desestimular o consumo do máximo de frutas e legumes possível. Estima-se que o dano potencial de qualquer pesticida usado em produtos agrícolas reduza em média apenas alguns minutos da vida de um indivíduo, o que não é nada comparado aos benefícios obtidos pelo consumo desses alimentos.[77]

Legumes

Diversos experimentos acerca da privação de frutas e legumes criaram uma ilustração drástica do impacto que os alimentos saudáveis exercem sobre a função imunológica. Ao descobrir que os pigmentos carotenoides podem ser responsáveis pelos efeitos da ação imunológica, pesquisadores aconselharam voluntários a evitar todas as frutas e legumes de cores vivas. Não demorou mais de duas semanas para que as métricas da função imunológica dessas pessoas despencassem. Os glóbulos brancos retirados dos participantes demonstraram proliferação lenta diante da ativação imunológica. Para averiguar a velocidade com que essa atividade poderia ser recuperada, os pesquisadores testaram três possíveis tratamentos de resgate a cada dia: uma xícara e meia de suco de tomate, uma xícara e meia de suco de cenoura, ou uma porção de espinafre em pó. Com o suco de tomate, uma semana após o início do tratamento, a atividade dos glóbulos brancos apresentou aumento significativo, mas nem o suco de cenoura nem o espinafre pareceram suficientes para restaurar a função imunológica.[78] Isso nos diz duas coisas: que decisões alimentares simples afetam drasticamente nossa função imunológica e que nem todos os legumes são iguais.

Quando esse estudo foi repetido para observar outros marcadores imunológicos, o tomate e a cenoura reagiram de forma mais semelhante. (Dessa vez, o espinafre foi ignorado.) Por exemplo, no período pós-privação, tanto com suco de tomate quanto com suco de cenoura registrou-se um aumento significativo na atividade das células exterminadoras naturais.[79] Em contraste, os suplementos de extrato de tomate (Lycomato) não trouxeram melhorias na defesa imunológica.[80] Poderia algo tão simples como um suco de tomate melhorar a proteção imunológica mesmo em pessoas que não foram privadas de frutas e legumes ricos em carotenoides?

Idosos e mulheres bem-nutridos foram randomizados para tomar uma xícara e meia de suco de tomate ou água mineral durante oito semanas, e não foi demonstrada nenhuma diferença na função imunológica.[81] Portanto, se sua alimentação se limita a uma comida bege, como batata-inglesa, não é preciso muito para recuperar parte da função imunológica perdida, mas, se você consumir uma porção mínima de legumes saudáveis, será necessário mais do que um copo de suco de tomate. Acrescente várias porções diárias de frutas e legumes, como no estudo sobre a vacina contra a gripe, ou inclua mais legumes, como os brócolis, à sua alimentação.

Crucíferas

Na página 588, explico por que as crucíferas são essenciais para a função imunológica intestinal. Os brócolis também podem estimular as células exterminadoras naturais.[82] Depois de fazer coleta de sangue antes e depois de os participantes de um estudo comerem brotos de brócolis por apenas alguns dias, os pesquisadores descobriram um aumento na capacidade das células exterminadoras naturais de produzir *Granzima B*. Essa enzima é usada para ativar as chamadas "caspases efetoras" em células-alvo, de modo a iniciar um protocolo de autodestruição e eliminar células cancerígenas e infectadas por vírus.[83] Será que isso se traduz em uma ajuda efetiva no combate à infecção? Pesquisadores borrifaram o vírus da gripe no nariz dos voluntários para descobrir.

Em um estudo randomizado, comparado ao placebo (broto de alfafa), cerca de 120g de brotos de brócolis consumidos no dia da infecção e na véspera levaram a uma redução significativa da carga viral e da inflamação induzida pelo vírus no nariz de fumantes. Os pesquisadores concluíram que as crucíferas, como os brócolis, podem representar uma "medida de custo e risco baixos para reduzir o impacto da gripe".[84] O mesmo se aplica à redução da doença do vírus sincicial respiratório em camundongos[85] e ao bloqueio do vírus Epstein-Barr *in vitro*.[86] Descobriu-se também que o sulforafano, supostamente o componente ativo dos brócolis e de outras crucíferas, restaura a identificação e o englobamento de bactérias em macrófagos extraídos dos pulmões de pacientes com doenças pulmonares como enfisema (doença pulmonar obstrutiva crônica).[87] No entanto, a concentração utilizada só pode ser alcançada na corrente sanguínea pela ingestão de cerca de cinco xícaras de brócolis de uma só vez,[88] de forma que não temos como atestar a relevância clínica até haver estudos com doses mais modestas.

A ausência de notícia é uma boa notícia

O óxido nítrico (não confundir com o óxido nitroso, ou gás hilariante), mais conhecido como a molécula de "abre-te sésamo" liberado pelo revestimento arterial para permitir a dilatação dos vasos sanguíneos, também possui propriedades antivirais, antibacterianas e antifúngicas de amplo espectro. É secretado nas vias respiratórias como uma primeira linha de defesa contra infecções respiratórias,[89] aumentando mais de 500% em relação ao valor basal.[90] Os vegetais ricos em nitratos podem melhorar o desempenho atlético,[91] mas e o desempenho imunológico? Infusões de folhas de espinafre são usadas há tempos para tratar sintomas respiratórios,[92] mas, conforme exploro em <see.nf/noimmune>, se isso se traduz em taxas mais baixas de infecções, ainda é uma hipótese.[93]

Algas marinhas

E quanto às algas? Todos os anos são colhidos bilhões de quilos de vegetais marinhos.[94] O Japão é um dos maiores consumidores *per capita* de algas marinhas, o que está associado a taxas mais baixas de doenças e ainda mais baixas de mortalidade por todas as causas,[95] embora isso possa ser apenas um indicador dos costumes alimentares mais tradicionais do país.[96] Em termos de função imunológica, a alga wakame, que é o tipo encontrado na salada de algas marinhas, pode dobrar[97] ou quadruplicar[98] o potencial de replicação das células T, parte importante da defesa imunológica contra vírus como o da herpes. Veja o vídeo <see.nf/wakame> para descobrir o efeito da ingestão diária de apenas 2g de wakame sobre quem sofre de infecções por herpes, e por que essa alga pode causar aumentos significativos na resposta protetora dos anticorpos em relação à vacinação contra a gripe.

Os alimentos à base de soja também podem levar a um aumento das células B produtoras de anticorpos. Em participantes selecionados para tomar três xícaras diárias de leite de soja, foi observado um aumento nas populações de células B no sangue cerca de 35% maior do que o verificado naqueles que tomaram leite de vaca.[99] O Japão também é um dos maiores consumidores *per capita* de soja,[100] portanto a hipótese de que a ingestão de algas marinhas pode ajudar a explicar as taxas relativamente baixas de HIV[101] e Covid-19[102] no país também poderia se estender a outros alimentos tradicionais japoneses.

E quanto à nori, provavelmente a alga marinha mais difundida? Trata-se das folhas utilizadas para fazer sushi,[103] mas que também podem render lanches rápidos e fáceis, um dos meus preferidos para viagem. É difícil superar a densidade de nutrientes; cada folha tem apenas uma única caloria.[104] Em um estudo, pacientes escolhidos aleatoriamente para consumir extrato de nori por oito semanas experimentaram um aumento na atividade das células exterminadoras naturais.[105] A dose que receberam foi equivalente a cerca de sete folhas de nori por dia,[106] portanto, não está claro quais podem ser os efeitos de doses menores.

Clorela

Cerca de 95% de todas as infecções começam na superfície das mucosas, os revestimentos úmidos de olhos, narinas e boca.[107] Para proteger essas superfícies, o corpo as recobre com um anticorpo especial chamado *imunoglobulina A* (IgA), bombeado na casa dos 10 milhões de bilhões por dia ($1\times10^{-4,384}$).[108, 109] Isso fornece uma barreira imunológica que neutraliza e impede que os vírus penetrem no corpo. A IgA na saliva, por exemplo, é uma defesa de primeira linha contra pneumonia, gripe e outras infecções do trato respiratório.[110]

Pesquisadores do Japão descobriram que é possível aumentar as concentrações de IgA no leite materno quando as mães consomem clorela, uma alga verde unicelular de água doce (essencialmente, uma planta unicelular) vendida em pó ou em comprimidos.[111] E quanto a outras partes do corpo? A clorela não gerou melhora convincente da resposta imunológica à vacinação contra a gripe,[112] mas aumentou a secreção de IgA na boca.[113] Infelizmente, como trato em <see.nf/igachlorella>, não está claro se isso se traduz em menos doenças.

A clorela também pode causar melhora significativa na atividade das células exterminadoras naturais.[114] Isso pode desempenhar um papel na redução dos danos ao fígado na infecção crônica pelo vírus da hepatite C,[115] com benefícios para as taxas de colesterol, a pressão arterial e o controle de açúcar no sangue.[116] Entretanto, como observo no vídeo <see.nf/nkchlorella>, houve um relato preocupante de suposta psicose induzida por clorela que me deixa desconfiado.[117]

Alho

Na Segunda Guerra Mundial, o alho foi chamado de "penicilina russa", porque, depois que os antibióticos acabaram, foi a esse alimento que o governo soviético recorreu.[118] Será que funciona de verdade? Comer alho parece oferecer o melhor de dois mundos, abrandando o exagero reativo do sistema imunológico ao suprimir inflamações[119] e aumentando a imunidade protetora, como a atividade das células exterminadoras naturais. Veja <see.nf/coldsandcancer> para conhecer ensaios com duplo-cego, grupo controle e placebo que analisam o alho para a prevenção do resfriado comum e do câncer. (Os usuários de suplementos de alho parecem não estar protegidos contra a Covid,[120] mas podem ser necessárias até 54 cápsulas de suplementos de extrato de alho para obter os mesmos benefícios encontrados em apenas um dente de alho cru esmagado.)[121]

E se for cozido? Quando comparamos o alho cru picado com o alho cozido por diferentes métodos, vemos quedas drásticas em um dos supostos ingredientes ativos. Podemos obter uma queda de 66% quando o alho é fervido por seis minutos, de 94% quando fervido por quinze minutos, e de 100% com apenas um minuto de fritura.[122] E quanto ao alho assado? Para nossa surpresa, embora o processo de assar envolva temperaturas mais altas que a da fervura da água, o método preserva cerca do dobro. O alho cru tem o maior percentual, mas pode ser mais fácil comer dois ou três dentes de alho cozido do que o equivalente cru (meio dente).[123]

Em *Comer para não morrer*, sugeri que a única contraindicação relevante ao consumo de alho (além de uma possível redução na capacidade de beijar) é a possibilidade de afinar o sangue, então não se deve ingeri-lo a partir de uma semana antes de uma cirurgia eletiva.[124] Isso se baseou em um estudo no qual indivíduos ingeriram 10g de alho todos os dias durante dois meses, o que equivale a cerca de três dentes por dia.[125] No entanto, com uma dose mais "socialmente aceitável" de um a dois dentes por dia durante uma semana, não foram observadas alterações na função de coagulação.[126] E quanto ao hálito? Foi demonstrado que maçã crua, alface crua e folhas de hortelã são pelo menos parcialmente eficazes em neutralizar o gosto de alho na boca.[127]

Cogumelos

Como mostro no vídeo <see.nf/mushrooms>, cogumelos brancos cozidos também podem aumentar a produção de IgA[128] e ao mesmo tempo reprimir a hiperatividade imunológica. Um estudo clínico randomizado, com duplo-cego, grupo controle e placebo confirmou um aparente efeito antialérgico de um componente do cogumelo-ostra em crianças com histórico de infecções recorrentes do trato respiratório superior.[129]

Também foi demonstrado que os cogumelos shiitake melhoram a função imunológica de seres humanos. O consumo de apenas dois ou três cogumelos shiitake secos grandes por dia durante um mês resultou num aumento da proliferação de dois tipos de defensores imunológicos de primeira linha, além de ter reduzido os marcadores de inflamação sistêmica.[130] O que mais nos interessa, no entanto, é a prevenção de infecções.

A suplementação com champignon aumenta a atividade das células exterminadoras naturais em camundongos idosos, por exemplo, mas não chega a protegê-los contra infecções gripais subsequentes.[131] Os cogumelos-ostra parecem funcionar, pelo menos em atletas. Durante a recuperação após exercícios intensos, atletas de elite podem sofrer uma redução de 28% na atividade das células exterminadoras naturais.[132] Quando receberam o equivalente a cerca de um cogumelo-ostra por dia[133] de fibra especial de beta-glucano encontrada em fungos (proveniente de cogumelos-ostra), a contagem de células exterminadoras naturais aumentou, e eles experimentaram menos sintomas no trato respiratório superior ao longo de três meses. No grupo de placebo, 84% tiveram quatro ou mais sintomas, em comparação com apenas 12% no grupo do cogumelo.[134]

Levedura nutricional

Pode-se encontrar a mesma fibra beta-glucana de ativação imunológica em levedura de cerveja, de pão e nutricional. Veja detalhes em <see.nf/nooch>, mas, basicamente, os efeitos do aumento da IgA[135] da beta-glucana obtidos a partir da ingestão diária de uma colher de chá ou mais de levedura nutricional podem reduzir a incidência, duração e gravidade das infecções do trato respiratório superior em comparação com o placebo.[136] E qual a desvantagem? A pipoca fica mais saborosa? Segundo ensaios clínicos randomizados, essa fibra tem efeitos anti-inflamatórios[137] suficientes para melhorar a cicatrização de feridas,[138] reduzir a gravidade das aftas,[139] aliviar os sintomas de quem sofre de alergia a ambrósia e ajudar na perda de peso.[140,141] Nenhum desses estudos relatou efeitos colaterais relacionados ao tratamento,[142] mas eu alertaria contra o uso de qualquer tipo de levedura para quem sofre de duas doenças autoimunes específicas: doença de Crohn[143] (<see.nf/crohns>) e uma doença de pele conhecida como *hidradenite supurativa*[144] (<see.nf/hidradenitis>).

Chá verde

Nosso corpo está sempre em busca de PMAPs, padrões moleculares associados a patógenos. Tratam-se de moléculas estranhas ao corpo e associadas à infecção, como os componentes das paredes celulares das bactérias. Células imunológicas têm receptores de identificação de padrões que reconhecem essas assinaturas "alheias". Nem todas as bactérias são patogênicas, portanto, para ser mais preciso, o nome foi alterado para PMAMs, padrões moleculares associados a micróbios. Os beta-glucanos presentes nas leveduras e nos cogumelos são os principais PMAMs.[145] Eles constituem as paredes celulares dos fungos, agindo como imunoestimulantes inespecíficos (em oposição a um imunoestimulante específico, como uma vacina).[146] Em essência, quando o corpo detecta beta-glucanos no sistema, para errar por excesso de zelo, imediatamente pensa em *infecção fúngica*, e não em shiitake refogado.[147] Podemos, então, tirar proveito dessa vigilância intensificada.

Também existem imitadores de PMAM em determinadas plantas. Bactérias, fungos, parasitas e células tumorais liberam uma classe de compostos PMAM chamados *alquilaminas*.[148] A teanina, o aminoácido único que dá ao chá verde seu sabor umami, é decomposta no intestino em uma alquilamina chamada *etilamina*, que então circula por todo o corpo. Pode-se descobrir se alguém bebeu chá verde testando sua urina para a presença de etilamina.[149] Também há alquilaminas preexistentes na casca da maçã (n-butilamina),[150] no vinho (iso-amilamina)[151] e em secreções vaginais saudáveis (isobutilamina).[152]

As alquilaminas aumentam a proliferação e a atividade das células T gama-delta, um tipo de defensor de primeira linha.[153] O aprimoramento dessas células pela etilamina pode explicar por que as células T gama-delta retiradas de quem bebe chá verde são mais ativas do que aquelas obtidas de quem bebe café. Em glóbulos brancos extraídos antes e depois de apenas uma semana de consumo de chá verde, há duas a quatro vezes mais liberação de interferon defensivo após a exposição a bactérias *in vitro*. A exposição diária de baixo nível à etilamina parece manter as células imunológicas em constante estado de prontidão. Tem sido levantada a hipótese de que o sistema imunológico dos primatas evoluiu para aproveitar as vantagens das alquilaminas e de seus precursores nos alimentos vegetais.[154]

Foi documentado que quem consome chá verde tem taxas mais baixas de gripe[155] e apenas metade do risco de morrer de pneumonia.[156] Segundo um estudo randomizado, com duplo-cego, grupo controle e placebo, aqueles que tomaram cápsulas concentradas de chá verde apresentaram redução de cerca de um terço na duração do resfriado e dos sintomas de gripe em comparação com aqueles randomizados para ingerir cápsulas de placebo, mas a dose equivalente foi comparável a beber dez xícaras de chá verde por dia.[157] Um estudo posterior semelhante feito com profissionais de saúde descobriu que os participantes randomizados para tomar o equivalente a apenas uma xícara e um quarto de chá verde por dia[158] durante cinco meses apresentaram cerca de três vezes menos probabilidade de contrair gripe (4% contra 13% no grupo de placebo).[159] Qual seria a dose mínima? Em 2020, os pesquisadores tentaram ir mais longe e concluíram que mesmo o equivalente a meia xícara de chá verde por dia (cerca de uma xícara de chá comum)[160] reduziu pela metade o risco de ter uma infecção respiratória superior, mas menos de um quarto de xícara por dia não teve o mesmo efeito.[161]

E o gargarejo com chá verde?

Em um estudo que envolveu esfregar com *swab* a boca de voluntários dez, quarenta e sessenta minutos depois de terem bebido chá verde, descobriu-se que as concentrações antivirais[162] dos compostos do chá ficavam retidas na cavidade oral mesmo uma hora após a ingestão.[163] Os estudos que mencionei observaram uma redução no risco de infecção mesmo com a ingestão de cápsulas de extrato de chá verde; isso mostra que o contato direto com a garganta não é necessário. E o contrário? E se for feito um gargarejo, mas o chá for cuspido depois, para que haja *apenas* contato oral?

Como analiso em <see.nf/gargling>, foram feitas tentativas acrobáticas para que os supostos benefícios do gargarejo do chá verde fossem considerados estatisticamente significativos para infecções do trato respiratório superior[164] ou influenza,[165] seja por meio de ensaios de ingestão de chá verde, seja pela combinação com estudos de observação de gargarejo. No entanto, isso não muda o fato de que em nenhum dos ensaios clínicos randomizados sobre gargarejos com chá verde o risco de infecção apresentou redução significativa.[166] As evidências de gargarejos com água na prevenção de infecções do trato respiratório superior também são decepcionantes.[167]

Portanto, embora possa fazer maravilhas para aliviar o sintoma de dor, o gargarejo talvez não previna a dor de garganta em si — a menos que seja causada por gonorreia. Um único gargarejo de um minuto com enxaguante bucal antisséptico (Listerine diluído até 1:4 com água, no caso) pode causar redução significativa na quantidade de qualquer bactéria de gonorreia presente na cavidade oral.[168] Descobriu-se que, para chegar ao fundo da garganta, o gargarejo é melhor do que simplesmente enxaguar a boca. Recomenda-se pelo menos vinte segundos,[169] mas, em um estudo com mulheres profissionais do sexo, o tempo médio de gargarejo foi de apenas quatro segundos.[170]

Alimentos ricos em fibras

Ao abordar alimentos ricos em fibras no meu livro *How Not to Diet*, contei a história detetivesca da busca pelas chaves que se encaixam em duas fechaduras misteriosas no corpo, receptores vitais distribuídos em grande quantidade em todo o organismo — nos nervos, no intestino e nas células imunológicas, musculares e adiposas.[171] Alerta de spoiler: quando comemos fibra, as bactérias intestinais produzem essas chaves. São os ácidos graxos[172] que formam uma linha imprescindível de comunicação entre as bactérias do intestino e o resto do corpo.[173]

Isso talvez explique por que as fibras são tão anti-inflamatórias.[174] Por exemplo, como é possível que apenas uma refeição rica em fibras melhore a função pulmonar em asmáticos em questão de horas? Hoje, sabemos que as bactérias intestinais benéficas transformam as fibras que comemos em ácidos graxos de cadeia curta, que são então absorvidos pela corrente sanguínea. Lá, ficam livres para se acoplar aos receptores encontrados nas células imunológicas inflamatórias em nossas vias respiratórias e desligá-los.[175]

Isso significa que quem come mais fibras tem um sistema imunológico melhor? Como poderíamos comprovar isso? Bem, a maioria das pessoas tomou a vacina tríplice (contra sarampo, caxumba e rubéola), administrada em crianças desde a década de 1970. Do ponto de vista mensurável, existem mais anticorpos contra patógenos em diferentes grupos alimentares? Sim, para a caxumba. Todos os participantes receberam a mesma vacina tríplice, mas quem comeu mais fibras apresentou níveis significativamente mais elevados de anticorpos contra a caxumba, embora não contra os demais vírus.[176]

Para ajudar a comprovar a relação de causa e efeito, os pesquisadores deram aos voluntários um coquetel de antibióticos para eliminar grande parte da flora intestinal quando foi administrada a vacina anual contra a gripe. Nos indivíduos que começaram com baixa imunidade preexistente foi observada uma redução notável da resposta de anticorpos,[177] ou seja, as reações à vacina foram muito mais fracas. Por outro lado, ao separar pessoas de forma aleatória para receber prebióticos, como fibras, que é o que as bactérias benéficas comem, ou probióticos, que são as bactérias benéficas em si, as respostas dos anticorpos às vacinas contra a gripe foram aprimoradas.[178] Isso se traduz em menor risco de infecção?

Descobriu-se que aqueles com níveis mais elevados de bactérias que se alimentam de fibras no intestino têm cinco vezes menos probabilidade de desenvolver bronquite ou pneumonia viral.[179] Estabelecendo uma relação de causa e efeito, uma metanálise de ensaios clínicos randomizados concluiu que os *pre*bióticos podem reduzir a incidência de infecções do trato respiratório em geral.[180] Acerca dos probióticos, em crianças, aquelas randomizadas para tomar iogurte lácteo probiótico, iogurte de soja ou suplementos tiveram menor quantidade de infecções do trato respiratório superior, e também de menor duração,[181] embora, em adultos mais velhos, apenas a duração dos sintomas pareça ser reduzida.[182, 183, 184] Dados os impactos potencialmente negativos dos probióticos que mencionei no capítulo "Prebióticos e Pós-bióticos", eu sugeriria focar na alimentação das bactérias benéficas que já temos, comendo alimentos naturalmente ricos em fibras dietéticas.

Os vegetarianos são exterminadores melhores?

À medida que envelhecemos, as células exterminadoras naturais tendem a perder parte da capacidade proliferativa e do potencial de extermínio.[185] O que podemos fazer para manter essas funções? Analisei alguns vegetais que parecem protetores, mas que tal uma dieta inteira baseada em plantas? Em um teste, as células exterminadoras naturais dos vegetarianos foram confrontadas com as dos onívoros para ver quais seriam capazes de eliminar mais células de leucemia, e as células exterminadoras dos vegetarianos saíram vitoriosas: foram duas vezes mais eficazes em eliminar o câncer. Em média, cada célula exterminadora natural extraída do sangue de um vegetariano eliminou duas vezes mais células cancerígenas do que cada célula exterminadora de um não vegetariano. Os pesquisadores sugeriram que "é possível que o risco reduzido de câncer em vegetarianos esteja parcialmente relacionado ao seu aparente melhor sistema de defesa natural".[186]

Uma imunidade mais eficaz faz mais do que ajudar a proteger contra o câncer, atacando diretamente os tumores. Às vezes, as infecções provocam câncer. Veja o vírus do papiloma humano [HPV, na sigla em inglês para *human papiloma virus*]. O câncer do colo do útero é hoje considerado uma infecção sexualmente transmissível.[187] Essa já era a suspeita há tempos, considerando as taxas de câncer em "freiras *versus* prostitutas",[188] mas hoje temos provas de impressões digitais de DNA de que praticamente todos os casos de câncer do colo do útero são causados pelo HPV,[189] um vírus sexualmente transmissível que também provoca câncer de pênis, vagina, vulva e garganta.

O HPV é considerado uma causa necessária, mas insuficiente, de câncer. Esse vírus é tão comum que é contraído pela maioria das mulheres jovens, mas a maior parte delas não desenvolve câncer porque o sistema imunológico é capaz de eliminar o vírus. No prazo de um ano, 70% das mulheres eliminam a infecção, e mais de 90% a eliminam dentro de dois anos — antes que o vírus seja capaz de provocar um tumor.[190]

Será que as mulheres com sistemas imunológicos particularmente fortes são capazes de eliminar o vírus ainda mais depressa? Isso talvez explique a descoberta de que mulheres vegetarianas tinham taxas de infecção por HPV significativamente mais baixas, segundo um dos muitos estudos que relatam risco menor de infecção por HPV entre quem segue uma alimentação à base de vegetais.[191] Consumir mais legumes e frutas, por si só, já pode ajudar.

Os pesquisadores acompanharam mulheres com cepas de HPV causadoras de câncer que infectavam o colo do útero. Elas foram retestadas após três e nove meses e tiveram analisados seus hábitos alimentares. Em níveis mais elevados de consumo de vegetais observou-se que o risco de persistência do HPV foi reduzido pela metade, duplicando a probabilidade de eliminação da infecção potencialmente cancerígena.[192] Isso pode ajudar a explicar por que veganas têm taxas muito mais baixas de todos os tipos de câncer feminino combinados, incluindo o do colo do útero.[193] No entanto, uma comparação da atividade das células exterminadoras naturais entre veganas e não vegetarianas não conseguiu repetir os resultados do estudo anterior, de forma que outros componentes de combate ao câncer ou mecanismos não imunológicos podem ser responsáveis pelas taxas mais baixas de câncer.[194]

Proteção à base de vegetais contra a pandemia

A pandemia de Covid-19 ofereceu uma boa oportunidade para vermos se uma alimentação mais saudável poderia ajudar a evitar infecções. Veja mais detalhes em <see.nf/plantdemic>, mas, basicamente, pesquisadores de Harvard coletaram dados de quase 600 mil participantes e descobriram que aqueles que consumiram alimentos vegetais mais saudáveis e menos carne, ovos, laticínios e junk food não só tinham um risco significativamente menor de sofrer com sintomas graves da doença, como também de serem infectados, mesmo depois de levar em conta comorbidades e outros fatores não dietéticos de risco de estilo de vida, como prática de exercícios, tabagismo e status socioeconômico.[195]

SUPLEMENTOS

Existem suplementos capazes de ajudar na proteção contra infecções?

Ginseng

O ginseng é notável pelo nome em latim, *Panax*, associado à palavra *panaceia*, que significa "cura para tudo".[196] É capaz de prolongar a vida de moscas-das-frutas[197] e de lombrigas,[198] mas não de camundongos.[199] As duas principais espécies são o ginseng americano (*Panax quinquefolius*) e o ginseng asiático (*Panax ginseng*), que podem ser subdivididos de acordo com o método de processamento. O ginseng branco é a raiz do ginseng asiático lavada e seca. O ginseng vermelho é a raiz do ginseng asiático que passa por cocção a vapor antes da secagem.[200] Foi demonstrado que várias preparações de ginseng aumentam as populações de células B e T[201] e a atividade das células exterminadoras naturais,[202] mas e quanto ao impacto nas doenças?

De acordo com uma metanálise de ensaios randomizados, com duplo-cego, grupo controle e placebo, o ginseng pareceu reduzir o risco de desenvolver infecções respiratórias superiores agudas, mas não pareceu afetar significativamente a duração da doença. Segundo uma análise de subgrupo, no entanto, o benefício preventivo se limita ao ginseng asiático, que reduziu o risco de infecção pela metade em comparação com o placebo, ao contrário do ginseng americano, que reduziu o risco em apenas 14%, não atingindo relevância estatística.[203]

Eu trato das desvantagens dessa raiz em <see.nf/ginsengabuse>. Além dos sintomas da "síndrome do abuso de ginseng" e do inchaço nos tecidos,[204] houve relatos de casos de psicose maníaca,[205] efeitos estrogênicos,[206] e aumento do sangramento em cirurgias.[207] Portanto, alguns não recomendam o ginseng para pessoas com hipertensão, hipertireoidismo, predisposição a episódios de mania, doenças estrogênio-dependentes ou que farão uma cirurgia.[208]

Multivitamínicos

Todos os nutrientes desempenham algum papel no funcionamento do sistema imunológico. Se há uma deficiência de nutrientes, a suplementação pode melhorar a imunidade, mas isso não significa que adicionar nutrientes além do necessário aprimore ainda mais a função imunológica.[209] No entanto, descobriu-se que muitos idosos aparentemente saudáveis têm déficits de micronutrientes,[210] então que tal tomar um suplemento multivitamínico e mineral?

Alguns dos periódicos mais conceituados divulgaram benefícios extraordinários,[211] levando os revisores a concluir: "Todos esses relatórios confirmam que as respostas imunológicas podem ser melhoradas em idosos através da suplementação de micronutrientes."[212] Depois, a maioria dos artigos foi questionada,[213] um após o outro.[214]

Um artigo anterior publicado por um dos principais autores fez soar o alerta. Resultados "impossíveis" de um estudo que pretendia mostrar os benefícios cognitivos de suplementos multivitamínicos e minerais[215] levaram a uma investigação formal que confirmou a imprecisão,[216] ocasionando uma enxurrada de retratações.

Desde essa debacle, foram conduzidos três grandes ensaios clínicos randomizados de suplementos multivitamínicos e minerais na prevenção de infecções.[217] Um desses estudos, sobre infecções respiratórias agudas em idosos não institucionalizados, não averiguou qualquer efeito nem na incidência nem na gravidade da doença.[218] Em outro, que pesquisou infecções em geral que acometiam residentes de asilos, não houve menos casos de infecções, embora os indivíduos selecionados aleatoriamente para receber os suplementos multivitamínicos e minerais tenham tomado antibióticos por menos dias durante os dezoito meses de investigação.[219] No terceiro estudo, que analisou os suplementos multivitamínicos e multiminerais isoladamente, observou-se que a resposta dos anticorpos às vacinas contra a gripe melhorou com os minerais, em comparação com o placebo, enquanto a resposta dos anticorpos às vacinas contra a gripe com as vitaminas foi pior do que com o placebo.[220] Nem as vitaminas nem os minerais, no entanto, levaram a uma queda significativa nas taxas de infecção.

Vitamina C

Desde sua descoberta, há quase um século, a vitamina C é considerada um tratamento para infecções respiratórias.[221] Em 1970, o vencedor do Nobel Linus Pauling publicou um livro influente intitulado *Vitamina C e resfriado*, que atraiu um enorme interesse público e definitivamente ajudou a inspirar dezenas de ensaios randomizados, com duplo-cego, grupo controle e placebo para colocar esse endosso à prova.[222] Acesse <see.nf/c4colds> para ver mais detalhes sobre o que tais estudos descobriram, mas, basicamente, pessoas submetidas a estresse físico extremo, como maratonistas ou soldados em regiões subárticas, parecem se beneficiar da ingestão regular de suplementos de vitamina C, reduzindo pela metade o risco de pegar um resfriado. No entanto, para a população em geral, a suplementação diária da vitamina não parece causar redução significativa na incidência de infecções; ainda assim, quando os indivíduos que fazem uso regular de suplementação adoecem, não ficam *tão* doentes e melhoram cerca de 10% mais rápido. Infelizmente, começar a tomar a vitamina apenas após o surgimento dos sintomas não parece ajudar a reduzir nem a gravidade nem a duração do resfriado.[223]

O lado negativo é que os suplementos de vitamina C parecem favorecer a formação de cálculos renais,[224, 225] ao ponto de duplicar o risco. Aqueles que tomam cerca de 1.000mg de vitamina C por dia podem ter probabilidade de uma em trezentas de desenvolver um cálculo renal por ano, em vez de uma em seiscentas, o que não é um risco insignificante, dado quão dolorosos as pedras nos rins podem ser.[226]

Vitaminas D e E

A suplementação diária de vitamina D parece reduzir o risco de infecções respiratórias agudas em crianças e adolescentes, mas não há indícios de que faça diferença em adultos. A vitamina D tampouco é eficaz no incremento das respostas de anticorpos à vacinação contra a gripe.[227,228] A vitamina E, por sua vez, gerou aumento significativo à imunidade proporcionada pelas vacinas contra a hepatite B e o tétano, embora não contra a difteria ou a pneumonia.[229] Como detalho no vídeo <see.nf/immunevitamins>, os dados sobre a relação entre a vitamina E e as infecções são conflitantes, com alguns estudos mostrando piora nas infecções.[230] A questão parece discutível, uma vez que ensaios clínicos randomizados mostram que a vitamina E aumenta o risco de câncer[231] e de mortalidade geral.[232] Em outras palavras, quem compra um suplemento de vitamina E pode, na verdade, estar pagando para viver menos.

Zinco

Em fevereiro de 2020, considerando a pandemia que se aproximava, um famoso virologista disse aos seus amigos e familiares: "Façam um estoque de comprimidos de zinco imediatamente."[233] Ele baseou a suposição na eficácia do zinco para resfriados comuns, dos quais até 29% são causados por coronavírus.[234] Na verdade essa descoberta tem uma história comovente, que detalho em <see.nf/zinc>, envolvendo uma menina de 3 anos que tinha câncer e inspirou o pai a conduzir o primeiro estudo randomizado, com duplo-cego, grupo controle e placebo sobre comprimidos de zinco contra o resfriado comum.[235]

Analiso todos os estudos no vídeo, mas, basicamente, a suplementação de zinco parece encurtar os resfriados em cerca de três dias,[236] com reduções significativas na secreção nasal (em 34%), na congestão nasal (em 37%), na rouquidão (em 43%) e na tosse (em 46%).[237] A melhor forma de tomar zinco para o resfriado comum é em comprimidos de 10mg a 15mg, a cada duas horas (exceto durante o sono) por alguns dias, começando imediatamente após o início dos sintomas, na forma de acetato de zinco ou gluconato de zinco[238] *sem* aglutinantes como ácido cítrico, ácido tartárico, glicina, sorbitol ou manitol.[239]

A eficácia contra infecções mais graves, como a pneumonia, pode só ser relevante entre quem tem uma deficiência preexistente de zinco.[240] Fiquei surpreso ao descobrir que a essencialidade do zinco em seres humanos só foi estabelecida na década de 1960 e formalmente reconhecida em 1974.[241] Cerca de 40% dos homens e mulheres nos Estados Unidos com 60 anos ou mais podem não atingir a ingestão diária recomendada por meio da alimentação.[242] Ao contrário de alguns outros minerais, como o ferro, não é possível fazer um hemograma para saber se há deficiência, porque os níveis de zinco no sangue não refletem bem o status geral do zinco no organismo.[243] O melhor que podemos fazer é assegurar que a alimentação forneça doses suficientes. As fontes mais saudáveis são provavelmente legumes, oleaginosas e sementes, embora as ostras possam ser, de longe, a mais concentrada.[244] (Uma única ostra tem mais zinco do que uma xícara de feijão cozido.)[245]

A suplementação de zinco, porém, não parece reduzir o risco de adoecer,[246] e a suplementação a longo prazo pode, inclusive, prejudicar certos aspectos da imunidade em idosos. Isso talvez se deva ao fato de que, em doses elevadas, o zinco pode interferir na absorção de outros nutrientes importantes para a função imunológica, como o cobre e o folato.[247] Um mês de suplementação de zinco pareceu aumentar a resposta de anticorpos à vacinação contra o tétano,[248] mas mesmo dois meses de suplementação de zinco antes das vacinas contra a gripe não pareceram ter qualquer efeito.[249] O uso de curto prazo é considerado seguro, mas suplementos e comprimidos de zinco podem provocar náuseas, sobretudo quando tomados com o estômago vazio, e outros sintomas gastrointestinais.[250] *Nunca* deve-se colocar zinco no nariz. Na farmácia, é possível encontrar todos os tipos de géis intranasais, sprays e zaragatoas de zinco, mas eles têm sido associados à potencial perda permanente do olfato.[251]

Observe que houve um final feliz: aquela menina de 3 anos venceu o câncer, não teve nenhuma recorrência, cresceu e se tornou cientista.[252]

VACINAS

As vacinas são consideradas uma das maiores conquistas da saúde pública no século XX,[253] tendo erradicado a varíola, uma catástrofe que matou centenas de milhões de pessoas, e causado redução significativa na incidência de outras doenças importantes, como o sarampo e a poliomielite.[254] Até hoje, estima-se que as vacinas salvem milhões de vidas todos os anos.[255]

Mais de 90% das crianças norte-americanas recebem vacinas infantis comuns, como a contra a poliomielite e a vacina tríplice, mas a maioria dos adultos não toma o conjunto completo de vacinas recomendadas para a idade. Supondo que você tenha tomado todas as vacinas infantis (além de quaisquer outras necessidades pandêmicas), os CDC recomendam que todos os adultos tomem vacinas anuais contra a gripe, reforço contra o tétano a cada dez anos (embora a Organização Mundial da Saúde não ache que seja necessário),[256] contra a herpes zoster aos 50 anos e contra a pneumonia aos 65 anos. Certos grupos necessitam de outras vacinas, como contra a hepatite A para pessoas sem-teto, pessoas com doença hepática crônica ou homens que têm relações sexuais com homens; ou uma série de vacinas contra hepatite B para profissionais de saúde e pessoas encarceradas.[257] Peça ao seu médico um calendário personalizado de vacinação.

Quão seguras são as vacinas? Numa revisão sistemática e meta-analítica de 2021, a RAND Corporation examinou mais de 50 mil citações e concluiu que as vacinações de rotina podem ser consideradas seguras, com efeitos adversos graves apenas raros,[258] como reações alérgicas graves em um a dez indivíduos em um milhão. Síndromes autoimunes transitórias (Guillain-Barré e púrpura trombocitopênica imune) ocorrem em cerca de uma a três pessoas em um milhão e em dez a trinta pessoas em um milhão no caso da vacina contra gripe e da tríplice, respectivamente.[259]

Vacina contra a gripe

Todos os anos, a gripe em geral mata entre 4 mil e 20 mil americanos,[260] embora o número de mortes na temporada de 2017-18 tenha sido estimado em 80 mil, tornando essa doença uma das mais mortíferas dos últimos cinquenta anos.[261] A maioria das hospitalizações e 90% dos casos de mortalidade relacionados à gripe ocorrem em pessoas com 65 anos ou mais.[262] As taxas de mortalidade por gripe aos 75 anos ou mais são cinquenta vezes mais elevadas do que entre pessoas com menos de 65 anos. No entanto, os CDC recomendam que todos com mais de seis meses de idade tomem a vacina anual de rotina contra a gripe,[263] ainda que apenas para ajudar a prevenir a transmissão aos mais vulneráveis.[264] Como já discuti, a ironia cruel é que a vacina proporciona aos adultos mais velhos — os que mais precisam de proteção — uma proteção menos robusta por conta do enfraquecimento da imunidade que ocorre com a idade.[265]

A depender da estação, a vacinação costuma reduzir o risco de contrair gripe em cerca de 40% a 50%.[266] Assim, em adultos jovens saudáveis, podemos dizer com certeza moderada que somos capazes de reduzir o risco de contrair gripe de cerca de 2% a cada ano para pouco menos de 1%.[267] Entre adultos mais velhos, pode haver uma redução do risco relativo semelhante — de 6% para 2,4% —, mas como o risco é maior, assim como as consequências, os benefícios absolutos são igualmente maiores.[268]

No Hemisfério Norte, a temporada de gripe pode começar ainda em setembro e durar até março.[269] O problema de se vacinar muito cedo é que a imunidade pode cair antes do fim da temporada, principalmente em adultos mais velhos.[270] Os CDC dos Estados Unidos recomendam se vacinar até o fim de outubro [no Brasil, a vacinação costuma ocorrer nos meses de abril e maio]. Mas é preferível tomar a vacina a qualquer momento da temporada de gripe do que não tomar.[271]

Sim, a vacina contra a gripe pode provocar síndrome de Guillain-Barré, um ataque autoimune aos nervos capaz de deixar o indivíduo paralisado por semanas, mas o mesmo acontece com a própria gripe.[272] Como mencionei, há apenas um a três casos individuais adicionais de Guillain-Barré por um milhão decorrentes de vacinações contra cerca de dezessete casos adicionais por milhão decorrentes de episódios de gripe.[273] Portanto, é muito mais provável sofrer paralisia temporária pela gripe do que pela vacina contra a gripe, mas, como é preciso vacinar cerca de trinta pessoas mais velhas para prevenir um caso de gripe,[274] ainda assim seria esperado que a vacinação aumentasse o risco geral de Guillain-Barré. No entanto, as vacinas contra a gripe são recomendadas não para diminuir o risco de uma síndrome autoimune rara, mas para reduzir os impactos comuns — e potencialmente devastadores — da gripe, que se estendem para além da simples infecção respiratória.

Na semana seguinte a uma infecção confirmada por gripe, o risco de ataque cardíaco dispara até seis vezes.[275] A inflamação causada pela infecção pode desestabilizar as placas ateroscleróticas, fazer as artérias se contraírem e tornar o sangue mais propenso à formação de coágulos.[276] Então, será que a vacina da gripe pode salvar vidas de variadas maneiras? Quem toma essa vacina tem, de fato, menor probabilidade de morrer de doenças cardiovasculares em determinado ano, bem como de todas as causas somadas.[277] Em outras palavras, quem toma a vacina contra a gripe com regularidade vive mais tempo em média. Mas que grupo toma essa vacina em maior proporção? Pessoas brancas, casadas, não fumantes, de classe social mais alta, com níveis de educação mais elevados, maiores rendimentos e com planos de saúde.[278] Não é possível dizer se de fato existe uma relação de causa e efeito até que isso seja colocado à prova.

Foram feitos quatro ensaios clínicos randomizados — vacina contra a gripe *versus* placebo — em pessoas com doenças cardíacas preexistentes e, no geral, aquelas que se vacinaram tiveram uma chance 56% menor de morrer por doença cardiovascular e uma chance 47% menor de morrer por todas as causas juntas. Portanto, essa vacina pode de fato ser um salva-vidas *extraordinário*. Até o momento, não se sabe se os dados de observação que mostram menos mortes em geral — inclusive entre aqueles sem doença cardíaca preexistente[279] — terão resultados semelhantes.[280]

Considerando os benefícios, superar a resistência às vacinas deveria ser tão simples quanto corrigir uma desinformação, mas, infelizmente, desmascarar os mitos pode ser um tiro pela culatra. Parece surpreendente, mas desfazer o mito de que vacinas inativadas contra a gripe (o tipo dado a adultos mais velhos) podem causar gripe torna as pessoas ainda menos propensas a se vacinarem.[281] Da mesma forma, corrigir as alegações falsas de que a vacina tríplice provoca autismo[282] ou que a vacinação contra coqueluche causa tantos efeitos colaterais quanto se pensa, paradoxalmente, torna as pessoas menos propensas a se vacinarem.[283] Pesquisadores concluíram que "corrigir os mitos sobre as vacinas pode não ser uma abordagem eficaz para estimular a vacinação".[284]

Vacina contra a pneumonia

"A pneumonia pode muito bem ser chamada de amiga dos idosos", escreveu *sir* William Osler, o "Pai da Medicina Moderna",[285] em 1898. "Acometido por uma enfermidade aguda, curta e muitas vezes dolorosa, o idoso escapa da 'fria degradação da decadência', tão angustiante para ele e seus entes queridos."[286] A ideia era a de que a pneumonia proporcionava uma morte rápida e misericordiosa àqueles que dali a pouco tempo padeceriam de uma doença que poderia ser mais prolongada e dolorosa. Mas, hoje em dia, idosos saudáveis hospitalizados com pneumonia não têm uma probabilidade significativamente maior de morrer nos dois anos subsequentes do que os adultos mais jovens na mesma situação. Porém, devido às comorbidades em idades mais avançadas, a pneumonia é a quarta principal causa de morte no mundo[287] e a nona nos Estados Unidos.[288]

A causa mais comum de pneumonia adquirida na comunidade (em oposição à adquirida no hospital) é uma bactéria conhecida como pneumococo (*Streptococcus pneumoniae*).[289] Além da pneumonia, o pneumococo pode causar infecções do ouvido interno, sinusite e conjuntivite. A maior gravidade é quando a bactéria começa a invadir a corrente sanguínea, o que pode resultar em meningite (infecção do cérebro), endocardite (infecção das válvulas cardíacas) ou sepse (uma disfunção orgânica potencialmente fatal causada por envenenamento do sangue).

Por sorte, temos vacinas contra a pneumococo. A primeira foi desenvolvida há mais de um século, mas caiu em desuso depois que a penicilina foi descoberta, pois acreditava-se que os antibióticos eliminariam a ameaça.[290] Infelizmente, hoje em dia até 40% das infecções pneumocócicas são resistentes a pelo menos um antibiótico,[291] e, apesar dos medicamentos milagrosos, as taxas de mortalidade por pneumococo invasiva em idosos situam-se em cerca de 15% a 30%.[292] De acordo com ensaios clínicos randomizados, a vacina contra a pneumococo pode reduzir o risco de pessoas com 65 anos ou mais contraírem pneumonia pneumocócica em 64% e, ainda mais importante, o risco de doença pneumocócica invasiva em 73%.[293] Tal como ocorre com a vacina contra a gripe, estudos populacionais ajudaram a descobrir que as vacinas contra a pneumonia parecem reduzir tanto o risco de ataque cardíaco quanto o risco geral de morte, mas, ao contrário da vacina contra a gripe, não existem ensaios clínicos randomizados para confirmar esses benefícios adicionais.[294]

Vacina contra herpes zóster

Um dos principais problemas que dificulta a vacinação contra a herpes zóster é a falta de conhecimento sobre a doença.[295] A herpes zóster é causada por uma reativação do vírus da varicela (catapora) em idade mais avançada. Depois que o organismo combate a catapora, o vírus se esconde na medula espinhal, esperando por uma oportunidade para atacar de novo.[296] Quando as defesas do organismo estão baixas, o vírus pode ressurgir, movimentando-se ao longo da via nervosa que se ramifica na medula espinhal e envolvendo a parte frontal de um dos lados do corpo, produzindo bolhas na pele em um padrão característico em forma de um cinturão que não cruza a linha média.[297] (O nome do vírus, *zoster*, vem do termo grego para "cinto").[298]

A erupção cutânea com bolhas pode ser intensamente dolorosa e deixar cicatrizes ou provocar descoloração, mas costuma desaparecer sozinha em algumas semanas. No entanto, cerca de 30% a 50% das pessoas com herpes zóster sofrem de "neuralgia pós-herpética", uma dor persistente que pode durar um ano ou mais e, às vezes, ser debilitante. A infecção em geral afeta os nervos ao redor do tronco, mas, em 10% a 25% dos casos, pode irromper no rosto e causar fraqueza permanente dos músculos faciais, perda auditiva ou cegueira.[299] Como se tudo isso não fosse bastante ruim, ter herpes zóster pode até quintuplicar as chances de sofrer um derrame nas semanas seguintes,[300] um risco que diminui gradualmente ao longo de seis a doze meses.[301]

É surpreendente que mais pessoas não saibam disso, já que o risco de contrair herpes zóster ao longo da vida é de 30%, o que significa que quase uma em cada três pessoas desenvolverá a doença em algum momento. Adultos jovens têm apenas uma possibilidade em mil de contraí-la a cada ano, mas essa probabilidade aumenta para próximo de uma em cem por ano entre adultos mais velhos. Isso equivale a um milhão de casos por ano nos Estados Unidos.[302] Por sorte, existe uma vacina contra a herpes zóster.

A primeira delas, Zostavax, foi disponibilizada em 2006, usando uma cepa viva e enfraquecida do vírus. No entanto, a eficácia foi de apenas cerca de 50%, e a vacina não podia ser administrada em indivíduos imunocomprometidos, como portadores do HIV ou pessoas que fizessem uso de medicamentos imunossupressores, como quimioterapia. Em 2017, no entanto, foi aprovado o uso de uma vacina recombinante contra a herpes zóster, a Shingrix, com eficácia de 90% a 97% na prevenção de surtos. São necessárias duas doses separadas por um intervalo de dois a seis meses,[303] e a vacina é cara (280 dólares), mas nos Estados Unidos é coberta pelo Medicare Part D e pela maioria dos seguros de saúde privados. Também pode causar sintomas sistêmicos transitórios, como dores musculares, fadiga, dor de cabeça, febre e calafrios em cerca de 10% dos casos,[304] mas é considerada tão eficaz que é recomendada para todas as pessoas a partir dos 50 anos, mesmo as que já tenham sido imunizadas com a Zostavax.[305] Como a nova vacina está em circulação há apenas cinco anos, ainda não dispomos de dados quanto à segurança e à eficácia no longo prazo — ainda estão sendo produzidos[306] —, mas, até o momento, tudo está indo bem.[307] Completei 50 anos recentemente e entrei na fila para tomar minha dose.

CAPÍTULO 8

Como preservar as articulações

A osteoartrite, a doença articular mais comum no mundo,[1] surge quando a cartilagem que protege o revestimento das articulações se desgasta com uma rapidez maior do que a capacidade do corpo de reconstruí-la.[2] Afetando mais de 20 milhões de norte-americanos, é a causa mais frequente de incapacidade física entre idosos. A idade média do diagnóstico é de 55 anos,[3] e o sintoma mais comum são as dores, que afetam com mais frequência joelhos, mãos, quadris e coluna.[4] Nos Estados Unidos, 40% dos homens e 47% das mulheres vão desenvolver osteoartrite em algum momento.[5]

COMPRIMIDOS

O paracetamol é amplamente recomendado como analgésico de primeira linha para a osteoartrite,[6] mas não deveria.[7] Por que não? Porque não funciona. Embora o paracetamol possa proporcionar melhorias *estatisticamente* significativas na dor e na função física em relação ao placebo, os benefícios não são *clinicamente* significativos — o equivalente a apenas três pontos a mais em comparação com o placebo, em uma escala de dor de cem pontos.[8] A alteração mínima considerada clinicamente relevante é de dez pontos.[9] Isso não quer dizer que o paracetamol *não* funcione; o remédio pode diminuir os índices de dor em 26 pontos. Mas não funciona em comparação ao placebo, um comprimido de açúcar que, por si só, reduz os índices de dor em 23 pontos.

A overdose de paracetamol é a principal causa de insuficiência hepática súbita,[10] mas, mesmo nas doses recomendadas, ainda pode causar danos ao fígado. Embora o medicamento com certeza seja mais seguro do que a maioria dos analgésicos vendidos com ou sem receita,[11] descobriu-se que as pessoas que o tomam para doenças como a osteoartrite têm probabilidade quase quatro vezes maior de desenvolver anomalias da função hepática em comparação com o placebo.[12]

Tradicionalmente, a osteoartrite era considerada um distúrbio típico de "desgaste",[13] mas hoje sabemos que a inflamação desempenha um papel fundamental no processo da doença.[14] Então, por que não usar anti-inflamatórios? A maioria dos pacientes com osteoartrite nos Estados Unidos recebe prescrição de anti-inflamatórios não esteroides (AINEs), como ibuprofeno ou naproxeno, de venda livre, ou celecoxibe, vendido com receita médica.[15] Infelizmente, os profissionais de cuidados primários não costumam ter plena consciência dos riscos gastrointestinais, cardiovasculares e renais associados a esses medicamentos.[16]

Os efeitos colaterais dos AINEs podem ser uma das razões pelas quais as pessoas com osteoartrite tendem a viver menos. Os medicamentos funcionam para a dor causada pela osteoartrite,[17] mas de 10% a 30% das pessoas que tomam AINEs regularmente desenvolvem úlceras estomacais.[18] Os AINEs também aumentam a probabilidade de ataque cardíaco em cerca de 50%,[19] o que se traduz em um ataque cardíaco anual a mais em cada cem a duzentos usuários;[20] além disso, parecem duplicar o risco de lesão renal súbita em pessoas acima dos 50 anos.[21] Os riscos são considerados tão grandes em idades mais avançadas que a Sociedade Americana de Geriatria recomenda o uso de opioides em vez de AINEs para dores crônicas em pessoas com mais de 75 anos.[22]

O ibuprofeno e o naproxeno apresentam riscos cardiovasculares, renais e gastrointestinais semelhantes.[23] O celecoxibe, sujeito a receita médica, representa um risco cardiovascular também semelhante, mas parece causar menos problemas renais do que o ibuprofeno e tem um risco gastrointestinal significativamente menor do que qualquer dos medicamentos de venda livre.[24] Dados os riscos associados a essa classe de medicamentos, o consenso é que, caso seu uso seja considerado necessário, deve ser tomada a menor dose eficaz pelo menor intervalo de tempo possível.[25]

GÉIS

A melhor opção farmacológica podem ser os AINEs tópicos,[26] que tiveram a venda liberada nos Estados Unidos em 2020.[27] Esses medicamentos parecem ter uma eficácia semelhante aos AINEs orais em termos de controle da dor[28] e têm um perfil de segurança melhor, pois apresentam menor absorção sistêmica.[29] Eles podem causar (principalmente) reações cutâneas leves, mas não parecem aumentar o risco de problemas gastrointestinais em comparação com o placebo.[30] Também parecem mais seguros em termos de risco renal[31] e cardiovascular.[32]

INJEÇÕES

O "não esteroide" em AINEs existe para diferenciá-los dos esteroides anti-inflamatórios, como a cortisona, que pode ser injetada diretamente na articulação. Analisando uma amostra de meio milhão de pacientes do Medicare com osteoartrite no joelho, cerca de um terço deles foram tratados com pelo menos uma injeção de corticosteroide.[33] Isso pode ajudar na dor de curto prazo,[34] mas agrava a condição no longo prazo.[35]

Pessoas que recebem injeções de esteroides podem acabar com agravamento da dor, rigidez e incapacidade, deterioração acelerada das articulações e progressão para cirurgia de substituição total do joelho.[36] Isso se soma a complicações que incluem osteonecrose (infarto ósseo) e rápida deterioração das articulações.[37] Em um estudo clínico randomizado, dois anos de injeções de esteroides em pacientes que sofriam de osteoartrite do joelho levaram a uma perda muito maior de volume da cartilagem — e, que ironia, a nenhum alívio adicional da dor — se comparado ao placebo, uma injeção de solução salina (basicamente água).[38] O estudo pode ter sido o "último prego no caixão" dessa prática.[39]

Veja <see.nf/injections> para saber mais sobre outras injeções, mas, em suma, tanto o ácido hialurônico quanto o plasma rico em plaquetas (PRP) — ou, talvez mais precisamente, *placebo rico em lucros* — "não podem ser recomendados".[40]

CIRURGIA

Em 2003, um corajoso estudo publicado no *The New England Journal of Medicine* colocou à prova a cirurgia ortopédica mais comum: a artroscopia do joelho. Bilhões de dólares são gastos para inserir câmeras nas articulações dos joelhos e extirpar tecidos danificados pela osteoartrite e por lesões, mas será que o procedimento funciona mesmo? Pessoas que sofriam de dores no joelho foram randomizadas para fazer a cirurgia real ou uma simulada, na qual os médicos realizavam uma incisão nos joelhos dos pacientes e fingiam completar o procedimento, com direito a injeções de solução salina e tudo, mas sem mexerem nas articulações.[41]

O estudo causou um alvoroço. Que pessoa horrível selecionava indivíduos para realizar uma cirurgia falsa? As associações médicas questionaram a ética dos cirurgiões e a sanidade dos pacientes que haviam concordado em fazer parte do estudo.[42] Mas, adivinhe só? Os pacientes que se submeteram à cirurgia real melhoraram, mas o mesmo aconteceu com aqueles designados para receber o placebo.[43] Na prática, as cirurgias não tiveram nenhum efeito. Atualmente, a cirurgia do manguito rotador enfrenta a mesma crise de confiança.[44]

Já faz muito tempo que as pesquisas na área cirúrgica têm sido ridicularizadas como sendo uma "ópera cômica",[45] uma vez que a maioria das publicações sobre cirurgia revistas por pares eram meras apresentações de séries de casos individuais ou apenas a divulgação de opiniões profissionais. Ao contrário dos medicamentos, que precisam demonstrar determinado grau de segurança e eficácia, não existe essa exigência para novos procedimentos cirúrgicos, que podem ser adotados sem supervisão regulatória. Apenas cerca de um em cada cinco procedimentos cirúrgicos realizados em toda a ortopedia têm embasamento de pelo menos um bom estudo randomizado com grupo controle mostrando que é uma opção melhor que uma alternativa não cirúrgica.[46] Nos 53 ensaios em que cirurgias de todos os tipos foram postas à prova em comparação a procedimentos simulados, a maioria das cirurgias é que caíram no ridículo, incapazes de superar os placebos.[47]

Uma revisão sistemática subsequente e metanalítica sobre artroscopia em pacientes de meia-idade ou mais velhos com dor no joelho, com ou sem osteoartrite, concluiu que, embora possa haver um benefício pequeno, transitório e "vestigial", isso não compensa os danos. As complicações da cirurgia artroscópica incluem coágulos sanguíneos (tromboses venosas profundas) em 1 em cada 250 procedimentos, que podem chegar ao pulmão, provocar infecções e, em ocasiões extremamente raras, resultar em morte.[48] O que é ainda mais trágico e irônico é que pacientes com osteoartrite submetidos a cirurgia artroscópica pareciam ter uma probabilidade três vezes maior de precisar se submeter a uma cirurgia de substituição total do mesmo joelho nos nove anos seguintes.[49]

PLACEBOS

Para que fique claro, a cirurgia artroscópica funciona. Só não funciona mais do que uma cirurgia falsa.[50] As pessoas tendem a se sentir melhor de um jeito ou de outro, o que pode ajudar a explicar por que as cirurgias passaram a ser chamadas de "placebo definitivo". Logo, a cirurgia artroscópica funciona tanto quanto ir a um curandeiro. Inclusive, conta com muitos dos mesmos componentes: a jornada até o local de cura, o jejum e a unção com um líquido purificador (preparação da pele), diante de uma plateia que acompanha um curandeiro de máscara.[51]

Estima-se que, entre diferentes terapias para a osteoartrite, cerca de 75% do alívio da dor, 71% da melhora da função e 83% da melhora da rigidez se devem ao efeito placebo.[52] Isso levou à proliferação de todos os tipos de falsos tratamentos, como radioterapia de "baixa dosagem", envolvendo pulsar a articulação com radiação equivalente a 60 mil radiografias de tórax.[53] Esse tratamento funciona, assim como quando o equipamento é secretamente desligado e é reproduzida uma gravação de seu *som* em funcionamento.[54]

Uma rica literatura explora o efeito placebo. Já é difícil acreditar que uma pílula de açúcar possa ter um efeito clínico, mas isso é só o começo. Tomar duas pílulas de açúcar tem um efeito mais forte do que tomar apenas uma,[55] e as pílulas de açúcar verdes e azuis têm um efeito diferente das vermelhas e laranjas.[56] As pílulas de açúcar rotuladas como *aspirina Bayer* funcionam melhor contra dor de cabeça do que as pílulas de açúcar rotuladas como *aspirina genérica*,[57] o que não surpreende tanto, já que os pacientes que foram informados de que os comprimidos haviam sido adquiridos pelo preço integral tiveram a sensação de que o remédio funcionava melhor em comparação com as pessoas informadas de que a medicação havia sido adquirida com desconto.[58] E uma injeção funciona melhor que um comprimido.[59]

O poder do placebo em injeções é tão potente que, mesmo que pareça inacreditável, administrar injeções de placebo a pessoas que sofrem de osteoartrite oferece um alívio da dor clinicamente relevante com duração de três meses, além de melhorias clinicamente significativas na função e na rigidez por seis meses.[60] Isso nos leva ao chamado paradoxo da eficácia. As injeções de ácido hialurônico não são administradas porque não superam as injeções de placebo, enquanto os AINEs *são* administrados porque têm um efeito real além do efeito placebo. Isso faz sentido, mas você está pronto para a grande surpresa? Como as injeções têm um efeito placebo maior do que os comprimidos, injetar ácido hialurônico nas articulações — o tratamento não recomendado — funciona melhor do que o tratamento recomendado de AINEs em comprimido[61] e provavelmente também seria mais seguro! Então por que não enfiar agulhas nas pessoas, se dá tão certo? Nós fazemos isso. O nome dessa prática é acupuntura.

Há uma forma de testar a acupuntura em comparação a um placebo. Existem "dispositivos de acupuntura simulada" que parecem exatamente com agulhas de acupuntura reais. Na verdade, porém, a ponta é cega e se retrai para o interior da agulha, como em um truque de mágica. Dessa forma, quando a agulha é posicionada e "espetada" em uma pessoa, não é possível saber se o tratamento é de acupuntura real ou falsa, em que não há "punção" nenhuma.[62]

E o que acontece quando testamos a acupuntura na osteoartrite do joelho? Funciona! Mas a falsa acupuntura também. É por isso que a Academia Americana de Cirurgiões Ortopédicos assumiu uma posição firme contra a prática.[63] No entanto, se a acupuntura "funciona" e é relativamente segura, por que não a adotar?

Estima-se que os efeitos colaterais adversos causados apenas por medicamentos prescritos matem mais de 100 mil americanos todos os anos, tornando os medicamentos uma das principais causas de morte.[64] Seja lá o que você pense dos médicos que prescrevem placebos, eles pelo menos não matam ninguém. Se existem condições como a osteoartrite, em que os placebos se revelaram eficazes, por que os médicos não enganam ativamente os pacientes, prescrevendo-os?

Eles prescrevem, sim.

Segundo diferentes pesquisas com profissionais médicos, de 17% a 80% dos médicos e de 51% a 100% dos enfermeiros deram aos pacientes placebos "puros", o que significa que não só prescreveram antibióticos para o resfriado comum, por exemplo, mas de fato deram às pessoas um tratamento intencionalmente falso, como uma injeção de solução salina.[65] Existem todos os tipos de placebos no mercado que você pode comprar até para si mesmo, com marcas como Obecalp[66] ("placebo" de trás para a frente), Magic Bullet e Fukitol (não estou brincando!).

A defesa das mentiras médicas ocasionais e indispensáveis remonta a Platão, que escreveu na *República*: "A mentira é (...) útil aos homens sob a forma de remédio."[67] Thomas Jefferson chamou isso de "fraude piedosa".[68] Na literatura médica, tem sido chamada de "farsa humilde". Enquanto alguns médicos consideram a administração de placebos charlatanismo,[69] outros, especificamente no que diz respeito à osteoartrite, questionam: "Por que não usar isso a nosso favor?"[70] Em uma revisão sobre a "Ética e prática da terapia com placebos", o *American Journal of Medicine* publicou que "o engodo é completamente moral quando usado para o bem-estar do paciente", questionando por que as "criaturas privilegiadas condenam o uso de placebos". No entanto, a revisão alerta que alguns pacientes podem ser sensíveis, por isso "jamais devem ser informados de que sua medicação preciosa era uma farsa".[71]

PERDA DE PESO

Estudos com gêmeos sugerem que cerca de metade do risco de desenvolver osteoartrite é genético.[72] O que podemos fazer em relação à outra metade? Por sorte, existem tratamentos eficazes que não envolvem remédios, agulhas, bisturis nem encenações.

A obesidade pode ser o principal fator de risco modificável para a osteoartrite,[73] o que explica por que um estudo sobre milhares de restos de esqueletos, pertencentes desde a caçadores-coletores pré-históricos até os habitantes das cidades modernas, constatou um aumento drástico na incidência dessa condição ao longo dos últimos cinquenta anos ou mais. Em comparação a indivíduos com peso saudável (IMC < 25), a incidência de osteoartrite de joelho é três vezes maior entre indivíduos obesos (IMC ≥ 30) e cinco vezes maior entre aqueles com obesidade classe II (IMC ≥ 35).[74] O tecido adiposo no geral[75] e até o de dentro das articulações (como na camada de gordura sob a rótula) pode ser uma fonte de substâncias químicas pró-inflamatórias que comprovadamente aumentam a degradação da cartilagem.[76]

Perder cerca de meio quilo por ano durante um período de dez anos pode reduzir em mais de 50% as chances de desenvolver osteoartrite.[77] E mais: estudos de ressonância magnética mostram que mesmo uma perda de peso de apenas 5% em pessoas com sobrepeso pode causar uma redução significativa no grau de degeneração da cartilagem.[78] Como detalho em <see.nf/kneereplacement>, pacientes obesos com osteoartrite selecionados aleatoriamente para perder peso apresentaram melhora na função do joelho tanto quanto aqueles submetidos a cirurgia, e isso em apenas oito semanas. Os pesquisadores concluíram que a perda de cerca de 10 quilos "pode ser considerada uma alternativa à substituição do joelho".[79]

Isso é ainda mais importante se levarmos em conta que quase um em cada duzentos pacientes com prótese de joelho morre três meses após a cirurgia. Cerca de 700 mil procedimentos como esses são realizados todos os anos nos Estados Unidos. Dada sua ampla popularidade, o editor de uma revista de ortopedia sugeriu que "as pessoas que cogitam fazer essa operação não estão devidamente cientes da possibilidade de morrer em decorrência dela".[80]

EXERCÍCIOS

Fumantes tendem a ser mais magros do que não fumantes,[81] o que pode explicar por que alguns estudos descobriram que há uma associação protetora entre a osteoartrite e o tabagismo.[82] Os fumantes com osteoartrite, porém, tendem a sentir dores mais intensas e a sofrer maior perda de cartilagem do que os não fumantes.[83] Ironicamente, outra explicação potencial para taxas mais baixas de osteoartrite entre fumantes é que eles são menos propensos a praticar esportes.[84]

Lesões nos joelhos provocadas pela prática de esportes são um fator de risco bem estabelecido para osteoartrite em uma idade mais avançada.[85] Ao mesmo tempo, a inatividade física pode colocar os joelhos em risco, porque músculos enfraquecidos dão menos estabilidade às articulações e porque a cartilagem também funciona no modo "tudo ou nada". Pessoas com paralisia nas pernas apresentam afinamento acentuado da cartilagem nos joelhos,[86] enquanto pessoas que praticam levantamento de peso podem ter cartilagem mais espessa.[87] Os dois extremos, atividade e inatividade excessivas, podem ser prejudiciais.[88]

E quanto ao exercício físico como tratamento? Foram feitos mais de vinte ensaios randomizados com grupo controle sobre exercícios para osteoartrite do joelho, envolvendo milhares de pacientes no total.[89] Descobriu-se que a prática é tão eficaz no alívio da dor que alguns pesquisadores sugeriram que não seria necessário um estudo subsequente sobre a questão.[90] Comparações diretas de estudos que analisaram uma intensidade alta e baixa de exercícios aeróbicos ou de resistência concluíram que a intensidade não parece importar, mas a frequência, sim. As rotinas de exercícios com pelo menos três sessões por semana foram mais eficazes, assim como os regimes que se concentraram no quadríceps.[91] Embora a maioria dos ensaios tenha sido de curto prazo,[92] alguns mostraram melhorias clinicamente significativas até pelo menos um ano depois, sem que efeitos adversos tenham sido relatados.[93] As diretrizes nacionais e internacionais de melhores práticas para a osteoartrite enfatizam a importância do controle de peso e da prática de exercícios.[94] E quanto à alimentação?

ALIMENTAÇÃO

Diz-se que as melhores práticas de tratamento da osteoartrite incluem uma "nutrição ideal" como intervenção de primeira linha. Como excelente exemplo, os revisores da revista *Arthritis* citam o Estudo China, apelido do Projeto China-Cornell-Oxford, que por sua vez é a abreviação de Estudo China-Oxford-Cornell sobre Características da Dieta, do Estilo de Vida e da Mortalidade por Doenças em 65 Condados Rurais Chineses, um amplo estudo resumido pelo pesquisador T. Colin Campbell (o mesmo dr. Campbell que cunhou os termos *whole food*, *plant-based diet*) e pelo seu filho no livro de divulgação científica *The China Study* [O Estudo China, em tradução livre].[95] Que evidências temos de que uma dieta à base de vegetais pode ajudar?

Segundo a Iniciativa de Osteoartrite dos Institutos Nacionais de Saúde, maior estudo prospectivo já feito sobre pacientes com osteoartrite ao longo do tempo, a maior ingestão de gordura estava associada à progressão acelerada da doença (conforme determinado pela perda de cartilagem em exames de raios X).[96] Após uma análise mais aprofundada, porém, constatou-se que apenas a gordura saturada pareceu aumentar o risco. Esse é o tipo de gordura encontrado principalmente em carnes, laticínios e junk food; não se trata das gorduras monoinsaturadas ou poli-insaturadas presentes nas oleaginosas, nas sementes e nos óleos vegetais.[97] Pingar gordura saturada em células da cartilagem humana usando uma placa de Petri, por si só, já pode aumentar a degradação da matriz da cartilagem.[98] O colesterol tem o mesmo efeito *in vitro*.[99]

Tanto a gordura saturada[100] quanto o colesterol dietético[101] aceleram a progressão da osteoartrite induzida por trauma em camundongos. Mesmo sem trauma, porém, a gordura animal pode produzir lesões típicas semelhantes à osteoartrite nas articulações dos joelhos dos ratos.[102] E em seres humanos? Pessoas que sofrem de osteoartrite tendem a ter níveis mais elevados de colesterol no sangue[103] e nas articulações, tanto no fluido articular aspirado[104] quanto na própria cartilagem.[105] Foi demonstrado que a exposição da cartilagem humana ao colesterol agrava a degeneração inflamatória,[106] o que talvez ajude a explicar por que quanto mais alto o colesterol, pior a manifestação da doença.[107]

E será que a redução do colesterol com estatinas pode ajudar? Os dados são conflitantes.[108] Alguns estudos sugerem que as estatinas ajudam,[109,110] alguns não encontraram qualquer relação,[111,112] e outros indicam que as estatinas podem piorar o quadro.[113,114] Os revisores de uma metanálise sugerem que os efeitos secundários das estatinas, em termos de dor e fraqueza muscular, podem mascarar quaisquer efeitos protetores da redução do colesterol no abrandamento dos sintomas da osteoartrite.[115] Em contraste, uma alimentação saudável à base de vegetais pode oferecer o melhor de dois mundos, reduzindo o colesterol tanto quanto uma dose inicial de estatina já no curto prazo de uma semana,[116] assim como reduzindo a pressão arterial e contribuindo para a perda de peso.[117] Mas e os efeitos diretos sobre a osteoartrite?

Em um estudo realizado na Universidade Estadual de Michigan, homens e mulheres com osteoartrite foram selecionados aleatoriamente para seguir uma dieta integral à base de vegetais ou continuar com seu estilo de vida convencional. Em comparação com o grupo de controle, o grupo da dieta à base de vegetais experimentou melhora significativa na função física e na energia/vitalidade no decorrer de uma semana, além de redução significativa na dor após duas semanas. É claro que vários também tiveram perda mais significativa de peso, mas foram notadas melhorias mesmo em alguns dos que não perderam. Como o grupo de controle não fez nada de especial, não dá para eliminar as chances de efeito placebo, mas, dados os benefícios colaterais, pode valer a pena experimentar uma dieta vegetariana.[118]

Os pesquisadores sugerem que os benefícios da dieta à base de vegetais no tratamento da dor podem se dever à ingestão reduzida de ácido araquidônico, um ácido graxo ômega-6 pró-inflamatório[119] encontrado principalmente nos ovos e no frango.[120] AINEs como a aspirina reduzem a dor ao bloquear a cascata de mediadores inflamatórios que o organismo produz a partir do ácido araquidônico.[121] Ao reduzir o consumo desses alimentos, a hipótese é a de que serão produzidos menos compostos indutores de dor.[122] (A indústria avícola propôs a manipulação genética de galinhas para diminuir a quantidade de ácido araquidônico presente em seus músculos, de modo a reduzir o risco à saúde humana, mas isso ainda não foi implementado.)[123]

Ou talvez a responsável pelo rápido alívio da dor tenha sido a natureza anti-inflamatória dos alimentos vegetais.[124] Dietas pró-inflamatórias estão associadas à maior intensidade da dor da osteoartrite,[125] bem como ao aumento do próprio risco de desenvolver a doença.[126] E quanto às fibras, o componente dietético mais anti-inflamatório?[127] Como sabemos, quando se come cevada integral no jantar, por exemplo, as bactérias intestinais boas a consomem no café da manhã do dia seguinte, e o ácido graxo butirato, de cadeia curta, é liberado na corrente sanguínea,[128] o que produz uma ampla gama de efeitos anti-inflamatórios.[129] Demonstrou-se que pingar butirato em excertos de cartilagem retirados dos ossos das pernas de pessoas submetidas à cirurgia de substituição articular diminui significativamente a perda inflamatória de cartilagem *in vitro*.[130]

Em um estudo intitulado "Ingestão de Fibra na Dieta em Relação à Trajetória da Dor no Joelho", quase 5 mil homens e mulheres foram acompanhados por, em média, oito anos. Os pesquisadores descobriram que aqueles que ingeriam pelo menos a dose mínima recomendada de fibras, de cerca de 25g por dia, tinham um risco significativamente menor de desenvolver dor moderada ou grave nos joelhos ao longo do tempo.[131] Além disso, duas pesquisas de Framingham constataram que uma maior ingestão de fibras estava associada a um menor risco de osteoartrite sintomática.[132] A ingestão adicional de fibras protege os camundongos da doença,[133] mas isso ainda não foi testado em estudos de intervenção com seres humanos.[134]

Bebidas

Os radicais livres também podem desempenhar um papel na inflamação do revestimento articular e na perda de cartilagem.[135] Estudos de observação correlacionaram a maior ingestão de certos antioxidantes com menor prevalência de déficits de cartilagem ou progressão da osteoartrite,[136] mas, quando os suplementos de antioxidante foram postos à prova, os resultados foram extremamente decepcionantes.[137] (Mas eles não pioraram o quadro, como ocorreu com a vitamina C em um estudo que investigou a osteoartrite em animais.)[138]

Por outro lado, quando o chá verde foi adicionado à água dos camundongos, descobriu-se que a bebida reduzia a incidência de artrite[139] e retardava a progressão da osteoartrite.[140] Esse chá também é capaz de proteger explantes de cartilagem humana *in vitro*.[141] O primeiro e único estudo clínico realizado até o momento foi publicado em 2016. Pacientes com osteoartrite do joelho foram randomizados para receber ou o equivalente a cerca de três xícaras de chá verde por dia mais um AINE, ou apenas o medicamento.[142] Em quatro semanas, houve melhora significativa nos sintomas da osteoartrite no grupo do chá verde, sobretudo no que dizia respeito à melhoria da função física. Infelizmente, tratou-se de um estudo aberto, o que significa que os participantes sabiam em que grupo estavam, portanto, os efeitos placebo não podem ser analisados.[143] Da mesma forma, quem bebeu duas xícaras de chá de hortelã por dia durante dezesseis semanas relatou melhora nos sintomas da osteoartrite, mas, novamente, sem o controle por placebo não podemos ter certeza de que o efeito foi real.[144]

Outras bebidas foram estudadas em relação à osteoartrite, como refrigerantes e leite. Não importa o peso corporal, a ingestão de refrigerantes tem sido associada ao aumento da progressão da osteoartrite do joelho, mas apenas em homens, o que põe a relação em dúvida.[145] De forma semelhante, o leite foi associado a uma menor progressão da doença, mas apenas em mulheres, enquanto o queijo foi associado a uma maior progressão em um estudo feito nos Estados Unidos.[146] Em um estudo holandês, porém, descobriu-se que o queijo (mas não o leite) estava transversalmente associado a menos osteoartrite.[147]

Um estudo de intervenção que comparou a proteína da soja com a do leite constatou que a soja superou os laticínios, sugerindo que o leite de soja pode ser preferível para quem sofre de osteoartrite, embora não saibamos se isso decorreu dos benefícios superiores da soja ou dos possíveis danos dos laticínios.[148] Um estudo realizado no Irã procurou responder essa pergunta. Metade dos participantes que consumiam laticínios e sofriam de osteoartrite foram separados para tentar interromper a ingestão de laticínios, e aqueles que tiveram sucesso experimentaram uma redução significativa na dor em três semanas. (No entanto, se o projeto desse estudo tivesse sido mais rigoroso, poderia ter incluído a troca por um leite vegetal como controle indistinguível.)[149]

Morangos

Se os antioxidantes desempenham um papel protetor, o que dizer das frutas do tipo baga? Os morangos diminuem os níveis no sangue de um mediador inflamatório conhecido como fator de necrose tumoral, mas isso não se traduz necessariamente em melhora clínica.[150] Por exemplo, beber suco de cereja pode diminuir a proteína C reativa, outro sinal de inflamação, mas isso não foi eficaz no tratamento da osteoartrite.[151] O suco de cereja "proporcionou alívio dos sintomas", mas não foi mais significativo do que o alívio de uma bebida placebo sem cereja (suco em pó). A cereja pode ajudar no tratamento da gota, outro tipo de artrite, mas falhou quando se tratava de osteoartrite.[152] Da mesma forma, a romã pode ajudar no tratamento da artrite reumatoide,[153] mas na forma de *suco* não conseguiu sequer superar um grupo de controle que não fez nada em relação à osteoartrite;[154] ainda assim, o extrato dessa fruta aparentemente protegeu cartilagens em uma placa de Petri.[155]

No entanto, o suco de romã não reduz os níveis de proteína C reativa na corrente sanguínea,[156] ao contrário dos morangos. Quando pessoas com diabetes consumiram morangos por seis semanas, não apenas o diabetes melhorou, os níveis de proteína C reativa também caíram 18%.[157] Os morangos podem até proporcionar regulagem negativa nos genes pró-inflamatórios a ponto de reverter o crescimento pré-canceroso.[158] Mesmo o consumo de uma única porção pode ajudar.[159] Logo, os morangos podem melhorar a dor e a inflamação na osteoartrite do joelho? Sim.

Homens e mulheres obesos com osteoartrite foram divididos aleatoriamente para receber o equivalente a 700ml de morangos por dia (na forma de pó liofilizado) ou um placebo em pó com cor e sabor correspondentes ao da fruta por doze semanas. Os participantes apresentaram uma queda vertiginosa dos marcadores inflamatórios e ainda experimentaram reduções significativas na dor constante, na dor intermitente e na dor total. Os pesquisadores concluíram: "Nosso estudo sugere que uma simples intervenção dietética, ou seja, a adição de frutas vermelhas, pode ter um impacto significativo na dor, na inflamação e na qualidade de vida geral no caso de adultos obesos com osteoartrite."[160]

Os morangos reduziram os níveis do mediador inflamatório do fator de necrose tumoral (FNT) pela metade,[161] mas a eficácia do morango pode não ser um efeito anti-FNT, uma vez que os mirtilos também são capazes de suprimir esse fator,[162] mas não superaram o placebo quando testados em um estudo semelhante randomizado, com duplo-cego, grupo controle e placebo sobre a osteoartrite.[163]

Cinorródio

Ao pensar em quais frutas podem ser benéficas para a osteoartrite, você provavelmente não pensa no cinorródio, o fruto da roseira. Em geral usados em chás, os frutos da roseira são vendidos secos e a granel em lojas de produtos naturais.

Foram feitos três ensaios randomizados, com duplo-cego, grupo controle e placebo sobre o uso de cinorródio no tratamento de osteoartrite. Centenas de homens e mulheres que sofriam principalmente de osteoartrite do joelho foram selecionados aleatoriamente para ingerir ou 5g de cinorródio em pó por dia durante três a quatro meses (o que equivale a cerca de 1,3 colher de chá) ou um placebo em pó semelhante. Aqueles que, sem saber, tomaram o cinorródio, experimentaram uma redução significativa da dor em relação ao placebo,[164] algo próximo ao observado com o uso de AINEs,[165] mas sem quaisquer efeitos colaterais relatados.[166]

Brócolis

E quanto aos legumes? Os brócolis são promissores. Acredita-se que o sulforafano, composto das crucíferas, desempenha um papel fundamental na promoção dos benefícios que podemos obter dos legumes da família dos brócolis e protege a cartilagem humana da destruição *in vitro*, mas como saber se o sulforafano chega às articulações?[167] Um grupo de pesquisadores britânicos recomendou que pacientes com próteses de joelho comessem brócolis durante duas semanas antes da cirurgia e, durante a operação, encontraram o composto no líquido sinovial (articular), ao contrário do que ocorreu com pacientes submetidos a essa cirurgia que foram orientados a evitar as crucíferas.[168]

Foi demonstrado que o sulforafano reduz a gravidade da osteoartrite em camundongos, mas só agora isso está sendo testado em seres humanos.[169] O estudo Brócolis na Osteoartrite [BRIO, na sigla em inglês] está randomizando os participantes para tomar sopa de brócolis, e devemos ter os resultados em breve.[170] Mesmo o consumo de brócolis por apenas dez dias pode reduzir em 40% os níveis de proteína C reativa em fumantes, mas ainda não sabemos se isso se traduz em diminuição da dor e disfunção nos joelhos.[171] No entanto, já se provou que alguns alimentos chegam à raiz do problema: o gengibre e a cúrcuma.

Gengibre

No vídeo <see.nf/ginger>, reviso os ensaios clínicos randomizados que mostram que uma quantidade tão pequena quanto um oitavo de colher de chá de gengibre em pó pode reduzir a dor da osteoartrite do joelho,[172] funcionando tão bem quanto o ibuprofeno,[173] mas protegendo o revestimento gastrointestinal[174] em vez de prejudicá-lo.[175] Há milhares de anos, o gengibre tem sido bastante aplicado de forma tópica em articulações doloridas,[176] mas o único estudo controlado sobre o uso tópico de gengibre até o momento envolveu a aplicação de fatias do rizoma em sacos escrotais. Nesse caso, os pesquisadores estavam certos: os testículos inflamados cicatrizaram três vezes mais rápido no grupo que utilizou o gengibre.[177]

Cúrcuma

Depois que os participantes de um estudo consumiram diariamente uma colher e meia de chá de gengibre em pó durante sete dias, os pesquisadores coletaram sangue, cujas células foram analisadas em uma placa de Petri. Eles descobriram que a liberação de mediadores de inflamação, como o FNT, é suprimida, em comparação com o sangue coletado antes do consumo do gengibre. Os mesmos efeitos anti-inflamatórios podem ser obtidos com a cúrcuma, mas em uma pequena fração da dose — menos de um décimo de colher de chá por dia.[178]

Foram realizados dezesseis ensaios clínicos randomizados de várias formulações de cúrcuma para osteoartrite de joelho, começando com o equivalente a cerca de meia colher de chá por dia por até dezesseis semanas. Onze dos estudos compararam a cúrcuma ao placebo, e os outros cinco compararam a especiaria com os AINEs. Os extratos do rizoma causaram uma redução significativa da dor nos joelhos e melhoraram a função física, em comparação com o placebo, e tiveram efeitos semelhantes aos dos AINEs, mas com melhor perfil de segurança.[179] Em 2020, um estudo publicado sobre tratamento tópico envolvendo a aplicação de extrato de cúrcuma com vaselina relatou redução significativa da dor. Era para ser um estudo com duplo-cego, mas o placebo usado foi a vaselina pura, então a diferença de cor por si só deve ter dado pistas tanto aos participantes quanto aos avaliadores sobre quem estava em qual grupo.[180] Portanto, se quiser preparar uma vitamina de torta de abóbora com açafrão, como a mistura que elaborei inspirado na dieta de Okinawa, na página 244 (talvez com um pouco de gengibre em pó), sugiro o uso oral em vez do tópico.

TRATAMENTOS TÓPICOS

Falamos de como ajudar a preservar as articulações de dentro para fora, mas e de fora para dentro?

Gergelim

Essas sementes apresentaram apenas efeitos colaterais positivos — melhora da pressão arterial,[181] do colesterol e do status antioxidante —, então sem dúvida vale a pena experimentá-las.[182] Consulte a página 126 para ver o estudo clínico randomizado que testou um quarto de xícara dessas sementes no tratamento da osteoartrite.

E quanto ao uso tópico do óleo de gergelim? Em um estudo clínico com duplo-cego, grupo controle e placebo, realizado em um hospital do Irã, pacientes com lesões traumáticas nos membros foram selecionados para passar o óleo drenado do tahine (pasta de gergelim) nos membros afetados. Em comparação com o placebo, que usou óleo de cozinha convencional, o grupo do óleo de gergelim experimentou um alívio imediato da dor que se tornou significativo em 48 horas, e o óleo de gergelim ajudou até a prevenir a descoloração da pele causada pelos hematomas. Que tal esfregar óleo de gergelim em joelhos afetados pela osteoartrite?

Quando o uso tópico do óleo de gergelim tópico foi testado em comparação com o principal AINE tópico, um gel de diclofenaco de sódio a 1%, como o Voltaren, descobriu-se que o óleo de gergelim traz resultados semelhantes para a dor e algumas medidas de função, mas o gel de AINE teve melhor desempenho na redução da rigidez.[183]

Linhaça

E quanto a outros tratamentos tópicos? Pesquisadores na Turquia tentaram randomizar pessoas com osteoartrite nas mãos para um emplasto quente de linhaça. Uma mistura quente de linhaça e água foi aplicada nas mãos dos participantes, que foram então enroladas confortavelmente com gaze e cobertas com uma toalha e uma bolsa de água quente de vinte a trinta minutos, uma vez por dia, durante uma semana. Comparado com o grupo controle, que não fez nada, o grupo da linhaça experimentou melhora significativa na dor e nas funções. Como sabemos que o benefício veio da linhaça, não apenas do calor e da compressão? Havia um terceiro grupo no estudo. Os pacientes foram randomizados para fazer a compressa quente com ou sem linhaça, ou integraram o grupo controle, e o grupo da linhaça também experimentou uma melhora significativa na dor e nas funções em comparação com o grupo que usou apenas a compressa quente.[184]

E quanto ao óleo de linhaça, que tem sido usado com fins medicinais há mais de um milênio? Cem pacientes com síndrome do túnel do carpo leve a moderada foram selecionados em um estudo duplo-cego para passar nos pulsos cinco gotas de óleo de linhaça ou placebo, duas vezes ao dia. Em comparação com quem recebeu o placebo, o grupo do óleo de linhaça experimentou melhorias significativas — não apenas na dor e no estado funcional, mas também na velocidade de condução nervosa, indicando um alívio dos danos nos nervos. Isso ao custo de talvez 1 dólar por mês.[185] Hora de passar óleo de linhaça nos joelhos com artrite!

Em outro estudo clínico em duplo-cego, randomizado e com grupo controle e placebo, os participantes esfregaram vinte gotas de óleo de linhaça ou um placebo de óleo de parafina nos joelhos, três vezes ao dia, durante seis semanas. Mais uma vez, a linhaça superou o placebo em todos os aspectos: sintomas totais, dor, qualidade de vida e atividades da vida diária, bem como funções esportivas e recreativas. O uso tópico do óleo de linhaça no alívio das dores nas articulações era recomendado em textos médicos persas tradicionais, como *O cânone da medicina*,[186] escrito por volta de 1012.[187] Levou apenas mil anos para que isso finalmente fosse posto à prova.

Azeite Extravirgem

A atribuição de "notável atividade anti-inflamatória" ao azeite baseia-se em estudos feitos com roedores de laboratório,[188] e uma revisão sistemática e uma metanalítica não encontraram quaisquer efeitos anti-inflamatórios nesse óleo.[189] Em seres humanos, como reviso em <see.nf/oliveoil>, o azeite extravirgem pode não ser melhor do que a manteiga quando se trata de inflamação, e ainda pior que o óleo de coco.[190] Mas isso é para o azeite usado por via oral. O uso tópico pode ser outros quinhentos.

Pacientes com osteoartrite do joelho foram randomizados para receber azeite virgem tópico *versus* um gel AINE por um mês. O grupo do azeite foi instruído a aplicar apenas 1g desse óleo, o que equivale a menos de um quarto de colher de chá, três vezes ao dia. Portanto, isso custaria menos de 3 centavos de dólar por dia, e deu certo![191] Na redução da dor, o azeite virgem funcionou significativamente melhor do que o medicamento. Um estudo sobre artrite reumatoide chegou a uma conclusão semelhante, pois o uso tópico do azeite extravirgem pareceu superar tanto o de um gel AINE quanto o de nenhum óleo ou gel (um controle de "massagem a seco").[192]

Dor lombar

No mundo ocidental, a dor lombar se tornou um dos maiores problemas dos sistemas de saúde pública durante a segunda metade do século XX.[193] A prevalência da dor lombar ao longo da vida é estimada em 84%, e a dor lombar crônica está presente em cerca de uma em cada cinco pessoas, sendo que uma em cada dez apresenta algum tipo de deficiência. É uma epidemia alimentada, em parte, pela epidemia de obesidade.

Carregar excesso de peso é um fator de risco não apenas para dor lombar,[194] mas também para dor ciática,[195] degeneração do disco lombar[196] e hérnia.[197] Tal como acontece com a artrite, isso pode ser devido à combinação entre as cargas pesadas nas articulações, a inflamação e o colesterol associados ao maior peso.[198] Estudos de autópsia mostram que as artérias lombares que alimentam a coluna podem ficar obstruídas pela aterosclerose e, em seguida, privar de oxigênio e nutrientes os discos da parte inferior das costas.[199] Em <see.nf/backpain>, abordo o tópico a fundo, de forma completa, com imagens das placas carregadas de colesterol obliterando as aberturas das artérias espinais.[200] Para que a coluna volte à ativa, pode ser útil reativar a circulação da coluna. Infelizmente, isso nunca foi testado. Ensaios clínicos demonstraram a reversão dietética da progressão da doença arterial coronariana no coração,[201] nas artérias periféricas das pernas[202] e nas artérias pélvicas para a disfunção erétil,[203] mas, infelizmente, ainda não foi realizado um estudo clínico randomizado sobre a relação entre mudanças na alimentação e no estilo de vida e a reversão da degeneração do disco ou da dor nas costas.

SUPLEMENTOS

Nos últimos anos, houve um aumento drástico no uso de *cannabis* entre adultos mais velhos.[204] Até o momento, não parece haver quaisquer efeitos adversos cognitivos ou de saúde mental na população devido ao uso de *cannabis* medicinal em baixa dosagem e por curto prazo.[205] Sem dúvida, a evidência dos danos do consumo de álcool é muito mais forte.[206] Mas será que a *cannabis* é eficaz? Um baseado pode ajudar suas articulações?

Observou-se um efeito pequeno e transitório do óleo de canabidiol (CBD) oral em um relato de caso de dor osteoartrítica que pode ter sido apenas um efeito placebo.[207] Até 2021, não havia ensaios clínicos randomizados de CBD para osteoartrite. Infelizmente, os pesquisadores descobriram que esse óleo não ofereceu nenhum benefício para a dor, em comparação com o placebo, nem para a qualidade do sono, depressão ou ansiedade.[208]

O óleo de peixe é outro suplemento comum que não leva a lugar nenhum. Segundo uma revisão sistemática e metanalítica de cinco ensaios clínicos randomizados, não houve nenhum efeito estatisticamente significativo.[209] No entanto, o suplemento de uso mais comum para osteoartrite é a glucosamina.[210]

Glucosamina

Eu me aprofundo nos suplementos de glucosamina em <see.nf/glucosamine>. Basicamente, existem inconsistências marcantes na literatura de pesquisa clínica sobre sua eficácia,[211] sendo o financiamento da indústria o preditor mais potente dos resultados dos ensaios, o que levou as atuais diretrizes do Colégio Americano de Reumatologia a assumir uma posição firme *contra* o uso da glucosamina.[212]

Condroitina

Como observo no vídeo <see.nf/chondroitin>, o Colégio Americano de Reumatologia também tem uma posição firme contra o uso da condroitina,[213] já que os melhores estudos apresentam um benefício "mínimo ou inexistente".[214] De acordo com o único estudo já publicado de grau farmacêutico, envolvendo apenas preparações prescritas de condroitina e glucosamina, houve piora significativa dor da osteoartrite em comparação com o placebo.[215]

Colágeno

Quase um milênio atrás, uma freira da Idade Média sugeriu o consumo de gelatina para a redução da dor nas articulações.[216] Infelizmente, quando foi testado em ensaios multicêntricos, randomizados, em duplo-cego, com grupo controle e placebo, o colágeno pareceu não funcionar.[217] (Gelatina é basicamente colágeno cozido.)[218] Reviso todos os estudos no vídeo <see.nf/collagenjoints>. Os poucos que demonstraram benefícios[219] receberam críticas contundentes.[220]

Segundo uma revisão sistemática abrangente publicada em 2022, estudos adicionais podem não ter sido realizados devido à alta incidência de efeitos colaterais adversos atribuídos aos suplementos de colágeno.[221]

Até uma única dose de uma bebida proteica à base de gelatina pode levar a problemas de memória em poucas horas devido ao "esgotamento agudo do triptofano". Supostamente, isso se deve a uma queda da serotonina no cérebro, que é produzida a partir do triptofano.[222] (Como observei na página 97, o colágeno é uma proteína incompleta, que carece do aminoácido essencial triptofano.) Outra razão pela qual não foram realizados mais estudos é simplesmente o fato de que os fabricantes de colágeno podem não estar confiantes de que obteriam resultados positivos.[223]

Mas, desde então, foi publicado o maior estudo já feito, com mais de 150 pessoas. Pesquisadores financiados por um fabricante de colágeno observaram queda significativa na dor no joelho e melhora significativa da função entre os participantes selecionados aleatoriamente para receber suplementos de colágeno.[224] No entanto, também constataram queda significativa na dor no joelho e melhora da função naqueles randomizados para receber o placebo, sem nenhuma diferença real entre os participantes. Portanto, o fato de uma pílula de açúcar ter funcionado tão bem quanto os suplementos de colágeno sugere que o colágeno não possui nenhuma eficácia.

CAPÍTULO 9

Como preservar a mente

No meu livro *Comer para não morrer*, contei a alegria que senti ao ver minha avó paterna se recuperar milagrosamente de uma doença cardíaca em estado terminal e como isso foi contrabalançado por uma história de terror: testemunhar o declínio da minha avó materna, que sucumbiu à doença de Alzheimer. Quando nossa mãe começou a apresentar os mesmos sintomas, meu irmão e eu nos preparamos para os inevitáveis anos de angústia, tristeza e perda. Foi uma ironia cruel que meu pai, um fotojornalista, tenha precisado travar uma batalha contra a doença de Parkinson, que lhe deu tremores nas mãos, tanto quanto foi para minha mãe perder a memória e as habilidades de raciocínio. Minha mãe tinha dois diplomas de graduação — em língua e literatura inglesa e química —, só tirava notas máximas na escola de enfermagem e vivia rodeada por pilhas de livros. Até que perdeu a capacidade de ler, em seguida a de escrever e, por fim, perdeu *a si mesma*. Por causa de seu histórico familiar, o primeiro neurologista a quem a levamos foi preguiçoso e a diagnosticou com Alzheimer. A segunda e terceira opiniões foram idênticas. Mas o quarto neurologista evocou um sintoma precoce que não tinha sido percebido, a incontinência urinária, e sugeriu uma condição rara conhecida como hidrocefalia de pressão normal (HPN), um acúmulo anormal de líquido no cérebro.

Existem poucos tipos de demência *reversível*. Um é causado pela deficiência de vitamina B_{12}, outro, pelos efeitos colaterais dos medicamentos, e outro, pela hidrocefalia de pressão normal. Poderia ser isso? Levei minha mãe para fazer uma punção lombar diagnóstica, coletando algumas colheres de sopa de líquido cefalorraquidiano, a fim de ver se os sintomas mudariam. Quando a coloquei sobre a mesa, ela não conseguia andar, mal falava e não sabia quem eu era. O fluido foi transferido da agulha enfiada em suas costas para um copinho e então, apesar de parecer inacreditável, as luzes se acenderam outra vez. Em questão de minutos, minha mãe estava de volta, andando, conversando e distribuindo abraços. Ela estava lá o tempo todo, mas seu cérebro vinha sendo afetado pelo excesso de fluido. Esse foi e provavelmente sempre será o momento mais feliz da minha vida. Contudo, nas horas seguintes, à medida que o fluido voltava a se acumular, a mente de minha mãe adentrou a escuridão outra vez, como acontece com Charlie no livro *Flores para Algernon*. Confirmado o diagnóstico, foi marcada a cirurgia; um dreno foi inserido no cérebro de minha mãe, para que o excesso de líquido escoasse permanentemente; num piscar de olhos, ela estava de volta à nossa vida (e à biblioteca), simples assim.

Moral da história: antes de aceitar um diagnóstico terminal, procure todas as possíveis causas tratáveis e reversíveis.

PERDER O JUÍZO

A demência é um dos desafios de saúde pública mais urgentes do nosso tempo.[1] Uma das palavras-chave mais comuns na literatura de investigação sobre o envelhecimento saudável é "doença de Alzheimer".[2] A demência é uma das epidemias que mais crescem, afetando um em cada dez indivíduos com mais de 65 anos e até 40% dos indivíduos com mais de 85 anos.[3] O "esquecimento benigno" é ainda mais comum, isso é, a ocorrência frequente de lapsos de memória, como esquecer onde guardou as chaves. Claro que a demência é muito mais grave, pois afeta as funções cotidianas. A pessoa não se esquece apenas dos compromissos que tem a cumprir no dia, mas também do que *fez* durante o dia.[4]

A doença de Alzheimer é o tipo mais comum de demência e talvez a mais temida das doenças associadas ao envelhecimento.[5] Na minha prática clínica, eu temia mais dar esse diagnóstico do que o de câncer. Para mim, o que mais pesava não era apenas saber o impacto psicológico que o paciente sofreria, mas também a carga emocional que recairia sobre sua família. De acordo com estimativas da Fundação Americana do Alzheimer, por ano, mais de 10 milhões de amigos e familiares dedicam acima de 15 bilhões de horas não remuneradas aos cuidados de entes queridos que talvez nem sequer os reconheçam.[6] Alzheimer é a doença mais cara dos Estados Unidos e de grande parte do mundo industrializado.[7]

Ainda não temos cura nem tratamento eficaz para essa doença que invariavelmente progride até a morte do paciente, apesar dos bilhões de dólares gastos em pesquisas. Mais de 100 mil artigos científicos sobre Alzheimer foram publicados apenas nas últimas décadas. No entanto, houve pouquíssimo progresso clínico no tratamento ou mesmo na compreensão da doença. E quanto a uma cura total? É provável que seja impossível, uma vez que os pacientes talvez nunca consigam recuperar a função cognitiva perdida devido a danos fatais nas redes neuronais. Não é possível trazer neurônios mortos de volta à vida. Mesmo que as empresas farmacêuticas descubram como deter o avanço da doença, o estrago já está feito para muitos pacientes, que correm o risco de perder sua personalidade para sempre.[8]

A doença de Alzheimer só pode ter um diagnóstico definitivo após a morte do paciente,[9] quando então é possível detectar na autópsia a patologia cerebral caracterizada por placas e emaranhados microscópicos.[10] Algumas pessoas que morrem com demência têm o cérebro imaculado, ao passo que outras que morrem com a cognição normal apresentam todas as marcas distintivas do Alzheimer. Na verdade, 39% dos cérebros dos nonagenários e centenários sem demência preenchem os critérios patológicos da doença, de modo que a incerteza pode permanecer mesmo após a morte.[11] O fato é que cerca de 30% das pessoas clinicamente diagnosticadas com Alzheimer receberam um diagnóstico incorreto.[12]

Depois da doença de Alzheimer, o segundo tipo de demência mais comum é a vascular, que representa de 15% a 20% dos casos de declínio geral das habilidades mentais.[13] Pode ser desenvolvida após um acidente vascular cerebral de grandes proporções ou uma sequência de pequenos derrames. Às vezes os coágulos sanguíneos obstruem apenas uma artéria diminuta por um breve momento, formando entupimentos ou isquemias que não duram o bastante para serem notados, mas que são o suficiente para matar uma pequena parte do cérebro. Esses "derrames silenciosos" podem se multiplicar e reduzir aos poucos a função cognitiva até progredir para uma deterioração completa.[14] No entanto, apesar das tentativas da medicina de enquadrar diferentes demências em categorias distintas, a maioria das autópsias cerebrais de pacientes com demência revela múltiplas patologias — por exemplo, tanto Alzheimer quanto lesões vasculares.[15]

O MITO DO MITO DO MITO DA SENILIDADE

Antes de ser desbancada pela Covid-19 para a sétima posição na lista das principais causas de morte em 2020,[16] a doença de Alzheimer figurava como a sexta doença que mais mata no mundo.[17] O tempo médio entre o diagnóstico da demência e a morte é de cerca de cinco anos.[18] Embora as pessoas talvez não morram da demência em si, pode haver complicações fatais — como pneumonia por aspiração devido a dificuldades de deglutição —, que a família talvez decida não tratar.[19] A boa notícia é que a demência *não* é uma consequência inevitável do envelhecimento.[20]

O "mito da senilidade" ecoa nos manuais de geriatria e gerontologia: a demência é uma doença, não uma parte normal do envelhecimento. Artigos sobre o "mito do mito da senilidade" refutam essa ideia.[21] Uma vez que a prevalência da demência chega a atingir 45% dos nonagenários, essa noção está a ponto de se tornar mais provável do que nunca. Na verdade, vários estudos com centenários estimam a prevalência da demência entre 27% a 79%, mas há indivíduos que chegam a idades extremas com a cognição intacta.[22] No relatório de autópsia "No Disease in the Brain of a 115-Year-Old Woman" [Nenhuma doença no cérebro de uma mulher de 115 anos, em tradução livre], Hendrikje van Andel-Schipper, que no momento de sua morte era a pessoa mais velha do mundo, praticamente não tinha aterosclerose no corpo, incluindo o cérebro, e quase nenhuma placa ou emaranhado cerebral. Quando passou por exames, aos 113 anos, seu desempenho cognitivo estava acima da média das pessoas com quase metade da sua idade.[23] Se não tivesse morrido de câncer de estômago, poderia ter continuado a viver muito bem.

Há cerca de 85 bilhões de neurônios, ou células nervosas, no cérebro.[24] Segundo estudos de autópsia realizados nas décadas de 1970 e 1980, perdemos cerca de 1% deles por ano, a ponto de, quando chegamos à velhice, termos apenas metade desse número. À época, sugeriu-se que a descoberta desse declínio aparentemente inexorável desempenha um papel importante no aumento das tendências suicidas entre idosos. Mas no fim ficou claro que foi tudo um erro, um artefato técnico de diferentes padrões de encolhimento na fixação do cérebro em diferentes idades. Na velhice, o cérebro tem cerca de 96% a 98% da quantidade de neurônios que se tem na juventude.[25] Como podemos mantê-los saudáveis?

DROGAS CEREBRAIS

"Idosos cognitivamente saudáveis" são considerados o resultado de um estilo de vida saudável.[26] Um equívoco bastante disseminado é o de que não temos controle sobre a possibilidade de ter ou não demência.[27] A fim de sublinhar a primazia da prevenção, quero primeiro analisar as opções de tratamento disponíveis. Acho que isso oferecerá uma nova avaliação acerca da importância de, antes de qualquer coisa, evitar a doença.

Aricept e Namenda

Até recentemente, havia dois tipos principais de tratamento: o mais comum, com inibidores da colinesterase, como o medicamento donepezil, ou cloridrato de donepezila (Aricept),[28] e também a memantina, ou cloridrato de memantina (Namenda).[29] Uma das alterações observadas no cérebro das pessoas com Alzheimer é a destruição das células nervosas que se comunicam através de um neurotransmissor chamado acetilcolina. Ao inibir a colinesterase, isso é, a enzima que decompõe essa molécula mensageira, é possível atenuar a queda nos níveis de acetilcolina. Isso pode aliviar alguns dos sintomas, mas não impede a destruição subjacente. O mecanismo da memantina é menos intuitivo. Quem sofre da doença perde os receptores

NMDA (n-metil-D-aspartato), mas parece que a memantina, um bloqueador dos receptores NDMA, também ajuda a amenizar os sintomas.[30] Infelizmente, nenhum dos dois tende a melhorar os sintomas a ponto de fazer muita diferença.

Segundo uma metanálise de mais de cinquenta ensaios clínicos randomizados, o alívio sintomático proporcionado pelos tratamentos era tão pequeno que "não chega a ser clinicamente relevante".[31] Os casos de melhoria no mínimo moderada eram raros, mas não a uma taxa superior à observada em quem recebeu o placebo.[32] Foram feitos tantos ensaios e testes, em um número tão grande de pacientes, que "conclui-se, em termos estatísticos, que nenhuma intervenção farmacológica é capaz de ocasionar, do ponto de vista clínico, melhoria significativa nos sintomas da demência e na funcionalidade de pacientes com doença de Alzheimer".[33] Mas isso foi antes de um novato entrar em cena: o aducanumab (Aduhelm).

A farsa do aducanumab

O aducanumab foi o primeiro novo medicamento autorizado para o tratamento de Alzheimer em quase vinte anos.[34] A aprovação pela FDA mostrou-se uma das mais controversas decisões da atualidade.[35] O medicamento não apenas foi considerado clinicamente ineficaz,[36] mas um terço dos pacientes que o utilizaram apresentou inchaço ou teve sangramento no cérebro.[37] Nenhum dos membros do comitê consultivo de especialistas da agência reguladora votou a favor da aprovação,[38] e três deles se demitiram em protesto,[39] — um deles descreveu o episódio como "o que deve ser a aprovação mais equivocada de um medicamento na história recente dos Estados Unidos".[40] A melhor definição da resposta dada pela comunidade científica é resumida pelo comentário do diretor da Sociedade Americana de Geriatria: "My Head Just Exploded…" [Minha cabeça simplesmente explodiu...].[41]

Confira toda essa saga fascinante no vídeo <see.nf/aducanumab>. Uma investigação do Congresso dos Estados Unidos concluiu que a aprovação do aducanumab estava "repleta de irregularidades", sugerindo "sérias preocupações com relação aos lapsos nos protocolos da FDA e o desrespeito pelos critérios de eficácia por parte da [empresa farmacêutica] Biogen".[42] Isso não impediu a agência reguladora de aprovar, em 2023, um anticorpo semelhante, o lecanemab (Leqembi), de eficácia e segurança igualmente questionáveis.[43]

O questionamento da hipótese da amiloide

O desenvolvimento do aducanumab baseou-se na hipótese de que a doença de Alzheimer é o resultado da acumulação e agregação de fragmentos de proteína pegajosos e mal enovelados chamados *beta-amiloide*, que formam placas responsáveis pela morte de células neuronais e pela neurodegeneração.[44] A "hipótese da cascata amiloide" é evidenciada por formas raras e hereditárias do Alzheimer causadas por mutações genéticas que resultam especificamente no aumento da produção da beta-amiloide.[45] No entanto, mais de 95% dos casos da doença são "esporádicos", e não há comprovação de que sejam causados por um gene específico,[46] portanto não está claro se compartilham o mesmo mecanismo.[47]

O ceticismo em relação à hipótese da amiloide gira em torno de diversas desconexões. Em primeiro lugar, as placas amiloides podem se acumular e se agregar por décadas antes de aparecerem sintomas. Em segundo lugar, a quantidade de placas tem fraca correlação com a gravidade da doença.[48] Como já mencionei, até metade das autópsias feitas em indivíduos sem demência, levando em consideração a carga de placas, indica "probabilidade" de doença de Alzheimer, e um terço indica que a patologia é "definitiva".[49] E, em terceiro lugar, as áreas do cérebro com a maior perda de neurônios não coincidem com os locais onde há maior acúmulo de amiloide.[50] Na verdade, o próprio dr. Alzheimer, cinco anos após sua descoberta inovadora, escreveu: "Portanto, concluímos que as placas não são a causa da demência senil."[51]

De acordo com uma investigação de 2022 acerca de um artigo de referência sobre a amiloide, houve uma fraude de dados "chocante de tão escancarada", o que manchou ainda mais a reputação da teoria.[52] Talvez o acúmulo de amiloide seja apenas uma manifestação da doença, e não a causa, assim como as lesões de pele eram uma característica definidora da varíola, mas não a patologia letal.[53] Alguns postulam que a beta-amiloide pode até ter um papel de proteção, por ser produzida aos montes pelo cérebro como mecanismo de defesa. Isso pode ser compatível com o aumento do acúmulo de amiloide verificado após um traumatismo cranioencefálico.[54] Seja como for, a falha mais grave da hipótese da amiloide é o fato de que as terapias de combate à amiloide — a exemplo do aducanumab — não funcionam.[55]

Dezenas de medicamentos focados na amiloide não retardaram o declínio cognitivo.[56] As pessoas que se mantêm firmes nessa convicção e são ridicularizadas pelos céticos, que as descrevem como ferrenhos devotos da "Igreja da Sagrada Amiloide",[57] especulam que os medicamentos antiamiloides fracassam porque são administrados quando a doença já progrediu demais.[58] Afinal, as placas de amiloide podem começar a se formar ainda na faixa dos trinta e tantos anos de idade.[59] Essa descoberta tem profundas implicações para a prevenção da demência.[60]

TEORIAS CAUSAIS

A taxa de fracasso no desenvolvimento de medicamentos para o tratamento da doença de Alzheimer é de 99,6%, a maior entre todas as áreas terapêuticas,[61] e os poucos fármacos disponíveis combatem apenas os sintomas.[62] A boa notícia, conforme transparece no título do artigo de revisão de um renomado cientista do Programa de Pesquisa sobre a Doença de Alzheimer, é que a doença pode ser prevenida:

"Alzheimer's Disease Is Incurable but Preventable [A doença de Alzheimer é incurável, mas evitável, em tradução livre].[63] Milhões de casos podem ser evitados todos os anos a partir de mudanças na dieta e no estilo de vida.[64]

Como preservar o fornecimento de sangue do seu cérebro

Há um consenso emergente de que "o que é bom para o coração também é bom para a cabeça",[65] porque existe a crença de que o entupimento das artérias do cérebro por placas ateroscleróticas (ou ateromas) desempenha um papel fundamental na doença de Alzheimer.[66] No vídeo <see.nf/alzheimers>, investigo essa conexão, que remonta ao primeiro caso do dr. Alzheimer.[67] Sem reservas de energia próprias, o cérebro fica muito sensível à privação de nutrientes.[68] Interromper o suprimento de sangue, mesmo que por apenas alguns minutos, como o que ocorre durante um acidente vascular cerebral, pode duplicar o risco de desenvolver demência e acelerar em até uma década o aparecimento da doença.[69]

Em estudos de autópsia, mostrou-se repetidas vezes que os pacientes com Alzheimer tendem a apresentar um acúmulo significativamente maior de placas ateroscleróticas e um estreitamento mais acentuado das artérias do cérebro,[70,71,72] sobretudo aquelas que vão para os centros de memória.[73] À luz dessas descobertas, alguns especialistas chegaram a sugerir até que o Alzheimer fosse reclassificado como uma doença vascular.[74] Indivíduos com colesterol total de 225mg/dl ou superior têm até 25 vezes mais chances de apresentar placas amiloides no cérebro (em comparação com 224mg/dl ou menos).[75] Hoje, é consenso universal que colesterol em excesso no sangue é um fator de risco para o desenvolvimento da doença de Alzheimer.[76]

No vídeo <see.nf/cholesteroldementia>, examino em detalhes o fato de que o colesterol não apenas ajuda a gerar placas ateroscleróticas nas artérias cerebrais, mas também pode contribuir para semear as placas amiloides que salpicam o tecido cerebral de pessoas com Alzheimer.[77] Sob um microscópio eletrônico, pode-se ver o agrupamento de fibras amiloides sobre e ao redor de pequenos cristais de colesterol.[78] As empresas farmacêuticas têm se aproveitado dessa ligação, vendendo medicamentos com estatina para abaixar o colesterol como prevenção à doença de Alzheimer, mas, por vezes, as próprias estatinas podem causar prejuízos cognitivos, incluindo perda de memória a curto e longo prazos.[79] Para quem não está disposto a mudar os hábitos alimentares, os benefícios das estatinas superam os riscos,[80] mas é melhor reduzir os níveis de colesterol de maneira natural, com uma alimentação mais saudável que ajude a preservar o coração, o cérebro e a mente.

Em termos de prevenção do declínio cognitivo, a principal recomendação de um simpósio de especialistas em 2022 se baseia no conceito de que "a saúde do cérebro é igual à saúde do coração".[81] Não surpreende, portanto, que o ponto fulcral do documento "Dietary and Lifestyle Guidelines for the Prevention of Alzheimer's Disease" [Diretrizes dietéticas e de estilo de vida para a prevenção da doença de Alzheimer, em tradução livre], publicado no periódico *Neurobiology of Aging*, seja: "Vegetais, leguminosas (feijões, ervilhas e lentilhas), frutas e grãos integrais devem substituir carnes e laticínios como alimentos-base da dieta."[82]

Colesterol dietético oxidado

O nível cerebral de colesterol total de vítimas de Alzheimer observadas em autópsia são bastante variáveis e não necessariamente mais elevados dos que os verificados em pessoas que morreram de outras causas.[83] Entretanto, o nível de colesterol *oxidado* são outros quinhentos.[84] Demonstrou-se que esses níveis têm aumento acentuado no cérebro de pessoas com Alzheimer;[85] além disso, o colesterol *oxidado* se infiltra furtivamente no fluido espinhal de quem tem comprometimento cognitivo leve.[86] Soma-se isso a uma miríade de evidências de que o colesterol oxidado talvez seja "a força motriz por trás do desenvolvimento da doença de Alzheimer".[87] Consulte o capítulo "Oxidação" para saber como reduzir sua vulnerabilidade.

Tirando a pressão

O primeiro estudo clínico a apresentar uma estratégia eficaz para a prevenção de danos cognitivos relacionados à idade foi publicado em 2019. Um estudo anterior com trezentos pacientes com Alzheimer descobriu que o tratamento de fatores de risco vasculares, como colesterol alto e pressão arterial, pode retardar a progressão da doença, mas não é capaz de detê-la.[88] É por isso que a prevenção é fundamental. No Estudo de Intervenção na Pressão Arterial Sistólica [SPRINT, na sigla em inglês], mais de 9 mil homens e mulheres (um número colossal!) idosos e hipertensos, com idade média de 68 anos, foram randomizados para um entre dois objetivos de tratamento: tomar medicamentos para reduzir a pressão arterial máxima (sistólica) para menos de 140mmHg, ou tomar mais medicamentos em doses mais altas para forçar a pressão arterial sistólica até níveis inferiores a 120mmHg, mais próximos da pressão arterial normal. O plano inicial era estender o estudo por seis anos, mas o regime medicamentoso mais intensivo salvou tantas vidas, reduzindo a mortalidade global em 27%, que o estudo foi interrompido no meio.[89] Será que essas mentes também foram salvas?

O estudo SPRINT MIND acompanhou a cognição dos participantes do SPRINT durante todo o estudo e por cerca de mais dois anos. A diminuição de 17% na incidência de demência no grupo de redução intensiva da pressão arterial não foi estatisticamente significativa, mas a queda de 19% no risco de desenvolver comprometimento cognitivo leve foi.[90] Portanto, a redução da pressão arterial parece prevenir o declínio cognitivo. Os aspectos negativos foram os efeitos colaterais decorrentes da quantidade e das doses de medicamentos necessários para tentar normalizar a pressão arterial. Sim, no grupo de tratamento intensivo houve menos casos de insuficiência cardíaca, mas foram registrados mais casos de insuficiência renal, desmaios e anomalias eletrolíticas.[91] Hábitos alimentares e um estilo de vida saudáveis teriam proporcionado o melhor de dois mundos: pressão arterial mais baixa e benefícios colaterais.

As artérias do cérebro são projetadas para atuar não apenas como canal, mas também como uma almofada.[92] O ricochete elástico das paredes das artérias amortece as pulsações do sangue bombeado pelo coração. No entanto, quando as paredes das artérias ficam rígidas com a idade, a pressão da pulsação pode danificar pequenos vasos do cérebro.[93] Isso pode causar "micro-hemorragias" nesse órgão, o que ocorre cerca de três vezes mais em pessoas com pressão arterial elevada, mesmo que nunca tenham sido diagnosticadas com acidente vascular cerebral.[94] A hipertensão arterial também está associada aos chamados infartos lacunares,[95] da palavra latina *lacuna*, que tem o mesmo significado em português. Na tomografia computadorizada, parece que o cérebro foi furado por um perfurador de papel.

Esses buracos aparecem quando pequenas artérias do cérebro são obstruídas e resultam na morte de uma região do tamanho de uma ervilha. Cerca de 25% dos idosos têm esses pequenos mini-infartos cerebrais, e a maioria nem sabe.[96] Esses episódios são descritos como "infartos cerebrais silenciosos", pois não apresentam sintomas clinicamente evidentes como os do acidente vascular cerebral, mas estão associados a déficits sutis na cognição física e mental e podem duplicar o risco de desenvolver demência.[97] A hipertensão arterial também está associada ao encolhimento do cérebro, especificamente no centro de memória.[98] Não é de se admirar que a pressão arterial elevada na meia-idade esteja associada a um risco elevado de comprometimento cognitivo e de Alzheimer, muito mais do que ter o chamado "gene do Alzheimer".[99]

Em 14 dos 15 estudos transversais analisados, o aumento da rigidez arterial foi correlacionado com o comprometimento do desempenho cognitivo, e em seis dos sete estudos longitudinais concluiu-se que a rigidez arterial parecia ser um fator de previsão do declínio cognitivo.[100] Como amenizar a rigidez arterial? Reduzindo a ingestão de sódio. A ingestão elevada de sódio causa fibrose arterial excessiva, isto é, acúmulo de tecido cicatricial nas paredes das artérias, o que resulta em enrijecimento.[101] Segundo uma metanálise de 11 ensaios clínicos randomizados, diminuir a ingestão de sal em até menos de uma colher de chá por dia pode causar redução significativa à rigidez das artérias,[102] além de abaixar a pressão arterial.[103]

A rigidez arterial causada pela ingestão excessiva de sódio é, inclusive, um dos mecanismos pelos quais o excesso de sal aumenta a pressão arterial.[104] No entanto, independentemente dos efeitos na pressão arterial, a ingestão excessiva de sal é hoje reconhecida como um fator de risco para demência, por prejudicar também a função arterial.[105] Em camundongos, uma dieta rica em sal tem como resultado direto o comprometimento cognitivo[106] e o desenvolvimento da patologia cerebral característica da doença de Alzheimer.[107]

A dieta supera a genética

Pelo visto, muita gente está por fora da boa notícia: grande parte do risco de desenvolver Alzheimer é modificável.[108] Por exemplo, apenas cerca de 25% dos entrevistados de um estudo sabiam que o colesterol e a pressão arterial elevados aumentam os riscos de ter a doença.[109] Um sistema de pontuação foi criado para prever a probabilidade de um diagnóstico de demência nos próximos vinte anos de vida, com base em alguns fatores controláveis. Empregando-se esse sistema, um homem de 50 anos que não concluiu o ensino médio, é fisicamente inativo, obeso, hipertenso e apresenta elevados níveis de colesterol chega a ter uma propensão *cinquenta vezes* maior de desenvolver demência em comparação com um homem de 50 anos mais instruído e ativo, que não é obeso e tem pressão arterial e colesterol normais, o que sugere que, no que diz respeito aos riscos, podemos exercer uma influência enorme.[110]

No entanto, hoje grande parte da imprensa popular trata o Alzheimer como uma doença genética, alegando que são os genes, e não as escolhas de estilo de vida, que determinam se uma pessoa vai sucumbir ou não. Porém, conforme abordo em profundidade no capítulo "Como não morrer de doenças no cérebro" do livro *Comer para não morrer*, basta examinar a distribuição bastante variável da doença de Alzheimer em todo o mundo que esse argumento começa a cair por terra.

As taxas mais baixas confirmadas da doença são encontradas em áreas rurais da Índia,[111] onde as pessoas seguem dietas tradicionais à base de vegetais, sobretudo cereais, legumes e verduras.[112] Segundo um estudo recente realizado em Taiwan, entre os vegetarianos a taxa de desenvolvimento de demência equivalia a apenas dois terços da taxa dos não vegetarianos.[113] Nos Estados Unidos, observou-se que, em indivíduos que não comem carne (evitando inclusive aves e peixes), o risco de desenvolver demência é reduzido pela metade. E, quanto mais tempo a pessoa se abstiver de carne, menor será o risco de ter demência. Em comparação com indivíduos que comem carne mais de quatro vezes por semana, os que seguiram dietas vegetarianas por trinta anos ou mais apresentaram um risco três vezes menor de desenvolver demência.[114]

Vejo no quadro a seguir como é uma ótima notícia o controle que podemos exercer sobre o "gene do Alzheimer", o *APOE E4*. Muitas vezes, médicos e pacientes veem as doenças crônicas degenerativas sob uma lente fatalista, e o Alzheimer não é exceção.[115] "Está tudo nos genes, e o que tiver de ser, será", dizem eles. As pesquisas científicas mostram que, por mais que o baralho da vida lhe tenha dado cartas ruins no campo da genética, você pode reembaralhá-las com a alimentação.

O gene mais importante para a longevidade

Técnicas complexas de mapeamento genético — como a análise de associação genômica que compara o DNA de pessoas centenárias ao de não centenárias — são capazes de identificar genes associados à longevidade. No vídeo <see.nf/gwas>, descrevo como funciona o processo e o que os pesquisadores descobriram. Em uma revisão de todos os estudos sobre a duração da vida, apenas um gene foi comprovadamente encontrado em múltiplas metanálises independentes: o *APOE*, o "gene do Alzheimer".[116] Muito mais do que apenas determinar o risco de demência, esse é o gene mais importante quando se trata de uma vida longa e saudável (o que não necessariamente significa muita coisa).[117]

Por que esse gene tem um impacto tão poderoso sobre a saúde e a longevidade? Ele codifica o transportador primário de colesterol no cérebro[118] e desempenha um papel importante no empacotamento e transporte do colesterol LDL ("ruim") por todo o corpo.[119] A boa notícia é que os hábitos alimentares podem superar a genética. No vídeo, explico o chamado "paradoxo nigeriano": a população que apresenta a maior taxa do "gene do Alzheimer" tem uma das mais baixas taxas da doença, graças a níveis extremamente baixos de colesterol no sangue, decorrente de uma alimentação com baixo teor de gordura animal.[120] Os seres humanos parecem ter evoluído para manter um nível de LDL de cerca de 25mg/dl.[121] A média no mundo ocidental é de aproximadamente 120mg/dl. Talvez ninguém se admire de saber que as doenças cardíacas são a principal causa de morte nos países de renda mais elevada, e, segundo a Organização Mundial de Saúde, a demência fica com o segundo lugar.[122]

O papel da inflamação

Já se publicaram dezenas de teorias sobre a causa da doença de Alzheimer, e a "hipótese da inflamação" é uma delas.[123] No vídeo <see.nf/braininflammation>, reviso as evidências a favor e contra. Chego à conclusão de que a inflamação pode desempenhar um papel relevante, mas deve ser detectada precocemente.[124]

O Alzheimer se manifesta como uma doença dos idosos, mas, a exemplo das doenças cardíacas e da maioria dos tipos de câncer, é um transtorno neurodegenerativo progressivo que pode se desenvolver ao longo de décadas. A maioria das pessoas que sofrem de Alzheimer só recebe o diagnóstico por volta dos 70 anos de idade,[125] mas agora sabemos que o cérebro começa a se deteriorar muito antes disso. Com base em milhares de autópsias, os patologistas detectaram os primeiros (e silenciosos) estágios da doença — os emaranhados no cérebro — em metade das pessoas aos 50 anos e até em 10% das pessoas na faixa dos 20 anos.[126] A boa notícia é que a manifestação clínica do Alzheimer pode ser evitável.

O papel da oxidação

Nosso cérebro está enferrujando? No vídeo <see.nf/brainoxidation>, contraponho o fracasso dos ensaios clínicos feitos com suplementos antioxidantes[127] aos estudos populacionais de longo prazo que correlacionam a ingestão de antioxidantes capazes de acessar o cérebro com taxas mais baixas de demência. Por exemplo, no estudo mais abrangente e mais longo a se debruçar sobre a questão, os indivíduos que, em média, ingeriram as antocianinas de uma única colher diária de sopa de mirtilo tiveram um risco 76% menor de ter demência em comparação com os que ingeriram as antocianinas de menos de uma colher de chá por dia.[128] (Infelizmente, a principal fonte de antocianinas dos participantes do estudo não foi mirtilo, mas muffin com recheio de mirtilo.)[129]

Além da atividade antioxidante, demonstrou-se que os polifenóis como as antocianinas protegem as células nervosas *in vitro*, inibindo a formação das placas[130] e dos emaranhados[131] que caracterizam a patologia cerebral do Alzheimer. Em teoria, essas substâncias poderiam também "retirar"[132] metais que se acumulam em certas áreas do cérebro que, por sua vez, desempenham um papel relevante no desenvolvimento do Alzheimer e de outras doenças neurodegenerativas.[133]

E quanto ao alumínio?

A "hipótese do alumínio" como causa do Alzheimer remonta a 1965, quando a inoculação inadvertida de fosfato de alumínio no cérebro de coelhos induziu degeneração neurofibrilar e déficits cognitivos, assim como o que de início pareciam ser os emaranhados típicos da doença. Depois, na década de 1970, surgiu o primeiro relato de que o teor de alumínio nos cérebros de pessoas com Alzheimer era superior ao dos cérebros usados como controle em estudos de autópsia.[134] Em seguida, houve uma série de casos fatais de demência ligados a fluidos de diálise contaminados com alumínio.[135] Essas três descobertas levaram os pesquisadores a sugerir que o alumínio, o terceiro elemento mais abundante na Terra (depois do oxigênio e do silício),[136] pode desempenhar um papel relevante no desenvolvimento da doença de Alzheimer.[137]

A hipótese do alumínio foi alvo de duras críticas na comunidade científica. Só mais tarde soubemos que os críticos mais veementes eram profissionais charlatães e antiéticos que, na surdina, recebiam propinas da indústria do alumínio.[138] Em retrospectiva, nem precisava disso, já que a maré de evidências acabou se voltando contra o protagonismo do alumínio,[139] conforme analiso no vídeo <see.nf/aluminum>. O que me convenceu foi uma metanálise em que não foi encontrada uma ligação entre o Alzheimer[140] e o uso regular de antiácidos — a mais importante fonte de exposição ao alumínio.[141]

Conforme explico no vídeo <see.nf/aluminumpots>, não é porque o alumínio não causa essa doença que sua ingestão é necessariamente benigna. Pessoas que cozinham em panelas de alumínio e guardam alimentos ácidos como iogurte e tomate em potes de alumínio sofrem significativamente mais danos no DNA, o que fez alguns órgãos reguladores recomendarem evitar o uso de panelas ou pratos de alumínio para consumir ou armazenar alimentos ácidos ou salgados.[142]

Em <see.nf/antiperspirants>, aponto que as autoridades de segurança em saúde europeias e a FDA também desaconselham especificamente o uso de antitranspirantes de alumínio na pele danificada ou ferida,[143, 144] o que pode incluir evitá-los após a depilação.[145] Como o alumínio é um "metaloestrogênio",[146] sua absorção ajuda a explicar por que o câncer de mama pode ocorrer até vinte anos antes em mulheres que usam antitranspirante e depilam as axilas mais de três vezes por semana.[147]

Também é possível evitar fontes dietéticas de elevado teor de alumínio escolhendo fermento sem alumínio e evitando queijo processado. Os sais de alumínio dão ao queijo "propriedades desejáveis ao fatiá-lo",[148] mas isso significa que um único sanduíche de queijo grelhado pode acabar excedendo em mais de 200% a ingestão diária tolerável provisional de alumínio recomendada pela Organização Mundial da Saúde.[149]

Ferro no fogo

Se o alumínio não causa a doença de Alzheimer, por que a deferoxamina (ou desferroxamina), medicamento utilizado para remover o excesso de metais no organismo, parece ajudar? Um estudo extraordinário publicado há mais de trinta anos sobre esse fármaco quelante de metal é um dos poucos ensaios clínicos a sugerir uma mudança no curso da doença de Alzheimer.[150] Para saber mais detalhes, assista ao vídeo <see.nf/deferoxamine>, mas, em linhas gerais, os pesquisadores atribuíram a redução pela metade da taxa de declínio cognitivo no grupo que tomou deferoxamina à capacidade da droga de se ligar ao alumínio, embora tenha sido desenvolvida para ser um quelante de ferro.[151] A afinidade da substância pelo ferro é seis vezes maior do que pelo alumínio, e o ferro é mil vezes mais abundante no cérebro.[152] Será que esses efeitos impactantes se devem à eliminação do excesso de ferro no cérebro?

No vídeo, examino as evidências, mas parece mesmo haver ferro nas placas de Alzheimer;[153] no entanto, ao que parece, esse mineral só acelera as placas em pessoas com acúmulo de amiloide preexistente, de modo que o excesso de ferro apenas apressa o curso da doença, não a inicia.[154] Conforme examino no vídeo <see.nf/copper>, o cobre também parece estar associado à patologia cerebral,[155] embora talvez só represente um problema para quem consome gorduras saturadas em excesso. No Projeto de Saúde e Envelhecimento de Chicago, os idosos que receberam as doses mais elevadas de cobre — em grande parte por meio de suplementos multivitamínicos e minerais — só corriam maior risco de declínio cognitivo quando a ingestão elevada de cobre era combinada com uma alimentação rica em gorduras saturadas. Nesse caso, durante os seis anos do estudo, os participantes perderam uma cognição equivalente a 19 anos de envelhecimento. Os pesquisadores propuseram que as gorduras saturadas levaram ao início do acúmulo de placa amiloide, e o cobre intensificou a progressão da doença.[156] As implicações práticas poderiam ser: comer grandes quantidades de frutas e legumes, por causa dos efeitos naturais quelantes de metais de muitos polifenóis, e evitar suplementos que contenham cobre, bem como a ingestão excessiva de ferro e gorduras saturadas.[157]

Encher o corpo de gordura é estupidez

As gorduras saturadas e o colesterol começaram a ser alvo de atenção no que tange à doença de Alzheimer na década de 1990, com a descoberta do papel da proteína *APOE E4* do "gene do Alzheimer", o principal transportador de colesterol no cérebro.[158] O consumo elevado de gorduras saturadas (provenientes sobretudo de laticínios, carne e alimentos processados) está associado ao enfraquecimento da memória[159] e ao declínio cognitivo acelerado. No Estudo de Saúde das Mulheres, de Harvard, por exemplo, foi estabelecida uma ligação entre uma maior ingestão de gorduras saturadas e uma trajetória significativamente pior da cognição e da memória. Mulheres com maior ingestão de gorduras saturadas apresentaram uma chance 60% a 70% maior de deterioração cognitiva ao longo do tempo, ao passo que aquelas que ingeriram menos gorduras saturadas tinham função cerebral semelhante à de mulheres seis anos mais jovens.[160]

Segundo metanálises de todos esses estudos, o consumo maior de gorduras saturadas está associado ao risco 40% maior de comprometimento cognitivo,[161] ao risco 46% maior de doença de Alzheimer e ao risco mais que dobrado de desenvolver demência em geral.[162] De acordo com uma revisão recente, a relação entre a ingestão de gorduras saturadas e a doença de Alzheimer parece ser "conclusiva e prejudicial".[163] E como reduzir as gorduras saturadas? Diminuindo o consumo das principais fontes de alimentação dos estadunidenses: queijo, bolo, sorvete e frango, seguidos de carne de porco, hambúrguer e depois carne bovina em geral.[164]

A gordura saturada contribui para o risco de desenvolver demência afetando diversos mecanismos indiretos, como resistência à insulina, pressão arterial elevada, inflamação ou obstrução dos vasos sanguíneos cerebrais,[165] mas também pode causar vazamentos na vasculatura cerebral. Ao desarranjar a barreira hematoencefálica, as gorduras saturadas acabam por aumentar o risco de desenvolver a doença de Alzheimer.

É possível quantificar a permeabilidade da barreira hematoencefálica ao se injetar corante intravenoso e observar por ressonância magnética o volume que vaza para o cérebro.[166] Indivíduos com Alzheimer ou demência vascular tendem a ter vasos cerebrais mais mal vedados do que indivíduos controle da mesma idade.[167] Esses processos patológicos podem causar uma ruptura da barreira hematoencefálica, mas parece que esse vazamento precede a demência.[168] Descobriu-se que as taxas de vazamento são elevadas no comprometimento cognitivo leve e na doença cerebral de pequenos vasos, as síndromes prodrômicas da doença de Alzheimer e demência vascular.[169]

Mesmo em indivíduos saudáveis, vazamentos na barreira hematoencefálica tendem a piorar com o passar do tempo,[170] sobretudo em regiões do cérebro especialmente vulneráveis à deterioração relacionada à idade, de forma que a ruptura da barreira pode desempenhar um papel relevante no declínio da capacidade cognitiva comum.[171] O que se pode fazer para manter a integridade da barreira hematoencefálica? O sobrepeso ou a obesidade na meia-idade estão associados com a degradação da função dessa barreira 24 anos depois.[172] Em termos de fatores dietéticos, as gorduras saturadas e o colesterol[173] ou apenas o colesterol dietético[174] podem piorar a permeabilidade da barreira hematoencefálica. Em ratos, as gorduras saturadas podem causar um aumento de trinta vezes na disfunção da barreira hematoencefálica, ao passo que o colesterol dietético chega a causar um aumento de sete vezes, sendo que ambos podem ser bloqueados por um medicamento que reduz o colesterol.[175] Isso talvez represente um desastre em dose dupla, pois, em camundongos, a ingestão de gorduras saturadas pode aumentar a produção intestinal da proteína precursora de amiloide, que se transforma em beta-amiloide, bem como aumentar sua secreção na corrente sanguínea.[176] Uma única refeição rica em gordura saturada (láctea) chega a causar um aumento de sete vezes nos níveis de proteína amiloide no sangue.[177] Em combinação com os vazamentos da barreira hematoencefálica, isso ajuda a explicar a proliferação de placas em modelos animais alimentados com gordura.[178] Em referência às pesquisas científicas florescentes nessa área, um manual recente, encartado num periódico de biologia, foi intitulado "Amyloid Beta Emerges from Below the Neck to Disable the Brain [A beta-amiloide emerge do pescoço para incapacitar o cérebro, em tradução livre].[179]

O que uma única refeição gordurosa pode fazer com o cérebro

No meu livro *How Not to Diet*, há um capítulo dedicado aos alimentos anti-inflamatórios, no qual reviso diversos estudos que mostram que a adoção de dieta cetogênica rica em gordura, mesmo que por poucos dias, já pode prejudicar a cognição,[180] um prejuízo que leva semanas para ser desfeito.[181] Demonstrou-se que até uma única refeição rica em gorduras saturadas prejudica o desempenho cognitivo em questão de cinco horas.[182] Isso talvez se deva à inflamação no cérebro. A gordura saturada fornecida a animais de laboratório atravessa a barreira hematoencefálica, acumula-se no centro do órgão e desencadeia a inflamação. Nos estudos originais em animais, foram utilizadas dietas à base de banha de porco, mas parece que a gordura da manteiga provoca resultados semelhantes.[183] O cenário também pode ser recriado numa placa de petri. Quando as principais gorduras saturadas da alimentação típica dos Estados Unidos (encontradas, sobretudo, em laticínios e carne)[184] são gotejadas em neurônios *in vitro*, a inflamação pode ser ativada como por um interruptor de luz.[185] Por sorte, é possível reverter essa situação. Assim que os animais voltaram a ser alimentados com baixo teor de gordura, a inflamação no cérebro desapareceu.[186]

Sim, é verdade que extrapolar dados de estudos realizados em animais é bastante desafiador.[187] Para começar, as dietas não são comparáveis. Alimentos ricos em gordura à base de banha para roedores podem ter cerca de 60% de gordura,[188] por exemplo, mas mesmo o bacon contém apenas cerca de 40% de banha.[189] Portanto, poderíamos comer apenas bacon e ainda assim não ter a mesma ingestão de gordura dos roedores. Todavia, as gorduras saturadas foram postas à prova em seres humanos.

Em ensaios clínicos cruzados randomizados, os pesquisadores aumentaram secretamente a ingestão de gorduras saturadas dos participantes do estudo e descobriram que, de forma reversível, essa induz mudanças negativas na inflamação, no estado de ânimo, na função cerebral e na taxa metabólica de repouso, e, ao que parece, até diminuem a motivação para praticar exercícios físicos.[190, 191] Os participantes do estudo passaram a ser de 12% a 15% menos fisicamente ativos quando seguiam uma alimentação rica em gorduras saturadas em comparação com uma dieta de baixo teor dessas gorduras.[192] Observe que os pesquisadores usaram azeite de dendê, uma gordura *vegetal* saturada que pode ser encontrada em algumas pastas veganas, queijos não lácteos e outros alimentos processados. Portanto, uma dieta anti-inflamatória não é apenas mais baseada em vegetais em geral; é especificamente centrada em alimentos vegetais integrais e não processados.

Poluindo seu cérebro

Além das gorduras saturadas e do colesterol oxidado, o que mais na carne explicaria o fato de que os carnívoros apresentam até duas a três vezes mais riscos de desenvolver demência em comparação com os vegetarianos?[193] No capítulo "Glicação", discuti o papel que os produtos finais da glicação avançada e do colesterol oxidado, presentes na carne assada, grelhada, tostada, frita e cozida, exercem no declínio cognitivo relacionado à idade,[194] no encolhimento cerebral,[195] no comprometimento cognitivo leve[196] e no desenvolvimento[197] e progressão da doença de Alzheimer.[198] Outro fator podem ser os poluentes persistentes, a exemplo dos pesticidas clorados.

Entre os idosos estadunidenses, o diclorodifeniltricloroetano (DDT) e o produto derivado de sua degradação, o diclorodifenildicloroetileno (DDE), estão associados ao aumento do risco de declínio cognitivo acelerado,[199] bem como ao diagnóstico e à gravidade da doença de Alzheimer.[200] Para mais detalhes, consulte o vídeo <see.nf/ddtdementia>. As toxinas continuam no nosso corpo porque estão em nosso suprimento alimentar. Em amostras coletadas em supermercados dos Estados Unidos, peixes, outras carnes, ovos e laticínios apresentaram níveis cinco a dez vezes mais altos de dioxinas e PCBs do que os alimentos vegetais testados.[201]

Endotoxinas

Há pouco tempo, foi sugerido que as endotoxinas são um mecanismo subjacente da ligação entre gorduras saturadas e comprometimento cognitivo.[202] Analiso as evidências no vídeo <see.nf/endotoxins>, mas, em linhas gerais, existem duas maneiras de reduzir as explosões de endotoxinas após as refeições. Para começar, uma delas é não comer muitas endotoxinas. (Veja a página 112.) Mas, se você come carne, a adição de alimentos ricos em fibras pode atenuar o aumento das endotoxinas. Conforme demonstro no vídeo, um café da manhã de sanduíche de linguiça e ovos, quando acompanhado de um cereal rico em fibras, teve redução significativa na quantidade de endotoxinas na corrente sanguínea, em comparação com um café da manhã apenas com o sanduíche. A fibra também reduziu o estresse oxidativo associado, claramente mostrando "efeitos profundos nos eventos metabólicos e inflamatórios após a refeição".[203]

ESTILO DE VIDA

A idade avançada é o maior fator de risco conhecido para o declínio da cognição,[204] mas 40% dos casos de demência parecem atribuíveis a fatores de risco modificáveis, que temos condições de controlar.[205] Além de melhorar a alimentação, podemos diminuir o risco de demência evitando lesões na cabeça, passando longe do cigarro (o ideal é parar de fumar ou nunca chegar a fumar), fugindo do fumo passivo e de outras fontes de poluição do ar, limitando o consumo de álcool, dormindo por horas suficientes, reduzindo a obesidade e levando uma vida fisicamente ativa.

Lesões na cabeça, poluentes transmitidos pelo ar e álcool

Até 30% de todas as lesões cerebrais traumáticas estão relacionadas à prática de esportes.[206] Talvez seja por isso que, entre os ex-jogadores profissionais de futebol, a probabilidade de morrer em decorrência de Alzheimer parece ser cinco vezes maior em comparação com indivíduos controle correspondentes,[207] sobretudo entre os que atuam em posições mais caracterizadas pela execução de "cabeçadas".[208] Um estudo feito com ex-jogadores da NFL, a principal liga de futebol norte-americano, sugere que esse esporte também coloca os atletas em risco.[209] Os boxeadores têm até um termo próprio — "demência do pugilista" — para descrever a encefalopatia traumática crônica, doença neurodegenerativa que acomete ex-lutadores.[210] Menos de 1% dos casos de demência no mundo têm probabilidade de serem atribuídos a lesões cerebrais traumáticas, mas ainda assim é válido tomar precauções.[211] Ciclistas que usam capacetes podem reduzir em até 60% o risco de lesões graves na cabeça em comparação com quem pedala desprotegido.[212] Capacetes de proteção também são recomendados para esportes de impacto de alto risco,[213] assim como as medidas para eliminar a marcação corpo a corpo no hóquei no gelo juvenil.[214]

Em contrapartida, em termos globais, até 14% dos diagnósticos de Alzheimer têm o potencial de serem atribuídos ao tabagismo.[215] O tabaco é um importante fator de risco para acidentes vasculares cerebrais, que por si só aumentam o risco de demência, além de ter um efeito direto no aumento da carga amiloide cerebral e no estresse oxidativo.[216] A boa notícia é que o risco dos ex-fumantes é semelhante ao dos indivíduos que nunca fumaram.[217] Estudos de intervenção sobre a cessação do tabagismo para provar causa e efeito, a exemplo dos estudos que requerem grandes mudanças nos hábitos alimentares, são difíceis de realizar devido à falta de adesão clínica de longo prazo. No entanto, pode-se demonstrar que a cognição das pessoas que de fato largam o cigarro apresenta melhora significativa ao longo do tempo, em comparação com aquelas que, em testes de cessação, não conseguiram parar de fumar.[218] Até a exposição ao fumo passivo tem sido associada ao aumento do risco de Alzheimer e outras formas de demência.[219]

A demência e o declínio cognitivo também têm sido consistentemente associados à exposição à poluição atmosférica. O interesse no impacto dos poluentes atmosféricos foi despertado há vinte anos pelo artigo "Air Pollution and Brain Damage" [Poluição do ar e danos cerebrais, em tradução livre],[220] no qual uma patologia do tipo Alzheimer foi encontrada no cérebro de cães criados em cidades com altos índices de poluição em comparação com os criados em baixos níveis de poluição.[221]

A presença de nanopartículas de magnetita no cérebro humano sugere que os poluentes presentes nos gases de escapamentos de veículos podem ir diretamente para o cérebro através dos nervos olfativos do nariz,[222] embora os poluentes também possam causar lesões cerebrais indiretamente via efeitos inflamatórios sistêmicos.[223]

A demência relacionada ao álcool (DRA) tem sido chamada de "epidemia silenciosa".[224] O consumo excessivo de álcool pode contribuir para até 24% dos casos de demência. E quanto ao consumo moderado?[225] As esperanças de que o consumo de álcool em baixos níveis poderia ser até benéfico para a cognição[226] foram frustradas por um estudo mendeliano randômico segundo o qual o consumo de álcool causa o início mais precoce da doença de Alzheimer.[227] A boa notícia é que as pessoas que abandonam a bebedeira pesada e passam por um período de abstinência prolongado podem vivenciar a recuperação do volume cerebral e da função cognitiva perdidos.[228]

Nada de beijo de despedida nas suas memórias

Outra estratégia de redução de risco é tomar cuidado com quem você beija. A beta-amiloide foi bastante conservada ao longo da evolução: a variante humana remonta a pelo menos 400 milhões de anos e hoje pode ser encontrada na maioria das espécies de vertebrados.[229] Portanto, deve ter algum tipo de função benéfica. Historicamente, a sobrevivência dos mais aptos tem menos a ver com a dinâmica do predador contra a presa do que com o mais pungente "nós contra eles" — e o inimigo são as ameaças microbianas que atacam a todos nós. Pode ser que a beta-amiloide faça parte do nosso sistema imunológico, um peptídeo antimicrobiano que nos protege contra infecções cerebrais. Já se demonstrou que a beta-amiloide é antibacteriana, antifúngica e antiviral contra uma série de patógenos comuns. Por exemplo, amostras do lobo temporal de cérebros afetados pelo Alzheimer são mais bem-sucedidos em matar a levedura do gênero *Candida*, que causa meningite fúngica, do que amostras da mesma parte do cérebro de pessoas que morreram de outras causas.[230]

A beta-amiloide também se liga ao herpes-vírus simples 1 (HSV-1), levando ao aprisionamento viral protetor.[231] O HSV-1 é o vírus que em geral causa herpes labial, mas que também pode infectar o cérebro. Será possível que a infecção por esse vírus comum possa desencadear a deposição de amiloide, na tentativa do corpo de suprimi-la, mas, sem querer, no fim das contas levar à doença de Alzheimer?

Fiquei surpreso ao encontrar cerca de cem publicações científicas que indicam uma relação entre a infecção por HSV-1 à doença de Alzheimer.[232] Em um dos estudos, por exemplo, os pesquisadores acompanharam dezenas de milhares de indivíduos e descobriram que aqueles com herpes oral (HSV-1) ou genital (HSV-2) eram duas vezes mais propensos a desenvolver demência ao longo dos dezesseis anos de acompanhamento. Constatação ainda mais convincente (e uma dose de boas notícias) é que as pessoas com HSV que tomaram medicamentos antivirais (aciclovir, por exemplo) pareciam ter 90% menos chances de desenvolver demência em comparação com aquelas com HSV não tratada.[233] Infelizmente, ainda não foram aprovadas vacinas que evitem a infecção, mas você pode reduzir o risco de contrair o vírus evitando as formas de propagação: beijar ou compartilhar utensílios, copos, garrafas de água, toalhas ou protetor labial com pessoas que tenham uma infecção oral ativa (embora também possa ocorrer disseminação viral assintomática).

Sofrer lavagem cerebral todas as noites

O sono é um grande mistério. Característica compartilhada pelas espécies animais, osua importância de fato deve ser vital, para ter sobrevivido às pressões da seleção natural para eliminar um estado de tamanha vulnerabilidade.[234] Na verdade, experimentos lamentáveis e constrangedores demonstraram que manter animais acordados durante tempo suficiente pode ser fatal num intervalo de 11 a 32 dias.[235] Uma das funções do sono elucidadas nos últimos anos é a eliminação de subprodutos de resíduos tóxicos[236] por meio de um sistema recém-descoberto de drenagem no cérebro.[237] Isso pode explicar por que os diagnósticos por tomografia computadorizada mostram que passar uma única noite em claro pode causar aumento significativo no acúmulo de beta-amiloide em áreas importantes do cérebro.[238] Assista ao vídeo <see.nf/brainwash> para aprender mais sobre essa rede de transporte de fluidos denominada "sistema glinfático", que se estende por todo o cérebro.

Infelizmente, esse sistema de filtragem cerebral parece se deteriorar com a idade.[239] Consulte o vídeo <see.nf/glymphatic> para saber o papel da posição na qual a pessoa dorme. (Um pequeno spoiler: em teoria, dormir do lado direito pode maximizar a drenagem cerebral.)[240]

A melatonina pode ajudar?

Que tal usar melatonina para melhorar a qualidade do sono, na esperança de eliminar mais resíduos?[241] Um relato de caso de gêmeos idênticos é interessante nesse sentido. Ambos tinham a doença de Alzheimer, mas apenas um foi tratado com melatonina. O gêmeo tratado não apenas parecia dormir melhor, como também apresentava problemas de memória bem mais leves.[242] Demonstrou-se também que a melatonina melhora a memória de ratos com envelhecimento acelerado, considerados modelos laboratoriais para o Alzheimer,[243] mas e quanto aos seres humanos?

Sete ensaios randomizados com duplo cego, grupo controle e placebo sobre o uso de melatonina para a doença de Alzheimer foram realizados em centenas de pacientes, com duração entre 10 dias a 24 semanas. Os pacientes escolhidos para receber melatonina pareciam dormir melhor, mas, infelizmente, a substância não teve efeito em termos de melhoria das capacidades cognitivas.[244]

A cintura cresce, o cérebro encolhe

Indivíduos com sobrepeso têm risco cerca de um terço maior de desenvolver demência, e, ao que parece, obesos na meia-idade apresentam risco cerca de 90% maior.[245] Analiso uma imensa quantidade de dados sobre o assunto no vídeo <see.nf/obesitydementia>, incluindo de que modo o excesso de gordura corporal pode prejudicar a cognição em qualquer idade,[246] o que se correlaciona com diferenças estruturais do cérebro.[247] O órgão parece se encolher à medida que a cintura cresce,[248] talvez devido à inflamação e ao estresse oxidativo, ambos fatores relacionados à obesidade.[249] Com base em uma metanálise de vinte estudos, o desempenho mental em diversos domínios pode ser melhorado em níveis significativos mesmo com uma modesta perda de peso, embora ainda não tenham sido realizados estudos para determinar se isso se traduz em uma normalização do risco de ter a doença de Alzheimer.[250]

Exercite o cérebro

Segundo estudos sobre perda de peso, a melhoria da cognição também pode se mesclar à prática de exercícios.[251] Reviso todos os principais estudos de intervenção no vídeo <see.nf/exercisebrain>. Exercícios extras tendem a aprimorar a capacidade cognitiva de adultos com cognição normal[252] ou com comprometimento cognitivo leve.[253] Com base em uma metanálise de quase cem ensaios clínicos randomizados, mais importante do que a duração das sessões de treino, a frequência semanal,[254] e a duração ou intensidade das rotinas de exercícios[255] talvez seja o tempo total de treino — ao todo, cerca de 52 horas de exercícios, em sessões de aproximadamente uma hora, são necessárias para estabelecer um benefício cognitivo.[256] Infelizmente, depois de diagnosticada a demência, uma intervenção de exercícios físicos não conseguiu retardar o declínio cognitivo.[257]

Turbinar o BDNF com exercícios físicos

Como funcionam exatamente os exercícios físicos? As neurotrofinas são uma família de fatores de crescimento que promovem o desenvolvimento, a função e a sobrevivência dos neurônios (as células nervosas do cérebro).[258] A neurotrofina mais abundante é chamada de "fator neurotrófico derivado do cérebro" [BDNF, na sigla em inglês],[259] cujos níveis parecem ter correlação com a integridade do hipocampo, o centro de memória do cérebro.[260] A maioria dos estudos de autópsia mostra diminuição do BDNF no cérebro de pessoas com Alzheimer.[261] Depois que essa neurotrofina atravessa a barreira hematoencefálica, é possível calcular seus níveis no cérebro a partir dos níveis no sangue.[262] Em comparação com indivíduos controle saudáveis, os indivíduos com Alzheimer têm níveis de BDNF no sangue significativamente mais baixos.[263]

Levando-se em conta as propriedades neuroprotetoras do BDNF, faria sentido que níveis baixos pudessem contribuir para a doença,[264] mas como saber se não é a doença de Alzheimer que está ocasionando a queda do BDNF, e não o contrário?[265] Segundo o Estudo de Framingham um estudo longitudinal que acompanhou milhares de pessoas ao longo do tempo, ter níveis mais elevados de BDNF no sangue parece reduzir pela metade o risco de desenvolver Alzheimer na década seguinte.[266] E, para pessoas com a doença, níveis mais elevados de BDNF parecem prever um declínio cognitivo mais lento.[267] Reforçando o argumento de causalidade, quem nasce com variações genéticas que naturalmente ocasionam menor secreção de BDNF parece ter a função cognitiva e a saúde cerebral comprometidas.[268]

Por sorte, elevar o BDNF é tão fácil quanto amarrar os sapatos. A atividade física é o fator mais estudado que leva ao aumento dessa neurotrofina.[269] Com base em 29 ensaios envolvendo mais de mil indivíduos, demonstrou-se que sessões únicas de exercícios físicos, a prática regular de atividades físicas e, em especial, a inserção de exercícios intensos em meio aos exercícios regulares aumentam os níveis de BDNF.[270] Andar de bicicleta a 70% da taxa de esforço máximo por apenas dez minutos, por exemplo, é capaz de elevar consideravelmente os níveis da neurotrofina.[271] Quanto maior a intensidade do treino, maior o aumento do BDNF,[272] mas mesmo entre idosos com deambulação limitada, uma intervenção fisioterapêutica usando treinamento de resistência dinâmica progressiva pareceu capaz de aumentar os níveis da neurotrofina no sangue.[273]

O BDNF é, portanto, uma das razões pelas quais os exercícios físicos incrementam a capacidade cerebral? Sim, pelo menos em roedores. Pesquisadores chegaram a uma demonstração cabal de que, em ratos e camundongos, o bloqueio dessa neurotrofina barra os efeitos de aprimoramento da memória propiciados pelos exercícios físicos, o que efetivamente prova o papel do BDNF na mediação dos benefícios proporcionados pelos exercícios. Em seres humanos, o melhor que se pode fazer é verificar se a melhoria nos níveis do BDNF induzida pelos exercícios corresponde ao nível de melhoria no desempenho da memória induzido pelos exercícios. Todavia, isso parece ocorrer em apenas quatro dos dez estudos sobre o tema, portanto a resposta não é tão clara.[274]

Turbinar o BDNF com restrição calórica

A prática do jejum tem sido defendida como uma forma de rejuvenescer o corpo e também a mente,[275] mas um jejum de apenas 18 horas pode causar grande irritação.[276] É surpreendente, mas após alguns dias de jejum é possível sentir uma melhora de humor por vezes eufórica,[277] e o BDNF talvez desempenhe um papel relevante nisso. Analiso esse fenômeno no vídeo <see.nf/fastingbdnf>. Jejuar é, por definição, insustentável. E quanto a uma restrição calórica mais modesta?

Já foi demonstrado que cortar 25% das calorias de ingestão diária causa um aumento de 70% no BDNF depois de apenas três meses.[278] No mesmo período, basta uma redução de mais ou menos 10% nas calorias para melhorar o desempenho da memória.[279] Existe alguma coisa que podemos *adicionar* à alimentação para elevar os níveis de BDNF, obtendo os benefícios sem ter que passar fome?

Turbinar o BDNF com comida

Por vezes, nos estudos, a restrição calórica alimentar pode se misturar a mudanças na qualidade da alimentação.[280] Por exemplo, em certo estudo, os indivíduos que seguiram dietas de baixa caloria e apresentaram níveis mais elevados do BDNF não apenas comiam menos, mas também mantinham uma alimentação mais saudável — menos gorduras saturadas e açúcar e mais frutas e legumes.[281] Uma única refeição rica em gordura pode acabar com os níveis de BDNF em poucas horas. Sabemos que isso é ação da própria gordura porque os pesquisadores observaram a mesma resposta após injetarem gordura diretamente nas veias dos participantes de um estudo.[282] Isso ajuda a explicar por que o aumento no consumo de gorduras saturadas em uma alimentação rica em gordura pode contribuir para a disfunção cerebral, incluindo doenças neurodegenerativas, perda de memória de longo prazo e comprometimento cognitivo.[283]

No vídeo <see.nf/foodbdnf>, comparo isso aos ensaios sobre jejum e esquizofrenia realizados na União Soviética. Os pacientes jejuavam por até um mês e depois eram submetidos a uma dieta que excluía carne e ovos. Os pesquisadores relataram efeitos excepcionais, mesmo anos depois, no caso de pacientes que tinham mantido a dieta à risca. Os que quebravam a dieta evidentemente tinham recaídas; quanto maior o rigor no cumprimento da dieta, melhor o efeito.[284] Como um estudo clínico randomizado já nos mostrou que eliminar carne e ovos pode melhorar os estados mentais em apenas duas semanas,[285] é difícil saber qual é o papel desempenhado pelo jejum inicial, por si só, nas melhorias relatadas.

No vídeo, examino todos os alimentos que comprovadamente aumentam o BDNF, inclusive frutas e legumes ricos em flavonoides,[286] oleaginosas,[287] cúrcuma[288] e cacau em pó. Por exemplo, pesquisadores randomizaram homens e mulheres idosos para tomar todos os dias ou uma bebida achocolatada com alto teor de flavonoides (incluindo o conteúdo de flavonoides de cerca de duas colheres e meia de cacau em pó natural) ou uma bebida achocolatada com baixo teor de flavonoides (equivalente a cerca de duas colheres de sopa de cacau em pó alcalino).[289, 290] As pessoas selecionadas para passar semanas tomando mais flavonoides apresentaram aumentos significativos nos níveis de BDNF e na função cognitiva global.[291] E existe um alimento capaz de aumentar essa neurotrofina após apenas uma única refeição: cevada em grãos.

Adultos jovens e saudáveis foram designados para fazer ou uma refeição noturna composta de ou pão integral com grãos de centeio intactos ou pão branco normal. Na manhã seguinte, antes do café da manhã, mais de dez horas depois do jantar, o sangue dos participantes foi coletado. Os que comeram todo o centeio intacto na noite anterior apresentaram níveis de BDNF 33% maiores. Levando-se em conta o fator do tempo, suspeita-se que seja um efeito do microbioma, reforçado por um aumento correspondente de 30% nos níveis de butirato no sangue. Lembre-se, o butirato é um subproduto da fermentação intestinal de fibras e outros prebióticos, realizada pelas bactérias boas,[292] e aumenta a expressão do BDNF em camundongos.[293] A administração de probióticos — as bactérias do bem — não pareceu afetar os níveis da neurotrofina,[294] então talvez seja melhor cuidar das bactérias boas que já temos.

CUIDE BEM DO SEU MICROBIOMA

O BDNF é apenas uma das maneiras pelas quais o butirato derivado de fibras pode contribuir para a saúde do cérebro. Em exames de diagnóstico por imagem, indivíduos idosos com níveis mais elevados de butirato no sangue tendem a mostrar níveis mais baixos de amiloide no cérebro. *In vitro*, o butirato inibe a agregação neurotóxica da beta-amiloide.[295] Em ratos, atua como um intensificador cognitivo nos indivíduos com a função da memória prejudicada,[296] e, em um modelo de camundongo com Alzheimer, o butirato causa redução acentuada nos níveis de amiloide no cérebro e melhora as funções cognitivas[297] — mesmo em estágios avançados da doença.[298] O butirato pode até impedir que a beta-amiloide no sangue chegue ao cérebro.[299]

Camundongos "livres de germes", criados em um ambiente estéril ao estilo "menino da bolha", têm uma barreira hematoencefálica — cujo objetivo é, via de regra, isolar o cérebro de quaisquer toxinas que circulam na corrente sanguínea — suscetível a vazamentos.[300] O butirato mantém e repara a função de barreira do intestino,[301] então talvez a falta de bactérias intestinais boas nos ratos possa explicar a má vedação no cérebro. De fato, os pesquisadores provaram que era o butirato ao restaurar a função da barreira hematoencefálica dos camundongos livres de germes com butirato ou apenas fornecendo as bactérias que se alimentavam de fibras aos intestinos desses roedores.[302]

A liberação de butirato não é a única maneira pela qual as bactérias do intestino podem interagir com o cérebro. Existe um nervo longo — o nervo vago — que vai do intestino até o cérebro. Certos probióticos *Bifidobacteria*[303] e *Lactobacillus*[304] que podem ser dados a ratos melhoram os comportamentos relacionados à ansiedade ou depressão, além de reduzir os níveis do hormônio do estresse, mas só funcionam em animais com nervo vago intacto. Quando o nervo é cortado, rompe-se também a linha de comunicação entre as bactérias intestinais e o cérebro, e os efeitos são abolidos. Em seres humanos, embora pareça ficção científica, descobriu-se que estimular o nervo vago com uma corrente elétrica gera aumento significativo na retenção da memória,[305] mas comer alimentos ricos em fibras é provavelmente mais agradável do que a implantação cirúrgica de eletrodos.

O microbioma também pode modular a inflamação no corpo.[306] A maior parte da variação nas bactérias intestinais entre as pessoas é atribuível a diferentes dietas,[307] e a substituição de uma alimentação à base de vegetais, rica em fibras, por outra baseada em alimentos de origem animal não apenas reduz significativamente o butirato em poucos dias, mas também fomenta o crescimento de bactérias pró-inflamatórias.[308] Isso é condizente com dados transversais que revelam que pessoas cuja dieta é mais rica em vegetais costumam ter um microbioma anti-inflamatório, ao passo que indivíduos que seguem dietas mais ricas em alimentos de origem animal tendem a ter mais espécies pró-inflamatórias.[309]

Estudos de transplante fecal em camundongos comprovaram o papel das bactérias intestinais prejudiciais. Pesquisadores replicaram o mesmo tipo de inflamação e disfunção cerebral observados em camundongos alimentados com banha ao transferir as bactérias intestinais nutridas por esses camundongos para os que não comiam banha.[310] O mais próximo que chegamos em seres humanos foi mostrar que alimentar camundongos com fezes de pessoas obesas prejudica a memória dos roedores (em comparação com uma alimentação à base de matéria fecal de pessoas com peso normal). Se uma flora intestinal ruim contribui para a disfunção cognitiva, que tal tratar pacientes de Alzheimer com antibióticos, na tentativa de eliminar as bactérias? Segundo um estudo-piloto conduzido com um coquetel de antibióticos, havia benefícios potenciais suficientes para realizar um estudo mais rigoroso.[311] Infelizmente, o estudo complementar não demonstrou qualquer efeito expressivo.[312]

Foram realizados mais de vinte ensaios randomizados sobre probióticos e cognição em adultos, a maioria saudáveis, sem que se encontrasse nenhum benefício geral, qualquer que fosse o critério considerado.[313] (De acordo com um dos estudos, os probióticos até prejudicavam a memória, em comparação com o placebo.)[314] Porém, a rápida análise de apenas cinco estudos acerca de indivíduos afetados por comprometimento cognitivo leve ou doença de Alzheimer permitiu constatar que a exposição a uma variedade de espécies de *Lactobacillus* e/ou *Bifidobacteria* durante doze semanas parece ser capaz de fazer a diferença e promover melhorias na cognição, em comparação com o grupo-controle.[315]

SUPLEMENTOS CEREBRAIS

Ao longo dos últimos vinte anos, as grandes corporações farmacêuticas investiram mais de meio trilhão de dólares na investigação do tratamento da demência, até agora sem muito sucesso.[316] À luz disso, muitos recorrem aos suplementos. Segundo uma pesquisa encomendada pela AARP, a maior instituição norte-americana de aposentados, 36% das pessoas com 74 anos ou mais tomam algum suplemento para a saúde do cérebro,[317] ao custo de bilhões de dólares anuais.[318] O suplemento para o cérebro mais comercializado, do qual nunca tinha ouvido falar (uma consequência, creio eu, de nunca ter tido televisão), é o Prevagen.[319]

Picada de água-viva

O Prevagen contém uma proteína derivada de uma água-viva luminescente que a empresa afirma ter "comprovação clínica da capacidade de melhorar a memória",[320] mas nem mesmo o estudo da própria fabricante apresentou melhorias significativas em nenhuma das nove tarefas cognitivas testadas,[321] o que levou a AARP a acusar a empresa de "enganar milhões de idosos estadunidenses".[322] Esse suplemento pode ser mais do que apenas um desperdício de dinheiro, já que a fabricante foi indiciada judicialmente por deixar de relatar à FDA mais de mil eventos adversos comunicados pelos consumidores.[323] Para mais detalhes sobre essa história vergonhosa, veja o vídeo <see.nf/prevagen>.

Segundo uma pesquisa realizada em 2019 pela organização Pew Charitable Trusts, mais da metade dos entrevistados acreditava que a FDA exigia que os suplementos fossem submetidos a testes de segurança, mas isso não é verdade.[324]

De acordo com um estudo acerca de dezenas de suplementos vendidos como intensificadores do desempenho cognitivo, os rótulos da maioria (71%) alegavam conter um ingrediente que na verdade não estava presente no suplemento e, pior ainda, 38% continham ingredientes que sequer são permitidos em suplementos, como drogas proibidas.[325] Da mesma forma, em outro estudo sobre doze "suplementos para manter o cérebro saudável", descobriu-se que oito das doze marcas apresentavam informações enganosas (faltava um ingrediente prometido no rótulo) e dez das doze foram consideradas adulteradas (continham compostos não informados — por exemplo, a presença de cafeína em um produto cujo rótulo dizia com todas as letras: "descafeinado"). Apenas um dos doze suplementos era genuinamente certificado por terceiros e continha de fato o que o rótulo dizia.[326]

Ginkgo

O *ginkgo biloba* é um dos suplementos mais comuns voltados para a "saúde do cérebro"[327] e é consumido por até 2% dos estadunidenses.[328] Nas últimas décadas, um extrato de folhas dessa planta tornou-se um dos tratamentos fitoterápicos mais utilizados para a demência.[329] Veja detalhes no vídeo <see.nf/ginkgo>, mas a questão é que, segundo uma revisão Cochrane, "são inconsistentes e inconfiáveis as evidências de que o *ginkgo biloba* apresenta benefícios previsíveis e clinicamente significativos para pessoas com demência ou deficiência cognitiva".[330]

Ginseng, alecrim, sálvia e bálsamo de limão

O ginseng é outro remédio fitoterápico testado em ensaios clínicos randomizados; infelizmente, a maioria desses estudos fracassou.[331]

E quanto às ervas culinárias que podemos comer?

Em *Hamlet*, Ofélia observa que o alecrim é bom para a memória,[332] ideia que remonta a pelo menos alguns milhares de anos, desde os gregos da Antiguidade, que afirmavam que a erva aromática "conforta o cérebro (…) aguça a compreensão, restaura a memória perdida, desperta a mente (…)".[333] Até cheirar alecrim pode fazer efeito, conforme sugeriu um estudo de cognição realizado em uma sala infundida com óleo essencial de alecrim (em comparação com óleo essencial de lavanda ou sem o uso de odor algum).[334] Além disso, o aumento no desempenho foi correlacionado com a quantidade de um composto de alecrim que chegou à corrente sanguínea, provavelmente através dos pulmões ou das vias nasais.[335] E que tal comer alecrim?

Idosos com idade média de 75 anos receberam duas xícaras de suco de tomate com ou cerca de meia colher de chá de alecrim seco em pó (quantidade que pode ser usada em uma receita normal), ou uma colher de chá cheia, ou duas colheres de chá, ou mais de uma colher de sopa, ou pílulas de placebo ou nada. Em comparação com o placebo, a velocidade da memória melhorou após a dose mais baixa, mas *piorou* após a dose mais alta, o que sugere que mais não é necessariamente melhor.[336]

A sálvia e a erva-cidreira são duas outras ervas da mesma família botânica apreciadas na medicina popular por conta dos supostos benefícios para o cérebro.[337] Benefícios cognitivos também foram observados horas após o consumo de uma colher de chá de sálvia seca ou um saquinho de chá (1,6g) de erva-cidreira seca.[338] Note, entretanto, que em um estudo com *extratos* de alecrim, sálvia e erva-cidreira não houve melhoria da memória, sugerindo que é preferível consumir as ervas inteiras.[339] Observe também que esses estudos rastrearam apenas os efeitos agudos de doses únicas em indivíduos saudáveis. Será que existem ervas ou temperos que podem ser usados para efetivamente melhorar a cognição ao longo do tempo?

Aromaterapia

Foi demonstrado que a inalação de óleos essenciais de alecrim melhora o desempenho cognitivo de voluntários jovens e saudáveis,[340] mas e quanto a quem realmente precisa disso? Um grupo de pesquisadores japoneses apresentou a noção fantasiosa de que certos cheiros poderiam ocasionar o "renascimento nervoso" em pessoas com Alzheimer.[341] Há 25 anos, aventar uma possibilidade irrealista dessas como hipótese já seria uma heresia. Todos sabiam que não é possível substituir neurônios mortos.[342] Pelo menos era o que aprendíamoss até 1998.

Pacientes com câncer terminal se ofereceram como voluntários para receber uma injeção com um corante especial que se incorpora ao DNA de células novas. Na autópsia, os pesquisadores saíram à caça de células nervosas que se iluminassem no cérebro, e encontraram neurônios novos, que não existiam meses ou mesmo dias antes, o que demonstrou que "o cérebro humano conserva o potencial de autorrenovação ao longo da vida".[343] O editorial que acompanhava a publicação dos resultados do estudo foi intitulado "Confie na neurogênese humana".[344]

É evidente que isso não significa que os cheiros sejam capazes de causar tal revitalização. Pacientes com Alzheimer foram submetidos a um regime de aromaterapia com óleos essenciais de alecrim, limão, lavanda e laranja durante um mês,[345] e nesse período a trajetória de declínio constante da função cognitiva pareceu se reverter. Estudos do tipo "antes e depois" que monitoraram o uso de óleo de lavanda e uma combinação de óleos de alecrim e limão ao longo de uma semana demonstraram efeitos semelhantes.[346] Contudo, todos esses estudos careciam de um grupo controle. Mas, mesmo com um grupo controle, como eliminar o efeito placebo?

A fim de testar o poder dos efeitos da expectativa, voluntários fizeram um teste de memória e depois o repetiram enquanto eram expostos ao óleo essencial de sálvia. De forma aleatória, alguns foram informados de que a erva tem uma influência positiva na memória, ao passo que outros receberam a informação de que prejudica a memória. Adivinhe o que aconteceu. Os participantes que esperavam que a planta ajudasse tiveram resultados melhores, e os que esperavam que seria prejudicial apresentaram resultados piores.[347] Pelo visto, nossas expectativas psicológicas superaram quaisquer efeitos fisiológicos reais. No entanto, os pesquisadores tentaram encontrar algumas soluções criativas.

Em um estudo em pacientes com demência, os pesquisadores alternaram meses de aplicação de um óleo com aroma de lavanda no rosto dos participantes e um óleo sem perfume nos pés, ou vice-versa. Ou seja, todos receberam o cuidado e a atenção da massagem com óleo, mas, se de fato houvesse algum benefício em cheirar lavanda, seria de se presumir que os participantes se sairiam melhor durante os meses em que receberam a lavanda no rosto, em vez de nos pés. Mas isso não aconteceu, o que sugere que a lavanda não ajuda em nada.[348] A maioria dos ensaios sobre aromaterapia e demência também fracassou,[349] mas houve uma exceção digna de nota, que detalho no vídeo <see.nf/lemonbalm>.

Dois estudos posteriores tentaram replicar os resultados extraordinários que analiso no vídeo. No primeiro, houve redução de 38% na agitação e na agressividade, redução de 50% na depressão e na disforia (o oposto da euforia) e melhoria expressiva nos sintomas neuropsiquiátricos em geral. Porém, foi praticamente o mesmo resultado encontrado no grupo controle, sem fragrância.[350] Em outras palavras, apenas um ou dois minutos de toque e interação social podem fazer uma grande diferença, mas parece que a erva-cidreira não gera nenhum benefício específico. O segundo estudo não esclareceu a questão. A erva-cidreira pareceu reduzir o comportamento agitado de participantes sem demência, mas não o daqueles com demência, ao passo que a lavanda parece ter apresentado o efeito oposto, melhorando o comportamento dos participantes com demência, mas não o daqueles sem a doença.[351] É óbvio que mais pesquisas devem ser realizadas, sobretudo em nome da segurança e da simplicidade das intervenções de aromaterapia. Mas quem vai financiar esses estudos, a indústria da erva-cidreira?

Cúrcuma

No vídeo <see.nf/turmericdementia>, descrevo casos excepcionais em que os sintomas de três pacientes com Alzheimer apresentaram melhora consistente após serem tratados com cúrcuma.[352] Os pesquisadores concluíram que essa foi a primeira demonstração de que a cúrcuma é um "medicamento eficaz e seguro" para o tratamento da doença. Mas ainda está claro que não se trata de um fármaco. A cúrcuma não passa de um tempero que se pode comprar por uma bagatela em qualquer supermercado. Os pesquisadores deram aos participantes do estudo cerca de um quarto de colher de chá por dia, o equivalente a menos de 5 centavos de dólar.

Reviso as evidências disponíveis em <see.nf/curcumind>, mas, em última análise, embora possa haver um pequeno benefício cognitivo na suplementação de curcumina em idosos sem demência,[353] os dois ensaios randomizados com duplo-cego, grupo controle e placebo sobre o efeito de curcumina em pacientes com Alzheimer não demonstraram benefícios cognitivos.[354,355] Por que os pesquisadores não observaram os mesmos resultados impactantes obtidos com os suplementos de curcumina relatados nos casos dos indivíduos que receberam cúrcuma? Talvez esses casos tenham sido fruto do mais puro acaso. Por outro lado, talvez a cúrcuma, o alimento integral, seja maior do que a soma de suas partes. A curcumina é apenas um entre centenas de fitoquímicos encontrados na cúrcuma.[356] Em resposta, alguns pesquisadores sugeriram a criação de uma mistura de componentes que "representa melhor a cúrcuma em seu valor medicinal do que a curcumina sozinha".[357] Mas por que inventar uma mistura artificial quando a Mãe Natureza já embalou tudo em forma de cúrcuma? Porque não é possível patentear um tempero comum, e, se não se pode patenteá-lo, como cobrar mais de 5 centavos de dólar?

Açafrão

Apesar das histórias intrigantes de recuperação com o uso da cúrcuma,[358] os melhores dados que temos sobre intervenções baseadas em especiarias para a doença de Alzheimer dizem respeito ao açafrão, e três ensaios duplo-cegos (detalhados no vídeo <see.nf/saffron>) se mostraram promissores. No entanto, o açafrão não parece melhorar a cognição em indivíduos sem demência.[359]

Os três ensaios receberam subvenções públicas não comerciais e não foram financiados por empresas de suplementos ou especiarias.[360] No entanto, todos foram realizados no Irã, país que detém cerca de 90% da safra mundial de açafrão.[361] Assim, o estímulo ao consumo de açafrão pode ser de interesse nacional, o que me lembra o exemplo do governo da Nova Zelândia, que assumiu o financiamento de pesquisas sobre kiwis. Mas quem mais poderia financiar estudos sobre uma simples especiaria?

Cada flor de açafrão produz apenas alguns fios, de modo que são necessárias cinquenta mil flores para fazer 0,5kg da especiaria. É uma quantidade de flores suficiente para encher um campo de futebol americano. Não é à toa que se trata do tempero mais caro do mundo — a porção de 30g custa cerca de 200 dólares. Mas pouco já basta. Nos estudos de cognição, foram utilizadas apenas 0,125g por dia, o que equivale a apenas quatro pitadas pequenas de quinze pistilos.[362] Os efeitos colaterais podem incluir a melhora do humor, já que, segundo 11 ensaios randomizados, em geral, o açafrão melhora os sintomas da depressão leve a moderada com muito mais eficácia do que o placebo,[363] mesmo em doses pequenas, como uma única pitada (30mg) por dia.[364] Doses diárias de até 1,5g (cinquenta pitadas) são consideradas seguras.[365] (O açafrão em geral é vendido em recipientes contendo 1g ou 2g.) Ingerir 5g ou mais por dia pode causar reações graves, e overdoses, de 12g a 20g por dia, podem ser fatais.[366]

Vitamina D

A partir de 2019, vitaminas como a D substituíram o *ginkgo biloba* como o componente mais comum dos suplementos para a "saúde do cérebro".[367] De acordo com estudos de observação, indivíduos com níveis mais baixos de vitamina D têm pior cognição ao longo do tempo[368] e são mais propensos a desenvolver demência.[369] No entanto, existem muitos fatores de confusão quando se trata da vitamina adquirida pela exposição à luz do sol. Por exemplo, indivíduos com níveis mais baixos dessa vitamina têm maior probabilidade de serem menos ativos fisicamente, fumantes e obesos,[370] e cada um desses fatores pode afetar o cérebro à sua maneira. Segundo ensaios clínicos randomizados, a vitamina D pode melhorar a cognição em ratos doentes[371] e camundongos, mas e em nós?[372]

Em um estudo de intervenção publicado em 2011, não foram constatados efeitos da vitamina D em adultos jovens, mas apenas em 2018 foi realizado um estudo em idosos com comprometimento cognitivo leve. Um estudo randomizado, com duplo-cego, grupo controle e placebo mostrou que tomar 400UI de vitamina D por dia durante 12 meses gerava melhoras significativas na função cognitiva, em relação ao placebo.[373] No ano seguinte, veio a lume um estudo semelhante, mas com 800UI por dia para indivíduos com Alzheimer avançado, também com resultados positivos.[374]

Não se sabe ao certo qual é a melhor dosagem.[375] Segundo um estudo ambicioso que comparou as dosagens de 600UI, 2.000UI e 4.000UI por dia durante um ano em mulheres idosas com sobrepeso e níveis baixos de vitamina D no sangue, as que tomaram 2.000UI por dia tiveram melhor desempenho em testes de aprendizagem e memória do que as que tomaram apenas 600UI, ao passo que o grupo de 4.000UI teve pior desempenho em uma das medidas (tempo de reação). No entanto, em outros ensaios com adultos relativamente saudáveis que comparavam 2.000UI *versus* 800UI[376] ou 4.000UI *versus* 400UI[377] não foram observadas diferenças evidentes no desempenho cognitivo geral.

Antioxidantes, multivitaminas/minerais e souvenaid

O estresse oxidativo é um dos fatores responsáveis pelo desenvolvimento da doença de Alzheimer e pela deterioração adicional do cérebro. Os antioxidantes podem ajudar? No vídeo <see.nf/brainvitamins>, examino as evidências dos estudos de intervenção. A suplementação de vitamina E, de selênio ou de ambos não conseguiu prevenir o Alzheimer, mas os dados sobre o tratamento da doença são contraditórios: dois estudos sugerem que a suplementação de vitamina E foi positiva,[378, 379] e outro constatou que pode piorar a situação.[380]

Resultados igualmente decepcionantes foram relatados em relação a outros antioxidantes,[381, 382] ao suplemento multivitamínico e mineral Centrum Silver,[383] ao zinco,[384, 385] ao cálcio[386] ou à Souvenaid, uma bebida que contém uma mistura de nutrientes chamada Fortasyn Connect, conforme documento no vídeo <see.nf/centrum>.

Vitaminas B

Para saber mais sobre o que é a homocisteína, o que ela faz e todas as evidências pré-clínicas e epidemiológicas que a associam à demência, confira o vídeo em <see.nf/homocysteine>. Resumindo, é um metabólito tóxico formado naturalmente no corpo que pode ser eliminado por meio de três vitaminas: folato, B_{12} e B_6.[387] Segundo recentes revisões sistemáticas e metanálises de ensaios clínicos randomizados de suplementos de vitamina B, não foi observado nenhum efeito na função cognitiva global de indivíduos saudáveis[388] ou debilitados;[389] esses suplementos tampouco parecem retardar o declínio cognitivo.[390] Isso em geral encerraria o assunto, porém uma análise mais aprofundada sugere que a situação pode ser mais complicada.

O receio é que as deficiências de vitamina B causem a homocisteína, que por sua vez causa disfunção cerebral. Se os suplementos de vitamina B forem administrados a pessoas sem deficiência dessa vitamina nem níveis elevados de homocisteína, os resultados negativos não ajudam a responder à questão. No estudo VITACOG, por exemplo, centenas de homens e mulheres com comprometimento cognitivo leve foram selecionados para receber placebo ou tomar vitaminas B que desintoxicam a homocisteína — ácido fólico (folato em forma de suplemento), B_{12} e B_6 — durante dois anos. Não se constatou nenhum benefício cognitivo geral. Porém, quando a análise se restringiu apenas aos indivíduos que precisavam de suplementação, ou seja, que começaram com níveis de homocisteína acima da média, os pesquisadores observaram um benefício significativo na cognição global e em algumas medidas de memória.[391] Ainda mais extraordinária foi a redução do encolhimento cerebral.

À medida que envelhecemos, nosso cérebro vai atrofiando aos poucos. O cérebro de uma pessoa com 90 anos de idade ou mais pesa cerca de 10% menos do que o de uma pessoa na faixa dos 50 anos. Isso significa a perda de cerca de 150g de cérebro.[392] O encolhimento é bastante acelerado em pacientes que sofrem de Alzheimer, ao passo que, em pessoas com deficiência cognitiva leve, verifica-se uma taxa de encolhimento intermediária. No estudo VITACOG, a taxa de atrofia cerebral dos indivíduos com níveis elevados de homocisteína randomizados para receber suplementos de vitamina B caiu pela metade.[393] Em regiões especialmente vulneráveis ao processo da doença de Alzheimer, esses suplementos reduziram em até sete vezes a taxa de encolhimento.[394] Os pesquisadores concluíram: "Mostramos que um tratamento simples e seguro que tem como alvo a homocisteína pode abrandar a taxa de atrofia cerebral acelerada observada no comprometimento cognitivo leve."[395]

No entanto, o consumo adequado de vitamina B pode explicar apenas uma fração do fracasso dos testes; a maioria dos estudos envolveu pessoas com níveis de homocisteína elevados, superiores a 12μmol/l.[396] Um problema mais abrangente é a falta de medições iniciais da função cognitiva, que não foram feitas em cerca de três quartos dos participantes dos ensaios.[397] Isso ocorre porque a maioria dos ensaios de suplementação de vitamina B de grande porte foram projetados para investigar os efeitos da redução dos níveis de homocisteína não na cognição, mas nas doenças cardiovasculares, e os pesquisadores acabaram adicionando as medições cognitivas no final, como resultado secundário.[398] Por que nos preocupamos com as medições cognitivas iniciais? Se os participantes fossem randomizados para tomar vitaminas B ou placebo e, meses ou anos depois, tivessem os mesmos níveis no cérebro, isso não provaria que as vitaminas B não trazem benefícios cognitivos? Não se não houvesse declínio em nenhum dos grupos. Se não constatarmos declínio cognitivo mensurável no grupo placebo, então não há nada que as vitaminas B possam impedir. Dois revisores escreveram a esse respeito: "Em outras palavras, não se pode evitar algo que não está ocorrendo."[399]

O Estudo Cooperativo sobre a Doença de Alzheimer satisfez a ambos os critérios necessários de testagem adequada da suplementação de vitamina B: níveis iniciais elevados de homocisteína e declínio no funcionamento mental no grupo placebo. Dezoito meses mais tarde, não houve diferença global na cognição entre os dois grupos.[400] No entanto, em uma análise planejada de subgrupo, foi constatada uma desaceleração considerável do declínio cognitivo no grupo da vitamina B entre pessoas com demência leve, mas não para as pessoas que estavam em um estágio mais avançado da doença. Que tal prevenir as deficiências nutricionais, para começo de conversa?

Como reduzir os níveis de homocisteína

A maioria das pessoas ingere quantidades suficientes de B_{12} e B_6, mas os idosos podem ficar com a homocisteína estacionada em 11μmol/l[401] por não ingerirem doses suficientes de folato.[402] Isso não deveria ser uma surpresa, já que há grandes concentrações de folato no feijão e nas folhas verde-escuras, e 96% dos norte-americanos sequer consomem a quantidade mínima recomendada desses alimentos.

Como o folato tende a ser a vitamina B mais limitada na população em geral, o estudo FACIT randomizou mais de oitocentos homens e mulheres idosos para tomarem suplementos de ácido fólico ou placebo durante três anos. Os participantes do grupo do ácido fólico apresentaram diminuição no nível de homocisteína de uma média de 13 para 10, produzindo benefícios cognitivos demonstráveis — e não foram poucos. Os pesquisadores estimaram que o ácido fólico a mais proporcionava às pessoas o desempenho de alguém 4,7 anos mais jovem em termos de memória, 1,7 ano mais jovem em termos de velocidade sensório-motora, 2,1 anos mais jovem em termos de velocidade de processamento de informações e 1,5 ano mais jovem em termos de função cognitiva global.[403] Tudo isso ao custo de apenas 2 centavos de dólar por dia.

Isso significa que todos os idosos deveriam suplementar ácido fólico? Todos precisam de folato em níveis suficientes, uma das muitas razões pelas quais recomendo que as pessoas comam leguminosas e folhas verde-escuras todos os dias, mas, como observei na página 72, ácido fólico não é a mesma coisa de folato e sua suplementação pode trazer preocupações relativas à segurança. Portanto, a melhor maneira de obter essa substância pode ser por meio dos alimentos.

Seguir uma dieta à base de vegetais por apenas uma semana chega a reduzir em 20% os níveis elevados de homocisteína, de cerca de 11μmol/l para 9μmol/l,[404] um nível normal para quem está empanturrado de vitaminas B.[405] Isso pode ter relação direta com os legumes e leguminosas ricos em folato ou indireta com a fibra das plantas. Cada grama diário de fibra é capaz de aumentar em quase 2% os níveis de folato no sangue, talvez impulsionando sua produção no cólon pelas nossas bactérias intestinais do bem.[406]

Outra explicação para a rápida melhora poderia ser a diminuição da ingestão de metionina, aminoácido fornecido principalmente pela proteína animal. A homocisteína é um produto da degradação da metionina. Depois de comer bacon e ovos no café da manhã e um bife no jantar, por exemplo, os níveis de homocisteína no sangue atingem o pico.[407] Assim, a diminuição da ingestão de metionina em uma dieta à base de vegetais pode ser outro fator que contribui para níveis mais baixos e seguros de homocisteína.

A ironia é que as pessoas que mantêm esses hábitos alimentares a longo prazo podem desenvolver níveis terríveis de homocisteína. Os carnívoros podem ter uma média de 11μmol/l, mas os vegetarianos chegam a atingir quase 14μmol/l, e os veganos, 16μmol/l.[408] Por quê? Os vegetarianos e veganos obtêm bastante fibra e ácido fólico, mas não a quantidade suficiente de vitamina B$_{12}$, que nos tempos modernos só é encontrada com confiabilidade? em produtos de origem animal, alimentos enriquecidos ou fortificados e suplementos. Como observei na página 263, uma fonte regular e confiável de vitamina B$_{12}$ é fundamental para quem segue uma dieta à base de alimentos vegetais. (É possível que o acidente vascular cerebral de Leonardo da Vinci tenha decorrido de sua alimentação vegetariana não fortificada com B$_{12}$, que elevou seus níveis de homocisteína.)[409] No entanto, quando os veganos ingerem essa vitamina, seus níveis de homocisteína caem abaixo de 5μmol/l.[410] Por que não apenas abaixo de 11μmol/l, como o restante da população? Provavelmente a falta de folato seja a razão pela qual a população em geral acaba ficando presa a 11μmol/l. Assim que os veganos obtêm B$_{12}$ suficiente, talvez possam enfim se aproveitar de todas as vantagens de sua alimentação à base de vegetais ricos em fibras e folato e atingir os níveis mais baixos de todos.

Estimulação cognitiva, musicoterapia e crioestimulação

Em termos de tratamento da demência, existem estratégias não medicamentosas e que não exigem nem suplementos nem um estilo de vida específico: estimulação mental,[411] atividades sociais em grupo,[412] musicoterapia[413, 414, 415] e crioterapia,[416] que descrevo no vídeo <see.nf/cog>. Infelizmente, todos esses enfoques oferecem pouca ou nenhuma melhoria cognitiva duradoura, mas podem proporcionar alguns benefícios periféricos.

ALIMENTOS PARA O CÉREBRO

Tendo em vista o que aprendemos sobre os efeitos benéficos dos constituintes dos alimentos vegetais, como polifenóis e fibras, e os efeitos prejudiciais dos componentes animais e de junk food, como sal e gorduras saturadas, não deveria surpreender o fato de que, segundo uma revisão sistemática e a metanálise da relação da qualidade da dieta com a demência, dietas mais saudáveis estão associadas a um risco significativamente menor de desenvolver a doença de Alzheimer e demência em geral. Via de regra, os padrões alimentares mais saudáveis são definidos como os mais ricos em frutas, legumes, leguminosas e cereais integrais, com menor presença de carnes.[417] Em um estudo de coorte que, durante dezesseis anos, acompanhou mais de 5 mil adultos com idade média de 51 anos, a dieta também foi associada à pequena minoria (4%) que alcançou o "envelhecimento ideal", o que significa que esses participantes não tinham doenças crônicas e atingiam o desempenho máximo em testes físicos, mentais e cognitivos. (Alguns dos critérios de envelhecimento ideal eram mais fáceis de atingir do que outros. O primeiro da lista era "Estar vivo".)[418]

As Diretrizes da Organização Mundial da Saúde para reduzir o risco de declínio cognitivo e a demência incentivam a alimentação centrada em "frutas, vegetais, leguminosas (por exemplo, lentilha, feijão), oleaginosas e grãos integrais", com limitação de açúcares adicionados, sal e gorduras saturadas, além das gorduras trans encontradas em alimentos processados e, naturalmente, em carnes e laticínios.[419] Certos alimentos vegetais, entretanto, podem se destacar.

Utilizando o maior banco de dados sobre gêmeos do mundo, pesquisadores concluíram que "o maior consumo de frutas e legumes pode reduzir o risco de desenvolver demência e a doença de Alzheimer".[420] Estudar gêmeos é muito útil porque nos permite observar a importância das influências ambientais e dietéticas caso um irmão desenvolva Alzheimer e o outro, não, já que, em termos genéticos, os gêmeos são muito parecidos. De acordo com uma metanálise de todos esses estudos de observação, cada porção diária adicional (100g) de frutas ou vegetais estava associada a uma redução de 13% nas chances de comprometimento cognitivo e demência.[421] Segundo seis estudos de coorte que acompanharam dezenas de milhares de pessoas durante até trinta anos, os participantes da categoria mais elevada de consumo de frutas e legumes tinham risco 43% menor de desenvolver a doença de Alzheimer, em comparação com os indivíduos que comiam menos.

Alguma fruta ou legume em particular? Em uma recente e moderníssima revisão sobre a prevenção específica da doença de Alzheimer, os diretores do Programa de Prevenção do Alzheimer da Loma Linda University detalharam sete "pontos principais":[422]

1. Reduzir o consumo de açúcares processados;
2. Reduzir o consumo de gorduras, especialmente as saturadas;
3. Reduzir o consumo de produtos de origem animal;
4. Reduzir o consumo de alimentos processados;
5. Consumir mais alimentos vegetais de todas as variedades, com ênfase em verduras e leguminosas;
6. Aumentar o consumo de frutas, sobretudo frutas vermelhas;
7. Reduzir o consumo de sal.

Observe que tiveram destaque as bagas, as frutas vermelhas e as verduras, os "alimentos para o cérebro" do reino vegetal. Comer morango e espinafre pode mitigar o declínio cognitivo relacionado à idade em ratos.[423] E nos seres humanos?

Mirtilo

Há oito mil tipos de polifenóis espalhados pelos alimentos de origem vegetal,[424] mas as bagas e frutas vermelhas contêm uma grande concentração deles.[425] Um subconjunto de polifenóis chamados antocianinas são pigmentos naturais vermelhos, azuis e roxos capazes de atravessar a barreira hematoencefálica e chegar a regiões do cérebro envolvidas na aprendizagem e na memória.[426] Por conta das poderosas propriedades antioxidantes e anti-inflamatórias das antocianinas, pesquisadores do envelhecimento começaram a alimentar roedores com bagas e frutas vermelhas.

Ratos idosos alimentados com mirtilo ou morango apresentaram reversão na diminuição do desempenho cognitivo relacionada à idade.[427] Os primeiros experimentos em seres humanos idosos só foram publicados em 2010, com um pequeno estudo-piloto. Homens e mulheres idosos que sofriam de problemas de memória receberam ou suco equivalente a quatro a seis xícaras de mirtilo silvestre ou uma bebida placebo todos os dias durante três meses.[428] As aparentes melhorias cognitivas observadas bastaram para inspirar um teste mais rigoroso, com uma porção diária menor. Homens e mulheres saudáveis com idades entre 60 e 75 anos foram randomizados para receber ou o equivalente a uma xícara diária de mirtilo não silvestre na forma de pó liofilizado ou placebo, um pó colorido com sabor de mirtilo com a mesma quantidade de calorias. Em comparação com o placebo, mais uma vez o grupo do mirtilo apresentou melhorias em certas medidas cognitivas. Os pesquisadores concluíram: "Essas descobertas demonstram que a adição de quantidades facilmente alcançáveis de mirtilo à dieta de idosos pode beneficiar alguns aspectos da cognição."[429]

No estudo complementar, observou-se que a cognição dos participantes estava intacta. É possível que uma xícara de mirtilo seja suficiente para turbinar a cognição em pessoas saudáveis, mas pessoas com deficiência cognitiva precisam tomar o suco de cinco xícaras de mirtilo silvestre? Em 2020, foi publicado um estudo que propôs a utilização de uma única xícara de mirtilo não silvestre em pessoas com comprometimento cognitivo leve. Segundo esse estudo randomizado, com duplo-cego, grupo controle e placebo, houve melhora cognitiva significativa em relação ao placebo depois de alguns meses.[430]

Uma única refeição já é suficiente. De acordo com vários ensaios clínicos randomizados, crianças têm um desempenho consideravelmente melhor em testes de função executiva e de memória (mas não em leitura) nas horas que se seguem ao consumo do equivalente a cerca de uma xícara e meia de mirtilo silvestre, em comparação com o placebo.[431, 432, 433, 434] Também foram demonstrados benefícios cognitivos significativos semelhantes em adultos horas depois do consumo de uma única dose de mirtilo silvestre (o equivalente a uma xícara), sobretudo no contexto de tarefas mais exigentes e fadiga cognitiva.[435]

Laticínios: os inimigos das bagas e das frutas vermelhas

No único estudo em que não foram demonstrados efeitos benéficos claros do consumo de mirtilo, as bagas e frutas vermelhas foram misturadas com leite.[436] Há quinze anos sabemos que adicionar leite ao chá preto pode atenuar os efeitos positivos do chá na função arterial. Os pesquisadores culparam a caseína, uma proteína do leite que se liga aos polifenóis e pode impedir sua absorção.[437] Apenas um único leite vegetal foi testado, o de soja, e não foi comprovada a mesma relação irreversível.[438] Comer chocolate ao leite ou chocolate amargo com um copo de leite bloqueia a absorção de cerca de metade dos polifenóis selecionados do cacau.[439] Da mesma forma, adicionar leite ao café resulta na ingestão de menos da metade dos principais polifenóis,[440] e o mesmo acontece com bagas e frutas vermelhas misturadas com creme de leite.[441]

Misturar morango e água acarreta um aumento das antocianinas do morango no sangue durante as três horas seguintes, mas esse aumento é reduzido pela metade se o morango for misturado com leite.[442] O mesmo acontece com o mirtilo, conforme foi demonstrado em um estudo intitulado A Atividade Antioxidante dos Frutos de Mirtilo é Prejudicada pela Associação com o Leite. Os pesquisadores descobriram que a capacidade antioxidante total da corrente sanguínea aumenta uma hora após o consumo de uma xícara e meia de mirtilo com água e assim permanece até cinco horas depois. Com o leite, seria de se esperar um impacto menor, mas, no fim, o estado dos participantes do estudo estava pior do que no início. Depois de comerem uma tigela inteira de mirtilo, eles apresentaram menor capacidade antioxidante porque comeram a fruta com leite.[443] Isso poderia explicar a falta de benefícios cognitivos claros no estudo sobre frutas e leite, bem como a heterogeneidade observada nas pesquisas focadas na diminuição da pressão arterial provocada pelo mirtilo. Nos estudos que utilizaram água, demonstrou-se um benefício significativo, o que não se observou nos que incorporaram leite ou iogurte.[444]

Além do estudo sobre o leite, em 14 dos 15 ensaios clínicos randomizados sobre mirtilo e desempenho mental encontrou-se um aprimoramento expressivo em pelo menos um domínio cognitivo.[445, 446] Quatro dos cinco estudos de intervenção sobre o incremento da função arterial também encontraram um benefício do mirtilo.[447, 448] Isso pode ajudar a explicar alguns dos efeitos cognitivos, uma vez que, segundo exames de ressonância magnética funcional, o consumo de mirtilo pode melhorar o fluxo sanguíneo em regiões cruciais do cérebro.[449]

A maioria dos estudos de cognição com mirtilo foi realizado em crianças ou adultos mais jovens, mas alguns se voltaram a populações idosas. Segundo um dos estudos, tomar óleo de peixe com mirtilo, por algum motivo, parece eliminar qualquer traço de melhoria de memória.[450] Em outro, sugeriu-se uma proteção da fruta contra a disfunção cognitiva pós-operatória. A anestesia geral pode prejudicar a mente dos idosos. Uma em cada quatro ou uma em cada três pessoas com mais de 60 anos sofre redução na função cognitiva após se submeter a uma cirurgia, e isso pode durar semanas ou meses.[451] No entanto, quando idosos foram randomizados para receber uma dose um pouco maior do que 0,5l de suco de mirtilo por dia por duas semanas antes de uma cirurgia eletiva de grande porte, eles sofreram uma quantidade significativamente menor de distúrbios de memória pós-operatórios em comparação com os participantes que não tomaram suco de mirtilo.[452] Porém, como sabemos, com um grupo controle que nada fez, não se pode descartar o efeito placebo. Alguns pesquisadores são da opinião de que ainda é muito cedo para tirar "conclusões definitivas"[453] e que ainda não se pode administrar mirtilo "na prática clínica de rotina",[454] mas que evidências são necessárias quando falamos de um alimento que já é saudável, de qualquer forma?

Outras bagas e frutas vermelhas

Em ratos, a framboesa pode melhorar algumas deficiências de aprendizagem e de memória induzidas por uma dieta rica em gordura,[455] assim como a cereja pode impulsionar a cognição desses roedores;[456] no entanto, quando testado em pessoas, o suco de cereja ácida não levou a uma melhora significativa em comparação com bebidas de controle,[457] depois de considerado o grande número de variáveis testadas.[458] O suco de cranberry também fracassou.[459] Conforme detalho no vídeo <see.nf/mindberries>, diversas frutas foram capazes de melhorar a cognição tanto em jovens[460] quanto em idosos,[461] embora o estudo de intervenção mais longo tenha durado apenas 24 semanas.[462]

A fim de verificar se melhorias de curto prazo na cognição se traduzem em uma mudança nos rumos do envelhecimento cerebral, devemos voltar as atenções para estudos de observação que acompanham multidões de indivíduos durante anos a fio. Por exemplo, segundo um estudo que acompanhou a cognição de centenas de gêmeos ao longo de uma década, as antocianinas presentes em uma dose diária de menos de um quarto de xícara de mirtilo ou cerca de uma xícara de morango pareciam retardar em quatro anos o envelhecimento cognitivo.[463] Esses resultados sugerem que, comendo um punhado de bagas e frutas vermelhas diariamente, um ajuste dietético fácil e delicioso, é possível retardar em alguns anos o envelhecimento do cérebro. Essa é uma das razões pelas quais incluo esses alimentos todos os dias no meu café da manhã.

Nitratos vegetais

Considerando 18 grupos alimentares, o consumo de vegetais foi associado a uma menor perda de volume cerebral ao longo do tempo.[464] Em estudos de coorte de escopo suficientemente grandes para serem ainda mais granulares, de todas as categorias de vegetais, as folhas verde-escuras estão entre as mais fortes associações protetoras contra o declínio cognitivo.[465, 466] Entre os indivíduos que comiam vegetais verdes todos os dias, a probabilidade de sofrer de deficiência cognitiva era 78% menor.[467] Ao longo de cinco anos, o Projeto Rush de Memória e Envelhecimento fez uma descoberta extraordinária ao comparar o declínio cognitivo de homens e mulheres com idade média de 81 anos que consumiam folhas verdes todos os dias ao de idosos que comiam menos de uma porção por semana. Você está sentado? Citando o estudo: "A taxa de declínio entre aqueles que consumiam de uma a duas porções por dia era o equivalente a de indivíduos onze anos mais jovens, em comparação com pessoas que raramente ou nunca consumiam folhas verdes."[468] Então *agora* que sentou... que tal uma bela salada?

No Estudo de Saúde das Enfermeiras, de Harvard, a única categoria que pareceu superar as folhas verdes na função cognitiva foram os vegetais crucíferos, como brócolis, repolho e couve-flor; folhas como a couve-manteiga (couve-galega) e a couve-frisada (couve-crespa) figuraram em ambos os grupos.[469] *In vitro*, o suco de broto de brócolis[470] ou o sulforafano puro,[471] o formidável componente crucífero, apresenta uma ampla gama de efeitos neuroprotetores contra tudo, desde arsênico e monóxido de carbono até pesticidas e drogas que afetam a memória. Em vários modelos de ratos e camundongos, o sulforafano também demonstrou um efeito protetor direto contra a doença de Alzheimer,[472] mas os testes realizados em humanos ainda são recentes.

Um estudo de 2021 envolveu a seleção aleatória de homens e mulheres idosos quanto à quantidade de precursor do sulforafano encontrada em três xícaras de brócolis[473] por dia durante 12 semanas. Essa pesquisa forneceu a primeira evidência direta de que os vegetais crucíferos podem melhorar a memória de trabalho e a velocidade de processamento.[474] No entanto, como os estudos populacionais também destacam os vegetais não crucíferos — o espinafre, por exemplo, chegou a ser referido como uma "planta anti-Alzheimer" —,[475] será que outros componentes das verduras, como os nitratos, também podem desempenhar um papel relevante?

À medida que envelhecemos, nosso fluxo sanguíneo cerebral diminui, o que pode influenciar o declínio cognitivo e o desenvolvimento de doenças neurodegenerativas.[476] Talvez essa redução na quantidade de sangue que flui no cérebro se deva a uma diminuição relacionada à idade na produção de óxido nítrico, aquela molécula de "abre-te, sésamo" que dilata os vasos sanguíneos, aumentando o fluxo sanguíneo. No entanto, a produção de óxido nítrico pode ser impulsionada pelo consumo de vegetais ricos em nitratos, como folhas verdes e beterraba, uma das razões pelas quais esses alimentos são capazes de incrementar o desempenho atlético. E quanto ao desempenho cognitivo?

Para ter um panorama de todos os estudos, confira o vídeo <see.nf/braingreens>; porém, em linhas gerais, o óxido nítrico pode não apenas melhorar a função cerebral, mas talvez até a estrutura, em termos do desenvolvimento de redes de conectividade mais parecidas com as dos adultos mais jovens. Isso foi interpretado como evidência do potencial aumento da neuroplasticidade no cérebro de idosos através da ingestão de vegetais ricos em nitratos.[477]

Um pigmento da sua imaginação

As folhas verde-escuras também são uma das fontes mais concentradas de carotenoides[478] e vitamina K.[479] Níveis mais elevados de vitamina K vegetal (filoquinona ou K_1) estão associados a uma função cognitiva mais acentuada em pessoas centenárias, mas não é o que se verifica com níveis mais elevados de uma forma animal dessa vitamina (menaquinona-4, um tipo de K_2). Assim, esses níveis mais altos observados em centenários com função cognitiva mais intacta podem ter sido apenas um indicador do consumo de verduras. Por exemplo, níveis de vitamina K vegetal no sangue tinham estreita correlação com os níveis de luteína,[480] o carotenoide encontrado nas verduras que se concentra no cérebro humano.[481]

Por conta de seu alto teor de gordura e de uma intensa atividade metabólica, o cérebro é especialmente vulnerável a ataques de radicais livres.[482] É lógico que não queremos que nosso cérebro fique rançoso. No vídeo <see.nf/brainlutein>, reviso a importância da luteína para a saúde do cérebro, com base, em parte, em estudos de autópsia. Se ao menos existisse uma maneira de observar fisicamente o cérebro vivo com nossos próprios olhos... Mas existe!

A retina, a parte posterior do globo ocular, é na verdade uma extensão do sistema nervoso central. Origina-se de uma evaginação do cérebro durante o processo de desenvolvimento do embrião e tem em seu centro uma mancha amarelada. É o que os médicos veem quando olham bem dentro dos seus olhos com aquela luzinha brilhante. Esse ponto, chamado mácula, é nossa câmera HD, por meio da qual obtemos a visão de mais alta resolução, e está repleta de luteína (do latim *lutĕus*, "amarelo").[483] Como seus níveis na retina podem corresponder aos níveis no cérebro, os olhos fazem as vezes de uma janela para o interior desse órgão tão importante e, de fato, a quantidade de "pigmento macular", que consiste em luteína e outros carotenoides das verduras, a exemplo da zeaxantina, se correlaciona com pontuações de testes cognitivos[484] e melhorias na função[485] e na estrutura do cérebro.[486]

Onde encontrar a luteína? As indústrias do abacate e dos ovos gostam de se gabar da quantidade desses pigmentos maculares em seus produtos, mas as verdadeiras estrelas são as folhas verde-escuras. Meia xícara de couve cozida contém cinquenta vezes mais luteína do que um ovo cozido; uma salada de espinafre oferece mais luteína do que uma omelete de cinquenta ovos.[487] Nem mesmo os estudos financiados pela Avocado Board conseguiram demonstrar benefícios relacionados ao guacamole,[488, 489] mas a adição de apenas 60g de espinafre, o que equivale a um quinto do um pacote de 280g de espinafre congelado, pode aumentar significativamente o pigmento macular na maioria das pessoas em um mês.[490]

Assista ao vídeo <see.nf/luteintrials> para saber de que forma os suplementos de luteína/zeaxantina podem melhorar a visão[491] e a cognição;[492] porém, embora ambos ajudem a prevenir e tratar uma das principais causas de perda de visão relacionada à idade[493] (veja o capítulo "Como preservar a visão"), parece que os suplementos não aprimoram a cognição das pessoas que já sofrem da doença de Alzheimer.[494]

Cogumelo-juba-de-leão

Em estudos de pequeno porte sobre o consumo de cerca de 1 a 3g por dia de cogumelo-juba-de-leão (*Hericium erinaceus*, conhecido pelo nome menos palatável de "fungo-dente-barbudo") em pó, foram constatados alguns benefícios cognitivos para indivíduos com cognição normal[495] e comprometimento cognitivo leve,[496] mas não para o Alzheimer precoce, embora tenha havido melhora na capacidade de realizar atividades da vida diária, uma medida de independência. Veja detalhes sobre esses estudos e muito mais no vídeo <see.nf/mane>.

Café e chá

De acordo com o Estudo de Saúde Adventista-2, o maior estudo prospectivo de consumidores de vegetais já realizado, a ingestão média de polifenóis na alimentação de não vegetarianos era *mais alta* do que a dos vegetarianos e veganos, e isso me surpreendeu. Por que isso acontece? Sobretudo porque os não vegetarianos bebem mais café,[497] a principal fonte de polifenóis nos Estados Unidos.[498] O consumo de café é bom para o cérebro? É uma questão complicada, conforme detalho no vídeo <see.nf/coffeetea>, mas, em linhas gerais, uma aparente inexistência de associação geral entre o consumo de café e a demência pode ser obscurecida pelos efeitos deletérios do consumo elevado de café,[499] potencialmente equilibrando os efeitos protetores do baixo consumo da bebida.[500]

Dados sobre o chá verde, no entanto, parecem ter uma dose-resposta linear, o que significa que, quando se trata de risco de déficits cognitivos, qualquer consumo de chá verde é melhor do que nenhum, e quanto mais, melhor.[501] De acordo com estudos de intervenção, o chá preto pode causar melhora acentuada à atenção e ao estado de alerta mental,[502] mas, em estudos populacionais, não foi observada relação entre o chá preto e o risco de demência ou declínio cognitivo.[503]

Especiarias que turbinam o cérebro

Foi demonstrado que compostos[504] e extratos[505] de alho atenuam disfunções cognitivas relacionadas à idade e reduzem a neuropatologia de Alzheimer em roedores. Para testar o alho em seres humanos, jovens voluntários saudáveis foram selecionados aleatoriamente para tomar, durante cinco semanas e duas vezes ao dia, cápsulas com apenas um oitavo de colher de chá de alho puro em pó, do tipo que encontramos à venda em qualquer supermercado. Em comparação com cápsulas de placebo idênticas em cor, textura, tamanho, formato e até cheiro, os voluntários que receberam as pitadas de alho em pó apresentaram melhora significativa na memória e na atenção.[506] Como esmiúço no vídeo <see.nf/brainspice>, o gengibre pode ajudar na meia-idade,[507] e apenas um quarto de colher de chá de sementes de cominho preto moídas pode ter impactos cognitivos positivos tanto nos jovens[508] como nos idosos.[509]

Soja é demais

A associação entre o consumo de leguminosas e a melhoria do desempenho cognitivo[510] tem sido utilizada para tentar explicar por que a prevalência da demência é mais baixa no Leste da Ásia, onde as pessoas comem de dez a quarenta vezes mais produtos à base de soja em comparação com a população do Ocidente.[511] Analiso os dados populacionais contraditórios no vídeo <see.nf/brainsoy>, mas, em termos de evidência de intervenção, foram feitos dezesseis ensaios clínicos randomizados, envolvendo mais de mil participantes, e, no cômputo geral, constatou-se que intervenções com soja ou compostos de soja melhoram a função cognitiva geral e da memória.[512] Por exemplo, disfarçar a soja no chili a fim de estimular aleatoriamente as pessoas a adotar dietas mais ricas em soja resultou em melhorias expressivas na memória de curto e longo prazo em um período de dez semanas.[513]

Nem tudo é "*equol*valente"

Realizou-se um estudo randomizado, com duplo-cego, grupo controle e placebo sobre isoflavonas de soja em pacientes com Alzheimer. Após seis meses, não foram encontrados benefícios cognitivos em relação ao placebo no que tange a algumas porções diárias de alimentos à base de soja;[514] no entanto, surgiram evidências preliminares de benefício entre os indivíduos produtores de equol.[515] Entre japoneses idosos, os produtores de equol também tinham menos da metade das lesões cerebrais da massa branca, como constatado em ressonância magnética, em comparação com não produtores.[516] Para saber mais detalhes, confira o vídeo <see.nf/equol>, mas, em linhas gerais, algumas pessoas se beneficiam ainda mais da soja do que outras por terem bactérias intestinais capazes de transformar uma isoflavona da soja em um composto ainda mais benéfico chamado equol.[517]

Cerca de metade dos japoneses e coreanos são capazes de produzir equol, mas apenas cerca de um em cada sete estadunidenses consegue produzir esse metabólito da isoflavona.[518] O uso excessivo de antibióticos pode acabar com as bactérias do bem e converter um produtor de equol em um não produtor, mas, antes de tudo, como adquirir as bactérias certas?[519] Há um grupo de ocidentais com altas taxas de produção de equol: os vegetarianos, talvez porque ingiram mais fibras,[520] menos gordura dietética[521] ou menos colesterol.[522] Seja lá o que for, em breve, indivíduos que se alimentam sobretudo de vegetais poderão ser os únicos produtores majoritários de equol remanescentes, à medida que as populações asiáticas ocidentalizam sua dieta.[523]

Grãos integrais para cérebros íntegros?

Com base em estudos transversais sobre milhares de homens e mulheres com mais de 50 anos, a alta ingestão de grãos integrais está sem dúvida associada ao Índice de Envelhecimento Bem-Sucedido, medida que representa não apenas o ato de evitar doenças e invalidez, mas também de manter a função cognitiva e o envolvimento em atividades físicas, sociais e produtivas.[524] Isso foi determinado após tentativas de controle de vários outros fatores dietéticos e de estilo de vida, mas é impossível controlar tudo. Quando ratos foram randomizados para ingerir cevada, em vez de arroz branco, viveram consideravelmente mais tempo, sofreram menos queda de pelos, adquiriram uma pelagem mais lustrosa, demonstraram maior habilidade para se equilibrar em uma haste e se manter pendurados de cabeça para baixo por mais tempo, além de conservarem uma melhor memória espacial de longo prazo.[525] Em contrapartida, conforme documento no vídeo <see.nf/braingrain>, até o momento são desanimadoras as evidências de intervenção em humanos.

Oleaginosas para a saúde do cérebro

Pessoas que têm o hábito de comer oleaginosas tendem a viver mais[526] e a raciocinar melhor,[527] mas isso não significa que esse grupo alimentar necessariamente tenha algo a ver com uma coisa ou outra. No vídeo <see.nf/nutbrains>, abordo alguns dos fatores que causam divergências nos estudos populacionais sobre o consumo de oleaginosas. A conclusão final é que as evidências dos estudos de intervenção sobre a contribuição das oleaginosas para a cognição são desalentadoras, embora um subestudo do PREDIMED tenha sugerido que, se a pessoa costuma comer meio punhado de oleaginosas por dia, talvez valha a pena consumir uma mancheia, e, se usar azeite de oliva comum, pode valer a pena mudar para extravirgem.[528]

A falha do óleo de peixe

E quanto aos benefícios do óleo de peixe para a saúde do cérebro? Em uma revisão das estratégias de redução do risco de demência, foi compilada uma lista de atributos comuns de dietas supostamente saudáveis para o cérebro. As pessoas são incentivadas a limitar a ingestão de carne — incluindo aves — e alimentos processados gordurosos, açucarados e salgados, bem como a seguir uma dieta predominantemente à base de vegetais, rica em frutas e legumes (sobretudo bagas e verduras), leguminosas e grãos integrais. Mas existe também uma tendência a estimular as pessoas a comer peixes gordurosos.[529]

As recomendações acerca do consumo de peixe fundamentam-se em dados de observação que revelam, por exemplo, risco significativamente menor de desenvolver a doença de Alzheimer (mas não demência mais ampla) entre quem come peixe,[530] risco consideravelmente menor de ter demência (mas não o Alzheimer em si) em quem toma suplementos de óleo de peixe[531] e maior volume do hipocampo associado a níveis mais elevados de ômega-3 no sangue.[532] Quem come peixe também tende a comer mais frutas e legumes, fumar menos, praticar mais exercícios físicos,[533] e em geral tem mais escolaridade do que quem não come peixe.[534] As pessoas que tomam suplementos de óleo de peixe também parecem comer mais frutas e legumes, fumar menos e fazer mais exercícios físicos do que quem que não consome esses suplementos, além de tenderem a ter um status socioeconômico mais elevado.[535] Para verificar se os aparentes benefícios do ômega-3 aquático observados em estudos populacionais são efetivos e não se devem apenas a variáveis de confusão associadas, pesquisadores realizaram dezenas de ensaios de intervenção randomizados e com grupo controle.

Três ensaios randomizados, com grupo controle e placebo sobre ômega-3 e a doença de Alzheimer foram realizados por períodos de seis, doze e dezoito meses, e, infelizmente, não foram demonstrados benefícios cognitivos.[536] Terá sido porque logo no início do estudo a doença dos participantes se encontrava em estágio tão avançado que já era tarde demais?[537] A Organização Mundial da Saúde financiou a mais recente e maior revisão abrangente de ômega-3 de cadeia longa (de algas ou peixes) para resultados cognitivos, e os pesquisadores não encontraram nenhuma proteção expressiva contra o comprometimento cognitivo ou demência e detectaram apenas efeitos "clinicamente desimportantes" na cognição global. Os revisores concluíram: "Pessoas preocupadas com sua saúde cognitiva devem ser informadas de que tomar suplementos de ômega-3 de cadeia longa não é útil para a cognição."[538]

Existe efeito limiar?

O conceito de vitaminas foi descrito pela primeira vez por ninguém menos que o dr. Funk.[539] Em seu artigo seminal de 1912, ele discutiu a noção de que existiam compostos complexos que o corpo não era capaz de produzir do zero, então precisamos obtê-los pela alimentação.[540] Em meados do século XX, todas as vitaminas tinham sido descobertas e isoladas,[541] mas foi só na década de 1960 que percebemos que certas gorduras também eram essenciais,[542] incluindo ácidos graxos ômega-3, concentrados em alimentos como sementes de linhaça e oleaginosas, que o corpo pode estender ao ômega-3 de cadeia longa DHA e EPA, que também podemos obter a partir de algas ou peixes.[543]

O fato de ter levado tanto tempo e circunstâncias tão extremas para que fosse demonstrada a natureza essencial do ômega-3 (<see.nf/essentialfats>) ilustra como é difícil desenvolver uma deficiência visível de ômega-3. É claro que a quantidade necessária para evitar a deficiência não é necessariamente a quantidade ideal para a saúde. (Veja o exemplo do escorbuto na página 263.) Não parece haver nenhum benefício cognitivo na suplementação de ômega-3 de cadeia longa para a população em geral, mas e para quem não come peixe?

Tenha em mente o famoso Estudo Preventivo de Alzheimer Multidomínio, no qual mais de mil idosos com problemas de memória foram randomizados para receber DHA e EPA (em óleo de peixe) ou placebo durante três anos. No geral, o DHA e o EPA não tiveram efeito significativo na taxa de declínio cognitivo.[544] No entanto, a maioria dos indivíduos comia peixe e, portanto, já obtinha DHA e EPA pré-formados na alimentação. Então, talvez exista um limite na proteção, e todos os participantes já tenham começado acima dele. Mas, embora não tenham sido encontrados benefícios em estudos populacionais gerais desse gênero, isso não é suficiente para nos inteirar do papel dos ômega-3s de cadeia longa na saúde do cérebro. Seria o mesmo que dar laranjas a metade das pessoas e, por não encontrar nenhuma diferença nas taxas de escorbuto (zero em ambos os grupos), concluir que a vitamina C não desempenha nenhum papel no escorbuto.

E se vasculhássemos minuciosamente os dados do Estudo Preventivo de Alzheimer Multidomínio pensando no que aconteceu com os indivíduos que tinham baixos níveis de consumo de peixe (calculados de acordo com os baixos níveis de ômega-3 de cadeia longa no sangue)? Foi exatamente isso que os pesquisadores fizeram, então descobriram que, para pelo menos uma medida da função executiva, houve um declínio consideravelmente menor no grupo do óleo de peixe em comparação com o placebo.[545] É sempre necessário ter cuidado com análises *post hoc*, por isso os resultados são considerados exploratórios, não conclusivos. No entanto, isso poderia explicar por que os ensaios clínicos de ômega-3 de cadeia longa falharam tantas vezes. Talvez seja porque os estudos não se concentraram nas pessoas que mais poderiam se beneficiar, aquelas que começam com níveis baixos.

Suplementos Ômega-3

Então, as pessoas que não comem peixe deveriam cogitar tomar DHA e EPA para uma saúde ideal do cérebro? Trato dessa questão no vídeo <see.nf/dhabrain>. Indo diretamente ao ponto da evidência de intervenção, em um estudo randomizado duplo-cego, grupo controle e placebo junto a idosos com a função cognitiva intacta, constatou-se melhora significativa na função executiva e redução considerável da taxa de encolhimento cerebral após cerca de seis meses de suplementação de ômega-3 de cadeia longa em comparação com placebo.[546] Segundo um estudo semelhante com DHA à base de algas em idosos com deficiência cognitiva por 12 meses, houve grande melhora da função cognitiva (incluindo o QI de escala completa) e do volume do hipocampo — a sede da memória no cérebro — em comparação com o placebo.[547] Portanto, ter quantidades suficientes de ômega-3 de cadeia longa EPA e DHA pode ser importante para preservar a função e a estrutura do cérebro. Mas o que é "suficiente" e como chegar lá?

Como descrevo no vídeo, quem não come peixe tende a ficar abaixo de um limite provisório de ômega-3 que pode ser alcançado pela ingestão de 250mg de uma mistura de EPA/DHA livre de poluentes (derivada de algas). Do ponto de vista técnico, o único ômega-3 verdadeiramente essencial é o alfa-linolênico (ALA), o ômega-3 de cadeia curta à base de vegetais, porque podemos produzir DHA e EPA a partir dele.[548] No entanto, a eficiência dessa conversão varia e pode minguar com a idade.[549] Portanto, embora na maioria dos ensaios de suplementação de DHA na população em geral não se reduziu o declínio cognitivo,[550] até podermos tirar maiores conclusões, as pessoas que não comem peixe deveriam avaliar a possibilidade de suplementação[551] com 100 a 300mg de DHA por dia.[552]

Por que não apenas comer peixe?

Segundo uma revisão abrangente da Organização Mundial da Saúde em que não se encontraram benefícios cognitivos expressivos na suplementação de ômega-3 de cadeia longa, quaisquer vantagens talvez sejam contrabalançadas pela potencial contaminação neurotóxica de peixes e produtos de óleo de peixe com metais pesados, organoclorados, bifenilos policlorados (ou bifenilpoliclorado, PCBs) e hidrocarbonetos aromáticos policíclicos (HPAs).[553] Isso pode ajudar a explicar estudos que constataram que um maior consumo de peixe prevê *pior* função cognitiva.[554] A maioria dessas descobertas veio à tona em estudos com crianças, porém níveis mais elevados de ômega-3 também foram associados a níveis mais elevados de comprometimento cognitivo e demência em idosos.[555]

Assista ao vídeo <see.nf/fishbrain> para saber detalhes sobre esses estudos, mas, à guisa de ilustração, apresento aqui um relato de caso: um homem de 91 anos de idade, com anos de perda progressiva de memória, foi diagnosticado com a doença de Alzheimer. Testes cognitivos mostraram que ele sofria demência, e amigos e familiares presumiram que sua vida estava chegando ao fim. No entanto, um histórico detalhado revelou que, durante anos a fio, ele consumiu peixe-espada uma ou duas vezes por semana; depois, descobriu-se que seu organismo tinha níveis de mercúrio elevadíssimos, o que acarretava grandes chances de danos neurológicos graves. Contudo, dez meses depois de abolido o peixe de sua alimentação, os níveis de mercúrio voltaram ao normal, sua memória se recuperou, e os testes cognitivos mostraram que ele já não tinha demência.[556] Ou seja, ao que tudo indicava, no fim das contas ele não tinha Alzheimer: tratava-se apenas de envenenamento por mercúrio devido a um punhado de refeições de peixe contaminado todos os meses.

De acordo com uma revisão sistemática e a metanálise de metais tóxicos e a doença de Alzheimer, os níveis de mercúrio e outro metal pesado, o cádmio, no sangue estavam consideravelmente elevados em pacientes com Alzheimer, em comparação com os do grupo de controle.[557] Adotar uma dieta à base de vegetais pode reduzir pela metade os níveis de cádmio (e de chumbo) em apenas três meses e diminuir os níveis de mercúrio em 20%, conforme medições em amostras de cabelo, mas os níveis de metais pesados se recuperam ao retomar a dieta onívora.[558] Não está claro se isso ajuda a explicar os dados que mostram duas a três vezes taxas mais baixas de demência em vegetarianos.[559] Embora os níveis de mercúrio no sangue estejam correlacionados com o risco de desenvolver Alzheimer, os níveis desse metal no cérebro, avaliados em autópsia, não se correlacionam com a patologia cerebral.[560]

Talvez os níveis de mercúrio no sangue não passem de marcadores do consumo de peixe, e o verdadeiro culpado seja um dos outros poluentes, como os PCBs, que podem ficar presos no corpo durante décadas.[561] Nesse caso, que tal o óleo de peixe purificado? Os métodos usados pelos fabricantes de suplementos de óleo de peixe, como a destilação, deixam quantidades consideráveis de PCBs e outros poluentes nos produtos, tanto que, quando ingeridos conforme as instruções, os óleos de salmão, arenque e atum excedem a ingestão diária tolerável em termos de toxicidade.[562] Por sorte, é possível obter os benefícios, sem os riscos, consumindo DHA das algas,[563] que é de onde os peixes o extraem.[564] Assim, podemos eliminar os peixes intermediários e obter DHA na parte inferior da cadeia alimentar, diretamente da fonte.

BMAA em frutos do mar

O renomado neurologista Oliver Sachs e seus colegas solucionaram um intrincado quebra-cabeça que surgiu na exótica ilha tropical de Guam, um aglomerado do que pareciam ser três doenças neurodegenerativas agrupadas em uma só: um complexo formado pela esclerose lateral amiotrófica (ELA), pelo Parkinson e pela demência.[565] Os nativos afetados comiam raposas-voadoras, morcegos frugívoros (da espécie *Pteropus mariannus*) que se alimentavam das sementes do fruto de uma árvore na qual se concentrava uma neurotoxina chamada BMAA, proveniente das algas azuis (também conhecidas como cianobactérias) que crescia em suas raízes.[566] No vídeo <see.nf/alsfish>, explico que a BMAA se tornou alvo de preocupação mundial quando foi encontrada no cérebro de moradores da Flórida que morreram de doença de Alzheimer[567] e nos frutos do mar colhidos no mesmo estado em níveis comparáveis aos dos morcegos frugívoros contaminados.[568]

No vídeo de acompanhamento <see.nf/alsdiet>, observo que alguns pesquisadores consideram que a BMAA é um forte candidato a um dos principais fatores contribuintes para a doença de Alzheimer,[569] sobretudo depois que macacos alimentados com comida acrescida dessa neurotoxina desenvolveram patologia do tipo Alzheimer no cérebro.[570] O maior golpe contra essa teoria, no entanto, é que, em alguns dos estudos de autópsia — incluindo o mais abrangente —, não foi encontrado qualquer vestígio de BMAA no cérebro de pessoas com a doença,[571] parte de um debate em aberto sobre a sensibilidade de diferentes métodos de testagem.[572] Até que a questão seja resolvida, há quem julgue prudente tentar limitar a exposição.[573]

Além de peixes e crustáceos,[574] a BMAA está concentrada em produtos feitos de tubarão e em certos suplementos de algas. As barbatanas de tubarão (usadas para sopa)[575] têm alguns dos mais altos níveis da neurotoxina registrados,[576] e descobriu-se que quinze dos dezesseis suplementos dietéticos de cartilagem de tubarão estavam contaminados.[577] De dezoito algas azuis (*Aphanizomenon flos-aquae*) e suplementos de espirulina, oito continham toxinas em níveis que excediam os valores de ingestão diária tolerável, mas apenas dois continham BMAA.[578] No entanto, dos cinco suplementos de proteína em pó contendo espirulina testados, quatro estavam contaminados.[579]

COMA PARA O BEM DA SAÚDE DO SEU CÉREBRO

É fundamental saber quais componentes ou alimentos específicos é preciso incluir (ou não) na dieta para ajudar a proteger a função cerebral, mas qual é a melhor dieta de todas para preservar a mente?

Dar o dedo

Como várias intervenções individuais no estilo de vida parecem eficazes, que tal combinarmos algumas? O primeiro grande estudo clínico randomizado controlado de uma intervenção multidomínio baseada no estilo de vida para idosos em risco foi o Estudo para Prevenir a Deficiência Cognitiva e a Incapacidade, publicado em 2015.[580] Mais de mil homens e mulheres na faixa dos 60 e 70 anos foram randomizados para uma combinação de orientação nutricional, exercícios físicos, treinamento cognitivo e gerenciamento de fatores de risco vasculares ou para um grupo de controle que recebeu apenas conselhos de saúde geral. Após dois anos, a melhoria na cognição foi significativamente maior no grupo de intervenção no estilo de vida, ainda que o efeito tenha sido pequeno (0,13).[581] (O efeito pode ser quantificado como uma "diferença média padronizada" [SMD, na sigla em inglês]. Uma SMD de 0,2 é considerada pequena; 0,5, moderada; e 0,8, grande.) Em uma escala populacional, mesmo os pequenos efeitos podem ter importantes implicações para a saúde pública, mas por que não houve um impacto maior?

Os resultados bastante modestos de estudos de intervenção como o FINGER têm sido usados como argumento contrário ao importante papel do estilo de vida na prevenção da demência, mas o fato é que eles talvez não tenham feito o suficiente. Por exemplo, a "dieta saudável para o cérebro"[582] recomendada no estudo FINGER não ia além de quatro porções de frutas e legumes por dia, e carne e laticínios com baixo teor de gordura. É verdade que, quanto mais à risca os participantes seguiam as recomendações, melhor se saíam, mas pequenas mudanças só podem gerar pequenos resultados.[583]

Dieta mediterrânea

E quanto a mudanças mais amplas e drásticas, como uma dieta de estilo mediterrâneo? Em dezenas de estudos de observação, um total de quase 100 mil pessoas foram acompanhadas durante períodos de três a doze anos, e descobriu-se que os indivíduos com pontuações mais elevadas num índice de dieta mediterrânea tendiam a um menor declínio na função cognitiva global. No entanto, mais uma vez o tamanho do efeito foi relativamente pequeno,[584] e não houve redução perceptível nas taxas de demência incidente ou comprometimento cognitivo leve.[585] Cerca de dez ensaios clínicos randomizados de dietas de estilo mediterrâneo relataram 72 resultados de testes cognitivos, mas apenas em uma pequena porcentagem (8 em cada 72) houve uma vantagem estatisticamente significativa.[586, 587]

A fim de ver como seria possível aprimorar a dieta mediterrânea, os pesquisadores tentaram descobrir seus componentes protetores. O consumo de peixe não apresentou benefícios, tampouco o consumo moderado de álcool. As duas peças cruciais pareciam ser o consumo de legumes e a maior proporção entre gorduras insaturadas e gorduras saturadas, essencialmente o equilíbrio entre gorduras vegetais e gorduras animais.[588] De todas as características dietéticas da pontuação da dieta mediterrânea, a que está mais ligada ao melhor desempenho cognitivo e maior volume cerebral total é a redução do consumo de carne.[589]

Dieta da mente

A fim de elaborar um regime alimentar sob medida para proteger o cérebro, os pesquisadores do Centro Médico da Universidade Rush escolheram componentes que refletissem as evidências mais convincentes e atraentes para criar sua dieta intitulada Mediterranean-DASH Intervention for Neurodegenerative Delay (MIND). A dieta DASH, sigla em inglês para Dietary Approaches to Stop Hypertension [Estratégias dietéticas para deter a hipertensão, em tradução livre], foi desenvolvida para proteger o sistema cardiovascular. A partir daí, os pesquisadores se apropriaram da ênfase na redução de gorduras saturadas, doces e carnes (inclusive peixes). Da dieta mediterrânea, incorporaram a restrição de laticínios e a ênfase em leguminosas e oleaginosas, mas, em vez de batatas, a dieta MIND tinha como peça central o consumo de verduras pelo menos seis vezes por semana. E, em vez de frutas em geral, enfatizava especificamente as frutas silvestres. Essa dieta também dava pontos pela redução da ingestão de fast food ou de frituras a menos de uma vez por semana.[590] A Academia de Nutrição e Dietética resumiu: "Combinando as duas dietas, a MIND dá ênfase aos alimentos naturais, à base de vegetais, com estímulos específicos para o aumento do consumo de frutas vermelhas e verduras e promovendo a ingestão limitada de alimentos de origem animal e alto teor de gorduras saturadas."[591]

Para saber do que essa dieta é capaz, assista ao vídeo <see.nf/mind>. Em suma, cerca de dez de estudos se debruçaram sobre a MIND, e em todos a maior adesão à dieta foi associada a benefícios em pelo menos algum aspecto da cognição — em 7 dos 9 ensaios que mediram a função cognitiva global, foram encontrados benefícios em todos os aspectos,[592] incluindo um risco até 53% menor de desenvolver a doença de Alzheimer.[593] E a longevidade pode estar incluída entre os efeitos colaterais. Em comparação com aqueles que figuraram entre os 30% de pontuação mais baixa na dieta MIND, os indivíduos com uma idade média de 70 anos que atingiram a faixa dos 30% de pontuação mais alta apresentaram um risco 37% menor de morrer nos doze anos seguintes.[594] No entanto, até agora foi realizado apenas um único estudo clínico randomizado para testagem adequada da dieta. Segundo o estudo-piloto de três meses de duração, os indivíduos selecionados para serem aconselhados a seguir a dieta MIND tiveram melhorias significativas em seis das oito medidas cognitivas.[595]

O escopo do Estudo de Saúde das Enfermeiras, de Harvard, foi grande o suficiente para esmiuçar os componentes da dieta MIND e identificar o fator predominante no que dizia respeito a impulsionar o aparente benefício, e os pesquisadores concluíram que era a redução nas gorduras saturadas e trans.[596] Se o fator-chave na dieta mediterrânea é a redução na ingestão de carne, e o cerne da dieta MIND parece ser a diminuição do consumo de gorduras saturadas e gorduras trans na manteiga e em junk food, que tal experimentar uma nutrição à base de alimentos integrais e vegetais?[597]

Dieta à base de alimentos integrais e vegetais

No vídeo <see.nf/antiaging>, avalio cuidadosamente as possíveis razões pelas quais os vegetarianos de longa data são até três vezes menos propensos a desenvolver demência.[598] Pode ser porque estão expostos a menos gorduras saturadas,[599] colesterol,[600] proteína animal[601] ou gerontotoxinas AGE.[602] No entanto, embora apenas abandonar os alimentos de origem animal — sem levar em conta os benefícios para a saúde dos substitutos à base de vegetais — pareça ser uma proteção contra o comprometimento cognitivo,[603] a pontuação da dieta MIND está mais estreitamente alinhada com o desempenho cognitivo do que a pontuação da redução de produtos de origem animal. Isso sugere que pode haver benefícios na ênfase em alimentos vegetais saudáveis, a exemplo de verduras, frutas vermelhas e bagas.[604]

Talvez seja também porque as dietas à base de vegetais protejam contra o estresse oxidativo e a inflamação.[605] Os fatores dietéticos também podem influenciar o efeito do estresse no declínio cognitivo. Dietas caracterizadas pela alta ingestão de proteínas animais, gorduras saturadas e açúcares adicionados, associada à baixa ingestão de alimentos vegetais, podem aumentar a liberação de hormônios corticosteroides do estresse, como o cortisol das glândulas suprarrenais, o que pode favorecer o desenvolvimento de demência.[606]

As principais dicas para prevenir o Alzheimer com a alimentação são: reduzir a adição de açúcares e sal, gorduras saturadas, produtos de origem animal e processados em geral, e comer mais alimentos vegetais (sobretudo verduras e leguminosas) e frutas (sobretudo bagas e frutas vermelhas).[607]

NÃO EXISTEM ENSAIOS RANDOMIZADOS COM GRUPO CONTROLE SOBRE PARAQUEDAS

Depois de ler esta seção, você talvez se surpreenda ao ver as conclusões de revisões sistemáticas sobre o que podemos fazer para prevenir o declínio cognitivo. Por exemplo: "A literatura atual não fornece evidências adequadas que permitam fazer recomendações para intervenções."[608] Como fundamento desse tipo de conclusão, os pesquisadores citam a inexistência de ensaios clínicos randomizados suficientes.[609] É inegável que os ensaios clínicos randomizados são o padrão-ouro para a testagem de novos medicamentos. O mais alto nível de evidência se faz necessário porque todo ano as drogas matam cerca de 100 mil estadunidenses, e não estou falando de overdoses, erros de medicação ou drogas ilícitas. Os medicamentos comuns, prescritos por médicos e aprovados pela FDA, são a sexta principal causa de mortes nos Estados Unidos.[610] Portanto, é melhor ter a plena certeza de que os benefícios dos novos remédios superam seus riscos potencialmente fatais.

No entanto, quando falamos de estilo de vida saudável, os efeitos colaterais são todos essencialmente bons, por isso sua prescrição não exige o mesmo nível de evidências. No vídeo <see.nf/rctdementia>, apresento o perfil de uma "proposta modesta" publicada no *Journal of Alzheimer's Disease* acerca de diversos ensaios clínicos randomizados e com grupo controle sobre prevenção da demência. Como podemos *realmente* saber que há um aumento no risco de desenvolver demência devido a lesões cerebrais traumáticas, a menos que selecionemos aleatoriamente as pessoas para levar uma pancada na cabeça com tacos de beisebol? Até termos dados de controle randomizados, de que maneira nós, médicos, podemos recomendar que os pacientes não sejam atingidos na cabeça? Na mesma linha, poderíamos acorrentar milhares de pessoas a esteiras *versus* sofás por algumas décadas, ou viciar milhares de pessoas em cigarros.[611] O editorial concluiu: "É hora de percebermos que um estudo definitivo (...) sobre estilo de vida e saúde cognitiva no envelhecimento *é uma impossibilidade*. No entanto, a ausência de evidências definitivas não deve restringir os médicos de fazer recomendações razoáveis com base nas evidências disponíveis."[612]

Dito isso, enquanto escrevo estas linhas, em 2023, um estudo clínico randomizado com o intuito de verificar se uma rotina de estilo de vida e nutrição com dieta à base de alimentos integrais e vegetais pode desacelerar, deter ou até reverter o curso da doença de Alzheimer está prestes a terminar. O dr. Dean Ornish e seus colegas selecionaram 51 pacientes com Alzheimer precoce para, basicamente, testar o mesmo programa de dieta e estilo de vida que ele utilizou para reverter a progressão de doenças cardíacas, diabetes tipo 2, hipertensão, colesterol alto e câncer de próstata em estágio inicial.[613] Sabendo que este livro provavelmente seria publicado depois da divulgação dos resultados iniciais do estudo, Dean me forneceu uma prévia de suas descobertas — e quem diria? Ao que parece, as mudanças no estilo de vida à base de alimentos vegetais vão acabar superando as novas infusões biotecnológicas de 50 mil dólares em termos de eficácia, e sem causar inchaço e sangramento no cérebro.[614]

CAPÍTULO 10

Como preservar os músculos

A perda de massa muscular é uma característica do envelhecimento encontrada em todas as espécies já estudadas.[1] Em seres humanos, a massa muscular tende a começar a diminuir após os 30 anos,[2] acelerando após os 50 anos, com uma perda anual de 1% a 2%, ao ano.[3] Aos 80 anos, já perdemos cerca de 50% das fibras dos músculos dos baraços e pernas.[4] A perda anual de força muscular pode ser ainda mais drástica, sugerindo perda tanto de *qualidade* como de quantidade de múculo.[5] Isso não ocorre apenas porque as pessoas tendem a se tornar menos ativas com a idade.[6] Mesmo entre atletas experientes, como maratonistas e levantadores de peso, que se mantêm em forma durante toda a vida, o desempenho tende a diminuir depois dos 40 anos, caindo pela metade aos 80.[7]

MEIO QUILO DE CARNE

A perda excessiva de massa, força e função muscular esquelética relacionada à idade é denominada sarcopenia, do grego *sárx*, que significa "carne", e *penia*, "deficiência, escassez". Cerca de 25% de nós sofremos de sarcopenia já no final dos 60 anos e 40%, aos 80,[8] com taxas que beiram os 70% em pessoas septuagenárias ou mais velhas que vivem em casas de repouso.[9]

A sarcopenia está associada não apenas ao maior risco de quedas, mas também a um tempo de vida mais curto.[10] A perda de força muscular pode ser ainda mais importante, pois está ligada à mortalidade, não importa a quantidade de massa muscular.[11] Isso se aplica à força tanto da parte superior do corpo quanto da parte inferior,[12] embora a força de preensão manual seja muito utilizada para medir a força corporal total.[13] Cada quilograma de declínio na força de preensão manual está correlacionado com um aumento de 33% no risco de mortalidade. Até a força de preensão manual na meia-idade é bastante preditiva de invalidez tardia, 25 anos depois.[14]

A síndrome de fragilidade é um conceito intimamente relacionado a isso. Embora reconhecida há séculos, sua definição só foi padronizada em 2021.[15] A caracterização dessa síndrome inclui pelo menos três dos cinco critérios a seguir: fraqueza (medida pela força de preensão manual), perda de peso não intencional (de 4,5kg ou 5% do peso corporal no último ano), exaustão (autorrelatada), velocidade lenta de caminhada (com base no tempo necessário para percorrer 4,5m) e pouca atividade física.[16] Indivíduos que atendem a um ou dois desses critérios são classificados como "pré-frágeis".[17] Cerca de uma em cada 40 pessoas são frágeis aos 65 anos de idade, uma em cada quatro após os 75 anos,[18] e uma em cada três com mais de 85 anos.[19]

A herdabilidade da massa e força muscular pode ser de 50% a 60%.[20] O que podemos fazer em relação aos outros aspectos, sobre os quais temos algum controle?

TUDO OU NADA

Segundo um estudo que, ao longo de doze anos, acompanhou norte-americanos sedentários com mais de 65 anos, era perdido cerca de 1% de massa muscular todos os anos.[21] Em contrapartida, um estudo semelhante realizado no Japão constatou que as diminuições na massa muscular relacionadas à idade "eram insignificantes".[22] Por que a diferença? No estudo japonês, os participantes eram informados dos resultados, por isso muitas vezes tentavam melhorá-los com treinos de força antes da verificação seguinte. Isso foi observado sobretudo entre os homens de meia-idade, que, de tão competitivos, houve casos de *ganho* de massa muscular com a idade, o que mostra que a perda contínua de massa muscular com o passar dos anos *não é* inevitável. Você só precisa se esforçar para contorná-la.

Embora ainda não tenhamos definido a melhor "dosagem" — intervalo de tempo, frequência e repetições[23] —, os exercícios de resistência são considerados a estratégia mais eficaz para prevenir a fraqueza muscular relacionada à idade,[24] tratar a perda muscular[25] e aprimorar a função física.[26] Por exemplo, em um programa genérico de treinamento de força que durou 24 semanas, com três sessões semanais, homens e mulheres com idade média de 70 anos apresentaram aumento de cerca de 10% na massa muscular das pernas e de 40% na força da parte inferior e superior do corpo, bem como redução de cerca de 20% no tempo do teste de sentar-levantar,[27] uma medida da função física capaz de prever o risco de quedas.[28] As intervenções de exercícios são consideradas fundamentais para manter a autonomia de indivíduos frágeis e pré-frágeis,[29] mas podem reverter sua designação como pessoas com síndrome de fragilidade. Homens e mulheres frágeis, com idade média de 80 anos, foram randomizados para um programa que combinava exercícios de resistência, força, coordenação, equilíbrio e flexibilidade durante uma hora por dia, cinco dias por semana. Todos os 49 indivíduos do grupo controle começaram frágeis e permaneceram frágeis. Porém, num espaço de seis meses, dezesseis dos 51 indivíduos do grupo de exercícios (31%) tiveram a síndrome de fragilidade revertida.[30]

Por sua vez, a inatividade — ou mesmo uma queda nos níveis de atividade — pode efetivamente piorar a situação. Qualquer pessoa perderia massa muscular depois de ficar deitada na cama durante dias seguidos, porém os idosos acamados parecem perder massa muscular a uma velocidade seis vezes maior do que os mais jovens. Em apenas dez dias de repouso na cama, os participantes mais velhos do estudo (idade média de 67 anos) perderam 1kg de massa magra nas pernas,[31] o que é mais do que os indivíduos mais jovens (idade média de 38 anos) perderam em um mês inteiro de repouso na cama.[32] A imobilização de uma das pernas em um imobilizador de joelho por quatro dias causou queda semelhante (cerca de 10%) na força muscular em indivíduos jovens e idosos, mas, uma semana depois, a força dos indivíduos na faixa dos 20 anos tinha sido recuperada, ao passo que a força dos sexagenários ainda permanecia relativamente prejudicada.[33] Isso ajuda a explicar por que, no decurso de uma única internação hospitalar, de 30% a 60% dos pacientes idosos podem perder alguma autonomia para realizar atividades básicas da vida diária.[34]

Até uma forma mais branda de desuso pode levar à atrofia muscular. Pediu-se a homens e mulheres idosos que fizessem menos atividade física, diminuindo a contagem de passos diários — de 6 mil, o que indica atividade moderada, para cerca de 1.400. Em apenas duas semanas, os participantes perderam cerca de 4% da massa magra das pernas, cerca de 60g. Os pesquisadores concluíram: "Essa intervenção superficialmente 'benigna' relacionada à redução dos passos diários demonstra o quanto um período de inatividade pode ser prejudicial (...) para os idosos."[35] Isso é ainda mais preocupante porque os idosos têm muita dificuldade, mesmo com treinamento pesado de força, para se recuperar de perdas musculares por desuso e negligência. No que diz respeito ao corpo, é tudo ou nada — e muitas vezes o nada é definitivo.

APLACANDO AS CHAMAS

No estudo da redução dos passos, o declínio da atividade foi acompanhado pela elevação dos marcadores de inflamação. Por exemplo, duas semanas após a redução da contagem de passos diários, os pesquisadores notaram um aumento de 25% nos níveis de proteína C reativa dos participantes.[36] A perda muscular observada em casos de câncer é mediada pela inflamação; e quanto à perda muscular do envelhecimento?[37] De fato, os indivíduos que sofrem de sarcopenia,[38] pré-fragilidade e síndrome da fragilidade[39] tendem a apresentar níveis mais elevados de marcadores inflamatórios sistêmicos, como a proteína C reativa, que têm associação independente à redução de massa muscular e à diminuição da força nas partes superior e inferior do corpo.[40] Isso levou a sugestões de que dietas anti-inflamatórias podem ajudar.[41]

Em metanálises de estudos de observação, incluindo uma amostra representativa da população dos Estados Unidos,[42] foi encontrado até o dobro das probabilidades de sarcopenia[43] e síndrome de fragilidade[44] entre as pessoas que seguem dietas mais pró-inflamatórias. A ingestão de alimentos que ocupam as posições mais elevadas do Índice Inflamatório Dietético também tem sido associada a aspectos como baixa força de preensão manual, velocidade lenta de caminhada[45] e prejuízo nas atividades da vida cotidiana. Tudo isso levou à proposta de que a inflamação crônica é um "mecanismo subjacente fundamental" da síndrome de fragilidade, mas os estudos de observação não são capazes de provar uma relação de causa e efeito.[46]

Um gatilho inflamatório ajudaria a explicar por que as gorduras saturadas — o componente mais pró-inflamatório segundo o Índice Inflamatório Dietético[47] — estão associadas a um risco maior de sarcopenia.[48] Em comparação com os indivíduos que obtêm das gorduras saturadas cerca de 8% das calorias ingeridas — o que atende à recomendação federal dos Estados Unidos, que é de menos de 10%,[49] mas excede a orientação da Associação Americana do Coração, que é de ficar abaixo de 6%[50] —, as pessoas que obtiveram o dobro (16%) perderam uma quantidade de massa magra em geral observada depois de dez anos de envelhecimento.[51] Isso pode ajudar a explicar por que os músculos das pernas dos praticantes de crossfit que seguem uma dieta cetogênica podem encolher até 8%.[52] No entanto, uma explicação mais provável é que, sem o combustível preferido (carboidratos), os crossfiteiros passam a queimar mais das proteínas do próprio corpo.[53] E quanto a toda a proteína que eles comem?

REQUISITOS DE PROTEÍNA HUMANA

No vídeo <see.nf/proteinhistory>, investigo a saga do frisson pelas proteínas no mundo da nutrição,[54] culminando com o que foi chamado de "grande fiasco da proteína";[55] depois disso, as exigências desses nutrientes em seres humanos tiveram que ser recalculadas, resultando numa quantidade muito menor do que as estabelecidas na década de 1970.[56] Hoje em dia, no entanto, algumas pessoas ainda são obcecadas por proteínas.[57] Os defensores das dietas paleolíticas tentam argumentar a favor do consumo de carne a partir de uma perspectiva evolutiva.[58]

Um alimento, no entanto, foi aperfeiçoado ao longo de milhões de anos, e é feito sob medida para conter a quantidade perfeita de proteína para nós:[59] o leite materno humano, que na verdade pode ter a concentração mais baixa em comparação com qualquer outro leite de origem animal no mundo, menos de 1% de proteína por peso.[60] É uma das razões pelas quais o leite de vaca pode ser tão prejudicial para bebês.[61] Embora o teor de proteína no leite materno tenha sido descrito como "extremamente baixo", é exatamente como deveria ser — natural e normal para nossa espécie.

O nível "baixo" de proteína no leite materno humano (cerca de 6% das calorias) não significa que os adultos precisam dessa mesma quantidade. Nesse nível, os idosos não seriam capazes de manter a massa muscular.[62] Adultos chegam a pesar dez vezes mais que as crianças, mas só comemos cerca de 4 ou 5 vezes mais que os bebês, por isso nossa alimentação precisa ter maior concentração de proteínas. No entanto, as pessoas tendem a ingerir cerca de duas vezes mais do que necessitam.[63] A dose dietética recomendada [RDA, na sigla em inglês para *recommended dietary allowance*] é de 0,8g de proteína diária por quilo de peso corporal para todos os adultos, não importa a idade. Portanto, alguém cujo peso ideal é 45kg poderia necessitar de até 40g de proteína por dia. Em média, essa necessidade de cerca de 30g de proteína por dia, o que equivale a 0,66g/kg, mas arredondamos para 0,8g porque cada pessoa é diferente e queremos capturar a maior parte da curva do sino.[64] Como detalharei no capítulo "Restrição de proteínas", é mais provável sofrer por excesso do que por deficiência de proteína.[65]

Alguns especialistas defendem que os idosos devem ingerir uma quantidade de proteínas maior que a preconizada pelas recomendações oficiais. Inclusive, o que não é surpresa nenhuma, os consultores da Associação Nacional dos Pecuaristas e membros doPainel Consultivo do Whey Protein para o Conselho Nacional de Laticínios.[66] Eles argumentam que a perda muscular relacionada à idade pode ser consequência da "resistência anabólica" entre os idosos, uma diminuição na resposta de construção muscular aos treinos com pesos ou à ingestão de proteínas, mas esse fenômeno não foi detectado na maioria dos estudos.[67] Na verdade, no estudo[68] mais abrangente sobre as demandas de proteínas em adultos saudáveis, não foram encontradas diferenças nas necessidades proteicas com a idade,[69] e as autoridades dos Estados Unidos,[70] da União Europeia[71] e de âmbito global[72] concordam. No entanto, se os idosos não *precisam* de mais proteínas, isso não necessariamente significa que não se beneficiariam de mais desses nutrientes. E quanto aos adultos *pouco saudáveis* que já sofrem de síndrome de fragilidade ou de sarcopenia?

Mais proteína aumenta a massa ou a força muscular?

Eu me aprofundo no tema no vídeo <see.nf/muscleprotein>, mas, em linhas gerais, sintetizando todos os estudos sobre suplementação de proteínas ou aminoácidos para homens e mulheres idosos, não houve melhora significativa nem na massa corporal magra nem na força muscular da parte superior ou inferior do corpo.[73] Até o termo "massa corporal magra" acaba por ser enganoso.[74] Como a ingestão elevada de proteínas pode, por si só, causar inchaço no fígado e nos rins,[75] o aumento na massa magra total do corpo pode ser apenas um reflexo do "aumento do tamanho dos órgãos viscerais"[76] ou da retenção de água.[77]

Em idosos não frágeis, a suplementação de proteínas ou aminoácidos essenciais parece ter pouco[78] ou nenhum efeito[79] sobre a massa muscular, a força ou o desempenho, seja apenas a ingestão isolada, seja associada a uma rotina de exercícios físicos. E nas pessoas que de fato precisam de suplementação: indivíduos sarcopênicos, pré-frágeis ou frágeis? Uma das primeiras coisas recomendadas pelos médicos é um "shake nutricional" como o Ensure, que costuma ser uma mistura açucarada e ultraprocessada de xarope de milho, óleo e concentrados de proteína, muitas vezes misturados com corantes, sabores e adoçantes artificiais. Os gigantes da indústria farmacêutica — como o laboratório Abbott, fabricante do *shake* Ensure — gastam milhões de dólares por ano em lobby e financiamento de campanhas políticas para tornar esses produtos a opção preferida entre os inúmeros suplementos nutricionais disponíveis.[80] Mesmo assim, segundo uma revisão sistemática e a metanálise de ensaios clínicos randomizados sobre o uso dessas bebidas para o manejo da síndrome de fragilidade, publicadas em 2021, não foi encontrado nenhum benefício discernível para quaisquer resultados medidos: massa muscular, força muscular, função muscular, estado de fragilidade, função cognitiva ou mortalidade.[81]

Há décadas, pesquisadores vêm tentando encontrar maneiras eficazes de tratar a sarcopenia e, até agora, apenas exercícios de resistência física produziram benefícios consistentes.[82] Em um dos estudos mais amplos e rigorosos para tratar adultos pré-frágeis e frágeis, publicado em 2021, centenas de pessoas se inscreveram para testar os efeitos da leucina, da proteína de *whey* (soro de leite), da proteína de soja, da creatina e de uma combinação de creatina e whey *versus* um controle-placebo (amido de milho), no contexto de um programa de treinamento de resistência física com duração de dezesseis semanas. O treinamento de força em si funcionou, aumentando a massa e a função muscular, mas todo o resto fracassou. Não foram observados benefícios adicionais para indivíduos frágeis ou pré-frágeis que tomaram qualquer um desses suplementos em comparação com o placebo.[83]

O perigo do Whey

Fiquei surpreso ao ver que nem o leite[84] nem a proteína do leite[85] foram capazes de aumentar a massa muscular. Afinal, o leite serve para fazer um bezerro engordar algumas centenas de quilos em poucos meses. De todas as proteínas, a do leite estimula a maior resposta em termos de síntese proteica muscular a curto prazo, provavelmente devido à alta concentração de leucina, o aminoácido que desencadeia a mTOR. (Se você se lembra do capítulo "mTOR", essa enzima tanto acelera o crescimento quanto pode acelerar o envelhecimento.) Suplementos simples de leucina tampouco fazem os músculos crescer.[86] Se a leucina estimula os músculos e a síntese proteica, por que isso não se traduz em maior massa muscular?

O tecido muscular está em fluxo constante.[87] Todos os dias, toda a musculatura sofre uma taxa de renovação de cerca de 2%. Fazendo pessoas ingerirem uma porção de proteína especialmente marcada, os pesquisadores conseguiram rastreá-la pelo corpo. Cerca de 10% é armazenada nos músculos poucas horas após o consumo.[88] Em outras palavras, somos o que acabamos de comer. O que surpreende, porém, é que não existe correlação entre essas alterações agudas na criação de proteína muscular e as alterações de longo prazo na massa muscular,[89] conforme verificado por exames de ressonância magnética.[90]

Pensávamos que o momento de ingestão da proteína era importante e que havia uma estreita janela de oportunidade logo após a prática do exercício físico para impulsionar o crescimento muscular, mas, novamente, as medidas de curto prazo não preveem resultados de longo prazo. O que ocorre é que o treinamento de força física parece aumentar a capacidade geral de produção de proteína muscular sempre que a proteína está disponível.[91] Essa constatação fez outro mito cair por terra: a noção de que era melhor distribuir a ingestão de proteína ao longo do dia, já que a síntese de proteína muscular atinge o pico em determinada dosagem.[92] Na verdade, quando isso foi colocado à prova, chegou-se ao resultado oposto.[93, 94, 95, 96]

Esse fator também explica por que as proteínas vegetais podem aumentar os músculos tanto quanto as proteínas animais.[97] Por exemplo, embora a síntese aguda de proteína muscular nas horas imediatas ao consumo de whey seja maior em comparação com o consumo de proteína de soja,[98] o aumento de massa e força muscular é idêntico. Nem mesmo os estudos sobre carne bovina financiados pela Associação Nacional dos Pecuaristas foram capazes de mostrar alguma diferença,[99, 100] assim como os estudos financiados pelo American Egg Board não foram capazes de aprovar que a adição de ovos à alimentação traz benefícios musculares.[101, 102] No entanto, o JUST Egg, ovo vegano à base de feijão-moyashi, é capaz de melhorar a força muscular, pelo menos no que parecia ser uma análise *post hoc* de um estudo clínico randomizado e com grupo controle que durou oito semanas.[103]

Portanto, no fim das contas, pode ser que a proteína de *whey* apenas gere mais efeitos colaterais devido à ativação da mTOR.[104] Superficialmente, isso inclui a acne que acomete atletas[105] e fisiculturistas[106] que tomam suplementos de whey. Fato mais importante: os dermatologistas publicaram um editorial afirmando que a restrição de laticínios poderia ajudar a "prevenir mais doenças graves da civilização causadas pela mTOR, como obesidade, diabetes e câncer".[107] Em uma tentativa de retardar a perda muscular causada pelo câncer, por exemplo, pesquisadores tentaram dar leucina a camundongos adoentados, mas acabaram apenas duplicando o crescimento dos tumores dos roedores.[108] Os fitoestrógenos (isoflavona) da soja podem fazer o oposto, tendo suprimido a mTOR, pelo menos em camundongos,[109] e, sozinhos, em um estudo randomizado, duplo-cego e com grupo controle, aumentam a massa magra humana independentemente da proteína.[110] As isoflavonas, sozinhas, impulsionaram a massa livre de gordura nos membros superiores e inferiores em uma dose diária equivalente a cerca de três quartos de xícara de tempeh, dois terços de xícara de soja cozida ou meia xícara de nozes de soja.[111]

Proteína vegetal é preferível

É inconsistente a associação entre padrões alimentares à base de vegetais e massa muscular, força e função,[112] mas alguns estudos demonstraram que a proteína vegetal, especificamente, está vinculada a riscos menores de sarcopenia,[113] pré-fragilidade e síndrome de fragilidade,[114] melhoria no desempenho físico[115] e envelhecimento mais saudável, medidos em escalas que levam em consideração deficiências funcionais, vitalidade autorrelatada, saúde mental, doenças crônicas, participação em atividades sociais com amigos e familiares e número de viagens anuais.[116] Os pesquisadores sugerem que isso pode se dever a diferenças na própria proteína, como o benefício do menor teor de metionina nas proteínas vegetais, que abordarei no capítulo "Restrição de proteínas", mas também pode estar ligado à bagagem nutricional que acompanha as de origem animal.[117]

A alimentação é um conjunto de coisas. Se você acessar a página da Escola de Saúde Pública de Harvard sobre proteínas, verá que a instituição enfatiza a fonte, e não a quantidade de proteínas, como o fator mais importante para a saúde. Isso ocorre porque os alimentos apresentam um "pacote de proteínas", que pode conter ou gorduras saturadas e sódio, ou antioxidantes e fibras. É por isso que a dica primordial para escolher as melhores proteínas é: "Quando possível, alimente-se das vegetais."[118]

As proteínas vegetais não são inferiores e incompletas?

Todos os nutrientes vêm do sol ou do solo. A vitamina D, chamada de "vitamina do sol", é criada quando a pele é exposta à luz solar, e todo o resto vem do solo. Os minerais se originam da terra, e as vitaminas, das plantas e dos micro-organismos que crescem na terra. O cálcio do leite da vaca (e de seu esqueleto de 90kg) veio de todas as plantas que ela comeu e que brotaram do solo. Porém, podemos eliminar o intermediário e obter cálcio diretamente das plantas.

De onde vêm as proteínas? Elas são compostas por um alfabeto de aminoácidos, e a maioria nós produzimos do zero, mas alguns são "essenciais", o que significa que nosso corpo não é capaz de fabricá-los, então é essencial obtê-los pela alimentação. Mas outros animais tampouco os produzem. Todos os aminoácidos essenciais se originam de plantas e micróbios, e todas as proteínas vegetais têm todos os aminoácidos essenciais.[119] A única proteína verdadeiramente "incompleta" é a gelatina, que carece do aminoácido triptofano; portanto, a única fonte de proteína com a qual não se poderia viver é a gelatina Royal.[120]

Pessoas que seguem dietas estritamente à base de vegetais consomem em média cerca de 20% mais proteínas do que a dose diária recomendada.[121] Quem não sabe de onde vêm as proteínas de uma alimentação vegetariana *não conhece as leguminosas*. (A exemplo do feijão, da ervilha, do grão de bico e da lentilha, as leguminosas são as rainhas das proteínas vegetais, mas pode-se encontrar proteínas em todos os alimentos vegetais integrais, em graus variados.) No entanto, estamos falando de quantidade. E quanto à *qualidade*?

A inferioridade da proteína vegetal em relação à proteína animal é um conceito que remonta a estudos realizados em roedores há mais de um século. Os cientistas descobriram que ratos bebês não crescem tão bem alimentando-se de vegetais.[122] No entanto, esses filhotes tampouco crescem tão bem com o leite materno humano. Isso significa que não devemos amamentar nossos bebês? Claro que não! O leite de rato tem dez vezes mais proteína do que o leite humano,[123] porque os filhotes de rato crescem cerca dez vezes mais depressa do que os bebês humanos.[124]

É verdade que algumas proteínas vegetais têm níveis relativamente baixos de alguns aminoácidos essenciais. Por conta disso, há quase cinquenta anos, o mito da "combinação de proteínas" entrou em voga, literalmente, na edição de fevereiro de 1975 da revista *Vogue*. No vídeo <see.nf/combining>, demonstrei em detalhes que essa falácia já foi refutada décadas atrás.[125]

> Preocupações obsoletas sobre a digestibilidade da proteína vegetal também foram desmascaradas com base em dados atualizados sobre seres humanos.[126] Sabemos, por conta de biópsias musculares, exames DXA, ultrassonografia e testes de força física, que tanto veganos quanto onívoros têm ganhos musculares comparáveis em resposta aos exercícios de resistência física.[127]

ANTIOXIDANTES PARA PERDA MUSCULAR RELACIONADA À IDADE?

Os antioxidantes podem ser um dos componentes de preservação muscular do pacote das proteínas vegetais. Aventa-se a hipótese de que o estresse oxidativo desempenha um papel central no início da sarcopenia.[128] Por exemplo, camundongos que carecem de uma importante enzima antioxidante sofrem aceleração acentuada da perda muscular relacionada à idade,[129] e alguns estudos epidemiológicos associaram a maior ingestão de antioxidantes ao aumento da força de preensão manual e à velocidade de caminhada mais rápida.[130] Os músculos dos seres humanos certamente respondem muito bem à ingestão de vitamina C. Meio kiwi já é capaz de triplicar a concentração dos músculos. É aí que se acumulam cerca de dois terços da vitamina C do corpo.[131]

A vitamina C é necessária como cofator enzimático para a síntese de colágeno e carnitina e, portanto, desempenha um papel fundamental na estrutura e na função muscular.[132] No entanto, dados de observação que relacionam a ingestão de vitamina C e/ou seus níveis no sangue com resultados musculares são ambíguos. Em três dos cinco estudos sobre medidas dessa vitamina e massa muscular, incluindo o de maior fôlego, foi encontrada uma associação protetora,[133, 134, 135] ao passo que nos outros dois estudos não foi observada nenhuma associação.[136, 137] Os dados de preensão manual têm uma ambiguidade parecida,[138, 139, 140, 141] embora em todos os três estudos sobre a síndrome de fragilidade tenha se constatado uma associação protetora,[142, 143, 144] mas o mesmo aconteceu com apenas um[145] dos quatro estudos sobre vitamina C e a prevalência de sarcopenia.[146, 147, 148] Não encontrei nenhum estudo de intervenção sobre o tratamento com antioxidantes e a síndrome de fragilidade ou sarcopenia, mas foram realizados ensaios clínicos randomizados utilizando suplementos de vitamina C e/ou E para turbinar os resultados do treinamento de resistência física em termos de massa magra, força muscular ou desempenho, em comparação com o placebo, mas todos os testes, sem exceção, fracassaram.[149] O componente mais importante do pacote de proteínas vegetais talvez seja a fibra.

FIBRA PARA FRAGILIDADE

Parece haver uma "assinatura" da síndrome de fragilidade no microbioma. Em amostras fecais de indivíduos frágeis, há uma impressionante falta de diversidade bacteriana[150] e, em especial, um déficit de "bactérias boas"[151] que se alimentam de fibras, como os *Lactobacillus*.[152] Segundo os estudos de transplante fecal que apresento no vídeo <see.nf/musclefiber>, isso é uma causa, não uma consequência da doença, e estudos de intervenção mostram que selecionar as pessoas de forma aleatória para ingerir alimentos ricos em fibras,[153, 154] prebióticos[155] ou certos probióticos pode melhorar seu desempenho.[156] Concluo que é preferível dar fibras aos nossos comedores de fibras para fomentar seu crescimento. Com isso, temos um benefício duplo de também reduzir[157] as toxinas de putrefação de proteínas, como o sulfato de indoxil,[158] que, acredita-se, desempenham um papel na perda muscular.[159]

SEM BASE

À medida que envelhecemos, a capacidade dos rins de excretar ácido diminui.[160] Para obstruir o ácido, os rins produzem a amônia básica a partir do aminoácido glutamina, que é extraído dos músculos.[161] Com o aumento dos níveis de ácido, as glândulas suprarrenais liberam hormônios do estresse como o cortisol, que degradam as proteínas dos músculos,[162] liberando glutamina e outros aminoácidos que o fígado pode transformar em glutamina, o que leva os rins a gerarem amônia para neutralizar o ácido.[163] Portanto, parte da degradação muscular que ocorre com o envelhecimento pode ser uma tentativa do corpo de manter o equilíbrio do pH (ácido/base).[164] Demonstrou-se que suplementos de bicarbonato de potássio aprimoram o desempenho muscular,[165] mas, conforme detalho no vídeo <see.nf/muscleph>, a melhor maneira de evitar que os rins mergulhem nas reservas de proteína da musculatura pode ser uma dieta que neutralize o ácido (alcalina ou formadora de base).[166]

Como reduzir a carga ácida da alimentação

Observe, na Figura a seguir, que nem todos os alimentos vegetais são alcalinizantes e nem todos os alimentos de origem animal são acidificantes. Os peixes, incluindo o atum, são os alimentos que mais produzem ácido, seguidos por carne de porco, de aves, queijo e carne bovina. (Na verdade, considerando grama por grama, os ovos produzem mais ácido do que a carne bovina, mas as pessoas tendem a comer menos ovos de uma só vez.) Alguns grãos podem formar um pouco de ácido, como o pão e o arroz, mas, curiosamente, não as massas. As leguminosas reduzem de forma significativa a acidez, mas não tanto quanto as frutas, mesmo as mais ácidas, como as cítricas. Os vegetais são aclamados como os alimentos mais alcalinos de todos.[167]

Contudo, as leguminosas são as únicas fontes importantes de proteína que formam alcalinidade, em vez de acidez.

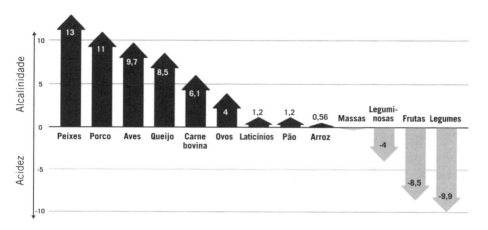

Uma dieta estritamente à base de vegetais pode virar a alimentação de ponta-cabeça, fazendo-a deixar de formar ácido e se tornar alcalina, além de causar aumento significativo ao pH da urina; ao mesmo tempo, descobriu-se que manter esse tipo de alimentação por apenas alguns dias por semana reduz a carga ácida, mas não a elimina.[168] Ou seja: os veganos precisam, sim, comer legumes.

Ao que parece, a ingestão de sal também aumenta a produção de hormônio do estresse por meio de um mecanismo ácido/base,[169] o que pode explicar por que a alimentação rica em sal está associada à redução da função muscular.[170] Portanto, também devemos ter como objetivo reduzir o consumo de alimentos processados, fonte de cerca de 75% da ingestão de sódio nos Estados Unidos.[171]

Gota de ácido

Uma alimentação com desequilíbrio ácido/base não afeta apenas a saúde muscular. Por milhões de anos, antes de aprendermos a caçar ou a minerar sal, nossos antepassados seguiram uma dieta neutra ou que gerava alcalinidade.[172] A mudança para uma dieta geradora de ácido tem sido apontada como cúmplice de uma vasta gama de doenças, incluindo osteoporose, diabetes tipo 2, pressão arterial elevada, pedras nos rins, depressão, ansiedade,[173] gota[174] e insuficiência renal.[175] Quando ratos receberam água alcalina para beber, seus telômeros se alongaram[176] e sua sobrevivência aumentou em comparação com os controles,[177] o que motivou editoriais como: "Is NaHCO$_3$ an Antiaging Elixir?" [O NaHCO3 é um elixir do antienvelhecimento?, em tradução livre][178] No vídeo <see.nf/bakingsoda>, explico por que é preferível alcalinizar usando produtos de hortifrúti.

ALIMENTOS PARA OS MÚSCULOS

Uma maior ingestão de frutas e/ou vegetais também está associada à redução pela metade da probabilidade de ter sarcopenia,[179, 180] redução quase pela metade da probabilidade de desenvolver velocidade lenta de caminhada,[181] e diminuição em cerca de um terço da probabilidade de ter força de preensão manual baixa e desempenho físico ruim.[182] Mas só encontrei três frutas/legumes relacionados a esse tópico em estudos de intervenção: mirtilo,[183] alho[184] e espinafre.[185] No vídeo <see.nf/musclefoods>, mostro em detalhes que os três melhoraram a qualidade muscular, o desempenho, a massa e/ou a força.

CAFEZINHO COM TANQUINHO

O café também previne a perda muscular em roedores idosos. No capítulo "Autofagia", discuti o papel do café na intensificação da autofagia. Os tecidos musculares têm uma das taxas mais altas de autofagia, o que é considerado essencial para a integridade muscular.[186] Os roedores deficientes em autofagia desenvolvem uma grave perda de massa e força muscular,[187] portanto, a "falha autofágica" do envelhecimento pode desempenhar um papel relevante no declínio da massa muscular relacionado à idade.[188] Isso levou os pesquisadores a colocar café diluído nas garrafas de água de ratos idosos. Em comparação com os ratos randomizados para beber água pura, os roedores que pararam e cheiraram (e beberam) o café apresentaram massa muscular 13% maior nos membros posteriores e força de preensão manual 18% maior após um único mês. Eu sei o que você está pensando: sob efeito da cafeína, os camundongos deviam estar agitadíssimos e a mil por hora na roda de exercícios. Mas não: os ganhos musculares ocorreram sem alterações nos níveis de atividade.[189]

Em estudos epidemiológicos, o consumo maior de café foi associado ao melhor desempenho físico,[190] maior índice de massa muscular[191] e menor incapacidade funcional com duas ou mais xícaras por dia,[192] e menos sarcopenia com três ou mais xícaras diárias.[193] Mas muitas vezes não é possível excluir a causalidade reversa em estudos de observação. Talvez as pessoas com mobilidade reduzida sejam menos propensas a comprar ou preparar café, ou talvez tenham menos oportunidades de bebê-lo socialmente.[194] É aí que entram os estudos de intervenção.

Segundo um exame pormenorizado de mais de vinte metanálises sobre cafeína e desempenho em exercícios físicos, a cafeína é ergogênica (melhora o desempenho) para atividades aeróbicas e de força, potência e resistência muscular,[195] considerando estudos que remontam a mais de um século.[196] No entanto, a maioria dos estudos foi realizada em homens jovens após uma única dose aguda, em geral a quantidade de cafeína presente em duas xícaras de café tomadas por volta de uma hora antes da atividade.[197] A cafeína parece melhorar a aptidão funcional,[198] o equilíbrio e a resistência[199] também em homens e mulheres idosos, mas, novamente, isso ocorreu após uma dose aguda. Porém, quando jovens beberam três xícaras de café por dia durante um mês, sua massa livre de gordura aumentou cerca de 0,5kg, ao passo que a massa gorda caiu de 0,5kg a 1kg.[200] O café pode estimular o aumento de massa muscular em camundongos,[201] mas ainda não existe nada comprovado a respeito de seres humanos mais velhos.

UM BARRIL DE PÓ

Os grãos de cacau também podem ajudar. Três colheres de sopa de cacau em pó por dia causam melhora significativa no desempenho da caminhada.[202] Infelizmente, conforme investigo no vídeo <see.nf/cocoamuscles>, o cacau mais saboroso não funciona. Pesquisadores selecionaram aleatoriamente idosos para receber cacau natural, cacau alcalinizado (também chamado de cacau holandês) ou placebo, e o cacau holandês não resultou em um desempenho melhor em comparação com o placebo. Alguns dos compostos amargos removidos nesse processo holandês de produção do cacau são os fitonutrientes flavonoides tidos como responsáveis pelos efeitos benéficos. Mas homens e mulheres idosos que receberam uma colher de sopa de cacau natural não processado por dia durante doze semanas apresentaram melhoria significativa no índice de massa muscular, na força de preensão manual e em todos os quatro testes de função física.[203] E o mais animador é que, ao contrário de muitos outros estudos, este *não* foi financiado pela Hershey.

CREATINA

No vídeo <see.nf/hmb>, trato da questão das deficiências dos suplementos de HMB (s-hidroxi s-metilbutirato), magnésio, ômega-3 e vitamina D na perda muscular relacionada à idade, mas há um suplemento que pode ajudar: a creatina.

Composto formado naturalmente no corpo humano, a creatina está envolvida sobretudo na produção de energia nos músculos e no cérebro.[204] Também é formada naturalmente no corpo de muitos outros animais, incluindo aqueles que consumimos; por isso, quando comemos os músculos desses animais, podemos ingerir um pouco de creatina por meio da alimentação. (O nome do composto vem de *kréas*, a palavra grega para "carne", na qual foi isolada pela primeira vez.)[205] Precisamos de cerca de 2g por dia, portanto, as pessoas que comem carne podem obter cerca de 1g pela alimentação, e o corpo fabrica o restante. Existem raros defeitos congênitos em que a pessoa nasce sem a capacidade de produzir creatina; nesse caso, precisa obtê-la pela dieta,[206] mas, do contrário, o corpo pode produzir a quantidade necessária para manter concentrações normais nos músculos.[207]

Quando as pessoas deixam de comer carne, a quantidade de creatina na corrente sanguínea diminui,[208] mas a quantidade no cérebro permanece a mesma, porque esse órgão produz toda a creatina de que necessita.[209] O nível nos músculos dos vegetarianos é mais baixo,[210] mas isso não parece afetar o desempenho, já que tanto os vegetarianos quanto os carnívoros respondem à suplementação de creatina com aumentos semelhantes na produção de força muscular. Se a creatina nos músculos dos vegetarianos fosse insuficiente, o impulso provavelmente teria sido ainda maior.[211] Então, em linhas gerais, quando você come carne, o que ocorre é que a quantidade de creatina que seu corpo precisa produzir diminui.[212]

Se a quantidade de creatina nos músculos diminuísse à medida que envelhecemos, isso poderia ajudar a explicar a perda muscular relacionada à idade, mas parece que não é assim. Biópsias retiradas de músculos de adultos mais jovens e mais velhos não mostram nenhuma diferença no conteúdo de creatina.[213] Todavia, se essa substância melhora o desempenho, então talvez uma quantidade maior ajude. De acordo com a Sociedade Internacional de Nutrição Esportiva, a creatina monoidratada é o suplemento ergogênico disponível aos atletas mais eficaz no aumento da capacidade de exercício e da massa corporal magra durante o treinamento.[214] Não é de se admirar que, segundo pesquisas, 70% ou mais dos atletas utilizam suplementos de creatina.[215, 216] O que a creatina pode fazer pelos idosos?

Sem exercícios físicos? Nada. A maioria dos estudos que se debruçam apenas sobre a suplementação de creatina não comprova benefícios para a massa muscular, força ou desempenho.[217] Isso faz sentido, considerando o mecanismo. A suplementação de creatina retarda a fadiga muscular, o que permite que as pessoas treinem por mais tempo e com maior intensidade. São esse volume e intensidade adicionais que resultam em benefícios musculares. Portanto, a creatina por si só não ajuda, e, se tomada para acompanhar o mesmo treino cuidadosamente controlado e deliberadamente equalizado, também não.[218] Contudo, quando os idosos têm condições de se exercitar tanto quanto podem, a maioria dos estudos sobre a prevenção e o tratamento da sarcopenia com suplementação de creatina mostra um aumento de massa magra,[219] assim como acontece com adultos jovens.[220]

A adição de 3g a 5g de creatina por dia, aliada ao treinamento de resistência física de dois a três dias por semana, levou a um acréscimo de 3kg de massa magra durante um período médio de quatro meses.[221] Porém, parte dessa massa magra pode equivaler ao peso da água, não de músculo. A creatina causa retenção de água, que pode aparecer como massa magra,[222] mas, em comparação com o placebo, a creatina combinada com exercícios de resistência também aumenta a força muscular.[223] E, em idosos, os ganhos adicionais de massa e força podem persistir por pelo menos doze semanas após a interrupção do uso de creatina, desde que mantido o treinamento de resistência.[224]

Uma das razões pela qual jamais defendi a suplementação de creatina em idosos para a preservação muscular é que, segundo revisões sistemáticas realizadas até 2017, a adição de creatina ao treino aumenta a massa muscular e a força, mas isso não parece se traduzir em melhor funcionamento.[225] No entanto, em 2019, em uma metanálise atualizada, foi encontrada uma melhoria significativa em relação ao placebo no desempenho no teste de sentar-levantar,[226] que é um fator de previsão bastante razoável da redução do risco de sofrer quedas.[227] Mais uma vez, isso ocorreu apenas quando acompanhado de treinamento de força física. Ainda não foram descobertos benefícios consistentes para a suplementação de apenas creatina. Assim, essa substância deve ser sempre prescrita com uma rotina de treino de força progressivo.[228]

A Sociedade sobre Sarcopenia, Caquexia e Doença Debilitante reuniu um painel de especialistas que, apesar da falta de ensaios clínicos de longo prazo, sugerem que a creatina seja utilizada para o tratamento da sarcopenia.[229] A dose recomendada para atingir a saturação muscular é de 3g por dia.[230] No intervalo de um mês, nesse ritmo vagaroso e constante, atingem-se os mesmos níveis musculares de uma sobrecarga de 120g durante uma semana.[231] Observe, porém, que, para idosos, são necessárias pelo menos 12 semanas de treinamento de resistência física com suplemento de creatina para ver um efeito aditivo expressivo.[232] Segundo evidências recentes, tomar creatina após a prática de exercícios pode ser melhor que tomá-la antes, mas isso ainda não foi verificado.[233]

Há algum efeito colateral? Bem, se pudermos extrapolar a partir dos ratos, um efeito colateral pode ser a longevidade. Descobriu-se que o tempo de vida saudável médio de camundongos alimentados com creatina é 9% maior que a dos camundongos usados como controle, e os roedores que tomaram creatina tiveram melhor desempenho em testes neurocomportamentais, sobretudo em termos de habilidades de memória.[234] Mas será que tomar creatina é seguro? Essa é a questão que analiso em detalhes no vídeo <see.nf/creatinerisk>.

Em suma, os únicos efeitos colaterais graves parecem ocorrer entre os que têm problemas renais preexistentes ou os que tomam doses colossais de 20g ou mais por dia durante quatro semanas ou mais,[235] embora metade dos suplementos de creatina tenha excedido o nível máximo recomendado pelas autoridades de segurança alimentar em relação a no mínimo um contaminante.[236] Uma empresa terceirizada de testes de suplementos que verificou impurezas elegeu como marca preferida a BulkSupplements, que por acaso também era a mais barata, custando cerca de 10 centavos de dólar por porção diária de 3g, mais ou menos o equivalente a uma colher de chá rasa.[237]

Tremor essencial

Em meu livro *Comer para não morrer*, discorro em minúcias sobre a doença de Parkinson, um dos nossos maiores assassinos, mas o distúrbio de movimento mais comum é o chamado *tremor essencial*, que afeta um em cada 25 adultos com mais de 40 anos e até um em cada cinco nonagenários.[238] Além do tremor potencialmente debilitante nas mãos, pode haver outras manifestações neurológicas, incluindo comprometimento cognitivo, depressão e distúrbios do sono.[239] Conforme analiso no vídeo <see.nf/tremor>, a maior parte da atenção dedicada pelos especialistas se concentrou em uma classe de substâncias químicas produtoras de tremores chamados *alcaloides beta-carbolínicos*,[240] um tipo de amina heterocíclica, uma classe de carcinógenos formados em reações químicas de alta temperatura entre alguns dos componentes do tecido muscular.[241]

Para os que relutam em reduzir o consumo de carne, foram testadas diferentes marinadas para reduzir a formação desses compostos. Com extrato de hibisco, os níveis não foram alterados,[242] com vinho tinto, as coisas ficaram quase dez vezes piores,[243] mas uma marinada caribenha[244] e uma variedade de extratos de bagas e frutas silvestres ajudaram. Por exemplo, marinar carne de camelo em suco de morango por 24 horas antes de fritá-la pode reduzir em até 40% a formação de um alcaloide beta-carbolínico.[245]

Existe algum tratamento dietético para quem já tem a doença? Descobriu-se que a vanilina — o principal composto aromático da essência de baunilha — é benéfica contra tremores induzidos por esses químicos em ratos, mas ainda não foram realizados estudos clínicos.[246]

CAPÍTULO 11

Como preservar a vida sexual

Há o estereótipo de que idosos são assexuados, mas isso é etarista e incorreto.[1] O sexo é parte valiosa de uma vida adulta plena, o que se evidencia pelo fato de que, em pesquisas, a esmagadora maioria (85%) dos moradores de casas de repouso declaram praticar atos sexuais.[2] No entanto, é verdade que a atividade sexual tende ao declínio com a idade. Embora alguns nonagenários das zonas azuis continuem capazes de "afirmar honestamente" terem vida sexual ativa,[3] uma pesquisa nacional realizada nos Estados Unidos com milhares de idosos constatou a redução progressiva da atividade sexual com a idade, de 73% das pessoas entre os 57 e os 64 anos para apenas 26% daqueles entre os 75 e os 85 anos.[4] Desses 26%, a maioria (54%) teve relações sexuais duas a três vezes por mês, mas 23% fizeram sexo pelo menos uma vez por semana. A queda na atividade sexual teria menos a ver com a idade propriamente dita e mais com o declínio da saúde.[5]

A principal razão apresentada para a falta de atividade sexual entre idosos são limitações ou problemas físicos de saúde do próprio indivíduo ou do parceiro. Isso dá a entender que cuidar do corpo, no geral, ajudaria a manter essas pessoas envolvidas com tudo aquilo que a vida tem a oferecer. Mas cerca de metade dos homens e das mulheres idosos relata problemas específicos, sendo os mais comuns o baixo desejo sexual nas mulheres e a dificuldades de ereção nos homens.[6] Embora apenas uma minoria demonstre incômodo com esses problemas sexuais,[7] a disfunção sexual pode ser um alerta precoce para questões de saúde mais amplas.[8]

Em um estudo no qual mais de dois mil homens e mulheres foram acompanhados durante cerca de seis anos, aqueles com atividade sexual mais frequente apresentaram risco de morte significativamente menor. Os que fazem sexo 52 vezes ou mais por ano (ou seja, uma vez por semana, em média) apresentaram metade da taxa de mortalidade na comparação com aqueles que fazem sexo uma vez por ano ou menos, mesmo após descartados fatores como atividade física e condições de saúde como obesidade, hipertensão, diabetes ou problemas cardíacos. Embora possa ser só um indicador da saúde geral, a atividade sexual também pode oferecer benefícios protetores da saúde física e mental.[9] Por exemplo, demonstrou-se que as endorfinas — substâncias químicas que produzem sensações de prazer e são liberadas durante o sexo — melhoram a função das células exterminadoras naturais.[10]

Pesquisadores acreditam que a redução no risco de morte prematura tem a ver com o fato de o sexo ser uma forma de exercício, mas talvez as pessoas superestimem seus esforços físicos na cama.[11] Um dos "Sete mitos sobre a obesidade" identificados pela *New England Journal of Medicine* é que uma sessão de atividade sexual queima algumas centenas de calorias[12] — o que pode levar a pensar: *Ei, com isso dá para pedir uma porção de fritas!* Mas, se você pegar uma pessoa (em sentido literal *e* figurado) e medir o consumo real de oxigênio durante o ato (pressupondo que ela não se enrole em tantos fios e cabos), fazer sexo revela ser o equivalente metabólico de uma partida de boliche. A sessão média de atividade sexual dura apenas cerca de seis minutos, e um homem jovem gastaria aproximadamente 21kcal durante a relação. Considerando as necessidades metabólicas básicas, se ele tivesse ficado no sofá assistindo à TV, gastaria um terço disso. Portanto, é possível que o benefício líquido seja da ordem de apenas 14kcal.[13] Com isso, só daria para comer uma única batatinha.

Sejam causa ou consequência de problemas de saúde, os problemas sexuais podem ser reduzidos com mudanças no estilo de vida. Parar de fumar, exercitar-se e comer melhor — por exemplo, uma ingestão maior de frutas, verduras e legumes — foram associados a riscos menores de disfunção sexual tanto em homens quanto em mulheres.[14] Um estudo de intervenção aleatório, realizado com homens e mulheres diabéticos instruídos a seguir uma dieta de estilo mais mediterrâneo, confirmou que mudanças alimentares podem desacelerar a deterioração sexual nos dois sexos[15] e reduzir pela metade o surgimento de novas disfunções sexuais.[16]

Como passar no teste do olfato

O amor pode ser à primeira vista aos olhos de quem ama, mas a visão não é o único sentido associado à atração física e à preferência em relação aos parceiros amorosos. O odor corporal sinaliza diversas informações no que diz respeito a hábitos alimentares, higiene, saúde e outros.[17] Em uma pesquisa com estudantes universitários heterossexuais, os homens avaliaram a informação visual como a mais importante na seleção de uma parceira sexual, enquanto as mulheres consideraram que era o cheiro. Em outras palavras, as mulheres avaliaram o odor corporal como mais importante para a atração que a "aparência".[18]

Talvez os homens sejam mais exigentes nesse pormenor do que imaginam. Por exemplo, homens heterossexuais são capazes de distinguir inconscientemente entre amostras de odor corporal de mulheres grávidas e de mulheres ovulando. Ressonâncias magnéticas funcionais mostram que as amostras diferentes ativam áreas distintas do cérebro masculino.[19] Qual é o odor de mulheres pós-menopausa? E de homens idosos?

À medida que envelhecem, tanto homens quanto mulheres começam a adquirir um odor corporal peculiar. Os japoneses têm até um nome para isso: *kareishu*.[20] Ao que tudo indica, trata-se de uma substância química que o corpo começa a produzir por volta dos 40 anos, chamada *2-nonenal*, que possui um cheiro gramíneo e oleoso desagradável, causado pela oxidação dos ácidos graxos ômega-7 exalados cada vez mais pela nossa pele.[21]

O que podemos fazer para cheirar melhor? Comer cogumelos. Pesquisadores japoneses realizaram um estudo randomizado, duplo-cego, com grupo controle e placebo, sobre o efeito de três doses diferentes de um extrato de champignon no odor do hálito, do travesseiro, dos pijamas e das fezes de homens e mulheres idosos. "Examinadores" a um palmo de distância da boca dos participantes tentaram identificar o mau hálito durante um ou dois minutos de conversa, cheiraram fronhas e pijamas usados e analisaram o odor fecal — o "cooperante avaliou o cheiro logo depois de o participante usar o vaso sanitário".

Todas as doses do extrato de champignon suplantaram o placebo em todos os testes. Em um período de duas a quatro semanas, os cogumelos melhoraram o odor do hálito, da roupa de cama, da roupa e do cocô dos participantes.[22] Eu nunca tinha ouvido falar de cogumelos champignons. Seria preciso encomendá-los em alguma loja de cogumelos raros e exóticos? Tive a agradável surpresa de descobrir que champignon é apenas outro nome para o cogumelo branco comum, o mais barato e fácil de encontrar em tudo que é lugar. Para compará-lo ao placebo, os pesquisadores tiveram que usar um extrato que pudessem acondicionar em uma cápsula. Não explicaram o processo de extração, mas, caso tenha sido simples cogumelo seco em pó, a maior dose utilizável representaria apenas um único cogumelo pequeno por dia.[23]

O que mais podemos tentar? Em meu vídeo <see.nf/bodyodor>, mostro como a ingestão de clorofila pode ajudar, reduzindo o odor das axilas com uma dose diária de 100mg,[24] quantidade obtida em uma dúzia de folhas de espinafre.[25] Portanto, antes de besuntar seu sovaco de alumínio, recomendo tentar desodorizá-lo de dentro para fora, comendo uma salada bem grande todo dia, o que pode melhorar de duas maneiras o seu odor: ao atingir o limiar de clorofila e ao melhorar sua saúde.[26]

Conforme explico no vídeo, provocar inflamações com injeções de endotoxina (veja na página 113) confere às pessoas um odor corporal repulsivo, na comparação com aqueles que recebem injeções de placebo.[27] Será, então, que comer carne deixa as pessoas fedorentas? O odor *kareishu* dos idosos é atribuído, em parte, às "dietas modernas ricas em gordura animal", porém só existe um jeito de descobrir. Pesquisadores tchecos puseram isso à prova e publicaram os resultados em "The Effect of Meat Consumption on Body Odor Attractiveness" [O efeito do consumo de carne na atratividade do odor corporal, em tradução livre].[28] Não apenas o odor corporal, veja bem, mas a *atratividade* do odor corporal.

Durante duas semanas, "doadores de odor" do sexo masculino foram submetidos a uma dieta que incluía ou excluía carne. Nas 24 horas finais, almofadinhas foram presas às axilas para coletar o odor corporal. Em seguida, trinta mulheres analisaram a agradabilidade, a atratividade, a masculinidade e a intensidade de "amostras recentes de odor" que haviam acabado de ser retiradas das axilas.

Um mês depois, repetiu-se o estudo com os mesmos homens, porém com a dieta oposta. As mesmas mulheres serviram de juradas. Os homens, diga-se de passagem, receberam 2 mil coroas tchecas pelo tempo e pela "possível inconveniência provocada pela dieta prescrita". E as mulheres que tiveram que cheirar todas aquelas almofadas de sovaco? Não foram pagas, mas pelo menos receberam uma barra de chocolate pela participação.[29]

Pois bem, qual odor corporal foi o mais agradável, o mais atraente? Os resultados mostraram que o "odor dos doadores que estavam na dieta sem carne foi julgado significativamente mais atraente, mais agradável e menos intenso". Nenhuma diferença foi notada em relação à masculinidade.[30] Os pesquisadores concluíram que a carne terá um "impacto negativo na percepção hedonística do odor corporal".[31] Em outras palavras, quem come mais alimentos de origem vegetal tem um cheiro perceptivelmente mais agradável.

A FUNÇÃO SEXUAL FEMININA

O sintoma sexual mencionado com mais frequência entre mulheres idosas é a queda da libido, seguida pela baixa lubrificação e pela dor durante o ato sexual.[32] Embora existam soluções naturais e seguras, a indústria farmacêutica usa as partes íntimas femininas para faturar.

A medicalização da libido feminina

Em um caso típico de mercantilização da doença, a indústria farmacêutica transformou a disfunção sexual feminina em um transtorno mental,[33] o que remonta à primeira edição do *Manual diagnóstico e estatístico de transtornos mentais* — o manual de diagnósticos da psiquiatria —, que relacionava a frigidez como um transtorno mental, junto à homossexualidade.[34] A mais recente manifestação desse fenômeno é o conceito de "transtorno do desejo sexual hipoativo", doença inventada pelos fabricantes de remédios. Não restam dúvidas de que existem mulheres com problemas de baixa libido, mas nem por isso se trata de uma condição médica. Na verdade, toda mulher de libido normal pode receber um diagnóstico de "transtorno do desejo sexual hipoativo": "mulheres com forte interesse pelo sexo, não apenas com o atual parceiro, também podem atender aos critérios do diagnóstico"... e do medicamento. Até "mulheres felizes com sua vida sexual podem mesmo assim atender os critérios de transtorno do desejo sexual hipoativo caso o parceiro esteja insatisfeito (…)".[35]

No vídeo <see.nf/hsdd>, faço uma análise da vergonhosa saga da liberação da flibanserina (vendida nos Estados Unidos sob o nome de Addyi). Os benefícios clínicos são mínimos, e os efeitos colaterais, significativos.[36] Combinada ao álcool, por exemplo, a droga pode levar a desmaios e a uma queda perigosa da pressão arterial, problemas tão graves que a FDA colocou uma tarja preta (seu alerta de segurança mais sério) na bula, que quase ninguém lê.[37] Mesmo sem álcool, a flibanserina pode causar forte queda na pressão arterial e "inconsciência repentina e prolongada".[38] Nas palavras de Adriane Fugh-Berman, professora de farmacologia, esse tipo de efeito colateral grave "seria aceitável em uma droga contra o câncer, mas é inteiramente inaceitável em uma droga administrada a mulheres saudáveis por uma condição fictícia".

Deixe fluir

Uma dieta mais saudável pode não prolongar apenas sua vida, mas também sua vida sexual. Em termos genéricos, mudanças de estilo de vida favoráveis ao coração também serão favoráveis ao sexo, devido ao papel crucial que a circulação sanguínea desempenha na resposta sexual, tanto dos homens quanto das mulheres.[39] Por exemplo, ao utilizarem técnicas de ressonância magnética, pesquisadores constataram o intumescimento clitoridiano minutos depois da exposição a um vídeo erótico.[40] Isso ajuda a explicar por que a função sexual, nas mulheres, é bastante afetada pela presença de doenças vasculares causadas pelo estreitamento aterosclerótico do fluxo sanguíneo[41] e por disfunções arteriais.[42] Coelhas com aterosclerose induzida por colesterol alimentar na dieta sofreram uma queda nas ereções clitoridianas induzidas.[43] (Sim, todas as fêmeas de mamíferos possuem clitóris, assim como as de algumas aves e répteis.)[44]

O colesterol não apenas se acumula no interior das artérias que abastecem nosso músculo cardíaco, mas dentro de todos os vasos sanguíneos. No coração, a aterosclerose pode causar um ataque cardíaco; no cérebro, um derrame. Nas pernas, pode provocar doenças vasculares periféricas e resultar em cãibras debilitantes; e nas artérias vertebrais, pode acarretar degeneração dos discos e dores lombares. E bloqueios nas artérias pélvicas podem levar a disfunções sexuais, inclusive a redução do intumescimento vaginal e a "síndrome de insuficiência erétil clitoridiana", definida como "incapacidade de obter intumescimento clitoridiano". Acredita-se que esse seja um fator importante nas disfunções sexuais femininas.[45]

Mulheres com níveis mais altos de colesterol relatam excitação, orgasmo, lubrificação e satisfação sexual significativamente menores. O mesmo parece se aplicar a mulheres com hipertensão.[46] O Escore de Risco de Framingham leva em conta tanto o colesterol quanto a pressão arterial, e mulheres com um escore que indica um risco de meros 2% de desenvolver doença cardíaca em um prazo de dez anos têm quase o dobro de risco de sofrer de disfunção sexual.[47] Não surpreende que, em um estudo randomizado com mulheres submetidas a uma dieta rica em alimentos de origem vegetal, houve melhora significativa na função sexual como um todo.[48]

A lubrificação também é uma questão de fluxo sanguíneo. A pressão hidrostática de todo o fluxo sanguíneo pélvico adicional na vagina sexualmente excitada força o fluido a transbordar para o revestimento do canal de parto, formando a lubrificação vaginal.[49] E como melhorar esse fluxo sanguíneo? Caso você se recorde do capítulo "Como preservar a mente", os fitonutrientes flavonoides do cacau podem ajudar a ampliar as artérias, atingindo o pico cerca de uma hora e meia depois da ingestão.[50] Então, será que aquele chocolate do Dia dos Namorados faria diferença? Concluiu-se que as mulheres que comem chocolate têm escores mais altos de função sexual, mas esse efeito desapareceu depois de considerado o fator relativo à idade.[51] Pelo visto, o chocolate não serve como afrodisíaco, talvez porque a gordura e o açúcar eliminem os benefícios dos flavonoides presentes no pó de cacau puro.

Quais alimentos integrais são fontes de flavonoides? A cebola é uma ótima fonte. Concluiu-se que o "suco de cebola natural" aumenta o comportamento copulatório... nos roedores. Para aqueles dentre nós menos interessados em como "aumentar o percentual de ratos ejaculadores"[52] e que buscam algo além de suco de cebola para um encontro apimentado, a maçã é a segunda fonte de ingestão de flavonoides mais encontrada nos Estados Unidos.

Uma investigação realizada na Itália concluiu que mulheres que comem maçã todos os dias obtiveram notas significativamente maiores em um índice de função sexual feminina, na comparação com aquelas que comem menos de uma maçã por dia.[53] Note que os pesquisadores só consideraram as mulheres que comiam maçã com casca, porque é onde se concentram os fitonutrientes. Por isso, não sabemos se as maçãs sem casca apresentam a mesma conexão. Seja como for, como trata-se de um estudo observacional, tudo o que seria possível demonstrar seria uma correlação entre a ingestão de maçãs e uma melhora da função sexual. Caso se comprove a relação de causa e efeito, essa pesquisa poderia levar à "identificação de novos compostos e suplementos alimentares úteis para a recuperação da sexualidade feminina". Ou você pode só tentar comer uma maçã.

Uma queda em chamas

Mulheres submetidas aleatoriamente à maior ingestão de frutas, verduras, legumes, oleaginosas e diferentes tipos de leguminosas, trocando fontes de gordura animais por vegetais, apresentaram um aumento significativo da função sexual.[54] O mesmo foi constatado nos homens em relação à função erétil.[55] O maior estudo já realizado sobre dieta e disfunção erétil concluiu que cada porção adicional de frutas ou verduras e legumes reduz em 10% o risco de disfunção erétil.[56] Isso seria devido à melhora da circulação, assim como uma redução das inflamações.

Uma revisão de estudos sobre inflamações e disfunção sexual concluiu que homens e mulheres devem adotar uma dieta rica em frutas, verduras, legumes, grãos integrais, oleaginosas e sementes, além de pobre em sódio e gordura saturada.[57] Como mostrei no capítulo sobre inflamações, as fibras são o componente alimentar mais anti-inflamatório, e a gordura saturada, o mais pró-inflamatório. Um estudo de intervenção com duração de dois anos que constatou melhora significativa na função sexual de homens e mulheres escolhidos aleatoriamente para adotar uma dieta mais saudável também observou redução significativa nos níveis de proteína C reativa, um marcador de inflamações sistêmicas. Só incorporar esses alimentos à dieta, em porções menores, já ajuda. Mulheres diabéticas com sobrepeso e disfunção sexual, designadas para perder cerca de 7kg ao longo de um ano[58] e controlar as porções o suficiente para reduzir os níveis de proteína C reativa em cerca de 40%,[59] apresentaram mais que o dobro da probabilidade de readquirirem função sexual normal.[60]

Contudo, não é preciso esperar um ano inteiro. Alterações nos processos inflamatórios do sangue podem ocorrer de uma hora para a outra, dependendo do que se acabou de ingerir. Pesquisadores deram a um grupo sanduíches de linguiça com ovo, óleo e manteiga, *versus* pizza sem queijo com massa de farinha integral.[61] Em nosso corpo, existe uma molécula sinalizadora pró-inflamatória chamada *interleucina 18*, que, acredita-se, desempenha um papel na desestabilização da placa aterosclerótica. Por isso, o nível de interleucina 18 no sangue é um forte preditor de morte cardiovascular.[62] Horas depois de ingerir o sanduíche de linguiça, os níveis dessa molécula haviam subido cerca de 20%. Em compensação, naqueles que comeram a pizza integral, de origem vegetal, houve uma *queda* de 20% dos níveis de interleucina 18 nas horas seguintes ao consumo. Isso reforça a recomendação alimentar de adotar uma dieta rica em fibras e pobre em gordura saturada.

Mas o que rende lucros bilionários são as pílulas,[63] e não os vegetais. É por isso que a farmacologia do orgasmo feminino vem sendo estudada desde 1960, quando um pesquisador da Tulane University implantou tubos no fundo do cérebro de uma mulher com "deficiência intelectual limítrofe", a fim de injetar drogas diretamente em seu cérebro e induzir orgasmos repetidos. Um homem no qual se implantaram eletrodos em regiões similares do cérebro recebeu durante algumas horas um aparelho que lhe permitia apertar o botão por conta própria, para estimular o eletrodo. Ele apertou o botão 1.500 vezes.[64]

Brincando com os ftalatos

Os ftalatos são substâncias químicas destruidoras de hormônios, encontradas em plásticos PVC e relacionadas a uma série de efeitos nocivos à saúde, como perturbações do desenvolvimento comportamental e genital de bebês e crianças.[65] Dados mostram, por exemplo, "virilização incompleta em bebês do sexo masculino"[66] e redução de "brincadeiras masculinas" durante o crescimento,[67] além de, no caso das meninas, puberdade mais precoce.[68] Nos adultos, os ftalatos podem afetar a vida sexual, como analiso no vídeo <see.nf/phtalates>.

Além de aumentar o risco de câncer de mama,[69] essas substâncias podem prejudicar a produção de testosterona nos homens[70] e reduzir a libido nas mulheres.[71] A maioria dos ftalatos vem da alimentação, de acordo com estudos sobre jejum,[72] mas é possível obter uma queda em suas taxas com a ingestão de uma dieta de base vegetal durante alguns dias.[73]

Os níveis mais altos são encontrados na carne, na gordura e nos laticínios.[74] As aves em geral se destacam como os alimentos mais contaminados, com alguns dos níveis mais altos já registrados.[75] Dietas ricas em carnes e laticínios podem ultrapassar o limite diário permitido estabelecido pela Comissão de Segurança de Produtos para o Consumidor dos Estados Unidos.[76]

Mesmo em jejum absoluto, alguns casos de picos de ftalato na urina foram observados depois do banho, o que indica a contaminação de produtos de higiene pessoal.[77] Isso pode ser evitado optando por produtos sem odor, já que os ftalatos são utilizados como veículos de fragrâncias.[78] Certos níveis dessas substâncias passaram a ser proibidas em brinquedos infantis,[79] mas não nos brinquedos para adultos. Acessórios sexuais com base em "gel" muitas vezes são feitos de um material de vinil plastificado repleto de ftalatos. Embora a opção por lubrificantes à base de água possa reduzir em cem vezes a transferência de ftalatos, esses brinquedos sexuais ainda podem gerar um efeito contrário ao desejado.[80]

A "reposição" de testosterona nas mulheres

A testosterona está associada ao desejo sexual, tanto nos homens quanto nas mulheres.[81] Esse hormônio é produzido naturalmente durante o ciclo de vida da mulher. Embora os ovários pós-menopausa continuem produzindo esse hormônio,[82] há uma queda natural em seus níveis com a idade — cerca de 50% aos 50 anos.[83] Acredita-se que isso desempenhe um papel no declínio da libido (usando a frequência da masturbação como métrica independente de parceiros).[84]

Uma síndrome com sintomas de "deficiência androgênica feminina" se popularizou, mas não há evidências de que a "reposição" de testosterona ajude no humor, no bem-estar ou nos fogachos, tampouco na saúde metabólica, cardiovascular ou óssea.[85] De acordo com as evidências, a única razão para experimentar a testosterona nas mulheres na pós-menopausa é no tratamento do baixo desejo sexual que esteja causando sofrimento,[86] embora, como detalho no vídeo <see.nf/t4women>, a eficácia seja insuficiente para valer o aval da FDA, sobretudo considerando a incerteza quanto aos efeitos de longo prazo.[87] O DHEA, que pode se converter em testosterona dentro do organismo, não consegue gerar aumento significativo no desejo e na função sexual.[88] Contudo, duas formas naturais de aumentar os níveis de testosterona nas mulheres são ouvir música[89] e evitar o chá de hortelã.[90]

O cheiro do paraíso

O que mais as mulheres idosas podem fazer para melhorar o desejo sexual, se assim desejarem? Dois regimes específicos de aromaterapia podem ajudar. Mulheres em um estudo randomizado foram levadas a cheirar aroma de lavanda durante vinte minutos, duas vezes por dia, por doze semanas e vivenciaram uma melhora significativa dos sintomas da menopausa, inclusive do desejo sexual, em comparação com o grupo controle, que cheirou leite aguado.[91] O óleo de néroli, também conhecido como flor de laranjeira, parece funcionar ainda mais depressa. Apenas cinco minutos, duas vezes por dia, por cinco dias geraram um aumento significativo do desejo sexual, mesmo a uma concentração de apenas 0,1% de óleo essencial, na comparação com cheirar apenas o óleo carreador (de amêndoas).[92] É difícil descartar o efeito placebo, já que não se adotou a mesma intensidade nos grupos controle. Uma pesquisa mais bem elaborada poderia ter incluído fragrâncias sintéticas. Em todo caso, pode valer a tentativa.

Na raiz da questão: ginseng, maca e ashwagandha

E quanto a outros suplementos alimentares, como estas três raízes: ginseng, maca e ashwagandha? Para mais detalhes, assista o vídeo <see.nf/roots>, mas, basicamente, o ginseng fracassou para a disfunção sexual feminina,[93] embora um pequeno estudo com cerca de três quartos de colher de chá de pó de maca tenha indicado benefícios.[94] A ashwagandha (de *ashwa*, "cavalo", e *gandha*, "cheiro",[95] porque a raiz possui "o distinto odor de um cavalo molhado")[96] também pode ajudar,[97] mas não deve ser recomendada devido a casos raros de problemas hepáticos (o que mais poderíamos esperar de uma planta cujo apelido é *groselha venenosa*?).[98]

Hidratantes vaginais

Por volta de quatro a cinco anos depois da última menstruação, cerca de metade das mulheres no pós-menopausa sofre daquilo que antes era chamado de *atrofia vulvovaginal*,[99] mas agora é conhecido pelo nome de *síndrome geniturinária da menopausa* (SGM). O painel da Conferência de Consenso da Terminologia da Atrofia Vulvovaginal, da Sociedade Americana da Menopausa, decidiu que o termo SGM é mais "palatável para o público". Não que a descrição original fosse imprecisa, mas o painel considerou que a palavra "atrofia" tinha "conotações negativas", e a palavra "vagina" não era "um termo com ampla aceitação para o debate público ou a mídia". O painel comparou o caso a uma mudança similar, da troca da pejorativa "impotência" para "disfunção erétil".[100]

Qualquer que seja o nome, trata-se de alterações na vulva (a genitália externa), na vagina (o canal de parto) e na bexiga, causadas por mudanças nos níveis de hormônio na menopausa. Entre os sintomas, estão: ressecamento vaginal, ardência, prurido e irritação, dor na penetração sexual e sangramento pós-coito, devido ao afinamento do revestimento vaginal.[101] Entre os sintomas urinários, podem estar infecções recorrentes na bexiga e incontinência.[102] Algumas mulheres com casos moderados de SGM permanecem assintomáticas. Em outras, a intensidade dos sintomas pode impedir o ato sexual e resultar em desconforto só de sentar-se ou limpar-se. Em uma pesquisa com milhares de mulheres com SGM, 59% afirmaram que os sintomas "reduziam consideravelmente o êxtase da atividade sexual", e 23% relataram que tinham um efeito adverso no "gozo da vida como um todo".[103]

Enquanto alguns sintomas da menopausa tendem a melhorar com o tempo, como o fogacho, os sintomas de SGM tendem à piora progressiva. É raro as mulheres acometidas buscarem ajuda médica, o que é uma pena, já que existem tratamentos seguros e simples. Os tratamentos de primeira linha para o ressecamento leve a moderado da vagina são lubrificantes e hidratantes.[104]

Os lubrificantes foram criados para reduzir o atrito durante a atividade sexual, mas os hidratantes vaginais devem ser usados com constância, diariamente ou a cada dois ou três dias, conforme necessário, para proporcionar conforto, seu papel é imitar as secreções vaginais naturais, com ou sem atividade sexual. Os lubrificantes à base de água têm a vantagem de não manchar roupas[105] e estão associados a menos sintomas genitais, como desconforto ou ardência, se comparados aos lubrificantes à base de silicone.[106]

Qual é o melhor hidratante vaginal? Foi realizado um estudo comparativo entre o Replens, um hidratante vaginal caro que afirma possuir ingredientes "bioadesivos" especiais, e um gel placebo de hidroxietilcelulose, encontrado em produtos dez vezes mais baratos, como o K-Y Jelly. Após doze semanas, os pesquisadores não constataram diferença entre os dois.[107] Essa conclusão "surpreendente" foi acompanhada de um comentário no *Journal of the American Medical Association* afirmando que, enquanto não houver evidência do contrário, "mulheres pós-menopausa sofrendo de sintomas vulvovaginais devem escolher o hidratante ou lubrificante mais barato de venda liberada (...)".[108]

Contudo, outro fator deve ser levado em conta. A Organização Mundial da Saúde recomenda, com base no teste SMI, que os lubrificantes pessoais e os hidratantes vaginais não excedam uma concentração osmótica de 380mOsm/kg.[109] Trata-se de uma métrica da concentração dos componentes dissolvidos. Como chegaram a esse número? Testando em lesmas. SMI *é a sigla para slug mucosal irritation* [irritação mucosal em lesmas, em tradução livre]. Os pesquisadores cobriram lesmas com lubrificante por um período de cinco dias, e mediram até que ponto a irritação da mucosa e o dano aos tecidos prejudicaram a experiência dos animais. Não foram encontrados efeitos adversos abaixo do ponto de corte, mas um produto como o K-Y Jelly, a 2.463mOsm/kg, provocou irritação leve a moderada, e algo com valores muito altos, como o Astroglide, a 5.848mOsm/kg, causou irritação grave e danos aos tecidos.[110, 111]

Dezenas de lubrificantes e hidratantes de uso corrente, disponíveis no mundo inteiro, foram testados, e os dois únicos hidratantes vaginais que atenderam os critérios da OMS foram a marca Ah! Yes VM, um hidratante à base de gel de aloe vera, e a marca Balance Activ, à base de ácido hialurônico. Os únicos lubrificantes que passaram no teste foram os fabricados pelas marcas Yes, Good Clean Love e System JO, assim como um produto da marca Durex, o gel Sensilube — porém não o lubrificante Play Feel, da mesma marca.[112]

Hormônios vaginais

Se os lubrificantes e hidratantes comprados no balcão da farmácia forem insuficientes para controlar os sintomas de SGM, o Colegiado Americano de Obstetras e Ginecologistas e outras sociedades profissionais recomendam doses pequenas, locais (vaginais), de estrogênio, a menos que haja histórico de câncer relacionado a hormônios, como o câncer de mama ou o de endométrio.[113] Isso é considerado mais seguro e eficaz que a terapia hormonal sistêmica.[114] Uma metanálise de 58 estudos comparando estrogênio vaginal e oral concluiu que a terapia vaginal proporciona melhor alívio aos sintomas de SGM.[115] Muitas mulheres em terapia hormonal sistêmica precisam acrescentar estrogênio vaginal para controlar os sintomas.[116]

O estrogênio vaginal está disponível na forma de diversos cremes, supositórios e anéis. Trinta estudos comparativos foram realizados, e parece não haver diferença na eficácia desses diversos preparados.[117] No entanto, pode levar semanas até que se note algum alívio dos sintomas, e dois a três meses até que se atinja o efeito pleno. Embora um estudo de um ano de duração tenha proporcionado uma nítida demonstração os benefícios do estrogênio vaginal,[118] estudos com doze semanas não conseguiram demonstrar sua superioridade em relação ao placebo.[119]

O estrogênio aplicado à vulva ou à vagina é absorvido pelo organismo e exige o mesmo aviso tarja-preta da FDA que o estrogênio oral,[120] com um alerta em letra maiúsculas de aumento do risco de "CÂNCER DO ENDOMÉTRIO, TRANSTORNOS CARDIOVASCULARES, CÂNCER DE MAMA E PROVÁVEL DEMÊNCIA".[121] O estrogênio vaginal, porém, é considerado mais seguro, pois pode ser usado de forma local em doses muito menores — apenas um centésimo da dose oral necessária para aliviar fogachos, por exemplo.[122] O Estudo de Saúde das Enfermeiras, de Harvard, não encontrou qualquer aumento do risco associado ao uso de estrogênio vaginal depois de um acompanhamento de dezoito anos.[123] Experimentos randomizados e com grupo controle, de até um ano de duração, parecem confirmar que é seguro,[124] mas estudos de observação relacionaram o uso do estrogênio vaginal a um risco duplicado, aproximadamente, de câncer do endométrio. No entanto, um deles remonta aos anos 1970, quando eram usadas doses mais elevadas de estrogênio,[125] e a investigação mais recente, feita na Dinamarca,[126] pode ter sido afetada por uma exposição concomitante ao estrogênio oral.[127] Por excesso de zelo, mulheres que sobreviveram ao câncer relacionado a hormônios devem evitar o estrogênio localizado, ainda que em doses pequenas.[128]

Como alternativa, essas mulheres podem cogitar o uso de DHEA vaginal.[129] Embora o DHEA aparente não trazer benefícios,[130] em 2016 a FDA aprovou supositórios de DHEA para a dor durante o ato sexual resultante de SGM.[131] Ele é convertido localmente em estrogênio e não causa alterações significativas aos níveis hormonais do organismo.[132] A desvantagem é que precisa ser aplicado todas as noites, enquanto os preparados de estrogênio costumam ser usados duas vezes por semana, e os anéis vaginais, apenas uma vez em alguns meses.[133] Para aquelas que preferem o tratamento por via oral, existe o ospemifeno, uma droga do tipo tamoxifeno que tem efeitos pró-estrogênicos sobre o revestimento da vagina. No entanto, no curto prazo, o medicamento causa aumento na frequência dos fogachos e das infecções do trato urinário, e há dados insuficientes disponíveis sobre sua segurança no longo prazo.[134]

Só na soja

As mulheres nipo-americanas apresentam os menores índices de fogachos nos Estados Unidos, assim como as menores taxas de ressecamento vaginal.[135] Seria devido ao maior consumo de soja? Alguns estudos da aplicação tópica de gel vaginal à base de isoflavona de soja[136] demonstraram uma melhora significativa do ressecamento e da dor no ato sexual em relação a um gel placebo,[137] mais ou menos semelhante à pomada de estrogênio em um confronto direto,[138] mas é improvável que essas mulheres estejam fazendo aplicação tópica de produtos à base de soja. E quanto ao simples consumo de alimentos à base de soja? Fêmeas de camundongos idosas alimentadas com isoflavonas tiveram aumento do fluxo sanguíneo vaginal.[139] Mas e os seres humanos?

A maioria dos suplementos orais de soja fracassou,[140] mas, como analiso no vídeo <see.nf/soygsm>, os três estudos feitos sobre leite de soja e SGM foram promissores.[141,142,143] Um relato de caso vindo de Nova York sugere, porém, o risco de excessos. Uma mulher de 44 anos chegou ao ginecologista com um "aumento do desejo que exigia que se autoestimulasse até o orgasmo cerca de quinze vezes por dia". Um mês antes, tinha iniciado uma dieta quase exclusivamente à base de soja, chegando a comer mais de 1,8kg de alimentos de soja por dia. Três meses depois de parar, seu desejo diminuiu a ponto de "envolver-se em atividade sexual satisfatória apenas duas vezes por dia".[144]

Funcho e feno-grego

Demonstrou-se que as sementes de funcho, que na verdade são uma frutinha, têm efeitos hormonais, proporcionando, por exemplo, alívio significativo na menstruação dolorosa[145] comparável ao de drogas do tipo ibuprofeno.[146] Depois da menopausa, suplementos de extrato de óleo de funcho não apresentaram qualquer benefício nos sintomas de SGM,[147] mas uma dose diária de apenas uma colher de chá de cápsulas de sementes de funcho integral, moídas, oferecidas em testes duplo-cego com grupo controle e placebo, trouxeram melhora significativa aos sintomas da menopausa.[148]

Pomadas tópicas de funcho são ainda mais impressionantes. Em apenas oito semanas, cerca de 90% das mulheres escolhidas de forma aleatória para usar uma pomada vaginal tópica de funcho passaram de forte dor durante o ato sexual a nenhuma dor, enquanto a dor não desapareceu em nenhuma das mulheres que utilizaram uma pomada placebo. Ressecamento vaginal, prurido e palidez também desapareceram por completo no grupo do funcho.[149] Esses resultados extraordinários foram replicados com êxito recentemente.[150] Outros estudos também constataram benefícios significativos das pomadas vaginais de funcho quanto a desejo, excitação, lubrificação, orgasmo e satisfação sexual.[151]

A semente de feno-grego também tem atividade hormonal, conforme explico no vídeo <see.nf/fenugreek>. Homens escolhidos de forma aleatória para usar cápsulas de feno-grego apresentaram ganhos significativos na composição corporal e na força dos membros superiores (supino) e inferiores (*leg press*), em relação aos que utilizaram o placebo,[152] além de melhora significativa da testosterona total no sangue[153] e duplicação da frequência das ereções matinais.[154] O único efeito colateral? Pode fazer o suor e a urina ficarem com cheiro de xarope de folha de bordo[155] (parece uma vantagem!).

E quanto à função sexual feminina? Enquanto o hormônio estrogênico estradiol estimula a lubrificação vaginal e o fluxo sanguíneo, facilitando a capacidade de excitação sexual e orgasmo na mulher, a testosterona está relacionada ao desejo sexual, tanto nos homens quanto nas mulheres. O feno-grego aumenta os níveis tanto do estradiol quanto de testosterona, resultando em um aumento do desejo e da função sexual, que se traduz, grosso modo, na duplicação da atividade sexual em relação ao grupo que recebeu o placebo.[156] Isso ocorreu em mulheres pré-menopausa, mas demonstrou-se posteriormente que a mesma dose melhorou os sintomas sexuais também em mulheres pós-menopausa.[157] No entanto, o feno-grego não se mostrou tão eficaz quando diretamente comparado à pomada de estrogênio.[158]

A FUNÇÃO SEXUAL MASCULINA

"O sexo é importante para a saúde", afirmou a *Harvard Health Letter*, observando que "o ato sexual frequente está associado à redução do risco de ataque cardíaco".[159] No entanto, no caso dos homens, parece ser o caso perfeito de causalidade reversa. A baixa frequência da atividade sexual, porém, parece antever doenças cardiovasculares nos homens, independentemente de disfunção erétil.[160]

"Sexo é o ato de dar um pé na bunda da morte enquanto canta." — *Charles Bukowski*

Homens que fazem mais sexo vivem mais tempo? Analiso as evidências no vídeo <see.nf/sexlife>. Porém, para resumir, pesquisadores concluíram que homens com "alta frequência orgástica" têm o risco de morte prematura reduzido pela metade, e parece que quanto mais, melhor. Houve uma queda de 36% do risco de mortalidade para cada cem orgasmos anuais a mais[161] — porém, ao que parece, isso não acontece quando a pessoa está traindo o(a) parceiro(a). Nos homens, o sexo extraconjugal mostrou-se associado ao maior risco cardiovascular, pelas razões expostas no vídeo.[162]

Feito do jeito certo, porém, o sexo pode proteger a vida do parceiro.[163] Considerando os supostos benefícios da atividade sexual, os autores do estudo sobre o orgasmo sugeriram o lançamento de uma campanha de saúde pública, semelhante à das *cinco frutas ou legumes por dia*, que tem o objetivo de aumentar o consumo desses produtos — porém, eles mesmos admitem, "com ajustes na obrigação numérica".[164]

Disfunção erétil = morte precoce

Até 30 milhões de homens nos Estados Unidos e cerca de 100 milhões no mundo inteiro sofrem de disfunção erétil, a incapacidade recorrente ou persistente de obter ou manter uma ereção para uma performance sexual satisfatória.[165] Espere aí. Os Estados Unidos têm menos de 1% da população global, porém até 30% da impotência mundial? Estamos no topo dessa lista!

Considera-se a disfunção erétil uma causa importante de redução da qualidade de vida masculina[166] — a tal ponto que uma teoria antiga sugeria a conexão entre a impotência e ataques cardíacos. A depressão é um fator de risco para doenças arterial coronarianas, e a hipótese era que homens que não conseguiam ereções ficavam tão deprimidos que morriam de coração partido.[167]

O verdadeiro motivo da liderança mundial dos Estados Unidos em disfunção erétil seria a dieta entupidora de artérias que é padrão no país. Um em cada cinco casos pode ter origem psicológica, mas a maioria é "vasculogênica", ou seja, provocada pelo comprometimento do fluxo sanguíneo peniano.[168] Todas as partes do corpo precisam de sangue suficiente para funcionar como devem. O colesterol pode entupir artérias em órgãos internos e externos, causando aneurismas, ataques cardíacos, derrames, insuficiência renal, degeneração da coluna e disfunção sexual.[169] Até três quartos dos homens com artérias coronárias estreitadas pelo colesterol sofrem de algum grau de disfunção erétil.[170] Mas os norte-americanos dispõem de pílulas vermelhas, brancas e azuis, como o Viagra. O problema é que as pílulas não passam de um paliativo que encobre os sintomas de doenças vasculares e nada fazem em relação à patologia subjacente: a aterosclerose entupidora de artérias que ameaça não apenas a vida, mas também a vida amorosa.

Para mais detalhes, leia a seção sobre disfunção erétil em *Comer para não morrer*. Porém, basicamente, os homens na faixa dos 40 anos que sofrem de dificuldades de ereção têm um risco cinquenta vezes maior de ter um evento cardíaco como causa de morte súbita.[171] Antigamente, considerava-se que a disfunção erétil em homens de menos de 40 anos era "psicogênica", um problema ligado ao emocional. Porém, hoje estamos chegando à conclusão de que é mais provável que essa condição seja um indicador precoce de doença vascular. Depois dos 70 anos, os homens que, ao longo dos estudos, relataram esse tipo de queixa são a minoria,[172] mas talvez eles não se deem conta das consequências mais amplas para a saúde arterial. Alguns especialistas argumentam que homens com disfunção erétil, mesmo que não tenham qualquer sintoma cardíaco, "devem ser considerados pacientes (...) cardíacos até que se prove o contrário".[173]

A lei do mais firme

Considerando a causa subjacente da dificuldade erétil fisiológica, não surpreende que a base da prevenção seja uma dieta saudável para as artérias. Em um artigo de 2022 na revista *Urology*, intitulado "Consumption of a Healthy Plant-Based Diet Is Associated with a Decreased Risk of Erectile Dysfunction" [Consumo de dieta saudável à base de vegetais está associado à redução do risco de disfunção erétil, em tradução livre], pesquisadores observaram que o aumento de 500%, nos últimos anos, no número de norte-americanos que ingerem uma dieta de origem vegetal pode ter sido acompanhado de uma melhora da função sexual masculina. Note que isso só se tornou aparente com o consumo de alimentos *saudáveis* de origem vegetal.[174] Não dá para esperar que a simples interrupção do consumo de produtos de origem animal, porém sem deixar de lado o refrigerante e as batatas fritas, melhore a situação na cama. Para um amor integral, vegetais integrais.

Isso condiz com as conclusões do Estudo de Acompanhamento de Profissionais de Saúde de Harvard, que acompanhou mais de 20 mil homens durante um pouco mais de uma década, em média dos 62 aos 73 anos. A investigação concluiu que aqueles com uma dieta mais saudável tinham probabilidade significativamente menor de desenvolver disfunção erétil.[175] Uma pesquisa com homens diabéticos canadenses concluiu que cada porção diária adicional de frutas ou verduras e legumes tinha correlação de 10% de redução no risco de disfunção erétil.[176] E parece que essa conexão também vale para homens mais jovens: o consumo de frutas e legumes mostrou-se associado à redução do risco de disfunção erétil mesmo antes dos 40 anos.[177]

A função erétil seria um indicador tão sensível da saúde cardiovascular que talvez explique por que o ser humano não tem tecido ósseo no pênis.[178] Produzi um vídeo sobre o assunto: <see.nf/baculum>. Não havendo osso, só os machos genuinamente saudáveis poderiam "apresentar uma ereção dura de verdade", escreveu o biólogo evolucionista Richard Dawkins, "e as fêmeas poderiam fazer um diagnóstico desimpedido".[179]

Emoções reprimidas

Um estudo recente concluiu que os homens que ingerem alimentos orgânicos têm menor probabilidade de sofrer de disfunção erétil.[180] O interesse pelo papel dos pesticidas na função sexual remonta a mais de cinquenta anos,[181] quando um relatório intitulado "Impotence in Farm Workers Using Toxic Chemicals" [Impotência em trabalhadores agrícolas que utilizam substâncias químicas tóxicas, em tradução livre] foi publicado no *British Medical Journal*.[182] Agricultores expostos a pesticidas com frequência têm probabilidade até oito vezes maior de um "padrão erétil plano" (falta de ereção noturna), mas não está evidente se há algum efeito causado pelos traços de pesticidas deixados nos produtos agrícolas convencionais.[183] O risco menor entre os consumidores de orgânicos pode se dever ao fato de que essas pessoas também têm tendência a comer menos alimentos processados e mais alimentos frescos.[184]

O BPA, um composto químico plástico, está associado ao declínio da função sexual masculina — menor desejo sexual, maior dificuldade para ter ereção, ejaculação menos forte e nível menor de satisfação com a vida sexual como um todo.[185] Embora o BPA seja inalado na poeira e absorvido em pequenas quantidades pela pele, ao tocar em recibos de papel repletos dessa substância, 90% da exposição ao BPA vem da dieta.[186] No vídeo <see.nf/bpa>, apresento formas de limitar a exposição: reduzir o uso de plásticos com policarbonato, em geral rotulados com os símbolos de reciclagem três ou sete; dar preferência a alimentos frescos ou congelados, em vez de enlatados, sobretudo quando se trata de atum e sopas condensadas. Caso tenha que usar plásticos, não os coloque no micro-ondas ou na lava-louça, não deixe que sequem ao sol ou dentro de um carro nem use os que tiverem arranhões.[187] O uso de vidro, cerâmica ou aço inoxidável seria ainda melhor,[188] pois não há certeza de que plásticos isentos de BPA, como o Tritan, sejam melhores.

Devagar no pedal

Outros comportamentos de estilo de vida impactam a função sexual masculina. O tabagismo pode quase dobrar o risco de desenvolver disfunção erétil, e até o fumo passivo pode acarretar consequências.[189] Em um estudo, cinco de seis cães expostos a apenas cerca de dez minutos de fumaça de cigarros não conseguiram ter ereções.[190] É difícil fazer um estudo rigoroso do efeito de parar de fumar, considerando a indisciplina constante. Mas quem é bem-sucedido em parar apresenta melhora significativa na função erétil. Por exemplo, em um estudo com duração de seis meses, 54% dos homens que pararam de fumar recuperaram a função erétil, na comparação com 28% dos fumantes persistentes.[191] O uso de maconha também está associado à disfunção erétil. Uma metanálise que coletou dados de milhares de homens concluiu que a prevalência de disfunção erétil nos usuários de maconha (69,1%) era cerca de duas vezes maior que os valores entre os não-usuários (34,7%).[192]

A obesidade pode provocar disfunção sexual profunda,[193] que pode ser revertida por uma perda de peso suficiente, provocada por dieta[194] ou cirurgia.[195] A inatividade física também pode causar inatividade sexual,[196] já exercícios aeróbicos regulares podem melhorar a função erétil[197] quase tanto quanto a mais recente geração de drogas do tipo Viagra.[198] Recomenda-se um mínimo de quarenta minutos de exercício aeróbico de intensidade vigorosa, quatro vezes por semana, durante pelo menos seis meses, para a recuperação da disfunção erétil.[199] No entanto, é preciso ter cautela quando se trata de ciclismo por longos períodos.

Referindo-se aos citas, um povo de cavaleiros, Hipócrates escreveu que "a grande maioria se torna impotente".[200] E quanto às bicicletas ergométricas modernas, como a Peloton? Só nos Estados Unidos, há 50 milhões de ciclistas,[201] e existe receio em relação à compressão constante dos nervos pudendos, que estão interligados à espinha, dão a volta por entre as pernas e depois sobem até a genitália. À primeira vista, os ciclistas parecem ter a mesma taxa de disfunção erétil que os não ciclistas. Porém, como os ciclistas tendem a ser mais jovens, é preciso levar em consideração a idade. Pondo isso em prática, comparando de fato ciclistas e não ciclistas da mesma faixa etária, uma revisão sistemática e metanálise abrangendo mais de 3 mil ciclistas concluiu que eles correm um risco significativamente maior.[202]

E quanto aos selins de bicicleta que têm um buraco no meio, para diminuir a pressão no períneo? Na verdade, eles podem piorar as coisas! O nervo e a artéria pudendos não passam pela linha central, e sim pelos canais de Alcock, dos dois lados, e a redução da área de assento dos selins furados pode agravar, em vez de aliviar a pressão.[203] Os ciclistas que usam selins furados apresentam um risco até seis vezes maior de disfunção erétil, embora isso pareça se limitar àqueles que sofrem de dormência concomitante na região do períneo.[204] O que pode ser feito? A maior pressão na região crítica vem da inclinação para a frente. Concluiu-se que pedalar ereto resulta em uma oxigenação peniana 40% melhor, em relação a pedalar em um ângulo de 60 graus para a frente.[205] Também dá para pedalar de pé de vez em quando, durante sessões prolongadas.[206]

Viagra: duro de vender

Embora tenha sido demonstrado que as estatinas, drogas redutoras do colesterol, ajudam a combater a disfunção erétil,[207] o tratamento de primeira linha na gestão médica é a classe de drogas que, como o Viagra, é conhecida como inibidoras da fosfodiesterase tipo 5.[208] Esses medicamentos relaxam as fibras musculares do pênis que costumam estancar o fluxo de sangue. Até a "palestra que mudou a medicina sexual",[209] acreditava-se que as ereções se deviam ao estrangulamento da saída de sangue, e não à expansão da entrada.[210] A palestra, ministrada pelo professor Giles Brindley no encontro anual da Associação Americana de Urologia, em 1983, incluía um recurso visual. Antes de subir ao púlpito, ele injetou um relaxante muscular no próprio pênis. Na metade da palestra, para reforçar seu argumento, decidiu não apenas expô-lo, mas sacudi-lo diante da primeira fila, com as calças arriadas até os joelhos para proporcionar uma inspeção mais detalhada.[211] Os organizadores "não ficaram nada felizes (…), uma vez que, na plateia, havia certo número de senhoras casadas".[212]

O Viagra funciona sob a forma oral, mas por um mecanismo semelhante. A princípio, surgiu como uma droga malsucedida para dores no peito, com um fortuito efeito colateral de bilhões de dólares.[213] No entanto, nos Estados Unidos, as taxas de descontinuidade do uso após cerca de um ou dois anos variam entre 32% e 69%.[214] Ou seja, cerca de metade dos homens conclui que os contras superam os prós,[215] seja devido a ineficácia,[216] ao custo ou aos efeitos colaterais,[217] dos quais o mais grave é a neuropatia óptica isquêmica não arterítica [NAION, na sigla em inglês]. Como detalho no vídeo <see.nf/naion>, a NAION costuma se manifestar sob a forma de cegueira ao despertar, às vezes temporária, mas outras vezes permanente, e perda de visão em um ou, mais raramente, ambos os olhos.

No caso dos homens que não apreciam medicamentos, resta a cirurgia — a implantação de próteses penianas.[218] Por incrível que pareça, há evidências de que o uso de implantes penianos remonte ao século XVI. Os primeiros experimentos envolviam o transplante de cartilagem das costelas do paciente, ou às vezes da costela em si.[219] Implantes da caixa torácica deixavam os homens em "estado permanente de ereção", mas, nos anos 1960, a tecnologia Flexirod, que preserva as costelas dos pacientes, incluiu uma dobradiça central, de modo que o dispositivo podia ser dobrado para baixo na metade, "para aprimorar a ocultação". Evidentemente, a dimensão adequada é importante: se os implantes são pequenos demais, podem ficar pendentes na ponta, levando a uma "deformidade de transporte supersônico"[220] (uma referência à "semelhança com o nariz dos jatos Concorde"). Implantes longos demais também podem ser problemáticos, levando a haste semirrígida a perfurar a glande (ponta) do pênis.[221] Ui!

Hoje, existem dispositivos infláveis, e talvez algum dia existam "espumas expansíveis que reagem a campos magnéticos exteriores", ou tecnologias de malha de metal "capazes de se expandir e encolher de forma análoga ao tórax humano"[222] (experimente passar com *isso* no detector de metais do aeroporto).

Sinta na pele

Dentre a meia dúzia de drogas semelhantes ao Viagra comercializadas hoje, a sildenafila (Viagra) propriamente dita talvez seja a mais eficaz, porém também com a maior taxa de efeitos colaterais.[223] Quando usada de forma extrema, é notavelmente segura. Um homem, por exemplo, engoliu 65 comprimidos em uma tentativa fracassada de suicídio.[224] Porém, agora que o Viagra já existe há mais de duas décadas, alguns efeitos *crônicos* começam a aparecer. Inclusive o glaucoma, uma das principais causas de cegueira. Tem a ver com a degeneração do nervo óptico,[225] e usuários de Viagra de longo prazo têm uma possibilidade cerca de dez vezes maior de desenvolver essa condição. Mas é o câncer que está fazendo a comunidade médica repensar a segurança dessa classe de drogas.[226]

Fiz uma análise das evidências no vídeo <see.nf/viagra>. Resumindo, uma das formas de o melanoma se tornar invasivo é através de uma mutação genética[227] que regula para menos a enzima fosfodiesterase 5,[228] exatamente o que drogas como o Viagra fazem. Isso talvez ajude a explicar por que usuários de medicamentos como Viagra, Cialis ou Levitra parecem ter um risco significativamente maior dessa forma de câncer de pele, que pode vir a ser fatal.[229]

Que dureza!

Uma análise de encomendas de Viagra pela internet mostrou que apenas 18% dos produtos eram autênticos. Parte das pílulas continha diversas substâncias contaminantes, como tinta de uso comercial e outras drogas, inclusive anfetaminas.[230] Por outro lado, suplementos "naturais" para melhoria sexual estão entre os suplementos alimentares mais adulterados com produtos farmacêuticos.[231] Mais de uma dúzia de mortes foram atribuídas ao uso de suplementos para desempenho sexual que, misturados a medicamentos para diabetes, provocaram inúmeros comas por hipoglicemia.[232] Espere aí. E quanto aos fabricantes de suplementos que garantem dispor de certificados de pureza emitidos por organizações independentes? Existe uma prática chamada *dry labbing* (algo como "lavagem de laboratório"), um segredinho maligno da indústria de suplementos, em que laboratórios de garantia de qualidade simplesmente carimbam documentos forjados.[233] Para conhecer diversos outros malfeitos da indústria de suplementos, assista ao vídeo <see.nf/supplements>.

A história do BMPEA é um exemplo particularmente revoltante, como documentado pela STAT,[234] uma das minhas fontes preferidas de jornalismo médico. Um pesquisador de Harvard publicou um artigo replicando a pesquisa anterior da

FDA que detectou um estimulante artificial, semelhante à anfetamina, em diversos suplementos vendidos nos Estados Unidos.[235] Em resposta, um dos acusados, o laboratório Hi-Tech Pharmaceuticals, fabricante de suplementos com nomes como Black Widow [Viúva Negra] e Yellow Scorpion [Escorpião Amarelo],[236] processou o pesquisador de Harvard por injúria, calúnia e difamação de produto,[237] com um pedido inicial de 200 milhões de dólares de indenização.[238]

O diretor da Hi-Tech admitiu abertamente que tinha "esperança de conseguir silenciar esse cara".[239] Mesmo sem o êxito final na Justiça, na prática o processo enviou um recado a outros pesquisadores. Atribui-se ao CEO da Hi-Tech a seguinte afirmação: "Espero que o medo de uma longa e dispendiosa batalha jurídica vá dissuadir outros acadêmicos de investigarem a indústria de suplementos."[240]

Suplementos para disfunção erétil

Existe algum suplemento com eficácia comprovada? Repasso as evidências disponíveis no vídeo <see.nf/edpills>. As vitaminas A,[241] B$_3$,[242] C,[243] e E[244] fracassaram, e estudos com as vitaminas B$_6$[245] e D,[246] relacionados à disfunção erétil, não tinham um grupo controle para descartar o efeito placebo, tampouco para confirmar que os suplementos seriam melhores do que não fazer nada.

Um dos ingredientes mais populares nos suplementos para melhoria sexual[247] — e um dos mais amplamente estudados[248] — é o ginseng. Uma metanálise de meia dúzia de estudos randomizados e com grupo controle concluiu que o uso diário contínuo, durante quatro a doze semanas, de 1.800mg a 3.000mg de ginseng vermelho coreano causaram melhora significativa na função erétil, na comparação com o uso do placebo.[249] É evidente que isso depende de haver de fato ginseng no seu "ginseng". Em testes de autenticidade de mais de quinhentos produtos comerciais à base de ginseng em uma dúzia de países espalhados pelos seis continentes, concluiu-se que 24% dos produtos eram adulterados.[250]

Alguns "afrodisíacos" naturais são considerados arriscados demais, inclusive a ioimbina, a cantárida, o *mad honey* e a droga do sapo. Esta última foi proibida pela FDA pelo potencial de letalidade.[251] Também foram atribuídas mortes à ioimbina, porém, como foi adquirida on-line, pode ter sido adulterada com outras substâncias.[252]

Frequente a academia

Os tratamentos atuais recomendados para a disfunção erétil nada fazem para tratar e reverter as causas subjacentes do problema, sejam drogas orais, implantes penianos cirúrgicos, dispositivos de ereção por vácuo, supositórios intrauretrais (pela saída do xixi) ou injeções intracavernosas (no pênis).[253] A Associação Americana de Urologia apenas incentiva os médicos a informar aos pacientes a respeito da importância de mudanças de estilo de vida,[254] mas as diretrizes da Associação Europeia de Urologia vão um passo além, determinando que mudanças de estilo de vida "devem preceder ou acompanhar o tratamento de disfunção erétil".[255] E por um bom motivo. No vídeo <see.nf/edlifestyle>, detalho estudos de intervenção mostrando o quanto exercícios eficazes[256] e alterações saudáveis na dieta podem melhorar a função erétil.[257]

A Dieta Atkins: difícil de manter

A disfunção erétil e as doenças cardíacas podem ser duas manifestações diferentes do mesmíssimo problema original: artérias doentes — vasos sanguíneos inflamados, oxidados, entupidos de colesterol.[258] Felizmente, a aterosclerose em ambos os órgãos pode ser revertida com mudanças de comportamento, inclusive o consumo de alimentos anti-inflamatórios, antioxidantes e redutores de colesterol.[259,260] Faço um perfil de um relato de caso ilustrativo em meu vídeo <see.nf/Atkins>. O homem era bastante saudável, tinha 51 anos, um colesterol razoável, nenhuma placa aterosclerótica detectável, e um pênis em funcionamento. Ele adotou a Dieta Atkins e perdeu alguns quilos — e a capacidade de ter ereções. Depois, quase morreu com um bloqueio de 99% do coração, antes que o retorno a uma dieta mais saudável reabrisse o fluxo sanguíneo por todo o corpo.[261]

Escrevi um livro sobre essa dieta quase vinte anos atrás. A Atkins Corporation ameaçou me processar, mas acabei ganhando à revelia, porque seis meses depois a corporação declarou falência. Você pode ler o livro inteiro, assim como minha divertida conversa com os advogados da Atkins, em <atkinsfacts.org> [em inglês].

Castanhas para dentro

O consumo de pelo menos uma porção de verduras e legumes por dia, e mais de duas porções de oleaginosas por semana, mostrou-se associado a uma queda de mais de 50% na probabilidade de disfunção erétil em um estudo transversal baseado em um recorte de tempo.[262] O primeiro estudo de intervenção sobre oleaginosas e disfunção erétil foi publicado em 2011. Como detalho no vídeo <see.nf/pistachios>, homens ingeriram três a quatro punhados de pistache por dia, durante apenas três semanas, e tiveram melhora significativa do fluxo sanguíneo pelo pênis, acompanhada de ereções significativamente mais firmes.[263]

Mas, em um estudo com grupo controle e randomizado de catorze semanas, um mix de oleaginosas melhorou a contagem de esperma[264] e gerou aumento marginal a função orgástica e o desejo sexual, porém não teve efeito sobre a função erétil.[265] Como observo no vídeo <see.nf/mixednuts>, é provável que essa discrepância se deva a diferenças nas populações estudadas. Os homens no estudo do pistache estavam na faixa dos 40 e 50 anos, já sofrendo de disfunção erétil crônica,[266] enquanto a idade média no estudo com o mix de oleaginosas era de 24 anos; portanto, homens mais jovens, que teriam começado com a circulação sanguínea perto do ápice, o que não deixava muito espaço para o efeito das castanhas.[267]

Beterraba, a braba!

E quanto às verduras e aos legumes? Como já discutido, o óxido nítrico, que permite o relaxamento dos vasos sanguíneos, também pode ser produzido diretamente a partir dos nitratos contidos nas folhas verdes e na beterraba, por exemplo. Já houve tentativas de fazer uso tópico de nitratos no pênis (sob a forma de um gel de nitroglicerina, em geral utilizado para dores no peito), mas isso causou dores de cabeça tanto no usuário quanto nos parceiros ou nas parceiras, exceto quando houve uso de camisinha.[268] Os benefícios dos nitratos de origem vegetal explicariam por que comer folhas verdes está associado não apenas a uma redução dos índices de doenças cardíacas,[269] mas também à maior longevidade,[270] sem falar no potencial para um efeito de "Viagra vegano" (veja uma lista das dez principais fontes na página 590). Isso explicaria o elo entre o consumo de verduras e legumes e a melhora da função sexual[271] e do fluxo sanguíneo para o órgão mais importante do corpo, o cérebro.[272] O único efeito colateral da "chuva de beterraba" no cérebro pode ser um pouquinho mais de cor na sua vida — com fezes avermelhadas ou urina rosa.

Em relação às frutas, o suco de romã fracassou (<see.nf/pomegranate>), mas o de melancia aguentou firme (<see.nf/watermelon>). A melancia contém um composto chamado *citrulina*, que no interior do corpo se transforma em arginina. A arginina pura pode melhorar a função erétil,[273] mas também pode causar incômodo gastrointestinal.[274] Cinco porções diárias de melancia vermelha, ou uma única fatia de melancia amarela (ou 1/16 de um melão pequeno)[275] podem melhorar a firmeza da ereção.[276] Caso isso seja novidade para você, talvez seja porque a verba publicitária de empresas farmacêuticas como a Pfizer, que arrecadam bilhões de dólares todos os anos com a venda de drogas para disfunção erétil, é cerca de mil vezes maior[277] que o orçamento inteiro do Comitê Nacional de Promoção da Melancia dos Estados Unidos.[278]

Tempero picante

Meia dúzia de estudos concluíram que o açafrão, uma especiaria, supera um placebo ou rivaliza com medicamentos como o Prozac no tratamento da depressão.[279] Talvez seja o pigmento avermelhado, a crocina, já que isoladamente (em uma dose equivalente a cerca de meia colher de chá diária de açafrão), ela supera o placebo como tratamento coadjuvante, causando redução significativa nos sintomas de depressão e de ansiedade e nos problemas psicológicos em geral.[280]

Se a especiaria funciona tão bem quanto uma droga, pode-se argumentar que a especiaria leva a melhor,[281] já que não causa disfunção sexual na maioria dos homens e mulheres, ao contrário da maioria dos antidepressivos receitados.[282] Drogas ISRS [inibidoras seletivas de recaptação de serotonina ou SSRI, na sigla em inglês] populares, como Prozac, Paxil e Zoloft, causam efeitos colaterais sexuais adversos em cerca de 70% dos usuários,[283] o que pode persistir mesmo depois da interrupção do uso[284] (isto, sim, é deprimente!). Além de não causar esse tipo de problema, o açafrão talvez até sirva para tratar a disfunção sexual induzida por antidepressivos tanto nos homens[285] quanto nas mulheres,[286] como apresento no vídeo <see.nf/crocin>.

E quanto ao açafrão apenas para a disfunção erétil comum? Na verdade, foi um estudo com açafrão que me inspirou a propor o uso do RigiScan, aparelho de medição das ereções noturnas, para o documentário *The Game Changers*. Foram constatados aparentes benefícios do açafrão, tanto na forma oral[287] quanto na tópica[288] (esfregado no pênis), com as ressalvas sintetizadas em meu vídeo <see.nf/saffroned>.

Custos *versus* benefícios

Uma revisão sobre dieta e saúde sexual analisou os prós e contras de diversos padrões alimentares. As vantagens da manutenção da dieta padrão dos Estados Unidos foram sua "relativa acessibilidade econômica e facilidade de acesso", e as desvantagens foram "aumento do risco de mortalidade total, doenças cardiovasculares, obesidade, síndrome metabólica, derrames, doenças renais crônicas e câncer de mama, do cólon e da próstata".[289] Por sorte, manter uma dieta mais saudável vem se tornando cada vez mais fácil e talvez esteja entre as formas mais baratas de alimentação.[290] Estima-se, por exemplo, que uma dieta sem carne leve a uma economia de 750 dólares por ano.[291]

CAPÍTULO 12

Como preservar a pele

A pele é nosso órgão de crescimento mais rápido,[1] e o maior (cerca de 2m², representando aproximadamente 10% do peso do corpo)[2] e atua como o mais visível espelho do processo de envelhecimento. À medida que a pele vai se afinando, sofre danos com mais facilidade, perde volume e elasticidade, e pode ficar flácida e enrugada.[3]

Os três principais componentes gerais da pele são o colágeno, o ácido hialurônico e a elastina. O colágeno,[4] que representa cerca de 75%,[5] contribui para a força e a firmeza; o ácido hialurônico mantém a umidade da pele retendo água,[6] e as fibras elásticas contendo elastina representam cerca de 1% a 2% de nossa pele e a ajudam a retomar à forma original.[7]

À medida que envelhecemos, a síntese do colágeno e da elastina cai cerca de 1% ao ano,[8] assim como a espessura geral da pele.[9] A taxa de renovação da pele pode desacelerar consideravelmente, de a cada 28 dias nos jovens a 40 a 60 dias nos idosos.[10] O microbioma da pele também muda, inclusive, e de uma maneira tão previsível que é possível adivinhar a idade de uma pessoa, com margem de erro de aproximadamente quatro anos, apenas colhendo uma amostra das bactérias da pele.[11] Entretanto, ainda não sabemos o suficiente sobre esses bichinhos para avaliar seu papel no processo de envelhecimento da pele, que parece girar em torno do estresse oxidativo. É isso que causa as marcas do envelhecimento, também conhecidas como "manchas hepáticas", acúmulos de gordura e proteína oxidadas conhecidas como pigmentos de idade ou lipofuscina[12] (do latim *lipo-*, "gordura", e *fuscus*, "marrom").

NADA DE NOVO SOB O SOL

Meros 3% do envelhecimento da pele se devem a fatores genéticos, o chamado envelhecimento intrínseco, e o restante — o envelhecimento extrínseco — vem do estilo de vida, ou seja, daquilo que fazemos à pele.[13] Dá para sentir a diferença ao comparar o envelhecimento da pele nas áreas que costumam ficar protegidas em relação àquelas expostas ao sol — a pele do bumbum ou da parte de dentro do braço, por exemplo, comparada com a pele do rosto ou das mãos.[14] A pele que sofre envelhecimento intrínseco perde elasticidade e adquire rugas finas, mas, do contrário, é em geral macia e sem marcas, e sua pigmentação tende a empalidecer. A pele extrinsecamente envelhecida, por outro lado, adquire um aspecto curtido, irregular, manchado e sarapintado, com rugas e sulcos grosseiros.[15]

Entre 80%[16] e 90%[17] do envelhecimento facial de pessoas com tons de pele mais claros se deve à exposição ao sol. Aquelas com pele mais escura também são afetadas, embora estejam relativamente protegidas devido ao filtro solar natural da melanina.[18] É por isso que, hoje, os dermatologistas concordam que não há nada mais importante para desacelerar os sinais do envelhecimento do que proteger sua pele do sol.[19] Como exemplo, uma foto publicada na *New England Journal of Medicine* mostra a diferença drástica no caso de um caminhoneiro que passou décadas recebendo mais sol do lado esquerdo do rosto, pela janela lateral do motorista,[20] dando-lhe um certo ar de vilão do Batman. Você pode conferi-la em <see.nf/trucker>. Fatores como a exposição ao sol e o tabagismo podem fazer uma pessoa parecer onze anos mais velha. Cirurgia estética, por outro lado, pode fazer a pessoa parecer até oito anos mais jovem.[21] Um estilo de vida saudável pode funcionar ainda mais na manutenção de uma aparência jovial.

Proteger a pele do sol deve ser uma atitude para a vida inteira. Isso pode exigir filtro solar, roupas com proteção a raios solares, chapéu e óculos escuros, e evitar a luz do sol direta nos horários de pico, das 10 às 16 horas, dando preferência a áreas cobertas e de sombra.[22] Tomar sol é desaprovado, mesmo com filtros solares como o óxido de zinco e o dióxido de titânio, que proporcionam proteção de espectro amplo tanto contra os raios UVA quanto os UVB.[23] Hoje temos ciência de que há outros comprimentos de onda aos quais os filtros solares não oferecem proteção, como os próximos do infravermelho, que também contribuem para o envelhecimento da pele.[24] Homens e mulheres que fazem bronzeamento artificial parecem significativamente mais velhos que aqueles que não o fazem, e quem toma banho de sol parece alguns anos mais velho do que de fato é, algo que se assemelha às consequências do fumo.[25]

ALGO NO AR

Além dos efeitos oxidantes dos raios do sol, existem os efeitos oxidantes do oxigênio no ar, assim como da fumaça dos cigarros, do escapamento dos automóveis e de outros poluentes ambientais.[26] Quem fuma cigarros desenvolve um padrão característico de rugas proeminentes, conhecido como "cara de fumante".[27] Os efeitos são tão visíveis que exibir o resultado do envelhecimento ajuda a convencer adolescentes a pararem de fumar. Enquanto no grupo controle apenas um em cada oitenta adolescentes parou de fumar, onze em oitenta a quem se mostrou um software de envelhecimento digital, apresentando seus rostos futuros com e sem o efeito do cigarro, conseguiram parar.[28] Um estudo semelhante, apresentando os efeitos nocivos dos raios UV sobre imagens de rostos parece ter influenciado mudanças comportamentais duradouras em relação à prática de bronzeamento.[29]

Até a poluição ambiental do ar mostrou correlação com sinais de envelhecimento da pele.[30] Um índice ruim de qualidade do ar foi bastante relacionado com manchas de idade, aumento da quantidade de rugas e flacidez da pele.[31] Isso foi atribuído a hidrocarbonetos policíclicos aromáticos (HPAs).[32] Esses subprodutos da combustão recobrem partículas do diesel de escapamento e também são produzidos na queima de carvão, no fumo e no churrasco.[33]

Metade da exposição dos fumantes aos HPAs vem do cigarro, e a outra metade, ou quase, da alimentação. No caso dos não fumantes, porém, 99% da exposição aos HPAs vem da dieta. Os níveis mais elevados dessas substâncias químicas são encontrados na carne, e a de porco parece ser pior que a de boi,[34] mas até as folhas verde-escuras das verduras podem ser contaminadas pelos poluentes no ar. Por isso, não colha folhas de dente-de-leão perto de uma autoestrada e não deixe de lavar vegetais em água corrente.[35]

Como os HPAs são lipossolúveis, a absorção dessas substâncias químicas pode ser reduzida pela ingestão de alimentos pobres em lipídios.[36] No entanto, parece que eles não se acumulam no corpo. Ao contrário de poluentes persistentes, como os PCBs, que podem demorar de 50 a 75 anos para desaparecer do organismo depois da ingestão constante de salmão do Atlântico criado em cativeiro, por exemplo,[37] os HPAs podem sair do organismo em um único dia. Depois de comer um frango grelhado na churrasqueira, constata-se um grande pico dessas substâncias químicas — um aumento de até cem vezes. No entanto, em um intervalo de mais ou menos vinte horas, o organismo é capaz de se desintoxicar da maior parte dos HPAs.[38] Em vez de desintoxicar, não seria melhor não "intoxicar", para começo de conversa? Um artigo recente de revisão em dermatologia terminou com o seguinte resumo: "Em conclusão, quando os pacientes indagam a respeito de uma dieta que possa contribuir para uma pele de aparência mais jovem, as evidências sustentam a recomendação de seguir uma dieta de base vegetal, com alimentos não processados."[39]

TRATAMENTOS MÉDICOS PARA A PELE

A medicina antienvelhecimento é uma das especialidades médicas que mais crescem.[40] Em geral, o público-alvo são as mulheres, pressionadas a recuperar a aparência juvenil por "todo e qualquer meio disponível".[41] Cerca de 92% dos procedimentos estéticos com finalidade cosmética são realizados em mulheres, sendo os mais comuns Botox, preenchimentos e *peelings* com laser ou substâncias químicas. A cada ano, milhões de pessoas nos Estados Unidos passam por cirurgias cosméticas, o que inclui centenas de milhares de *liftings* faciais, cujo termo técnico é *ritidectomia*.[42]

De cara no chão

No vídeo <see.nf/faceliftsbotox>, detalho aquilo que sabemos sobre os *liftings*. Em suma, nenhuma das técnicas se comprovou superior às outras,[43] e nenhuma é considerada relativamente segura quando realizada por um cirurgião plástico certificado pelo conselho de medicina.[44] No vídeo, trato da questão dos índices de complicações[45] e da importância de o paciente moderar suas expectativas.[46]

Virando manchete

No mesmo vídeo, abordo as injeções de Botox, o procedimento estético não cirúrgico mais comum.[47] Para resumir, os efeitos adversos são temporários e limitados,[48] mas o crescimento no número de injeções realizadas por pessoas sem formação em medicina[49] levanta receios a respeito de um possível aumento de casos extremamente raros de insuficiência respiratória e óbito ocorridos horas ou até semanas depois da injeção.[50]

Enchendo a cara

No vídeo <see.nf/fillers>, trato do segundo procedimento estético mais comum, a injeção de preenchimento de tecidos moles.[51] Desfechos adversos ocorrem em cerca de um a cada quarenta procedimentos. Os mais comuns são hematomas,[52] descoloração, inchaço ou nódulos e caroços não muito bonitos.[53] A complicação mais desagradável do preenchimento é a cegueira permanente provocada por uma injeção acidental em uma artéria.[54] Mais a respeito disso no vídeo, junto a preocupações similares a respeito da aplicação de preenchimentos em ambientes como SPAs (e não em consultórios ou centros médicos),[55] que podem estar utilizando produtos ilegais (não aprovados pela FDA). Há relatos de injeções com um pouco de tudo, desde cola vulcanizante a selante de pneus, levando à desfiguração e até à morte.[56]

Descascando

Outro procedimento estético comum são os o *peelings* químicos. Cerca de um milhão são realizados a cada ano, além do *resurfacing*[57] da pele com laser, que proporciona um "ferimento controlado do rosto".[58] A ideia é que a regeneração, a reparação e a remodelação dos danos causados à pele podem resultar em uma aparência mais esticada,[59] mas os *peelings* e os *resurfacings* a laser podem ou não ajudar com as rugas.[60] A inflamação causada por esses tipos de tratamentos faciais gera edema (retenção de fluidos) no rosto, o que, por conta do inchaço, pode levar a uma melhoria transitória na aparência das rugas finas, porém pode fazer mais mal do que bem.[61] Entre os efeitos colaterais de curto prazo estão hematomas, inchaço, prurido, formação de crostas, vermelhidão, infecções, acne e milium (pequenos cistos esbranquiçados).[62] Entre os efeitos colaterais de longo prazo podem estar vermelhidão persistente, alterações da pigmentação e cicatrizes.[63]

TRATAR A PELE COM DIETA

Alguns animais usam a dieta para aumentar a atratividade sexual. O chapim-real, um pássaro canoro preto e verde-oliva onipresente na Europa e na Ásia, tende a gostar de lagartas, ricas em carotenoides que deixam a plumagem do peito de um amarelo mais brilhante, mais atraente para potenciais parceiras.[64] Será que haveria um fenômeno semelhante nos seres humanos?

Bronzeamento com folhas

Quando pesquisadores mostraram aos participantes de um estudo fotografias digitais de mulheres e homens asiáticos, africanos e caucasianos, e lhes pediram que girassem um seletor para manipular o tom da pele dos rostos até atingir a cor que considerassem de aparência mais saudável,[65] tanto mulheres quanto homens preferiram o "brilho dourado" amarelo, que pode ser obtido por meio de "depósitos alimentares de carotenoides na pele".[66] Como analiso no vídeo <see.nf/glow>, quanto mais saudável sua dieta, mais saudável sua aparência, porém a melhoria na atratividade facial com a ingestão de mais frutas, verduras e legumes[67] pode diminuir poucas semanas depois da interrupção do consumo desses alimentos.[68] Por isso, é preciso manter a constância.

A crença de que a pele caucasiana mais escura tem uma aparência mais saudável e mais atraente fundamenta toda uma indústria do bronzeamento, porém as pesquisas indicam que a percepção de melhoria na aparência, vinda do bronzeamento, deve-se ao aumento associado do tom amarelado da pele. Quando a sombra é separada da tonalidade, os participantes do estudo na verdade dão preferência à pele mais clara — porém mais amarelada.[69] Quando foi feito um confronto entre modelos com dieta rica em couve e modelos com forte bronzeado, o tom dourado adquirido com o consumo de carotenoides fitonutrientes levou a melhor.[70] Portanto, permita-me sugerir uma visita à sessão de frutas, verduras e legumes para garantir uma corzinha bela e saudável.

Salve sua pele

Não tenho vergonha de apelar para a vaidade, sobretudo em relação a jovens, que vão achar mais importante comer bem para melhorar a aparência do que para melhorar a saúde.[71] Por isso, sempre fico animado ao ver estudos com títulos como "A Beleza Verde".[72] Porém, frutas, verduras e legumes não mudam só nossa tonalidade. Como explico no vídeo <see.nf/internalsunscreen>, biópsias da pele de mulheres selecionadas em um estudo randômico escolhidas para ingerir salada de espinafre todos os dias apresentaram um aumento significativo da produção de colágeno, acompanhado de aumento da elasticidade da pele e de diminuição das rugas no rosto.[73] Isso pode ser em parte devido a um efeito de filtro solar "de dentro para fora", já que foram constatados menos danos ao DNA com o mesmo grau de radiação UV. A couve-de-folhas,[74] a maçã,[75] e um misto de extratos de alecrim e *grapefruit*[76] tiveram efeitos semelhantes. Mesmo apenas dez semanas antes de tirar os biquínis do armário (porém não depois de quatro semanas), ingerir muitos alimentos antioxidantes, como extrato de tomate, pode reduzir a vermelhidão de uma queimadura de sol em 40%.[77]

Filtros solares de uso tópico e a fotoproteção alimentar à base de, por exemplo, folhas verdes[78] e batata-doce,[79] complementam-se naturalmente na proteção da pele. O filtro solar tem a vantagem de funcionamento quase imediato, proporcionando uma proteção muito mais forte, enquanto a proteção *dos alimentos* vai aumentando devagar ao longo das semanas, atingindo um Fator de Proteção Solar de apenas 4, na comparação com 10 a 40, ou até mais, dos filtros solares comuns. Por outro lado, os filtros solares requerem a iniciativa da aplicação em quantidade suficiente e com cobertura suficiente — incluindo todos aqueles lugares difíceis de alcançar — e ainda podem ser removidos por fricção, lavagem ou transpiração, enquanto a proteção dos vegetais é permanente e generalizada.

A dinâmica dos antioxidantes

Os níveis de antioxidantes da pele mudam o tempo todo, de hora em hora. Você se lembra do estudo com o laser de argônio, na página 151? Uma tecnologia parecida foi usada para demonstrar a forte correlação entre baixos níveis de antioxidantes na pele e a presença de vincos e rugas no rosto.[80] Isso condiz com dados que apontam um envelhecimento significativamente menor da pele, em um período de quinze anos, entre aqueles que ingerem alimentos altamente antioxidantes, na comparação com quem consome alimentos pouco antioxidantes.[81] Esse equilíbrio de constante variação entre os antioxidantes que depositamos em nossa pele, por meio da dieta, e a enxurrada diária de estresses oxidativos que solapam nossas reservas pode gerar uma nova compreensão acerca de como outros comportamentos podem afetar a saúde dermatológica.

Por exemplo, não esqueça seu sono reparador. Na comparação com pessoas que dormiram oito horas, os participantes que permaneceram acordados por 31 horas consecutivas e que depois só puderam dormir cinco horas, tinham olhos mais vermelhos, mais inchados, olheiras mais escuras, pálpebras mais caídas, pele mais pálida, linhas e rugas mais acentuadas e cantos da boca mais caídos.[82] Aqueles mantidos sob privação de sono também foram considerados mais cansados (dããã), menos saudáveis e menos atraentes em relação aos que puderam descansar bem.[83] Com o passar do tempo, o estresse oxidativo relacionado à privação de sono tem o potencial de se traduzir em diferenças de longo prazo nos parâmetros de envelhecimento da pele.[84]

O estresse psicológico também pode afetar o envelhecimento da pele.[85] Níveis mais altos do hormônio do estresse estão associados a um aumento da percepção de idade.[86] Pense na aparência dos presidentes dos Estados Unidos depois de um ou dois mandatos.[87] Em um estudo sobre envelhecimento realizado em Boston, foram tiradas centenas de fotografias dos participantes, ao longo de dez anos. Aqueles sob estresse financeiro, mesmo depois de descartado o fator renda (e os fatores saúde e atratividade), tiveram a aparência considerada significativamente mais velha do que no início do estudo, e seu envelhecimento foi muito mais intenso no período.[88]

A dinâmica dos antioxidantes também explicaria por que o consumo de álcool está relacionado não apenas a malignidades do trato digestivo, mas também ao câncer de pele.[89] Como observo no vídeo <see.nf/sunalcohol>, depois de beber cerca de três doses de vodca, o nível de antioxidantes carotenoides na pele sofre uma forte queda no intervalo de *oito minutos*,[90] o que se traduz em uma susceptibilidade a queimaduras de sol que pode ser reduzida se a vodca for bebida com suco de laranja.[91] Porém frutas vermelhas são ainda melhores; portanto, um daiquiri de morango pode reduzir o risco de queimaduras mais que um coquetel *screwdriver*.

Porém, ao que tudo indica, o consumo de álcool não parece afetar o envelhecimento da pele. Um estudo constatou uma correlação significativa entre rugas na pele e consumo de álcool,[92] porém dez outros não encontraram associações relevantes nem para um lado, nem para o outro.[93] E quanto a outras bebidas?

Pele embebida

Não surpreende que a desidratação do organismo como um todo esteja associada à síndrome dos olhos secos,[94] condição que afeta os idosos de maneira desproporcional.[95] E quanto à hidratação e à pele seca? Uma revisão sistemática de estudos concluiu que beber um ou dois litros a mais de água por dia, durante quatro a sete semanas, parece melhorar a hidratação da pele e reduzir os sintomas de ressecamento e aspereza.[96]

E quanto ao chá e ao café? Biópsias de pele realizadas antes e depois do consumo de chá mostram que os componentes do chá verde se depositam na pele humana. Mas com que efeito?[97] A ingestão de café[98] ou de chá e café[99] está associada à redução das manchas pigmentadas no rosto de mulheres japonesas, porém estudos de intervenção nada constataram (no caso do café) ou alcançaram resultados decepcionantes (no caso do chá).

Biópsias da pele mostram que uma combinação do uso oral e tópico de chá verde aumenta o conteúdo de tecido elástico da pele, na comparação com placebos, em um período de oito semanas, mas não o suficiente para ser perceptível a olho nu.[100] Em ratos, o EGCG, um dos componentes ativos do chá verde, consegue reduzir danos à pele causados pelos raios UV.[101] Quando testados durante três meses em seres humanos, os suplementos com o equivalente em EGCG a onze xícaras de chá mostraram fotoproteção significativa,[102] porém o equivalente a cinco xícaras diárias, não.[103] Talvez o intervalo do estudo não tenha sido longo o suficiente? Um estudo de dois anos, duplo-cego, randomizado, com grupo controle e placebo encontrou uma melhora significativa nos danos provocados pelo sol em geral, na vermelhidão e nas telangiectasias (vasinhos dilatados) da pele do braço exposta ao sol de mulheres escolhidas ao acaso para consumir o equivalente a cerca de duas xícaras e meia de chá verde por dia. O mesmo, porém, foi encontrado nas mulheres do grupo placebo. Em outras palavras, o simples fato de participar de um estudo clínico teria levado as mulheres a alterarem o próprio comportamento em relação à exposição ao sol e então colher os benefícios.[104]

No vídeo <see.nf/topicaltea>, trato de um extraordinário estudo de caso indicando que a aplicação tópica de chá verde poderia prevenir o câncer de pele,[105] supostamente devido à redução dos danos provocados pelos raios UV ao DNA.[106] Porém, entre aqueles que não correm um risco particular de câncer de pele, o uso tópico do chá verde é considerado irritante demais à pele para ser inserido na rotina.[107] Quando já se tem carcinoma basocelular, aplicar um unguento com 10% de chá verde não parece ajudar.[108]

Um chá de ervas que poderia ajudar é uma infusão calmante sul-africana chamada *honeybush* (*Cyclopia*). Depois que se descobriu que a planta protege a pele de camundongos sem pelos dos danos dos raios UV,[109] extratos de *honeybush* com água foram testados em um estudo randomizado, duplo-cego, controlado por placebo. Em vez de elaborar um chá placebo com a mesma aparência e sabor, os pesquisadores secaram o chá de *honeybush* e colocaram o pó em cápsulas, para confrontá-los a pílulas idênticas de placebo. Portanto, não se sabe ao certo quanto de chá foi testado na prática. O fato é que, após 12 semanas, o volume das rugas nos olhos diminuiu cerca de 28% em relação ao placebo.[110]

A outra bebida antirrugas pode surpreender: cacau quente. Depois do consumo de uma bebida com cerca de duas colheres e meia de chá de pó de cacau natural, pesquisados observaram um aumento significativo do fluxo sanguíneo dentro da pele por um período de duas horas.[111] Se consumido todos os dias durante seis semanas, a vermelhidão, sob a mesma dose de raios UV, cai 15% e, depois de doze semanas, 25%. A espessura, a densidade e a hidratação da pele também melhoraram na comparação com o placebo, um cacau do qual foi retirada a maior parte dos flavonoides. Não se constatou mudança na severidade das rugas após 12 semanas,[112] mas um estudo de 24 semanas constatou melhora significativa da elasticidade da pele e queda da profundidade das rugas[113] — pelo simples acréscimo de menos de uma colher de sopa de pó de cacau à dieta diária.

"Rugas são só um indicador da passagem de sorrisos." — *Mark Twain*

As rugas ocorrem onde surgem falhas na pele envelhecida,[114] processo comparável ao desgaste de luvas de couro.[115] Com o passar do tempo, as dobras da pele causadas pelas expressões faciais do dia a dia vão transformando sulcos temporários em rugas permanentes.[116] No vídeo <see.nf/wrinkleinformation>, abordo o papel do Botox, dos travesseiros "antirrugas", das faixas adesivas, da genética e até da luz emitida pela tela dos smartphones. É lógico que crianças podem fazer caretas o quanto quiserem, porque a arquitetura da pele delas ainda não sofreu danos irreparáveis. Portanto, a chave para prevenir as rugas é prevenir os danos estruturais subjacentes que tornam sua pele suscetível a elas, fazendo escolhas como evitar o tabagismo e proteger-se do sol o tempo todo.[117]

UMA DIETA ANTIRRUGAS

E para quem já tem rugas, existe alguma dieta capaz de reduzi-las? Embora um padrão alimentar com predominância de carne e junk food esteja associado a mais rugas,[118] tanto dietas com predomínio de frutas quanto as com mais frutas, verduras, legumes e oleaginosas mostraram associação a um processo significativamente menor de formação de rugas.[119] Avalio todos os alimentos especificamente associados a maior ou menor enrugamento no vídeo <see.nf/antiwrinkle>, assim como cito os dados de estudos de intervenção sobre amêndoas, linhaça, soja e manga — sim,[120] sim,[121] sim[122,123] e não,[124] respectivamente.

A escassez de estudos de intervenção limita a confiança que se pode atribuir às recomendações, porém as melhores aproximações foram resumidas em uma revisão dermatológica de 2020 intitulada "Uma Dieta Antirrugas". As estratégias de defesa através da dieta incluem alimentos ricos em antioxidantes (veja o capítulo "Oxidação"), alimentos anti-inflamatórios (veja o capítulo "Inflamação"), alimentos antiglicação (veja o capítulo "Glicação"), alimentos ricos em fibras para nosso microbioma, alimentos como o brócolis, que turbinam a reparação do DNA, e alimentos comprovadamente capazes de bloquear as enzimas que destroem o colágeno e a elastina (ao menos *in vitro*), como alho, cúrcuma e gengibre. Em outras palavras, o mais próximo de uma dieta antirrugas é uma dieta centrada em alimentos de origem vegetal integral.[125]

VULNERABILIDADES VEGANAS

Seria de se esperar que a alimentação à base de vegetais fosse ideal para prevenir e reverter o envelhecimento da pele,[126] mas diversos estudos expõem algumas possíveis vulnerabilidades dessa dieta. Por exemplo, em um estudo sobre fototerapia contra a psoríase, concluiu-se que a pele de pacientes veganos é mais vulnerável a inflamações. Em geral, a fototerapia envolve uma combinação de drogas para sensibilização à luz e uma lâmpada de UV ou uma luz laser. Após oito semanas de tratamento, um número significativamente maior de veganos (42%) acabou sofrendo de vermelhidão intensa como efeito colateral, em comparação com vegetarianos (17%) e onívoros (10%). Por que isso ocorreu? Porque os veganos vêm pré-carregados de *furocumarinas*, componentes fotossensibilizadores encontrados naturalmente em certas frutas, verduras e legumes, como salsinha, pastinaca, aipo e cítricos. Relatou-se que os veganos no estudo ingeriam 600g de salsinha por semana (o equivalente a seis xícaras de salsinha em sete dias!). Também ingeriram 4,5kg de cítricos, incluindo 900g de limão, além de quilos de pastinacas e aipo por semana. É ótimo saber que eles estavam ingerindo tantos produtos saudáveis, porém esses alimentos ricos em furocumarinas com certeza poderiam tornar a pele mais sensível a queimaduras de sol.[127]

Outro estudo fototerápico, dessa vez para destruir lesões de pele pré-cancerígenas, também encontrou inflamações de pele mais graves nos participantes veganos, assim como períodos de recuperação mais demorados. Nos onívoros, o tempo médio de recuperação, até o fechamento da ferida, foi de cerca de dez dias, o que é considerado normal. A recuperação total da pele nos veganos, porém, levou mais que o dobro do tempo, 22 dias.[128] Um atraso da recuperação e resultados piores também foram encontrados tanto na remoção de tatuagens com laser em veganos (tempo médio de recuperação de 23 dias), na comparação com onívoros (tempo médio de recuperação de 19 dias),[129] quanto no *resurfacing* de pele ablativo com laser.[130] Isso pode ser em parte devido ao excesso de danos luminosos provocados pela ingestão de mais produtos fotossensibilizadores. Mas os veganos também parecem sofrer um retardamento da recuperação das feridas sem relação com a exposição à luz.

Ao comparar as cicatrizes pós-cirúrgicas da retirada de cânceres de pele de veganos e onívoros, o primeiro grupo parece não se recuperar tão bem. Suspeita-se de uma redução da síntese do colágeno. O colágeno não é apenas o principal componente da pele em geral, mas também o principal tecido conjuntivo envolvido diretamente na cura de feridas.[131] O comprometimento da síntese do colágeno também explicaria por que os preenchimentos cosméticos duram mais nos onívoros, já que o estresse mecânico da injeção de preenchimento atua turbinando a síntese do colágeno,[132] e por que tratamentos de pele com ultrassom microfocado parecem funcionar melhor. O ultrassom de foco intenso é usado para tratar a flacidez da pele, gerando temperaturas de até 60°C para desencadear um processo reparador que inclui a formação de colágeno novo. Pesquisadores indicam que a produção menor de colágeno explicaria por que os pacientes veganos apresentam melhoria significativamente inferior.[133]

As dietas à base de vegetais de fato levam à menor produção de colágeno? Pelo visto, sim. Os índices de síntese de colágeno parecem ser cerca de 10% inferiores nos vegetarianos.[134] A questão é *por quê*. Em absolutamente todos os estudos supracitados que mediram os níveis de vitamina B_{12}, concluiu-se que os participantes veganos eram deficientes (em média menos de 200pg/ml),[135,136,137,138,139] e tanto estudos com seres humanos quanto com animais mostram que a B_{12} é importante para a síntese do colágeno[140,141] e a cicatrização.[142,143] A homocisteína, subproduto tóxico da deficiência de B_{12}, parece comprometer a reticulação do colágeno,[144] que confere integridade mecânica ao tecido conjuntivo.[145] É de importância crucial que todos aqueles que mantêm uma dieta à base de vegetais incluam uma fonte regular e confiável de vitamina B_{12} (veja a página 263).

Mais um possível fator a ser considerado é o aumento da necessidade proteica durante a cicatrização. Por exemplo, no caso daqueles que buscam curar-se de úlceras de pele provocadas por pressão, a ingestão recomendada de proteínas vai de 0,8g por dia por quilo de peso corporal a até 1,25g a 1,5g por quilo.[146] Isso explica por que, em uma dezena de estudos sobre suplementação proteica em úlceras de pressão, a maioria notou uma redução maior do tamanho da úlcera quando há suplementação.[147] Em média, os veganos consomem cerca de 1,0g por quilo por dia, o que é proteína mais do que suficiente para as necessidades do cotidiano,[148] porém os onívoros têm uma média de cerca de 1,3g por quilo. Portanto, já estariam obtendo a proteína excedente que ajudaria durante a cicatrização.[149] Assim, quando estiverem se recuperando da próxima retirada de tatuagem, recomendo aos veganos que aumentem o consumo de verduras e legumes.

SUPLEMENTOS DE COLÁGENO

A suplementação oral de colágeno virou o tratamento da moda para o envelhecimento da pele,[150] disponibilizada em várias opções de pílulas, pós e produtos, desde barrinhas a balas de goma, passando por café e cerveja fortificadas com colágeno.[151] Dizem que as redes sociais estão "inundadas de publicidade paga fazendo promessas sem comprovação".[152] Quais promessas teriam fundamento, se é que alguma tem?

Repasso todos os estudos sobre a suplementação de colágeno para o envelhecimento da pele no vídeo <see.nf/collagen>. Para resumir, a maioria dos estudos foi financiada por fabricantes de suplementos de colágeno,[153] e a qualidade geral das evidências foi considerada pelos revisores "limitada, contraditória"[154] ou "não especialmente robusta".[155] Uma revisão de 2022 intitulada "Mitos e mídia sobre a suplementação oral de colágeno para pele, unhas e cabelo", no *Journal of Cosmetic Dermatology*, concluiu: "Os dermatologistas devem estar cientes das promessas sem fundamento que empresas fazem sobre o colágeno (...) [que] suplantam qualquer evidência atualmente sustentada pela literatura médica", e, diante da insuficiência de evidências, "não há como recomendar o uso rotineiro de colágeno (...)".[156] As evidências foram consideradas "particularmente pouco convincentes", como definiu outra revisão, se comparadas a métodos cujo efeito positivo sobre o colágeno da pele foram demonstrados de forma mais definitiva, como o uso de filtro solar, parar de fumar e manter uma dieta mais saudável.[157]

No vídeo <see.nf/collagendiet>, descrevo como estimular sua própria síntese de colágeno: por exemplo, ao garantir uma ingestão diária de vitamina C de pelo menos 95mg,[158] valor mais alto que as recomendações atuais.[159]

Embora não disponhamos de evidências de que o colágeno seja superior a outras proteínas contra o envelhecimento da pele,[160] caso você queira mesmo tentar, recomenda-se que o consumidor entre em contato com o fabricante para se informar sobre as fontes. A maioria dos suplementos de colágeno não revela essas informações — e por um bom motivo.[161] As fontes terrestres de colágeno podem incluir uma poção mágica de patas de patos, pele de rã, cauda de canguru e rato, osso de jacaré e tendão de cavalo.[162] A maioria das fontes aquáticas vem da pele, dos ossos, da cabeça, da espinha, das barbatanas e das vísceras de peixes.[163]

Entre as perguntas que se recomenda fazer aos fabricantes estão: "Que medidas foram tomadas para evitar contaminação ou adulteração? Se o colágeno vem de peixes, foi usado peixe com baixo teor de mercúrio? Se for de vacas, quais medidas foram tomadas para garantir que não houve inclusão de substância do cérebro ou do sistema nervoso, a fim de proteger de doenças priônicas?"[164] Nos Estados Unidos, o colágeno é isento das proibições da FDA ao uso de tecidos de risco, como o cérebro, a fim de proteger o consumidor da encefalopatia espongiforme bovina (doença da vaca louca).[165]

Por razões de segurança alimentar, religiosas, éticas e alérgicas, há um aumento no apelo para o uso de fontes não animais.[166] Por exemplo, 2% a 4% da população é alérgica a colágeno bovino.[167] Para resolver o dilema da vaca louca, reivindica-se a engenharia genética do gado sem príons, de forma a "oferecer uma fonte segura de materiais à base de colágeno". Mas por que não simplesmente utilizar vegetais na produção? Já foi desenvolvida uma técnica de produção de colágeno de origem vegetal,[168] mas ainda não atingiu viabilidade comercial. É complicado superar o custo de restos animais.

TRATAMENTOS DERMATOLÓGICOS TÓPICOS

Produtos "antienvelhecimento" vendidos no balcão da farmácia são parte de uma indústria bilionária.[169] Existe um "efeito psicológico de gastar mais", apontou uma revisão dos mitos dos cuidados antienvelhecimento da pele, mas "não se deixe seduzir pela embalagem sofisticada e pelos preços altos".[170] Muitos produtos apregoam resultados fantásticos, com frequência exagerados e enganosos,[171] que raramente têm base científica.[172] Um instituto independente que testa produtos questionou a eficácia dos cremes antienvelhecimento em geral e concluiu que só era possível medir os efeitos benéficos usando instrumentos sensíveis, sem que chegassem a ser clinicamente detectáveis, indicando que esses produtos não seriam mais eficazes que os hidratantes comuns.[173]

Estudos transversais com mulheres na China[174] e no Reino Unido concluíram que as usuárias regulares de hidratantes faciais, na média, foram consideradas dois anos mais jovens que aquelas da mesma idade que não os utilizavam. No entanto, um terceiro estudo, maior (na Holanda), não chegou a essa conclusão. Seja como for, estudos transversais, de curta duração, nunca conseguem estabelecer causa e efeito.[175] Estudos sobre hidratantes são limitados, mas mostram que é possível melhorar a aparência da pele ressecada, que, se não tratada, pode parecer descolorida, escamosa e áspera.[176] Os hidratantes, além de hidratar a pele, reduziriam a aparência de linhas finas em 15% a 20%, o chamado "truque mais antigo da indústria de cosméticos", mas não fariam nada para tratar a causa mais profunda.[177]

O uso diário de hidratante facial FPS 15

Seja como base para o rosto, creme noturno ou "sérum" antienvelhecimento, as fórmulas da maioria dos produtos para a pele são basicamente hidratantes combinados com ingredientes supostamente ativos, em nome do apelo de marketing.[178] Quais ingredientes são *de fato* agentes ativos antienvelhecimento? Aposto que você consegue adivinhar qual é o componente *skincare* mais eficaz no mercado, se eu der como dica o lembrete de que 90% do envelhecimento do nosso rosto se deve à luz do sol.[179] Do ponto de vista do antienvelhecimento, o ingrediente mais biologicamente ativo, dentre os produtos para a pele, é o filtro solar.[180]

A aplicação diária de filtro solar é considerada, por si só, a atitude mais importante para a manutenção da juventude da pele, aliada ao emprego de outras medidas protetoras, como o uso de chapéu. A eficácia de tudo o mais que você pode fazer pela sua pele parece pouco, em comparação, sobretudo no caso dos que têm pele clara.[181] Os raios UVA são os principais responsáveis pelo envelhecimento da pele, enquanto os UVB são os que causam as queimaduras de sol. Recomenda-se um filtro solar de espectro amplo, com cobertura para ambos, já que os dois tipos de UV contribuem para o risco de câncer.[182] Para prevenir o câncer de pele, a Academia Americana de Dermatologia recomenda filtro solar com FPS 30 ou mais,[183] porém um FPS 15 consegue prevenir o envelhecimento da pele.[184] Como sabemos disso? Porque foi testado.

Em um estudo randomizado, 900 adultos receberam a recomendação de uso diário de filtro solar durante anos, ou foram orientados a continuar usando o filtro como bem entendessem (considerou-se antiético eliminar a proteção, dando às pessoas um filtro solar placebo). No final, 77% do grupo ao qual se recomendou filtro solar diário aplicaram-no pelo menos três a quatro vezes por semana, na comparação com apenas 33% no grupo de livre escolha. Isso seria suficiente para fazer a diferença? Sim, houve um envelhecimento significativamente menor da pele no grupo instruído para o uso diário. Na verdade, seus participantes não sofreram aumento detectável no envelhecimento da pele ao longo dos quatro anos e meio do estudo. Os pesquisadores concluíram: "O uso regular de filtro solar retarda o envelhecimento da pele em homens e mulheres adultos de meia-idade."[185]

Embora o objetivo primário dos filtros solares seja evitar mais envelhecimento facial, e não reverter danos preexistentes provocados pela exposição à luz,[186] algumas pessoas no grupo de uso diário chegaram a apresentar melhoria na textura da pele. Os resultados são ainda mais impressionantes ao considerar que foi dito ao grupo controle que continuasse usando filtro solar e chapéu sempre que considerasse necessário, indicando que, deixadas por conta própria, as pessoas são más julgadoras ou planejadoras em relação à exposição excessiva aos raios UV. Portanto, recomenda-se um hidratante facial diário com FPS 15, mesmo que esteja nublado ou chovendo.[187] Considerado o "padrão ouro" para os cuidados dermatológicos antienvelhecimento: "uso diário de filtro solar durante o dia e retinoides à noite (...)"[188]

Retinoides todas as noites?

Enquanto o filtro solar pode prevenir mais fotoenvelhecimento da pele, a tretinoína é capaz de reverter parte do estrago já feito. Também conhecida como ácido all-trans-retiniico e vendida sob uma série de nomes de marcas, entre eles Retin-A, a tretinoína é um tipo de vitamina A vendida apenas com receita, capaz de melhorar visivelmente estragos da luz de leves a moderados, inclusive rugas finas e grossas, sardas e outras pigmentações, e melhorar a textura da pele após meses de uso regular.[189] Entretanto, pode causar vermelhidão, urticária, ardência, prurido e descamação em uma proporção alta de pacientes.[190] Existem retinoides mais suaves, menos potentes, tópicos, vendidos sem receita: retinaldeído, retinol e ésteres de retinil (acetato, palmitato ou propionato). Eu os comparo e confronto no vídeo <see.nf/retinoids>.

De todas as opções de retinoides sem prescrição, o retinol seria a escolha ideal,[191] mas a tretinoína tem, de longe, o histórico de eficácia mais robusto.[192] Então, por que não pedir uma prescrição a seu médico? Porque, como eu detalho no vídeo, o uso tópico de tretinoína no longo prazo pode aumentar o risco de um efeito colateral ainda mais incômodo: a morte prematura.[193]

Nicotinamida tópica

E quanto a outros componentes de cremes dermatológicos que possuem evidências de ajudarem com o envelhecimento da pele? Embora o padrão na maioria das pesquisas médicas sejam estudos com grupo controle e placebo, isso ainda é grande raridade quando se trata de produtos cosméticos.[194] O que levanta questões sobre a eficácia. Em muitos casos, o que se compra é apenas "um frasco de esperança".[195] Isso também levanta receios quanto à segurança. Até hoje, os cosméticos contêm uma série de substâncias químicas tóxicas. Dentre os mais de 12 mil componentes sintéticos usados em cosméticos, menos de 20% foram reconhecidos como seguros.[196] É evidente que isso não significa que ingredientes *naturais* sejam necessariamente inócuos. Não há nada mais natural que a hera venenosa, mas nem por isso você deveria esfregá-la na cara.[197] No entanto, algumas opções naturais são relativamente seguras, com variados graus de eficácia.

A nicotinamida tópica, também conhecida como *niacinamida*, é uma forma de vitamina B_3 não irritante,[198] e também foi descrita como "um dos ingredientes cosmecêuticos mais estudados contra o envelhecimento",[199] mas parece que, a respeito, só existem três estudos com seres humanos, grupo controle e placebo,[200] o que dá uma ideia do estado da arte cosmecêutica.

O fotoenvelhecimento da pele é, em grande parte, mediado pela formação de radicais livres provocada pelos raios UV. Uma das consequências da exposição excessiva ao sol é a oxidação de açúcares e proteínas da pele, que se tornam um pigmento marrom-amarelado, conferindo à pele envelhecida uma aparência amarelenta e sem viço. Como a nicotinamida é um precursor de dois poderosos oxidantes, a esperança é conseguir interromper esse processo,[201] como revelado no primeiro estudo, intitulado "Niacinamida tópica reduz amarelamento, enrugamento, manchas vermelhas e pontos hiperpigmentados na pele facial em processo de envelhecimento".[202]

Foi um estudo clínico randomizado de doze semanas, duplo-cego, com grupo controle e placebo, de face dividida, com mulheres de meia-idade. Em um estudo "de face dividida", cada participante é seu próprio controle. A fórmula ativa (nesse caso, 5% de nicotinamida no hidratante) é esfregada em um dos lados do rosto, e o placebo (hidratante comum) na outra metade, embora nem a participante nem os pesquisadores saibam qual lado é qual até um código ser revelado no final do estudo. Isso permite controlar o tipo de pele e a técnica de aplicação, já que cada indivíduo tem um jeito próprio de aplicar os produtos faciais. No entanto, muitas vezes as pessoas usam a mesma mão para aplicar cremes em ambos os lados do rosto. Por isso, a menos que seja especificada a necessidade de usar luvas diferentes, ou de lavar as mãos entre as duas aplicações, pode ocorrer contaminação cruzada.[203]

Ao fim das doze semanas, houve uma pequena (5%) redução das rugas e linhas finas, e uma desaceleração do desenvolvimento de manchas, rosácea e amarelamento no lado do rosto com nicotinamida.[204] Uma publicação posterior observou também a melhoria da elasticidade da pele.[205] Comparada com o uso de tretinoína, a magnitude dos efeitos seria apenas de três a cinco vezes menor,[206] mas não houve relatos de irritação excessiva da pele.[207]

Os outros dois estudos foram experimentos semelhantes de face dividida, mas com produtos com 4% de nicotinamida. Um deles não teve efeito significativo sobre as rugas do rosto, na comparação com o placebo,[208] mas o outro, que se limitou aos pés de galinha em torno dos olhos, apontou melhora significativa tanto em métricas subjetivas quanto objetivas ao final do estudo de oito semanas — 64% das rugas nos olhos, no lado da nicotinamida, tiveram melhoria moderada ou marcante, contra 0% no lado do placebo.[209]

Vitamina C tópica

Se o envelhecimento da pele é mediado pelo estresse oxidativo, por que não fazer uma aplicação direta de antioxidantes, como a vitamina C? A aplicação tópica de antioxidantes pode gerar na pele níveis dez vezes maiores que os obtidos com dosagem oral (pelo menos em camundongos).[210] Segundo uma revisão recente sobre cuidados dermatológicos tópicos antienvelhecimento, feita por um renomado cirurgião plástico de Beverly Hills, "no mínimo, os pacientes devem ser incentivados a usar filtro solar diariamente, um retinoide tópico todas as noites, e um antioxidante tópico todos os dias".[211] Mas qual antioxidante? Apenas um teve a eficácia claramente demonstrada.

Apesar de onipresente nos produtos de cuidados com a pele, não há evidências que sustentem qualquer utilidade da vitamina E tópica contra o envelhecimento da pele, seja para rugas, descoloração ou textura,[212] e o único estudo sobre CoQ_{10} tópica concluiu que não funcionava significativamente melhor que o placebo.[213] Existe, no entanto, um tipo de vitamina C que se demonstrou útil.[214]

Estudos de biópsias da pele mostram que a aplicação tópica de uma solução de 5% de ácido L-ascórbico (também conhecido como ácido ascórbico, o tipo de vitamina C encontrado nos alimentos) gera aumento significativo na expressão de colágeno da pele humana, na comparação com o placebo, indicando que "a atividade funcional das células da derme [da pele] não é máxima nas mulheres pós-menopausa, podendo ser ampliada".[215] Um estudo de face dividida envolvendo a aplicação de 3 gotas de uma solução de ácido L-ascórbico a 10%, durante três meses, apresentou melhoria significativa em relação ao lado do rosto do placebo em relação a rugas finas e grossas, ao amarelamento e ao tônus (firmeza) da pele.[216] Sem saber qual lado era qual, 16 dentre 18 (84%) pesquisados adivinharam corretamente o lado da vitamina C como o que apresentou melhora.

Infelizmente, o ácido L-ascórbico é instável nos cremes. Quando oxida, adquire uma tonalidade marrom desagradável, o que limita seu prazo de validade.[217] Por isso, a indústria de cuidados com a pele opta por trocá-lo por ésteres de vitamina C, mais estáveis, ou derivados, como o palmitato de ascorbila, o estearato de ascorbila, o fosfato de ascorbila de magnésio ou o sulfato de ácido ascórbico.[218] Infelizmente, não existe evidência de que esses compostos possuam efeitos comparáveis, talvez porque são mal absorvidos e se convertem à forma ativa apenas em grau mínimo. A boa notícia é que é algo que dá para fazer em casa.

Embora tenha sido demonstrado que concentrações de vitamina C de apenas 3%[219] e 5%[220] possuem efeitos antirrugas, em testes de face dividida, pescoço dividido e braço, recomendam-se pelo menos 10%. A solução de 10% usada no estudo de face dividida supracitado é vendida por absurdos 420 dólares por 100ml.[221] Dá para fazer uma solução caseira apenas comprando ácido L-ascórbico no atacado e misturando 3g em 30g de água, ao custo de cerca de 34 dólares por 100ml, muitas vezes mais barato. Dá para fazer a mistura em um frasco de colírio. Pingue apenas quatro ou cinco gotas na palma da mão e, com as pontas dos dedos, aplique no rosto, no pescoço e na parte de cima do tórax todos os dias. Só tome cuidado para que não caia nos olhos.

Os alfa-hidroxiácidos

Existe um motivo para o extenso histórico dos purês de frutas como máscaras faciais.[222] Os alfa-hidroxiácidos, também conhecidos como ácidos frutais, são usados em concentrações de alta potência em *peelings* químicos. Porém, concentrações menores são vendidas sem receita, como esfoliantes.[223] Faço uma análise de quatro estudos com grupo controle e placebo no vídeo <see.nf/alpha>. Em suma, os alfa-hidroxiácidos podem ser úteis em relação aos danos passados provocados pela luz, mas agravam os danos futuros, já que aumentam a fotossensibilidade da pele.[224]

O CÂNCER DE PELE

Mais de um milhão de novos casos de câncer de pele são diagnosticados a cada ano, afetando cerca de um em cada três estadunidenses em algum momento da vida.[125] O risco aumenta com a idade,[226] e a incidência vem crescendo.[227] É preciso fazer testes de câncer de pele, com exames periódicos do corpo inteiro? A Fundação Contra o Câncer de Pele recomenda exames médicos anuais,[228] mas a posição oficial da Força-Tarefa de Serviços Preventivos dos Estados Unidos é que existem evidências insuficientes para sustentar qualquer intervalo de detecção dermatológica.[229] Isso se baseia, em parte, em um estudo nacional feito na Alemanha.

Em 2003, uma campanha de exames de detecção da pele do corpo inteiro começou no estado alemão de Schleswig-Holstein. Em 2008, os índices de mortalidade por melanoma tinham caído quase 50%.[230] Considerando esse êxito, que aparentava ser retumbante, o programa foi ampliado para todo o país em 2009. Infelizmente, cinco anos depois, não houve alteração significativa na mortalidade por melanoma. Na verdade, os índices nacionais até aumentaram um pouco, e os ganhos aparentes em Schleswig-Holstein retornaram ao patamar anterior.[231] Será que a queda original foi fruto do acaso?[232] Em uma análise mais maliciosa, alguns aventaram que os médicos alemães, motivados pelo incentivo financeiro — um bônus de 15 euros por teste —, começaram, intencional ou inconscientemente, a subnotificar o melanoma nas certidões de óbito para fazer o programa parecer eficaz.[233] Seja como for, ainda não foi demonstrado que o rastreamento dermatológico salva vidas.[234]

Note que a falta de respaldo da Força-Tarefa de Serviços Preventivos dos Estados Unidos ao rastreio dermatológico regular diz respeito apenas ao monitoramento em massa de indivíduos saudáveis e assintomáticos. Caso você tenha um sinal suspeito na pele, ou por algum motivo tenha um risco mais alto devido a um histórico familiar ou pessoal de câncer de pele, é fundamental tocar no assunto com seu profissional de saúde. O ABCDE da suspeita de melanoma, a forma mais letal de câncer de pele, é: A de "assimetria", B de "bordas irregulares", C de "cores múltiplas", D de "diâmetro" (maior que uma borracha de lápis) e E de "evolutivo" — uma mudança de tamanho, forma, cor, altura ou sintomas (como sangramento, coceira ou formação de casca). Ou seja, qualquer lesão nova, variável ou incomum (na comparação com outros sinais do seu corpo) é suspeita.[235]

Coloque, carregue, cubra, corra, confie

Se o rastreamento universal não vai nos salvar do câncer de pele, o que salvará? O mesmo, e melhor, método para reduzir o risco de todos os tipos de câncer mais comuns: a prevenção primária. Em outras palavras, prevenir o surgimento do câncer, antes de tudo. Eis outro sistema mnemônico, a campanha SunSmart australiana, "dos 5 S" (estrelada por Sid the Seagull, a gaivota Sid): *slip, slop, slap, seek, slide*. Em português, podemos adaptá-la para os Cinco Cs: *coloque* uma roupa, *carregue* no filtro solar, *cubra*-se com um chapéu, *corra* para a sombra e *confie* nos óculos escuros.[236]

Uma única queimadura de sol que crie bolhas na infância pode duplicar o risco de desenvolver carcinoma basocelular ou de células escamosas na idade adulta,[237] enquanto estima-se que o uso regular de filtro solar durante a infância reduza a incidência desses tipos de câncer em 78%.[238]

O ideal é que a roupa protetora cubra integralmente os braços e as pernas.[239] Dentre as roupas comuns sem a etiqueta de fator de proteção ultravioleta (FPU), tecidos mais grossos e escuros tendem a ser mais protetores (segure o pano contra a luz e veja se a claridade o ultrapassa).[240] A sombra do chapéu deve cobrir todo o rosto.[241] Óculos de sol estilo "máscara" (*wraparound*) protegem melhor a delicada pele em torno dos olhos, que o filtro solar nem sempre protege, e produtos para os lábios com pelo menos FPS 30 devem ser aplicados generosamente, cobrindo os lábios por completo.[242]

Nicotinamida oral

Depois de décadas de uso pela indústria de cosméticos para prevenir o envelhecimento da pele,[243] os pesquisadores decidiram colocar a nicotinamida à prova como prevenção do câncer de pele. Em geral, seria difícil encontrar estudos sobre produtos não-patenteáveis que custam apenas alguns centavos por dia, mas as conclusões preliminares[244] foram tão extraordinárias que nasceu a ONTRAC, sigla em inglês que pode ser traduzida como Nicotinamida Oral para Reduzir o Câncer Actínico. Trata-se de um estudo de fase III (determinante de eficácia), com financiamento público, em que centenas de pessoas com histórico pessoal de câncer de pele foram divididas aleatoriamente em dois grupos, um de 500mg de nicotinamida duas vezes por dia, durante um ano, e o outro de placebo. Ao final, houve 463 novos casos de câncer de pele no grupo do placebo, contra 336 no grupo da nicotinamida. Cerca de 25% menos casos de câncer, sem efeitos colaterais significativos, por apenas alguns trocados por dia.[245] Detalhes no vídeo <see.nf/cancernic>.

E quanto à exposição adequada ao sol?

Os raios UV na luz do sol são considerados um carcinógeno "completo", ou seja, não apenas são capazes de dar início a um câncer, mas também de promover seu avanço e disseminação.[246] A incidência de melanoma, o tipo mais assustador de câncer de pele,[247] triplicou nas últimas décadas,[248] em parte devido ao uso cada vez maior de camas de bronzeamento artificial.[249] Essas camas, com seus raios UV, são consideradas carcinógenos classe 1, junto ao fumo, o amianto, o plutônio e a carne processada.[250] Para mais informações sobre bronzeamento artificial, consulte o vídeo <see.nf/tanning>.

Ao contrário da luz natural do sol, as luzes das camas de bronzeamento emitem sobretudo UVA, que é o pior de dois mundos: risco de câncer sem qualquer produção de vitamina D.[251] A luz do sol fornece 90% a 95% da vitamina D para a maioria das pessoas.[252] Na verdade, conforme detalho no vídeo <see.nf/sun>, modelos de pesquisa sugerem que níveis baixos de vitamina D, por evitar o sol, podem matar mais[253] que o câncer de pele pela exposição excessiva ao sol.[254] Portanto, no fim das contas, os benefícios da "exposição adequada ao sol"[255] superam os riscos. Mas por que aceitar qualquer risco, quando dá para obter toda a vitamina D de que precisamos com os suplementos? Na verdade, o modelo obteve as estimativas de prevenção de câncer interno com vitamina D a partir de estudos de intervenção em que foram administrados *suplementos* de vitamina D, em vez de expor as pessoas aos raios UV.[256] O debate sobre o sol é apresentado como uma necessidade de escolher entre o menor de dois males: câncer de pele ou deficiência de vitamina D. Essa forma de encarar a questão ignora o fato de que há uma terceira opção: os suplementos de vitamina D.

O golpe da cansema

Em geral, os cânceres de pele são apenas extirpados. E quanto ao uso da "cansema" como alternativa? Listada como uma "falsa cura do câncer" pela FDA, e igualmente condenada pela Academia Americana de Dermatologia, a cansema, ou *black salve*, ainda é promovida na internet como um "medicamento alternativo natural para o câncer de pele". Explico o quanto isso pode ser perigoso e danoso no vídeo <see.nf/salve>.

Alguns pacientes de câncer são ludibriados pela desinformação, mas muitos dos que recusam terapias convencionais disseram que seus oncologistas são "impessoais", "intimidantes", "frios", "indiferentes", "desnecessariamente rudes", "acham que são Deus" e "nem lembram o [seu] nome", tornando-se "hostis" quando lhes pedem recomendações de tratamento. Poucos disseram acreditar que seus médicos defendiam o melhor para o paciente, e muitos disseram que teriam probabilidade maior de aceitar o tratamento convencional logo de cara se sentissem ter "médicos preocupados", que os tratassem com respeito.[257]

Filtro solar comprovadamente previne o câncer

Como já mencionei, estudos randomizados e com grupo controle demonstram que o uso regular de filtro solar pode deter os sinais de envelhecimento da pele,[258] inclusive com reduções, provadas por biópsia, aos danos à pele relacionados aos UV.[259] Mas será que existem estudos de intervenção provando que o filtro solar é capaz de prevenir o câncer? Sim.[260] Na verdade, ele pode até reverter o avanço de crescimentos dermatológicos pré-cancerígenos, fazendo-os regredir e desaparecer espontaneamente. Faço um relato desse estudo impressionante no vídeo <see.nf/sunscreenuse>. O corpo às vezes consegue curar a si mesmo depois que paramos de bombardeá-lo com tantos raios causadores de câncer.[261]

O uso correto do filtro solar

Para obter a máxima eficácia, o filtro solar precisa ser aplicado direito. Vários estudos demonstraram que isso é raro,[262] sendo que apenas uma em cada 25 pessoas obedece às recomendações.[263] No mesmo vídeo citado (<see.nf/sunscreenuse>), explico a quantidade correta, usando a "regra da colher de chá";[264] por que muitas vezes recomendável acima de um FPS 50[265] embora o FPS 15 em tese seja suficiente para prevenir o câncer;[266] como o céu nublado às vezes pode ser pior para os seres humanos;[267] e o momento certo da aplicação, antes[268] e depois do contato com a água[269] e com a areia.[270]

É preto no branco

A quantidade média de FPS que já é inerente na pele negra (também chamada na literatura médica em inglês de *ethnic skin*, "pele étnica", ou *skin of color*, "pele de cor")[271] é 13, contra apenas 3 na pele branca.[272] Embora não haja estudos de intervenção sobre a eficácia do filtro solar na prevenção do câncer de pele em pessoas de pele mais escura, o FPS 13 não é considerado um fator de proteção suficiente contra o sol. Por isso, a Academia Americana de Dermatologia recomenda o uso regular de filtro solar com FPS 30 ou mais para pessoas de todos os tons de pele.[273] Infelizmente, apenas cerca de 12% dos negros não hispânicos e 31% dos hispânicos relatam uso regular de filtro solar, contra cerca de 44% entre os brancos não hispânicos.[274] Apesar disso, a incidência de melanoma, a forma mais letal de câncer de pele, é 5 vezes menor nos hispânicos, na comparação com os brancos, e 25 vezes menor entre os negros. No entanto, quando o melanoma ocorre, a taxa de mortalidade é maior entre os negros, supondo-se que devido ao diagnóstico tardio.[275]

Na pele mais escura, o fotoenvelhecimento tem menor probabilidade de aparecer como rugas e maior probabilidade de aparecer como problemas de pigmentação, como tom de pele desigual, melasma (manchas escuras)[276] e dermatose papulosa nigra (pequenas protuberâncias escuras no rosto).[277] Para combater o envelhecimento da pele e o risco de câncer, filtros solares químicos transparentes são muito comercializados para os que têm pele mais escura, já que os filtros solares minerais (isto é, dióxido de titânio e dióxido de zinco) costumam deixar um resíduo branco. No entanto, já estão disponíveis filtros solares minerais micronizados, que ficam muito menos visíveis depois da aplicação.

Direito mineral

Que tipo de filtro solar você deve usar? Os filtros em creme são preferíveis aos em spray, por ser mais fácil de ver onde você aplicou o produto.[278] Para ajudar a alcançar uma cobertura adequada, os filtros em spray devem ser esfregados imediatamente depois de borrifados.[279] Não recomendo filtros solares em aerossol, que são inflamáveis e podem queimar a pele em caso de exposição a uma chama aberta, mesmo depois de secarem.[280] Além disso, não há estudos suficientes relativos à segurança de inalar filtro solar em aerossol,[281] embora, para dizer a verdade, o mesmo possa ser dito a respeito de esfregá-lo na pele.

Como detalho no vídeo <see.nf/safestsunscreen>, os receios em relação à absorção sistêmica de substâncias químicas do filtro solar foram ressaltados pela bomba divulgada em 2019 pela FDA, segundo a qual nenhum dos filtros solares pode ser considerado seguro de maneira geral. Apenas dois ingredientes ativos receberam sinal verde, os dois filtros solares "minerais" não químicos, o dióxido de titânio e o óxido de zinco. Essa revelação baseou-se em um *corpus* de evidências cada vez maior segundo o qual a absorção transdérmica (através da pele) das substâncias químicas dos filtros solares era maior do que se imaginava, amplificando "preocupações com a segurança antes não avaliadas".[282] Não avaliadas porque antes não achávamos que tanta coisa entrava em nossa corrente sanguínea.

Corte a gordura

Além da nicotinamida, de que outras formas poderíamos nos proteger contra o câncer de pele, de dentro para fora? Com base em estudos mostrando que dietas ricas em gordura aceleram a formação de câncer de pele em camundongos[283] e estudos populacionais mostrando incidências maiores de câncer relacionadas a dietas mais ricas em gordura,[284] o Instituto Nacional do Câncer e uma equipe de pesquisa da entidade Veterans Affairs publicaram estudos impressionantes na *New England Journal of Medicine*. A investigação, que atribuiu randomicamente uma dieta pobre em gordura a pessoas com histórico de câncer de pele, obteve como resultado uma queda de dez vezes nos índices desse tipo de câncer nos participantes.[285] Mais detalhes no vídeo <see.nf/lowfatskin>.

VEIAS VARICOSAS

As varizes não são só uma questão estética. Podem estar associadas à sensação de dor, peso nas pernas e prurido.[286] As meias de compressão eram a terapia padrão para a gestão dos sintomas.[287] Porém, ao longo da última década, a falta de evidências da eficácia da compressão, junto ao desenvolvimento de técnicas de ablação endovenosa minimamente invasiva, alterou as recomendações de tratamento.[288] (Detalhes em <see.nf/varicose>.) No entanto, nem um nem outro trata da causa subjacente.

O uso tópico de vinagre

No vídeo <see.nf/vein>, falo de um estudo intitulado "O Efeito da Aplicação Externa de Vinagre de Maçã em Sintomas, Dor e Ansiedade Social de Aparência Provocados por Varizes: Um Estudo Controlado Randomizado".[289] O uso tópico de vinagre[290] (e não de urina)[291] pode ajudar em ferimentos de água-viva, mas não contra o eczema.[292] E quanto às varizes? Assista ao vídeo para saber mais, porém, os danos potenciais da aplicação de vinagre não diluído[293] provavelmente suplantam os benefícios questionáveis.[294]

Dieta antivarizes

Em Uganda, uma pesquisa encontrou apenas seis casos de varizes entre 5 mil adultos.[295] Talvez os africanos da zona rural tenham mais de cinquenta vezes menos veias varicosas pelo mesmo motivo de terem cinquenta vezes menos doenças cardíacas, até cinquenta vezes menos câncer do cólon e até cinquenta vezes menos outras "doenças de pressão", como diverticulose, hérnia de hiato e hemorroidas.[296] Por terem uma dieta repleta de alimentos não industrializados de origem vegetal, os africanos da zona rural estão entre as únicas populações conhecidas já registradas que ingerem mais de 100g diárias de fibras, a quantidade considerada normal para a nossa espécie.[297]

Menciono no capítulo sobre como preservar a função do intestino e da bexiga, e detalho no vídeo <see.nf/varicose>, como o esforço ao evacuar pode forçar o fluxo sanguíneo de volta às pernas e provocar falência das válvulas nas veias das pernas.[298] A raiz do problema é o esforço necessário para evacuar fezes bem mais duras do que deveriam ser. Porém, essa causa pode ser tratada ingerindo uma quantidade suficiente de alimentos integrais à base de vegetais, que contêm fibras, para gerar fezes grandes e moles o suficiente que podem ser evacuadas sem esforço. Tendo em vista essa relação com as fibras, não surpreende que os vegetarianos dos países ocidentais também possuam taxas menores de doenças relacionadas à pressão, como diverticulose,[299] hemorroidas e varizes,[300] embora essa talvez não seja a única razão para isso. Um estudo com vegetarianos idosos concluiu que eles também têm uma incidência muito menor de varizes debaixo da língua, uma condição conhecida como *caviar tongue* [língua caviar, em tradução livre]. Considerando a dilatação das veias e o afinamento das paredes dos vasos sanguíneos característicos do escorbuto, os pesquisadores suspeitam que os baixos índices de varizes nos vegetarianos teriam algo a ver com o consumo maior de vitamina C.[301]

A SAÚDE DAS UNHAS

De acordo com a Academia Americana de Demartologia, quase todas as pessoas sofrerão algum tipo de problema nas unhas ao longo da vida. À medida que envelhecemos, as unhas crescem mais devagar, se tornam mais quebradiças e podem começar a ficar com a aparência pálida, fosca ou opaca. A partir dos 25 anos, aproximadamente, a velocidade de crescimento das unhas começa a diminuir cerca de meio ponto percentual por ano, o que talvez explique o aumento da probabilidade de sofrermos com fungos, o problema mais comum nas unhas, com o passar dos anos.[302] A incidência de fungos nas unhas, também conhecida como *onicomicose*, aumenta de cerca de 2% na juventude a 20% depois dos 60 anos, e afeta cerca de metade das pessoas na faixa dos 70 anos.[303]

O tratamento de infecções fúngicas nas unhas dos pés

Em geral, as infecções fúngicas nas unhas atingem os pés e provocam descoloração, deformidade, descolamento, espessamento, desagregação e formação de sulcos. O tratamento é demorado, já que os fungos podem se esconder bem fundo nas unhas, protegidos tanto do fluxo sanguíneo, por um dos lados, quanto, do outro, de qualquer coisa que você aplique. Por isso, mesmo quando é enfim derrotada, a doença muitas vezes volta devido à infecção residual.[304]

O tratamento mais comum para a onicomicose é através de drogas orais antifúngicas,[305] por serem muito mais eficazes que os antifúngicos de uso tópico. Contudo, acarretam mais efeitos colaterais e interações medicamentosas.[306] A terbinafina, vendida sob o nome de Lamisil, costuma ser a droga preferida para o tratamento em idosos.[307] Pode deixar um gosto metálico na boca lá pelo segundo mês de tratamento, e são comuns, e às vezes graves, os *rashes* cutâneos.[308] Entre outros efeitos colaterais comuns estão dores de cabeça e sintomas gastrointestinais, com casos raros de insuficiência hepática, renal e cardíaca.[309] Com antifúngicos orais, os índices de cura entre idosos ficam em torno de apenas 64%, porém esse valor já é bem melhor que o obtido com as drogas de uso tópico.[310]

Em geral, os antifúngicos de uso oral são administrados durante 12 semanas nas infecções das unhas dos pés, enquanto os antifúngicos de uso tópico podem levar 12 meses (os fungos das unhas das mãos costumam exigir metade desse tempo). Um período de tratamento tão longo pode afetar a observância do paciente, ainda mais entre aqueles que querem ocultar a infecção com esmalte. Mesmo depois de um ano inteiro de aplicação diária, os índices de cura para a maioria dos medicamentos de uso tópico são de apenas 9%, contra cerca de 1% para o placebo.[311] Existem novos agentes de uso tópico, que podem ser aplicados uma ou duas vezes por semana e talvez sejam mais eficazes, porém não com uma diferença tão significativa.[312] No geral, considerando o baixo índice de cura, o tratamento tópico isolado só é recomendado em casos leves, ou quando as drogas de uso oral são contraindicadas.[313] (Por exemplo, a terbinafina não é recomendada para quem tem problemas hepáticos.[314]) Para aumentar as taxas de cura, os tratamentos oral e tópico podem ser combinados.[315] Com base em dados *in vitro* sobre os efeitos antifúngicos de um pH mais ácido,[316] há quem recomende banho de pés com vinagre diluído meio a meio em água antes da aplicação do antifúngico tópico.[317]

E quanto a outros remédios naturais? Óleo de melaleuca, diluído, parece ajudar contra os fungos que se alimentam do couro cabeludo, causando caspa,[318] e os fungos de pé de atleta, entre os dedos dos pés. Será que sua aplicação tópica faria efeito nos fungos das unhas?[319] Como explico no vídeo <see.nf/teatree>, o óleo foi confrontado com o clotrimazol, uma medicação antifúngica popular, vendida nos Estados Unidos como Lotrimin, em um estudo com grupo controle, randomizado, duplo-cego, e concluiu-se que é comparável na eficácia da cura, na avaliação clínica, na melhora subjetiva e até no custo.[320] Contudo, o ideal mesmo é tratar a causa subjacente.

A prevenção e o tratamento da unha encravada

Embora as unhas dos dedos das mãos fiquem menos espessas com o envelhecimento,[321] as dos pés vão ficando mais grossas e duras, o que acaba dificultando cortá-las.[322] Para evitar que encravem, quando o lado ou o canto da unha se enterra na carne ao redor, é preciso aparar as unhas — em especial as do dedão do pé — em linha reta.[323] Ao contrário da curva que você faz ao aparar as unhas dos dedos das mãos, o topo das unhas do pé tem que ficar reto. O canto pode ser arredondado,[324] mas a unha precisa sempre ultrapassar a pele, dos dois lados.[325] Outra causa importante de unha encravada são calçados do tamanho errado.[326] Os muito pequenos ou apertados podem empurrar a pele do dedo unha adentro.

É possível fazer tratamentos caseiros para casos leves de unhas encravadas nos pés através do uso de algodão.[327] Assim que sentir que o canto da unha está inflamando, arranque um chumaço de algodão de um cotonete ou de uma bolinha de algodão. Insira-o sob o canto da unha e tente preencher o espaço ao longo da lateral da unha para proteger a pele por baixo.[328] Embora esse procedimento possa ser dolorido, o alívio deve ser imediato depois de colocado o algodão.[329] É evidente que, se a situação continuar piorando, será necessário procurar um profissional de saúde.

A prevenção das infecções fúngicas nas unhas dos pés

Em primeiro lugar, há o patógeno. O principal culpado é o mesmo fungo que causa a coceira de jóquei ou micose da virilha (tinea cruris), a dermatofitose e o pé-de-atleta.[330] Portanto, manter os pés limpos e secos ajuda a impedir que o pé se torne um reservatório de fungos.[331] Além disso, dá para prevenir a penetração de fungos certificando-se de que os instrumentos de manicure sejam assepizados. Até o compartilhamento de esmalte pode ser arriscado, uma vez que o fungo consegue sobreviver durante meses na camada superior desses produtos.[332] As unhas postiças podem representar um risco,[333] supostamente porque o acrílico aprisiona a umidade que, do contrário, evaporaria através da unha.[334] (Devido ao seu baixo teor de gordura, as unhas, tendem a ser cerca de mil vezes mais permeáveis à água que a pele.)[335]

Em segundo lugar, há o hospedeiro. Infecções fúngicas das unhas podem ser uma manifestação de má circulação sanguínea periférica. Esta, em condições normais, permitiria que as defesas naturais do corpo impedissem o fungo de se enraizar, antes de todo o processo infeccioso começar. Um estudo com quatrocentos pacientes constatou uma redução de mais de 50% no fluxo sanguíneo em pacientes com pé de atleta e fungos nas unhas, na comparação com aqueles que não sofriam dessas condições. Portanto, as infecções fúngicas das unhas seriam apenas um sintoma de um processo subjacente, como uma piora da imunidade ou da circulação, o que ajuda a explicar por que a erradicação dessas infecções pode ser "irrealista". Isso leva a uma resposta fatalista: "Uma meta mais adequada seria a melhora dos sintomas (...)"[336] Mas, se o problema é a circulação, por que não tentar melhorar a circulação?

Desde os anos 1950, graças a um dos primeiros estudos publicados sobre a reversão de problemas cardiovasculares por meio da dieta, sabe-se que é possível "ligar" e "desligar", como um interruptor, a circulação de doenças arteriais periféricas, em poucos dias, ao adotar uma alternância entre uma dieta pobre em gordura, à base de alimentos de origem vegetal, e uma dieta mais convencional, responsável inicial pelo problema.[337]

A ansiedade da separação

Muitos produtos vendidos sem receita supostamente melhoram a qualidade das unhas, mas poucas evidências sustentam essas afirmações. Em alguns casos, eles podem piorar as coisas. A cutícula cumpre uma função. É uma barreira aos patógenos e deve ser deixada em paz, não cortada ou empurrada para dentro da pele. Não se deve lixar a superfície da unha, uma vez que afiná-la pode deixar a unha propensa a quebrar, e não se deve colocar objetos pontiagudos sob as unhas, pois podem romper a "banda onicodermal", a linha curva natural que protege o leito da unha de infecções. Isso pode aumentar o risco de onicólise, a separação parcial da unha de seu leito.[338]

Unhas de acrílico, por sua vez, podem ser um fator de predisposição para a onicólise, já que o adesivo pode ser mais forte que o elo natural entre a unha e seu leito.[339] O acúmulo de umidade sob as unhas postiças também pode aumentar a propensão da unha a se desprender. Endurecedores são outra causa em potencial, por conterem até 5% de formaldeído (também apresentado como "formalina" ou "metileno glicol" nos rótulos),[340] que pode causar inflamações e levar à separação da unha.[341]

Como evitar unhas quebradiças

Unhas quebradiças atingem uma em cada cinco pessoas, sendo que as mulheres são duas vezes mais afetadas do que os homens.[342] Entre os fatores de risco estão a desidratação, certas substâncias químicas e traumas.[343] Costuma-se dizer que a rigidez da unha depende de sua hidratação. A unha amolece quando há excesso de hidratação, e diz-se que fica quebradiça com excesso de ressecamento.[344] Por isso, é frequente o conselho de umedecê-las todos os dias,[345] quando quebradiças, e aplicar cremes, óleos ou unguentos hidratantes de unhas.[346] Quando colocada à prova, no entanto, a quantidade de água das unhas quebradiças não pareceu significativamente diferente daquela das unhas normais. Na verdade, as unhas quebradiças chegam a ter mais água. No entanto, as manicures profissionais aparecem associadas ao risco, triplicando o risco de unhas quebradiças.[347]

Será que as manicures causam unhas quebradiças, ou as pessoas com unhas quebradiças são mais propensas a procurar manicures?[348] Cosméticos para as unhas, inclusive removedores de esmalte, solventes, fortalecedores, removedores de cutícula e gel acrílico pré-misturado, assim como procedimentos como envelopamento de unhas e escultura de unhas, podem enfraquecer sua estrutura. Seria de esperar que os fortalecedores ajudassem. Porém, repito, a longo prazo, o formaldeído nesses produtos pode prejudicar mais do que ajudar.

Em casa, dê preferência a removedores de esmalte sem acetona (como o acetato) e tente reduzir o uso a uma vez por semana ou menos,[349] já que eles são considerados uma das maiores causas de unhas quebradiças.[350] Unhas postiças podem proteger unhas quebradiças, porém o problema é que a retirada sempre causa um trauma nas unhas, e o uso prolongado pode enfraquecê-las, devido à redução do transporte de oxigênio.[351] Por fim, previna traumas evitando preencher a superfície das unhas ou submetendo-as a estresse repetitivo, como ao digitar.

Biotina contra unhas quebradiças?

Suplementos de biotina são muito usados para incentivar o crescimento das unhas,[352] porém, como analisamos na página 348, o mesmo pode-se dizer da biotina para o crescimento capilar e, nesse quesito, ela se provou um fracasso absoluto. Ocorreria o mesmo no caso da biotina para as unhas? Não temos como afirmar, já que aparentemente não foi publicado um único estudo com grupo controle e placebo sobre o tema.[353]

De onde será que surgiu a ideia de que a biotina poderia ajudar? A deficiência grave de biotina está associada a unhas de má qualidade,[354] embora esse fenômeno tenda a atingir apenas quem ingere clara de ovo crua.[355] A biotina é eficaz em pôneis, responsável por um aumento de 15% no crescimento de seus cascos.[356] (O casco é feito do mesmo material que as unhas). Mas e quanto à biotina nos seres humanos?

Foram feitos dois estudos sem grupo controle, do tipo antes-e-depois, indicando que 2,5mg de biotina por dia seriam benéficos.[357] Um estudo apresentou um aumento de 25% na espessura das unhas depois de 6 a 15 meses.[358] Contudo, houve apenas um estudo com grupo controle: uma vez por dia, durante quatro meses, unhas dos dedos quebradiças foram tratadas com um verniz, com ou sem uma dose diária de 10mg de suplementos de biotina. A aparência das unhas apresentou melhora substancial em 80% do grupo com biotina, contra 53% no grupo controle.[359] Infelizmente, em tal dose, a biotina pode distorcer as medições de laboratório.

Para realizar certos exames de sangue, como os da função tireoidiana ou de gravidez, o ideal é interromper o uso de biotina de um a cinco dias antes da coleta de sangue, dependendo da quantidade tomada.[360] A FDA foi estimulada a divulgar alertas sobre a biotina depois de um caso em que a substância interferiu em um exame (de troponina) que teria revelado um ataque cardíaco oculto. O paciente faleceu.[361] Esse é o tipo de situação que não é possível prever.

Um levantamento com pacientes ambulatoriais que tomavam biotina concluiu que apenas 7% tinham ouvido falar do alerta da FDA,[362] e uma pesquisa nacional com médicos também mostrou a existência de importantes lacunas no conhecimento profissional.[363] Uma dose de 2,5mg por dia seria pequena demais para interferir nos resultados laboratoriais.[364] Por isso, experimentar biotina para as unhas quebradiças pode valer a pena, mesmo na falta de evidências sólidas de que seja benéfica.[365]

CAPÍTULO 13

Como preservar os dentes

Mais de 65% da população estadunidense acima dos 65 anos sofre de periodontite.[1] A palavra vem do grego *peri-*, "em torno", *-odont*, "dente", e *-itis*, "doença". As doenças periodontais são males do tecido que envolve e sustenta os dentes, e uma das causas mais importantes de perda de dentes.[2]

Uma dieta de má qualidade está associada a problemas de saúde oral, como a periodontite e a perda dentária, e pode se tratar de uma relação de mão dupla. Por exemplo, como é um componente alimentar pró-inflamatório, a gordura saturada poderia contribuir diretamente para a perda dentária. Ou a perda de dentes pode levar a um consumo maior de alimentos gordurosos, como a carne processada, por serem mais fáceis de mastigar. Seguindo a mesma lógica, alimentos associados a uma perda menor de dentes — frutas, verduras e legumes — são ao mesmo tempo anti-inflamatórios e podem exigir mais mastigação.[3] A dieta ruim leva à dentição ruim, ou a dentição ruim leva à dieta ruim? Ou seria ambos?

COM A LÍNGUA NOS DENTES

À medida que envelhecemos, temos a tendência de comer menos — e de maneira menos saudável. Entre os 40 e os 70 anos, a ingestão alimentar diminui em cerca de um quarto, devido à redução do apetite. Também começamos a perder as papilas gustativas, e os sabores doces e salgados muitas vezes são os primeiros a desaparecer. Isso pode levar a dietas com grandes exageros em açúcar e sal.[4] Some a isso o aumento na ingestão de alimentos pré-processados devido a problemas de dentição, e dá para imaginar como um círculo vicioso se desencadeia, embora estudos longitudinais não apresentem evidência distinta de que a perda de dentes de fato leve a um prejuízo do status nutricional.[5] No entanto, a perda dentária tem correlação com mortes prematuras e demência.

Uma revisão sistemática e uma metanálise concluíram que tanto a periodontite quanto a perda dentária são preditores de um tempo de vida menor. Nem todos os estudos descartaram fatores de distorção, como o tabagismo, que podem muito bem aumentar o risco de ambos,[6] mas os estudos que descartaram esses fatores ainda assim concluem que a falta de dentes está associada à morte prematura.[7] A dentição seria apenas um indicador do estado geral de saúde, ou da robustez genética.[8] Por exemplo, os centenários possuem saúde oral melhor que aqueles da mesma geração que morrerem quarenta anos antes, assim como os filhos de centenários, na comparação com pessoas da mesma idade.[9] Existe, no entanto, uma possível via causal pela qual doenças periodontais poderiam encurtar a vida.

A periodontite é uma doença bacteriana inflamatória crônica que leva à destruição das estruturas que sustentam o dente, como a gengiva, os ligamentos subjacentes e os ossos.[10] Esses patógenos bacterianos podem invadir a corrente sanguínea e provocar um problema inflamatório sistêmico.[11] Isso explicaria a correlação entre a perda de dentes, por menor que seja, e o aumento do risco de ataques cardíacos,[12] assim como a conexão entre as doenças periodontais e outros sinais de inflamação vascular, como a disfunção erétil.[13] (Ao examinar sua boca, seu dentista pode descobrir mais a seu respeito do que você imagina!) Será que isso também explicaria a relação com a demência?

PARA CONSERVAR AS LIGAÇÕES

Revisões sistemáticas e metanálises concluíram que a perda de dentes ou a periodontite estão associadas tanto ao comprometimento cognitivo[14] quanto à demência.[15] A causalidade reversa seria uma explicação intuitiva: a demência leva a um declínio da higiene oral.[16] Porém, estudos prospectivos de acompanhamento ao longo de anos concluíram que a perda de dentes parece prever o futuro declínio cognitivo, e, quanto mais dentes perdidos, maior o risco associado.[17]

Analiso em detalhes diversos estudos fascinantes no vídeo <see.nf/overdentures>. Por exemplo, em uma investigação com o subtítulo "Dentes novos para uma mente mais limpa", os pesquisadores concluíram que substituir molares perdidos por coroas afeta o tamanho das pupilas, o que indica que a falta da sensação de contato entre os dentes afeta de forma negativa as funções cerebrais.[18] Se você está achando isso um exagero, veja só isto: dez indivíduos desdentados — nove com comprometimento cognitivo, seis deles de nível grave — receberam dentaduras convencionais durante um mês, antes da colocação de sobredentaduras, encaixadas em implantes de titânio aparafusados cirurgicamente ao maxilar. As dentaduras convencionais, mantidas no lugar por cremes fixadores e sucção natural, não produziram alteração significativa nas funções cognitivas, mas as dentaduras presas com firmeza a implantes ósseos parecem ter tido um efeito poderoso. Supostamente, essas sobredentaduras transmitiram aos nervos da mandíbula a mesma sensação de mastigação que as raízes naturais dos dentes. Nove dos dez pesquisados iniciaram o estudo com comprometimento cognitivo, mas oito dos dez saíram do estudo cognitivamente intactos.[19] Isso indica que próteses dentárias firmes e bem encaixadas não apenas aumentam a autoconfiança, o contato social e a qualidade de vida, mas também o funcionamento adequado do cérebro. O ideal, porém, ainda é preservar os próprios dentes.

Como criar um enxaguante bucal melhor

Se a cárie dentária é uma doença bacteriana, por que não usar antibióticos para matar os bichinhos que a provocam? Houve muitas tentativas do gênero. No entanto, efeitos colaterais indesejáveis, como resistência aos antibióticos, vômitos, diarreia e manchas nos dentes, levaram ao abandono de seu uso.[20] Existem enxaguantes antissépticos com substâncias químicas como a clorexidina, que é considerada o agente antiplaca "padrão ouro", mas, como mostro no vídeo <see.nf/mouthwash>,[21] há uma opção melhor, mais segura e mais barata: usar chá verde como enxaguante,[21] com ou sem o acréscimo de Amla 503.[22]

NÃO ADOCE

Nossos ancestrais, que viveram mais de 10 mil anos antes da invenção da escova de dentes, quase não tinham cáries.[23] Por quê? Porque a barrinha de chocolate também não tinha sido inventada. Agora, as cáries parecem ser a doença mais comum da humanidade,[24] e, como mostro no vídeo <see.nf/sugar>, o consumo de açúcar é considerado sua primeira e única causa.[25]

O "teto" recomendado de 3% de ingestão total de açúcares adicionados[26] não permitiria sequer uma única porção dos dez principais cereais de café da manhã com mais propagandas para crianças.[27] Refrigerante, nem pensar. Uma lata teria o equivalente a quase dois dias de açúcar.

A posição oficial da Academia Americana de Odontopediatria era que o consumo frequente de bebidas açucaradas seria um fator significativo no surgimento e avanço das cáries dentárias[28] — quer dizer, essa era a posição oficial, até que a instituição aceitou uma doação de 1 milhão de dólares da Coca-Cola.[29] Depois da doação, o tom mudou para "certamente as evidências científicas não são claras em relação ao papel exato desempenhado pelos refrigerantes (...)".[30] Nas palavras do Projeto de Integridade na Ciência do Centro pela Ciência em Interesse Público: "Que diferença fazem 1 milhão de dólares!"[31]

Se tivéssemos interesse genuíno em combater essa doença, a meta ideal seria reduzir a zero a ingestão de açúcares adicionados.[32] Embora isso pudesse acabar com as cáries, escreveu um pesquisador financiado pela Kellogg's, "esse ideal é impraticável".[33] O "uso ditatorial de alimentos 'amigos dos dentes' promoveria o 'celibato alimentar', 'inaceitável para todos os indivíduos'".[34]

Em vez de recomendar reduções "draconianas" na ingestão de açúcar, a indústria do açúcar reagiu afirmando que "seria melhor concentrar a atenção na pasta de dentes com flúor".[35] Essa é a metáfora perfeita para a abordagem da medicina em relação às doenças causadas pelo estilo de vida: por que tratar a causa, quando dá para simplesmente tratar as consequências?

Os raios X odontológicos são seguros?

Todos os anos, estima-se que os médicos provoquem 29 mil casos de câncer ao submeter os pacientes a raios X durante exames de tomografia computadorizada.[36] E quanto aos dentistas? Os raios X odontológicos são a maior fonte artificial de contato com radiação de alta energia.[37] Todos os anos, dezenas de milhões de estadunidenses são expostos a eles.[38] Mas o avental de chumbo e o protetor de tireoide (pescoço) não protegem seus órgãos vitais? Sim, todos, menos um: o cérebro!

Como explico em detalhes no vídeo <see.nf/dentalxrays>, os raios X odontológicos parecem aumentar o risco do tipo mais comum de tumor cerebral.[39] Há poucas evidências que justifiquem irradiar pacientes assintomáticos para encontrar problemas bucais ocultos.[40] Portanto, os dentistas só devem apelar para os raios X quando houver uma expectativa razoável de que a imagem fornecerá uma informação sem igual, que influencie o diagnóstico ou o tratamento.[41]

UMA DIETA QUE PRESERVA OS DENTES

Qual é o papel da dieta nas doenças periodontais? Repasso as evidências no vídeo <see.nf/periodontitis>, incluindo estudos de intervenção que mostram que a superioridade da saúde periodontal dos vegetarianos[42] pode ser resultado da ingestão de menos alimentos pró-inflamatórios[43] ou de mais componentes anti-inflamatórios, como uma dieta rica em fibras.[44] Como analiso em pormenores no vídeo <see.nf/chewing>, existe até um estudo randomizado notável em que mais de mil participantes foram expostos durante décadas a uma intervenção alimentar saudável, praticamente desde o nascimento. Aqueles no grupo de menos colesterol e gorduras saturadas acabaram com um fluxo de saliva melhor, essencial para a manutenção da saúde oral. Acredita-se que isso seja resultado de mais mastigação, exigida por alimentos ricos em fibras.[45] Da mesma forma, alimentos que demandam mastigação mais intensa se mostraram mais eficazes na melhora do mau hálito.[46]

Uma boa escovada

É surpreendente, mas, como analiso no vídeo <see.nf/flossing>, há poucas evidências de que o acréscimo do fio dental à escovação reduza a gengivite;[47] ainda assim o uso diário é recomendado.[48] Pesquisadores compararam fios sem cera, de tecido e que não desfiam, e todos parecem ter mais ou menos a mesma eficácia na remoção da placa.[49] O fio deve ser passado antes ou depois da escovação? Um estudo randomizado com grupo controle sobre a sequência ideal foi realizado para o tira-teima. O fio dental antes venceu com folga.[50]

VERDURAS E LEGUMES PARA A GENGIVA

Quando os pesquisadores tiraram proveito de um reality show televisivo, do estilo *Survivor*, em que os participantes concordaram em viver sob condições da Idade da Pedra, para estudar o avanço natural das doenças odontológicas na falta da escovação dos dentes, ficaram surpresos ao constatar a ausência de gengivite. Em geral, como analiso no vídeo <see.nf/plaque>, o acúmulo de tártaro é seguido pela inflamação da gengiva, mas talvez isso só ocorra no contexto da ingestão de muitos alimentos processados ricos em açúcar e na falta de alimentos anti-inflamatórios e integrais, como os de origem vegetal.[51] Estudos randomizados, em duplo-cego, controlados por placebo, sobre a quantidade de licopeno em apenas um tomate por dia, o equivalente a cerca de uma colher de sopa diária de pasta de tomate,[52] constataram uma redução significativa na gengivite no intervalo de apenas uma semana,[53] além da melhora do sangramento da gengiva em pacientes com periodontite crônica.[54] No entanto, a metade da dose não parece trazer benefício. Portanto, ao que tudo indica, é preciso comer o tomate inteiro.[55]

Algumas verduras e legumes — especificamente folhas verdes e beterraba — contêm outra arma secreta: os nitratos. Além de melhorarem a circulação, os nitratos também desempenhariam um importante papel antimicrobiano em nossa saliva,[56] algo comprovado em estudos clínicos randomizados, duplo-cego, com grupo controle e placebo, para o alívio da gengivite.[57] Confira a história completa no vídeo <see.nf/chewing>.

De olho no óleo

O óleo de coco é seguro para aplicar no cabelo e na pele,[58] mas, segundo a Associação Americana do Coração[59] e o Colégio Americano de Cardiologia,[60] o ideal é não o ingerir. Na verdade, o ideal seria nem ficar dentro da cozinha durante o aquecimento do óleo de coco. Não sei de onde as pessoas tiraram a ideia de que é um produto seguro para cozinhar. O óleo de coco tem um dos pontos de fumaça mais baixos e libera diversos componentes tóxicos nas temperaturas de fritura comuns.[61] E se a gente só passar óleo de coco na boca?[62]

Fiz uma série de quatro vídeos, sendo o primeiro <see.nf/oilpulling>, sobre um remédio popular tradicional que consiste em fazer um bochecho de óleo entre os dentes, durante vários minutos, antes de cuspi-lo, o que traria uma série de supostos "benefícios para a saúde oral e sistêmica". Esses benefícios sistêmicos parecem inexistentes,[63] e os efeitos sobre a saúde oral são variados (bons,[64] maus[65] e neutros[66]). O motivo para evitar completamente a prática é o risco, bastante concreto, de pneumonia lipoide, uma possível consequência da aspiração de pequenas quantidades de qualquer substância oleosa pulmão adentro.[67] Na verdade, o motivo para que alguns estudos odontológicos sejam realizados usando "uma coleção armazenada de dentes extraídos de seres humanos" (o que parece ter saído direto de um filme de terror), e não com pessoas vivas, é que os pesquisadores não consideram "eticamente sensato realizar um estudo humano de [bochecho de óleo] (...) tendo conhecimento de que há uma probabilidade de provocar pneumonia lipoide nos voluntários do estudo".[68]

NÃO DEIXE A COISA AZEDAR

Uma metanálise de dezoito estudos sobre as consequências da dieta vegetariana para a saúde oral mostraram que os vegetarianos têm um número significativamente menor de dentes danificados, faltantes ou obturados.[69] Não surpreende, considerando que vegetarianos ingerem mais alimentos antioxidantes[70] e anti-inflamatórios.[71] Pessoas sob uma dieta de origem vegetal também têm índices significativamente menores de câncer oral, em todos os estudos realizados até hoje sobre o assunto,[72,73,74,75] o que levou uma revisão dos estudos sobre prevenção oral, publicada no *Journal of the American Dental Association*, a concluir: "As evidências sustentam a recomendação de uma dieta rica em frutas, verduras e legumes frescos como parte de uma alimentação integral, de origem vegetal (...)"[76] Porém, os vegetarianos parecem ter um "dente de Aquiles": um risco maior de erosão do esmalte dos dentes,[77] que se supõe devido ao consumo maior de frutas, verduras e legumes ácidos, como cítricos e tomates.[78]

Como examino no vídeo <see.nf/sour>, a solução é enxaguar a boca com água depois de consumir alimentos ou bebidas azedas[79] e esperar para escovar os dentes pelo menos trinta ou, de preferência, sessenta minutos depois do consumo, para permitir primeiro que os dentes se remineralizem, de modo a não os escovar em um estado enfraquecido.[80]

O flúor é seguro e eficaz?

Alguns estudos foram contra a corrente ao demonstrar que os vegetarianos têm mais cáries, e um deles pôs a culpa do excesso de cavidades na probabilidade muito menor de os vegetarianos utilizarem pasta de dentes com flúor,[81] que comprovadamente reduz as cáries.[82] Acrescentar flúor à água de beber é assunto mais controverso. Embora o Centro para o Controle de Doenças dos Estados Unidos considere essa uma das dez maiores realizações da saúde pública no século XX,[83] as evidências cada vez maiores dos efeitos adversos do flúor no desenvolvimento cerebral[84] levaram o Programa Nacional de Toxicologia à conclusão preliminar de que o flúor deve ser "considerado um risco para o desenvolvimento neurocognitivo humano".[85]

Ironicamente, indivíduos que adotam uma postura "antiflúor" no passado foram condenados pela atitude "anticientífica", mas talvez sejam os "pró-flúor" que hoje em dia ignoram as evidências que não condizem com suas crenças.[86] Como a sociedade pode obter os benefícios do flúor para a prevenção das cáries e eliminar os riscos? O risco principal advém da absorção sistêmica, e os benefícios principais advêm do contato com o esmalte dos dentes, então pode-se colher os benefícios de forma segura ao optar por pastas de dentes e enxaguantes com flúor.[87] Para uma análise aprofundada da minha mudança de posição em relação à fluoretação da água, veja minha série de cinco vídeos, que começa com <see.nf/fluoride>.

CAPÍTULO 14

Como preservar a visão

Mais de 1 milhão de norte-americanos são legalmente cegos. A boa notícia é que uma dieta saudável pode prevenir as quatro causas mais comuns de perda da visão: degeneração macular, retinopatia diabética, glaucoma e catarata.

A DEGENERAÇÃO MACULAR

A degeneração macular relacionada à idade é a principal causa de cegueira no mundo desenvolvido.[1] A mácula é o centro do alvo da retina, no fundo dos olhos, e responsável por nossa visão de alta resolução. O que provoca sua degeneração?

A retina, o revestimento interno da parte de trás do globo ocular, transforma a luz em visão. Esse feito permanente exige uma carga maciça de oxigênio e energia, o que torna a retina um dos tecidos mais metabolicamente ativos do corpo — mais até que o cérebro, considerando uma relação grama por grama.[2] O estresse oxidativo provocado por essa atividade frenética é ampliado pelos radicais livres, criados pelos raios do sol, focados como uma lupa cujo ângulo atinge diretamente a mácula.[3] Acredita-se que o desgaste oxidativo acumulado desempenhe um papel fundamental na degeneração macular relacionada à idade.[4]

Olhos doados à ciência por pessoas que faleceram e sofriam de degeneração macular relacionada à idade apresentam aumento do estresse oxidativo[5] e mais danos ao DNA, provocados pelos radicais livres, do que nos indivíduos que não sofrem dessa condição.[6] Até a corrente sanguínea dos que sofrem de degeneração macular relacionada à idade apresenta níveis mais elevados de dano oxidativo, o que indica um rompimento sistêmico das defesas antioxidantes.[7] As substâncias pró-oxidantes da fumaça de cigarro[8] ajudam a explicar por que os fumantes correm um risco até quatro vezes maior de desenvolver a doença.[9] Para retardar seu avanço, incentiva-se quem sofre de degeneração macular que pare de fumar e inclua na dieta uma mistura especial de pigmentos antioxidantes que vão direto para a mácula.[10]

O termo técnico para a mácula é *macula lutea*, que vem do latim *macula*, "mancha", e *lutea*, "amarela". É isso que os médicos veem quando examinam o fundo do seu olho com aquela luz intensa. A cor vem de dois pigmentos vegetais amarelos que, na mácula, são alojados com muita precisão, atingindo uma concentração mil vezes maior que em outros tecidos. Basta sair apenas 1mm ou 2mm do ponto central da visão que a concentração desses pigmentos cai cem vezes. Seu corpo sabe direitinho onde colocá-los. Os dois pigmentos principais, a luteína e a zeaxantina, protegem a retina dos danos foto-oxidativos absorvendo a luz azul.[11]

O amarelamento das lentes dos olhos, ao desenvolver catarata, seria na verdade um mecanismo de defesa do corpo para proteger a retina. Na verdade, quando se retira a catarata, o risco de cegueira provocada por degeneração macular pode disparar devido à retirada dessa proteção.[12] Em vez de trocar um tipo de perda da visão por outro, o ideal é pigmentar o fundo dos olhos com ajuda da alimentação, em vez de pigmentar a frente dos olhos com catarata. O pigmento no fundo dos olhos é inteiramente de origem alimentar.

Milho amarelo, folhas verdes e gojis

Na nossa dieta, onde podemos obter esses pigmentos? Em uma aparente tentativa de desviar a atenção do colesterol contido nos ovos, a indústria do setor se esforça para apregoar que o ovo contém os pigmentos luteína e zeaxantina, que protegem a retina dos danos foto-oxidativos.[13] E é verdade. O ovo pode ter até 250μg, mas uma única porção de couve-galega tem quase 18.500μg, e uma única porção de couve-de-folhas lidera o ranking, com quase 44.700μg.[14] Embora a gema do ovo possa enganar, os dois pigmentos amarelos são encontrados, sobretudo, nas folhas verdes (no esplendor do outono, dá para ver parte desses pigmentos amarelos sobressaírem nas folhas verdes, quando a clorofila fenece).

Uma colher cheia de espinafre tem tanto pigmento quanto oito ovos.[15] Para a proteção dos olhos, o recomendado é ingerir 10.000μg por dia, o que representa um terço de xícara de espinafre ou quarenta ovos — mais de três dúzias por dia. Os pigmentos vegetais dos ovos vêm da galinha, que os obtêm bicando milho ou folhas de grama. Dá para eliminar esse "intermaviário" e conseguir os pigmentos direto do milho ou de folhas verdes. Todas as dez maiores fontes desses nutrientes cruciais e salvadores da visão, na base de dados do Departamento de Agricultura dos Estados Unidos [USDA, na sigla em inglês], são folhas. O ovo não entra nem na lista dos cem maiores. Para chegar a eles, é preciso rolar a tela duas ou três páginas. Segundo o USDA, eles vêm logo atrás dos cereais Cap'n Crunch com frutas vermelhas crocantes (que devem estar nesse ranking porque contêm milho amarelo).[16]

Essa discrepância fica evidente quando é posta à prova. Quando os participantes de um estudo comeram, por semana, seis ovos orgânicos certificados, de galinhas caipiras, ricos em luteína, durante três meses, a pigmentação em seus olhos mal sofreu alteração.[17] Já quando os pesquisadores foram direto à fonte, oferecendo esses nutrientes a partir de vegetais — uma xícara de milho e meia xícara de espinafre por dia —, e não de ovos de galinhas que os obtiveram bicando plantas, a maioria dos indivíduos constatou um forte aumento na pigmentação macular protetora já no primeiro mês.[18]

Três meses depois que os participantes pararam de comer o milho e o espinafre, os níveis desses pigmentos permaneceram relativamente altos, indicando que, tendo começado a aumentar a pigmentação macular com uma dieta saudável, nossos olhos tentam mantê-la para valer. Por isso, ainda que a gente resolva tirar férias e comer mais alface americana que espinafre, nossos olhos vão tentar segurar as pontas até voltarmos.

O milho amarelo contém cerca de setenta vezes mais luteína que o milho branco,[19] mas o espinafre possui sessenta vezes mais luteína que o milho amarelo. Entretanto, o milho supera as folhas verdes em zeaxantina. A palavra vem do latim moderno *zea*, "milho" e *xanthin*, "corante amarelo". No entanto, algumas fontes alimentares superam o milho. O pimentão laranja tem oito vezes mais zeaxantina que o milho,[20] porém a gojiberry reina absoluta, com cerca de doze vezes mais que o pimentão laranja.[21] Em <see.nf/gojis>, conto a história de um estudo com grupo controle e placebo, randomizado, duplo-cego, que conclui que as gojiberries ajudariam até quem já sofre de degeneração macular.

A gojiberry pode custar cerca de 40 dólares por quilo nas lojas de alimentação natural, mas, nos supermercados asiáticos, onde podem ser adquiridas como *Lycium*, são mais baratas que uva-passa. Recomendo trocar a uva-passa pela gojiberry — junto ao mingau de aveia no café da manhã, como um lanche, no *muffin* e onde mais você quiser. Como concluiu uma revisão de estudos, a gojiberry representa "um suplemento alimentar 'integral' para a manutenção da saúde da retina, assim como para a prevenção e/ou retardamento do avanço de doenças da retina comumente encontradas na prática médica".[22]

Ao vivo e em cores

Tanto a luteína quanto a zeaxantina são lipossolúveis. Por isso, certifique-se de combinar suas folhas verdes com oleaginosas, sementes e manteiga de sementes, ou qualquer outra fonte de gordura da "luz verde". O sabor fica melhor, e assim se maximiza a absorção desses importantes pigmentos maculares. Portanto, você pode acrescentar castanhas ao pesto, bater um molho para salada cremoso à base de tahine, cobrir sua couve-de-folhas salteada com sementes de gergelim ou escolher um produto vegetal que já vem com gordura: o abacate.

No vídeo <see.nf/avocados>, repasso todos os estudos que mostram como a combinação de abacate com molhos ou saladas pode proporcionar um aumento drástico a absorção dos carotenoides em legumes e verduras.[23] Outra maneira de turbinar a biodisponibilidade de pigmentos maculares nas folhas verdes é cozinhá-las no vapor,[24] mas o calor não é a única forma de liberar a luteína das folhas. Se você picar o espinafre bem fininho, parece que estará duplicando a quantidade de luteína liberada durante a digestão. E, se misturar bem — um *smoothie* verde, um pesto ou algum prato com purê de espinafre, por exemplo —, pode até triplicar a biodisponibilidade.[25]

Pigmentos vegetais postos à prova

O Estudo de Doenças Oculares Relacionadas à Idade [AREDS, na sigla em inglês] fez uma seleção aleatória de milhares de homens e mulheres com pelo menos um princípio de degeneração macular relacionada à idade para ingerir uma combinação de antioxidantes e zinco *versus* um placebo ao longo de mais de cinco anos[26] e conseguiu reduzir o risco de progressão da degeneração macular avançada em 25%.[27] A fórmula do AREDS logo se tornou o padrão médico de cuidados para quem sofre dessa doença. No vídeo <see.nf/areds>, analiso em detalhes todas as mudanças que ocorreram nessa fórmula desde então. O óleo de peixe foi experimentado e abandonado, a dose de zinco foi reduzida, e níveis "vegetarianos" de luteína e zeaxantina[28] superam o betacaroteno original.[29]

Há um consenso entre as associações profissionais e diretrizes de saúde ocular: esses tipos de suplementos devem ser administrados às pessoas com degeneração macular,[30] mas não se demonstrou sua eficácia na prevenção primária. Na verdade, o Estudo de Saúde dos Médicos-2, de Harvard, concluiu que aqueles que receberam de forma aleatória um multivitamínico (Centrum Silver) desenvolveram taxas *mais altas* de degeneração macular, na comparação com um placebo.[31] Para prevenir a doença, antes de tudo, recomenda-se uma dieta "rica em verduras verdes", em vez de suplementos.[32]

Para proteger os olhos, recomenda-se que todos incorporem duas ou três porções de folhas verdes à alimentação diária.[33] Pense nisso como folhas em todos os almoços ou ceias, com pontos de bônus para quem conseguir enfiá-las no café da manhã — talvez um *smoothie* verde ou um mingau de aveia salgado. Para pessoas de cor branca, comer folhas verdes pode ser ainda mais importante, pois elas apresentam índices significativamente mais elevados de degeneração macular relacionada à idade. É provável que isso esteja relacionado à cor dos olhos. Os olhos azuis deixam passar cem vezes mais luz. Por isso, quem tem olhos azuis ou cinzentos parece estar significativamente mais vulnerável a danos, na comparação com quem tem olhos castanhos ou negros. (Os olhos verdes e cor de mel ficam no meio desse espectro.)[34]

Eu enxergo a (43) quilômetros de distância

Os pigmentos maculares luteína e zeaxantina não apenas protegem a visão, também podem melhorá-la. Seu pico de absorção de luz, por acaso, é no comprimento de onda da cor do céu do nosso planeta. Estima-se que, com a filtragem do tom azul, quem fortifica a própria retina comendo bastante salada seria capaz de distinguir cadeias montanhosas distantes até 43km mais longe do que aqueles com pouca pigmentação macular, do alto de uma montanha, em um dia claro.[35]

Nove estudos randomizados com grupo controle e placebo investigaram os efeitos da suplementação pigmentar macular da função visual em participantes saudáveis e normais. Em todas as investigações, foram constatadas melhorias significativas,[36] inclusive aumento da acuidade visual, sensibilidade ao contraste (importante em condições de baixa luminosidade),[37] contraste cromático (a vivacidade das cores) e o tempo de recuperação do "estresse luminoso" (o tempo necessário para recuperar a visão depois de um flash brilhante).[38]

Haveria outros alimentos capazes de melhorar a visão em pessoas saudáveis? Considerando o fato de que o pó de cacau pode turbinar o fluxo sanguíneo cerebral,[39] os pesquisadores compararam os efeitos da ingestão de determinada barra de chocolate amargo (72% de cacau) com uma barra de chocolate ao leite da mesma marca (31% de cacau).[40] Duas horas depois do consumo, a sensibilidade ao contraste e a acuidade visual haviam melhorado significativamente no grupo do chocolate amargo, em comparação com o grupo do chocolate ao leite, o que significa uma capacidade melhor de identificar alvos pequenos e de baixo contraste. Os pesquisadores sugeriram que isso seria devido à maior disponibilidade de oxigênio e nutrientes, propiciada pela melhoria do fluxo sanguíneo na retina, tão metabolicamente voraz.

O fluxo sanguíneo na *choriocapillaris*, a extensa rede de vasinhos sanguíneos que alimenta nossa retina, pode na verdade ser o maior de todo o corpo humano.[41] Isso ajudaria a explicar por que uma ingestão maior de carne está associada ao aumento significativo do risco de desenvolver degeneração macular.[42] Quem ingere mais colesterol tem uma probabilidade até 60% maior de doença macular precoce relacionada à idade, e um consumo maior de gordura saturada faz esse percentual saltar para 80%.[43] As *drusas*, acúmulos de detritos no fundo do olho que são sinal marcante da degeneração macular, são na verdade depósitos ricos em colesterol, cuja composição é semelhante à das placas ateroscleróticas nas artérias.[44] O nível de colesterol oxidado nas drusas é tão alto que, na maioria dos sistemas celulares, seria fatal.[45] Injetar colesterol LDL em ratos durante sete dias causa alterações na retina "bastante similares" às da degeneração macular relacionada à idade, em estágio inicial, nos seres humanos,[46] mas as evidências atuais em relação ao uso de estatinas para prevenir ou tratar a doença são inconclusivas,[47] o que deporia contra um papel importante do colesterol sanguíneo na patologia macular.

A flor e o poder

Além de duas ou três porções diárias de verduras de cor verde, as frutas vermelhas são consideradas uma opção saudável para conservar nossa visão.[48] Como analiso em detalhes no vídeo <see.nf/saffronvision>, existem estudos de intervenção que mostram que elas podem melhorar diversos aspectos da nossa visão,[49,50] mas apenas um alimento pigmentado foi posto à prova para a degeneração macular: o açafrão. Repasso todos os estudos no vídeo, mas, para resumir, uma minúscula pitada diária de açafrão (20mg) é capaz de provocar uma melhoria modesta, porém significativa, da acuidade visual nos idosos com leve ou moderada degeneração macular relacionada à idade.[51]

Retinopatia diabética

O diabetes é mais uma das maiores causas de cegueira, além de amputações e insuficiência renal. Por sorte, o diabetes tipo 2 pode ser prevenido e até revertido, como discuto extensamente em meu capítulo sobre diabetes em *Comer para não morrer*.

GLAUCOMA

Hoje em dia, o glaucoma é a principal causa de perda irreversível da visão no mundo. É causado pela deterioração do nervo óptico, que conecta o olho ao cérebro. No geral, ocorre devido a um excesso de pressão dentro do globo ocular. Até 40% dos pacientes de glaucoma acabam ficando cegos de pelo menos um olho.[52] Para evitar isso, a maioria dos tratamentos se concentra na tentativa de reduzir a pressão intraocular.[53]

A santa couve-de-folhas

Mais uma vez, seria o verde a salvação? O óxido nítrico turbinado pelo consumo de nitrato vegetal ajuda a equilibrar a pressão no globo ocular ao reduzir a superprodução de humor aquoso (o fluido que preenche e infla o globo) e ao melhorar o descarte de todo excesso.[54] A indústria farmacêutica tem tentado bolar drogas do tipo Viagra para aumentar a quantidade de óxido nítrico nos olhos,[55] mas para isso já temos os legumes e as verduras.

Apenas uma em cada dez pessoas de cor branca ingere uma simples porção de verduras verde-escuras *por mês*. Para estudar o elo entre folhas verdes e glaucoma, pesquisadores recorreram a uma coorte de mulheres negras, das quais nove entre dez comiam folhas com regularidade.[56] Na comparação com aquelas que ingeriam uma única porção, ou menos, de couve-de-folhas ou couve-galega por mês, aquelas que comiam mais de uma porção mensal tinham menos da metade do risco de glaucoma.[57] Não parece demandar muito. Com tão poucas porções mensais, até estudos com pessoas brancas podem ser informativos. Por isso, pesquisadores de Boston analisaram o Estudo de Saúde das Enfermeiras (97% brancas)[58] e o Estudo de Acompanhamento de Profissionais de Saúde (apenas 1% negros), ambos de Harvard.[59] Com base em mais de 100 mil homens e mulheres acompanhados durante décadas, uma ingestão maior de nitrato (quase todo vindo de verduras de cor verde) de fato mostrou-se associada a um risco significativamente menor de desenvolver glaucoma.[60]

Não fique de cabeça para baixo

O que mais podemos fazer? Exercícios aeróbicos podem, pelo menos de forma transitória, reduzir a pressão intraocular,[61] e um estudo sugeriu que o condicionamento físico permanente pode manter a pressão baixa no longo prazo.[62] No entanto, o *bungee jumping*,[63] o mergulho subaquático[64] e as posições invertidas de ioga (de cabeça para baixo) podem ter o efeito oposto.[65]

Um estudo com quase 30 mil corredores encontrou um efeito dependente da dose: quanto maior a distância e menor o tempo, menor a incidência de glaucoma.[66] É lógico que esses dados de observação são complicados pelo espectro da causalidade reversa. Em vez de o exercício manter a visão das pessoas, talvez aqueles que mantêm uma boa visão tenham maior propensão a se exercitar. E, de fato, quem sofre de glaucoma tem tendência a se exercitar menos que pessoas da mesma faixa etária.[67] Ainda é preciso colocar à prova a questão dos exercícios, em um teste randomizado com grupo controle, mas os dados de estudos de intervenção sobre as frutas vermelhas já existem.

Falando groselha

Pesquisadores japoneses demonstraram que os pigmentos de groselha-negra podem retardar a perda de visão causada pelo glaucoma (detalhes no vídeo <see.nf/currants>). Isso foi acompanhado por um aumento no fluxo sanguíneo ocular, porém, sem alteração da pressão intraocular, o que sugere que essas frutas vermelhas também atuariam no glaucoma "de tensão normal", aquele tipo em que a deterioração do nervo óptico continua, mesmo com uma pressão normal no globo ocular.[68] Note que a maior parte da "groselha-negra" vendida nos Estados Unidos tem a forma de uvas pequenas (*Vitis vinífera*), e não da própria groselha-negra (*Ribes nigrum*, também conhecida no Brasil como cassis), que até recentemente era ilegal produzir, devido à pressão da indústria madeireira, por que ela pode ter ferrugem vesiculosa, uma praga que afeta o pinheiro-branco.[69]

Ginkgo?

Como analiso em detalhes no vídeo <see.nf/ginkgonic>, um estudo encontrou benefícios sugestivos do extrato de *Gingko biloba* para o glaucoma de ângulo aberto,[70] e um[71] de dois estudos[72] encontrou um benefício significativo desse extrato no glaucoma de ângulo fechado. Caso você queira experimentar, apesar desses resultados pouco animadores, certifique-se de conversar primeiro com seu profissional de saúde, devido ao possível aumento do risco de hemorragia provocado por essa erva.[73]

Nicotinamida

No mesmo vídeo, <see.nf/ginkgonic>, analiso em detalhes um estudo randomizado, transversal, duplo-cego, com grupo controle e mostrando que a nicotinamida da vitamina D pode reduzir de 12% para 4%, em questão de meses, o risco de agravamento da deterioração do campo visual em pacientes de glaucoma.[74] Uma investigação de 2022 constatou melhora significativa da função visual, na comparação com um placebo, dois meses depois do aumento da dose de nicotinamida, de 1g para 3g diários, mas a comparação direta não é possível porque também se acrescentou piruvato, outro componente importante do metabolismo de energia.[75] Veja na página 695 meu comentário sobre custos, rótulos confusos e possíveis efeitos colaterais do uso da nicotinamida.

CATARATA

Em geral, a catarata relacionada à idade, a turvação das lentes naturais dos olhos normalmente claras, começa por volta dos 45 a 50 anos. É a principal causa de cegueira nos países de baixa e média renda, mas responsável por apenas 5% da cegueira nos países de alta renda, graças à disponibilidade da cirurgia de catarata, o atual padrão de tratamento. Hoje, a cirurgia de catarata de alta tecnologia é um procedimento relativamente simples, seguro e rápido, com pronta recuperação. Envolve a retirada da lente turva e sua substituição por outra, artificial, em geral feita de silicone ou acrílico.[76]

Ao todo, cerca de metade dos pacientes não recupera mais do que 20% a 40% da visão depois da cirurgia de catarata, porém a queixa mais frequente é de *disfotopsia*, elementos luminosos que se manifestam como faixas ou clarões que resultam de reflexos internos nas lentes implantadas. Algo entre 33% e 78% dos pacientes de catarata são acometidos por isso,[77] e em geral não ocorre melhora sem substituição cirúrgica.[78] A complicação mais perigosa para a visão é a *endoftalmite*, a introdução de uma infecção no olho. Embora extremamente rara — menos de uma em cada 25 mil cirurgias —, é tão preocupante que a cirurgia bilateral de catarata é feita em duas operações distintas, e não ao mesmo tempo, para evitar o risco de cegueira total por infecção em ambos os olhos.[79]

Mais folhas?

E se tentarmos prevenir a turvação da vista, antes de tudo? A catarata resulta diretamente do estresse oxidativo,[80] os danos dos radicais livres às proteínas do cristalino, normalmente transparentes, que compõem as lentes do nosso olho.[81] O estresse oxidativo pode ser provocado por terapia com oxigênio hiperbárico, pelos raios UV naturais do sol, pelos raios UV do bronzeamento artificial ou por outras formas de radiação de alta energia.[82] Por exemplo, todos os 21 estudos com profissionais de saúde expostos aos raios X, como aqueles que realizam angiografias, constataram taxas mais altas de catarata, que se mostraram significativas em 16 desses estudos.[83]

Se a catarata é provocada pela oxidação, que tal ingerir mais antioxidantes? O corpo concentra vitamina C nas lentes dos olhos, em níveis cinquenta vezes maiores do que no sangue, como forma de defesa contra os ataques oxidativos.[84] Estudos em que amostras do líquido ocular foram coletadas durante cirurgias de catarata, depois de suplementação com vitamina C, confirmam que mudar o que colocamos na boca muda o que vai parar em nossos olhos.[85] Mas será que isso representa um risco menor?

Aqueles que seguem dietas com maior conteúdo antioxidante total tendem, de fato, a um risco menor de catarata relacionada à idade.[86] Pode-se dizer o mesmo em relação ao consumo de certos antioxidantes específicos — vitamina C, betacaroteno, luteína e zeaxantina —, mas não em relação a outros, como vitamina A, vitamina E ou alfacaroteno.[87] Quanto à vitamina C, tanto o consumo quanto o nível no sangue apresentaram correlação com um risco menor de catarata.[88] Aqueles que ingerem a quantidade de vitamina C encontrada em cerca de duas laranjas por dia teriam cerca de 40% menos risco.[89] Os pesquisadores concluíram que a ingestão de vitamina C na alimentação "deve ser defendida como prevenção primária da catarata", espelhando conselhos semelhantes de uma metanálise sobre a luteína e a zeaxantina alimentares e o risco de catarata: "Os oftalmologistas devem aconselhar os indivíduos a aumentar o consumo de alimentos ricos em luteína, como verduras verde-escuras."[90] Por que não, em vez disso, apenas recomendar suplementos antioxidantes?

Suplementos antioxidantes?

É possível encontrar mais detalhes no vídeo <see.nf/antioxmulti>, porém os suplementos contendo vitamina C, vitamina E[91] e betacaroteno[92] com ou sem[93] zinco não afetaram os índices de formação de catarata. Talvez exista um efeito limite que faz com que a suplementação só funcione em casos de deficiência alimentar.[94] Por exemplo, veja o caso da luteína e da zeaxantina. São os únicos carotenoides presentes na lente do olho humano,[95] então não surpreende que o betacaroteno não ajude em nada.[96] A suplementação de luteína e zeaxantina também fracassou, mas apenas entre aqueles que obtêm o suficiente dos dois na dieta. Aqueles que ingerem menos desses carotenoides parecem, sim, colher benefícios da suplementação.[97] Supõe-se que quem tem uma ingestão básica inadequada de folhas também se beneficiaria com o simples aumento do consumo desses alimentos.

Suplementos multivitamínicos?

Tomar suplementos como uma simples "apólice de seguros" é um conselho recorrente em relação aos multivitamínicos. Porém, como observo no vídeo <see.nf/antioxmulti>, os resultados não são conclusivos quanto à prevenção da catarata. Por exemplo, um estudo randomizado mostrou que os indivíduos que tomaram Centrum durante aproximadamente uma década tiveram uma redução de 34% no risco de desenvolver ou agravar uma forma de catarata, porém um risco 100% maior (duplicado) de desenvolver ou agravar outra forma de catarata. Esses efeitos contraditórios, concluíram os pesquisadores, "nos impedem de fazer recomendações (...)".[98]

Enxergando com nitidez

Além dos alimentos ricos em antioxidantes,[99] a ingestão de mais alimentos anti-inflamatórios também está associada à redução do risco de catarata.[100] Da mesma forma, os produtos de glicação avançada [AGEs, na sigla em inglês], toxinas do envelhecimento (veja a página 74), podem acelerar a formação de catarata fazendo ligações cruzadas com as proteínas das lentes.[101] Isso ajudaria a explicar por que o consumo de carne (mesmo de aves) apresentou correlação com um aumento do risco de catarata.[102] Em compensação, quem come pelo menos 0,5kg diário de legumes tem menos da metade da probabilidade de desenvolver catarata posterior. Porém, os pesquisadores não fizeram o ajuste do consumo de carne como fator. Por isso, é difícil saber se se trata apenas de um benefício indireto da ingestão menor de carne.[103]

A Investigação Prospectiva Europeia sobre Câncer e Nutrição é um grande estudo que permite uma análise mais detalhada, tendo comparado as taxas de desenvolvimento de catarata entre "altos" e "baixos" consumidores de carne e piscitarianos contra vegetarianos e veganos. Os pesquisadores fizeram um esforço para selecionar indivíduos preocupados com a saúde, eliminando fatores como tabagismo, atividade física e outras variáveis não alimentares. O grupo de "alto" consumo de carne foi definido como uma ou mais porções de 100g por dia.[104] Mesmo na comparação com os "baixos" consumidores de carne preocupados com a saúde, aqueles que cortaram ainda mais a ingestão de carne (passando a comer menos de 100g diárias) tiveram uma incidência de catarata 15% menor.

Na comparação com quem ingeria uma porção de carne ou mais, aqueles que cortaram todas as carnes exceto o peixe (os piscitarianos) apresentaram risco 21% menor; os que cortaram *totalmente* a carne (os vegetarianos) teriam reduzido o risco em 30%; e aqueles que foram um passo além e também eliminaram ovos e laticínios (os veganos) tiveram 40% menos risco de desenvolver catarata.[105] Reduções progressivas do gênero foram constatadas em outras doenças, como diabetes, hipertensão e obesidade, à medida que a dieta vai ficando cada vez mais centrada em torno de vegetais.[106] Um estudo posterior, feito em Taiwan, confirmou que quem não come carne tem probabilidade significativamente menor de desenvolver catarata, em comparação com os que em média comem apenas cerca de meia porção de carne por dia.[107]

Por que os vegetarianos têm índices mais altos que os veganos? Talvez sejam os laticínios. Sabemos que a galactose, subproduto da lactose do leite, pode provocar catarata, a partir de estudos que remontam a 1935,[108] com títulos como Catarata Produzida em Ratos Pelo Iogurte.[109] O acúmulo de galactose nos olhos causa um inchaço danoso às lentes.[110] Por sorte, o fígado humano tem uma capacidade maior que o fígado dos ratos de desintoxicar o organismo de galactose.[111] Há crianças que nascem com defeitos genéticos e não conseguem metabolizá-la bem (vindo a desenvolver catarata).[112] Mas será que o consumo de laticínios durante a vida inteira aumenta o risco de catarata, mesmo entre aqueles com atividade enzimática desintoxicante normal?[113] Afinal, tomar leite na idade adulta é um comportamento evolutivo recente.

Na população em geral, o consumo de leite não parece aumentar o risco de catarata, mas algumas pessoas podem ser mais suscetíveis.[114] Cada um nasce com uma capacidade diferente de desintoxicar a galactose. Entre aqueles com níveis normais, mas inferiores, da *galactoquinase*, a enzima que desintoxica a galactose, o alto consumo de lactose no leite e outros laticínios pode quadruplicar o risco de desenvolvimento de catarata no futuro.[115] Essa conclusão tem ajudado a explicar por que as mulheres apresentam índices de catarata maiores que os homens, já que elas tendem a ter menor atividade da galactoquinase.[116]

CAPÍTULO 15

Como preservar a dignidade

COMO TER UMA MORTE BOA

Dispomos de todo tipo de informações detalhadas sobre a morte, mas pouquíssimas sobre a experiência da morte. No caso da minoria que morre sob cuidados paliativos, a morte pode ser descrita como boa, mas há suspeitas de que a experiência seja ruim para a maioria dos que morrem em hospitais ou casas de saúde.[1] Infelizmente, a maioria das pessoas morre nesses locais.[2]

Apesar da preferência generalizada pela morte em casa, em quase todas as populações, a maioria das mortes ocorre em instituições de saúde. Cerca de 80% dos norte-americanos afirmam preferir morrer em casa,[3] mas essa é a experiência de menos de 30% deles.[4] Essas mortes altamente institucionalizadas têm consequências não apenas para o paciente, mas também para seus cuidadores enlutados. Não apenas o paciente de câncer que morre no hospital tende a passar por um sofrimento físico e emocional maior, com piora da qualidade de vida no final, mas seus cuidadores têm probabilidade cinco vezes maior de sofrer de transtorno de estresse pós-traumático e quase nove vezes maior de um luto intenso, prolongado e debilitante. Esses dados são de um estudo de observação.[5] Não dá para selecionar pacientes para falecerem em diferentes lugares; portanto, não há provas dessa causa e efeito. Mas é um estudo que certamente levanta preocupações.

Quando os pesquisadores analisaram os cuidados dispensados aos pacientes agonizantes em hospitais, o resultado não foi agradável. Com muita frequência, não foram oferecidas intervenções básicas para garantir o conforto desses pacientes; o contato com eles foi mínimo; o isolamento e o distanciamento foram aumentando à medida que o óbito se aproximava. Por exemplo, em um relato de cortar o coração, uma mulher de 52 anos com câncer em metástase, já espalhado para o fígado, sofreu forte distensão abdominal, icterícia e insuficiência respiratória, mas continuava desperta. De seus olhos inchados corriam lágrimas amarelas. A paciente não recebeu *nenhum cuidado* dos enfermeiros encarregados de atendê-la. No registro da enfermagem, porém, foi observado que se dera atenção à sua higiene pessoal, aos pontos de pressão para evitar escaras, à higiene oral e aos olhos — mas era tudo mentira. A única atenção que ela recebeu foi ajuda com a comadre, de uma assistente de enfermagem. O contato total foi de seis minutos, durante as quatro horas e meia de monitoramento dos pesquisadores.[6]

E como seria uma morte "boa"? Aparentemente, preservar o controle, a dignidade e a privacidade; receber alívio para a dor, suporte emocional e respeito às suas vontades. Decidir onde e como passar seus últimos dias. Poder se despedir e poder partir na hora certa, sem que a vida seja prolongada sem razão.[7]

A melhor forma de garantir o controle sobre a própria morte é o *hospice care*. Os cuidados paliativos são medidas de conforto que aliviam os sintomas e melhoram a qualidade de vida, podendo ser utilizados em qualquer estágio de uma doença grave, já o *hospice care* envolve *apenas* as medidas de conforto, representando uma mudança de foco, da cura da doença para a melhora da qualidade dos últimos dias de vida.[8] Cerca de metade dos pacientes do Medicare, o sistema público de saúde dos Estados Unidos, recebe algum tipo de *hospice care*, mas boa parte (28%) só passa a recebê-lo poucos dias antes do falecimento.[9]

O *hospice care* costuma ser visto como uma "desistência", mas, ironicamente, quando se compara as taxas de sobrevivência de pacientes sob cuidados finais ou não, aqueles que os recebem tendem, na verdade, a viver mais. Os que optam pelo *hospice care* sobrevivem, em média, cerca de um mês a mais que pacientes em estado semelhante que não fizeram essa opção.[10] Em um estudo randomizado, pacientes de câncer de pulmão que tiveram cuidados paliativos precoces viveram dois meses e meio a mais.[11] É o tipo de benefício que seria esperado de um regime padrão de quimioterapia.[12] Na verdade, essa é uma das formas de estender a sobrevivência por meio do *hospice care*: ao evitar o risco de um "supertratamento" com a químio e a toxicidade relacionada.[13]

ASSISTÊNCIA MÉDICA À MORTE

Os cuidados paliativos têm seus limites. Mesmo sob *hospice care*, em que supõe-se uma atenção excepcional, há quem passe os últimos meses de vida sob uma dor incontrolável.[14] E esse sofrimento insuportável, por melhores que sejam as nossas intenções, leva pacientes a pedirem que se ponha um fim prematuro à vida.[15] O suicídio assistido por médicos, ou, talvez em termos mais precisos, a *morte assistida por médicos*[16] ou *assistência médica à morte* permite que aqueles com doenças terminais ponham fim à vida por meio da autoadministração voluntária de uma dose letal de um medicamento expressamente prescrito para esse fim por um médico.[17] Como discuto no vídeo <see.nf/aid>, qualquer assistência médica ao óbito é ilegal e punida por lei em quarenta estados dos Estados Unidos. Em compensação, a Cessação Voluntária da Alimentação e da Hidratação [CVAH ou VSED, na sigla em inglês] é legalizada em todo o território americano.[18]

OS BENEFÍCIOS DA CVAH

No mundo ideal, todo paciente com uma doença que limite sua vida receberia medidas ideais de conforto tanto em cuidados paliativos quanto em *hospice care*, de modo que ninguém quisesse apressar o próprio óbito. Infelizmente, a realidade é que pessoas com doenças terminais continuam a sofrer, por mais que os outros se esforcem para evitar isso,[19] o que leva um número cada vez maior de pacientes a cogitar a CVAH para escapar de um sofrimento intolerável.[20] Na Europa, pelo menos 1% a 2% dos óbitos são atribuídos a essa prática.[21]

A CVAH pode ser definida como uma decisão consciente, voluntária e deliberada de parar de comer e beber, com a intenção primordial de antecipar o óbito, em razão de um sofrimento persistente e inaceitável.[22] No vídeo <see.nf/vsed>, discuto todos os benefícios: morrer em casa, sem período de espera por aprovação, dentro da lei, com a possibilidade de mudar de ideia e sem necessidade da aprovação de ninguém. O simples fato de saber que existe uma "saída" pode proporcionar alívio em relação ao sentimento de desespero e aprisionamento, gerando uma sensação de controle que, por si só, seria terapêutica.[23] Também pode impedir que as pessoas conjecturem uma saída mais violenta, ou que sintam a pressão para encerrar prematuramente a própria vida enquanto ainda têm condições de fazê-lo.[24]

COMO FUNCIONA A CVAH?

Como é morrer pela cessação voluntária de comer e beber? Há muitos relatos por aí descrevendo a morte por CVAH como serena, indolor e digna.[25] Felizmente, existem vários estudos independentes para avaliar essas afirmações,[26] que eu exploro no vídeo <see.nf/vsed>.

O tempo médio até a morte, depois de parar de comer e beber, gira em torno de sete dias, embora 8% dos indivíduos tenham sobrevivido por mais de duas semanas. Os últimos dias de vida foram analisados como serenos, com baixos níveis de dor e sofrimento, mais baixos até que na morte assistida por médicos.[27] A maioria das pessoas que trabalham com *hospice care* afirmaram que elas próprias cogitariam a CVAH, caso viessem a ficar em estado terminal.[28]

O estado de desidratação terminal teria até algum efeito analgésico (de redução da dor),[29] supostamente devido a liberação de endorfinas, que atuam como bloqueadores naturais da dor.[30] Portanto, uma revisão sistemática publicada em uma revista sobre cuidados paliativos concluiu que a CVAH refletiria todos os doze princípios de uma "boa morte", com ênfase na preservação da dignidade e do controle.[31]

Um dos relatos mais famosos de CVAH é a descrição de um médico a respeito da morte da própria mãe no *Journal of the American Medical Association*.[32] Pedi permissão à revista para republicar, aqui, dois parágrafos particularmente pungentes. Eles foram muito gentis em aceitar — mediante um pagamento de 12.867,28 dólares. Por isso, o texto foi inserido apenas em meu vídeo <see.nf/vsed> (tome o cuidado de ter uma caixa de lenços de papel à mão).

A armadilha da demência

O processo de desidratação tem outros benefícios colaterais.[33] Com a redução das secreções digestivas, há menos preocupação com incontinência, catéteres ou penicos, e menos náuseas e vômitos. Menos secreção respiratória significa menos tosse e engasgamento, assim como menos sensação de afogamento. A desidratação também pode reduzir o inchaço, possível problema no estágio final do câncer. Isso pode ajudar no alívio da dor, pela redução da pressão nos nervos. O estado de consciência também pode declinar, o que também traria certo alívio, mas pode representar um importante dilema ético. E se você começar a delirar, esquecer a decisão tomada e começar a pedir algo para beber? Abordo o assunto em meu vídeo <see.nf/dignity>, e explico como elaborar de antemão documentos com instruções tratando da questão dos alimentos que possam ser manipulados com as mãos para pacientes com demência, caso você queira evitar as complicações da demência no estágio final.

VOCÊ ESTÁ NO COMANDO

Graças a 14ª Emenda à Constituição, todos nos Estados Unidos têm o direito de recusar cuidados médicos.[34] Os críticos alegam que isso não se aplica à alimentação, por se tratar de uma necessidade.[35] Porém, se você pode negar que salvem sua vida com um respirador, também deveria poder recusar comida e bebida (afinal, não há necessidade maior que respirar!) No vídeo <see.nf/dignity>, analiso outras críticas comuns e possíveis armadilhas, inclusive a gestão da sede que essa decisão acarreta. O ponto principal é que a CVAH parece propiciar à maioria dos pacientes uma morte serena e suave.

PARTE 4

Os Oito Princípios do Antienvelhecimento

CAPÍTULO 1

Introdução

A charlatanice que envolve medidas antienvelhecimento é um fenômeno antigo, mas a recente explosão dessa prática tem sido atribuída à convergência de três fatores: a onda de 72 milhões de *baby boomers* que estão envelhecendo, a disponibilidade e publicidade de conteúdos sobre o assunto no meio digital e a aprovação da Lei de Saúde e Educação de Suplementos Alimentares [DSHEA, na sigla em inglês] de 1994.[1]

FRAUDES ANTIENVELHECIMENTO

Uma pesquisa indicou que a maioria das pessoas entrevistadas cometia o erro de acreditar que os suplementos precisam ter sua segurança atestada por um órgão governamental como a Food and Drug Administration [FDA, na sigla em inglês] ou, ao menos, que devem trazer uma advertência no rótulo sobre possíveis efeitos colaterais antes de serem vendidos ao público. Quase metade das pessoas que responderam à pesquisa acreditava até mesmo que os fabricantes de suplementos tinham de dar alguma demonstração da eficácia de seus produtos.[2] Nada disso procede, graças ao DSHEA. Essa lei eliminou a exigência de comprovação do controle de qualidade, segurança ou eficácia por parte dos fabricantes de suplementos, e então o setor explodiu, passando de um faturamento de 4 bilhões de dólares e 4 mil produtos disponibilizados antes da aprovação do DSHEA para uma receita de 40 bilhões de dólares e mais de 50 mil produtos ofertados.[3] Em 2012, a média de consumo de suplementos alimentares nos Estados Unidos por pessoa a cada ano ultrapassavam os 100 dólares.[4]

A legislação estabelece que os medicamentos liberados para venda sem receita médica devem respeitar padrões de segurança, eficácia e controle de qualidade, mas os suplementos alimentares são isentos dessa norma.[5] Antes do DSHEA, os suplementos eram regulamentados como aditivos alimentares, então os fabricantes tinham de comprovar a segurança dos produtos antes de disponibilizá-los ao mercado. Mas essa não é mais a realidade. Que problemas essa mudança acarreta? Assista ao meu vídeo <see.nf/dshea>.

Devido à falta de supervisão governamental, não há garantia de que um frasco de suplemento de fato contenha o que está listado em seu rótulo. Um estudo indicou que apenas duas das doze empresas de suplementos analisadas rotulavam os seus produtos de maneira correta.[6] Inspetores da FDA descobriram até mesmo que sete em cada dez fabricantes de suplementos violavam as Boas Práticas de Fabricação, um regulamento que estabelece os padrões mínimos de qualidade,[7] como identificação de ingredientes e higiene básica. O percentual apurado de empresas que violavam as normas não foi de 7%, e sim de 70%.

O problema não se limita a charlatães irresponsáveis escondidos em algum canto obscuro da internet. O procurador-geral do estado de Nova York solicitou testes de DNA em 78 frascos de suplementos à base de ervas vendidos pelas empresas GNC, Walgreens, Target e Walmart, e quatro em cada cinco frascos não continham nenhuma das ervas listadas em seus rótulos. Em vez disso, as cápsulas estavam preenchidas em sua maioria com componentes de baixo custo, como arroz em pó e "plantas domésticas".[8]

Ao menos espera-se que o conteúdo das cápsulas seja composta apenas de plantas domésticas. Alguns suplementos estão contaminados com produtos farmacêuticos — às vezes até mesmo com substâncias proibidas que já foram retiradas do mercado.[9] Como destaco em <see.nf/adulterated>, suplementos que são recolhidos pela fiscalização podem voltar às prateleiras, algumas vezes contendo ainda *mais* ingredientes proibidos. Assim como disse um membro fundador do Instituto de Ciências Médicas [ISM, na sigla em inglês]: "As multas por violações são pequenas em comparação aos lucros."[10]

PAGAR PARA ENCURTAR SUA VIDA?

Uma amostragem englobando milhares de norte-americanos de todos os cantos dos Estados Unidos com idade acima de 60 anos constatou que 70% relataram o uso de suplementos alimentares.[11] Talvez esse resultado devesse ser de 100%, já que a recomendação oficial do Instituto de Medicina é que toda pessoa a partir de 50 anos suplemente B_{12} (ou consuma alimentos enriquecidos com a vitamina).[12] Mas o suplemento mais comum, de acordo com a amostragem, era um multivitamínico. Que efeito isso pode acarretar em nossa expectativa de vida?

Como você pode ver no vídeo <see.nf/multi>, em nove ensaios clínicos randomizados foram analisados suplementos multivitamínicos e multiminerais, administrados a mais de 50 mil indivíduos, na maioria dos casos ao longo de vários anos, e não se encontrou nenhum benefício geral em relação às taxas de mortalidade.[13] "Acreditamos que o caso esteja encerrado", diz um editorial publicado no periódico *Annals of Internal Medicine* intitulado "Enough Is Enough: Stop Wasting Money on Vitamin and Mineral Supplements" [Chega: Pare de perder dinheiro com suplementos de vitaminas e minerais, em tradução livre].[14] Em 2021, a partir de uma revisão da literatura científica sobre suplementos de vitaminas e minerais, concluiu-se que, em vez de tentar obter nossos nutrientes por meio de pílulas, devemos "optar por dietas à base de vegetais, segundo a recomendação internacional".[15]

Ao menos os multivitamínicos parecem seguros.[16] O fato de não estarem associados à mortalidade foi considerado uma boa notícia, sobretudo depois dos resultados reveladores do Estudo da Saúde Feminina em Iowa, que concluiu que o uso de multivitamínicos estava relacionado ao maior risco de morte prematura.[17] No entanto, ao que parece, no caso de alguns suplementos, as pessoas pagam para receber em troca uma vida mais curta. A partir de metanálises de ensaios clínicos randomizados descobriu-se que altas doses de vitamina A, betacaroteno[18] e niacina de liberação prolongada[19] podem aumentar o risco de mortalidade se comparados ao placebo.

Há também uma fascinante falha da psicologia humana por causa da qual todo suplemento pode prejudicar mais do que apenas o bolso do usuário: o chamado "viés moral".[20] Em <see.nf/glitch>, analiso por que os fumantes fumam mais[21] e os indivíduos que fazem dieta comem mais[22] quando recebem "suplementos" que na verdade são placebos.

O QUE A VITAMINA D PODE OU NÃO FAZER

E quanto às chamadas "fórmulas para prolongar a vida"? Pesquisadores alimentaram ratos com misturas desses suplementos de longevidade, partindo do pressuposto de que eram de alta qualidade, incluindo mais de cem componentes, em doses equivalentes às humanas. Nenhum deles prolongou o tempo de vida dos animais — uma das misturas, inclusive, o reduziu. (Os pesquisadores suspeitam que o óleo de peixe foi ao menos em parte responsável por essa redução.)[23]

Em ensaios clínicos randomizados, demonstrou-se que um suplemento prolonga a vida humana: a vitamina D.[24] Então por que ela não faz parte dos Oito Princípios do Antienvelhecimento? A vitamina D tem sido aclamada como uma verdadeira cura para tudo,[25] mas, como destaco em um vídeo que pode ser assistido em <see.nf/dpanacea>, quando ensaios clínicos randomizados de fato a testaram, revelou-se que a suplementação de vitamina D é ineficaz na prevenção e no tratamento da maioria das condições para as quais os testes foram direcionados.[26] Ela não auxiliou em casos de doenças cardiovasculares,[27] diabetes tipo 2,[28] esclerose múltipla,[29] obesidade[30] ou câncer de próstata.[31] É a velha história da confusão gerada pela causalidade reversa. Pessoas doentes em geral não costumam sair ao sol, e os níveis baixos de vitamina D podem ser apenas um marcador de inatividade.[32] O fato de esses baixos níveis estarem correlacionados a altas taxas de doença não significa que estejam *causando* as doenças.

Há algumas exceções. Além das óbvias doenças associadas à falta de vitamina D em ossos amolecidos — como raquitismo e osteomalacia[33] —, tem-se demonstrado que os suplementos dessa vitamina são eficazes na prevenção de casos mais graves de asma[34] e doenças pulmonares obstrutivas crônicas, como enfisema, em pessoas com baixos níveis basais dela.[35] Embora a vitamina D tenha sido ineficaz na prevenção da depressão,[36] parece ser útil no tratamento desse transtorno,[37] e o oposto foi verdadeiro para infecções agudas do trato respiratório — eficaz na prevenção,[38] mas ao que parece não no tratamento.[39]

VITAMINA D PARA DESAFIAR A MORTE?

Na maioria dos estudos de observação de populações também ficou demonstrado que indivíduos que apresentam níveis mais altos de vitamina D no sangue têm menor risco de morte prematura.[40] No entanto, será que o prolongamento da vida também sofrerá redução ao ser posto à prova? A suficiência de vitamina D com certeza não é necessária para uma vida longa.[41] Em um estudo com indivíduos acima dos 100 anos os níveis de vitamina D eram pavorosos de tão baixos. Na verdade, a presença da vitamina era em grande parte indetectável pelos testes padrão.[42] Mas será que tomar suplementos de vitamina D poderia aumentar nossas chances de ter uma vida mais longa?

Em um estudo de randomização mendeliana descobriu-se que indivíduos nascidos com níveis de vitamina D sempre baixos por predeterminação genética tendem a viver menos.[43] No entanto, em estudos de intervenção nos quais foram analisados fatores de risco intermediários que elevam nossa mortalidade, como rigidez ou função das artérias,[44] não se demonstraram benefícios da suplementação de vitamina D.[45] No entanto, o que de fato nos interessa são ensaios clínicos randomizados, duplo-cego, com grupo controle e placebo que avaliem o desfecho que mais importa: a morte prematura. Não se preocupe — já houve 65 deles![46]

A razão pela qual fiz vídeos nos quais digo às pessoas para tomar suplementos de vitamina D a fim de viver mais (ver <see.nf/dlongevity>) deve-se a um artigo publicado em 2014 pela Organização Cochrane, que analisava os primeiros 56 desses ensaios. Mas, até 2019, outros 17 ensaios clínicos randomizados foram publicados; alguns tão substanciais que fizeram a balança pender para o outro lado.[47] Por exemplo, o estudo VITAL analisou mais de 25 mil homens e mulheres escolhidos de maneira aleatória que, por cinco anos, consumiram vitamina D, óleo de peixe, ambos ou nenhum dos dois (placebos). Nem a vitamina D[48] nem o óleo de peixe[49] foram capazes de prevenir episódios cardiovasculares importantes ou câncer, e nenhum dos dois preveniu a morte prematura. Críticos da pesquisa argumentam que apenas uma pequena porcentagem (12,7%) dos participantes do estudo iniciou o processo com falta de vitamina D,[50] e todos os participantes — mesmo os que estavam no grupo ao qual foi administrado o placebo — foram autorizados a tomar vitamina D adicional por conta própria. Não foi considerado ético fazer com que pessoas que poderiam ter carência da vitamina se abstivessem de um nutriente vital, o qual poderiam não obter em quantidade suficiente de outra forma. Esse é um problema comum nos estudos sobre a vitamina D.[51] No estudo VITAL, mais participantes no grupo do placebo tomaram vitamina D por conta própria do que os que estavam no grupo da suplementação real, com certeza porque seus níveis da vitamina eram baixos.[52] Você pode imaginar como isso pode reduzir a consistência dos resultados.

Ao observar os resultados do VITAL juntamente com todos os novos grandes estudos que não encontraram benefícios da vitamina D na redução da mortalidade, a metanálise atualizada constatou que essa diminuição deixou de atingir relevância estatística.[53] Contudo, tomar suplementos de vitamina D_3 parecia reduzir o risco de óbito por câncer. O efeito foi diminuto, de modo que seria necessário suplementar 250 pessoas por ano para prevenir uma única morte.[54] Pode-se argumentar que esse decréscimo no risco de morrer de câncer, a segunda causa de óbito mais comum, poderia se traduzir em uma extensão da vida para pessoas com menor risco de padecer da causa de morte número um, a morte por doença cardíaca (ou para indivíduos sujeitos a um risco particularmente alto de câncer). Mas não há evidências suficientes para confirmar essa suposição. No ritmo atual, mil novos estudos sobre suplementação de vitamina D deverão ser publicados ao longo da próxima década, então pode ser que as coisas mudem.[55] No entanto, até o momento da elaboração desta obra, houve mais de sessenta ensaios clínicos randomizados, e a maior e mais recente metanálise desses estudos não mostra benefício que, de acordo com as estatísticas, seja significativo na taxa geral de mortalidade a partir da suplementação de vitamina D.[56] Então, embora eu tenha começado este livro com a expectativa de recomendar seu uso para o prolongamento da vida, esses suplementos não entraram na lista — mas outros oito elementos, sim.

CAPÍTULO 2

Oleaginosas

Segundo a Organização Mundial da Saúde, uma dieta saudável inclui verduras, legumes, frutas, leguminosas — como feijões, lentilhas e grão-de-bico —, oleaginosas e grãos integrais, enquanto evita o consumo de produtos com adição de açúcar, sal e gorduras saturadas e trans, encontrados com predominância em alimentos industrializados, carnes e laticínios.[1] Segundo a constatação oriunda de metanálises de estudos prospectivos, em geral, cada um desses componentes saudáveis está associado à redução do risco de mortalidade. Houve redução de 4% do risco de morte prematura associada a cada porção diária de verduras e legumes, bem como 6% de redução para cada porção diária de frutas, 8% por porção de grãos integrais, 10% para uma única porção diária de leguminosas e 15% para o consumo de até meia porção diária de oleaginosas. A primazia das oleaginosas na redução do risco de mortalidade é ressaltada pelo fato de que meia porção delas equivale a apenas cerca de 15g, enquanto as porções de todos os outros quatro grupos alimentares são maiores, até 100g por porção. Dentre os cerca de doze grupos analisados no estudo, nenhum supera as oleaginosas na redução do risco associado de morte prematura.[2]

OLEAGINOSAS EM PROL DA SAÚDE

A partir de um artigo publicado em uma renomada revista de nutrição concluiu-se que poucos alimentos alcançaram tamanho "enaltecimento" como as oleaginosas.[3] O consumo de oleaginosas está associado à redução do risco de morte por acidente vascular cerebral, doença cardíaca, doença respiratória, infecções, diabetes e até câncer — mais da metade das nossas dez principais causas de morte.[4] (Em um estudo descobriu-se que pacientes com câncer de cólon em estágio 3 que consumiam oleaginosas ao menos duas vezes por semana tinham mais que o dobro de chances de sobreviver em média seis anos e meio, em comparação àqueles que não as consumiam.)[5] Portanto, não surpreende que o hábito de comer oleaginosas esteja associado à redução no risco de morte prematura em geral. Em um estudo com pessoas de 84 a 107 anos, o consumo diário de oleaginosas foi correlacionado ao prolongamento da vida tanto quanto o consumo regular de rosquinhas estava associado a uma redução na expectativa de vida.[6] O título traduzido de um editorial no periódico *Journal of the American College of Cardiology* sugeria de modo sucinto: "Coma oleaginosas, viva mais."[7] As oleaginosas são um dos poucos alimentos de fato podem causar um efeito de prolongamento da sua vida só por serem consumidos.[8]

Com base em estudos nos quais se acompanhou os hábitos alimentares e as mortes de cerca de meio milhão de pessoas ao longo do tempo,[9] é possível afirmar que o consumo inadequado de oleaginosas pode ser responsável pelas mortes prematuras de milhões de indivíduos a cada ano em todo o mundo.[10] O que isso significa para nós em nível individual? Consumir oleaginosas ao menos duas vezes por semana parece reduzir pela metade o risco de morte em comparação à opção de quase nunca as comer.[11] Portanto, comer dois punhados de oleaginosas semanais pode fazer tanto pela nossa longevidade quanto uma corrida de quatro horas.[12] Em contrapartida, não comer oleaginosas pode dobrar nossas chances de morrer de maneira prematura. Mas há uma diferença entre risco relativo e risco absoluto.

O risco que uma pessoa saudável de meia-idade corre de morrer em algum momento na próxima década gira em torno de apenas cerca de 2%. Isso significa uma chance em cinquenta de morrer nos próximos dez anos — mas apenas se ela não comer oleaginosas.[13] Caso coma, o risco de morte pode cair para apenas 1%. Portanto, é correto dizer que o risco foi reduzido pela metade, de 2% para 1%. Mas nosso risco absoluto de morrer diminuiu em apenas um ponto percentual, e isso pode não parecer tão impressionante. Para mim, no entanto, morrer com tanto tempo de vida restante parece algo tão trágico que valeria a pena estabelecer mudanças no estilo de vida a fim de reduzir esse risco ao máximo ainda mais quando a estratégia para alcançar esse fim é implementar um ajuste alimentar tão simples e delicioso.

Isso tudo pressupõe que haja uma relação de causa e efeito entre o consumo de oleaginosas e a mortalidade. Há aqui muitos fatores que podem gerar confusão. Indivíduos que consomem oleaginosas tendem a se exercitar mais, fumar menos e comer menos carne e mais verduras, legumes e frutas, por exemplo. Mas, após controlar esses fatores, os benefícios do consumo de oleaginosas em relação à redução da mortalidade parecem continuar.[14] Em ensaios clínicos randomizados mostrou-se que o consumo de oleaginosas pode com toda a certeza minimizar alguns dos principais fatores de risco para alguns dos nossos principais precedentes causadores de morte, como o colesterol[15] e, no caso das oleaginosas, a função arterial.[16] Nenhum outro grupo alimentar foi tão eficaz na redução do colesterol LDL.[17] Ainda assim, esses benefícios poderiam ser efeito de substituição de nutrientes. Quando os pesquisadores pediram aos participantes do estudo que incorporassem centenas de calorias de oleaginosas à sua dieta diária, os indivíduos acabaram por reduzir de modo natural a ingestão de proteína animal, gordura saturada e sódio,[18] o que, por pressuposto, auxiliaria na diminuição do risco, mesmo sem levar em conta quaisquer benefícios adicionais das oleaginosas.[19] Contudo, não se trata aqui apenas do fato de que as pessoas estão consumindo oleaginosas em vez de carne. A queda no risco de ataque cardíaco entre indivíduos que incorporaram oleaginosas à dieta com mais frequência teve a mesma força, ou até mais, entre os vegetarianos.[20]

Qual quantidade de oleaginosas devemos consumir para obter o máximo de benefícios? Por mais surpreendente que seja, ao que parece a maior parte das vantagens no prolongamento da vida pode ser obtida por meio do consumo de somente cerca de três porções de oleaginosas por semana, o que significa uma média de apenas 12g por dia.[21] Não se constatou nenhuma redução adicional no risco de mortalidade com o consumo diário de porções acima de 15g a 20g.[22] Portanto, na maioria dos casos, trata-se de uma quantidade que cabe na palma da mão — por exemplo, 9 avelãs, 5 nozes, 13 castanhas de caju, 17 amêndoas ou 25 amendoins.[23]

Quando o consumo de oleaginosas se torna excessivo?

Para a surpresa dos pesquisadores, nenhum dos diversos estudos nos quais se acrescentou em média centenas de calorias de oleaginosas por dia à dieta das pessoas durante 15 semanas resultou em ganho significativo de peso.[24] No entanto, há um limite. Não coma regularmente mais do que uma xícara de oleaginosas por dia, devido ao mesmo fator pelo qual devemos evitar consumir várias xícaras de espinafre, folhas de beterraba ou acelga suíça, mais do que algumas carambolas,[25] várias xícaras de ruibarbo,[26] ou até mesmo algumas colheres de pó de cogumelo chaga[27] por dia: os oxalatos.

Consulte <see.nf/oxalaterisk> para conferir quem mais corre riscos e <see.nf/oxalatefood> para tomar conhecimento a respeito de outras porções arriscadas de alimentos, como dezesseis copos de chá gelado por dia[28,29] mais de uma xícara de castanhas de caju[30] ou amêndoas em consumo regular,[31] ou uma combinação de cinco punhados de amêndoas e seis colheres de sopa de sementes de chia por dia.[32]

QUAL É A OLEAGINOSA MAIS SAUDÁVEL?

E quanto à pasta de amendoim? Eu detalho esse tópico no vídeo <see.nf/pblongevity>, mas, basicamente, os benefícios para a longevidade associados às oleaginosas (incluindo amendoins) não parecem se estender à pasta de amendoim. É possível que isso ocorra devido à falta de estruturas celulares intactas, que são o que mais proporcionam benefícios prebióticos às "bactérias boas" de nossa flora intestinal. (Veja a página 652.) Contudo, é provável que a oleaginosa mais saudável seja a noz. Ela não apenas tem alguns dos níveis mais altos de antioxidantes[33] e ômega-3[34] como também é a única oleaginosa conhecida por apurar em níveis significativos a função das artérias.[35] Além disso, a noz supera as outras oleaginosas em relação à supressão do crescimento de células cancerígenas *in vitro*.[36]

Embora o consumo de oleaginosas esteja associado em geral a um risco menor de perda de agilidade e mobilidade em homens mais velhos e de comprometimento do funcionamento geral em mulheres mais velhas,[37] no Estudo de Saúde das Enfermeiras, de Harvard, apenas as oleaginosas foram associadas em níveis significativos ao envelhecimento saudável depois de controladas as variáveis de confusão.[38] Dentre todas as oleaginosas investigadas no estudo PREDIMED, os pesquisadores constataram que os maiores benefícios estão associados às oleaginosas, em especial no que se refere ao câncer.[39] Indivíduos que consumiam mais de três porções de oleaginosas por semana pareciam reduzir pela metade o risco de morte por câncer. Uma análise das evidências disponíveis concluiu que "a demonstração dos amplos efeitos benéficos de uma dieta à base de vegetais e que inclua oleaginosas pode ser a mensagem mais crucial a ser transmitida ao público".[40]

CAPÍTULO 3

Vegetais verdes

As oleaginosas parecem superar os vegetais no ranking de grupos alimentares associados a uma vida mais longa, mas só quando comparadas aos vegetais *em geral*. Vegetais folhosos verdes podem se igualar às oleaginosas quanto ao potencial de redução do risco de morte prematura,[1] e o consumo de vegetais verdes também está associado a um menor risco de doenças cardíacas, acidente vascular cerebral e alguns tipos de câncer, e pode até mesmo auxiliar na prevenção de algumas das principais causas de perda de visão relacionada à idade.[2] (Veja o capítulo "Como preservar a visão".) Os vegetais verdes também podem reforçar nossa imunidade, desacelerar nosso metabolismo e proteger nosso corpo contra os efeitos da poluição do ar, uma das principais causas de morte em todo o mundo.

AUMENTANDO AS DEFESAS INTESTINAIS COM O BRÓCOLIS

Nossa maior exposição ao mundo exterior ocorre por meio do intestino. Quando se leva em consideração todas as pequenas dobras em nosso revestimento intestinal, sua área total tem cerca de metade do tamanho de uma quadra de badminton.[3] No entanto, o revestimento é fino demais, apenas 50 milionésimos de metro. Em outras palavras, a barreira entre nossa corrente sanguínea e o mundo exterior é muitas vezes mais fina que um lenço de papel. Se o revestimento do intestino fosse mais espesso, seria difícil absorver os nutrientes. A pele precisa ser impermeável para que a água não escape do nosso corpo, mas o revestimento intestinal precisa permitir a absorção de nutrientes e fluidos. Como a camada que separa nosso interior do caos externo é muito frágil, necessitamos de um bom mecanismo de defesa a fim de deixar o que é ruim do lado de fora.

Aqui entra em cena nosso sistema imunológico, mais especificamente nossos linfócitos intraepiteliais, que são tipos especiais de glóbulos brancos com duas funções: servir como a primeira linha de defesa do nosso intestino contra patógenos, bem como condicionar e reparar o revestimento do intestino delgado.[4] O "receptor Ah" cobre esses linfócitos e ativa as células.[5] Crucial, ele é regulado positivamente em uma escala significativa em pessoas centenárias, enquanto sua perda leva ao envelhecimento precoce (ao menos em camundongos).[6] Por anos, os cientistas não conseguiram encontrar a chave que se encaixava na fechadura do receptor Ah. Se pudéssemos descobrir como ativar essas células, poderíamos fortalecer nossa imunidade.[7] Ocorre que essa chave se encontra no brócolis. Para saber mais detalhes, visite <see.nf/gutdefenses>.

O reforço imunológico que obtemos ao consumir brócolis e outros vegetais crucíferos não apenas nos protege contra patógenos encontrados nos alimentos como também contra poluentes no ambiente, a emissão do escapamento dos carros ou a fumaça de tabaco, por exemplo. Como as dioxinas e determinados outros produtos químicos poluentes exercem seus efeitos tóxicos por meio do sistema de receptores Ah, os compostos crucíferos podem bloqueá-los.[8] Para que você não pense que a preocupação acerca dos produtos químicos tóxicos que flutuam ao nosso redor é exagerada, saiba que, na realidade, é provável que eles sejam a quinta principal causa de morte.[9]

BILHÕES DE ANOS PERDIDOS A CADA ANO

Segundo o eminente estudo Carga Global de Doenças, a poluição do ar é a quinta principal causa de morte da humanidade, vitimando cerca de 4 milhões de pessoas por ano[10] em decorrência de câncer de pulmão, enfisema, doenças cardíacas, derrames e infecções respiratórias.[11] Ironicamente, uma infecção respiratória — a Covid-19 — pode ter salvado vidas em algumas partes do mundo. Nos primeiros meses após o lockdown na China, a queda da poluição do ar foi tão grande que até 30 mil mortes em decorrência desse problema podem ter sido evitadas por mês apenas nesse país. Em outras palavras, a qualidade do ar na China era tão ruim que a Covid-19 acabou *salvando* cerca de mil vidas por dia.[12]

Nove em cada dez pessoas vivem em áreas que violam as diretrizes da Organização Mundial da Saúde a respeito da poluição do ar.[13] Estima-se que melhorar a qualidade do ar seguindo esses padrões aumentaria a expectativa de vida global média em mais de dois anos. Portanto, a cada ano, a demora na resolução do problema parece reduzir bilhões de anos de expectativa de vida.[14] A exposição à poluição relacionada ao trânsito de carros também tem sido associada ao envelhecimento prematuro da pele[15] e à demência.[16] O que podemos fazer a respeito?

Em 2014, a China declarou uma "guerra contra a poluição", e os níveis de partículas poluentes foram reduzidos em 29% desde então, o que acrescentou anos em potencial à expectativa de vida média no país.[17] No entanto, em outros lugares, medidas tão rigorosas podem não ser "politicamente aceitáveis" por "afetarem de maneira indireta o conforto da população".[18] Até que tenhamos inspeções veiculares, transporte público, faixas exclusivas para ônibus, ciclovias e talvez até pedágios urbanos melhores para financiar esforços de limpeza do ar, o que podemos fazer para nos proteger?

Estratégias individuais para minimizar os efeitos da poluição do ar incluem reduzir a atividade física ao ar livre em dias de alto nível de partículas poluentes e perto de áreas de tráfego intenso.[19] Em um estudo transversal randomizado com indivíduos mais velhos, descobriu-se que caminhar por ruas movimentadas "reduz ou até reverte os benefícios cardiorrespiratórios do exercício".[20] Até mesmo o uso de máscaras respiratórias bem ajustadas, como as do tipo N95, deve ser considerado em dias de alta poluição.[21]

Mesmo que as famílias se mudem para o campo, o agravamento dos incêndios florestais pode levar poluição à casa delas, bem como em praticamente qualquer local onde se viva e respire — e isso acontece, em parte, devido às mudanças climáticas. Purificadores de ar domésticos são cada vez mais recomendados em caso de emissão de fumaça de incêndio,[22] pois numerosos estudos têm demonstrado que eles podem reduzir nossa exposição a partículas e beneficiar nossa saúde respiratória e cardiovascular.[23] Eu recomendaria modelos com filtro HEPA e evitaria tecnologias de limpeza de ar que emitam subprodutos prejudiciais,[24] como precipitadores eletrostáticos (ionizadores)[25] e geradores de íons negativos.[26]

Mas o impacto da alimentação sobre a mortalidade é *duas vezes maior* do que o da poluição do ar, deve-se ressaltar.[27] Felizmente, podemos nos valer do poder dos alimentos para combater os efeitos do ar poluído sobre nosso corpo.

DETOX ALIMENTAR

Expliquei em detalhes como os vegetais crucíferos podem aumentar a atividade das enzimas desintoxicantes em nosso fígado (veja a página 156), de modo que pessoas que comem muito brócolis precisam beber mais café para obter o mesmo estímulo da cafeína.[28] Também temos enzimas desintoxicantes que revestem nossas vias respiratórias. Em estudos, descobriu-se que pessoas nascidas com enzimas menos eficazes têm uma resposta alérgica exagerada à fumaça do escapamento de diesel, sugerindo que essas enzimas combatem ativamente a inflamação causada por poluentes no ar.[29] O brócolis também poderia aumentar a atividade dessas enzimas?

Visto que o composto crucífero sulforafano é o "mais potente indutor" que se conhece de uma importante classe de enzimas desintoxicantes, pesquisadores buscaram investigar se ele poderia combater o impacto inflamatório dos poluentes.[30] Você pode conferir detalhes em <see.nf/pollutiondetox>, mas os resultados foram basicamente estes: ao injetar fumaça de escapamento de diesel e vírus da gripe no nariz das pessoas, os pesquisadores descobriram que comer uma ou duas xícaras de brócolis poderia oferecer o melhor dos dois mundos — menos inflamação por conta da poluição[31] e uma resposta imune antiviral aprimorada.[32] Também constatou-se que o brócolis reduz os níveis de inflamação em fumantes[33] e acelera em níveis significativos a eliminação de poluentes cancerígenos do corpo, como o benzeno.[34]

E quanto aos suplementos de brócolis?

E se você não gosta do sabor de vegetais crucíferos, mas ainda assim deseja os benefícios provenientes deles? Pesquisadores testaram o BroccoMax, um suplemento de brócolis disponível em larga escala no mercado. O fabricante afirma que cada cápsula do BroccoMax contém o equivalente a 0,2kg de brócolis. Todos os dias, dois grupos de participantes do estudo receberam respectivamente seis cápsulas do suplemento e cerca de uma xícara de brotos de brócolis. No fim, o suplemento quase não funcionou, enquanto os brotos aumentaram os níveis sanguíneos cerca de oito vezes mais, além de terem sido cerca de oito vezes mais baratos.[35] Os suplementos de extrato de broto de brócolis tratados por meio de enzimas, disponibilizados mais recentemente no mercado, prometem uma biodisponibilidade comparável à do alimento real, mas também constatou-se que são inferiores.[36]

VEGETAIS VERDES DESACELERAM

Uma das maneiras pelas quais a restrição calórica pode prolongar o tempo de vida dos animais é ao desacelerar o metabolismo deles.[37] Assim como uma vela, queimar com uma chama menor pode nos permitir durar mais tempo. Graças aos nitratos presentes em vegetais verdes folhosos, podemos obter com seu consumo um benefício metabólico semelhante ao de comer uma salada completa todos os dias.

O nitrato naturalmente encontrado em vegetais verdes folhosos e na beterraba melhora a eficiência de nossas mitocôndrias, as pequenas usinas de energia em nossas células que atuam aumentando o desempenho atlético e extraindo mais energia de cada respiração.[38] É por isso que uma única dose de suco de beterraba permite que mergulhadores em apneia sejam capazes de prender a respiração por trinta segundos a mais do que o normal, por exemplo.[39] Veja o que mais o doping vegetal pode fazer pelo desempenho atlético em <see.nf/nitrates>. Nenhuma droga, suplemento, esteroide ou qualquer outra intervenção demonstrou fazer o que os nitratos vegetais são capazes de realizar.[40]

Contudo, a beterraba por pouco não fica de fora da lista dos dez alimentos comumente mais ricos em nitrato. Destes, oito são vegetais e, com quatro vezes o teor de nitrato da beterraba, a rúcula fica no topo da lista com impressionantes 480mg por porção de 100g.[41] Em geral, os vegetais verdes folhosos contribuem com 80% da nossa ingestão de nitrato.[42] Portanto, será que, se comermos muitos vegetais verdes, podemos desacelerar nosso metabolismo, já que nosso corpo seria capaz de funcionar com muito mais eficiência ao retirar mais energia de cada caloria? De fato, os pesquisadores descobriram que as taxas metabólicas basais dos participantes do estudo diminuíram em média cerca de 4% depois de consumirem uma dose de nitrato equivalente a algumas porções de vegetais verdes ou beterraba.[43] Isso representa quase 100kcal de desaceleração por dia.[44] Os pesquisadores conjecturaram que esta pode ter sido a forma como nosso corpo evoluiu a fim de utilizar vegetais para ajudar a preservar energia durante tempos de escassez em nosso passado remoto. De qualquer forma, desacelerar o metabolismo pode gerar benefícios para a longevidade[45] e explicar por que pessoas que comem mais vegetais verdes tendem a viver mais do que as que comem menos.[46]

Top 10 fontes alimentares de nitrato mais comuns

1. Rúcula
2. Ruibarbo
3. Coentro
4. Alface Manteiga
5. Brassicas (ex. couve)
6. Manjericão
7. Folhas de beterraba
8. Alface folha de carvalho
9. Acelga Suíça
10. Beterraba

NITRATOS DE VEGETAIS PARA COMBATER O ENVELHECIMENTO MUSCULAR

A suplementação de nitrato pode aumentar a resistência[47] e o desempenho nos exercícios em níveis significativos,[48] não apenas porque permite ao corpo extrair mais energia do oxigênio[49] como também porque ajuda a dilatar nossas artérias, o que lhes permite levar mais sangue oxigenado aos nossos músculos[50] e até melhorar diretamente a função muscular (contratilidade) por meio de um mecanismo ainda desconhecido.[51] Dietas ricas em nitrato têm sido associadas a uma melhoria na força muscular e na função física, o que leva os pesquisadores a concluir que "vegetais podem ser uma forma eficaz de limitar qualquer declínio da função muscular associado à idade". No entanto, o nexo de causalidade não pode ser determinado devido à natureza transversal dos dados.[52]

Para mais informações, visite <see.nf/nitrateaging>, mas houve estudos de intervenção bem-feitos, como um no qual indivíduos mais velhos, com idade média de 71 anos, receberam um suplemento de suco de beterraba equivalente a cerca de uma xícara de vegetais cozidos. Os participantes experimentaram aumento significativo na potência e velocidade da extensão do joelho (quadríceps). Com base na taxa anual de declínio muscular constante, a extensão das melhorias geradas pelo nitrato foi considerada "funcionalmente equivalente a reverter de maneira drástica os efeitos de várias décadas de envelhecimento".[53] Outro grupo, com média de idade semelhante, consumiu uma dose similar dos vegetais e também obteve melhorias significativas na recuperação da força nos membros superiores (pegada de antebraço).[54]

NITRATOS DE VEGETAIS PARA COMBATER O ENVELHECIMENTO DAS ARTÉRIAS

Em um editorial intitulado "Cardiac Aging and the Fountain of Youth" [Envelhecimento cardíaco e a fonte da juventude, em tradução livre], um pesquisador da Mayo Clinic comentou sobre os resultados de uma "impressionante série de experimentos os quais sugerem que o sonho de reverter o envelhecimento cardíaco pode não ser tão mítico quanto acreditávamos".[55] A adição de nitratos à água ingerida por camundongos idosos reverteu a rigidez relacionada à idade do coração e das artérias,[56] mas e quanto aos seres humanos?

A partir de uma metanálise de diversos estudos randomizados e com grupo controle composto de seres humanos, descobriu-se que os nitratos contidos entre dois terços de xícara e duas xícaras de vegetais verdes cozidos melhoravam de maneira significativa a função das artérias, medida nos braços[57] ou nas pernas,[58] e, como explico em detalhes em <see.nf/nitrateaging>, isso se converte em benefícios clínicos, como permitir que pacientes que sofrem de doença arterial periférica consigam caminhar sem sentir dor por um período 18% maior.[59]

A maneira mais saudável de obter seus nitratos é ao comer uma salada completa todos os dias. Indivíduos escolhidos de maneira aleatória que comeram uma salada de verduras folhosas contendo rúcula e espinafre tiveram a pressão sanguínea reduzida em questão de horas, e o mesmo não ocorreu quando ingeriram uma salada sem vegetais verdes, composta por pepino, feijão verde e tomate cereja.[60] Você poderia tomar suplementos para aumentar os níveis de nitrato e óxido nítrico, mas eles têm um histórico questionável de segurança[61] e eficácia.[62] E quanto a um suco como o V8, que inclui beterraba e espinafre? É provável que não tenha grandes quantidades de ambos os nutrientes, pois você precisaria beber 19l por dia para atingir a meta diária de ingestão de nitrato.[63] (Confira detalhes em <see.nf/nitratetarget>.)

ALIMENTANDO SEU MICROBIOMA ORAL

Quando consideramos todos os estudos em conjunto, constatamos que, em média, vegetais ricos em nitratos reduzem a pressão arterial em níveis significativos,[64] mas alguns não apresentam benefício algum.[65] Para compreender essa variação entre os estudos e por que o consumo de vegetais verdes é ainda mais importante à medida que envelhecemos, você deve primeiro entender a etapa de ativação dos nitratos que ocorre ainda na sua boca, graças às bactérias benéficas presentes na língua. Explico todo esse fascinante processo em <see.nf/scrape>, mas o recomendável é basicamente o seguinte: promova o crescimento de micróbios que metabolizam nitratos ao consumir vegetais ricos em nitratos com regularidade,[66] não use enxaguante bucal antisséptico[67] e higienize sua língua todos os dias[68] (a menos que você tenha problemas de válvula cardíaca, um marca-passo ou qualquer coisa que o coloque em risco de endocardite).[69]

COMO EVITAR QUE OS NITRATOS SE TRANSFORMEM EM NITROSAMINAS

Note que a estratégia para a absorção de nitrato só funciona no contexto de uma dieta saudável.[70] Constatou-se que acrescentar gordura saturada (na forma de carne e laticínios) a uma dieta mediterrânea rica em vegetais aumenta a pressão arterial, em vez de diminuí-la.[71] Além disso, a estratégia para a absorção de nitrato só pode ser *segura* no contexto de uma dieta saudável.

A etapa de ativação que ocorre em nossa língua é a conversão de nitratos em nitritos. *Nitritos?* Não é isso que é adicionado a carnes curadas? Por que os nitratos e nitritos de vegetais são aceitáveis enquanto as mesmas substâncias oriundas de carne estão associadas ao diagnóstico de câncer?[72] Porque os nitritos em si não são carcinogênicos; eles *se transformam* em carcinógenos. Nitritos se tornam prejudiciais somente quando se transformam em nitro*saminas* e nitro*samidas*. Para que isso aconteça, é necessária a presença de aminas e amidas, ambas encontradas em abundância em produtos de origem animal.

Portanto, adicionar nitritos à carne leva à formação de substâncias carcinogênicas. (No caso do bacon "não curado", você pode conferir o "suco de aipo fermentado" ou algo semelhante na lista de ingredientes; isso é apenas uma maneira enganosa de adicionar nitritos sem citar seu nome.)[73] A ameaça das carnes processadas é tão grande que no segundo maior estudo prospectivo já realizado sobre a relação entre câncer e alimentação determinou-se que reduzir o consumo de carne processada para menos de 20g por dia, uma porção menor que uma caixa de fósforos, preveniria mais de 3% de todas as mortes na Europa.[74] A partir do maior estudo prospectivo sobre a relação entre alimentação e saúde da história dos Estados Unidos — o NIH-AARP, que contou com mais de meio milhão de norte-americanos —, descobriu-se que o número de mortes evitáveis pode ser ainda maior. Os pesquisadores sugeriram, por exemplo, que, se os maiores consumidores de carne processada reduzissem o consumo para o equivalente a menos de meio bacon por dia, 20% das mortes por doenças cardíacas entre as mulheres nos Estados Unidos poderiam ser evitadas.[75] Não surpreende que o Instituto Americano para Estudo do Câncer [AICR, na sigla em inglês] simplesmente recomende "evitar carnes processadas, como presunto, bacon, salame, salsichas e linguiças".[76]

Portanto, carnes processadas ricas em nitritos estão fora de questão, mas e se as aminas e amidas na carne não processada se misturarem com os nitritos dos nitratos vegetais ativados? Lembre-se: por si só, os nitritos não são carcinogênicos; isso ocorre somente quando eles se transformam em nitrosaminas e nitrosamidas na presença de aminas e amidas. Então, por exemplo, e se você comer uma salada completa e, duas ou três horas depois, carne não processada? Os nitritos em sua língua oriundos do nitrato da salada que retornou à sua boca podem então se misturar no estômago com as amidas e aminas da carne. Pesquisadores testaram essa possibilidade ao fazer voluntários beberem água rica em nitrato acompanhada de uma refeição diária de bacalhau, salmão, escamudo ou camarão (frutos do mar são ricos em aminas). O nível de nitrosaminas carcinogênicas fluindo pelo corpo deles aumentou durante a semana em que pediu-se que comessem peixe e diminuiu assim que cortaram os frutos do mar da dieta.[77] Uma reação semelhante foi encontrada em outro estudo, que incorporava à base alimentar peito de frango e peru não processados em vez de frutos do mar.[78] Isso explica por que fazer onívoros beberem uma única garrafa de suco de beterraba pode levar a um aumento significativo desses compostos carcinogênicos na urina dentro de 24 horas.[79]

Por outro lado, a vitamina C e outros antioxidantes naturalmente encontrados em alimentos vegetais ajudam a bloquear a formação desses carcinógenos em nosso estômago.[80] Isso ajuda a explicar por que a ingestão de nitrato e nitrito de carnes processadas está ligada ao câncer, mas não foi constatado nenhum aumento de risco com a ingestão de nitrato ou nitrito de vegetais.[81] No entanto, pode ser necessário mais que uma salada de acompanhamento. No estudo com frutos do mar, os voluntários da pesquisa consumiram alguns vegetais junto do peixe, mas ao que parece não o suficiente para bloquear a formação de carcinógenos.[82] Portanto, para aqueles que desejam aproveitar ao máximo os vegetais ricos em nitratos, pode ser interessante centrar todas as suas refeições em alimentos integrais à base de vegetais.

OS TEMPOS VEGETAIS DE OUTRORA

Em 1777, o general George Washington emitiu uma ordem para que as tropas norte-americanas coletassem vegetais silvestres ao redor do acampamento "pois esses vegetais são muito propícios à saúde e tendem a prevenir (...) todos os distúrbios pútridos".[83] Contudo, desde então, a maioria dos norte-americanos declarou independência dos vegetais. Hoje, apenas cerca de um em cada 25 cidadãos consome ao menos doze porções ao longo de todo um mês,[84] enquanto aconselho consumir mais de doze porções por semana.

Os vegetais verdes têm sido apontados como um dos segredos da longevidade dos habitantes de Okinawa.[85] Consumir vegetais na maioria dos dias, no mínimo, é uma das medidas mais poderosas que podemos tomar para estender nossa expectativa de vida. Um estudo intitulado Estilo de Vida Saudável e Morte Prevenível identificou seis fatores de estilo de vida que foram associados à redução pela *metade* do risco de morrer ao longo de doze anos para indivíduos na faixa dos 60 e 70 anos. Além de fatores não alimentares, como não fumar e caminhar por uma hora ou mais todo dia, o único critério de qualidade alimentar utilizado pelos pesquisadores foi "consumir vegetais e folhas verdes quase todos os dias".[86]

Dentre todos os grupos de alimentos analisados por uma equipe de pesquisa de Harvard, os vegetais verdes foram associados à maior proteção contra doenças crônicas graves,[87] incluindo a redução de cerca de 20% no risco de ataques cardíacos[88] e derrames[89] para cada porção diária adicional.

Portanto, não surpreende que, entre todos os diferentes tipos de fruta e vegetal, a melhor evidência de redução do risco geral de mortalidade seja observada quando há consumo de vegetais folhosos.[90] Imagine se houvesse uma pílula que pudesse prolongar a sua vida e só tivesse efeitos colaterais positivos. Todos estariam tomando-o! Isso renderia bilhões de dólares para a sortuda empresa farmacêutica que a criasse. Todos os planos de saúde, por lei, teriam de cobri-la. Pessoas de todas as classes sociais e de todos os cantos do mundo clamariam por ela. Mas quando essa "pílula" consiste em simplesmente comer vegetais, o brilho nos olhos das pessoas some.

Observação importante: vegetais e varfarina

Se você estiver tomando varfarina (também conhecida como o medicamento Coumadin), converse com seu médico antes de aumentar sua ingestão de vegetais. Esse fármaco funciona através da obstrução da enzima que recicla a vitamina K, que está envolvida na coagulação do sangue. Se o seu corpo receber um novo influxo de vitamina K, que é muito presente nos vegetais, você pode comprometer a eficácia do remédio.[91] Você ainda poderá usufruir de vegetais, mas seu médico precisará ajustar a dose do medicamento para adequá-la à sua ingestão regular desse tipo de alimento.

CAPÍTULO 4

Frutas vermelhas

Em todas as diretrizes alimentares definidas por países ao redor do mundo, a mensagem central mais comum é simples: coma mais frutas, verduras e legumes.[1] Mas nem todos os alimentos dessas classes são iguais. Aqueles que preferem as frutas vermelhas vivem mais, mas aqueles que são apaixonados por bananas, não.[2] Já falei sobre os benefícios das frutas vermelhas para a cognição, no capítulo "Como preservar a mente"; para a imunidade, no capítulo "Como preservar o sistema imunológico"; e para a visão, no capítulo "Como preservar a visão". É raro que as frutas vermelhas sejam separadas da categoria genérica das frutas,[3] mas, ao combinar os três estudos prospectivos sobre a relação entre o consumo delas e a longevidade em geral, fica evidente que indivíduos que consomem grande quantidade de frutas vermelhas tendem a viver significativamente mais do que as que consomem uma pequena quantidade.[4] Tem um sabor ótimo *e* pode nos ajudar a viver mais? É disso que se trata a alimentação à base de vegetais.

CHEIO DE ANTIOXIDANTES

As frutas vermelhas parecem reduzir todas as causas de mortalidade tanto quanto os vegetais verdes folhosos.[5] Os vegetais verdes e as frutas vermelhas são os mais saudáveis de sua respectiva classe em parte devido aos seus pigmentos vegetais. As folhas contêm clorofila, o pigmento verde no qual ocorre a tempestade da fotossíntese, então os vegetais verdes têm de estar cheios de antioxidantes para lidar com os radicais livres que se formam nesse processo. Enquanto isso, as frutas vermelhas evoluíram e adquiriram cores brilhantes e contrastantes a fim de atrair criaturas frugívoras que ajudam a dispersar suas sementes; e as mesmas características moleculares que conferem cores vibrantes às frutas vermelhas podem explicar algumas de suas propriedades antioxidantes.[6]

Maçãs e bananas são as frutas favoritas dos norte-americanos e têm poder antioxidante de cerca de 60 e 40 unidades, respectivamente (em unidades antioxidantes μmol, medidas pelo teste FRAP modificado). A manga é a fruta preferida em todos os outros lugares e têm muito mais poder antioxidante, cerca de 110 unidades. (Se você pensar no quanto as mangas são mais coloridas por dentro, isso faz sentido.) Mas nenhuma dessas frutas se compara às frutas vermelhas: por xícara, os morangos têm cerca de 310 unidades; mirtilos, 380; framboesas, 430; cranberries, 490; e amoras, incríveis 680 unidades antioxidantes. Existem algumas frutas nas tundras árticas, como os arandos vermelhos, que têm ainda mais poder antioxidante, mas, quando se trata de frutas que você pode comprar no mercado, as amoras são as vencedoras. Escolher amoras em vez de morangos pode proporcionar o dobro do poder antioxidante.[7]

Super-Ultra-Mega Fruta

O açaí tem efeito antienvelhecimento em camundongos,[8] embora não prolongue a vida de C. *elegans*.[9] Ele estende a sobrevivência de moscas-das-frutas alimentadas com uma dieta rica em gordura, mas o que pode oferecer aos seres humanos?[10] Detalho os decepcionantes resultados clínicos em <see.nf/acai>. Até mesmo seus efeitos antioxidantes são superestimados. Vendedores de suplementos adoram falar sobre como o consumo de açaí pode "triplicar a capacidade antioxidante" do seu sangue. Contudo, se você analisar o estudo citado por eles, verá que a capacidade antioxidante do sangue dos participantes de fato triplicou após consumir açaí — mas o mesmo resultado foi alcançado no grupo controle que consumiu purê de maçã simples.[11]

NEUTRALIZANDO A OXIDAÇÃO COM FRUTAS VERMELHAS

Como mencionei na página 155, o estômago age como um biorreator.[12] A gordura presente nos músculos começa a oxidar (ficar rançosa) a partir do momento em que um animal é abatido, mas, quando a carne é embalada pelo banho de ácido do estômago, uma explosão de radicais livres é gerada.[13] Horas após a ingestão, subprodutos oxidados da gordura, como o malondialdeído (MDA), são criados e então absorvidos pela corrente sanguínea,[14] onde podem danificar proteínas e gerar mutações no DNA.[15] Mas as frutas vermelhas podem ajudar.

Os ácidos graxos poli-insaturados são os mais suscetíveis à oxidação, o que explica por que uma coxa de frango, quando digerida, resulta em seis vezes mais substâncias equivalentes ao MDA do que carne bovina ou suína, e o salmão resulta em catorze vezes mais. E quanto aos alimentos vegetais ricos em ácidos graxos poli-insaturados, como a noz? Acrescente alguns punhados de oleaginosas à dieta das pessoas, e os níveis de MDA *diminuem*.[16] Por quê? Porque os alimentos vegetais integrais vêm pré-embalados com antioxidantes para proteção contra a oxidação. Em média, os alimentos vegetais têm *64 vezes* mais antioxidantes do que os alimentos de origem animal. Até mesmo a alface-romana tem mais antioxidantes do que a carne, embora 96% de sua composição consista em água.[17] É por isso que a maior parte da gordura oxidada que obtemos de nossa dieta vem das carnes e alimentos processados gordurosos.[18]

Se os antioxidantes dos vegetais podem neutralizar a oxidação da gordura no estômago, e se isso funciona ao se ingerir vegetais juntamente com a carne, como foi observado em porcos, o mesmo poderia funcionar em humanos? Ao serem alimentados com uma mistura de óleo e carne bovina, porcos apresentaram um número cinco vezes maior de equivalentes ao MDA, mas, quando foram alimentados com a mesma carne oleosa junto de frutas e vegetais (ameixas, maçãs e corações de alcachofra), a refeição pareceu apenas dobrar os níveis de MDA.[19] Pesquisadores na Itália decidiram fazer o teste com humanos e submeteram os participantes a comer um Big Tasty Bacon do McDonald's e batatas fritas, uma vez acompanhado de uma taça e meia de suco de frutas fermentadas (vinho tinto) e outra sem a bebida. Dentro de quatro horas após comer o lanche sem o vinho, houve um aumento significativo no colesterol LDL oxidado no sangue, mas não quando a mesma refeição foi combinada com o vinho *merlot*.[20] Constatou-se a mesma neutralização dos efeitos das gorduras oxidadas e do colesterol no sangue com duas taças de vinho tinto acompanhando um cheeseburguer duplo.[21]

O único grupo de alimentos com mais poder antioxidante do que as frutas vermelhas é o das especiarias. Ervas e especiarias têm sido empregadas na preservação de carne para reduzir a rancidez por milhares de anos.[22] Pesquisadores prepararam uma mistura de especiarias composta por cerca de uma colher de chá de páprica, uma colher e meia de orégano, meia colher de chá de alho em pó, meia colher de chá de gengibre, cerca de um quarto de colher de chá de pimenta-do-reino e essa mesma medida de cravos, canela e alecrim para 0,5kg de carne moída. Se comparados com os hambúrgueres sem a mistura de especiarias, os que foram temperados reduziram pela metade o fluxo de MDA nos participantes (medido por meio da urina).[23] A adição de apenas cerca de meia colher de chá de cúrcuma em 0,5kg de carne moída pode reduzir seu conteúdo de MDA em cerca de 20%. Embora a pimenta-do-reino por si só não pareça ser útil, o acréscimo de até mesmo um oitavo de colher de chá desse condimento parece dobrar o efeito da cúrcuma.[24]

O peru apresenta um desafio maior. Embora o vinho tinto possa silenciar por completo a oxidação da gordura de um cheeseburguer duplo, no caso do consumo de filés de peru, ele só conseguiu reduzir os níveis de MDA no sangue entre 40%[25] e 75%. No entanto, se deixar os filés marinando em vinho tinto além de bebê-lo acompanhando a refeição, você pode neutralizar por completo o aumento de MDA.[26] O mesmo ocorre com a utilização de rum concentrado de cranberries, amoras, mirtilos, framboesas, *murtillas* chilenas e amoras chilenas. Ao misturar as frutas na carne moída de peru reduziu-se pela metade o pico de MDA decorrente do consumo desses cheeseburguers, e a ingestão de duas xícaras dessa combinação de frutas com a refeição foi capaz de suprimir o aumento de MDA em sua totalidade.[27]

Em vez de fazer hambúrgueres com frutas vermelhas, que tal apenas comer uma salada? Pesquisadores combinaram cerca de 110g de peito de peru com meia xícara de uma salada do tipo mediterrâneo composta de tomate, cebola doce crua, azeitonas pretas, azeite extravirgem e manjericão fresco em um digestor *in vitro* e conseguiram reduzir pela metade a formação de gorduras oxidadas. Uma xícara completa de salada interrompeu a oxidação em sua totalidade. Os pesquisadores testaram os diferentes componentes da salada separadamente e constataram que ao que parece a cebola e o azeite de oliva foram os mais potentes.[28]

Ao contrário dos suplementos de gordura de atum ou óleo de peixe, que podem quintuplicar a formação de MDA na digestão da carne de peru, os antioxidantes presentes no azeite de oliva extravirgem podem reduzi-la pela metade.[29] No entanto, esse óleo pode ter um efeito paradoxal em concentrações mais elevadas. Em uma concentração de 2,5%, cerca de meia colher de chá, para uma porção de 85g de peito de peru, o azeite de oliva extravirgem tem um poderoso efeito antioxidante. Mas em 5% (uma colher de chá inteira) ou 10%, ele teve um efeito pró-oxidante, tornando ainda pior a formação de MDA na digestão da carne de peru.[30] Nunca houve notícia de tamanho efeito paradoxal com alimentos vegetais integrais. Contudo, apenas cerca de um em cada cinco norte-americanos come salada no dia a dia.[31] Que tal apenas uma simples xícara de café?

Considerando a triste situação dos padrões alimentares da sociedade ocidental, o café é de fato uma das principais fontes de antioxidantes.[32] O café turco é como o matcha do reino do café, pois você bebe os grãos em pó e uma xícara dele pode reduzir em mais da metade os níveis de MDA causados por uma refeição carnívora em sua corrente sanguínea, um efeito comparável ao do vinho tinto. O café instantâneo é o menos potente. Seriam necessárias quatro xícaras e meia dessa variedade da bebida para se obter o mesmo efeito que uma xícara de café turco.[33]

A fim de averiguar quantos alimentos vegetais seriam necessários para neutralizar os radicais livres produzidos no estômago após o consumo de alimentos de origem animal, os pesquisadores criaram o Índice de Estresse Oxidativo Pós-Prandial, definido como "a capacidade de um alimento derivado de vegetais medido em gramas inibir completamente (100%) a formação de MDA em uma quantidade a partir de 200g de carne de peru incubada em SGF [fluido gástrico simulado, em tradução livre] por 180 minutos a 37°C", que é a temperatura corporal. Quanto tomate você teria de colocar naquele sanduíche de peru para não acabar tendo gordura oxidada mutagênica em seu sangue? Trinta e uma fatias, o que equivale a cerca de cinco tomates. Cada 1g de espinafre tem seis vezes mais poder de neutralizar radicais livres, mas esse vegetal é tão leve que você precisaria de três xícaras dele, o que poderia desmontar o sanduíche todo; mas poderia ser viável consumi-lo na forma de uma salada completa. Outra coisa que também resolveria seria comer uma maçã grande, mas as frutas vermelhas continuariam a ser as melhores. Mesmo apenas um oitavo de xícara de amoras absorveria os radicais livres criados pela refeição de peru no estômago, ou um quarto de xícara de mirtilos, meia xícara de framboesas ou uma xícara inteira de morangos.[34]

Peixes gordurosos como atum ou salmão seriam piores que o peru devido ao teor de gordura poli-insaturada nos peixes; a carne bovina e a suína seriam melhores. O pior dos piores seria uma combinação de aves (peru) e gordura de peixe (óleo de atum), que gera cinco vezes mais gordura oxidada no estômago do que o peru sozinho. Ainda assim, nada que menos de uma xícara de amoras não possa resolver.[35] Portanto, sempre que você comer carne ou junk food gordurosa, certifique-se de que seu estômago também tenha vegetais potentes ao mesmo tempo para lidar com as consequências pró-oxidantes.

Se você vai comprar vitamina C a granel para fazer o próprio soro facial rejuvenescedor (veja a página 541), por que não polvilhar um pouco dela em uma refeição logo de uma vez? Porque isso poderia piorar as coisas. A vitamina C pura no estômago pode converter o ferro férrico (Fe^{3+}) da carne em ferro ferroso (Fe^{2+}), o que gera a formação de radicais hidroxila tóxicos,[36] resultando em um efeito líquido pró-oxidante em todas as doses de vitamina C testadas, quando misturadas à carne bovina rica em gordura durante a digestão.[37]

Nada de perder tempo com o que não funciona

Como médico formado no Ocidente, eu nunca tinha ouvido falar da Amla, que é a correspondente indiana da groselha e costuma ser comercializada desidratada e em pó. Fiquei surpreso ao encontrar mais de setecentos artigos sobre ela na literatura médica e ainda mais ao encontrar estudos com títulos do tipo: Amla, Uma Maravilhosa Fruta Vermelha no Tratamento e Prevenção do Câncer. Possivelmente a fruta mais importante na medicina ayurvédica, a Amla é usada com todo tipo de finalidade, desde tônico capilar até antídoto para veneno de cobra.[38] Ela faz parte da minha dieta porque, ao que parece, é o alimento integral mais repleto de antioxidantes da Terra.[39]

Veja o que 4 centavos de dólar podem fazer pelo poder antioxidante de um smoothie em <see.nf/breakfast>.

No léxico ayurvédico, a Amla é considerada "a melhor medicação para aumentar a longevidade"[40] e um "afrodisíaco potente", mas as evidências que sustentam essas alegações foram identificadas a partir de experimentos com moscas-das-frutas.[41] A câmara de acasalamento Elens-Wattiaux, a qual explico em detalhes em <see.nf/amla>, foi substituída pelo "Copulatron". Mas quando você lê sobre efeitos afrodisíacos da Amla, é provável que não pense em moscas tendo *mais bebês-larva*. Quais efeitos provenientes dessa fruta foram documentados em seres humanos?

O efeito de prolongamento da vida não seria surpreendente, dada a redução do colesterol[42] que menciono no vídeo. Nos estudos a respeito da Amla também ficou evidente que ela reduz o nível de triglicerídeos,[43] melhora a circulação sanguínea, reduz indicadores de danos oxidativos ao DNA[44] e inflamação sistêmica,[45] melhora o controle do açúcar no sangue em diabéticos[46] e diminui os efeitos do estresse no coração.[47] Como observado em <see.nf/dyspepsia>, essa fruta pode funcionar tão bem quanto antiácidos para tratar um estômago irritado, além de reduzir azia e regurgitação em níveis significativos.[48] Veja a seção sobre a Amla em meu livro *Comer para não morrer* para conferir dicas sobre onde comprá-la e como utilizá-la.

PERSEGUIR O ARCO-ÍRIS

As principais organizações de saúde, como a Associação Americana do Coração e o Instituto Americano para Estudo do Câncer, incentivam as pessoas a "comerem o arco-íris", uma ampla gama de alimentos de coloração natural.[49] Além do fato de que 94% dos norte-americanos nem mesmo atingem o mínimo recomendado de porções de frutas, vegetais, legumes e grãos (cinco a treze, dependendo do gênero, idade e atividade), há uma "lacuna de fitonutrientes". Estamos perdendo no quesito cores. Um indivíduo deveria consumir cerca de dez porções por dia, o que na prática representaria duas porções de cada categoria de cor; no entanto, cerca de oito em cada dez norte-americanos ficam aquém da quantidade ideal de cada cor. O pior cenário é o do grupo roxo/azul, nossa fonte de pigmentos de antocianina, da qual mais de nove em cada dez pessoas têm insuficiência.[50] Mirtilos são a principal fonte dessa substância na cultura alimentar dos Estados Unidos, contudo, as pessoas consomem em média apenas um mirtilo por dia.[51]

Antocianina vem do grego *anthos*, que significa "flor", e *kyanos*, que significa "azul".[52] Os mesmos pigmentos geram a coloração das frutas vermelhas, azuis e roxas, mas seus nomes ainda sugerem suas origens florais — por exemplo, a petunidina em mirtilos ou a peonidina em cranberries.[53] Capazes de atravessar a barreira hematoencefálica, acredita-se que as antocianinas sejam responsáveis pelos benefícios cognitivos das frutas vermelhas em termos de melhoria da perfusão cerebral, memória, função executiva, velocidade de processamento, atenção e desempenho cognitivo geral.[54] Elas também podem beneficiar nossa visão.

No capítulo "Como preservar a visão", escrevi sobre o potencial dessas frutas no auxílio contra a degeneração macular, glaucoma e cataratas, mas as frutas vermelhas também podem beneficiar nossa visão de outras maneiras. Ensaios randomizados, duplo-cego, com grupo controle e placebo mostraram que as antocianinas das frutas vermelhas podem melhorar em níveis significativos a condição de indivíduos que apresentam sinais objetivos e subjetivos de cansaço visual,[55] bem como melhorar a adaptação à luz[56] e à escuridão.[57] As antocianinas parecem ser importantes para regenerar uma proteína receptora conhecida como "púrpura visual" em nossa retina, que ajuda a converter a luz em sinais elétricos para o cérebro, acelerando a velocidade com que nossa visão consegue se ajustar a alterações nos níveis de luz.[58]

Como discutido no capítulo "Inflamação", as frutas vermelhas têm efeitos anti-inflamatórios sistêmicos em todo o corpo, embora também possam suprimir a inflamação diretamente no intestino.[59] Cerca de 90% dos pacientes que sofrem de colite ulcerativa responderam de maneira positiva à ingestão de mirtilos, tendo a maioria deles alcançado a remissão dentro de seis semanas. No entanto, a atividade da doença aumentou assim que a ingestão das frutas foi interrompida.[60] Parte da razão para isso pode derivar do efeito prebiótico das antocianinas na flora intestinal. O consumo de frutas vermelhas aumenta o número das bactérias benéficas e diminui o número das nocivas.[61] Por exemplo, comer mirtilos todos os dias eleva a quantidade de *Lactobacilos* e *Bifidobactérias*.[62] Efeitos semelhantes foram verificados com a ingestão de groselhas pretas[63] e cerejas ácidas.[64]

Também foi constatado que as antocianinas melhoram o controle de curto e longo prazo do açúcar no sangue,[65] em parte porque elas aumentam a sensibilidade à insulina;[66] então não é surpresa que o aumento da ingestão de frutas vermelhas esteja associado à diminuição do risco de desenvolver diabetes tipo 2.[67] Em dois conhecidos estudos de Harvard em que dados sobre milhões de pessoas foram analisados ao longo de anos, constatou-se que apenas duas ou mais porções por semana estão associadas a um risco 23% menor.[68]

As frutas vermelhas também podem melhorar a função das artérias em níveis significativos,[69] o que pode ajudar a explicar por que o aumento da ingestão de antocianinas está associado ao risco significativamente menor de morte por doença cardiovascular[70] e, por extensão, por todas as causas juntas.[71] Uma tigela de mirtilos pode até mesmo atenuar grande parte da disfunção arterial induzida pelo ato de fumar. Basta que você fume um cigarro para que a capacidade de suas artérias relaxarem naturalmente diminua em 25% dentro de duas horas.[72] Mas, se você consumir o equivalente a duas xícaras de mirtilos 1h40 antes de fumar, esse mesmo cigarro causará menos da metade do dano. (É óbvio que o dano poderia ser evitado por completo pelo simples ato de não fumar, antes de mais nada.)

Suspeitamos que isso se deva em grande parte ao componente antocianina, uma vez que sua versão purificada pode, por conta própria, melhorar a função das artérias,[73] embora não tanto quanto as frutas inteiras.[74] Em doses superiores a 300mg por dia, as antocianinas também podem reduzir o colesterol LDL.[75] Na prática, isso significa apenas uma porção diária, por exemplo, de meia xícara de frutas com alto teor de antocianina, como mirtilos.[76] Até mesmo o consumo diário de chá de mirtilo — a fruta em pó num saquinho de chá em infusão por cinco minutos — pode reduzir o colesterol, embora tenha sido necessário três meses para o chá começar a gerar um efeito significativo.[77]

As antocianinas são eliminadas de nossa corrente sanguínea em cerca de seis horas, então, à tarde, as frutas que você comeu no café da manhã podem já ter concluído seu ciclo.[78] Em minha opinião, frutas vermelhas são a sobremesa perfeita para qualquer refeição. Existem outras frutas ricas em antocianinas, como ameixas, romãs e uvas vermelhas ou pretas. As antocianinas também podem ser servidas em pratos principais, através de cebolas roxas, batatas azuis, repolho roxo ou cevada roxa. Gosto de estourar pipoca roxa para comer no lanche ou fazer batatas fritas de batata-doce roxa na air fryer. Falando em bebidas, o que você acha que deixa o chá de hibisco tão vermelho quanto os sapatos de Dorothy, da história do mágico de Oz? As antocianinas também podem ser responsáveis pelos benefícios do hibisco na redução da pressão arterial.[79] Em experimentos com animais, constatou-se que as antocianinas no arroz negro ajudam a amenizar o envelhecimento acelerado em camundongos, que é induzido pela galactose,[80] e as que estão presentes no trigo roxo prolongam a vida de *C. elegans* em cerca de 10%.[81]

CEREJAS, CRANBERRIES, GOJIBERRIES E UVAS

Já se sabe há cerca de cinquenta anos que as cerejas ácidas são tão anti-inflamatórias que podem ser empregadas com sucesso no tratamento da gota, um tipo doloroso de artrite, como mencionado no capítulo "Inflamação".[82] As cerejas também podem reduzir a inflamação em pessoas saudáveis, como indicado pela diminuição dos níveis de proteína C reativa.[83] Em geral, em onze dos dezesseis estudos de intervenção sobre o consumo de cerejas, tanto ácidas quanto doces, constatou-se diminuição da inflamação. Também foi observada a redução no estresse oxidativo em oito dos dez estudos, além de diminuição da dor muscular e perda de força induzidas por exercício físico em oito dos nove estudos, diminuição da pressão arterial em cinco dos sete, melhoras em quadros de artrite em todos os cinco e melhora no sono em todos os quatro (seguramente devido ao fato de as cerejas conterem melatonina: <see.nf/melatonininfoods>). A maioria desses estudos teve duração inferior a duas semanas e envolveu a ingestão de uma porção de 45 a 270 cerejas por dia.[84]

Quando estão fora de sua estação, as cerejas ácidas podem ser encontradas em conserva, e as doces, na seção de enlatados e congelados. (Ainda gosto de chupar cerejas escuras congeladas como se fossem picolés — um truque que minha mãe me ensinou.) Em meu livro *Comer para não morrer*, recomendo usar o líquido drenado das cerejas enlatadas em uma receita de ponche de hibisco e sugiro misturar cerejas em sua aveia matinal acrescentando cacau em pó para obter um sabor semelhante ao de cereja com cobertura de chocolate.

Como vimos no capítulo "Como preservar a função intestinal e da bexiga", os cranberries trazem benefícios para a saúde urinária de todos os indivíduos. Essas frutas podem aumentar a expectativa de vida de moscas[85] e larvas,[86] além de atrasar o declínio na produção de insulina relacionado ao envelhecimento em ratos,[87] mas elas não foram testadas quanto ao benefício para a longevidade de mamíferos.

Nas seções "Como preservar o sistema imunológico" e "Como preservar a visão", chamei a atenção para a gojiberry. Também conhecida como wolfberry, essa fruta tem sido considerada um "potente agente antienvelhecimento" na medicina tradicional chinesa e é utilizada para combater o embranquecimento prematuro do cabelo, por exemplo.[88] Há pouca evidência científica para confirmar tais efeitos. A gojiberry prolonga a expectativa de vida da *drosófila*, mas o fato de as frutas serem boas para as moscas-das-frutas não é bem algo significativo.[89] No entanto, elas têm ao menos quatro vezes mais atividade antioxidante do que outras frutas secas, como uvas-passas ou cranberries secos, que você pode polvilhar na sua aveia matinal ou adicionar ao seu mix de oleaginosas.[90] A gojiberry também tem efeitos anti-inflamatórios *in vitro* (em células de cordão umbilical),[91] bem como em estudos randomizados, duplo-cego, com grupo controle e placebo, em seres humanos,[92] e podem ajudar até mesmo na perda de peso, como explico em detalhes na seção "Redutores da inflamação" em meu livro *How Not to Diet*.

Passe a fazer com a gojiberry tudo o que você faz hoje com uvas-passas. Domesticada há mais de 6 mil anos,[93] a parreira é hoje a planta frutífera mais cultivada do mundo.[94] O que elas podem fazer por nós? Por meio de uma metanálise de mais de cinquenta ensaios randomizados com grupo controle, envolvendo milhares de participantes, descobriu-se que vários produtos variados da uva podem causar uma pequena queda (cinco pontos) no colesterol LDL, mas as uvas-passas parecem não funcionar da mesma forma.[95] O motivo pode ser devido à maioria das uvas-passas serem feita de uvas "brancas", as onipresentes uvas Thompson de cor verde-clara. Em uma comparação direta entre uvas vermelhas e verdes, cerca de três xícaras diárias de uvas vermelhas ao longo de oito semanas reduziu o colesterol LDL em níveis significativos, mas a mesma quantidade de uvas verdes não seguiu a tendência.[96]

Da mesma forma, as uvas-passas não foram capazes de melhorar a função das artérias em termos significativos,[97] mas uma xícara e um quarto de várias uvas frescas, incluindo as vermelhas e as de tons azuis e pretos, podem até mesmo atenuar a disfunção arterial causada por um lanche do McDonald's.[98] A melhoria crônica na função arterial também foi demonstrada em um estudo randomizado, duplo-cego, com grupo controle e placebo (utilizando uvas vermelhas em pó).[99]

Suplementos de extrato de semente de uva

O estudo de mediação feito com o lanche do McDonald's incluiu uvas com sementes, que são a parte da fruta que abriga a maior parte dos seus polifenóis. Apenas 1% deles é encontrado na polpa, e 5%, no suco. A casca da uva contém 30% dos polifenóis, mas as sementes concentram os 64% restantes.[100] Infelizmente, pode ser difícil encontrar uvas com sementes hoje em dia. Mas e se consumíssemos o extrato de semente de uva em forma de suplemento? Analiso os estudos disponíveis para você em <see.nf/gse>. Qual é a conclusão? Atenha-se às uvas com sementes. Descobri que os lugares onde é mais provável que se consiga uvas com sementes são os mercados asiáticos, onde você pode ter sorte suficiente para encontrar uvas Kyoho semelhantes às Concord (do japonês *Kyoho budo*, que significa "uva gigante da montanha"), que são bolinhas roxo-escuras com grandes e saborosas sementes ovais.

CAPÍTULO 5

Xenohormese e manipulação de microRNA

Xenohormese e microRNAs representam vias de comunicação inter-reino entre plantas e animais que podemos usar a nosso favor.

XENOHORMESE

A hormese pode ser encarada como um caso em que vale o princípio "o que não mata, fortalece".[1] A atividade física é o exemplo clássico dessa lógica:[2] você gera estresse em seus músculos e em seu coração, e fica mais saudável por causa disso, desde que haja tempo suficiente para recuperação. Estresses leves como a prática de exercício podem desencadear uma resposta protetora que, no longo prazo, leva ao fortalecimento das defesas do organismo.[3]

No século XVI, o médico suíço Paracelso, o "pai da toxicologia", cunhou a frase em latim *sola dosis facit venenum*, na tradução: "A diferença entre o remédio e o veneno é a dose."[4] Esse aforismo é em geral evocado para explicar como algumas das substâncias mais úteis ou inofensivas (como a água) podem ser tóxicas em concentrações altas o suficiente e, em contrapartida, como até mesmo algumas de nossas substâncias mais venenosas (como o cianeto) podem ser inofensivas em doses infinitesimais. O campo da toxicologia adotou o modelo da resposta à dose-limiar, segundo o qual, em concentrações abaixo de um determinado nível, a substância pode não ter efeito, mas, acima desse limite, o risco é proporcional à dose. A hormese tornou as coisas mais complexas e forçou a toxicologia a desafiar esse pressuposto.[5]

A hormese inverte a ideia de que "muito de uma coisa boa pode ser ruim" ao sugerir que, às vezes, um pouco de algo ruim pode ser bom.[6] A palavra "hormese" vem do termo grego *hormáein*, que significa "excitar".[7] Em vez de um modelo linear, no qual há pequenos efeitos diante de pequenas doses e maiores efeitos com doses maiores, a hormese descreve uma resposta bifásica caracterizada por um efeito em baixa dose e o efeito oposto com uma dose mais alta. Por exemplo, herbicidas têm um potencial mortal em plantas, mas em doses pequenas podem na verdade estimular seu crescimento, seguramente porque ao estressarem a planta eles a fazem mobilizar recursos a fim de reagir com sucesso à substância hostil.[8]

O que começou como uma curiosidade biológica usada em uma tentativa equivocada de justificar a homeopatia no século XIX,[9] agora está atraindo interesses outra vez.[10] Na década de 1980, apenas um estudo sobre hormese era publicado a cada ano na literatura científica. Hoje, em média, mais de um artigo é publicado a cada dia.[11] Isso se deve, em grande parte, ao interesse no papel da hormese no combate ao envelhecimento.[12]

Deleitar-se no brilho?

A primeira vez em que a hormese se mostrou útil no prolongamento da vida foi há mais de cem anos, quando se constatou que baixas doses de radiação aumentaram a expectativa de vida de besouros[13] ao intensificar a reparação de seu DNA.[14] Aquilo que não os matou, os fortaleceu. Narro essa emocionante história em <see.nf/radiation>, incluindo estudos que sugerem que houve prolongamento do tempo de vida entre os sobreviventes da bomba atômica[15] e experimentos feitos a mais de 1,5km abaixo da superfície da Terra para combater os raios cósmicos que nos bombardeiam a cada segundo.[16] Há uma citação atribuída a Marie Curie, que ganhou o Prêmio Nobel por seu trabalho pioneiro sobre radioatividade, que diz: "Não há nada na vida a ser temido, apenas compreendido."[17] Lógico, essa máxima vem de uma mulher que morreu de falência da medula óssea devido à exposição à radiação,[18] de modo que seu corpo teve de ser enterrado em um caixão revestido de chumbo.[19] Assista ao vídeo para conferir os detalhes, mas, em suma, não sabemos o suficiente sobre radiação de baixo nível para explorar quaisquer efeitos horméticos decorrentes dela sem potencialmente estar expostos a riscos inaceitáveis. No entanto, existem maneiras benéficas de aproveitar a hormese para a saúde e a longevidade.

Sem dor, sem ganho

Todos sabemos que, em última análise, o exercício é algo positivo; contudo, também é verdade que ele causa estresse intrínseco ao nosso corpo.[20] Ultramaratonistas geram tantos radicais livres durante uma corrida que podem danificar o DNA de uma porcentagem significativa de suas células.[21] Mas, dentro de uma semana, eles não apenas retornam ao nível basal de danos no DNA como têm níveis significativos *menores* de danos, seguramente porque aumentaram suas defesas antioxidantes.[22] Isso posto, em última análise, o dano oxidativo induzido pelo exercício pode ser benéfico. Em outras palavras, esse é um exemplo de hormese clássica, em que baixos níveis de dano podem acentuar mecanismos de proteção e, no fim das contas, colocar você em uma situação melhor. Para os interessados em como não comprometer os benefícios da recuperação atlética, confira <see.nf/exercisehormesis>.

O que não mata as plantas pode nos fortalecer

É possível que a hormese seja a razão pela qual a restrição alimentar pode levar à extensão da vida.[23] O estresse leve causado pelo não consumo suficiente de alimentos pode ativar uma ampla gama de vias de proteção, o que aumenta as defesas anti-inflamatórias e antioxidantes.[24] Seu corpo está se preparando para a iminente escassez de alimentos que ele pensa estar prestes a ocorrer.

No capítulo "Restrição calórica", explorarei formas de aproveitar os benefícios da restrição alimentar para prolongar a vida e prevenir doenças. Ainda assim, sei que, para muitos, fazer uma restrição crônica da ingestão de alimentos não é uma estratégia de saúde realista. Por causa da poderosa tendência evolutiva de comer, a maioria das pessoas tem dificuldade em reduzir a ingestão de alimentos em apenas 10% ou 20%.[25] Uma alternativa mais viável pode ser a ativação de vias de resposta ao estresse induzido pela restrição alimentar por outros meios. Uma possibilidade é a xenohormese, derivada do grego *xenos*, que significa "estranho", "estrangeiro" ou "outro". Xenohormese diz respeito à transferência da resistência adquirida por plantas submetidas a estresse aos animais que as comem.[26] Em outras palavras, em vez de nos expormos ao estresse para ativar as defesas do nosso corpo e reforçar a proteção contra futuros fatores hostis, por que não deixar que as plantas absorvam esse impacto?[27]

A inatividade de seres humanos tem efeitos opostos à inatividade das verduras e dos legumes. As plantas vivem no mais alto grau de sedentarismo. Por não poderem se mover, elas tiveram que evoluir de uma maneira completamente diferente para responder às ameaças; e fazem isso de modo bioquímico. As plantas fabricam — do zero — uma variedade vertiginosa de compostos para lidar com seja lá o que se impuser contra elas.[28] Por exemplo, se sentirmos muito calor, podemos nos deslocar até uma sombra, mas, se as plantas ficam muito quentes, elas não têm saída. Elas *são* a sombra!

As plantas tiveram quase um bilhão de anos para criar um conjunto completo de substâncias protetoras, algumas das quais podem desempenhar um papel de proteção semelhante em nós. Afinal, de onde vem a maioria das vitaminas? As plantas as produzem para atender às próprias necessidades, e o ser humano se apropria delas para que cumpram funções celulares amplamente análogas no próprio corpo.[29] Há também um conjunto compartilhado de "vitagenes" conservados pela evolução para codificar diversos processos de reparo e manutenção, como as proteínas do choque térmico, que conferem benefícios de aptidão e sobrevivência.[30] Programas de TV sobre a natureza expressam fascínio pelo modo como somos próximos dos chimpanzés, mas pouco se fala sobre o fato de cerca de um quinto de nossos genes serem iguais aos de uma banana.[31] Isso segue sendo verdade, mesmo que um bilhão de anos já tenham se passado desde a existência do nosso ancestral comum — antes de haver distinção entre humanos e bananas.[32] A natureza não reinventou a roda para lidar com processos celulares cruciais, como o metabolismo básico e a preservação da integridade do DNA. Plantas e animais são até mesmo submetidos a alguns estresses iguais.

Somos atacados por bactérias, assim como as plantas e os fungos.[33] Há um fungo específico que, ao ser invadido por bactérias, cria uma molécula chamada penicilina — que nos é fornecida de maneira gratuita. E há uma bactéria específica que, ao ser invadida por um fungo, produz rapamicina, que funciona como antifúngico, atrasando seu crescimento ao inibir a via alvo da rapamicina (TOR), conservada em fungos, plantas e animais, incluindo nós, humanos.[34] Lembre-se: essa é a via enzimática conhecida como "motor do envelhecimento", que pode ser ajustada para prolongar a vida. (Veja a página 132.)

Quando as plantas são infectadas, elas produzem o composto presente na aspirina, o que pode ser útil quando nós mesmos estamos infectados. Plantas e seres humanos cicatrizam feridas usando sistemas de sinalização semelhantes.[35] As plantas precisam proteger seu DNA contra danos causados pelos radicais livres, então elas desenvolvem antioxidantes complexos, dos quais podemos nos valer, em vez de reinventar a roda. Em certo sentido, as gavetas de verduras e legumes em nossas geladeiras são como o armário de remédios da natureza.

Podemos simplesmente delegar o estresse às plantas porque suas moléculas de resposta ao estresse podem, de maneira incrível, ativar em nós as mesmas respostas de proteção.[36] A maioria dos benefícios conhecidos para a saúde humana oriundos de plantas comestíveis pode ser atribuída às substâncias farmacologicamente ativas presentes nas sofisticadas respostas que as plantas dão ao estresse, das quais podemos tirar proveito. Por exemplo, já mencionei muitas vezes os polifenóis, uma classe de fitonutrientes sobre os quais existe uma ampla literatura médica dando conta de seus efeitos benéficos à saúde.[37] As plantas produzem polifenóis para se proteger[38], e podemos expropriá-los e recrutá-los para cumprir um propósito semelhante em nosso corpo.[39]

A xenohormese explica como plantas estressadas pelo ambiente produzem compostos bioativos que podem conferir benefícios de sobrevivência àqueles que as ingerem. Morangos estressados pela seca, por exemplo, possuem mais antioxidantes e outros fitonutrientes. Já comeu um morango silvestre? O sabor é incomparável com o dos morangos cultivados pela mão humana. As uvas mais saudáveis muitas vezes crescem em solos de relativa seca, expostos ao sol e inférteis.[40] A partir de estudos, apontou-se que frutas, verduras e legumes que costumam ser consumidos podem ser aprimorados do ponto de vista nutricional quando expostos à luz e à água, submetidos a déficits nutricionais e estresse pelo frio, ou ao serem roídos por insetos.[41] Isso pode ajudar a explicar por que os níveis de fitonutrientes são entre 10% e 50% mais altos em verduras e legumes orgânicos, quando comparados aos que são cultivados da forma convencional.[42] O suco de uva orgânico, por exemplo, contém mais polifenóis e resveratrol do que o suco de uva convencional.[43] No mesmo sentido, sopas preparadas a partir de verduras e legumes cultivados de forma orgânica contêm níveis de ácido salicílico quase seis vezes superiores às preparadas com ingredientes convencionais.[44]

Se as plantas são privadas de nutrientes, elas fazem o mesmo que os mamíferos: ativam vias de preservação. Por isso, basta deixar que as plantas enfrentem a adversidade para que criem as moléculas que desencadeiam a resistência ao estresse celular, alterando o metabolismo e acentuando a resistência a doenças. Depois, podemos capturá-las e usá-las para atingir os mesmos objetivos em nosso corpo. O fato de muitos fitonutrientes atuarem como fatores "miméticos da restrição alimentar", imitando os efeitos fisiológicos produzidos pela falta de alimentos, pode não ser uma coincidência. As plantas produzem esses compostos para salvar a própria "pele" — ou melhor, "casca" — da escassez. Assim, graças à xenohormese, em vez de termos de passar fome, podemos permitir que as plantas suportem a pressão e nos permitam aproveitar o efeito das adversidades a que foram submetidas como meio de cuidar da nossa saúde.

Plantas que atacam

O outro lado da xenohormese é o fato de que os próprios compostos das plantas podem atuar como uma fonte de estresse hormético que acaba nos fortalecendo. Se você se lembra do capítulo "Oxidação", recorda que apontei sobre o estímulo do chá verde às defesas antioxidantes e de reparo do DNA parecerem ser uma consequência de suas leves propriedades *pró*-oxidantes.[45] Ele acaba fazendo muito bem sendo um pouco ruim. Os pequenos e constantes golpes que recebemos a cada gole ativam nossas defesas para nos proteger melhor quando surgir uma hostilidade mais séria. É como os leves atritos intermitentes que formam calos em nossas mãos para fortalecer nossa resistência. O resultado final? Em estudos de intervenção em roedores, mostrou-se que o chá verde estende sua expectativa de vida.[46] Já em populações humanas, mostrou-se que os consumidores de chá podem ter uma vida média mais longa.[47,48]

Lembra-se da história do brócolis, também no capítulo "Oxidação"?[49] Por que o composto sulforafano, encontrado em vegetais crucíferos, é o mais potente indutor natural de Nrf2, que é um "guardião da saúde e da longevidade da espécie"? Nosso corpo não aumentaria as enzimas de desintoxicação em nosso fígado toda vez que comemos brócolis se não o considerasse uma ameaça em certo nível. É como a aplicação do composto de pimenta capsaicina em nossa pele, que pode acionar receptores de calor e enganar nosso corpo para que ele sue, abrindo assim o caminho para, na verdade, diminuir nossa temperatura corporal interna.[50] Parece que nosso corpo imagina cada florete de brócolis como uma maça medieval em miniatura e reforça as defesas em resposta. Podemos então aproveitar as recompensas dessa vigilância antivegetal e desfrutar de uma vida mais longa como resultado.

Não é surpresa que nosso corpo seja configurado para reagir de maneira defensiva a tantos compostos das plantas. Afinal, elas não querem ser comidas. Acredita-se que o sulforafano esteja presente nelas para afastar os roedores com seu amargor. A alicina, composto presente no alho, seguramente é produzida com o mesmo propósito. A análise feita em placas de Petri de altas concentrações de alho — superiores ao que se poderia alcançar pelo consumo, ainda que em níveis elevado — constatou que certos compostos desse vegetal podem ser tóxicos para as células mamíferas (obtidas de prepúcio humano,[51] portanto, não aplique alho cru esmagado na sua pele).[52] Para fins de alimentação, porém, nosso corpo já evoluiu o suficiente para lidar com o alho, e pesquisas mostraram que adicionar doses subtóxicas ao molho do nosso macarrão pode induzir respostas de adaptação ao estresse que se supõe que sejam as responsáveis pelos benefícios à saúde oriundos do alho.[53] Se algumas das plantas tidas como as mais saudáveis são de fato levemente tóxicas,[54] ou se nosso corpo apenas acostumou-se a tratá-las assim, não importa. O resultado final é o mesmo: a hormese gerando melhorias à nossa saúde.

Fábricas de energia

Existem milhares de fitonutrientes que nunca serão encontrados na embalagem de um cereal, mas que podem desempenhar uma função na redução do risco de doenças crônicas — e esses são apenas os benefícios que conhecemos.[55] Os termos *fitonutriente* e *fitoquímico* referem-se a compostos naturais encontrados em plantas e que podem afetar nossa saúde. (*Fito* vem do grego *phyton*, que significa "planta".) Eles não são considerados nutrientes "essenciais" como as vitaminas, já que em teoria podemos sobreviver sem eles. Em vez disso, eles foram chamados de "essenciais para a longevidade", ou seja, são necessários para se obter o maior tempo de vida possível.[56] Nesse sentido, são como fibras alimentares — essenciais para a saúde e longevidade, mas não tecnicamente essenciais, já que pacientes em coma podem sobreviver por anos a fio com uma mistura intravenosa de água com açúcar, eletrólitos, aminoácidos, vitaminas e algumas gorduras e minerais essenciais.

Quantas pessoas estão morrendo hoje em dia por doenças decorrentes da falta de vitaminas, como escorbuto, em comparação ao número de mortes por carência de fitonutrientes? Estima-se que 7,8 milhões de mortes sejam acarretadas todo ano pelo consumo defasado de frutas, verduras e legumes, que não chega sequer a oito porções por dia.[57] Milhões de vidas estão em jogo, e o jogo é vencido na seção de hortifrúti do supermercado.

Apenas nos Estados Unidos, se somarmos todas as mortes por câncer, derrame, ataque cardíaco e outras que poderiam ser evitadas pelo simples consumo de mais frutas, verduras e legumes, chegamos a um número próximo de 450 mil mortes a cada ano.[58] Existe uma pandemia de carência de fitonutrientes que poderia ser erradicada com algumas porções a mais de vegetais por dia. No entanto, a pandemia está piorando, e não melhorando. Ao longo das últimas décadas, a qualidade da alimentação se deteriorou. O consumo tanto de frutas quanto de verduras e legumes (com exceção da batata) caiu para menos da metade,[59] e a ingestão de leguminosas, também uma importante fonte de fitonutrientes,[60] diminuiu cerca de 40%. Em paralelo, o consumo de gordura saturada está aumentando. Apenas cerca de uma em cada 250 pessoas chega a atender sequer a 80% das recomendações da Associação Americana do Coração para uma alimentação saudável.[61]

Talvez as pessoas apenas não compreendam o poder das plantas. Considere o primeiro fitoquímico, isolado em 1804 da papoula: a morfina.[62] No século IV, o primeiro manual de medicina de emergência foi publicado na China e recomendava utilização de losna para o tratamento da malária.[63] Quase dois milênios depois, essa diretriz foi imortalizada com um Prêmio Nobel em medicina pela descoberta do fitoquímico *artemisinina*, agora incluído nas terapias combinadas mais eficazes contra o flagelo da malária.[64] No meu vídeo <see.nf/herbs2drugs>, exploro outros exemplos poderosos.

Poliamor

Os polifenóis estão entre os carros-chefes das novas abordagens alimentares que vêm sendo desenvolvidas em prol do combate de doenças associadas ao envelhecimento. Mais de 8 mil polifenóis diferentes foram identificados, mas, desses, apenas uma pequena proporção teve seus efeitos na saúde catalogados.[65] Ainda assim, há um volume significativo de dados que apontam os benefícios defensivos[66] desses elementos "essenciais para a longevidade" e recomendam a ingestão diária de polifenóis.[67] Analiso o que eles podem fazer e por quê no vídeo <see.nf/polyphenols>, no qual também destaco a única fonte de flavonoides associada ao aumento da mortalidade: a toranja, circunstância atribuída em parte ao fato de essa fruta suprimir um conjunto de enzimas desintoxicantes em nosso intestino.[68]

Geroprotetores naturais

Geroprotetores são substâncias que prolongam a longevidade e/ou têm propriedades antienvelhecimento.[69] Mais de duzentos deles já foram descobertos. (Veja <geroprotectors.org>.) Alguns dos mais eficazes, que superam compostos sintéticos, são extratos naturais de vegetais simples, como semente de aipo.[70] Existem fitonutrientes que podem aumentar a expectativa de vida máxima de animais em até 78%.[71]

Extratos de vegetais em que revelou-se um potencial de aumentar a expectativa de vida de organismos inferiores incluem os de açaí, maçã[72] (inclusive as desinteressantes maçãs vermelhas),[73] aspargos, mirtilo, canela, cacau, milho,[74] sementes de feno-grego, casca de uva, manjericão santo,[75] pêssego, romã, rosa e cúrcuma.[76] Dentre esses, poucos prolongam a expectativa de vida de mamíferos, tal como ratos; e, aqueles que o fazem, como o limão, são testados em cepas consanguíneas escolhidas devido ao seu rápido envelhecimento.[77]

Muitos dos "superalimentos" capazes de prolongar a vida de ratos debilitados não têm efeito significativo nos robustos e longevos; e mesmo os que apresentam algum efeito podem fazê-lo como resultado de restrição alimentar inadvertida.[78] Por exemplo, ratos alimentados com um composto de cúrcuma viveram mais do que do grupo controle, mas pesavam cerca de 3% menos, o que sugere que estavam submetidos a uma alimentação reduzida.[79] (Talvez eles não fossem fãs de curry.) Nesse caso, a restrição alimentar por si só poderia explicar a longevidade. Mais à frente, quando os pesquisadores alimentaram os ratos de forma isocalórica, em vez de *ad libitum*, forçando esses grupos a efetivamente consumirem a mesma quantidade de alimentos, o benefício da cúrcuma pareceu desaparecer.[80]

Ainda sobre prolongamento da vida induzido por restrição alimentar, será que os benefícios horméticos ou xenorméticos de fitonutrientes minam os ganhos de longevidade gerados pelo estresse da restrição calórica? Uma mistura de antioxidantes sintéticos anulou por completo o prolongamento da vida proveniente de uma restrição alimentar de 20% em ratos,[81] mas, se você aplicar polifenóis de mirtilo, romã e chá verde aos ratos, combinados com jejum intermitente, eles vivem ainda mais do que se tivessem apenas jejuado.[82] O benefício na longevidade foi potencializado pelos fitonutrientes. Os pesquisadores sugerem que, embora o jejum intermitente possa de fato ter um efeito benéfico para a expectativa de vida de ratos, ele também pode implicar níveis de estresse prejudiciais, que, por sua vez, podem ser combatidos com eficácia pela ingestão de polifenóis.

Plantas, sim; pílulas, não

Se os fitonutrientes podem ser tão benéficos para a saúde, por que não apenas tomar suplementos de extratos de plantas em vez de se dar ao trabalho de consumi-las? Além dos problemas quanto à identificação equivocada, contaminação e adulteração que são comuns no mal regulamentado mercado de suplementos,[83] como já discutido, há uma questão quanto à dose. Consumir esses produtos pode elevar os níveis de polifenóis no sangue a patamares dez vezes maiores do que os de uma dieta rica nessas substâncias.[84] Quando se trata de hormese, menos pode ser mais.

Veja <see.nf/dosing> para conferir uma série de exemplos de como certa dose de fitoquímicos isolados e extratos de plantas podem prolongar a vida, mas como doses mais altas podem encurtá-la. Afinal, muitos flavonoides funcionam como "pesticidas naturais", protegendo as plantas de predadores como nós.[85] Devido à evolução, somos capazes de neutralizar essas defesas e, graças à hormese, um pouco de toxina pode de fato ser algo benéfico; mas uma profusão de toxinas pode nos causar mal. Parafraseando a citação de uma análise sobre os efeitos antienvelhecimento de polifenóis: é mais fácil ter uma overdose de suplementos do que de salada.[86]

A sinergia interna das plantas

Alguns fitonutrientes são tão potentes que é possível inserir doses funcionais dessas substâncias em uma cápsula, o que permite a realização de estudos com grupo controle e placebo em que se analisam alimentos integrais. Por exemplo, o fitonutriente da semente de gergelim, a sesamina, prolonga a vida de *C. elegans*[87] e de moscas-das-frutas.[88] A fim de conferir se a substância poderia ter efeitos clínicos, pesquisadores mediram o resultado da ingestão diária de uma cápsula preenchida com 2,5g de pó de sementes de gergelim preto em comparação a um placebo. Em um mês, menos de uma colher de chá de sementes de gergelim por dia reduziu em oito pontos a pressão sanguínea sistólica em indivíduos de meia-idade. Se a ingestão fosse mantida, isso por si só diminuiria o risco de acidente vascular cerebral em mais de 25%.[89]

A desvantagem dos estudos acerca de alimentos integrais é que nunca se tem certeza de qual componente — ou componentes — pode ser o responsável pelos resultados. No estudo acima, os efeitos foram produzidos pela sesamina ou por outros fitonutrientes do gergelim, como sesamol, sesamolina[90] ou antrasessamonas A, B, C, D, E ou F?[91] De certa maneira, ninguém sabe, mas ninguém se importa, desde que funcione. É difícil patentear produtos perecíveis e de lucratividade relativamente pequena, então a grande indústria farmacêutica e as empresas de suplementos, que muitas vezes são uma única entidade, utilizam uma abordagem reducionista para tentar descobrir o(s) ingrediente(s) ativo(s) "mágico(s)" dos alimentos. Mas isso ignora o conceito de sinergia. Às vezes, o alimento integral é maior do que a soma de suas partes.

Por exemplo, veja o que acontece quando você coloca várias frações dos polifenóis da romã sobre células de câncer de próstata *in vitro*. Uma subfração do componente reduziu o crescimento das células cancerígenas em 30% em comparação ao grupo controle, e outra subfração não ajudou em nada; o câncer evoluiu como se não houvesse ocorrido qualquer intervenção. Então, ao misturar ambas, você poderia esperar que o efeito fosse um meio-termo entre as duas. Talvez ocorresse 15% de inibição do câncer, em que a fração ineficaz neutralizasse a fração eficaz? Mas não. Combine as duas e você obtém 70% a menos de crescimento do câncer.[92] Ou seja, 30% + 0% = 70%. Isso é sinergia, uma situação em que 1 + 1 é maior que 2. Um suplemento de extrato de romã que incluísse apenas uma das frações perderia a maior parte dos benefícios, ou todos eles.

Quando frações de cranberry foram adicionadas a células de câncer de cólon, a discrepância foi ainda mais extrema.[93] Quando separadas, duas frações de polifenóis suprimiram o crescimento das células cancerígenas em, no máximo, apenas 15%, mas, combinadas no complemento total de polifenóis de cranberry, a supressão do câncer de cólon chegou a 90%. Efeitos sinérgicos semelhantes no combate a células cancerígenas humanas *in vitro* foram constatados a partir de componentes da raiz do gengibre,[94] de cascas de uva,[95] folhas de alecrim[96] e tomates.

Em <see.nf/tomatosynergy>, apresento um notável relato da sinergia em ação. Basicamente, os suplementos do pigmento vermelho do tomate, o licopeno, falharam repetidas vezes em prevenir[97] ou tratar[98] o câncer de próstata, mas o molho de tomate pareceu ajudar.[99] Isso faz sentido, considerando estudos em que se mostra como componentes do tomate que são ineficazes[100] ou pouco eficientes[101] quando analisados a nível *individual*, podem de repente apresentar efeitos anticâncer quando combinados. Para obter fitonutrientes, as plantas são melhores do que as pílulas. Como disse um ex-presidente do Colégio Americano de Medicina do Estilo de Vida: "O ingrediente ativo do brócolis é o próprio brócolis."[102]

Sinergia entre plantas

Cada planta não apenas possui milhares de fitonutrientes diferentes como também perfis de fitonutrientes muito distintos.[103] Assim, pode haver efeitos sinérgicos ao se consumir diferentes alimentos em conjunto.[104] A razão pela qual é melhor obter vitamina C na forma de frutas cítricas do que em forma de pílula é que assim você não perderá todos os fitonutrientes cítricos, como a limonina, o limonol ou a tangeritina, que podem interagir, trabalhar juntos e se complementar. Mas você também os perderia se, em vez disso, comesse uma maçã. Comparar maçãs e laranjas é como comparar alhos e bugalhos.

Independentemente das diferenças entre as frutas, todas são frutos, enquanto outros vegetais podem ser qualquer outra parte da planta. Raízes abrigam fitonutrientes diferentes dos que estão presentes nos brotos. Cenouras são raízes, o aipo é um caule, verduras verde-escuras são folhas, ervilhas são vagens e a couve-*flor* faz jus ao nome: é um conjunto de botões de flores. Combinar alimentos de diferentes categorias parece aumentar a probabilidade de sinergia.[105] O poder antioxidante da combinação de framboesas e feijão azuki, por exemplo, é maior do que apenas a soma dos dois. Nem os fitonutrientes da soja, nem os componentes do chá verde ou preto diminuíram por conta própria a carga tumoral ou a metástase de implantes de câncer de próstata humano em camundongos; já a união da soja com o chá, sim.[106] Isolados, os extratos de pimenta pareceram ter pouco efeito contra o crescimento de células de câncer cervical ou de mama, mas, misturados ao chá verde, o poder de eliminar o câncer aumentou dez vezes no caso do câncer cervical e cem vezes para o de mama em comparação ao chá verde por conta própria.[107]

Esses estudos são interessantes provas de conceito, mas sua relevância para humanos é limitada se as concentrações que interrompem o câncer, usadas nas placas de Petri, não puderem ser alcançadas na corrente sanguínea através do consumo alimentar normal. Para resolver esse problema, pesquisadores expuseram células de câncer de mama de diferentes pacientes a seis compostos vegetais diferentes, em um primeiro momento utilizando cada composto de maneira individual, e depois todos juntos em um nível que você pode encontrar em sua corrente sanguínea após comer alimentos como brócolis, uva, soja e cúrcuma. Enquanto os compostos vegetais tiveram pouco ou nenhum efeito quando testados de modo isolado, uma vez combinados eles suprimiram a proliferação de células de câncer de mama em níveis significativos. Em mais de 80%, inibiram a migração e invasão das células cancerígenas, bloquearam as que encontraram pelo caminho e, por fim, as mataram. Ao mesmo tempo, esse "supercoquetel fitoquímico" não teve efeitos deletérios sobre as células normais, não cancerosas, usadas como grupo controle.[108]

Uma dieta 10% composta de tomate reduziu a carga tumoral do câncer de próstata de ratos em 33%, e uma dieta 10% composta de brócolis reduziu a quantidade de tumores em 42%.[109] No entanto, uma dieta enriquecida com a combinação dos dois reduziu os níveis de tumor em mais da metade. Uma mulher escreveu ao editor do periódico *Harvard Men's Health Watch* em que dizia que seu marido, tendo ouvido falar sobre o licopeno, queria comer pizza para cuidar da próstata, mas eles não achavam que se tratasse de um alimento saudável. Em resposta, o médico sugeriu uma "pizza sem queijo (com brócolis em vez de pepperoni, por favor)".[110]

Verduras e legumes variados

Embora existam compostos genéricos de plantas, como a vitamina C, que são encontrados por todo o reino vegetal, também existem fitonutrientes específicos produzidos por plantas específicas para desempenhar funções específicas, tanto em seus órgãos quanto nos nossos.[111] Se nos prendermos a uma rotina na qual ingerimos sempre as mesmas frutas, verduras e legumes, mesmo que estejamos consumindo muitas porções por dia, perderemos esses fitonutrientes.

Os pilotos de companhias aéreas sofrem altas taxas de danos ao DNA por serem expostos à radiação da galáxia sem a proteção da atmosfera completa. Em certo estudo, descobriu-se que os pilotos que consumiam uma mistura maior de fitonutrientes sofriam menos danos cromossômicos, mas os pesquisadores não controlaram a ingestão total de frutas, verduras e legumes.[112] Talvez a variedade maior seja apenas um substituto para a quantidade maior. Os participantes que foram designados a comer catorze porções de frutas, verduras e legumes por dia, mesmo que por apenas duas semanas, apresentaram redução nos danos ao DNA oxidativo em comparação aos que consumiram apenas quatro porções.[113] Mas o que aconteceria se o estudo mantivesse constante o número de porções e aumentasse apenas a diversidade dos alimentos? Um grupo de pesquisadores do estado do Colorado fez exatamente isso.

Ambas as dietas tinham o mesmo número de porções diárias (oito a dez), mas a de alta diversidade botânica incluía frutas, verduras e legumes de dezoito famílias diferentes, enquanto a de baixa diversidade incluía apenas cinco. Somente os que ingeriram a dieta de alta diversidade experimentaram uma redução significativa nos danos ao DNA.[114] Os pesquisadores concluíram que "pequenas quantidades de muitos fitoquímicos podem ter maior potencial para exercer efeitos benéficos do que grandes quantidades de poucos fitoquímicos". Em estudos de observação também descobriu-se que a variedade de frutas, verduras e legumes está associada a uma menor inflamação[115] e melhor cognição[116] — outra vez, independentemente da quantidade. Essa mistura e combinação de vários alimentos vegetais de fato se traduz em uma diferença concreta para os pacientes?

Confira <see.nf/foodcombining> para conhecer um estudo intenso, no qual se administrou em segredo uma combinação de fruta, verdura, especiaria e folha — cerca de um centésimo de uma romã, menos de uma florzinha de brócolis, menos de um oitavo de colher de chá de cúrcuma e cerca de um sexto do conteúdo de um saquinho de chá verde por dia, escondidos em cápsulas administradas em contraste com o placebo. Com certeza, quantidades tão pequenas não poderiam afetar a progressão do câncer, certo? Errado.[117] Como demonstro no vídeo, o câncer foi combatido em níveis significativos.

Com base em uma atualização do mais extenso relatório já publicado sobre dieta e câncer, a base da prevenção do câncer é uma dieta centrada em grãos integrais, verduras, legumes e frutas e na redução do consumo de álcool, refrigerantes, carnes e alimentos processados.[118] Como documentei em *Comer para não morrer*, uma dieta completamente à base de vegetais pode até encolher o tumor, não apenas atrasar sua evolução; mas não há razão para não fazermos as duas coisas com uma dieta à base de vegetais repleta de plantas poderosas.[119]

MicroRNAS

Se você achou interessante a comunicação entre os reinos vegetal e animal com a xenohormese, aperte o cinto. O "dogma central" da biologia molecular foi desafiado por uma descoberta revolucionária do século XXI: os microRNAs.[120]

Permita-me levá-lo de volta às aulas de biologia do ensino médio. Se você se lembra, nosso código genético está armazenado em nosso DNA, que contém as instruções para criar e manter nosso corpo. Não faz sentido ter apenas o projeto de um prédio se ele não puder ser comunicado aos construtores para que seja materializado no mundo real. O RNA é quem transmite esse comunicado. O chamado

"RNA mensageiro" transcreve uma sequência de código de DNA (chamada de gene) e a traduz, formando o produto final: uma proteína estrutural ou uma enzima. O dogma central descreve esse fluxo de informações como respeitando a seguinte sequência: de um gene para um RNA mensageiro para uma proteína. E então uma chocante descoberta veio do Projeto Genoma Humano.

Apenas cerca de 2% do nosso DNA de fato codifica proteínas. Então, o que fazem os outros 98%? Quando eu estava na faculdade de medicina, os mais de um bilhão de letras de DNA aparentemente sem propósito[121] foram ignorados, chamados de "ruído", "sequências de lixo"[122] ou "DNA lixo, talvez apenas sujeira genética acumulada ao longo do nosso passado evolutivo".[123] Contudo, isso pareceria um pouco de desperdício. Foi feita uma analogia com a astrofísica para esse mistério a partir da matéria escura,[124] o fato evidente de que não somos capazes de explicar cerca de 85% da matéria no universo.[125] O mistério da matéria escura do nosso genoma foi resolvido em 2001:[126] a maior parte do nosso DNA viola o dogma central, sendo ativamente transcrito em RNA *não codificante* — ou seja, RNA que não forma proteínas.[127] Então, o que ele faz?

Agora sabemos que existem mais de cem tipos de RNA não codificantes, mas vamos nos concentrar no veterano: o microRNA.[128] Em média, é preciso uma sequência de DNA de milhares de letras para codificar o RNA mensageiro.[129] Fugindo da regra, os microRNAs têm apenas cerca de vinte letras. Por exemplo, o primeiro microRNA a ser descoberto tinha 22 letras do alfabeto de quatro letras do RNA: UUCCCUGAGACCUCAAGUGUGA.[130] O que os microRNAs fazem exatamente? Eles costumam ser criados para se unir aos RNAs mensageiros e evitar que estes sejam traduzidos em proteínas.[131]

Se o DNA é a planta baixa e os RNAs mensageiros são os trabalhadores da construção que traduzem essas instruções para formar as partes de uma casa, os microRNAs são como fiscais regulatórios que intervêm e impedem trabalhadores específicos de cumprir seu dever. Isso é algo bom. Sem inspetores, os padrões mínimos de segurança poderiam ser desrespeitados. E os diferentes elementos da obra precisam respeitar uma cronologia adequada. Faz sentido pedir que os instaladores de telhas esperem bastante após a construção da fundação.

Entender a regulação dos microRNAs é algo bastante elucidador,[132] porque um único microRNA pode bloquear mais de mil RNAs mensageiros diferentes.[133] Portanto, um microRNA pode silenciar de modo efetivo mais de mil genes diferentes. Usando minha analogia da construção, um simples comando pode colocar todos os trabalhadores do segundo andar em espera até que os do primeiro andar tenham terminado sua parte da obra. Além disso, há também os reguladores que regulam os reguladores, outros RNAs não codificantes que impedem os microRNAs de interromperem os RNAs mensageiros [134] mas não vamos nem sequer abrir essa porta.

Justo quando a complexidade parecia insuperável, os pesquisadores perceberam que, mesmo havendo trilhões de combinações possíveis de microRNAs com vinte letras feitas a partir do alfabeto de quatro letras do RNA, apenas alguns milhares de microRNAs parecem estar ativos no corpo humano.[135] E, no interior de qualquer célula, os cinco microRNAs mais abundantes compõem, em média, metade do conjunto total de microRNAs.[136] No entanto, em 2007, as coisas ficaram muito mais interessantes.

Os microRNAs foram encontrados em circulação em ao menos doze diferentes fluidos corporais humanos.[137] (Quando li isso, tive de parar e pensar: *Caramba, eu saberia nomear uma dúzia de fluidos corporais?*) Não achávamos que isso fosse possível, uma vez que temos enzimas que picotam qualquer RNA flutuante que esteja fora de nossas células (como precaução contra vírus, que em geral carregam RNA). Acontece que eles estão sendo transportados em *exossomos*, que são pequenos compartimentos semelhantes a bolhas que se destacam das células. Costumávamos pensar que essas bolhas que se formavam eram apenas um dispositivo de eliminação de resíduos das células.[138] (Por que os cientistas parecem sempre considerar as coisas como lixo quando não as entendem?) Mas, em 2007, descobrimos que elas estavam repletas de microRNAs.[139] Nossas células estavam se comunicando umas com as outras! Dessa forma, uma célula hepática poderia enviar microRNAs para regular os genes em uma célula pulmonar, que poderia então regular uma célula cerebral, ou vice-versa. Elas até poderiam se comunicar com a próxima geração ao depositar sua carga de microRNA em um espermatozoide ou óvulo.[140]

Qual é a conclusão disso tudo? Agora é seguro dizer que é provável que os microRNAs regulam quase todos os processos biológicos e desempenham papéis essenciais em quase todos os aspectos da saúde.[141] Camundongos geneticamente modificados para não produzir microRNAs não passam nem mesmo da fase embrionária.[142] Doenças de todas as formas e proporções têm sido relacionadas à desregulação dos microRNAs.[143] Mas a boa notícia é que podemos fazer algo a respeito. A expressão dos microRNAs pode ser modificada através da alimentação.[144]

MicroRNAs e envelhecimento

O que isso tem a ver com a via bioquímica de envelhecimento? Seria lógico pensar que os microRNAs exercem alguma função nesse aspecto, já que são os grandes reguladores de todas as vias celulares,[145] mas a conexão entre eles e a longevidade tem uma relevância especial. O primeiro microRNA foi descoberto no humilde nematoide *C. elegans*.[146] Adivinhe o que ele fazia: regulava o tempo de vida do animal. Reduzir a atividade desse simples microRNA diminui a longevidade e acelera o envelhecimento dos tecidos, enquanto sua superexpressão prolonga o tempo de vida em níveis significativos. Descobriu-se que o alvo do microRNA era um gene supressor DAF-16.[147]

Esse gene, presente no helminto, equivale ao gene FOXO, que pode conferir imortalidade a certos animais primitivos[148] e é um dos mais importantes fatores genéticos que determinam a longevidade extrema em humanos.[149] Ao bloquear a repressão desse gene da longevidade, o microRNA gerou um efeito de prolongamento da vida. Ao se conhecer os padrões de expressão de apenas alguns microRNAs em *C. elegans* é possível prever com eficácia a longevidade de animais de modo individual.[150]

A fim de estudar os efeitos dos microRNAs na expectativa de vida de mamíferos, foi estabelecida uma série de intervenções no estilo de vida de camundongos. Um grupo da espécie foi submetido a uma dieta rica em gordura e viveu por 101 semanas. Um segundo grupo, além da dieta rica em gordura, foi submetido a exercícios voluntários e viveu por 114 semanas. O grupo seguinte foi submetido a uma dieta pobre em gordura, o que os levou a viver 127 semanas. Um quarto grupo foi submetido aos exercícios e a uma dieta pobre em gordura e viveu por 131 semanas. Um quinto grupo foi submetido à restrição calórica em uma dieta rica em gordura e viveu por 137 semanas. E, finalmente, os camundongos foram submetidos à restrição calórica e a uma dieta pobre em gordura e viveram por 153 semanas; um tempo de vida mais de 50% maior do que os do grupo da dieta regular rica em gordura. Valendo-se dessa abordagem, os pesquisadores descobriram que 92 microRNAs estavam correlacionados ao tempo de vida, incluindo 84 que geravam um efeito negativo. Em outras palavras, os microRNAs em geral pareciam estar suprimindo genes de longevidade, então certos níveis de microRNA eram até 90% mais baixos no grupo com a maior longevidade.[151] No entanto, há exceções.

Por exemplo, o miR-17 (abreviação de microRNA-17) tem um efeito direto no prolongamento da vida dos camundongos. Camundongos transgênicos criados para superexpressar o miR-17 têm vidas mais longas e saudáveis, provando que o microRNA não está apenas correlacionado a uma vida mais longa, mas é o seu causador direto (em parte, porque reprime o mTOR, sobre o qual eu trato a partir da página 131).[152] Esses "microRNAs de longevidade" podem explicar as descobertas da parabiose.[153] Você se lembra dos experimentos de cientistas malucos (veja a página 56) em que eles rejuvenesceram animais idosos ao costurá-los aos companheiros de gaiola mais jovens e conectar suas circulações? Isso provou de maneira eficiente que há elementos determinantes para o envelhecimento que são transmitidos pelo sangue. Talvez os microRNAs sejam o motivo por trás desse fato.

Em humanos, dezenas de microRNAs circulantes são produzidas em maior quantidade à medida que envelhecemos, e dezenas de outros são produzidas em menor quantidade.[154] Os níveis sanguíneos de sete microRNAs podem diferenciar pacientes com Alzheimer de grupos controle saudáveis com até 95% de precisão.[155] Se essas dinâmicas forem apenas genéticas, então os níveis de microRNA ainda podem ser úteis como biomarcadores ou para diagnósticos, mas, quando se trata de controlar o nosso destino, eles podem ser mais difíceis de ajustar. No entanto, em um estudo envolvendo gêmeos idênticos que morreram com cerca de uma década de diferença, constatou-se que eles tinham níveis de microRNA assimétricos demais, o que sugeria que fatores não genéticos, como dieta e estilo de vida, são cruciais para os microRNAs relacionados à expectativa de vida.[156]

Exercício físico tem influência sobre os MicroRNAs?

Mais de 6 mil patentes foram registradas sobre o uso potencial de mimetizadores e inibidores sintéticos de microRNAs para combater o envelhecimento e doenças,[157] mas até o momento, nenhum foi aprovado.[158] Existe algo de cunho natural que possamos fazer?

Os microRNAs podem ser uma das razões pelas quais demonstrou-se em ensaios clínicos randomizados que o exercício pode prevenir o declínio cognitivo em adultos mais velhos[159] e melhorar a cognição para aqueles que já sofrem do Alzheimer.[160] Existem microRNAs que são reduzidos pelo Alzheimer (como miR-132[161] e miR-338[162]), mas aumentados pelo exercício,[163,164] e, em contrapartida, existem microRNAs que são superexpressos na doença de Alzheimer (como miR-7[165] e miR-766[166]), mas reduzidos pelo exercício.[167,168] Contudo, as coisas ainda não estão evidentes por completo. Níveis elevados do miR-146a foram encontrados em níveis consistentes no sangue[169], no cérebro[170] e no líquido cerebrospinal[171] de pacientes com Alzheimer. E, embora tenha sido constatado que o treino intenso[172] de força muscular e o treino prolongado de basquete[173] reduzem os níveis circulantes do microRNA, constatou-se que o treino de remo[174] e a maratona[175] os aumentam. Portanto, ainda há muito a ser desvendado sobre o possível papel que os microRNAs desempenham no modo como a atividade física pode melhorar a atividade mental.[176]

Modulando MicroRNAs com refeições

Os microRNAs também podem mediar os benefícios dos polifenóis.[177] Uma dúzia de tipos de fitonutriente alteraram a expressão de dezenas de microRNAs *in vitro*.[178] Como sabemos, um problema relacionado a estudos que envolvem placas de Petri é que algumas vezes esses experimentos utilizam concentrações que excedem em muito as que podem ser alcançadas através da dieta regular, mas alguns alimentos foram testados. Por exemplo, em um estudo no qual é mostrado que o azeite extra-virgem com alto teor de polifenóis gera um impacto diferente nos microRNAs se comparado ao azeite com baixo teor de polifenóis sugere-se que eles podem estar desempenhando um papel ativo nessa dinâmica.[179] As oleaginosas — seja um a dois punhados de castanhas por dia durante um ano,[180] seja um único punhado de uma combinação de castanhas e nozes por oito semanas — também alteram os níveis de uma série de microRNAs na corrente sanguínea.[181] Mas com qual finalidade?

Existem inflammiRs bem conhecidos. Eles são microRNAs inflamatórios, como o miR-155, que são suprimidos por vários flavonoides — genisteína na soja, quercetina em maçãs e cebolas, isotiocianato de alila em vegetais da família da cebola, curcumina na cúrcuma e apigenina em salsa, aipo e chá de camomila.[182] O miR-155 também desempenha um papel contra o câncer. Por exemplo, o miR-155 está envolvido no desenvolvimento da Leucemia mielogênica aguda, a forma mais mortal de leucemia e a mais comum leucemia aguda entre adultos. No estudo Aliviando a Progressão da Leucemia Mieloide Aguda pelo Sulforafano por Meio do Controle dos Níveis de MiR-155, um composto de vegetais crucíferos *in vitro* não apenas reduziu os níveis de miR-155 em cerca de 80% como também levou a uma queda significativa na viabilidade das células cancerígenas.[183] Infelizmente, os brotos de brócolis, a fonte mais concentrada de sulforafano, ainda não foram testados em pacientes com LLA a fim de avaliar os resultados clínicos.

Constatou-se que flavonoides suprimem a proliferação de células tumorais, tanto pela supressão de microRNAs oncogênicos (causadores de câncer) quanto pela reprodução de microRNAs supressores de tumor.[184] O consumo prolongado de soja em pacientes com câncer de mama teve esse efeito,[185] o que talvez ajude a explicar por que o consumo de soja parece auxiliar a prevenção do desenvolvimento de câncer de mama em mulheres pré e pós-menopáusicas,[186] além do aumento da taxa de sobrevivência em pacientes com câncer de mama e redução das chances de o câncer voltar.[187] Isso também pode ajudar a explicar a regulação em maior quantidade dos microRNAs supressores de tumor em vegetarianos e veganos em comparação aos onívoros,[188] e a consequente redução do risco de desenvolver câncer,[189] embora o consumo de carne também possa afetar os microRNAs.

Por meio de biópsias retais realizadas antes e depois de um mês de ingestão de três porções diárias de carne bovina ou de cordeiro descobriu-se uma significativa regulação em maior quantidade de agrupamentos de microRNA oncogênicos no tecido retal. A incorporação de amido resistente à dieta foi capaz de reduzir, mas não eliminar por completo, esse efeito.[190] Da mesma forma, o carcinógeno da carne cozida PhIP, encontrado sobretudo em frango grelhado, frito e assado, causa efeitos semelhantes aos do estrogênio em microRNAs que estão ligados ao início e à progressão do câncer de mama.[191] A modulação de microRNA também foi usada para explicar por que a gordura saturada aumenta a resistência à insulina, embora, até agora, isso tenha sido demonstrado apenas em músculos de ratos.[192]

Além de ter uma contribuição potencial para as taxas mais baixas de câncer[193] e diabetes[194] entre pessoas que seguem uma dieta à base de vegetais, as mudanças nos microRNAs causadas pela alimentação também podem ter uma contribuição direta para o prolongamento da vida. Em um estudo acerca da expressão de microRNAs circulantes realizado na zona azul de Loma Linda, cidade habitada por adventistas vegetarianos saudáveis que vivem cerca de uma década a mais do que seus concidadãos californianos, encontrou-se meia dúzia de microRNAs relacionados ao envelhecimento que se expressam de maneira diferente em vegetarianos e em não vegetarianos, e que potencialmente proporcionam mecanismos para a expectativa de vida mais longa associada à dieta à base de vegetais. Curiosamente, no caso de uma das medidas antienvelhecimento, semivegetarianos e veganos superaram os ovolactovegetarianos: aqueles que evitam carne, mas consomem ovos e laticínios. Semivegetarianos foram definidos como aqueles que comem carne ao menos uma vez por mês, mas não mais do que uma vez por semana. Os pesquisadores sugerem que, em geral, eles podem ter acabado consumindo menos produtos de origem animal do que os vegetarianos que comiam ovos e laticínios com mais regularidade.[195]

Xeno-MicroRNAs

A comunicação intercelular de microRNAs é conservada ao longo da árvore evolutiva da vida, o que levanta a possibilidade de que a regulação genética pode acontecer na interação entre os diferentes reinos. No século XVIII, a classificação de seres vivos incluía apenas os reinos vegetal e animal.[196] Já no século XIX, organismos unicelulares, como amebas, ganharam o próprio reino[197] e, com as melhorias adicionais na microscopia, as bactérias também ganharam um. (Hoje em dia, temos sete reinos — algas e fungos têm os seus, assim como organismos semelhantes a bactérias de início descritos como extremófilos, que vivem em zonas que costumavam ser consideradas inabitáveis, como fontes termais.)[198]

Com uma linguagem comum dos microRNAs, seria possível que habitantes de diferentes reinos se comunicassem entre si? Em 2011, descobrimos que microRNAs de microbiomas são capazes de modular a expressão gênica de seus hospedeiros.[199] Por exemplo, existem bactérias causadoras de doenças gengivais as quais secretam vesículas cheias de microRNA que, conforme demonstrou-se, penetram células hospedeiras, ao que parece para suprimir nossa resposta imune.[200] Astutas! Então, em 2016, descobrimos que temos um programa próprio de contrainsurgência de microRNA. Produzidos por células do revestimento intestinal, microRNAs fecais infiltram-se nas bactérias intestinais, regulam sua expressão gênica e seu crescimento e podem ser essenciais para a manutenção de um microbioma saudável.[201] Se há manipulação através do microRNA acontecendo na interação entre os organismos mais simples e os mais complexos da Terra, podemos cogitar que essa mesma comunicação esteja ocorrendo através de um intermediário — o reino vegetal?

O cartunista nerd Randall Munroe, em <xkcd.com>, usou uma história em quadrinhos com a legenda "De fato, *todo* encontro é uma reunião de família" para nos lembrar que, em última análise, todos estamos conectados. Se retrocedermos no tempo o suficiente, cada um de nós pode traçar sua origem até um ancestral comum, o primeiro *Homo sapiens* ao qual somos todos ligados. Então, o quadrinho mostra a cena de uma festa com bonecos de palito identificados como "eu", "segundo primo", "14º primo" e "35º primo", e um gato de estimação identificado como "17.000.000º primo". Sim, se você retroceder o suficiente, você e o seu gato na verdade têm um ancestral comum de carne e osso. O desenho também tem uma planta doméstica identificada como "50.000.000.000º primo".[202] Por meio de técnicas de datação do relógio molecular baseadas em desvios do DNA compartilhado, estima-se que plantas e animais divergiram há 1.576 bilhões de anos, com uma margem de erro de 88 milhões de anos.[203] Então, até mesmo você, seu gato e sua planta têm um ancestral comum. De fato, uma reunião de família.

O reconhecimento da presença e atividade onipresentes dos microRNAs em plantas veio logo após sua descoberta em animais.[204] Algodoeiros, por exemplo, usam microRNAs para silenciar os genes de virulência de um fungo patogênico.[205] Que influência os microRNAs de plantas podem ter em outra interação entre reinos — no caso, conosco? Assim como compartilhamos muitos microRNAs com outros animais, algumas sequências de microRNAs presentes em plantas se assemelham tanto às que se encontram em animais que os cientistas suspeitam que esses sejam, na verdade, os mesmos microRNAs, conservados ao longo de 1,5 bilhão de anos de evolução.[206] Independentemente disso, ao comparar as sequências de microRNAs de plantas ao RNA mensageiro humano, parece haver ao menos mil genes humanos diferentes que podem ser alvo de microRNAs de plantas.[207]

Dietas à base de vegetais contêm milhares de microRNAs biologicamente ativos.[208] Embora a comunidade científica tenha atribuído ao longo da história os benefícios de frutas, verduras e legumes e medicamentos à base de ervas à presença de fitonutrientes, é possível que os microRNAs deles desempenhem um papel nessa dinâmica.[209] Nutrientes isolados falharam com frequência em replicar por completo os efeitos dos alimentos integrais de onde foram extraídos. Essa falha tem sido atribuída à sinfonia sinérgica das interações entre os vários componentes dos alimentos que funcionam juntos. Como vimos, uma das maneiras pelas quais fitonutrientes, como polifenóis, afetam nossa fisiologia é por meio da manipulação de nossa expressão de microRNAs; no entanto, talvez os microRNAs das plantas estejam silenciando nossos genes de forma direta.[210]

O potencial de regulação genética na interação entre reinos com "xeno-microRNAs"[211] de plantas é atualmente considerado um dos temas mais empolgantes em toda a ciência.[212] Em termos gerais, o conceito de manipulação genética na interação entre reinos não é novo. Afinal, RNAs e DNAs de vírus têm sequestrado células humanas desde tempos remotos. No entanto, se microRNAs derivados de alimentos estão alterando nossa expressão gênica, isso com certeza dá um novo significado à expressão "você é o que você come".[213]

MicroRNAs alimentares

A existência de microRNAs alimentares significaria que os alimentos podem fornecer informações tanto quanto proporcionam nutrição — informações que poderiam de fato ligar ou desligar nossos genes.[214] Alguns pesquisadores conceituaram os microRNAs alimentares como "nutrientes escuros", em outra referência à matéria escura, ao afirmar que eles desempenham um "papel significativo na saúde humana".[215] Sim, foi demonstrado que os microRNAs de plantas adentram as células humanas e alteram nossa expressão gênica,[216] mas podemos aqui recuar um passo. Seria possível que os microRNAs presentes em nossa dieta sobrevivessem ao cozimento ou à digestão?

Alguns produtos vegetais processados, como o azeite de oliva e a cerveja, parecem ter perdido seus microRNAs no processo de produção.[217] E quanto à perda de microRNAs ao fogão? Costumávamos pensar que o cozimento destruía material genético, mas a partir de experimentos mais recentes mostrou-se que alguns microRNAs de plantas podem resistir ao calor.[218] Alguns, como o miR-159 do brócolis, permanecem estáveis após o cozimento,[219] enquanto outros, como o microRNA-319 da alcachofra, são em parte destruídos.[220] E os níveis de outros microRNAs, como os que são encontrados em leguminosas cozidas e no arroz integral, aumentam ainda mais após o preparo, seguramente pelo fato de serem liberados na água do cozimento.[221] MicroRNAs de mamíferos e aves contidos em carnes, laticínios e ovos sobrevivem ao cozimento e processamento, com base em estudos feitos com salsichas de porco e frango,[222] presunto,[223] salame, ovos cozidos, queijo e leite pasteurizado. Houve pouca alteração nos níveis de microRNAs entre a carne crua e a assada até o fim do preparo;[224] no entanto, eles ainda teriam de sobreviver à imersão no ácido do estômago.

Novamente, o conhecimento que tínhamos até então ditava que os microRNAs seriam destruídos durante a digestão,[225] mas, ao serem mergulhados em fluido gástrico ácido, a maioria dos microRNAs de plantas e animais parece sobreviver por ao menos seis horas.[226] Contudo, no intestino delgado existem RNases, enzimas que destroem o RNA nu. Como poderiam sobreviver a esse obstáculo? Talvez eles não precisem. Em um estudo com camundongos descobriu-se que o próprio estômago parece ser o principal local de absorção de microRNAs alimentares na corrente sanguínea.[227] Além disso, os microRNAs podem viajar envolvidos em exossomos nos quais ficam protegidos.

Nas plantas, vesículas semelhantes a exossomos ficaram conhecidas como "nanopartículas comestíveis", e podem estar cheias de microRNAs.[228] Em 1kg de frutas pode haver 1g desses pequenos veículos de entrega.[229] Esse invólucro foi proposto como uma solução para o problema de biodisponibilidade de microRNAs.[230] Nessa forma, eles poderiam ser absorvidos pelo revestimento intestinal, reembalados em exossomos e depois liberados em nossa circulação.[231] No entanto, seria necessário testar isso na prática. Quando comemos microRNAs, eles aparecem em nossa corrente sanguínea?

Ao contrário dos microRNAs típicos de animais, as extremidades dos microRNAs de plantas são marcadas com um grupo metila.[232] (Veja a página 65.) Isso não apenas os torna mais resistentes à digestão como também permite que os pesquisadores os diferenciem dos microRNAs preexistentes que circulam em animais.[233] Quando camundongos são alimentados com alguns vegetais crucíferos, os microRNAs desses vegetais atingem o pico na corrente sanguínea dos animais dentro de seis horas e podem ser detectados em vários de seus órgãos.[234] Os microRNAs do milho atingem o pico na corrente sanguínea de porcos alimentados com milho fresco entre seis e doze horas após o consumo.[235] A maioria dos microRNAs de plantas é transportada em exossomos,[236] que podem transportar RNA até mesmo para o cérebro.[237] Os microRNAs de vegetais crucíferos foram encontrados em circulação no organismo dos camundongos por mais de 36 horas.[238] E quanto aos seres humanos?

Pesquisadores descobriram que até 5% de todos os microRNAs detectáveis que circulam no corpo das pessoas podem ser oriundos de plantas. O primeiro relato de microRNAs de plantas em circulação em humanos foi publicado em 2012, devido à descoberta consistente de microRNAs de arroz na corrente sanguínea de consumidores chineses.[239] Assim como focas que comem peixes têm microRNAs circulantes advindos desses animais, e vacas têm microRNAs circulantes oriundos de pastagens cultivadas e gramíneas, a maioria dos microRNAs de plantas em circulação em humanos vem de espécies de frutas, verduras e legumes.[240] MicroRNAs de plantas foram encontrados em todo o nosso corpo, incluindo cérebro, mamas, rins, fígado e pulmões, bem como no leite materno, no líquido amniótico e no sangue do cordão umbilical.[241] Essas descobertas são apenas incidentais ou os microRNAs alimentares estão fazendo algo por nós?

MicroRNAs de frutas, verduras e legumes

Centenas de microRNAs diferentes foram encontrados nas nanopartículas comestíveis de frutas, verduras e legumes comuns.[242] Em um estudo de prova de conceito, camundongos foram alimentados com nanopartículas comestíveis de uvas. Elas foram absorvidas pelas células intestinais, alteraram a expressão gênica dos camundongos e os protegeram da inflamação intestinal.[243] Em experimentos semelhantes, com nanopartículas de cenoura, gengibre e toranja, constatou-se uma série de efeitos regulatórios benéficos; mas como saber se esses efeitos foram de fato acarretados pelos microRNAs?[244]

Os microRNAs são moléculas tão simples que podemos criá-las do zero. Portanto, os pesquisadores sintetizaram o microRNA-156 do morango, o microRNA-168 do arroz e o microRNA-874 do repolho para observar de maneira isolada os efeitos de cada um. E, de fato, descobriu-se que eles tinham efeitos anti-inflamatórios em células humanas. Extratos de RNA de mirtilo, framboesa e casca de maçã tiveram efeito semelhante. Para garantir que não fosse um efeito genérico de RNAs, um extrato de RNA de carne foi testado e não teve o mesmo impacto de redução da inflamação.[245]

Um microRNA de planta encontrado em circulação em humanos é o 156a. A partir de análises do sangue e dos vasos sanguíneos de pacientes com doenças cardiovasculares encontrou-se níveis reduzidos desse microRNA, o que sugere que ele pode gerar um efeito protetor no organismo. Mas onde o microRNA-156a está concentrado? Em vegetais verdes. Basta comer uma salada e você verá um aumento do 156a no seu corpo dentro de uma hora. Poderiam os níveis mais baixos desse microRNA em pacientes com doenças cardíacas ser apenas uma indicação de baixos níveis de consumo de verduras e legumes? Para descobrir se realmente havia nisso uma relação de causa e efeito, os pesquisadores expuseram células endoteliais da artéria humana ao microRNA-156a puro (sintetizado) e mostraram que ele ataca uma proteína pegajosa chamada "Molécula de adesão juncional-A", que auxilia a atração de células inflamatórias imunes para a parede da artéria, desencadeando a formação de placas ateroscleróticas. E, de fato, o aumento da presença do microRNA-156a reduziu a fixação de células inflamatórias às células do revestimento da artéria.[246] Portanto, o efeito protetor de vegetais verdes contra doenças cardiovasculares[247] pode ser mais do que apenas efeito do nitrato.

Descobriu-se uma história semelhante envolvendo o câncer de mama e o microRNA-159a, encontrado em abundância no brócolis.[248] Níveis mais baixos do 159a no sangue correlacionaram-se à maior incidência de câncer de mama e maior progressão do tumor. No entanto, o microRNA-159a não apenas era um biomarcador do brócolis como também um participante ativo do processo, que atacava um gene promotor de câncer chamado "fator de transcrição 7". Camundongos que tiveram tumores de mama humana implantados em seus respectivos corpos foram alimentados diretamente com o microRNA-159a e experimentaram uma diminuição dramática no peso e no crescimento do tumor. Portanto, os efeitos protetores gerados por vegetais crucíferos contra o câncer de mama[249] podem ser mais do que apenas resultado do sulforafano.

MicroRNAs de plantas

Aguns dos efeitos das ervas medicinais também poderiam ser atribuídos aos microRNAs das plantas? Em <see.nf/herbalmirnas>, analiso as evidências sobre microRNAs no ginseng,[250] no alcaçuz,[251] na sálvia vermelha (*danshen*),[252,253] e em outra erva tradicional chinesa, a madressilva, que pareceu ter uma eficácia notável em pacientes hospitalizados com Covid-19.[254] Infelizmente, como explico no vídeo, assim como no caso de muitos experimentos feitos de maneira improvisada na pandemia, o estudo deixou muito a desejar. A conclusão é que os microRNAs permitem que alguma luz sobre seja lançada a respeito de como as plantas podem ser tão poderosas (inclusive sobre por que algumas são tão venenosas!).[255]

Pomo da discórdia

O conceito de que microRNAs alimentares poderiam ser terapêuticos foi chamado de "cativante, novo e revolucionário".[256] No entanto, os resultados dos primeiros estudos foram recebidos com o ceticismo adequado,[257] o qual desde então evoluiu para uma intensa controvérsia.[258] Muitas tentativas posteriores de replicação dos experimentos falharam em confirmar as descobertas iniciais de maneira inequívoca,[259] deixando a literatura médica repleta de editoriais com títulos como "Diet-Derived MicroRNAs: Unicorn or Silver Bullet?" [MicroRNAs a partir da alimentação: unicórnio ou bala de prata?, em tradução livre][260] e "Dietary Non-Coding RNAs from Plants: Fairy Tale or Treasure?" [MicroRNAs alimentares não codificantes oriundos de plantas: conto de fadas ou tesouro?, em tradução livre][261] Relato a controversa batalha em <see.nf/discord>. Embora continue sendo uma área entusiasmante, o papel biológico dos microRNAs de plantas na alimentação ainda está longe de ser definido com exatidão.[262]

Comendo MicroRNAs de animais

E quanto ao consumo de microRNAs animais presentes em carne, leite e ovos?[263] Os microRNAs derivados de animais às vezes podem ser absorvidos em quantidades muito mais significativas do que os de plantas.[264] O problema é que, em termos experimentais, é muito mais difícil distinguir entre microRNAs animais oriundos dos alimentos e aqueles que nosso corpo animal produz, pois eles podem ser quase ou completamente idênticos.[265]

Um meio pelo qual os pesquisadores tentaram resolver esse dilema foi utilizar a engenharia genética para formar camundongos nocaute, nos quais o gene para um microRNA específico é nocauteado ou deletado. Por exemplo, os pesquisadores fizeram camundongos que tinham o microRNA-451 nocauteado circulando no corpo beberem o sangue de camundongos selvagens, galinhas e porcos. Quando encontraram microRNA-451 em circulação em suas correntes sanguíneas desempenhando sua função reguladora, eles descobriram que os microRNAs animais ingeridos poderiam de fato afetar a fisiologia.[266]

Deixando de lado os camundongos vampiros, como poderiam ser realizados experimentos de confirmação em seres humanos? É uma pergunta importante, pois há vários microRNAs pró-inflamatórios e causadores de câncer em produtos animais que são idênticos às suas versões em humanos.[267] Mesmo que não fosse possível diferenciar entre o microRNA da carne e o de um humano, ao menos seria possível fazer um teste para verificar se há aumento nos níveis sanguíneos de microRNA depois do consumo do alimento. Após ingestão de carne bovina, rastreou-se três microRNAs presentes tanto em vacas quanto em seres humanos e não se constatou aumento deles na corrente sanguínea,[268] embora, caso você se lembre, em um estudo de uma biópsia retal tenha demonstrado-se ao menos a ocorrência de alterações nos microRNAs do cólon depois da ingestão de carne vermelha.[269] No entanto, os microRNAs de galinha provenientes do consumo de ovos podem ser detectados na corrente sanguínea humana após a ingestão.

No estudo financiado pelo Departamento de Agricultura dos Estados Unidos (USDA) intitulado "MicroRNAs in Chicken Eggs Are Bioavailable in Healthy Adults and Can Modulate mRNA Expression in Peripheral Blood Mononuclear Cells" [MicroRNAs de ovos de galinha estão biodisponíveis em adultos saudáveis e podem modular a expressão de mRNA em células mononucleares do sangue periférico, em tradução livre], voluntários foram alimentados com ovos cozidos. Em nove horas, os níveis sanguíneos de microRNA-181a e microRNA-181b aumentaram respectivamente cerca de 150% e 300% acima dos valores iniciais, o que refletia sua abundância relativa nos ovos. Isso foi acompanhado por uma supressão do gene validado que é alvo do miR-181b nas células sanguíneas brancas dos participantes. Para verificar se os microRNAs de galinha de fato entram na corrente sanguínea humana após o consumo de ovos e não apenas aumentam de maneira indireta os níveis endógenos de microRNA, os pesquisadores conseguiram rastrear a entrada de um microRNA produzido apenas em galinhas na circulação dos voluntários.[270]

Bebendo MicroRNAs animais

A maior evidência do potencial de regulação gênica na interação entre reinos vem da literatura sobre laticínios. Dentre todos os fluidos corporais testados, o leite contém a maior carga de microRNAs.[271] Trata-se de um produto secretado pelas células epiteliais da glândula mamária, que liberam nele exossomos cheios de microRNAs.[272] Com base na literatura sobre leite materno humano, a maioria desses microRNAs é imunomoduladora,[273] em especial durante os primeiros seis meses de lactação.[274] Há muito tempo sabemos que o leite materno contém anticorpos e outros agentes protetores, ausentes na fórmula infantil, que proporcionam imunidade passiva e ajudam no desenvolvimento do sistema imunológico; mas os microRNAs podem trazer ainda mais urgência ao apelo em prol da amamentação dos bebês com leite materno.[275]

Os bebês não são apenas amamentados, mas programados pelo leite materno.[276] O leite não é mais percebido apenas como alimento para os bebês, e sim também como um sistema de comunicação de alta sofisticação que orquestra o desenvolvimento inicial dos indivíduos.[277] Por exemplo, sabemos há mais de uma década que há no leite algum elemento que evita alergias. O leite de rato, mas não a fórmula de rato, evita alergias em filhotes de rato.[278] Os microRNAs podem ajudar a explicar por que a amamentação parece proteger contra a asma infantil[279] e infecções pediátricas e resulta em maior inteligência em comparação à dieta à base de fórmula.[280] Se os microRNAs do leite podem moldar de modo tão intenso a fisiologia de um bebê, o que acontece se bebermos leite depois do desmame, ou até de outra espécie?

O leite de pandas, porcos, humanos, vacas e búfalos d'água tem alguns microRNAs em comum, expressos em grande quantidade.[281] Mas o leite de vaca também contém grandes quantidades de centenas de outros microRNAs,[282] não menos que 1.500.[283] Como a maioria dos microRNAs do leite é encapsulada em exossomos, eles são resistentes ao calor. Embora a maior parte dos exossomos e seu conteúdo seja destruída pela fervura ou pelo processamento em temperaturas muito altas (usadas para fazer cremes não perecíveis), a pasteurização comercial deixa intacta uma proporção significativa de microRNAs do leite[284] — que também sobrevive às condições da digestão em adultos, em sua maioria.[285]

Para provar que os microRNAs do leite de uma espécie podem entrar na circulação de outra que o ingere, eles foram marcados com um rótulo fluorescente que atuou como rastreador. Inseridos no leite de vaca, os microRNAs fluorescentes acabaram se distribuindo e acumulando no baço, fígado, coração e cérebro de camundongos. *In vitro*, as células humanas os absorvem e têm vários de seus genes regulados em maior e menos quantidade como resultado.[286] Lógico, é absurdo pensar em filhotes de camundongos mamando em vacas. Já os primatas, no entanto...

Feitos um para a mama do outro

Pesquisadores da Universidade de Nebraska financiados pelo governo submeteram indivíduos a beber diferentes quantidades de leite de vaca — um, dois ou quatro copos. Quantidades consideráveis de microRNAs do leite apareceram no sangue de cada um de acordo com o volume de leite ingerido, atingindo o pico dentro de quatro horas após o consumo e afetando a expressão gênica alvo. No entanto, os microRNAs bovinos testados eram idênticos aos microRNAs humanos. Como saber se o leite ingerido não aumenta de alguma forma a produção endógena de nossos microRNAs em vez de transferir os seus através do trato digestivo para a corrente sanguínea? A questão foi solucionada ao se observar que os níveis de um microRNA controle, que não está presente no leite, não foram afetados;[287] mas evidências mais robustas vieram de estudos posteriores nos quais foram utilizadas técnicas de PCR de alta sensibilidade, capazes de detectar pequenas diferenças entre os microRNAs bovinos e humanos. E, de fato, concentrações sanguíneas de microRNAs específicos dos bovinos acabam circulando por todo o nosso corpo horas após o consumo de leite,[288] o que representa uma forte evidência de que exossomos de leite de vaca pasteurizado vindos das prateleiras das lojas podem acabar chegando aos tecidos de consumidores humanos.[289] Que consequências isso pode gerar?

O microRNA mais abundante no leite é o microRNA-148a, um inibidor chave de supressores cruciais para a enzima do envelhecimento mTOR, sobre o qual tratei na parte "Retardando onze vias do envelhecimento".[290] Afinal, de que um bebê precisa mais do que envelhecimento acelerado? Isso pode ser ainda mais evidente em vacas leiteiras, já que em quarenta dias seus filhotes dobram o peso relativo ao nascimento; mais de quatro vezes mais rápido que nossos bebês.[291] As vacas leiteiras foram criadas com muito cuidado para apresentarem bom desempenho na lactação, o que ocasionalmente parece ter exacerbado a expressão do microRNA-148a.[292]

O estímulo ao crescimento programado por microRNAs do leite, específico de cada espécie, deveria ser restrito à infância. A preocupação é que a exposição contínua a exossomos estimulantes do crescimento oriundos do leite pasteurizado possa conferir risco substancial de desenvolvimento de doenças crônicas — desde acne e obesidade até diabetes e câncer.[293] O microRNA-148a, por exemplo, tem um estímulo direto no crescimento do câncer de próstata *in vitro*,[294] o que pode ajudar a explicar por que pingar leite em células humanas de câncer de próstata aumenta sua taxa de crescimento em mais de 30%.[295] Talvez seja por isso que a partir de uma revisão sistemática de estudos de observação relatou-se que a maioria deles — dezenove em vinte — encontrou uma ligação entre o consumo de leite e o aumento do risco de desenvolver câncer de próstata.[296] O microRNA-21, um dos primeiros "oncomirs" cancerígenos a serem identificados,[297] também é um microRNA característico do leite de vaca.[298]

Segundo dois grandes estudos suecos, os microRNAs também podem ajudar a explicar a diferença entre a mortalidade associada ao leite fresco e aquela associada ao leite fermentado. Aumentos significativos no risco de mortalidade em indivíduos foram associados ao consumo de leite fresco, mas não ao fermentado.[299] A fermentação bacteriana do leite pode levar à quebra de exossomos e microRNAs,[300] embora isso não pareça afetar o risco de câncer de próstata, elevado tanto pelo consumo de leite quanto pelo de iogurte.[301]

Em um artigo recente intitulado "Cow's Milk May Be Delivering Potentially Harmful Undetected Cargoes to Humans" [O leite de vaca pode estar transmitindo conteúdos potencialmente danosos não detectados aos humanos, em tradução livre], sugeriu-se que as recomendações sobre o consumo de laticínios precisam ser reconsideradas à luz do fato de que cerca de 35 trilhões de exossomos bovinos estão flutuando em cada copo de leite.[302] Uma vez que a função dos exossomos no leite pasteurizado é estimular a atividade do mTOR, alguns pesquisadores concluíram que "os exossomos do leite não deveriam ser incluídos na cadeia alimentar humana",[303] já que o leite "não é um alimento adequado para adultos".[304] Em outras palavras, o leite deve ser consumido somente por bebês.

CAPÍTULO 6

Prebióticos e pós-bióticos

É possível que o cólon humano seja o ecossistema mais biodenso do mundo.[1] Embora muitas pessoas acreditem que as nossas fezes sejam compostas, em essência, por alimentos não digeridos, cerca de 75% desse material é constituído apenas por bactérias[2] — trilhões e trilhões; na verdade, cerca de meio trilhão de bactérias por colher de chá.[3] Como disse Neil deGrasse Tyson: "O número de bactérias que vivem e trabalham em um centímetro linear do seu cólon descendente é maior do que a quantidade de seres humanos que já viveram."[4]

Nós recebemos algo desses trilhões de inquilinos que residem no nosso cólon ou eles estão só ocupando o local? Eles pagam o aluguel ao fortalecer o nosso sistema imune, produzir vitaminas para nós, melhorar a nossa digestão e equilibrar os nossos hormônios. Nós os hospedamos e alimentamos, e eles mantêm e protegem a própria casa, ou seja, o nosso corpo. Os prebióticos alimentam as bactérias benéficas. Os probióticos são as bactérias em si. E os pós-bióticos são o que as nossas bactérias produzem.

As bactérias do nosso intestino são conhecidas como um "órgão esquecido",[5] tão ativas em termos metabólicos quanto o nosso fígado e com peso quase igual ao dos nossos rins.[6] Elas podem controlar até um em cada dez metabólitos na nossa corrente sanguínea.[7] Cada um de nós tem cerca de 23 mil genes,[8] mas as bactérias do nosso intestino, juntas, têm algo em torno de 3 *milhões*.[9] Cerca de metade das células do nosso corpo não são humanas.[10] Na verdade, somos um superorganismo — um tipo de "híbrido humano e microbiano".[11]

Aquilo que comemos exerce um papel dominante na determinação do microbioma do nosso intestino, segundo uma análise de amostras de fezes ao redor do mundo, daqueles que têm dietas habituais diferentes e do que sai de irmãos em comparação a gêmeos idênticos.[12] Se você mudar a sua dieta, vai mudar a flora do seu intestino em dias ou semanas, para o bem ou para o mal.

O BOM, O RUIM E O MICRÓBIO

Por ter coevoluído conosco e nossos ancestrais por milhões de anos,[13] o relacionamento que temos com a nossa flora intestinal é tão próximo que afeta a maioria das nossas funções fisiológicas.[14] Apesar disso, é provável que o nosso microbioma seja o componente mais adaptável do nosso corpo. Micróbios intestinais como *Escherichia coli (E. coli)* se dividem a cada vinte minutos.[15] Os mais de 10 trilhões de micróbios que produzimos todos os dias conseguem, portanto, reagir com muita rapidez a mudanças nas condições de vida.[16] A cada refeição, temos a oportunidade de conduzi-los na direção certa.

Milhares de anos atrás, foi atribuída a Hipócrates a ideia de que todas as doenças começam no intestino,[17] ou, de um jeito mais sinistro, que "a morte está nos intestinos".[18] É lógico que ele também achava que as mulheres eram histéricas por causa de seu "útero errante".[19] ("Histeria" vem do grego *husterikos*, que significa "do útero".) Adeus, sabedoria médica arcaica. O pêndulo, então, oscilou até o ponto da incredulidade quando a comunidade médica se recusou a aceitar o papel de certo micróbio intestinal, *Helicobacter pylori,* como a causa das úlceras estomacais e intestinais.[20] Por pura frustração, um dos pioneiros bebeu uma mistura dos micróbios de um de seus pacientes com úlcera para provar sua teoria, antes de enfim ser agraciado com o Prêmio Nobel em 2005 pela sua descoberta.[21]

De certa maneira, o pêndulo oscilou de volta, com alegações causais exageradas que circulam acerca do papel do microbioma numa ampla gama de doenças.[22] Talvez a alegação mais ousada remeta a mais de cem anos atrás, a Élie Metchnikoff, que argumentou que a senilidade e as defasagens oriundas da idade avançada eram causadas por "autotoxinas bacterianas putrefadoras" que vazavam do cólon. Ele foi o primeiro a enfatizar a relevância do microbioma intestinal no processo de envelhecimento.[23] Metchnikoff atribuiu o envelhecimento saudável a bactérias intestinais que fermentavam carboidratos, transformando-os em produtos finais benéficos para o metabolismo, como ácido láctico, e associou o envelhecimento não saudável à putrefação, processo em que as bactérias degradam as proteínas e as transformam em metabólitos nocivos como produtos descartáveis.[24]

Não faltam exemplos na história de pessoas alucinadas com teorias médicas fraudulentas, mas Metchnikoff não era qualquer um. Ele era apontado como sucessor de Louis Pasteur,[25] cunhou os termos "gerontologia"[26] e "probióticos"[27] e ganhou o Nobel de medicina, consagrando-se como o "pai da imunologia celular".[28] Mais de cem anos depois, alguns aspectos das suas teorias sobre o envelhecimento e o intestino estão sendo comprovados.[29]

INTESTINO JOVEM

É dito que bebês que nascem de parto normal, se desenvolvem por completo e são amamentados já começam a vida com um microbioma saudável, que depois se altera com o avanço da idade.[30] Os microbiomas de crianças, adultos, idosos e centenários tendem a se assemelhar,[31] de forma que podemos conceber um "relógio do microbioma".[32] Dezenas de diferentes classes de bactérias no nosso intestino mudam de jeito tão previsível conforme envelhecemos[33] que a nossa idade pode ser estimada com base numa amostra fecal, e a margem de erro é de cerca de seis anos somente.[34] Se essas mudanças tiverem um papel causal no processo de envelhecimento, é possível que nosso futuro vaso sanitário de alta tecnologia seja capaz de prever nossa expectativa de vida.[35]

A transição da vida adulta para a velhice é acompanhada de mudanças pronunciadas ao microbioma.[36] Devido às grandes diferenças interpessoais, não há um microbioma "típico" dos idosos,[37] mas a tendência segue o descrito por Metchnikoff: uma mudança da fermentação das fibras para a putrefação das proteínas.[38] Esse desvio de micróbios bons para ruins é acompanhado de um aumento no vazamento intestinal, derramamento de toxinas bacterianas para a corrente sanguínea e uma cascata de efeitos inflamatórios. Isso levou à hipótese de que essa mudança no microbioma é uma "causa básica de patologias associadas ao envelhecimento e à consequente morte prematura de pessoas idosas".[39]

Por mais profunda que seja a mudança na composição do microbioma do início da idade adulta até a velhice, há uma divergência ainda maior entre os idosos e os centenários.[40] Quando pesquisadores analisaram as fezes de centenários, encontraram uma manutenção da produção de ácidos graxos de cadeia curta proveniente da fermentação das fibras.[41] Por exemplo, na região longeva do condado de Barna, na província Guangxi da China, descobriu-se a partir de análises de amostras fecais que os centenários estavam expelindo mais do que o dobro de butirato se comparados às pessoas de 80 e 90 anos que moravam na mesma região. Se você se lembra, o butirato é um ácido graxo de cadeia curta com efeito anti-inflamatório e que atua para a manutenção da integridade da barreira intestinal. Ao mesmo tempo, havia bem menos produtos da putrefação, como amônia e toxinas urêmicas como *p*-cresol. Os pesquisadores concluíram que um aumento na ingestão de fibras alimentares pode, portanto, ser um caminho para a longevidade.[42] Uma abundância de bactérias que consomem fibras também foi um fator de distinção entre indivíduos saudáveis ou não em meio àqueles com 90 anos ou mais.[43]

FEZES CENTENÁRIAS

Um fato interessante foi que os microbiomas dos centenários chineses tinham algumas características em comum com os dos centenários italianos, uma indicação de que pode haver certas assinaturas universais de um microbioma que promove a longevidade.[44] Por exemplo, os centenários têm cerca de quinze vezes mais produtores de butirato.[45]

Em um estudo com dezenas de semissupercentenários (pessoas de 105 a 109 anos), encontrou-se níveis mais altos de bactérias associadas à saúde, como a *Bifidobacteria* e a *Akkermansia*.[46] Em crianças que nasceram de parto normal e foram amamentadas, as *Bifidobacteria* correspondem a 90% das bactérias do cólon, mas o nível pode cair para menos de 5% na idade adulta e ainda menos nos idosos e em pessoas com doença inflamatória intestinal.[47] Mas os centenários carregam uma quantidade maior de bactérias benéficas no intestino.[48]

As *Bifidobacteria* costumam ser empregadas como probióticos, mas as propriedades antienvelhecimento podem existir nos seus pós-bióticos. Elas são uma das muitas bactérias que secretam "exopolissacarídeos", uma palavra científica para o limo.[49] A placa dental é exatamente isso: o biofilme criado pelas bactérias dos nossos dentes.[50] Descobriu-se que os exopolissacarídeos produzidos por uma cepa de *Bifidobacteria* isolada de fezes de centenários tinham propriedades antienvelhecimento em camundongos, reduzindo o acúmulo de pigmentos senis no cérebro e aumentando a capacidade antioxidante do sangue e do fígado dos animais.[51]

A *Akkermansia muciniphila* tem esse nome por causa de Antoon Akkermans,[52] microbiólogo holandês, e da palavra oriunda do latim e do grego que significa "amante de muco". A espécie é a colonizadora dominante da camada de muco protetor no nosso intestino secretada por nossa mucosa intestinal.[53] Infelizmente, essa camada fica mais fina conforme envelhecemos,[54] um problema exacerbado pelas dietas pobres em fibras. Quando seguimos uma dieta dessa natureza, matamos nossos micróbios internos. Nossa flora faminta, isto é, os micróbios no nosso intestino, têm que competir pelos recursos limitados e podem acabar por consumir nossa barreira de muco como fonte alternativa de energia, prejudicando, assim, as nossas defesas.[55,56] A erosão do muco oriunda do esfolamento bacteriano excessivo pode ser interrompida e retomada diariamente em camundongos suplementados com microbiomas humanos provenientes de uma dieta rica em fibras e outra sem fibra alguma, respectivamente.[57] Esse processo pode ser ilustrado até mesmo numa placa de Petri. Os pesquisadores recriaram com sucesso camadas de células intestinais humanas e mostraram que pingar fibras (de banana-da-terra e brócolis) nas células em doses alimentares permitia "uma redução notável" da quantidade de bactérias de *E. coli* que rompiam a barreira.[58] Além de consumir alimentos ricos em fibras, a *A. muciniphila* auxilia na restauração direta da camada protetora ao estimular a secreção de muco.[59]

A *A. muciniphila* é uma provável candidata a ser um biomarcador do envelhecimento saudável,[60] já que se encontra em abundância nos centenários[61] e é especialmente escassa em idosos que sofrem de síndrome de fragilidade.[62] Realizou-se um estudo comparativo com os microbiomas de pessoas entre 70 e 80 anos que vivenciavam um envelhecimento "saudável" *versus* um "não saudável", definidos a partir de critérios como ausência ou presença de câncer, diabetes ou doenças cardíacas, pulmonares ou cerebrais. A *Akkermansia*, espécie mais associada ao envelhecimento saudável, era três vezes mais abundante nas amostras fecais das pessoas com envelhecimento saudável se comparada àquelas com envelhecimento não saudável. Entre os centenários, a queda da concentração de *A. muciniphila* é uma das mudanças no microbioma que parecem ocorrer cerca de sete meses antes da morte, ainda que não haja nenhuma mudança física aparente, assim como na ingestão de alimentos e no apetite, nesse período.[63] Para provar o papel causal da *A. muciniphila* no envelhecimento, os pesquisadores mostraram que alimentar camundongos em processo de envelhecimento acelerado com a bactéria estendeu bastante a expectativa de vida deles.[64]

CAUSA, CONSEQUÊNCIA OU UMA MISTURA DOS DOIS?

Uma recomendação recorrente proveniente dos estudos de fezes de centenários é a adoção de dietas com mais fibras,[65,66,67] que é também um dos conselhos de estilo de vida mais citados para se obter máxima longevidade e saúde.[68] Uma proposta alternativa é o transplante fecal a partir de um coquetel de fezes de pessoas centenárias. As duas abordagens pressupõem um relacionamento de causa e efeito entre as fezes incrementadas com fibras e uma vida longa, mas ainda há muita controvérsia em relação a se o microbioma idoso seria a causa, a consequência ou uma mistura dos dois.[69]

O envelhecimento é acompanhado pela *disbiose*, um desequilíbrio prejudicial da flora intestinal caracterizado por uma perda de espécies alimentadas por fibras.[70] É mais plausível supor que o envelhecimento poderia contribuir para uma mudança no microbioma do que o contrário. A perda do paladar, do olfato e dos dentes com o avanço da idade pode levar à diminuição do consumo de alimentos ricos em fibras, que acabam sendo substituídos por alimentos salgados, adoçados e mais mastigáveis.[71] A queda na quantidade e na diversidade de alimentos vegetais integrais — a única fonte natural abundante em fibras — pode resultar numa disbiose,[72] que leva à morte e à deficiência precoces. Outra possibilidade é que o declínio na qualidade da dieta seja um agente direto provocador de doenças, hipótese em que a disbiose seria apenas um marcador de uma dieta não saudável.

Há também maneiras pelas quais o envelhecimento pode estar conectado à disbiose apesar da dieta. Apesar de as taxas de prescrição de antibióticos na infância e na meia-idade terem caído nos últimos anos, entre os idosos elas dispararam.[73] Até os medicamentos que não são antibióticos podem estragar nosso microbioma. Em um estudo no qual se comparou mais de mil medicamentos aprovados pela FDA com quarenta cepas representativas de bactérias do intestino descobriu-se que 24% dos medicamentos vendidos inibiam o crescimento de pelo menos uma dessas cepas.[74] A baixa frequência de atividade física também pode contribuir para intestinos lentos e estagnados, o que deixa nossa flora sem alternativa senão recorrer às proteínas para putrefação depois que os prebióticos de preferência se esgotarem.[75] Os residentes de casas de repouso muitas vezes são alimentados com um tipo de dieta pobre em fibras que pode contribuir para a "dizimação" de um microbioma saudável.[76] Então, embora os pesquisadores tenham interpretado que a ligação entre a disbiose e a síndrome de fragilidade vá no sentido de que uma dieta pobre conduz a uma flora intestinal nas mesmas condições e a uma saúde ruim,[77] as setas da causalidade podem apontar para todas as direções. Talvez até haja um ciclo de retroalimentação no estilo "o que veio primeiro: o ovo ou a galinha?" em ação.[78] Com tantos fatores inter-relacionados, dá para imaginar como é difícil destrinchar a cadeia causal de acontecimentos.

Essas perguntas surgem o tempo todo nas pesquisas relacionadas ao microbioma. Por exemplo, os microbiomas de centenários não são apenas melhores em digerir fibras como também em desintoxicar poluentes industriais, como petroquímicos; conservantes alimentares, como o benzoato e a naftalina, usados no refino de petróleo; e haloalcanos, muito usados comercialmente como retardantes de chamas, refrigerantes, propelentes e solventes. Nenhuma dessas vias de desintoxicação foi encontrada nos microbiomas dos Hadza, um dos últimos povos de caçadores-coletores no continente africano.[79] A desintoxicação aumentada nos intestinos de pessoas centenárias (em comparação aos indivíduos mais jovens) contribui para sua longevidade ou é a longevidade que contribui para sua desintoxicação aumentada (levando em consideração a exposição e o acúmulo mais prolongado a produtos químicos ao longo da vida)?[80]

Os microbiomas de centenários e semissupercentenários têm mais capacidade de metabolizar as gorduras vegetais do que as animais, mas talvez isso se deva pelo simples fato de eles terem uma dieta de origem mais vegetal.[81] Os centenários da região longeva do condado de Barna — que tinham uma abundância de bactérias consumidoras de fibras — ingeriam a partir de 70% mais fibras em comparação às pessoas de 80 a 99 anos da mesma região (38g *versus* apenas 22g a cada 2.000kcal).[82] A única maneira de saber se foi uma vida mais longa comendo de maneira mais saudável que levou a um microbioma melhor ou se o microbioma melhor contribuiu para que eles vivessem mais é colocando isso em teste.

EXPERIMENTOS COM TRANSPLANTES FECAIS

Pesquisadores da longevidade têm bons motivos para suspeitar de um papel causal, e não decorativo, das mudanças no microbioma relacionadas à idade, segundo estudos de transplante fecal que detalho em <see.nf/transplant>, em que mostro que a vida de animais idosos pode ser estendida quando recebem micróbios intestinais de animais mais jovens.[83] As fezes de pessoas centenárias têm efeitos antienvelhecimento em camundongos que se alimentam delas. Os pesquisadores alimentaram camundongos com matéria fecal de um indivíduo de 70 anos que continha *Bilophila wadsworthia*,[84] uma bactéria pró-inflamatória, enriquecida com uma dieta abundante em produtos animais,[85] em comparação às fezes de um indivíduo de 101 anos que continha mais bactérias consumidoras de fibras. Os camundongos que receberam o transplante de microbioma de pessoas centenárias acabaram apresentando uma gama de indicadores fisiológicos jovens, incluindo menos pigmentos senis no cérebro. Isso aumenta a possibilidade de um dia usarmos matéria fecal de pessoas centenárias para promover o envelhecimento saudável.[86] Por que se banhar no sangue de virgens quando você pode jantar o esterco dos anciãos?

DISBIOSE

Um desequilíbrio prejudicial das bactérias do intestino pode resultar de uma carência de fibras ou um excesso de exposição a antibióticos, sais, proteínas e certos aditivos alimentares.

Fechando vazamentos com fibras

Um dos mecanismos pelos quais a disbiose intestinal pode acelerar o envelhecimento é o intestino permeável. Veja <see.nf/leaky> para mais detalhes, mas, basicamente, em diferentes espécies animais, a integridade da barreira intestinal decai com o avanço da idade.[87] Isso pode acarretar que pedacinhos de alimentos não digeridos, micróbios e toxinas escapem pela mucosa intestinal e entrem indevidamente na nossa corrente sanguínea, provocando uma inflamação sistêmica crônica.[88] A boa notícia é que existe uma solução para isso.

Para evitar a disbiose, a inflamação e o vazamento intestinais, devemos optar por uma dieta à base de vegetais. O motivo para os vegetarianos terem tendência a um melhor equilíbrio do microbioma do intestino, uma alta biodiversidade bacteriana e uma maior integridade da barreira intestinal,[89] e também produzirem notavelmente menos toxinas urêmicas no intestino,[90] provavelmente reside no fato de que as fibras são o alimento principal para que se obtenha um microbioma intestinal saudável.[91] A causa e o efeito foram estabelecidos num estudo randomizado, cruzado e duplo-cego de massas com ou sem fibras adicionadas.[92]

Outras maneiras para curar um intestino permeável, detalhadas em <see.nf/sealthegut>, é interromper o consumo de álcool,[93] evitar NSAIDs (anti-inflamatórios não esteroides), como aspirina, ibuprofeno e naproxeno,[94] que podem provocar danos à mucosa gastrointestinal em cinco minutos,[95] e (veja em <see.nf/leaky>) obter a quantidade de zinco diária necessária, encontrada em cerca de uma xícara de lentilhas cozidas.[96]

Imunossupressão da inflamação na disbiose

Considera-se que o papel mais importante de um microbioma saudável na preservação da saúde enquanto envelhecemos é a prevenção da inflamação sistêmica.[97] *Inflammaging* (inflamação + aging) é um grande fator de risco não apenas para a morte prematura[98] — indivíduos com marcadores inflamatórios em maior quantidade no sangue que a média de sua idade têm mais possibilidade de serem hospitalizados,[99] de se tornarem frágeis[100] e menos independentes[101] e de sofrerem de uma variedade de doenças, incluindo infecções comuns.[102]

No Japão, por exemplo, mais de 40% das mortes de centenários ocorre por pneumonia e outras doenças infecciosas.[103] Em um dos maiores estudos sobre o tema, envolvendo cerca de 36 mil britânicos centenários, a pneumonia foi a principal causa identificável de morte.[104] Demonstrou-se que a *inflammaging* não apenas aumentou a suscetibilidade a desenvolver a pneumonia bacteriana[105] como também aumentou a gravidade da doença[106] e diminuiu a chance de sobrevivência em adultos mais velhos com mais inflamação.[107]

Conforme envelhecemos, os macrófagos (palavra de origem grega que significa "grandes comedores") do nosso sistema imune começam a perder a capacidade de consumir e destruir as bactérias.[108] O mesmo acontece em camundongos comuns. Já os criados sem micróbios não sofrem de vazamento intestinal, de subsequente inflamação e de perda da função dos macrófagos. Para compreender a relação entre a inflamação e a perda de função, os pesquisadores descobriram que a falta de macrófagos poderia ser induzida em camundongos sem micróbios se infundissem neles um mediador inflamatório, que, quando pingado em macrófagos numa placa de Petri, poderia interferir diretamente na sua capacidade de eliminar as bactérias da pneumonia.[109] Como o nosso sistema imune também é responsável pela defesa contra o câncer, uma disfunção imune causada pela inflamação resultante da disbiose também pode ajudar na compreensão de por que a incidência de câncer aumenta tanto conforme envelhecemos (e por que camundongos sem micróbios têm menos tumores e vivem por mais tempo).[110]

Evitando os antibióticos nos alimentos

Além de consumir o suficiente de fibras, o que mais podemos fazer para prevenir a disbiose? Existem inúmeros fatores que contribuem para o desequilíbrio do microbioma. Por exemplo, nos países ocidentais, em um dia qualquer, uma média de duas doses e meia de antibióticos é consumida a cada cem pessoas.[111] O caos que isso pode provocar no nosso microbioma talvez explique por que o uso de antibióticos prevê um aumento no risco de câncer, embora fatores acumulativos, como o cigarro, que são associados a ambos, também possam explicar essa conexão.[112]

Em cerca de três quartos dos casos, a prescrição de antibióticos tem valor terapêutico questionável.[113] Evitar o uso desnecessário desses medicamentos e usar agentes específicos de espectro limitado sempre que possível pode ajudar a proteger a nossa flora intestinal,[114] mas a maioria das pessoas talvez não perceba que consome resíduos de antibióticos todos os dias em carnes, laticínios e ovos. Até 80% dos antibióticos usados nos Estados Unidos não são destinados a tratar pessoas doentes, e sim a alimentar animais de fazenda,[115] em parte como um tipo de compensação das péssimas condições que agora caracterizam boa parte do agronegócio moderno.[116] Mas será que os antibióticos que chegam ao nosso prato são suficientes para fazer alguma diferença?

As infecções por bactérias super-resistentes estão perto de se tornar a causa principal de doenças e mortes no mundo até 2050, ultrapassando até mesmo o câncer e as doenças cardíacas. O uso excessivo de antibióticos pode tornar nossos intestinos ambientes colonizados por essas superbactérias,[117] de modo que os pesquisadores deram início a um cálculo de quantos alimentos de origem animal uma pessoa precisaria consumir para atingir concentrações vantajosas de antibióticos no cólon para os micróbios resistentes. Eles descobriram que porções únicas de carne, frango ou porco contêm uma quantidade suficiente de tetraciclina, ciprofloxacino, tilmicosina, tilosina, sarafloxacina e eritromicina para favorecer o crescimento de bactérias resistentes. Uma porção e meia de peixe (150g) excede as concentrações seletivas mínimas de ciprofloxacino e eritromicina. Dois copos de leite podem ter excesso de tetraciclina, ciprofloxacino, tilmicosina, tilosina e lincomicina. E os níveis permitidos por lei de eritromicina e oxitetraciclina em dois ovos também excedem os níveis seguros.[118]

A maioria das bactérias resistentes tem elementos genéticos móveis, como plasmídeos, pequenos círculos de DNA que carregam os genes resistentes que podem passar para outras bactérias, incluindo as que estão no nosso intestino.[119] Em um modelo de intestino, a transferência de um plasmídeo resistente a antibióticos de uma bactéria de *E. coli* originada em uma galinha para micróbios no intestino humano ocorreu em duas horas. Isso explica por que a carga de genes resistentes a antibióticos nas pessoas com dietas rigidamente vegetais é bem menor do que nos onívoros e nos ovolactovegetarianos. Uma incidência maior de genes resistentes até mesmo à vancomicina foi encontrada em consumidores de ovos, aves e peixes.[120] A vancomicina é um dos nossos antibióticos de último recurso, e é usada para tratar infecções sérias de estreptococos e estafilococos que ameaçam a vida, incluindo MRSA (*Staphylococcus aureus* resistente à meticilina).

Precisamos parar de desperdiçar medicamentos milagrosos que salvam vidas só para acelerar o crescimento de animais de fazenda criados em condições anti-higiênicas e também precisamos interromper seu uso excessivo e imprudente na medicina. Mas, às vezes, é necessário tomar antibióticos. Para reduzir o dano colateral às bactérias benéficas do intestino, a partir de uma série de estudos com ratos, sugere-se que você pode tornar seu microbioma mais resiliente ao estabelecer uma alimentação saudável — por exemplo, ao consumir mais fibras e menos açúcar.[121] Os prebióticos protegem os camundongos da colonização pelo micróbio *Clostridium difficile* durante o tratamento com antibióticos,[122] e dietas mais fibrosas e menos gordurosas podem até proteger os camundongos da morte por sépsis depois de uma cirurgia causada por um distúrbio no microbioma oriundo dos antibióticos.[123]

Aditivos alimentares que devem ser evitados

Os alimentos ultraprocessados que compõem a maior parte da nossa dieta[124] não apenas carecem de fibras como também incluem aditivos que comprovadamente perturbam os nossos micróbios. Até mesmo algo simples como o sal pode afetar o nosso microbioma. Duplicar a ingestão de sódio ao acrescentar uma colher de chá de sal à dieta das pessoas aumenta a pressão arterial e a reprodução das células pró-inflamatórias[125] envolvidas em doenças autoimunes[126] e também esgota com muita rapidez os *Lactobacillus*, as bactérias benéficas do intestino. Nove em cada dez sujeitos de estudos que começaram com *Lactobacillus* no intestino terminaram sem nenhum por causa do sal acrescentado em apenas duas semanas.[127]

Visite <see.nf/notsosweet> para conhecer os efeitos adversos dos adoçantes artificiais no microbioma. A boa notícia é que, depois de interrompido o uso, o equilíbrio original das bactérias do intestino pode ser restaurado em semanas.[128] É mais difícil evitar a ingestão de emulsificantes, os aditivos alimentares mais usados atualmente.[129] Veja detalhes em <see.nf/emulsifiers>; o resultado é que, de vinte emulsificantes diferentes utilizados com frequência, a maioria pareceu ter efeitos prejudiciais, incluindo a carboximetilcelulose e o polissorbato 80, mas dois emulsificantes parecem não ter esses efeitos: a lecitina de soja e os glicerídeos (tanto os mono quanto os di).[130]

Putrefação das proteínas

Nos Estados Unidos, há um famoso slogan da indústria alimentícia: "Carne: é o que tem pra janta." Certa vez, me deparei com uma paródia: "Carne: é o que está apodrecendo no seu cólon." Era a estampa de uma camiseta que vi quando estava com alguns amigos, e foi um balde de água fria — sem exagero — quando expliquei a todos que a carne é digerida por completo no intestino delgado e nunca chega ao cólon. (Não é divertido sair com nerds da biologia.) Mas eu estava errado! (Sobre a carne no cólon, não sobre ser o desmancha-prazeres que chega com evidências científicas.)

Numa dieta típica do Ocidente, estima-se que até 12g de proteína podem escapar da digestão e, quando chegam ao cólon, podem se transformar em substâncias tóxicas, como amônia.[131] Essa degradação da proteína não digerida no cólon é chamada de "putrefação". Dessa forma, um pouco de carne *pode* acabar se putrefazendo no nosso cólon. O problema é que alguns subprodutos desse processo podem ser tóxicos.[132]

Como explico em <see.nf/sulfide>, as proteínas animais costumam ter mais aminoácidos com presença de enxofre, como a metionina, que pode se transformar em sulfato de hidrogênio no nosso cólon. Isso talvez explique[133] por que as pessoas que comem carne parecem ter maior risco de desenvolver a doença inflamatória intestinal[134] (<see.nf/hsibd>) e o câncer de cólon[135] (<see.nf/hscancer>). Os conservantes com enxofre (sulfitos e dióxido de enxofre) em vinhos não orgânicos e frutas secas também podem ser um problema,[136] mas os componentes que contêm enxofre nos vegetais da família do repolho não parecem atrapalhar.[137]

Silencioso, mas mortal

Há um motivo para o sulfeto de hidrogênio ser chamado de "gás do ovo podre". Considera-se que ele é responsável pela "flatulência retal malcheirosa" associada a uma dieta *low carb*.[138] Um dos preditores mais fortes do odor fecal em comparação às amostras de fezes frescas é o fato de uma pessoa comer carne ou não.[139] Para diminuir o fedor, o *Harvard Health Letter* recomenda cortar da dieta carnes e ovos.[140] Se selecionarmos pessoas de maneira aleatória e submetê-las a diferentes quantidades de carne, encontraremos uma nítida correlação entre o consumo mais recorrente e maiores concentrações de sulfeto.[141] Em comparação aos indivíduos que seguem dietas de origem vegetal, descobriu-se que quem come carne regularmente gera até quinze vezes mais odor fecal.[142]

Como reduzir a exposição ao TMAO

Os prebióticos, como as fibras e o amido resistente, podem alimentar as nossas bactérias probióticas benéficas, como o *Lactobacillus* e a *Bifidobacteria*, para produzir pós-bióticos positivos, como o butirato e o acetato. No entanto, consumir os alimentos errados pode promover o crescimento de bactérias ruins responsáveis pela produção de pós-bióticos tóxicos, como o TMAO.

Essa sigla significa "óxido de trimetilamina", e esse composto é considerado a evidência das interações com doenças do microbioma.[143] Ele foi identificado quando os pesquisadores compararam o sangue de pacientes que tinham sofrido de derrame ou ataque cardíaco com o de pacientes que não foram acometidos por nenhum dos dois.[144] (Confira a história na íntegra em <see.nf/tmaodiscovery>.) Seja jovem ou idoso, homem ou mulher, fumante ou não, quer tenha pressão arterial e/ou colesterol altos ou baixos, ter níveis elevados de TMAO é algo associado a um risco bem mais alto de sofrer de ataque cardíaco ou derrame, ou de ter uma morte prematura no geral.[145]

Em camundongos, o TMAO causa a aterosclerose ao promover o acúmulo de colesterol e células inflamatórias dentro das paredes arteriais.[146] Dois outros mecanismos para o papel do TMAO na doença cardiovascular foram diretamente demonstrados em estudos de intervenção com humanos. Um dos motivos de níveis elevados de TMAO aparentemente aumentarem as chances de derrame em 68%[147] e quadruplicarem as chances de morrer por isso[148] é que ele efetivamente torna as nossas plaquetas coagulantes mais pegajosas, o efeito oposto ao da aspirina.[149] Isso resulta num estado pró-trombótico (que favorece a formação de coágulos), no qual o motivo para o TMAO invalidar a função arterial parece ser o estresse oxidativo, já que uma infusão intravenosa de vitamina C pode recuperar a função invalidada pelo TMAO em adultos de meia-idade e mais velhos.[150]

Costumávamos pensar que os efeitos tóxicos do TMAO se limitavam à doença cardiovascular,[151] mas, recentemente, eles foram associados a tudo, desde a artrite psoriática[152] até a síndrome do ovário policístico [PCOS, na sigla em inglês; SOP, na sigla em português],[153] incluindo oito das maiores causas de morte: câncer (de ovário,[154] colorretal[155] e de mama[156]), DPOC,[157] demência,[158] diabetes,[159] pneumonia[160] e falência renal.[161] Veja os detalhes em <see.nf/tmaorisk>. Com base em vinte estudos em que se acompanhou mais de 30 mil pessoas por uma média de cinco anos, descobriu-se a partir de uma revisão sistemática e de uma metanálise que o TMAO mais elevado estava associado a um aumento de quase 50% no risco de mortalidade por todas as causas.[162]

De onde se origina o TMAO? Das bactérias ruins no nosso intestino, quando comemos muita colina, o nutriente que encontramos concentrado em ovos e suplementos de lecitina, ou carnitina, que é encontrada em abundância na carne e em alguns energéticos. Passadas algumas horas desde a ingestão de ovos[163] ou carne,[164] os níveis de TMAO disparam — a menos que a pessoa tenha tomado antibióticos recentemente, o que destrói a flora intestinal. (Pode levar semanas para as bactérias ruins voltarem a crescer.) Em vez de tomar medicamentos, por que não prevenir o crescimento dessas bactérias ruins ao não as alimentar, para começo de conversa? Pesquisadores descobriram que, mesmo ao comer um bife, um vegano quase não tem TMAO produzido em seu organismo, presumivelmente porque o crescimento de bactérias que se alimentam de carne não tinha sido fomentado numa dieta sem carne.[165]

É notável que, mesmo que você dê a pessoas com uma dieta de origem vegetal o equivalente a 509,4g de bife[166,167] todo dia durante dois meses, em apenas metade delas a produção de TMAO dispara, o que revela até que ponto a flora intestinal delas tinha mudado.[168] Mas não é uma questão de tudo ou nada. Como exploro em <see.nf/swap>, o simples fato de substituir duas porções diárias de carne comum por duas de carne de origem vegetal pode baixar os níveis de TMAO em semanas.

Os alimentos de origem vegetal que são relativamente ricos em colina não parecem causar o mesmo problema. Por exemplo, pistache[169] e couve-de-bruxelas[170] podem baixar os níveis de TMAO. Em <see.nf/tmaoupdate>, exploro os efeitos favoráveis e desfavoráveis de diferentes alimentos de origem vegetal e os prós e contras de suplementos de carnitina no envelhecimento. Em resumo, é provável que a melhor estratégia para reduzir a exposição ao TMAO é a de prevenir o crescimento de bactérias ruins desde o início. Como disse certo editorial num periódico de endocrinologia, talvez TMAO devesse significar "Time to Minimize intake of Animal prOducts" [Hora de minimizar o consumo de produtos de origem animal, em tradução livre].[171]

PROBIÓTICOS

Dizem que a única coisa que combate um microbioma ruim é um microbioma bom.[172] A pergunta é: como estabelecer essa flora intestinal saudável? Existe uma indústria multibilionária impulsionando suplementos probióticos,[173] mas, apesar dos milhares de ensaios clínicos, nós, assim como o nosso microbioma, estamos basicamente no escuro. Quando pesquisadores analisaram os primeiros 150 resultados sobre probióticos que o Google exibia, os sites de vendas eram os mais comuns e forneciam, em geral, as informações menos confiáveis. Descobriu-se que a maioria dos benefícios alegados eram corroborados por pouca ou nenhuma evidência científica.[174]

Segurança e eficácia dos suplementos probióticos

Como exploro em <see.nf/probiotics>, a partir de uma revisão sistemática recente de ensaios randomizados com grupo controle e suplementos probióticos para adultos saudáveis mais velhos, descobriu-se que as evidências que apontavam para a existência de benefícios à saúde eram insuficientes,[175] e a partir de uma análise de centenas de estudos descobriu-se que os relatórios muitas vezes não eram feitos, ou eram incompletos ou inadequados, o que destrói a nossa confiança na segurança desses suplementos.[176] Existem preocupações com, por exemplo, a resistência a antibióticos.

Os probióticos muitas vezes são intencionalmente selecionados para serem resistentes a antibióticos, para que possam ser coadministrados com esses medicamentos e assim reduzir a ocorrência de diarreia,[177] mas eles podem transferir essa resistência para os patógenos no intestino.[178] A ironia é que, se ingeridos depois de antibióticos, os probióticos na verdade interferem na recuperação do microbioma em vez de facilitá-la. Por isso, assim como pode ser sensato doar o próprio sangue antes de um procedimento eletivo para caso você venha a precisar de uma transfusão, aqueles que guardaram as próprias fezes antes de tomar antibióticos conseguiram recuperar seus respectivos microbiomas e fazer com que voltassem ao normal em poucos dias.[179]

Rotulagem incorreta e contaminação de suplementos probióticos

Mesmo que um probiótico específico tenha o efeito benéfico comprovado, não há garantias de que o listado no rótulo do suplemento esteja presente no produto. Nenhuma formulação de probióticos foi aprovada pelo FDA, então eles são vendidos sob a rubrica regulatória permissiva da indústria dos suplementos alimentares.[180] Há produtos no mercado que contêm micro-organismos como o *Bacillus licheniformis,* que não é conhecido por habitar o trato digestivo humano.[181] (É um micróbio do solo usado para decompor penas de galinha para serem usadas em ração animal.)[182] Que tal simplesmente escolher um probiótico em geral considerado seguro e eficaz, como a *Bifidobacteria*? Boa sorte. A partir de uma pesquisa com dezesseis suplementos comerciais de *Bifidobacteria* descobriu-se que apenas um deles listava o conteúdo no rótulo. E, mesmo assim, até sendo da mesma marca, o conteúdo mudava de um lote para o outro, ou até, em algumas ocasiões, de um comprimido para o outro no mesmo frasco.[183]

A partir de uma análise de probióticos comerciais nos Estados Unidos descobriu-se que muitas grandes marcas, incluindo GNC, Walgreens, Procter & Gamble, NaturesPlus, Nature's Bounty e New Chapter Organics, não cumpriam o prometido no rótulo. A maioria também era contaminada por micro-organismos não listados, incluindo, no caso de um produto da GNC, mofo.[184] A maioria dos alimentos que alegavam conter probióticos também era imprecisa.[185] Por exemplo, em 25 produtos de laticínios "probióticos" testados, apenas dois, entre eles o iogurte, eram compatíveis com o rótulo.[186] Infelizmente, não foi encontrada nenhuma melhoria na qualidade dos produtos probióticos.[187] Uma revisão intitulada "*The Unregulated Probiotic Market*" [O mercado não regulamentado de probióticos, em tradução livre] explicou o motivo simples para isso: com uma regulamentação tão pobre, os produtores simplesmente não têm motivações para descrever seus produtos com precisão.[188]

Dizem que os dados dos probióticos são tão contaminados por vieses pessoais e comerciais e tão inaplicáveis por causa da regulamentação insuficiente que eles "tornam a interpretação objetiva quase impossível".[189] Mesmo que se consiga obter a cepa certa do tipo certo do probiótico, eles não parecem colonizar de fato o intestino.[190] Presumivelmente, se as condições no intestino fossem propícias para o crescimento de micróbios bons, eles já estariam lá. Sem uma mudança na dieta a fim de mudar o ecossistema do intestino, os probióticos não criam raízes, então você teria que tomá-los para sempre.[191] Transplantes fecais e probióticos podem ser apenas paliativos se continuarmos usando o combustível errado. Se não mudarmos nossa dieta, pode ser um desperdício de dinheiro comprar fezes veganas no mercado clandestino. (Mercado marrom?) Em contrapartida, comer alimentos ricos em probióticos, ou, em outras palavras, aumentar o "consumo de alimentos integrais de origem vegetal",[192] nos permite selecionar e fomentar o crescimento das nossas bactérias boas.

E os alimentos fermentados?

Se os probióticos comerciais não são confiáveis, o que dizer daqueles que aparecem naturalmente nos alimentos fermentados? Falei sobre os benefícios potenciais do leite fermentado para eliminar um pouco da galactose, dos aminoácidos de cadeia ramificada ou dos microRNAs (veja a página 138). Além das implicações no envelhecimento, os laticínios fermentados seriam menos problemáticos para os intolerantes à lactose (isso inclui a maioria da humanidade).[193] Embora nenhuma diferença significativa tenha sido notada nas dores abdominais nem na diarreia depois do consumo de leite *versus* o de kefir (um produto de leite fermentado), o kefir gera menos flatos — sete ao longo das oito horas subsequentes ao consumo contra os treze provenientes do consumo de leite.[194]

Em um estudo randomizado, duplo-cego, com grupo controle e placebo do kefir, não foi encontrado nenhum benefício para prevenir a diarreia associada a antibióticos em comparação a um placebo correspondente, mas esterilizado e sem micróbios vivos.[195] De modo semelhante, em um estudo randomizado com grupo controle, se identificou nenhum benefício do chucrute vivo *versus* o morto (pasteurizado) foi identificado para a síndrome do intestino irritável.[196] No Japão e na Coreia do Sul, o consumo de vegetais em conserva é associado a um risco mais alto de câncer de estômago (enquanto o consumo de vegetais frescos diminui esse risco).[197] Suspeita-se que isso seja resultado do sal acrescentado aos vegetais fermentados para impedir a proliferação dos micróbios indesejados.[198] No entanto, no Japão, o consumo de vegetais em conserva é associado a uma menor mortalidade por todas as causas, embora não mais do que os vegetais frescos.[199]

Descobriu-se que o *Bacillus subtilis,* a bactéria utilizada para fazer um prato à base de soja fermentada e com textura mais viscosa chamada natto, aumentava a expectativa de vida do *C. elegans.*[200] Em humanos, o maior consumo de natto é associado a uma vida mais longa, mas não necessariamente quando ajustado a outros traços alimentares e de estilo de vida, sugerindo que isso pode ser mais um marcador do padrão alimentar tradicional do Japão do que do natto em si.[201]

PREBIÓTICOS E PÓS-BIÓTICOS

Se você conferir os artigos citados com mais frequência na literatura científica nutricional, o estudo original sobre o índice glicêmico fica em décimo lugar, citado mais de mil vezes.[202] Mas, entre os cinco primeiros, que possuem mais de 2 mil citações, está o artigo "Dietary Modulation of the Human Colonic Microbiota: Introducing the Concept of Prebiotics" [Modulação alimentar da microbiota do cólon humano: apresentando o conceito dos prebióticos, em tradução livre]. Como já mencionei, os prebióticos são os componentes alimentares que alimentam e nutrem as boas bactérias no intestino, como as fibras e o amido resistente.[203] A cada 1g de fibra que comemos, temos um aumento de quase 2g de fezes, porque estamos estimulando o crescimento das bactérias.[204] Embora os comprimidos de probióticos tenham gerado a expectativa de serem a próxima grande fonte de bilhões para a indústria farmacêutica,[205] por que tomar um comprimido quando se pode fazer os próprios em casa? A partir de uma metanálise de mais de cinquenta ensaios randomizados com grupo controle sobre os prebióticos, descobriu-se que eles estimulavam a abundância dos probióticos comuns, como a *Bifidobacteria* e o *Lactobacillus.*[206]

Os *pre*bióticos não apenas estimulam o crescimento dos *pro*bióticos preexistentes; como são também usados pelas bactérias boas de nossa flora para criar os *pós*-bióticos, os subprodutos do metabolismo do microbioma que podem ser benéficos. Nossos micróbios bons comem os prebióticos — como as fibras — e produzem ácidos graxos de cadeia curta (AGCCs), que depois são absorvidos pelo cólon para a corrente sanguínea, circulam pelo corpo e conseguem chegar até o cérebro.[207] Esses AGCCs com origem nas fibras e de longo alcance podem ter efeitos amplos sobre tudo, desde a inflamação e a função imune[208] até a saúde mental.[209]

Lembra-se da página 402, sobre como apenas uma refeição rica em fibras pode melhorar a função pulmonar em asmáticos em poucas horas? Os pós-bióticos AGCC podem explicar por que um consumo maior de fibras é associado a um risco menor de desenvolver osteoartrite[210] e de piorar as dores nos joelhos ao longo do tempo.[211] Para se ter uma ideia de como os alimentos ricos em fibras podem ser benéficos, as pessoas selecionadas de maneira aleatória para comer mais alimentos integrais de origem vegetal durante a radioterapia para o câncer não apenas tiveram uma toxicidade reduzida durante o tratamento como também sofreram menos efeitos colaterais de longo prazo um ano depois.[212]

Os hormônios são definidos como mensageiros sinalizadores produzidos em um órgão que circulam pela corrente sanguínea e têm um efeito regulador sobre outro órgão. Assim, os AGCCs podem ser considerados hormônios — só que o órgão que os produz é a comunidade de bactérias no intestino. Mas, assim como a glândula tireoide não pode produzir seus hormônios se não ingerirmos iodo, o microbioma não pode produzir AGCCs se não consumirmos fibras.

Prebióticos para a Síndrome de Fragilidade

Os próprios efeitos anti-inflamatórios podem ajudar a explicar por que as pessoas que consomem mais fibras tendem a ter uma vida mais longa e saudável. A partir de uma revisão sistemática e de metanálise com base em mais de 100 milhões de pessoas-ano de dados descobriu-se que, em comparação às pessoas que consumiam menos fibras, aquelas que consumiam mais tinham uma diminuição de 15 a 30% no risco de morrer de modo prematuro de todas as causas juntas, incluindo o risco de contrair e morrer de doenças cardíacas, derrame e câncer.[213] A ingestão de fibras também é associada a uma probabilidade significativamente maior de "envelhecer bem", conceito definido com base na ausência de deficiências, problemas cognitivos, depressão, sintomas respiratórios ou doenças crônicas.[214]

Demonstrou-se que os prebióticos[215] e os pós-bióticos[216] podem estender a vida de animais modelo, mas estudos de intervenção em humanos são bastante limitados aos fatores de risco. Por exemplo, a partir de uma metanálise de mais de cinquenta ensaios randomizados com grupo controle, mostrou-se que prebióticos como as fibras podem melhorar o controle da glicemia, da pressão arterial, do peso e do colesterol em níveis significativos.[217] No entanto, como observo em <see.nf/frailtyprebiotics>, houve um estudo randomizado, duplo-cego, com grupo controle e placebo dos prebióticos em relação à síndrome de fragilidade em que foram identificadas melhorias significativas tanto na exaustão quanto na força muscular.[218]

Quando ingerimos alimentos ricos em fibras, temos um benefício duplo: a formação dos ácidos graxos de cadeia curta e o cultivo seletivo dos micróbios que os produzem. O conteúdo do cólon de pessoas que consomem alimentos de origem vegetal tem o triplo da capacidade de formar ácidos graxos de cadeia curta, grama por grama.[219] Quando comemos de maneira saudável, obtemos não apenas mais matéria-prima para a produção de AGCCs como também um equipamento microbiano melhorado para criar ainda mais delas. Em contrapartida, a produção de ácidos graxos de cadeia curta pode ser reduzida em até 75% com uma dieta *low carb*.[220]

Promovendo a *prevotella*

Na seção "Microbiome-Friendly" [Favorável ao microbioma, em tradução livre] em meu livro *How Not to Diet,* detalho como toda a humanidade basicamente se agrupa em um dos dois *enterotipos*: aqueles que têm dietas mais saudáveis e criam sobretudo espécies de *Prevotella* e aqueles que têm dietas mais ocidentais e criam principalmente *Bacteroides*.[221] Se isso parece curioso — milhares de espécies de bactérias, mas apenas dois enterotipos —, pense no nosso intestino como um ecossistema.[222] No nosso planeta, existem milhões de espécies diferentes de animais, mas eles não são distribuídos de modo aleatório. Existem espécies silvícolas na selva e espécies desérticas no deserto. Cada ecossistema tem a própria coleção de pressões seletivas, como temperatura, umidade ou precipitação de chuva. Parece que existem dois tipos de ecossistemas do cólon, de modo que podemos ser divididos em grupos de indivíduos cujo intestino cria muitas bactérias do tipo *Prevotella* e aqueles cujo intestino é um lar melhor para a espécie *Bacteroides.*

Enquanto bactéria que consome fibras, a *Prevotella* produz mais ácidos graxos de cadeia curta,[223] o que ajuda a explicar por que os afro-americanos (que tipicamente têm um enterotipo *Bacteroides*) têm cinquenta vezes mais câncer de cólon do que povos originários (que costumam abrigar a *Prevotella*).[224] No entanto, em poucos dias, se você oscilar entre uma dieta vegetal e uma animal, poderá alternar a sua flora intestinal de uma para a outra.[225]

A *Prevotella* também tende a ser anti-inflamatória, o que poderia explicar por que níveis mais baixos dessa bactéria também são vistos em condições autoimunes, como a tireoidite de Hashimoto, a esclerose múltipla e o diabetes tipo 1.[226] Esse pode ser um dos motivos pelos quais os transtornos autoimunes eram raros ou quase desconhecidos entre as pessoas que viviam na África Subsaariana, submetidas a dietas compostas quase por completo de alimentos de origem vegetal.[227] Na maior parte dos estudos relatou-se que os vegetarianos abrigam uma quantidade maior de *Prevotella*,[228] mas, quando os pesquisadores os colocaram numa dieta à base de carne, ovos e laticínios, os níveis baixaram em quatro dias.[229]

As dietas de origem vegetal têm sido recomendadas para manter a microbiota intestinal propícia a um envelhecimento saudável.[230] Os vegetarianos costumam abrigar uma abundância maior de bactérias probióticas (boas) potenciais, enquanto os onívoros ostentam mais bactérias patobiontes (ruins) potenciais.[231] A ingestão de proteína vegetal é associada a mais *Bifidobacteria* e *Lactobacillus,* maior produção de ácidos graxos de cadeia curta, diminuição da inflamação e uma barreira intestinal melhorada, enquanto a ingestão de proteína animal fomenta o crescimento de bactérias como *Bilophila* e leva a uma queda na produção de ácidos graxos de cadeia curta e um aumento nos metabolitos tóxicos, como o TMAO.[232]

Em uma comparação de amostras de fezes de veganos, vegetarianos e onívoros encontrou-se um espectro de marcadores inflamatórios, sendo mais significativo na dieta de origem mais vegetal[233] — uma inflamação que pode ser eliminada ao se fazer a transição para uma dieta totalmente de origem vegetal.[234] No entanto, isso pode ter mais a ver com os efeitos protetores das plantas do que com quaisquer efeitos adversos dos produtos animais.[235] Em um estudo aprofundado dos microbiomas e das dietas habituais de mais de mil pessoas descobriu-se que o fator alimentar que mais moldava a flora intestinal era a quantidade e a diversidade dos legumes e verduras saudáveis. O microbioma de pessoas que consomem alimentos processados e sem fibras, como refrigerantes e produtos de grãos refinados, se mistura ao de pessoas que ingerem mais alimentos de origem animal.[236] Dessa forma, um vegano que se alimenta de junk food pode não estar fazendo muitos favores aos seus micróbios bons.

Não precisa ser tudo ou nada. As pessoas que seguem uma dieta mediterrânea, repleta de feijões, frutas, legumes e verduras, ao mesmo tempo em que evitam carnes (incluindo peixes), ovos ou laticínios na rotina, tinham níveis de ácidos graxos de cadeia curta comparáveis aos dos veganos, apesar de não seguirem uma dieta estritamente vegetal.[237]

Com cada fibra do seu feijão

Os benefícios dos ácidos graxos de cadeia curta dependem de a pessoa ingerir fibras *e* ter micróbios que se alimentam delas, assim como os efeitos prejudiciais do TMAO necessitam não apenas de que a pessoa consuma ovos, laticínios ou carne como também que carregue os micróbios que se alimentam desses produtos. Lembra-se do vegano comedor de bife? O intestino dele não abrigava os micróbios ruins que criam o TMAO, e poderiam ser necessários meses para a multiplicação deles. De maneira semelhante, pode levar meses para que as pessoas que seguem dietas menos saudáveis percebam o potencial total do maior consumo de fibras enquanto seu microbioma de organismos que as consomem aumenta.[238]

Como detalho em <see.nf/cultivate>, os benefícios de um maior consumo de fibras se estabilizam quando nossas bactérias que se alimentam de fibras disponíveis estão maximizadas, mas o céu é o limite para aqueles que vêm cultivando o crescimento de bactérias que consomem fibras como a *Prevotella*.[239] A recomendação federal dos Estados Unidos para ingestão de fibras é de pelo menos 14g a cada 1.000kcal, ou seja, mais ou menos 25g por dia para as mulheres e 38g por dia para os homens.[240]

Embora esse valor seja bem distante das 100g que o nosso corpo foi projetado para obter (com base nas dietas de povos isolados de caçadores-coletores dos dias atuais[241] e analisando coprólitos, fezes humanas fossilizadas),[242] menos de 3% dos norte-americanos sequer atingem a recomendação mínima.

Sabemos que as fibras, por definição, só são encontradas em plantas,[243] normalmente em geral poucas são encontradas em alimentos processados e nenhuma em alimentos de origem animal. Como as frutas e vegetais são compostos em sua maioria de água, quando se trata de fibras os grãos e as leguminosas são as estrelas do reino vegetal.[244] Uma xícara de frutas pode conter apenas cerca de 3g de fibra alimentar, e uma xícara de vegetais, 5g, mas uma de feijões ou uma de grãos integrais intactos, como grânulos de cevada, pode conter 15g.

Desafio dos 50 alimentos

O povo Yanomami, na floresta Amazônica, tem os microbiomas mais ricos já registrados. Eles não tinham tido nenhum contato anterior com o mundo moderno,[245] o que me faz pensar em como foi essa conversa: *Viemos em paz. Podemos colher seu cocô?*

A atual dieta pobre em fibras é considerada a principal culpada pela depleção do microbioma.[246] Em sua profunda e potencialmente catastrófica destruição do ecossistema do microbioma, a perda das fibras alimentares na dieta moderna tem sido comparada à cratera de Chicxulub, onde caiu o meteoro que matou os dinossauros.[247] Por que não podemos apenas consumir um suplemento de fibras? Existem literalmente milhares de tipos de fibras em alimentos de origem vegetal, e cada um deles pode sustentar diferentes comunidades de bactérias no nosso intestino.[248] Ao contrário dos alimentos integrais, como o arroz ou a cevada de grãos integrais, os suplementos de fibras não parecem funcionar quando se trata de aprimorar a riqueza do microbioma.[249] Além do mais, uma combinação de arroz integral e cevada funciona sinergicamente melhor do que cada um isolado.[250] Essa é a argumentação por trás das recomendações para que as pessoas façam o "desafio dos cinquenta alimentos", comendo pelo menos cinquenta alimentos de origem vegetal diferentes por semana para alcançar uma dieta diversa o suficiente para alimentar um amplo espectro de bactérias.[251]

Não admira que os suplementos de fibras sejam um substituto pobre. Alguns, como o psílio (vendido como Metamucil), não parecem ser de fato utilizados pelo nosso microbioma.[252] Esse exagero me faz lembrar dos suplementos probióticos. Existem milhares de espécies diferentes de bactérias no nosso intestino[253] que potencialmente interagem umas com as outras, mas ficamos surpresos porque meia dúzia delas enfiadas em um comprimido não têm um impacto maior? Nenhum micróbio é uma ilha.[254] Os principais consumidores de amido, como a *Bifidobacteria*, produzem acetato, que alimenta alguns dos principais produtores de butirato, e ácido láctico, que acidifica o intestino. Isso estimula ainda mais o crescimento dos produtores de butirato, assim como reprime a multiplicação dos micróbios ruins[255] do mesmo jeito que faz o chucrute. A melhor maneira de apoiar essa sinfonia de interação é comer vegetais — não tomar comprimidos.

Amido resistente

As fibras não são os únicos prebióticos. Por exemplo, cerca de 30% do conteúdo calórico do leite humano é feito de oligossacarídeos "indigestos".[256] Embora possamos não ser capazes de digeri-los, adivinhe quem consegue? *Bifidobacterium infantis*, as bactérias boas no intestino das crianças. Essa é a importância do relacionamento entre humanos e bactérias. Somos projetados para ser uma espécie simbiótica.

A inulina, concentrada em vegetais como cebola e alho, pode ter um "enorme" efeito bifidogênico.[257] Ironicamente, algumas pessoas com síndrome do intestino irritável evitam a inulina porque ela é um tipo de oligo-, di- e monossacarídeos fermentáveis e polióis [FODMAP, na sigla em inglês]. Indivíduos que seguem dietas com restrição de FODMAP costumam ficar com níveis muito baixos de *Bifidobacteria*, então a teoria é que esses padrões alimentares podem prejudicar a saúde intestinal no longo prazo.[258]

Existe o "amido resistente" — que resiste à digestão no intestino delgado e chega até o cólon, onde pode agir como prebiótico para alimentar as bactérias boas, do mesmo jeito que as fibras o fazem. Mencionei o truque de esfriar amido cozido na página 85, mas a melhor fonte de amido resistente são as leguminosas.[259] Duas porções diárias de grão-de-bico podem reduzir a colonização de bactérias intestinais patogênicas e putrefatoras em três semanas. Participantes de determinados estudos tiveram uma redução de cerca de 50% na presença de um micróbio produtor de amônia em larga escala.[260] Talvez isso explique por que uma única porção de leguminosas por dia esteja associada a um risco cerca de 20% menor de câncer colorretal.[261] Em ratos, alimentá-los com feijão preto reduz em 75% a incidência de câncer de cólon provocado por um carcinógeno.[262]

Assim como acontece com as fibras, você precisa comer os prebióticos *e* ter micróbios que consomem prebióticos para se beneficiar. As pessoas que carregam consumidores de amido como o *Ruminococcus* conseguem fermentar todo o amido resistente que ingerem, enquanto aquelas que não os carregam só conseguem se beneficiar de 20% a 30%.[263] Como você promove o crescimento de mais desses micróbios bons? Consumindo mais alimentos que contenham amido resistente! Em apenas dez dias após serem selecionados de modo aleatório com uma dieta rica em amido resistente, os participantes podem se valer de uma abundância de consumidores de amido como o *Ruminococcus* até quatro vezes maior.[264]

Sobrevivendo intacto

O prebiótico preferido da *Bifidobacteria* é o amido, então, como podemos transportar mais amido para o nosso cólon?[265] Enrole-o em fibras. Ou seja, em grãos intactos e leguminosas. Falei disso na página 118 e mergulho fundo nesse assunto na seção "Wall Off Your Calories" [Bloqueie as suas calorias, em tradução livre] do meu livro *How Not to Diet*. Quando mastigamos e o nosso estômago trabalha, tudo que comemos é reduzido a pedaços de menos de 2 milímetros, em média, antes de entrar no nosso intestino.[266] Isso pode parecer minúsculo, mas um pedaço de trigo de 2mm pode conter cerca de 10 mil células vegetais repletas de amido e apenas 3.800 delas seriam rompidas na superfície,[267] deixando 62% do amido naquela partícula de grão protegidos dentro de paredes de células vegetais indigestas, o que resulta em muitas sobras para alimentar o nosso microbioma.[268]

Compare isso até mesmo com grãos integrais *moídos*. As partículas moídas de farinha de trigo podem ser cem vezes menores — até menores do que as próprias células —, de modo que quase todas podem ser rompidas, o que resulta em um derramamento do conteúdo delas antes da hora e em um consequente comprometimento da nossa flora intestinal.[269] É por isso que deveríamos tentar tirar a farinha da nossa dieta. Os grãos integrais são bons, mas os grãos integrais intactos (grânulos) são melhores. É o mesmo motivo pelo qual comer oleaginosas pode alterar o nosso microbioma para melhor e estimular a multiplicação de micróbios bons que produzem ácidos graxos de cadeia curta, mas parece não haver nenhuma influência prebiótica quando ingerimos a mesma quantidade de pasta de oleaginosas, como a de amendoim ou a de amêndoa.[270]

Lembra-se da acarbose na página 81, o medicamento que transforma o amido regular em amido resistente de maneira eficaz? A extensão da expectativa de vida média e máxima de camundongos com a acarbose pode acontecer por causa da liberação de um hormônio chamado "GLP-1"[271] de *células L* especializadas que afinam o cólon.[272] Esse é o mesmo hormônio simulado pelas novas classes de caros medicamentos injetáveis para perda de peso, como o Wegovy.[273] Esse mesmo efeito pode ser obtido sem medicamentos, com os prebióticos. Pesquisadores obtiveram essa constatação a partir de uma placa de Petri[274] ou de indivíduos, infundindo o reto deles com um enema de AGCC[275] ou apenas fazendo-os ingerir fibras[276] ou, melhor ainda, alimentos ricos em fibras.[277]

Prebióticos polifenóis

Outra classe importante de prebióticos são os polifenóis concentrados em frutas, verduras e legumes.[278] As pessoas que menosprezam o poder dos polifenóis muitas vezes citam estudos que mostram sua baixa biodisponibilidade. Até 85% dos pigmentos polifenóis que fazem os mirtilos serem azuis não são absorvidos e acabam no nosso cólon, por exemplo,[279] mas a partir de métodos de detecção mais avançados mostrou-se recentemente que a maioria dos polifenóis pode ser absorvida, no fim das contas.[280] E o nosso cólon pode ser o exato lugar onde uma parte da magia acontece.

Quando os polifenóis dos mirtilos[281] se misturam com uma cultura de bactérias fecais, micróbios benéficos como a *Bifidobacteria* e o *Lactobacillus* crescem em questão de horas.[282] Se você selecionar pessoas de maneira aleatória para consumir mais ou menos uma xícara de mirtilos silvestres,[283] elas têm um aumento significativo de *Bifidobacteria* nas fezes.[284] Como podemos saber se foram os polifenóis que causaram isso, e não as fibras? Bem, as maçãs também aumentam as *Bifidobacteria*,[285] mas as fibras pectinas da maçã por si só não a impulsionam.[286] As bananas e as frutas vermelhas têm um conteúdo de fibras semelhante, mas as bananas têm menos polifenóis. Comer bananas não aumenta a *Bifidobacteria* em níveis significativos,[287] e essa é mais uma evidência de que os polifenóis podem ter um papel especial.

Um estudo de intervenção no qual indivíduos mais velhos foram selecionados de maneira aleatória para trocar petiscos com baixo polifenol por alimentos como frutas vermelhas e chocolate amargo tiveram um aumento significativo nas bactérias boas (que produzem butirato) e um reforço na barreira intestinal.[288] No entanto, é provável que bebidas ricas em polifenol apresentem as melhores provas. Folhas de chá e grãos de café têm muitos polifenóis que ficam na infusão, enquanto as fibras ficam para trás. Tanto o chá verde[289] quanto o café[290] são bifidogênicos. Três xícaras de café por dia podem aumentar em níveis significativos os níveis de *Bifidobacteria* no intestino depois de três semanas.[291]

O chá não é antimicrobiano? Ele é usado em enxaguantes bucais para matar as bactérias das placas,[292] em cremes para acne para matar os micróbios das espinhas[293] e em escalda-pés para ajudar a controlar o fungo do pé de atleta.[294] Isso de fato pode ser uma das maneiras pelas quais ele ajuda a aumentar a proporção de micróbios bons como a *Bifidobacteria* — ao inibir o crescimento dos ruins,[295] embora os polifenóis dos chás verde, preto e Oolong também aumentem as *Bifidobacteria* e os ácidos graxos de cadeia curta.[296]

Em um simulador de intestino, extratos de gengibre também promovem o crescimento da *Bifidobacteria* em amostras fecais. Extratos de gengibre fresco melhoram a diarreia associada a antibióticos em ratos e aceleram a recuperação do microbioma, mas ainda faltam estudos clínicos.[297]

Manipulação do microbioma para a demência

Em <see.nf/gutbrain>, comento um estudo de caso notável intitulado "Rapid Improvement in Alzheimer's Disease Symptoms Following Fecal Microbiota

> Transplantation"[298] [Melhorias rápidas nos sintomas da doença de Alzheimer depois de um transplante de microbiota fecal, em tradução livre] e analiso os resultados inconsistentes de dezenas de ensaios randomizados com grupo controle e prebióticos, probióticos e alimentos fermentados para a cognição.[299] Infelizmente, algumas das descobertas mais promissoras são acompanhadas de diversas preocupações com a integridade dos dados,[300] incluindo o oligomanato,[301] um prebiótico aprovado condicionalmente na China em 2019 para tratar a doença de Alzheimer em fase leve a moderada.[302]

Pós-bióticos polifenóis

Assim como os benefícios das fibras resultam tanto dos prebióticos incentivando as bactérias boas quanto dos metabolitos pós-bióticos resultantes (ácidos graxos de cadeia curta), os polifenóis podem atuar como prebióticos e também resultar em pós-bióticos benéficos. Por exemplo, há um aumento imediato de pigmentos de mirtilo no nosso sangue uma hora depois do consumo, mas, um dia depois, novos componentes derivados do mirtilo continuam a aparecer na nossa corrente sanguínea enquanto as nossas bactérias produzem novas guloseimas a partir deles.[303] Dessa forma, os polifenóis das frutas vermelhas são um presente que continua sendo oferecido.

Como detalho em <see.nf/urolithins>, uma classe de pós-bióticos importante para o envelhecimento são as urolitinas, criadas no intestino grosso pela flora a partir do ácido elágico, que é formado no intestino delgado quando ingerimos elagitaninos,[304] a forma mais comum de taninos,[305] componentes naturais com sabor adstringente característico encontrados em muitos dos nossos alimentos ancestrais, incluindo frutas vermelhas, oleaginosas, bolotas e folhas de árvores.[306] Como os taninos não são biodisponíveis, eles foram negligenciados no campo da nutrição e até mesmo considerados "antinutrientes", uma visão que "mudou drasticamente" depois que se reconheceu que eles podiam ser metabolizados pelo microbioma e se tornar urolitinas, que agora são consideradas responsáveis por alguns dos benefícios das frutas vermelhas, oleaginosas e da romã.[307]

Em *C. elegans*, as urolitinas aumentam a expectativa de vida ao induzir a mitofagia — a autofagia das mitocôndrias —, o que leva à prevenção do acúmulo de mitocôndrias disfuncionais com a idade.[308] Um declínio na mitofagia tem sido ligado a uma baixa massa muscular e a uma função física ruim (velocidade mais lenta ao caminhar) nos idosos.[309] Descobriu-se que as urolitinas combatem o declínio da função muscular relacionada à idade e, assim, melhoram o condicionamento em roedores mais velhos,[310] e, nas pessoas, induziram uma assinatura molecular de maior saúde mitocondrial e biogênese em biópsias de músculos, semelhante ao que se pode constatar depois de um regime de exercícios aeróbicos.[311] Isso, então, se traduz numa resistência muscular melhor até mesmo na ausência de qualquer exercício.[312] No entanto, assim como qualquer pós-biótico, isso depende de ter o equipamento microbiano exigido. A partir de estudos mostrou-se que algumas pessoas não são boas em produzir urolitinas, e que o microbioma de outras simplesmente não as produz.[313]

Ao receberem extrato de romã, os indivíduos que produzem urolitinas perceberam uma redução significativa no colesterol LDL, mas os que não produzem não experimentaram esse efeito. Depois de algumas semanas de suplementação, no entanto, houve algumas conversões — não produtores se tornaram produtores.[314] Esse fenômeno pode explicar por que os vegetarianos costumam ter uma abundância maior de micróbios produtores de urolitina: sua maior ingestão de vegetais.[315] Mas alguns vegetais contêm mais do que outros. Entre as frutas vermelhas e as oleaginosas, os maiores níveis de elagitaninos são encontrados em boysenberries, marionberries, framboesas amarelas do Himalaia, romãs e nozes.[316]

CAPÍTULO 7

Restrição calórica

Três refeições por dia (sem contar os lanchinhos!) é um comportamento novo em termos evolutivos. No vídeo <see.nf/fasting>, analiso como a história da vida na Terra é uma história de fome.[1] Se a nossa fisiologia é tão bem sintonizada com a escassez periódica, não seria benéfico diminuir nosso consumo? Além de simplesmente liberar todos os recursos que em geral seriam usados para a digestão e o armazenamento de nutrientes, durante o jejum nossas células mudam para um modo protetor[2] que resulta na redução dos danos a radicais livres e da inflamação.[3] É o conceito da hormese: o que não nos mata, nos fortalece.[4] Talvez isso seja demonstrado de maneira mais direta a partir de um grupo de experimentos constrangedores nos quais camundongos foram submetidos a uma radiação gama no nível de Hiroshima, suficiente para matar 50% deles em duas semanas. Mas, entre os camundongos que tinham passado pelo jejum intermitente durante seis semanas antes de serem submetidos à radiação, nenhum morreu.[5]

HORA DO JEJUM

Benjamin Franklin disse: "Para prolongar a vida, diminua as refeições."[6] É possível que esse reforço hormético das defesas resulte numa vida mais longa? Utilizar a restrição calórica para desacelerar o envelhecimento se tornou um tópico de interesse durante a Grande Depressão na década de 1930, quando, contrariando as previsões, a expectativa de vida média pareceu aumentar.[7] O mesmo foi notado anteriormente, durante a Primeira Guerra Mundial, na Dinamarca, quando o bloqueio de suprimentos alimentícios foi acompanhado de uma redução de 34% no número de mortes, e, mais à frente, durante a Segunda Guerra Mundial, na Noruega, quando uma queda de 20% nas calorias foi acompanhada de uma queda de 30% no número de mortes.[8] No entanto, a qualidade das dietas também mudou, o que complicou o quadro, com a troca das criações de animais visando consumo pelas plantações voltadas à fabricação de ração de animais, como a cevada.[9]

No laboratório, a restrição calórica sem desnutrição é uma das mais poderosas intervenções não farmacológicas para aumentar a expectativa de vida e o *healthspan* em uma profusão de espécies,[10] considerada, talvez, "a mais importante descoberta na biologia do envelhecimento até hoje".[11] A simples redução da ingestão de alimentos pode duplicar ou triplicar a expectativa de vida de fungos, drosófilas e vermes e prolongar a expectativa de vida média e máxima de ratos e camundongos em até 50%.[12] Os experimentos podem ser simples, como alimentar algumas aranhas com moscas: uma mosca por semana e elas vivem em média 81 dias, três moscas por semana e elas só vivem 64 dias, e cinco moscas por semana e elas só vivem 42 dias.[13]

Os animais em alguns desses experimentos não apenas têm vidas mais longas como também são mais saudáveis. A aparente desaceleração do processo de envelhecimento em primatas é acompanhada de uma resistência a inúmeras doenças relacionadas à idade, prevenindo ou adiando doenças autoimunes, câncer, doenças cardiovasculares, glaucoma, doenças nos rins e neurodegeneração.[14] Na Parte 1, abordei muitas das ideias teóricas sobre os benefícios da restrição calórica para a longevidade, desde aumentar a AMPK (proteína quinase ativada por adenosina monofosfato) até a autofagia de "limpar as prateleiras" — eliminar proteínas mal enoveladas, estruturas celulares danificadas e células senescentes.[15] Como diz o subtítulo de uma revisão sobre os mecanismos pelos quais o jejum intermitente beneficia a doença cardiometabólica: "The Janitor Is the Undercover Boss" [O zelador é o chefe disfarçado, em tradução livre].[16]

A VELA MAIS BRILHANTE É A QUE QUEIMA EM METADE DO TEMPO

Outro mecanismo potencial pode ser a desaceleração do nosso metabolismo. Por causa dos milhões de anos de evolução que nos prepararam para sobreviver à escassez,[17] quando começamos a perder peso, além de inconscientemente nos movimentarmos menos em prol de uma adaptação comportamental para conservar energia,[18] também ocorrem adaptações metabólicas.[19] Cada grama de peso perdido pode reduzir a taxa de metabolismo de repouso em 7kcal por dia.[20] Embora seja um incômodo para quem faz dieta (<see.nf/biggestloser>), um metabolismo mais lento pode ser uma coisa boa.

A restrição calórica pode aumentar a expectativa de vida dos animais,[21] e a causa pode ser a desaceleração metabólica.[22] Talvez seja por esse motivo que a tartaruga vive dez vezes mais que a lebre.[23] (Harriet, uma tartaruga das ilhas Galápagos estudada por Charles Darwin na década de 1830, viveu até 2006.)[24] "Devagar e sempre" de fato pode ser o segredo para ganhar a corrida.

Uma das maneiras pelas quais nosso corpo diminui a taxa de metabolismo de repouso é através da criação de mitocôndrias mais eficientes com uma queima mais limpa, a usina elétrica que alimenta as nossas células.[25] É como se o nosso corpo ultrapassasse os próprios padrões de eficiência de combustível. Essa nova mitocôndria parece gerar a mesma energia com menos oxigênio e produzir menos "exaustão" de radicais livres. Afinal, nosso corpo teme a chegada da fome, por isso tenta conservar o máximo de energia possível.

O maior estudo de restrição calórica feito até hoje encontrou tanto uma desaceleração do metabolismo quanto uma redução do estresse oxidativo induzido por radicais livres, e ambos podem desacelerar a taxa de envelhecimento.[26] A desaceleração metabólica pela ingestão de vegetais ricos em nitratos (veja a página 589) pode ser o motivo por que ingerir folhas verdes está entre as seis atitudes mais poderosas que podemos tomar para viver mais.[27] Restringir as calorias vai se traduzir numa longevidade humana maior? Essa ainda é uma pergunta sem resposta. Dizem que a restrição calórica estende a expectativa de vida de "todas as espécies estudadas",[28] mas isso não é verdade nem entre todos os tipos de uma mesma espécie.[29]

TIPOS DIFERENTES, EFEITOS DIFERENTES

Se os resultados dos roedores pudessem ser replicados nos humanos, que tipo de extensão de vida as pessoas poderiam esperar? Bem, um aumento de 50% na expectativa de vida atual dos norte-americanos, que é de 77 anos,[30] se estenderia a longevidade para cerca de 115 anos, mas isso se baseia em experimentos que restringiram a ingestão de alimentos entre 40% e 60%, começando logo depois do desmame.[31] Veja um quadro completo em <see.nf/extrapolate>. O simples corte de ingestão de 2.500kcal por dia para 1.750kcal, uma diminuição de 30%, durante algumas décadas, começando aos 40 anos, teria o potencial de acrescentar alguns anos à sua vida. O mesmo acontece se reduzirmos a ingestão para apenas 2.125kcal, começando aos 30 anos. Mais uma vez, no entanto, isso só vale se pudermos extrapolar os dados dos roedores para os humanos.[32]

Em um estudo com mais de quarenta tipos de camundongo, descobriu-se que a restrição calórica *diminuía* a expectativa de vida de 75% deles. Reduzir a dieta em 40%, um dos regimes experimentais mais comuns, estendeu a expectativa de vida de cinco tipos de camundongo, diminuiu a de quinze e não teve efeito significativo na maioria. Em um dos tipos, a longevidade das fêmeas aumentou, enquanto a dos machos diminuiu.[33] Se não podemos nem extrapolar os efeitos da restrição calórica de um tipo de camundongo para outro, como podemos fazê-lo para os humanos?

Exploro outros problemas da generalização de resultados para os humanos em <see. nf/extrapolate>.

RESTRIÇÃO CALÓRICA OU APENAS RESTRIÇÃO À OBESIDADE?

Uma crítica importante de todo o campo é que até os estudos mais bem-sucedidos têm probabilidade maior de ilustrar os efeitos que a *obesidade* tem na *redução da expectativa de vida* do que os efeitos da *restrição calórica* sobre a *extensão da expectativa de vida*.[34] Na maioria dos experimentos de restrição calórica, os animais do grupo controle têm permissão para comer *ad libitum,* ou seja, o quanto quiserem.[35] Dessa forma, talvez os benefícios que os pesquisadores encontram sejam menos relacionados à restrição e mais relacionados aos malefícios de comer demais.

Qualquer pessoa que tenha animais de estimação sabe que, se deixar que comam tudo o que quiserem, eles podem engordar.[36] Labradores retriever de meia-idade que recebem acesso ilimitado à comida na juventude acabam com mais de 9kg de gordura corporal e vivem apenas cerca de 11 anos.[37] Se você pegar filhotes de uma ninhada e restringir um deles a 75% do que os irmãos comem *ad libitum* durante esse período, eles ganham menos de 4,5kg de gordura e vivem uma média de 13 anos. A cada 24 cães com dieta restrita (37,5%) nove sobreviveram mais tempo do que todos os irmãos sem restrição. Isso é uma evidência de que a restrição calórica é boa ou apenas uma evidência de que a obesidade é ruim?

Ironicamente, esse aspecto dos experimentos pode torná-los mais generalizáveis para a população humana. Quase três quartos (73,6%) da população adulta dos Estados Unidos está com sobrepeso ou obesa.[38] Dessa forma, usar controles *ad libitum* pode ser um comparativo adequado. Aqueles que são muito obesos (IMC > 35) ao longo da vida adulta perdem pelo menos sete anos de vida e dezenove anos de vida saudável.[39] É óbvio que a restrição calórica poderia ser boa para eles, mas a maioria dos experimentos de restrição não oferece nenhum insight em relação a se alguém que já está em um peso saudável se beneficiaria de uma restrição maior. As considerações do grupo controle têm muita influência na interpretação de resultados conflitantes encontrados num par de experimentos de restrição calórica de longo prazo em macacos.

MACACOS COM RESTRIÇÃO CALÓRICA

Existem quatro estudos de restrição calórica e expectativa de vida em primatas não humanos.[40,41,42,43] Vale a pena explorar as especificidades, como faço em detalhes no vídeo <see.nf/primatecr>, mas, resumindo, se eu tivesse que sintetizar o que descobrimos com os dados de primatas em uma frase, seria: se você está com sobrepeso ou vivendo de junk food, comer menos é uma boa ideia.

CATABOLISMO DOS CRONIES

E os dados humanos? Ensaios randomizados com grupo controle que duram uma vida inteira não vão acontecer,[44] mas já houve alguns estudos de curto prazo de pessoas que fazem uma restrição calórica voluntária, assim como uma variedade de abordagens criativas para responder à pergunta: *Comer menos ajuda a viver mais?* Por exemplo, pessoas com anorexia vivem mais tempo? Longe disso. A anorexia nervosa é um dos transtornos mentais mais mortais. Os anoréxicos morrem a uma taxa cerca de dez vezes maior do que a população geral,[45] além de sofrer de uma gama de anormalidades eletrolíticas, anemia, fraturas ósseas por osteoporose e arritmias cardíacas.[46] Pesquisadores descobriram que desenvolver anorexia crônica aos 15 anos cortaria 25 anos da expectativa de vida de uma mulher.[47]

A anorexia é um exemplo de restrição calórica extrema. Quase um terço dos diagnosticados que buscam tratamento têm um IMC abaixo de 15,[48] cerca de metade do peso da mulher norte-americana média.[49] Ao contrário de protocolos laboratoriais que ditam uma restrição calórica sem desnutrição, as pessoas anoréxicas podem sofrer de deficiências nutritivas relacionadas à fome tão severas que podem até ficar cegas.[50] A redução na longevidade dessas pessoas pode, portanto, não ter uma relevância direta para a pergunta em questão, sem falar que uma em cada cinco vítimas de anorexia morre por suicídio.[51]

O único estudo humano de longo prazo sobre a restrição calórica extrema foi o famoso (ou infame) Estudo da Fome no Minnesota, em que se usou opositores como cobaias durante a Segunda Guerra Mundial. Ao contrário dos experimentos de restrição calórica projetados para encontrar as porções diárias recomendadas de nutrientes essenciais, o Estudo da Fome no Minnesota não tinha um propósito. Os participantes malnutridos sofreram de fraqueza crônica, inchaço doloroso nas pernas e estresse emocional severo. Mas o interessante é que metade deles comemorou o aniversário de 80 anos, o que correspondeu a pelo menos oito anos a mais do que o esperado para homens da geração,[52] embora outros fatores peculiares de grupos pacifistas possam ter tido alguma influência nisso.

Ainda sobre grupos incomuns, os autointitulados CRONies [do inglês Calorie Restriction With Optimal Nutrition, isto é, pessoas com restrição calórica e nutrição ótima] são membros ativos da Sociedade da Restrição Calórica, fundada pelo pesquisador e praticante de restrição calórica Roy Walford. Ele tentou popularizar a prática na década de 1980 com o livro *The 120 Year Diet*. Infelizmente, o próprio Walford morreu bem antes dos prometidos 120 anos, aos 79 (de esclerose lateral amiotrófica).[53] Analiso todas as pesquisas sobre os CRONies em <see.nf/cronies>. No geral, os praticantes da restrição calórica no longo prazo parecem ter uma saúde excelente, mas são um grupo singular de indivíduos autointitulados.[54] Como sempre, você não sabe de verdade até testar. É aqui que entra o estudo Avaliação Abrangente dos Efeitos de Longo Prazo da Redução de Ingestão de Energia [CALERIE, na sigla em inglês, como é mais conhecido], o primeiro grande estudo clínico de longo prazo a testar os efeitos da restrição calórica.[55]

O ESTUDO CALERIE

Embora a dieta padrão de restrição calórica utilizada em estudos com roedores seja de 40% menos que a quantidade consumida por controles *ad libitum,* até mesmo uma redução de 10% pode estender a expectativa de vida dos ratos.[56] Uma restrição calórica tão modesta seria amena num estudo randomizado com grupo controle.

No estudo CALERIE, centenas de indivíduos não obesos foram selecionados de forma aleatória para praticar dois anos de restrição calórica. (Veja os detalhes em <see.nf/calerie>.) Como mencionei, os participantes do Estudo da Fome no Minnesota sofreram física e psicologicamente.[57] No entanto, eles começaram magros e sua ingestão calórica foi reduzida à metade. O estudo CALERIE acabou sendo quatro vezes menos restritivo, chegando apenas a 12% abaixo da ingestão calórica basal, e analisou indivíduos com peso normal, o que, nos Estados Unidos de hoje, significa, em média, estar com sobrepeso. Dessa forma, os participantes do CALERIE vivenciaram apenas benefícios positivos para a qualidade de vida, com melhorias significativas no humor, na saúde de forma geral, na libido e no sono.[58] Também secaram mais de metade da gordura abdominal visceral,[59] e isso se traduziu em melhorias significativas na pressão arterial, na sensibilidade à insulina, nos triglicerídeos e nos níveis de colesterol.[60] Durante o último ano, eles estavam consumindo apenas cerca de 300kcal a menos do que no início,[61] de modo que obtiveram todos esses benefícios depois de só cortar o valor calórico de um pacote de batatas chips da dieta diária.

Mas o que aconteceu no fim do estudo? Tanto no Estudo da Fome no Minnesota[62] quanto nos experimentos com os Rangers,[63] assim que os participantes foram liberados da restrição, a tendência foi a de recuperar o peso rapidamente — e, às vezes, mais ainda do que antes. Quanto mais magros eles estavam no início, mais o corpo pareceu induzi-los a comer a fim de acumular gordura abdominal extra. Em contrapartida, depois da conclusão do estudo CALERIE, embora o metabolismo dos participantes estivesse desacelerado em mais ou menos 100kcal por dia,[64] eles mantiveram cerca de 50% da perda de peso dois anos depois do fim do estudo.[65] Devem ter adquirido novos hábitos e comportamentos alimentares que lhes permitiram manter o peso menor e fizeram isso sem nenhum sinal de aumento na suscetibilidade a transtornos alimentares.[66] Na verdade, depois de uma prolongada restrição calórica, o desejo de alimentos doces e gordurosos pode diminuir.[67]

O metabolismo desacelerado, apresentado como "uma redução na taxa de vida", deveria contribuir para a longevidade[68] e pode explicar parte da redução no estresse oxidativo do corpo como um todo no primeiro ano de restrição calórica.[69] No entanto, a simples cultura de células no sangue de indivíduos que praticam a restrição calórica as torna mais resistentes a danos nos radicais livres, talvez por causa de uma duplicação da atividade enzimática antioxidante nas células banhadas em um sangue com restrição calórica.[70] Além disso, a partir de dois algoritmos de biomarcadores diferentes usados para calcular a "idade biológica" descobriu-se que a restrição calórica pareceu desacelerar o ritmo de envelhecimento, e isso não aparentava ter ligação com o grau de perda de peso. De acordo com uma estimativa, o grupo de controle *ad libitum* pareceu envelhecer num ritmo de 0,7 "anos" a cada ano, enquanto o grupo de restrição calórica teve uma média de apenas 0,1. Com base nesse algoritmo (o Método Klemera-Doubal), o grupo de restrição calórica mal parecia estar envelhecendo.[71]

A profusão de benefícios fisiológicos, psicológicos e no processo de envelhecimento atribuídos a essa restrição calórica constante e moderada (11,9%) deve ser interpretada com a ressalva de que a composição da dieta mudou junto com a quantidade. Grande parte da restrição calórica foi obtida por meio de uma redução na ingestão de gorduras.[72] O tipo não foi especificado, mas, como as principais fontes de gordura na dieta norte-americana são carne e laticínios, seguidos de sobremesas como donuts, biscoitos e bolo, isso pode ter sido acompanhado de uma melhoria na qualidade da dieta que talvez fosse responsável por alguns dos efeitos registrados.[73] Tirando essa ressalva, o estudo CALERIE sugere que até indivíduos com "peso normal" deveriam comer menos a fim de melhorar a saúde e prolongar a longevidade.[74]

Pense fora da geladeira

Estudos que acompanharam mais de 5 milhões de indivíduos descobriram que a obesidade abdominal está associada a um aumento na possibilidade de desenvolver problemas cognitivos e demência em pessoas com mais de 65 anos.[75] A restrição calórica foi considerada uma das intervenções alimentares mais eficazes para aprimorar o desempenho cognitivo de roedores.[76] E quanto aos humanos? Não parece haver nenhum estudo sobre a restrição calórica em humanos em relação à demência,[77] mas há cerca de uma dezena de ensaios randomizados com grupo controle sobre os efeitos cognitivos nos indivíduos cognitivamente intactos ou que apresentam leves problemas cognitivos.[78]

Embora quase nenhum dos estudos individuais mal tenha sido capaz de demonstrar melhorias significativas, quando todos foram compilados, pareceu haver um benefício cognitivo na redução calórica. A maior parte dos cerca de mil participantes do estudo era obesa, então o benefício pode ter derivado mais da perda de peso do que da restrição calórica em si.[79] Mas não é preciso muito. Quando indivíduos idosos com sobrepeso e no limite da obesidade (IMC de 29,9) foram aconselhados a reduzir as calorias em 30% durante três meses, só conseguiram uma redução de cerca de 12% na ingestão calórica, perdendo cerca de 2kg, mas, apesar disso, tiveram uma melhoria significativa no desempenho da memória verbal.[80]

Uma redução de 12% foi a média dos participantes do grupo do estudo de intervenção CALERIE. No fim dos dois anos, eles tinham uma memória funcional (de curto prazo) melhor do que os indivíduos selecionados de modo aleatório no grupo controle. O interessante é que a melhoria cognitiva foi relacionada sobretudo a uma menor ingestão de proteínas.[81] Isso foi diretamente testado num estudo chamado "Efeitos Alimentares sobre a Cognição e o Desempenho de Pilotos em Voos". Pilotos de aeronaves comerciais receberam de maneira aleatória ao longo de quatro dias dietas que eram, alternadamente, ricas em carboidratos, em proteínas, em gorduras ou dietas de controle, e, depois, o desempenho deles em voos foi avaliado usando um simulador de voo *full-motion*. Em comparação a qualquer uma das outras três dietas, quando os pilotos consumiram aquela rica em proteínas, o desempenho em voos piorou.[82]

Um jejum mais extremo parece ter efeitos bastante ambíguos sobre a cognição no curto prazo.[83] Os participantes selecionados de forma aleatória para não comer nada por um dia relataram uma "fadiga mental" maior do que aqueles que receberam cerca de 500kcal de alimento ao longo do dia, mas o desempenho de ambos em testes objetivos de funcionamento cognitivo foi quase igual.[84] Por causa do potencial de influência psicológica, foi feito um estudo randomizado, duplo-cego, com grupo controle e placebo de 48 horas de privação calórica. Como é possível deixar alguém às escuras sobre o fato de comer ou não? Os participantes receberam géis indistinguíveis quase sem

> nenhuma caloria ou com milhares de calorias por dia. Surpreendentemente, dois dias de privação calórica quase total não afetaram o desempenho cognitivo, a atividade, o sono nem o humor de jovens adultos saudáveis. Isso faz sentido de um ponto de vista evolutivo. Manter-se atento durante uma redução na disponibilidade de alimentos presumivelmente gera uma vantagem na sobrevivência.[85]

POSSÍVEIS DESVANTAGENS DA RESTRIÇÃO CALÓRICA

A restrição calórica tem sido proclamada como a fonte da juventude.[86] Os benefícios quase universais vistos no estudo CALERIE corroboram os possíveis benefícios à saúde e à longevidade de uma leve restrição calórica, sem as desvantagens constatadas em uma restrição mais extrema: perda da libido, de força e de massa muscular; irregularidades menstruais; infertilidade; sensibilidade ao frio; cicatrização mais lenta de feridas; queda brusca da pressão arterial; e condições psicológicas como depressão, sufocamento emocional e irritabilidade[87] (sem falar de andar por aí sentindo fome o tempo todo).

Duas das armadilhas mais potencialmente sérias — problemas na cicatrização de feridas e na cura de infecções — talvez pudessem ser restauradas o suficiente ao se adotar por determinado tempo uma dieta completa no caso de ferimentos ou doenças. A capacidade total de cicatrização de feridas foi restabelecida em ratos[88] e camundongos[89] com dias ou semanas de alimentação completa, mas o retorno a ela foi feito *antes* de surgirem as feridas. Isso pode ser útil no caso de cirurgias agendadas, mas pode ter uma relevância limitada no caso de ferimentos inesperados.

Pode-se presumir que a alimentação escassa libere hormônios esteroides do estresse e cause supressão imune, mas, embora o jejum total possa aumentar drasticamente os níveis de cortisol — chegando a duplicá-los em cinco dias[90] —, uma restrição calórica menos severa não o faz.[91] Embora muitos indicadores da função imune apresentem melhora durante a restrição calórica,[92] isso não necessariamente se traduz em melhorias na sobrevivência a infecções.[93] Apesar do aparente rejuvenescimento nos parâmetros do sistema imune, quando testados, descobriu-se que alimentar roedores com 20% a 40% menos do que a ingestão *ad libitum* tem impactos prejudiciais na luta contra infecções bacterianas,[94] virais,[95] fúngicas[96] e parasitárias.[97] Voltar a alimentar camundongos com restrição alimentar duas semanas antes de uma infecção por influenza fez a taxa de sobrevivência retornar ao mesmo nível dos que seguem uma alimentação normal.[98] Para quem não tem bola de cristal, os pesquisadores sugerem uma ingestão calórica sem restrições antes ou ao longo da temporada de gripe.[99]

Um dos benefícios mais constantes da restrição calórica é a melhoria na pressão arterial em apenas uma ou duas semanas.[100] Infelizmente, isso pode funcionar bem demais e provocar uma intolerância ortostática,[101] manifestada por tontura ou vertigem ao se levantar, o que, em casos severos, pode provocar desmaios. Hidratar-se pode ajudar.[102]

E a perda de massa muscular? De maneira não intuitiva, a restrição calórica parece adiar a perda muscular relacionada à idade em ratos e macacos. Veja os detalhes em <see.nf/restrictionpitfalls>. No estudo CALERIE, os participantes em geral ficavam mais fortes. Houve um pequeno aumento na capacidade aeróbica no grupo de restrição em comparação ao controle.[103] Normalmente, sugere-se que o aumento de ingestão de proteínas preserva mais massa magra, mas a maioria dos estudos não demonstrou um efeito benéfico sobre a preservação da força ou da função muscular, seja jovem ou idoso, ativo ou sedentário,[104] descobrindo que uma dieta rica em proteínas durante a perda de peso tem efeitos metabólicos "profundamente" negativos, prejudicando os benefícios da perda de peso em relação à sensibilidade à insulina. Se a pessoa perder 9kg, conseguirá melhorar em larga escala a capacidade do seu corpo de lidar com a glicemia em comparação a um grupo controle que manteve o peso. Se perder o exato mesmo peso, mas com uma dieta rica em proteínas (ingerindo cerca de 30g extras por dia), do ponto de vista do controle da glicemia, é como se você não tivesse perdido peso algum.[105]

Embora sempre se possa engordar de novo depois, a melhor maneira de preservar a massa muscular durante a perda de peso é se exercitando. O treino de resistência apenas três vezes por semana pode evitar mais de 90% de perda de massa corporal magra durante a restrição calórica.[106] O mesmo pode valer para a perda óssea. Se você perder peso apenas com a restrição calórica, terá um declínio na densidade mineral óssea em pontos em que haverá risco de fratura, como quadril e coluna vertebral. No entanto, no mesmo estudo, os participantes selecionados de modo aleatório para perder peso com exercícios não sofreram nenhuma perda óssea.[107] É difícil argumentar contra o chamado para aumentar a atividade física, mas, mesmo sem um regime de exercícios, a queda "ínfima" na densidade mineral óssea no estudo CALERIE pode aumentar em apenas 0,2% o risco de fratura por osteoporose em dez anos.[108] Em um estudo de ressonâncias magnéticas de alta resolução dos ossos de CRONies, encontrou-se uma redução na quantidade óssea, mas não na qualidade. A estrutura microarquitetônica similar a um favo de mel do interior dos ossos pareceu estar preservada, apesar da redução na massa óssea.[109]

Expelindo os poluentes?

A gordura corporal pode ter um papel protetor ao sequestrar poluentes tóxicos como os PCBs e o DDT, que são expelidos quando perdemos peso.[110] Esse é um dos motivos para as autoridades da área da saúde recomendarem que as mulheres não tentem emagrecer enquanto estiverem amamentando.[111] Comento as maneiras de proteger nossos órgãos vitais em <see.nf/fastingdetox>. Comer Pringles feita com a falsa gordura olestra parece não ajudar,[112] mas as fibras podem se unir a esses poluentes e potencialmente expulsá-los do corpo.[113] Veja no vídeo <see.nf/eatlow> como prevenir o acúmulo de toxinas industriais para começo de conversa.

MAIS COMIDA, MENOS CALORIAS

A questão é que os benefícios de uma restrição calórica leve revelados pelo estudo CALERIE — melhoria na pressão arterial, no colesterol, no humor, na libido e no sono — parecem superar de longe os possíveis riscos. O fato de uma redução nas calorias parecer ter efeitos positivos tão amplos levou os analistas no periódico de medicina interno da Associação Médica Americana a escreverem: "As descobertas desse estudo bem-projetado sugerem que a ingestão de calorias em excesso não apenas é um fardo para a nossa homeostase física como também para o nosso bem-estar psicológico."[114] Isso é ainda mais extraordinário se pensarmos em como eles restringiram pouco.

Ao fim dos 24 meses do estudo CALERIE, o grupo de restrição calórica estava consumindo apenas 100kcal por dia a menos do que o grupo de controle *ad libitum*, um deslize na adesão às duzentas e poucas calorias a menos por dia no fim do primeiro ano.[115] Algo que os analistas repetiram muito é que todos esses benefícios podem ser seus se você pular o seu latte diário ou cortar seu muffin ao meio,[116] mas, ao migrar para alimentos mais saudáveis, você pode ter a mesma redução calórica enquanto come *mais*, não menos.

O motivo para as taxas de obesidade entre veganos serem baixas (2% a 3%)[117] é que as pessoas cuja dieta é majoritariamente de origem vegetal ingerem até 464kcal a menos por dia, mesmo comendo a mesma quantidade[118] — ou até mais.[119] Essa é a beleza dos alimentos com baixa densidade calórica: mais comida, menos peso. Para uma discussão aprofundada sobre a densidade calórica, consulte o meu livro *How Not to Diet*.

David Sinclair, diretor-fundador do centro de pesquisas sobre envelhecimento de Harvard, escreveu: "Depois de 25 anos pesquisando sobre o envelhecimento e de milhares de artigos científicos lidos, se há um conselho que posso dar, um jeito infalível de ser saudável por mais tempo, uma coisa que você pode fazer para maximizar a sua expectativa de vida agora mesmo, é o seguinte: coma menos."[120] Ingerir menos calorias, no entanto, não necessariamente significa que você precisa diminuir quanto come. Por exemplo, parte da longevidade dos okinawanos pode se dever ao fato de que eles só ingeriam cerca de 1.800kcal por dia. No entanto, como os alimentos integrais de origem vegetal são tão diluídos em termos calóricos, eles comiam uma quantidade maior de alimentos.[121]

JEJUM INTERMITENTE

E se, em vez de cortar as calorias todos os dias, você comesse a quantidade que quisesse dia sim, dia não? Ou apenas durante algumas horas por dia? Ou se você jejuasse dois dias por semana ou cinco dias por mês? Esses são exemplos de regimes de jejum intermitente, e eles podem representar a maneira como fomos feitos para comer. Durante milênios, nossos ancestrais podiam ter consumido apenas uma grande refeição por dia ou passar vários dias seguidos sem comida.[122]

O jejum intermitente pode estressar o nosso corpo de um jeito bom, como os exercícios, por meio da hormese? Mark Twain achava que sim: "Passar um pouco de fome pode fazer mais por um indivíduo comum doente do que os melhores medicamentos e médicos. Não estou falando de uma dieta restrita; e sim de *abstenção total de alimentos por um ou dois dias*."[123] Mas Twain também disse: "Muitas coisas pequenas ficaram grandes com o tipo certo de propaganda."[124] A loucura pelo jejum intermitente é apenas um modismo?

Abordo todos os estudos importantes sobre jejum em dias alternados no vídeo <see.nf/altdayfasting> e sobre o jejum 5:2 (comer cinco dias por semana) em <see.nf/52frnd>. O resumo: Não parece haver nenhuma vantagem sobre a restrição diária crônica.[125] E, como argumento em <see.nf/altdaysafety>, no maior e mais longo estudo sobre o jejum em dias alternados encontrou-se um aumento significativo no colesterol LDL.[126] Um estudo com mulheres na pós-menopausa também descobriu que a restrição calórica intermitente levou ao dobro de perda de massa corporal magra em comparação à perda de peso pela restrição crônica.[127] Também alerto os diabéticos[128] e as pessoas que tomam medicamentos,[129] apesar de as preocupações relacionadas ao humor, à cognição e a transtornos alimentares terem sido amenizadas. Os sintomas de irritabilidade e incapacidade de se concentrar nos dias de jejum diminuem com o tempo.[130] E, de onze estudos de intervenção, quatro demonstraram um aumento na compulsão alimentar, dois não demonstraram nenhuma mudança e os outros cinco apontaram para uma queda no ato de comer em excesso.[131]

JEJUM INTERMITENTE E LONGEVIDADE

Na maioria dos estudos sobre jejum intermitente, a perda de peso é o foco. E a longevidade? Os ensinamentos mórmons pedem um jejum mensal: espera-se que os seguidores pulem duas refeições consecutivas (ou seja, fazendo um jejum de quase 24 horas). Isso teria alguma influência sobre o fato de o estado de Utah ter as menores taxas de morte por doenças cardíacas[132] e ajudaria a explicar por que os homens ativos na igreja mórmon têm uma tendência a viver cerca de sete anos a mais do que a média dos cidadãos norte-americanos?[133]

No estudo de uma população de pacientes cardíacos com preponderância de mórmons, descobriu-se que as pessoas que mantinham uma rotina de jejum tinham taxas menores de diabetes e doenças cardíacas severas.[134] Isso se traduz numa vida mais longa? Cerca de 2 mil pacientes em um centro médico em Salt Lake City foram acompanhados por quatro anos depois de um cateterismo cardíaco. Cerca de quatrocentos mantinham uma rotina de jejum, seguindo a prática mensal durante uma média de 42 anos consecutivos, cerca de dois terços da vida. Eles tiveram resultados melhores do que os colegas que não jejuavam? Sim, tiveram um risco 46% menor de morrer nos anos subsequentes ao acompanhamento.[135]

A confusão óbvia envolve outros princípios da observação religiosa. As pessoas que seguiam ao pé da letra os ensinamentos mórmons sobre jejum provavelmente seguiam outras doutrinas da igreja, e, de fato, quem mantinha uma rotina de jejum tinha uma probabilidade menor de fumar e bem maior de ser abstêmio. No entanto, esses dois fatores foram considerados, e o benefício da sobrevivência foi igual.[136] Mas o que eles não controlaram foi a composição da dieta. Além do jejum mensal, a igreja mórmon recomenda o consumo de grãos integrais, frutas, legumes e verduras,[137] e a carne só deve ser consumida em "pequenas quantidades".[138] Portanto, não está evidente quanto das vantagens de sobrevivência das pessoas que faziam jejum se devia à qualidade da dieta, e não das quedas periódicas na quantidade. A única maneira de provar causa e efeito é testar o jejum intermitente, e isso foi feito, notavelmente, na década de 1950.

Inspirados pelos dados publicados sobre a extensão de vida pela restrição calórica em ratos de laboratório, os pesquisadores separaram em dois grupos 120 residentes de uma casa de repouso para idosos em Madri. Sessenta residentes mantiveram sua dieta regular, e os outros sessenta fizeram um jejum modificado em dias alternados durante três anos. Os detalhes do estudo e de seus resultados estão no vídeo <see.nf/fastinglongevity>. Basicamente, manteve-se as evidências de que a restrição calórica pode melhorar o *healthspan* da pessoa e potencialmente até a expectativa de vida, visto que houve cerca do dobro de mortes e dias de hospitalização no grupo controle.[139] Mas, como explico no vídeo, há várias ressalvas ao estudo.[140]

DIETA SIMULADORA DE JEJUM

Em vez de 5:2, que tal 25:5, passar cinco dias por mês numa "dieta simuladora de jejum"? O pesquisador da longevidade Valter Longo criou um plano alimentar de cinco dias para tentar simular os efeitos metabólicos do jejum no qual diminuiu as proteínas, os açúcares e as calorias, e com zero proteína ou gordura animais. Ao escolher a dieta de origem vegetal, ele esperava baixar o nível do hormônio do crescimento IGF-1, que promove o câncer, relacionado ao consumo de proteína animal, e conseguiu isso, junto de uma queda nos marcadores de inflamação, depois de três ciclos do seu programa de cinco dias por mês.[141] Veja os prós e os contras em <see.nf/52fmd>.

O dr. Longo criou uma empresa para vender seu plano alimentar, mas diz que doa os lucros para sua fundação de pesquisa sem fins lucrativos.[142] A dieta toda ("ProLon") parece consistir em algumas misturas desidratadas de sopa de vegetais, cogumelos e tomates, chás de plantas e ervas, como hibisco e camomila, chips de couve, barras energéticas à base de oleaginosas, um suplemento DHA à base de algas e um multivitamínico polvilhado com pó vegetal.[143] Fico pensando: por que gastar 50 dólares por dia em alguns petiscos processados quando você pode simplesmente comer algumas centenas de calorias por dia de legumes e verduras de verdade?

LONGEVIDADE E ALIMENTAÇÃO COM RESTRIÇÃO DE TEMPO

E que tal fazer um pouco de jejum todos os dias? O motivo para muitos exames de sangue serem feitos depois de um jejum noturno é que as refeições podem desequilibrar os nossos sistemas, aumentar alguns biomarcadores de doenças, como a glicemia, a insulina, o colesterol e os triglicerídeos, mas menos de um em cada dez norte-americanos consegue passar doze horas por dia sem comer.[144] Seria benéfico dar ao nosso corpo uma pausa mais longa?

A definição de alimentação com restrição de tempo é fazer jejum por períodos de pelo menos doze horas, mas menos de 24.[145] Em <see.nf/tre>, apresento evidências de que a alimentação com restrição de tempo antecipada, uma estreita janela de alimentação concentrada pela manhã, propicia uma variedade de benefícios metabólicos. Por exemplo, como destaco em <see.nf/earlytre>, pessoas selecionadas de forma aleatória para manter uma janela de alimentação de seis horas que termina antes das 15h tiveram uma queda na pressão arterial, no estresse oxidativo e na resistência à insulina mesmo quando todos os participantes continuavam com o mesmo peso. A queda média na pressão arterial foi extraordinária, de 123/82 para 112/72 em apenas cinco semanas, comparável à eficácia de medicamentos potentes para pressão arterial.[146]

Como observo no vídeo <see.nf/earlytre>, estudos sugerem que o jejum noturno prolongado com uma redução na ingestão de alimentos à noite diminui o risco e a recorrência de câncer.[147] O jejum noturno também pode ter um papel na saúde da população que talvez tenha a vida mais longeva do mundo, os Adventistas do Sétimo Dia, na Califórnia. Os adventistas magros, vegetarianos, comedores de oleaginosas, praticantes de exercícios e não fumantes vivem cerca de uma década a mais do que a população geral.[148] Sua expectativa de vida mais longa tem sido atribuída a esses comportamentos saudáveis aplicados ao estilo de vida, mas um componente menos conhecido pode ter um papel nisso. Historicamente, fazer duas grandes refeições por dia, café da manhã e almoço, com um jejum noturno prolongado, fazia parte dos ensinamentos adventistas. Nos dias de hoje, apenas um em cada dez adventistas pesquisados fazia apenas duas refeições diárias, mas a maioria (63%) relatou que o café da manhã ou o almoço eram sua maior refeição no dia.

Um estudo com italianos mais velhos descobriu que aqueles com uma janela de alimentação menor do que dez horas por dia tinham 72% menos chance de desenvolver problemas cognitivos. No entanto, isso se limitava às pessoas que não restringiam a alimentação nas primeiras horas do dia (ou seja, que não pulavam o café da manhã). Em geral, adotar uma dieta mais funcional para o período da manhã — tomar um café da manhã de rei, almoçar como um príncipe e jantar como um súdito ou pular de vez o jantar — tem efeitos cardiometabólicos benéficos, enquanto a mesma janela alimentar empurrada para a noite (pular o café da manhã) pode ter efeitos negativos ou nulos.[149]

NÃO TENTE ISSO EM CASA

E jejuns mais longos? Seus defensores falam do jejum como um processo de limpeza, mas algumas das coisas que estão expurgando do corpo são vitaminas e minerais essenciais.[150] Em <see.nf/fastingsafety>, abordo os riscos muito reais de jejuns prolongados. Ao contrário da ideia popular de que o músculo cardíaco é especialmente poupado durante o jejum, na verdade o músculo cardíaco parece ser desperdiçado.[151] Quebrar o jejum parece ser a parte mais perigosa.[152] Depois da Segunda Guerra Mundial, um em cada cinco prisioneiros de guerra japoneses famintos morreram de maneira trágica depois da libertação.[153] Agora conhecido como "síndrome de realimentação", esse tipo de falência múltipla de órgãos pode acontecer quando a dieta regular é retomada rápido demais.[154]

O jejum com supervisão médica ficou muito mais seguro agora que existem protocolos de realimentação adequados e sabemos quais sinais de alerta procurar e quem não deveria fazer jejum, para começo de conversa,[155] como pessoas com falência avançada de fígado ou rim, porfiria, hipertireoidismo descontrolado e mulheres grávidas e lactantes.[156] Jejuns que duram mais de 24 horas, e ainda mais os acima de três ou mais dias, só devem ser feitos sob supervisão de um médico e, de preferência, numa clínica de internação. Não é só conversinha jurídica. Por exemplo, seus rins em geral mergulham no modo de conservação de sódio durante o jejum, mas, se essa reação for interrompida, é possível desenvolver rapidamente uma anormalidade eletrolítica que pode se manifestar apenas com sintomas não específicos, como fadiga ou tontura, que talvez sejam ignorados até ser tarde demais.[157]

Jejum no tratamento de câncer

O jejum de curto prazo antes e logo depois de um tratamento de câncer pode minimizar os efeitos colaterais enquanto, ao mesmo tempo, torna as células cancerígenas mais suscetíveis.[158] Faço uma revisão de estudos pré-clínicos em <see.nf/fastingcancer>, incluindo experimentos que demonstram como o jejum pode significar a diferença entre a morte de 100% de animais *versus* a sobrevivência de todos.[159]

No vídeo <see.nf/fastingchemo>, considero ensaios clínicos. O jejum de água durante um total de 72 horas antes e depois da quimioterapia pareceu reduzir a toxicidade do tratamento[160] sem nenhum dano detectável.[161] Dietas simuladoras de jejum também foram testadas.

No estudo Restrição Alimentar como Auxiliar à Quimioterapia Neoadjuvante [DIRECT, na sigla em inglês], mais de cem pacientes com câncer de mama foram selecionadas de modo aleatório para ingerir o mesmo tipo de dieta simuladora de jejum (FMD) de origem vegetal, de baixa caloria, baixa proteína e baixo carboidrato, basicamente com sopas, chás e caldos por três dias antes e no dia de cada ciclo de quimioterapia. Infelizmente, não houve diferença na qualidade de vida diante dos efeitos colaterais da quimioterapia entre as pessoas selecionadas de maneira aleatória com a FMD e aquelas com uma dieta regular no grupo controle. No entanto, uma análise por protocolo encontrou benefícios, o que significa que, se considerarmos a adesão e apenas contarmos aquelas que de fato seguiram as instruções e fizeram a FMD à risca, elas tiveram uma pontuação significativamente melhor nas funções emocional e física. Não é com isso que nos preocupamos — o que acontece quando você realmente faz? O problema da análise por protocolo é a possibilidade de aumento do viés com a randomização. Por exemplo, talvez as pessoas que se sentiram melhor tenham sido as que seguiram o programa mais à risca.[162]

> Sem considerar a qualidade de vida, a FMD fez a quimioterapia funcionar melhor? As dietas simuladoras de jejum parecem ajudar a controlar o câncer em camundongos, e uma série de relatos de casos promissores em humanos foi publicada,[163] mas o que aconteceu no estudo DIRECT quando ela foi colocada à prova? Não houve diferença significativa na medida mais importante: a taxa de resposta completa, o desaparecimento de todos os sinais de câncer do corpo. (Isso ocorreu em cerca de 11% dos casos no grupo da FMD *versus* 13% no grupo controle.) No entanto, houve uma taxa tripla de diminuição do tumor no grupo da FMD, índice atestado por evidências radiológicas, como ressonância magnética ou ultrassom,[164] embora o impacto desses resultados no longo prazo seja incerto.[165] Na análise por protocolo, também houve uma melhoria na resposta patológica (o desaparecimento das células cancerígenas em espécimes cirúrgicas), embora, como em qualquer análise por protocolo, exista um potencial de viés na seleção.[166] A falta de evidências mais robustas de benefícios foi considerada culpa da falta de adesão ao regime FMD, que foi por sua vez atribuída principalmente a não gostar de certos componentes pré-embalados. Foi feita a sugestão de que os ensaios futuros tentem incorporar alimentos frescos.[167]

DIMINUIÇÃO DO IGF-1 PELA RESTRIÇÃO ALIMENTAR

Existe algo que podemos ajustar na nossa dieta para obter benefícios semelhantes aos do jejum, mas sem ter que jejuar? Como elaboro em <see.nf/fmdcancer>, uma das etapas de funcionamento do jejum é a redução dos níveis do hormônio de crescimento, que promove o câncer: fator de crescimento semelhante à insulina1[168] (veja no capítulo "IGF-1"). Níveis reduzidos de IGF-1 parecem mediar a proteção diferencial de células normais *versus* células cancerígenas em resposta ao jejum porque a restauração do IGF-1 pode ser suficiente para reverter os efeitos protetores.[169] Se adicionarmos a quimioterapia a diversos tipos de câncer numa placa de Petri, metade ou mais das células cancerígenas seriam eliminadas.[170] Em uma pessoa faminta, a mesma dose de quimioterapia pode eliminar mais ou menos o dobro de células cancerígenas numa placa de Petri, mas esse efeito desaparece quando se adiciona o IGF-1 à mistura.

A desregulação do IGF-1 por meio do jejum é conceitualizada como um jeito de "voltar os genes antienvelhecimento contra o câncer".[171] Se você se lembra, a diminuição dos níveis de IGF-1, pela genética ou por outro meio, pode levar a uma expectativa de vida significativamente mais longa. Mas o jejum não é o único jeito de diminuir o IGF-1. Sim, alguns dias de jejum podem reduzir os níveis pela metade,[172] mas isso acontece, na maioria das vezes, porque você está cortando a sua ingestão de proteínas. Essa ingestão é considerada um determinante fundamental dos níveis de IGF-1 em humanos, sugerindo que alguns dos benefícios anticâncer e antienvelhecimento de comer menos alimentos podem ser obtidos ao simplesmente comer menos proteínas.[173]

Em roedores, a restrição calórica sozinha pode reduzir o IGF-1, mas, em humanos, a simples suspensão de alimentos em geral não é suficiente.[174] Por exemplo, no estudo CALERIE, dois anos de restrição calórica não baixou o IGF-1 em comparação ao grupo controle. Isso não é nenhuma surpresa, já que não houve uma queda concomitante na ingestão de proteínas.[175] Nem mesmo uma restrição calórica severa diminui os níveis de IGF-1, a menos que a ingestão de proteínas também seja reduzida.[176]

CRONies que praticavam uma restrição calórica de cerca de 30% durante uma média de seis anos tinham níveis de IGF-1 semelhantes aos de indivíduos que seguiam uma dieta norte-americana padrão completa. Mais uma vez, nenhuma surpresa, já que os CRONies comiam 1,7g/kg de proteína por dia, o dobro da ingestão diária recomendada (RDA) de 0,8g/kg. Por outro lado, um grupo de veganos que comia a RDA de proteína teve níveis de IGF-1 no sangue 25% mais baixos. Pressupõe-se que isso aconteceu pela diferença da proteína, já que estudos de intervenção mostram que aumentar a ingestão de proteína aumenta o IGF-1,[177] mas como podemos ter certeza de que isso não se deve a outro fator? Testando. E, de fato, quando os CRONies que comiam 1,7g/kg de proteína diminuíram a ingestão para 1g/kg ou menos, em três semanas o IGF-1 teve uma redução de 25%, semelhante à dos veganos.[178]

CAPÍTULO 8

Restrição proteica

Reduzir a ingestão de proteínas parece uma estratégia de vida mais viável do que uma restrição calórica séria no longo prazo,[1] mas é difícil averiguar que parcela dos benefícios gerais da restrição calórica para a longevidade provêm especificamente da restrição proteica. Ao se restringir a ingestão geral de alimentos nos insetos, o fenômeno da longevidade aparenta estar totalmente ligado à redução de proteínas.[2] Mas, em mamíferos, os dados parecem ambíguos. Existe um conjunto de evidências por meio do qual se sugere que a restrição proteica por si só é responsável por cerca de metade dos efeitos de extensão de vida da restrição calórica — um aumento médio de 20% na expectativa de vida máxima de roedores em comparação a cerca de 40% com a restrição calórica.[3] Ao mesmo tempo, estudos com roedores sugerem a extensão da expectativa de vida com uma restrição alimentar que parece independente da ingestão de proteínas — uma longevidade quase idêntica ao cortar a ingestão de alimentos em 40%, mantendo ou não a ingestão de proteínas.[4] Mais recentemente, o pêndulo oscilou na outra direção, sugerindo que todos os benefícios da restrição calórica para a expectativa de vida derivam da queda na ingestão de proteínas.[5] Nesta seção, vou explorar como podemos levar essas discrepâncias em consideração e quais são as implicações disso para a longevidade humana.

FGF21

No ano 2000, um novo hormônio humano foi descoberto. Era o 21º fator de crescimento fibroblástico documentado, por isso foi chamado de "FGF21".[6] Desde sua descoberta, ele emergiu como um agente fundamental para a promoção da saúde metabólica e arterial, a magreza e a longevidade.[7] Ao injetar FGF21 em macacos gordos, eles perdem peso corporal sem reduzir a ingestão de alimentos, e não é pouco — uma queda de 27% na gordura corporal mantendo a mesma alimentação.[8] Em camundongos, ele aumenta a expectativa de vida em 30% a 40%, comparável à restrição calórica ao longo da vida, mas sem diminuir a ingestão de alimentos.[9] O FGF21 parece agir por meio de diversas vias de envelhecimento, aumentando o AMPK e a atividade da sirtuína,[10] ao mesmo tempo em que inibe o IGF-1 e a sinalização mTOR. A ideia de que o FGF21 possa ser usado como terapia hormonal para estender a expectativa de vida deixou a indústria farmacêutica salivando,[11] trazendo à tona a pergunta: "Será que o envelhecimento pode ser controlado por drogas?"[12]

A ideia de um medicamento que pudesse tratar a obesidade, o diabetes e a hipertensão enquanto desacelera o envelhecimento parecia impossível, mas de repente se transformou em um horizonte tentador.[13] O motivo pelo qual não se consome FGF21 puro é que ele se decompõe rapidamente no corpo, então a pessoa teria que tomar injeções a cada uma ou duas horas o tempo todo.[14] Por isso, as empresas farmacêuticas começaram a patentear uma variedade de produtos semelhantes ao FGF21 com ação mais prolongada.[15] E, de fato, se dermos às pessoas um pouco de PF-05231023, elas podem perder cerca de 4,5kg em 25 dias, sem mencionar as quedas drásticas nos triglicerídeos e no colesterol.[16] Mas então os efeitos colaterais desses medicamentos ultramodernos começaram a aparecer.[17] Que tal inserir o FGF21 num vírus, depois injetar o vírus e fazê-lo inserir genes FGF21 extras no seu DNA?[18] Você pode tentar isso ou, simplesmente, calçar tênis de corrida.[19]

Exercícios e jejum para aumentar o FGF21

Os exercícios aumentam os níveis de FGF21, e pode ser por isso que eles são tão bons para nós.[20] O FGF21 circulante aumenta imediatamente após um ciclo de exercícios, com pico uma hora depois e voltando a nível inicial três horas depois.[21] Mas qual deles funciona melhor? Os exercícios aeróbicos (oito semanas de treino de corrida) ou os exercícios de resistência (oito semanas levantando pesos)? A resposta é: os dois, mas os exercícios de resistência superaram a corrida, com um aumento de 42% no FGF21 *versus* um de 25%, respectivamente.[22]

O que podemos fazer com uma dieta? Em vez de editar genes ou tomar injeções, não seria mais fácil simplesmente estimular a nossa produção endógena natural por meio da alimentação?[23] Um dos caminhos é não comer nada.[24] O FGF21 é conhecido como "hormônio pró-longevidade" e "hormônio da fome".[25] O jejum induz o FGF21, mas não apenas um ou dois dias sem alimento nenhum.[26] Ao contrário dos camundongos, que só apresentam um aumento depois de seis horas de jejum, os humanos não têm um aumento notável no FGF21 em menos de uma semana. O jejum pode quadruplicar o FGF21, mas são necessários dez dias de jejum, a representação de um padrão alimentar insustentável.[27]

Como aumentar o FGF21 com dieta

Como podemos obter os benefícios do jejum sem passar fome? Uma dieta cetogênica seria capaz de simular o jejum?[28] Em roedores, a dieta cetogênica aumenta os níveis de FGF21,[29] mas, nas pessoas, ela não funciona.[30] Na verdade, os níveis de FGF21 podem cair 40% depois de um[31] a três[32] meses de dieta cetogênica. Dietas ricas em gorduras podem até interferir no aumento que você obtém com os exercícios, conforme demonstrado num estudo de 12 semanas de treino intervalado de alta intensidade.[33] Felizmente, a produção do hormônio da fome, caracterizado como um "aumentador sistêmico da longevidade", pode ser estimulada por medidas menos drásticas do que um jejum prolongado:[34] comendo mais carboidratos e menos proteínas.[35]

Mesmo sem reduzir a ingestão de proteínas, os níveis de FGF21 disparam quando as pessoas ingerem muitos alimentos ricos em amido.[36] As fontes mais saudáveis provavelmente seriam as leguminosas e os grãos integrais intactos.[37] O FGF21 é aumentado pelo butirato, ácido graxo de cadeia curta que nossa flora intestinal produz a partir das fibras,[38] bem como da acarbose, um medicamento bloqueador de amido (pelo menos em camundongos).[39] Isso sugere que os amidos de digestão lenta, como o macarrão, os feijões e os grãos intactos, podem ter um efeito "pró-longevidade" semelhante.[40]

Os níveis de FGF21 circulante também são "rápida e intensamente" induzidos pela restrição proteica alimentar. Pesquisadores verificaram um aumento de 150% no FGF21 em quatro semanas, mesmo no contexto de ingestão exagerada de calorias.[41] E a "restrição proteica" consistiu apenas em evitar o excesso típico da maioria dos norte-americanos, em relação à quantidade recomendada.

A ingestão diária recomendada de proteína é cerca de 50g por dia (46g para mulheres, 56g para homens).[42] Os pesquisadores convocaram homens que consumiam o dobro disso — 112g, que é a média de muitos homens norte-americanos[43] — e selecionaram alguns deles, de forma aleatória, para consumir 64g de proteína por dia. Portanto, o grupo com "restrição proteica" ainda estava consumindo mais do que o suficiente de proteína. Se você fizer o mesmo, pode essencialmente duplicar os níveis de FGF21 no sangue em cerca de seis semanas.[44] Isso ajuda a explicar por que, apesar de consumirem significativamente mais calorias,[45] eles perderam mais gordura corporal.[46] Como é possível ingerir centenas de calorias a mais por dia e ainda assim perder 1kg extra de gordura corporal pura? É simples: baixando os níveis de proteína aos índices recomendados. Quem nunca sonhou com uma dieta que permite a ingestão de calorias em excesso, queimadas sem esforço nenhum ao aumentar a queima de gordura?[47] Os pesquisadores concluíram que "até um regime modesto de RP [restrição proteica] pode ter benefícios clínicos significativos".[48]

Um estudo semelhante descobriu que até uma restrição proteica menor, baixando o consumo dos homens para 73g por dia, resultava num aumento de seis vezes mais FGF21 em uma única semana, acompanhado de um aumento significativo na sensibilidade à insulina. Os pesquisadores concluíram que a "diluição de proteínas alimentares" promove a saúde metabólica nos humanos.[49] Fazer homens e mulheres mudarem de uma dieta rica em proteínas de 138g por dia para uma mais adequada, de 67g,[50] também multiplicou por seis os níveis de FGF21, mas em apenas quatro dias.[51]

O FGF21 pode ajudar a explicar as muitas evidências que sugerem que uma ingestão menor de proteínas está associada ao aumento da saúde e da sobrevivência.[52] O interessante é que ambos os estudos alimentavam as pessoas com cerca de 9% das calorias vindas das proteínas, o mesmo que os okinawanos consumiam quando estavam entre as populações mais longevas do mundo.[53] No entanto, nem todas as proteínas são iguais.

Proteína animal *versus* proteína vegetal

É mais importante restringir algumas proteínas do que outras. O FGF21 é considerado o mais importante mediador dos benefícios para a saúde metabólica decorrentes da restrição da metionina dos aminoácidos.[54] Como sabemos, os aminoácidos são os blocos de construção das proteínas. Existem cerca de vinte tipos diferentes deles,[55] semelhantes ao número de letras no alfabeto. Assim como diferentes sentenças podem ser criadas a partir de diferentes combinações de letras, diferentes proteínas são feitas a partir do encadeamento de diferentes sequências dos diversos aminoácidos. Como a metionina é um aminoácido, encontrada predominantemente nas proteínas animais,[56] podemos aumentar os níveis de FGF21 diminuindo a ingestão de metionina sem mudar o consumo de proteína geral, apenas substituindo as fontes animais pelas vegetais. As leguminosas (feijões, ervilhas secas, grão-de-bico e lentilhas) têm cerca de 5 a 10 vezes menos metionina do que as carnes.[57] (Veja o gráfico na página 687.)

Supõe-se que o FGF21 explique a proteção que os veganos têm contra câncer, doenças autoimunes, obesidade e diabetes.[58] Talvez esse seja um dos motivos por que estudos que implementaram dietas à base de vegetais apresentaram resultados tão extraordinários. Vejamos o trabalho do dr. Esselstyn, por exemplo, que sugere que a doença cardíaca, a maior causa de morte em humanos, pode ser, em grande parte, detida ou revertida, e o risco de ataque cardíaco pode ser quase eliminado com a ajuda de uma dieta de alimentos integrais, com pouca gordura e de origem vegetal.

Esse benefício não pode ser atribuído apenas à redução do colesterol, já que atualmente temos medicamentos poderosos que podem baixar os níveis de colesterol da mesma forma que uma alimentação saudável, mas os comprimidos parecem ter um efeito muito menor. Então, talvez não sejam apenas a gordura e o colesterol que tenham um papel nisso, mas a quantidade e a qualidade das proteínas.[59]

Quanto ao motivo de as fontes vegetais de proteína serem preferíveis às fontes animais de proteína, os pesquisadores da Escola de Saúde Pública de Harvard propuseram a explicação do "pacote de proteínas".[60] Afinal, os alimentos são um pacote, então por que consumir proteínas pré-embaladas com gordura saturada e colesterol quando você pode obtê-las com fibras e fitonutrientes? Mas o FGF21 apresenta um motivo para a proteína vegetal ser mais saudável. A teoria foi inicialmente proposta em 2015,[61] mas o primeiro teste de níveis de FGF21 em veganos só foi publicado em 2019.[62]

Descobriu-se que os níveis de FGF21 eram notavelmente mais altos nas pessoas com dietas de origem vegetal.[63] Para provar causa e efeito, os onívoros mudaram para uma dieta vegetariana, e os níveis de FGF21 no sangue dispararam mais de 200% depois de apenas quatro dias sem ingerir carnes. O resumo? Uma revisão importante do Instituto Nacional do Envelhecimento do NIH e do Instituto de Longevidade da USC sobre as aplicações clínicas do jejum concluiu que "diversas abordagens do jejum têm eficácia limitada, especialmente com relação ao envelhecimento e a condições que não sejam a obesidade, a menos que combinadas com dietas de alta nutrição como a ingestão moderada de calorias e, principalmente, com a dieta mediterrânea de origem vegetal ou a dieta de Okinawa de baixa proteína [...]". Os pesquisadores especificaram que "baixa proteína" significava 0,8g/kg de proteína por peso corporal, que é a ingestão diária recomendada.[64]

Como baixar o IGF-1 com dietas

Em camundongos, a restrição proteica não apenas aumenta a expectativa de vida, mas reduz a síndrome de fragilidade e melhora o desempenho físico no fim da vida. Suspeita-se que o FGF21 medie esses benefícios, porque os efeitos antienvelhecimento da restrição proteica desaparecem em camundongos modificados geneticamente para não serem capazes de expressar o FGF21.[65] Em pessoas, outras vias de envelhecimento podem estar envolvidas. Dietas com excesso de proteína podem estar associadas a um aumento do estresse oxidativo[66] e à inflamação, além de níveis mais baixos de NAD^+, que é crítico para a função da sirtuína.[67] Reduzir a ingestão de proteínas também pode reduzir os níveis de IGF-1 no sangue.

Níveis baixos de IGF-1 são preditores de sobrevivência em pessoas com uma longevidade excepcional.[68] Lembra da página 93, de como patologias relacionadas à idade, como o câncer, praticamente não existiam nas pessoas que nasciam com o IGF-1 cronicamente baixo?[69] O IGF-1 parece mediar os benefícios do jejum em relação ao câncer,[70] e sua redução com o jejum é o que gera a proteção diferencial das células normais e das células cancerígenas, melhorando a capacidade da quimioterapia de matar o câncer e poupar as células normais. Sabemos disso porque a restauração do IGF-1 foi suficiente para reverter os efeitos protetores do jejum.[71] Células cancerígenas famintas são mais vulneráveis à quimioterapia *in vitro*, mas esse efeito desaparece se o IGF-1 diminuído for acrescentado de volta à placa de Petri.[72]

Sim, alguns dias de jejum podem cortar os níveis de IGF-1 pela metade,[73] mas isso acontece principalmente porque você está cortando a sua ingestão de proteínas.[74] Um determinante fundamental dos níveis de IGF-1 circulante em humanos é a proteína, especialmente a proteína animal. Mulheres[75] e homens[76] com dietas estritamente à base de vegetais têm níveis significativamente mais baixos de IGF-1 em relação a pessoas com dietas típicas, incluindo pessoas comparativamente magras (corredores de resistência em longa distância).[77] E isso não se deve ao fato deles comerem menos calorias, já que, quando se trata de níveis mais baixos de IGF-1, as pessoas com dietas de origem vegetal superam os CRONies, os membros da Sociedade de Restrição Calórica que mencionei antes, e que intencionalmente comem ainda menos calorias numa tentativa de viver mais tempo.

Em camundongos, a restrição calórica por si só diminui o IGF-1,[78] mas humanos precisam reduzir as proteínas. Os níveis de IGF-1 de praticantes de uma restrição calórica séria de longo prazo continuam elevados. Como já observei, o motivo para suspeitarmos da proteína é que, se pegarmos esses praticantes e cortarmos a ingestão de proteínas deles de 1,67g/kg para 0,95g/kg por dia, os níveis de IGF-1 caem mais de 20% em três semanas. O IGF-1 é apresentado como o motivo pelo qual a redução da ingestão de proteínas pode representar um componente importante das dietas antienvelhecimento e anticâncer.[79]

Possível desvantagem da diminuição do IGF-1

Durante pelo menos vinte anos, as dietas de origem vegetal com alimentos integrais foram defendidas por desacelerarem o processo de envelhecimento humano ao diminuírem o IGF-1.[80] O IGF-1 também parece estar ligado ao câncer,[81] a doenças cardíacas, ao diabetes[82] e à osteoartrite, então pode ajudar se levarmos em conta a panóplia de vantagens das dietas de origem vegetal.[83] As pessoas que nasceram com IGF-1 cronicamente baixo também têm um desempenho cognitivo melhor.[84] No entanto, como eu detalho em <see.nf/igflbp>, pode haver uma desvantagem na redução do IGF-1 em pessoas com pressão arterial alta.[85] Assim, as pessoas que estão cortando a proteína animal devem prestar atenção à pressão arterial, reduzindo os alimentos processados e o sal adicionado, ao mesmo tempo em que garantem um suprimento amplo de alimentos ricos em potássio, como feijões, batatas-doces e folhas verde-escuras.[86]

RESTRIÇÃO PROTEICA

As evidências de que a restrição proteica estende a expectativa de vida[87] precedem as evidências de estudos da restrição calórica.[88] Os dados sobre a importância relativa da proteína *versus* a restrição calórica são misturados,[89] mas uma abrangente metanálise comparativa da restrição alimentar de mais de cem estudos em dezenas de espécies descobriu que, quando se trata de extensão da vida, a redução de proteínas era mais importante.[90] Mas às vezes é difícil separá-los. Por exemplo: estudos descobriram que os camundongos restritos a 70% do que estavam acostumados a comer vivem mais tempo, e que isso poderia ser atribuído à restrição calórica, embora a proteína tenha sido cortada na mesma proporção. Por outro lado, estudos de "restrição proteica" nos quais os camundongos recebem comida com baixa proteína, mas em quantidades irrestritas, podem não demonstrar benefícios porque os camundongos comem mais para compensar, então acabam não cortando a proteína, no fim das contas.[91]

O estudo mais impressionante até hoje tentou controlar esses fatores selecionando de modo aleatório quase mil camundongos para cada uma entre 25 dietas diferentes, variando sistematicamente o conteúdo de proteínas, carboidratos, gorduras e calorias. Eles descobriram que as dietas com proporções mais baixas entre proteínas e carboidratos geravam as maiores expectativas de vida, independentemente das calorias.[92] Os marcadores da saúde no fim da vida, incluindo melhoria na pressão arterial, no colesterol, na função mitocondrial, na sensibilidade à insulina[93] e à função imune também eram melhores nas dietas de baixa proteína e piores nas dietas ricas em proteína e gordura.[94] As dietas de baixa proteína e ricas em carboidratos conseguem gerar benefícios metabólicos[95] e na imunidade[96] com uma restrição proteica de 40%, sem restringir as calorias. Conforme os níveis de proteína caíram, a expectativa de vida média aumentou de 95 para 125 semanas, um acréscimo de cerca de 30% na expectativa de vida até com a mesma ingestão de calorias.[97]

Descobriu-se que a restrição de proteínas, e não de calorias, era o que impulsionava o efeito de sobrevivência.[98] Na verdade, os pesquisadores descobriram que restringir apenas as calorias pareceu *diminuir* a expectativa de vida.[99] Como podemos compatibilizar isso com estudos anteriores com o mesmo tipo de rato que concluíram o oposto?[100] O novo megaestudo de 25 dietas usou um método novo para restringir calorias. Os pesquisadores só usaram dietas *ad libitum*. Como é possível restringir calorias se os animais podem comer tudo o que quiserem? A dieta de restrição de calorias foi incrementada com celulose indigesta (basicamente, serragem), de modo que, quando os camundongos se empanturravam, ainda continuavam com um déficit de 30% nas calorias.[101] Mesmo assim, apesar da restrição calórica, eles viveram menos, não mais.[102]

Como podemos explicar as mesmas calorias com efeitos diferentes? Talvez o efeito costumeiro da restrição calórica seja de fato mais um efeito do jejum intermitente.[103] Ao contrário da dieta de diluição de celulose, na qual os camundongos podem comer sempre que quiserem, se você alimentar mal os camundongos, dando a eles uma fração do que normalmente comem, assim que eles terminam a ração diária, jejuam até o dia seguinte. Seria possível que os benefícios convencionais fossem atribuídos a vias sinalizadoras da fome no cérebro que você poderia obter durante uma restrição alimentar, mas talvez não durante uma diluição alimentar?[104] Ou talvez a restrição calórica tradicional também corte as proteínas, e isso seja o verdadeiro motor da longevidade.[105]

Uma ressalva possível que surgiu com essas séries de experimentos envolve o efeito da "alavancagem das proteínas". Em dietas de baixa proteína, os camundongos costumavam comer demais para tentar compensar, então, na verdade, eles comiam mais calorias e, mesmo assim, viviam mais tempo.[106] A obesidade foi prevenida alimentando-os com dietas ricas em fibras,[107] mas é possível imaginar que você não faz nenhum favor ao corpo se a sua ideia de dieta de baixa proteína é repleta de porcarias ultraprocessadas, como biscoitos industrializados. Na verdade, a longevidade com baixa proteína é enfraquecida em camundongos com dietas ricas em carboidratos refinados.[108] Em humanos, todos os efeitos negativos da alavancagem de proteína[109] podem ser eliminados com uma alimentação integral de origem vegetal.[110]

Proteína animal *versus* proteína vegetal

A proporção ideal entre proteínas e carboidratos em diferentes espécies em relação à expectativa de vida parece ser de cerca de um para dez,[111] notavelmente semelhante à proporção dos okinawanos.[112] A dieta okinawana tradicional era de 9% de proteínas e 85% de carboidratos (principalmente de batatas-doces, como já mencionado).[113] Antes de ocidentalizarem as dietas, eles tinham a maior quantidade de centenários do mundo, com taxas 80% menores de cânceres comuns[114] e taxas de mortalidade cinco vezes menores para uma variedade de doenças gerais relacionadas à idade.[115] Algumas pessoas sugeriram que isso se devia à relativa restrição calórica, já que consumiam cerca de 20% menos calorias líquidas do que os norte-americanos,[116] mas eles também consumiam 50% menos proteínas.[117]

Em estudos com animais, as expectativas de vida mais baixas estavam entre os que tinham uma dieta rica em proteínas.[118] Isso é coerente com uma metanálise de estudos de coortes prospectivo com humanos que mostram que uma ingestão maior de proteínas no total é associada a taxas maiores de mortalidade por todas as causas.[119] Mas isso ocorre porque a maioria das proteínas ingeridas no mundo ocidental vem de fontes animais.[120] Quanto maior a ingestão de proteínas animais, mais altas as taxas de mortalidade, e quanto maior a ingestão de proteínas vegetais, mais baixas as taxas de mortalidade.[121]

Existem algumas evidências de que pessoas com mais de 65 anos podem se beneficiar de uma ingestão levemente maior de proteínas[122] — por exemplo, 1,0g/kg de peso corporal em vez de 0,8g/kg,[123] que ainda é menos do que a maioria dos norte-americanos mais velhos ingere.[124] No entanto, especialistas em longevidade sugerem que essa ingestão suplementar deveria ser de fontes de origem vegetal, para prevenir a ativação do excesso de IGF-1.[125] Como eu mencionei, o estudo NIH-AARP, baseado em mais de 6 milhões de pessoas-ano de observação, descobriu que mudar apenas 3% das calorias da proteína animal para a proteína vegetal estava associado a uma diminuição de 10% na mortalidade na população.[126] Nem todos os estudos apresentaram esse efeito,[127] mas uma metanálise de 32 estudos de coorte prospectivo que acompanharam pessoas por até 32 anos descobriu que, no geral, um aumento de apenas 3% nas proteínas vegetais estava associado a um risco significativamente mais baixo de morrer de todas as causas juntas.[128]

Ao que tudo indica, melhorias significativas no *healthspan* são alcançadas com uma mudança de apenas 1% de proteínas animais para vegetais. Um estudo de envelhecimento não saudável usou um "índice de déficit acumulado", rastreando mais de cinquenta deficiências funcionais diferentes, medidas de saúde e vitalidade autorrelatadas, indicadores de saúde mental, doenças crônicas e necessidade de serviços de saúde. As pessoas que trocaram apenas 1% de proteínas animais pelas vegetais (uma mudança de apenas cerca de 5g por dia) acumularam significativamente menos déficits ao longo de oito anos.[129] Na Iniciativa para a Saúde das Mulheres, que seguiu mais de 100 mil mulheres mais velhas durante dezoito anos, uma troca de 5% da proteína animal para a vegetal foi associada a uma diminuição de cerca de 20% no risco de morrer do que talvez seja o maior déficit de todos: a demência.[130] Um dos estudos até descobriu que trocar uma porção *por semana* de fontes de proteína não saudáveis, como ovos, por uma fonte saudável, como nozes ou grãos integrais, hipoteticamente estenderia a expectativa de vida.[131] Uma metanálise de 2022 sobre as substituições de proteínas animais pelas vegetais concluiu que "introduzir fontes vegetais ricas em proteína para substituir as proteínas animais previne doenças relacionadas à idade e promove a longevidade e o envelhecimento saudável".[132]

Ainda mais distinta do que a restrição proteica ou calórica nos okinawanos foi a mudança para as fontes vegetais. Os produtos animais constituíam menos de 1% da dieta tradicional deles, o equivalente a uma porção de peixe por semana, outras carnes uma vez por mês, um ovo a cada dois meses, mais ou menos, e praticamente nenhum laticínio.[133] Como discutimos, a única população formalmente estudada com uma expectativa de vida mais longa não tinha uma dieta 99% sem carne, mas 100% sem carne — os vegetarianos adventistas da Califórnia[134] —, embora eles comessem 30% da IDR de proteína.[135] Como concluiu uma revisão do impacto da ingestão de proteínas sobre a longevidade, a fonte de proteína pode ser mais importante do que o nível total de ingestão,[136] embora os níveis de IGF-1 possam não baixar se o consumo for alto demais, mesmo com uma mudança para fontes principalmente de origem vegetal.[137]

Que tal selecionar pessoas de maneira aleatória para trocar de fontes animais de proteína para fontes vegetais e, além disso, reduzir a ingestão total de proteínas? Dezesseis semanas depois, constatou-se que o grupo da dieta de origem vegetal e baixa proteína perdeu cerca de 4,5kg de gordura corporal, incluindo centenas de centímetros cúbicos de gordura visceral, a perigosa gordura profunda da barriga, e tiveram uma diminuição significativa na resistência à insulina.[138] Na revista, esse estudo foi caracterizado como um indício de que uma diminuição da proteína animal "pode ser fundamental para melhorar a saúde metabólica e propiciar um envelhecimento mais saudável", mas, com a queda concomitante da gordura animal, é difícil identificar a causa principal das melhorias metabólicas.[139]

Restringir proteína para restringir o câncer

T. Colin Campbell e colegas mostraram, quase cinquenta anos atrás, que os ratos em uma dieta de 5% de caseína (proteína do leite) desenvolveram 75% menos lesões pré-cancerígenas em resposta a um carcinógeno em comparação com ratos alimentados com uma dieta de 20% de caseína.[140] A redução de proteínas pode estender a expectativa de vida de camundongos em cerca de 30%,[141] mas o câncer é responsável por mais de 90% das mortes em tipos consanguíneos de camundongos de laboratório. Por causa do impacto da redução de proteínas sobre o câncer, não esperaríamos a mesma extensão de vida nas pessoas, que morrem com mais frequência de doenças cardíacas.[142]

Os cânceres humanos responderam de maneira semelhante quando transplantados para camundongos com dietas diferentes. Em camundongos que tiveram reduzidas as calorias advindas de proteínas de 21% para o equivalente a 7% de sua dieta, os tumores humanos de mama e próstata cresceram em taxas de 56% a 70% menores. Mesmo com a ingestão de mais proteínas, o simples fato de trocar fontes animais por fontes vegetais pode diminuir o peso dos tumores em 37%, embora, em caso de baixa ingestão de proteínas, a fonte não tenha parecido ser importante.[143]

Presumiu-se que a diminuição no tamanho do tumor com a redução de proteínas tenha acontecido por causa de uma queda no crescimento do câncer impulsionada pelo IGF-1,[144] mas também descobriu-se que dietas de baixa proteína estimulavam a morte direcionada das células cancerígenas pelo sistema imune, aumentando a infiltração de linfócitos no tumor[145] e melhorando a "capacidade tumoricida" dos macrófagos.[146] Dietas de baixa proteína também podem gerar o encolhimento de tumores em camundongos imunodeficientes, sugerindo que é uma combinação de fatores.[147] O simples fato de limitar um único aminoácido, a metionina, também pode desacelerar o crescimento de tumores cancerígenos.[148]

RESTRIÇÃO DE METIONINA

Assim como muitos dos benefícios da restrição alimentar podem ser replicados com a simples restrição das proteínas,[149] a maioria dos benefícios da restrição proteica pode ser associada à redução de apenas alguns dos aminoácidos que produzem proteínas, por exemplo, a metionina.[150] A metionina é o único aminoácido que se correlaciona fortemente com uma expectativa de vida máxima entre os mamíferos, de modo que quanto mais metionina nos tecidos do corpo, menor a vida do animal (r = −0,96, se os nerds da estatística estiverem por aqui). O coração dos porquinhos-da-índia tem cerca de 40% mais metionina do que o coração dos coelhos, que podem viver cerca de 40% mais.[151] Os camundongos têm níveis três vezes mais altos de metionina do que os ratos-toupeira-pelados,[152] que podem viver sete vezes mais.[153] Para provar causa e efeito, seria necessário mostrar que a redução dos níveis de metionina realmente prolonga a expectativa de vida, e é exatamente isso que ela faz.

A simples restrição desse aminoácido pode aumentar a expectativa de vida máxima dos ratos em 44%,[154] mais do que se costuma ver com a restrição calórica.[155] A restrição de metionina também prolonga a expectativa de vida máxima dos camundongos, assim como melhora a resistência ao estresse,[156] diminui a gordura visceral[157] e desacelera o envelhecimento dos olhos e do sistema imune.[158] Os mecanismos exatos pelos quais a redução da metionina alimentar leva a um envelhecimento mais lento não são conhecidos,[159] mas a restrição de metionina aumenta o FGF21,[160] induz a autofagia[161] e reduz a inflamação[162] e o IGF-1.[163] A via do IGF-1 pode ser crítica, já que os camundongos com defeitos de sinalização do hormônio do crescimento não respondem à restrição de metionina,[164] mas existem outras possibilidades.

Em estudos nos quais os animais são alimentados com quantidades excessivas de diferentes aminoácidos, a metionina foi consistentemente considerada a mais tóxica.[165] Isso pode acontecer porque a metionina tem um efeito pró-oxidante.[166] A suplementação de dietas de roedores com metionina extra resulta num aumento nos marcadores de estresse oxidativo no sangue[167] e numa depleção de antioxidantes teciduais.[168] Por outro lado, reduzir a ingestão de metionina reduz profundamente a geração de radicais livres mitocondriais e o dano oxidativo ao DNA mitocondrial,[169] consistente com a teoria mitocondrial do envelhecimento (veja a página 141), o único aminoácido que comprovadamente faz isso. Nem mesmo restringir todos os outros aminoácidos ao mesmo tempo, exceto a metionina, consegue reproduzir esse efeito.[170]

De todos os aminoácidos, a metionina também é um dos mais vulneráveis à oxidação.[171] Quando ela oxida ao ser incorporada a uma proteína, pode levar à perda da função da proteína.[172] Felizmente, há uma enzima — a metionina sulfóxido redutase — que conserta esse dano para proteger as células contra os danos oxidativos relacionados à metionina.[173] Em experimentos, animais geneticamente modificados para superexpressar apenas essa enzima de desintoxicação tiveram a longevidade notavelmente aumentada.[174]

Demonstrou-se que a restrição leve da síntese de proteínas rejuvenesce as células senescentes, permitindo que as células "zumbis" voltem a crescer. Isso foi demonstrado *in vitro* usando uma droga chamada "cicloheximida", que bloqueia uma etapa final da tradução da formação de proteínas. Os pesquisadores concluem: "É desejável encontrar um substituto para a cicloheximida [...] para exercer um efeito holístico de promoção da saúde, para reduzir o excesso ou a síntese proteica desnecessária [...]"[175] Esse mesmo efeito pode ser causado pela restrição de metionina, porque a metionina atua como o código inicial para a tradução da maioria das proteínas.[176] Na verdade, a redução da concentração de metionina no meio de cultura de células pode resultar num aumento de 60%[177] a 75%[178] na vida útil replicativa de células humanas (o limite de Hayflick, a quantidade de vezes que uma célula pode se duplicar antes de se tornar senescente — veja a página 55). As células com restrição de metionina também são significativamente melhores em resistir de forma robusta a vários estressores, incluindo calor, radiação, carcinógenos e radicais livres.[179]

Como diminuir a ingestão de metionina

As empresas farmacêuticas estão lutando para serem as primeiras a lançar um medicamento que diminua os níveis de metionina[180] — enzimas que consomem metionina para administrar a pacientes com câncer avançado, por exemplo.[181] Mas, como a metionina provém principalmente de alimentos, a melhor estratégia para reduzir seus níveis pode ser diminuir a ingestão.[182] Existem três maneiras de se conseguir isso. A primeira é a restrição calórica — ao diminuir a ingestão de alimentos em geral, você reduz a ingestão de metionina. Os supostos benefícios pró-longevidade do jejum em dias alternados,[183] por exemplo, foram atribuídos ao esgotamento periódico do "aminoácido pró-envelhecimento metionina".[184] Em segundo lugar, como a metionina está nas proteínas, em vez de reduzir a ingestão de alimentos em geral, você poderia simplesmente reduzir as proteínas. O simples fato de reduzir a ingestão de proteínas dos níveis excessivos atuais até a ingestão recomendada oferece um grande potencial para a saúde.[185] Em terceiro lugar, mesmo mantendo as porções e o consumo de proteína iguais, é possível conseguir uma restrição da metionina ao substituir fontes animais de proteína por fontes vegetais, que costumam ter níveis relativamente baixos do aminoácido. Para obter a restrição de metionina, uma revisão sobre o impacto da ingestão de proteína alimentar na saúde e na longevidade concluiu que os indivíduos podem precisar "comer menos alimentos de origem animal".[186]

Chamado de "efeito Hoffman", uma das marcas universais do câncer é o "vício em metionina".[187] A dependência de metionina das células cancerígenas levou a tentativas de alimentar pacientes com câncer com um "pó de alimento médico modificado com aminoácido" sem metionina. Feito principalmente de xarope de milho, óleo e todos os outros aminoácidos, ele é feito para eliminar as fontes de metionina da dieta diária.[188] O problema é que ele é considerado "não palatável", então poucas pessoas mantêm o consumo.[189] A falta de adesão a essas misturas oleosas de xarope de milho levou os pesquisadores a concluírem que é "necessário desenvolver alimentos palatáveis nos quais a metionina tenha sido seletivamente removida". Nós já os temos. São chamados de frutas e vegetais.

Onde encontramos a metionina?

Dietas de origem vegetal podem "viabilizar a restrição de metionina enquanto uma estratégia de extensão da vida".[190] Veja a seguir um gráfico que compara os níveis de metionina biodisponíveis em classes de alimentos vegetais e animais:[191,192,193]

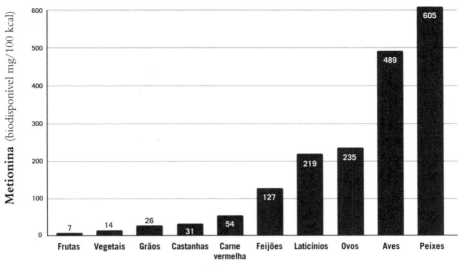

Como se pode ver, peixes e aves tendem a ter níveis mais altos de metionina. Usei atum em lata como parâmetro, mas 100kcal de peixes como hadoque, halibute ou peixe-relógio podem ter níveis ainda piores, até 709mg. Os níveis mais baixos de frutos do mar são encontrados em ostras, com níveis de apenas 92mg. No caso das aves, o gráfico foi feito tomando como base o peito de frango grelhado, embora o peito de frango assado possa chegar a 587mg.

Os laticínios, a carne vermelha e os ovos têm menos metionina. Usei ovos cozidos, mas uma omelete só de claras poderia chegar ao topo, com 714mg. Usei carne moída como representante da carne vermelha, mas as carnes de porco e de cordeiro podem chegar a 509mg e 564mg, respectivamente (embora o chouriço de sangue tenha apenas 49mg). Usei leite para representar os laticínios, embora um produto lácteo como a manteiga não tenha quase nenhum, já que é praticamente toda composta de gordura. Em contraste, os laticínios ricos em proteínas, como queijo cottage com baixo teor de gordura, podem chegar a 482mg.

Os alimentos com menor teor de metionina costumam ser as frutas, as oleaginosas, os vegetais, os grãos e os feijões. Usei grão-de-bico em lata, mas todos os outros grãos têm quantidades semelhantes, até a leguminosa mais "rica em metionina",[194] o feijão-vermelho, com 65mg. Só é possível conseguir cerca de 114mg quando a proteína vegetal é concentrada num alimento como o tofu. Para representar os grãos, usei pão integral, mas o teff, o grão mais rico em metionina, tem 99mg, seguido da quinoa, com 64mg. Para as castanhas, usei uma mistura de oleaginosas. A maioria das castanhas tem níveis semelhantes, com exceção das castanhas-do-pará, com 136mg. As sementes de cânhamo também têm um nível alto, 135mg. Para os vegetais, usei cenouras. O espinafre é surpreendentemente alto em metionina, com 184mg, mas é tão baixo em calorias que seria necessário comer cerca de quinze xícaras para obter 100kcal. A couve é o que tem menos, com 66mg a cada catorze xícaras. Usei bananas para representar as frutas, mas até as laranjas, a fruta comum com nível mais alto de metionina, tem uma média de apenas 34mg.

Restrição de metionina alcançável

Resumindo: uma revisão sobre a restrição de metionina para a extensão da vida concluiu que "em humanos, a restrição de metionina pode ser alcançada com uma dieta predominantemente vegana".[195] Mesmo com uma ingestão igual de proteína, os vegetarianos consomem até 36% menos metionina.[196] No entanto, por causa da concentração de metionina em ovos e laticínios, apenas os veganos acabam tendo níveis significativamente mais baixos na corrente sanguínea.[197]

Embora possa ser necessária uma redução de 80% na ingestão de metionina para maximizar os benefícios metabólicos em camundongos, uma restrição de 40% foi considerada suficiente para diminuir a geração de radicais livres mitocondriais e o dano oxidativo ao DNA mitocondrial.[198,199] Em média, os veganos consomem 47% menos metionina do que os carnívoros.[200] Talvez isso ajude a explicar alguns dos benefícios para a saúde atribuídos a uma dieta de origem vegetal.[201] Por exemplo, a privação de metionina no curto prazo pode reduzir 60% da massa gorda de camundongos obesos em duas semanas, apesar do aumento da ingestão calórica e da diminuição da atividade física[202] (aparentemente, por ativarem um "ciclo fútil" de formação e consumo simultâneos de gordura).[203]

Dessa forma, talvez a redução da metionina ajude a explicar por que os veganos são 18kg mais leves, em média, do que as pessoas com uma dieta convencional.[204] Até os veganos com o mesmo peso dos onívoros típicos parecem ter menos da metade do risco de diabetes,[205] consistente com uma análise de 2022 que acompanhou cerca de 15 mil adultos norte-americanos durante dezessete anos e descobriu que as pessoas que comiam mais metionina tinham o dobro de risco de morrer de diabetes.[206]

Em média, as mulheres norte-americanas consomem efetivamente o dobro de metionina do que precisam, e os homens consomem o triplo.[207] Por causa do risco cardiometabólico associado à maior ingestão, pesquisadores de saúde pública sugerem que a ingestão ideal pode estar abaixo da ingestão recomendada.[208] Dessa forma, assim como não estou defendendo uma dieta de baixa proteína, e sim uma dieta com a quantidade recomendada, não é necessário ter uma dieta de baixa metionina, e sim uma sem excesso de metionina. Com tudo que sabemos agora, a simples diminuição da ingestão até os níveis recomendados "tem um grande potencial de reduzir o estresse oxidativo tecidual e aumentar a expectativa de vida saudável em humanos [...]".[209]

Cisteína e glicina

Boa parte da metionina que consumimos é convertida em outro aminoácido dentro do corpo, chamado de "cisteína".[210] Como o fornecimento de cisteína extra para animais com restrição de metionina reverte uma parte do benefício, a cisteína pode ser responsável por parte do trabalho sujo da metionina.[211] Embora a cisteína possa ser uma aliada estratégica, o aminoácido *glicina* é usado pelo corpo para ajudar na depuração da metionina no sistema.[212] Entro em detalhes sobre os dois em <see.nf/cysteineglycine>. A conclusão é que é possível regular os níveis de glicina na corrente sanguínea da mesma forma que se faz com a metionina e cisteína: comendo mais alimentos de origem vegetal.[213,214]

AMINOÁCIDOS DE CADEIA RAMIFICADA

Os efeitos da restrição proteica não podem ser completamente replicados apenas com a restrição de metionina, uma vez que a restrição alimentar de todos os aminoácidos, mesmo desconsiderando-se a metionina, continua a ter uma série de efeitos benéficos, como uma redução na produção de radicais livres e nos danos ao DNA oxidativo.[215] A culpa também pode ser dos três aminoácidos de cadeia ramificada (ACR): isoleucina, leucina e valina.

No megaestudo de 25 dietas, as consequências para a saúde e a longevidade tiveram uma correlação negativa com os níveis de ACR no sangue, de modo que as quantidades mais baixas foram associadas a uma vida mais longa e mais saudável.[216] Estudos de intervenção mostram que dietas ricas em ACR encurtam a expectativa de vida de camundongos,[217] enquanto a restrição de ACR aumenta a expectativa de vida e atrasa a síndrome de fragilidade relacionada à idade em moscas-das-frutas[218] e camundongos.[219] Os pesquisadores sugerem que "limitar os níveis alimentares de ACRs pode ser a chave para uma vida longa e saudável".[220]

Isso faz sentido, já que os ACRs são potentes ativadores da enzima mTOR,[221] que explorei na Parte 1. Reduzir a sinalização mTOR é algo considerado "crítico para melhorar a saúde e a expectativa de vida",[222] já que a supressão de mTOR é um "transdutor molecular robusto de sinais antienvelhecimento induzidos pela dieta".[223] A ingestão mais baixa de ACR pode ajudar a explicar não apenas a longevidade dos okinawanos, mas também por que uma doença como a acne era rara ou até inexistente,[224] porque as espinhas são consideradas uma manifestação visual de uma atividade elevada de mTOR.[225] Os insights sobre os potenciais efeitos cognitivos vêm da doença da urina do xarope de bordo.

A decomposição irreversível de aminoácidos de cadeia ramificada é rigidamente regulada dentro do corpo.[226] Bebês nascidos com um defeito congênito raro na desintoxicação de ACRs desenvolvem uma urina com cheiro doce, podem sofrer de encefalopatia e edema cerebral e até morrer. A doença mostra claramente que grandes excessos de ACRs são perigosos para o cérebro, levantando a questão de se elevações mais suaves também podem ser neurotóxicas.[227] Em um modelo de camundongo da doença de Alzheimer, dietas com alto teor de ACR pioraram o desempenho cognitivo, enquanto dietas com baixo teor de ACR melhoraram esse desempenho.[228] Isso é consistente com uma análise de randomização mendeliana que descobriu que as pessoas nascidas com uma predisposição genética a níveis mais altos de isoleucina eram significativamente mais propensas a desenvolver a doença de Alzheimer,[229] mas uma metanálise de oito estudos de coorte descobriu que níveis mais altos de ACR (incluindo a isoleucina) eram associados a um risco *menor* de demência.[230]

A literatura sobre ACR parece surpreendentemente repleta desse tipo de evidência contraditória, com estudos sugerindo que os ACRs têm efeitos prejudiciais, inofensivos ou úteis sobre o envelhecimento e condições relacionadas à idade.[231] Por exemplo, houve um estudo de observação que descobriu que uma ingestão maior de ACR estava associada a uma mortalidade por todas as causas significativamente menores.[232] Com "esses níveis de complexidade", concluiu uma revisão recente sobre os ACRs e o envelhecimento, "é improvável que haja uma conclusão unificada sobre os benefícios ou danos gerais dos ACRs em pessoas mais velhas".[233] No entanto, pelo menos quando se trata de efeitos metabólicos, temos ensaios de intervenção em humanos para provar os danos ou benefícios de uma forma ou de outra.

ACRs e resistência à insulina

A resistência à insulina é a causa do pré-diabetes e do diabetes tipo 2.[234] Mesmo em não diabéticos, a resistência à insulina[235] e a glicemia elevada resultante[236] são associadas à morte prematura, com base em metanálises de estudos de coorte prospectivos. (Para obter um histórico sobre o que é resistência à insulina e o que ela provoca, veja a seção "Low Insulin Index" [Baixo índice de insulina, em tradução livre] no meu livro *How Not to Diet*.) A resistência à insulina, a incapacidade do nosso corpo de responder de maneira suficiente à insulina, o hormônio redutor da glicemia, pode ser causada pela ingestão de gorduras saturadas (<see.nf/insulin>), bem como pela ingestão de aminoácidos de cadeia ramificada.[237] Acontece que um produto da degradação do ACR parece estimular a absorção e o acúmulo de gordura dentro das células musculares,[238] e isso interfere na sinalização da insulina.[239]

Reduzir a ingestão de ACR em camundongos obesos reduziu a resistência à insulina, causou uma perda drástica de gordura mesmo sem uma redução das calorias e restaurou a saúde metabólica,[240] enquanto uma dieta rica em ACR induziu a obesidade.[241] Nas pessoas, uma quantidade "esmagadora" de estudos[242] mostrou consistentemente que os níveis de aminoácidos de cadeia ramificada no sangue e na urina estão ligados à resistência à insulina. Na verdade, o aumento do ACR no sangue, apelidado de "assinatura do ACR", é uma característica da obesidade e do diabetes.[243] No entanto, isso não necessariamente significa que a diminuição da ingestão de ACRs vai ajudar, já que existem outros fatores que influenciam esses níveis no sangue.[244]

Sim, os ACRs podem causar resistência à insulina,[245] mas a resistência à insulina também parece causar um aumento nos níveis de ACR[246] por causa de uma redução na degradação dos ACRs, potencialmente levando a um ciclo de feedback positivo que pode sair de controle.[247] Mas a epidemiologia é contraditória.[248] O microbioma foi até jogado nessa mistura por um estudo de pares de gêmeos mostrando que um transplante fecal de um gêmeo mais pesado aumenta mais os níveis de ACR no sangue em camundongos do que um transplante fecal do gêmeo mais leve.[249] Mas é necessário provar. Assim como é possível tornar alguém resistente à insulina infundindo gordura na corrente sanguínea,[250] é possível fazer o mesmo infundindo ACRs.[251] Assim como uma única dose de manteiga pode causar resistência à insulina em poucas horas, o mesmo acontece com uma bebida proteica de whey puro e água.[252,253]

Isso pode ajudar a explicar os resultados do estudo que detalhei na seção sobre o FGF21 (veja a página 672), em que a ingestão de proteínas caiu dos níveis típicos da dieta norte-americana para os níveis recomendados. O FGF21 não apenas duplicou em cerca de seis semanas em comparação com o grupo controle, mas a queda nos níveis de ACR no sangue dos participantes foi acompanhada por uma queda significativa na glicemia e em quilos de perda de gordura, apesar da média de centenas de calorias a mais por dia.[254] Por causa da restauração da saúde metabólica demonstrada pela diminuição no consumo de aminoácidos de cadeia ramificada, os líderes no campo sugeriram a invenção de produtos farmacêuticos para bloquear a absorção de ACR para "promover a saúde metabólica e tratar o diabetes e a obesidade sem reduzir a ingestão de calorias".[255] Ou podemos simplesmente tentar não comer tantos aminoácidos de cadeia ramificada, para começo de conversa.

Suplementos de ACR

Os suplementos de aminoácidos de cadeia ramificada são um negócio multimilionário, comercializado pela crença ampla na alegação de que esses compostos podem aumentar a massa muscular ao estimular a síntese de proteínas dos músculos,[256] uma crença baseada em estudos com ratos que remontam a mais de quarenta anos.[257] No entanto, os dois únicos estudos com humanos demonstraram que os ACRs em realidade geram uma *redução* na síntese de proteínas dos músculos.[258,259] Fiz uma análise das pesquisas de resultados um pouco conflitantes sobre a suplementação de ACR em adultos mais velhos em <see.nf/bcaas>, mas, basicamente, podemos ficar com os achados de uma revisão recente feita por um periódico sobre metabolismo e exercícios: "Concluindo, os benefícios propostos do ACR, usados na propaganda de suplementos, parecem estar em desacordo com o estado geral da literatura atual, que não corrobora a eficácia da suplementação para a força e a hipertrofia [tamanho] dos músculos."[260]

Como diminuir a ingestão de ACR

Como os ACRs são encontrados principalmente nas carnes, incluindo frango e peixe, laticínios e ovos,[261] isso pode explicar por que a ingestão de proteína animal intensifica a resistência à insulina[262] e é associada a um risco maior de diabetes,[263] enquanto os alimentos de origem vegetal tendem a ter o efeito oposto. Substituir apenas 5% da proteína de origem animal pela proteína de origem vegetal pode diminuir o risco de diabetes em mais de 20%.[264] Embora os níveis de ACR no sangue em jejum aferidos pela manhã não necessariamente se correlacionem com a ingestão alimentar,[265] refeições ricas em proteína animal podem quadruplicar os níveis na corrente sanguínea, que podem permanecer elevados por sete a oito horas.[266]

Um estudo clínico cruzado descobriu que as pessoas selecionadas de forma aleatória para substituir apenas duas porções de carne por lentilhas, grão-de-bico, ervilhas ou feijões alguns dias por semana podem melhorar significativamente os níveis de glicemia e insulina em jejum, além das melhorias esperadas, como diminuição no colesterol e nos triglicerídeos.[267] Com base em mais de dez ensaios randomizados com grupos controle, o simples fato de trocar apenas um terço, mais ou menos, de proteínas de fontes de origem animal para fontes de origem vegetal pode melhorar significativamente o controle da glicemia.[268]

Assim como a metionina, a ingestão de aminoácidos de cadeia ramificada é menor entre os vegetarianos em comparação com os onívoros, mas apenas os veganos alcançam níveis significativamente mais baixos no sangue em jejum, consumindo 30% menos em comparação com apenas cerca de 15% menos entre os vegetarianos.[269] Selecionar pessoas de modo aleatório para adotar uma dieta de origem estritamente vegetal por um mês pode reduzir significativamente os níveis de todos os três ACRs em jejum, e isso tem correlação com os efeitos anti-inflamatórios da mudança.[270]

Os ACRs podem explicar por que as pessoas selecionadas aleatoriamente para uma dieta de origem vegetal eliminam uma quantidade significativamente maior da gordura mais profunda e perigosa, mesmo quando ingerem a mesma quantidade de calorias.[271] Pessoas sob dietas de origem vegetal também tinham níveis mais baixos de gordura presa dentro das fibras musculares individuais, o que ajuda a explicar por que os veganos, em especial, normalmente têm as menores chances de desenvolver diabetes.[272,273] Não é só porque eles são mais magros. Mesmo que você compare indivíduos separando-os por peso, foi encontrada uma quantidade significativamente menor de gordura dentro das células musculares de veganos em comparação com os onívoros, conforme medido num dos músculos da panturrilha.[274] Portanto, não é de se admirar que as pessoas com dietas de origem vegetal tenham níveis de insulina significativamente mais baixos e menos resistência à insulina, mesmo em comparação com não vegetarianos com o mesmo peso corporal.[275,276]

As pessoas que comem carne têm níveis de insulina até 50% mais altos na corrente sanguínea.[277,278] Em comparação com um grupo controle que não fez mudanças na dieta, as pessoas selecionadas de forma aleatória para seguir uma dieta de origem vegetal tiveram uma queda significativa na resistência à insulina, na glicemia em jejum e nos níveis de insulina no sangue.[279] Mas, se adicionarmos algumas claras de ovo a uma dieta de origem vegetal, podemos causar um aumento "drástico"[280] na produção de insulina — até 60% em apenas quatro dias.[281] Se acrescentarmos atum ao purê de batatas, a reação à insulina é cerca de 50% maior do que comer o purê sem mais nada.[282] Se acrescentarmos brócolis, no entanto, os resultados são uma redução de cerca de 40% na resposta à insulina nos primeiros trinta minutos após o consumo.[283] Isso também não pareceu um efeito das fibras, já que fornecer a quantidade equivalente de fibras de brócolis isoladas não gerou nenhum benefício significativo. O efeito diferencial da proteína de origem vegetal *versus* a de origem animal tem sido atribuído aos seus perfis contrastantes de aminoácidos.[284]

O motivo pelo qual os aminoácidos de cadeia ramificada são suspeitos é que, se dermos a um vegano alguns suplementos de ACR, eles podem se tornar tão resistentes à insulina quanto os onívoros, provando que os ACRs podem ter um impacto negativo direto na sensibilidade à insulina.[285] Por outro lado, se pegarmos alguns onívoros e colocá-los num simples "desafio da dieta vegana por 48 horas", é possível gerar melhorias significativas em sua saúde metabólica.[286] Depois de dois dias numa dieta saudável de origem vegetal, não apenas o colesterol e os triglicerídeos diminuíram, mas também a insulina — presumivelmente, em parte, por causa do "forte efeito modulador" nos níveis de ACR circulante. Isso foi sugerido para explicar alguns dos benefícios ao longo da vida de ter uma dieta de origem vegetal,[287] mas, como os benefícios aparecerem muito depressa, os pesquisadores sugeriram que os benefícios metabólicos poderiam ser obtidos com uma "dieta vegana intermitente" ou até da "abordagem flexitariana", de alternar entre opções de proteína de origem vegetal e animal.[288]

Aumentando para onze

Observe que a restrição proteica é a única intervenção no gráfico da página 188 que bloqueia cada uma das onze vias de envelhecimento, mas o dogma predominante na nossa sociedade é ingerir mais proteínas.[289] Uma pesquisa com adultos dos Estados Unidos sugere que cerca de 65% deles estão tentando fazer exatamente isso.[290] Embora dietas ricas em proteína possam ajudar na adesão em intervenções de perda de peso,[291] elas não se alinham com a redução de proteínas recomendada em dietas antienvelhecimento.[292] O conjunto de evidências disponível corrobora o conselho de especialistas em longevidade como os médicos Valter Longo[293] e Luigi Fontana, que aconselham a redução do consumo de proteínas para viver mais: "Comer mais proteínas do que o necessário [...] não aumenta a massa muscular, mas acelera o envelhecimento e aumenta o risco de desenvolver diversas doenças crônicas."[294]

CAPÍTULO 9

NAD⁺

Nossa compreensão da *nicotinamida adenina dinucleotídeo* (NAD⁺) surgiu de origens humildes como um fator observado para melhorar a fermentação de levedura num artigo de 1906, intitulado "The Alcoholic Ferment of Yeast-Juice" [O fermento alcoólico do suco de levedura, em tradução livre].[295] Mal sabiam os autores que ondas de descobertas relacionadas à NAD⁺ renderiam, até agora, um total de quatro Prêmios Nobel.[296] A NAD⁺ agora é conhecida como uma molécula essencial para todos os organismos vivos,[297] necessária para a função de cerca de quinhentas reações enzimáticas,[298] incluindo, notavelmente, a extração de energia metabólica dos alimentos.[299] O século XXI produziu mais um renascimento científico para a NAD⁺ com a percepção de que ela é fundamental para a atividade das sirtuínas,[300] aqueles "guardiões do *healthspan* dos mamíferos"[301] que eu detalho na Parte 1.

A NAD⁺ é uma das moléculas mais abundantes no nosso corpo. Agora se sabe que, uma vez considerada relativamente estável, ela permanece em constante estado de síntese, reciclagem e decomposição.[302] A rotatividade da nossa reserva de NAD⁺ é de várias vezes por dia.[303] Para manter a vitalidade celular diante desse fato, é fundamental ter um suprimento adequado de precursores de NAD⁺ e uma atividade de enzimas sintetizadoras de NAD⁺ suficientemente alta.[304] A importância da NAD⁺ é exemplificada pelas consequências devastadoras de uma deficiência de seus precursores, como a niacina (vitamina B_3).[305] A síndrome dessa deficiência, chamada de "pelagra", se caracteriza pelos quatro Ds: dermatite, demência, diarreia e, por fim, morte [em inglês, *death*].[306]

Felizmente, como a vida da maneira que a conhecemos não pode existir sem ela,[307] a NAD⁺ e seus precursores são encontrados em tudo que comemos: plantas, animais ou fungos.[308] A niacina no milho tem uma ligação forte, mas pode ser liberada se deixarmos de molho em água de cal alcalina. Infelizmente, quando o milho foi exportado da América Latina para se tornar um alimento padrão em outros lugares sem o conhecimento necessário sobre as técnicas de processamento tradicionais, houve uma epidemia de pelagra.[309] Estima-se que cem mil norte-americanos tenham morrido de pelagra nas primeiras décadas do século XX, antes de o pão começar a ser fortificado com niacina em 1938.[310]

OS NÍVEIS DE NAD⁺ DIMINUEM COM A IDADE?

A justificativa para aumentar a NAD⁺ como uma estratégia antienvelhecimento é a seguinte: todas as espécies, incluindo os humanos, experimentam naturalmente um declínio nos níveis de NAD⁺ ao longo do tempo, e esse declínio é, de fato, um dos principais motivos pelos quais os organismos envelhecem.[311] Ao restaurar os níveis da juventude, diz o argumento, esses transtornos relacionados à idade podem ser adiados ou até revertidos.[312] Dois líderes no campo, um de Harvard e outro do MIT, disseram, respectivamente, que os suplementos de NAD⁺ podem "cumprir a promessa de aumentar a resiliência do corpo não apenas a uma única doença, mas a várias, estendendo, assim, a expectativa de vida saudável humana"[313] e que a ativação da sirtuína pela repleção de NAD⁺ "pode ser o item de aplicação mais plausível a surgir com as pesquisas sobre envelhecimento".[314] Evidentemente, ambos estiveram envolvidos com empresas multimilionárias de suplementos alimentares.[315,316]

A primeira premissa, de que os níveis de NAD⁺ diminuem com a idade, foi questionada. Por exemplo, uma revisão de 2022 intitulada "*Age-Dependent Decline of NAD⁺ — Universal Truth or Confounded Consensus?*" [Declínio da NAD⁺ com a idade: verdade universal ou consenso confuso?, em tradução livre] concluiu que, apesar das alegações sistêmicas em contrário, as evidências que sustentam a premissa são muito limitadas.[317] Na verdade, o estudo mais abrangente até hoje encontrou mudanças significativas nos níveis de NAD⁺ em apenas cerca de metade dos tecidos testados em camundongos velhos *versus* jovens.[318] Os dados humanos, que analiso em <see.nf/nadecline>, são igualmente inconsistentes.

A conclusão é que, dadas as descobertas conflitantes dos poucos estudos sobre o assunto, é enganoso dizer que a NAD⁺ diminui universalmente com a idade.[319] De todo modo, é necessário obter provas. E a segunda premissa, de que aumentar os níveis no fim da vida pode melhorar a saúde e a longevidade?

HEALTHSPAN E EXPECTATIVA DE VIDA AUMENTADA EM ROEDORES

Os efeitos dos suplementos de NAD⁺ em roedores idosos foram descritos na literatura médica como "drásticos" e "notáveis".[320] Os camundongos tratados aumentaram a atividade física[321] e a resistência, melhoraram a visão e fortaleceram os ossos,[322] ao mesmo tempo em que adiaram, preveniram ou reverteram a atrofia muscular,[323] a perda auditiva,[324] o envelhecimento dos ovários[325] e o declínio cognitivo.[326] Foram registrados benefícios para quase todos os sistemas de órgãos,[327] incluindo uma melhora na função das artérias,[328] do cérebro,[329] do coração,[330] do sistema imune,[331] dos rins,[332] do fígado[333] e dos músculos. Por exemplo, uma única semana de suplemento de NAD⁺ foi suficiente para restaurar os principais marcadores de saúde muscular num camundongo de 22 meses para níveis semelhantes aos de um camundongo de 6 meses.[334] Isso equivale aproximadamente a reverter os níveis de uma pessoa de 70 anos de volta aos níveis dos 20 anos.[335]

Os suplementos de NAD⁺ também podem prolongar a expectativa de vida de outros animais, presumivelmente por causa da elevação da atividade da sirtuína dependente de NAD⁺.[336] Esse efeito de longevidade foi demonstrado pela primeira vez há mais de vinte anos em células de levedura. Uma superexpressão dos genes envolvidos na síntese de NAD⁺ prolongou a expectativa de vida replicativa em até 60%.[337] No germe microscópico *C. elegans,* demonstrou-se que os componentes que aumentam a NAD⁺ prolongam a expectativa de vida em até 16%.[338] Em camundongos, um suplemento de NAD⁺ conseguiu prolongar a expectativa de vida em modestos 5%, mas isso foi possível mesmo quando a suplementação foi iniciada no fim da vida, o que é incomum em tratamentos para longevidade.[339]

Não é de se admirar que as pessoas estejam entusiasmadas com todos os tipos de suplementos que aumentam a NAD⁺. A grande questão é se algum desses efeitos sobre o *healthspan* ou sobre a expectativa de vida se traduz em humanos.[340]

SUPLEMENTOS QUE AUMENTAM A NAD⁺

Existem no mercado atualmente quatro principais suplementos que aumentam a NAD⁺: ácido nicotínico (NA), também conhecido como niacina, nicotinamida (NAM), também conhecida como niacinamida, ribosídeo de nicotinamida (NR) e mononucleotídeo de nicotinamida (NMN). A NAD⁺ também pode ser dada diretamente, assim como a forma hidrogenada NADH. Também existem formas hidrogenadas de (NMNH) e NR (NRH). Sendo assim, temos uma sopa de letrinhas: NAD⁺, NA, NAM, NR, NMN, NADH, NMNH e NRH. Nosso corpo também consegue produzir a NAD⁺ do zero a partir do aminoácido triptofano. Dada a natureza crítica da NAD⁺, talvez não seja surpreendente que o corpo tenha tantas vias diferentes para sintetizá-la, usando uma panóplia de precursores.[341]

A conversão do triptofano em NAD⁺ requer oito etapas, enquanto NA, NAM e NR podem ser transformados em NAD⁺ em apenas duas ou três etapas.[342] A NMN é uma precursora direta de NAD⁺, mas, quando se toma a NMN ou a NR por via oral, elas só parecem se transformar em NA ou NAM por meio da degradação na corrente sanguínea[343] ou da conversão ativa no fígado ou pelo microbioma.[344] Então por que tomar a NMN ou a NR mais caras se elas vão acabar como NA ou NAM?

Compradas a granel, o NA ou a NAM custaria apenas centavos por dia *versus* mais de 1 dólar por dia para a NR ou a NMN. Isso somaria centenas de dólares por ano no caso da NR ou da NMN em comparação com 5 dólares para o NA ou a NAM. Mas vale a pena tomar algum deles?

Ácido nicotínico (NA)

O nome ácido nicotínico foi alterado para niacina na década de 1940 para evitar a confusão com a nicotina.[345] No entanto, qualquer um desses nomes é melhor do que o original: vitamina PP (de *prevenção de pelagra*).[346]

Na década de 1950, o NA se tornou o primeiro medicamento no mundo voltado a baixar o colesterol.[347] Isso levou a cerca de vinte ensaios envolvendo dezenas de milhares de indivíduos que tomaram altas doses de NA por até cinco anos,[348] resultando nos dados de segurança mais robustos que temos sobre qualquer um dos precursores da NAD^+. O benefício mais marcante foi encontrado no Projeto Droga Coronariana, um estudo realizado na era dos medicamentos pré-estatina, nas décadas de 1960 e 1970. O acompanhamento de quinze anos descobriu que as pessoas que foram selecionadas de modo aleatório para receber NA de alta dosagem acabaram tendo uma queda de 6,2% na mortalidade absoluta (52% morreram no grupo de NA *versus* 58,2% no grupo placebo).[349] Isso provocou grandes ensaios clínicos que, infelizmente, fracassaram de maneira tão espetacular que um deles foi até interrompido prematuramente.[350,351]

No geral, uma metanálise da Cochrane concluiu que não foi encontrada "nenhuma evidência de benefícios da terapia com niacina".[352] Uma explicação possível para os resultados contrastantes é que os ensaios iniciais promissores usaram niacina de liberação imediata enquanto os ensaios fracassados mais recentes utilizaram formulações de liberação lenta (também conhecidas como liberação prolongada ou sustentada).[353] Em doses elevadas, a niacina regular em geral causa um rubor intenso e uma sensação de calor desagradável, semelhantes a uma onda de calor na menopausa. Uma versão de liberação lenta foi desenvolvida para reduzir a reação de rubor, catapultando-a para um medicamento de sucesso que rendeu bilhões de dólares,[354] mas ela simplesmente não funciona tão bem para reduzir o colesterol.[355]

As principais falhas dos ensaios clínicos levaram ao recolhimento do medicamento na Europa[356] e à remoção das diretrizes clínicas dos Estados Unidos para prevenção de doenças cardiovasculares.[357] Pode ser que ainda haja um papel para as preparações de niacina no tratamento de doenças cardíacas entre pacientes que não toleram medicamentos com estatina,[358] mas e quanto ao uso para o público geral como um suplemento de NAD^+?

Há uma série de defeitos genéticos raros que podem levar a uma condição chamada "miopatia mitocondrial", caracterizada por baixos níveis de NAD^+ no sangue e nos músculos. Em 2020, pesquisadores demonstraram que esses níveis poderiam conter de 750mg a 1.000mg por dia de NA, o que levou a uma melhora significativa na força muscular.[359] Esse foi o primeiro e único estudo em que se mostrou os níveis de NAD^+ nos músculos e a melhoria do desempenho com qualquer tipo de suplemento de NAD^+.[360] Em um grupo controle de indivíduos sem o defeito genético, os níveis de NAD^+ no sangue foram acentuados pelo NA, mas não nos músculos, sugerindo que, em músculos saudáveis normais, os níveis de NAD^+ já estão "no máximo".[361] Como você poderá conferir, esse é um tema recorrente entre os suplementos de NAD^+.

Sabemos que grandes doses de NA podem aumentar os níveis de NAD^+ no sangue humano,[362] mas ainda não se demonstrou um aumento correspondente na atividade da sirtuína.[363] Por que não tentar? Por causa dos efeitos colaterais descobertos nos ensaios sobre redução do colesterol. O NA aumenta a glicemia[364] e pode amplificar o risco de diabetes. Com base em estudos envolvendo dezenas de milhares de indivíduos acompanhados durante anos enquanto tomavam altas doses de NA, seria de se esperar que uma em cada 43 pessoas que tomavam NA durante cinco anos desenvolvesse diabetes, o que de outra forma não teria acontecido.[365] Não está evidente se esse risco é limitado apenas a formulações de liberação lenta.[366]

A margem de segurança, a proporção entre o limite superior tolerável e a RDA, é a mais baixa no caso do NA em comparação à meia dúzia de outras vitaminas comuns.[367] No entanto, o limite superior se baseia na reação de rubor,[368] que, embora seja desconfortável, é considerada inofensiva e tende a se dissipar com o tempo.[369] O uso no longo prazo pode gerar outras consequências adversas, incluindo úlceras estomacais, vômitos, dor abdominal, diarreia, icterícia e outros sinais de danos ao fígado (especialmente com as formulações de liberação lenta).[370] Existe, também, uma preocupação teórica de que a ingestão excessiva de NA possa contribuir para o desenvolvimento da doença de Parkinson.[371] Por causa do rubor desagradável e do risco de efeitos colaterais mais sérios, o interesse mudou para outros precursores da NAD^+.[372]

Nicotinamida (NAM)

Desde que a nicotinamida (NAM) também apresentou efeitos de cura da pelagra,[373] tanto o NA quanto a NAM foram chamadas de "niacina" ou "vitamina B_3", embora sejam componentes distintos.[374] Por exemplo, a NAM não acarreta o mesmo tipo de reação de ondas de calor. (O rubor facial atribuído à niacinamida em alguns estudos mais antigos provavelmente aconteceu por causa de uma forma menos purificada contaminada com NA residual.[375])

A capacidade relativa do NA *versus* a da NAM para gerar a NAD^+ não está bem determinada.[376] Nenhum dos dois demonstrou aumentar a atividade da sirtuína,[377] mas ambos prolongaram a expectativa de vida do *C. elegans*.[378] Não consegui encontrar nenhum estudo de longevidade sobre o NA em roedores; no entanto, a NAM foi testada e não conseguiu prolongar a vida dos camundongos.[379] Que efeitos clínicos podemos esperar em humanos?

Explorei os efeitos antienvelhecimento comprovados da nicotinamida tópica na pele e a notável capacidade da oral de ajudar a prevenir o câncer de pele (veja a página 541). Ela não conseguiu prevenir o diabetes tipo 1, apesar dos resultados promissores em camundongos.[380] No entanto, pode ajudar a preservar a função residual em indivíduos recém-diagnosticados com diabetes tipo 1, embora não pareça ser o suficiente para afetar o controle da glicemia.[381] E quanto ao seu uso como suplemento de NAD$^+$?

Em indivíduos com miopatia mitocondrial, o NA aumentou os níveis de NAD$^+$ nos músculos e melhorou as funções mitocondrial e muscular, mas, em indivíduos saudáveis, os níveis de NAD$^+$ não foram alterados. No entanto, a média de idade dos participantes do grupo controle era de 50 anos. E quanto a adultos mais velhos, cujos níveis de NAD$^+$ nos músculos podem ser potencialmente mais baixos? Quatro precursores de NAD$^+$ foram testados nesse grupo de indivíduos: triptofano, NA, NAM e NR. Todos falharam em melhorar a força ou a função muscular, afetar a função mitocondrial e até mesmo alterar, mesmo em quantidade mínima, os níveis de NAD$^+$ nos músculos.[382,383] Por que não tentar? Mais uma vez, efeitos colaterais.

Assim como o NA, altas doses da NAM podem provocar distúrbios gastrointestinais e dar sinais de toxicidade hepática.[384] No entanto, a NAM pode resultar em mais problemas envolvendo a metilação.[385] O primeiro passo fundamental para reduzir o excesso de NAM é transferir um grupo metil para ela, formando a MeNAM. A MeNAM pode atravessar a barreira hematoencefálica[386] e experimentos demonstraram que é tóxica para os neurônios *in vitro*.[387] Isso pode explicar por que é uma possibilidade a NAM causar sintomas semelhantes aos da doença de Parkinson em ratos[388] e os pacientes com Parkinson apresentarem níveis mais elevados da enzima metilante da NAM no cérebro.[389] O excesso de NAM também pode esgotar a reserva dos grupos metil do corpo.

Se você se lembra do capítulo "Epigenética", a metilação do DNA é fundamental para regular a expressão gênica. As alterações epigenéticas causadas pela depleção de metil induzida pela NAM[390] têm sido apontadas como o motivo pelo qual os ratos alimentados com megadosagens de NAM sofreram de fígado gorduroso e inchaço nos rins[391] — no entanto, a dose utilizada era muito superior à que os humanos podem tomar.[392] Existe alguma evidência de que uma suplementação mais modesta de NAM possa afetar a metilação em humanos? Sim, até mesmo uma dose única de apenas 100mg.

A metilação também tem um papel fundamental na metabolização de hormônios de luta e fuga, como a noradrenalina, e neurotransmissores, como a serotonina e a histamina. Passadas algumas horas da ingestão de uma dose única de 100mg de NAM, os níveis de todos os três no sangue se tornaram elevados, sugerindo que seu metabolismo foi prejudicado pelo desvio dos grupos metil para lidar com o excesso de NAM.[393] Também foi observado um aumento significativo na homocisteína,[394] um subproduto de reações de metilação e um fator de risco para doenças cardiovasculares e demência.[395] (Veja, por exemplo, a página 464.)

Outro problema potencial com a NAM é que ela é inibidora de sirtuína.[396] O propósito de tomar precursores de NAD⁺ não era *aumentar* a atividade da sirtuína? As enzimas de sirtuína usam o NAD⁺ e cospem a NAM. Isso permite que o corpo recicle a NAM e a transforme de novo em NAD⁺ para uso posterior da sirtuína. Mas isso também significa que o corpo pode usar a NAM como parte de um ciclo de feedback negativo. Como um termostato no inverno, que desliga a caldeira quando o ambiente está quente demais, o corpo desliga o uso de NAD⁺ pelas sirtuínas quando detecta um excesso de NAM. Não havia comprimidos de NAM quando nosso corpo evoluiu. Dessa forma, no rastro de uma súbita onda de NAM, o corpo deve pensar que a produção de sirtuína está alta demais e por isso dá uma religada no uso. Talvez isso explique por que a NAM não conseguiu prolongar a expectativa de vida de camundongos.[397] Quando os efeitos supressores da sirtuína da NAM foram relatados pela primeira vez vinte anos atrás, os pesquisadores advertiram que isso poderia levar a "consequências deletérias da terapia de nicotinamida no longo prazo em humanos".[398]

Nicotinamida ribosídeo (NR)

O NR e a NMN parecem ser mais promissores do que o NA ou a NAM, já que não causam rubor nem inibem as sirtuínas de modo direto.[399] Em camundongos, o NR e a NMN aumentam os níveis de NAD⁺ no fígado, mas apenas o NR aumenta a NAD⁺ nos músculos.[400] Além disso, até agora, o único suplemento de NAD⁺ que comprovadamente prolongou a expectativa de vida de camundongos foi o NR.[401]

Houve pelo menos dez ensaios clínicos do NR em que se mostrou que ele pode aumentar os níveis de NAD⁺ no sangue humano em até 168%. No entanto, observe que a maioria das doses utilizadas excedeu em 300mg a dose diária aprovada como segura pela FDA e pela Autoridade Europeia de Segurança dos Alimentos.[402] Na dose aprovada, a NAD⁺ no sangue é aumentada na ordem de 50% a 60%,[403] mas não se encontrou nenhuma dosagem que afetasse os níveis de NAD⁺ nos músculos humanos (em comparação ao placebo).[404,405,406,407]

A maior preponderância de biodisponibilidade humana e dados de segurança do NR em comparação à NMN levou alguns a proclamarem o NR como o precursor preferido de NAD⁺. E, quando falo em alguns, estou falando de funcionários de uma empresa química que produz NR para suplementos.[408] A pergunta, depois de todos esses ensaios do NR em humanos, é: *algum deles apresentou benefícios clínicos?* Infelizmente, não.[409]

Mesmo depois de contabilizar a grande quantidade de variáveis testadas, ensaios randomizados, duplo-cego, com grupo controle e placebo sobre o NR em adultos jovens, de meia-idade e mais velhos, não foi encontrado nenhum benefício significativo em relação ao placebo para função ou rigidez arteriais, equilíbrio,[410,411] ativação BAT (veja a página 276), pressão arterial, controle da glicemia,[412,413] peso corporal,[414] energia cardíaca ou fração de ejeção,[415] queima de gordura,[416,417] fígado gorduroso,[418] capacidade de exercício, fadiga, sensibilidade à insulina,[419,420] flexibilidade metabólica,[421] saúde metabólica, taxa metabólica,[422,423] função mitocondrial[424] ou biogênese,[425] fluxo sanguíneo muscular,[426] força muscular das partes superior ou inferior do corpo,[427,428] função pancreática ou liberação de hormônios metabólicos,[429] tratamento dos sintomas da doença de Parkinson,[430] ou desempenho físico.[431,432] Os acionistas de empresas que produzem NR podem alegar que o NR é anti-inflamatório,[433] mas, no próprio estudo dessas empresas, apenas três de dez marcadores de inflamação foram afetados,[434] e em um estudo independente subsequente com a mesma dose e o dobro do tempo, descobriu-se que *zero* marcadores em doze eram afetados.[435]

Notavelmente, o resultado oposto foi encontrado em ratos e camundongos. Em roedores, o NR eleva os níveis de NAD^+ nos músculos, melhorando a biogênese e a função mitocondrial, a queima de gordura, a sensibilidade à insulina, a saúde metabólica e grande parte da lista.[436] Por que o NR funciona em roedores, mas parece falhar quase por completo em humanos? Alguns sugeriram uma dosagem inadequada.[437] A dose típica utilizada em estudos com camundongos foi cerca de duas vezes maior que a usada em diversos estudos com humanos. Uma dose dupla já foi testada em humanos, porém, sem sucesso.[438]

Outra possibilidade é a inibição da sirtuína pela NAM, o principal produto de degradação do NR.[439] Com base em estudos com camundongos, o NR pode metabolizar e virar NAM ou NA no intestino antes mesmo de chegar à corrente sanguínea.[440] De qualquer maneira, ao contrário dos camundongos, o NR não parece elevar o NAD^+ nos músculos humanos, então não é de se admirar que nenhuma alteração da atividade da sirtuína humana tenha sido encontrada em biópsias de músculos.[441] Isso pode explicar os resultados díspares. Na verdade, a principal enzima sintetizadora de NAD^+ em biópsias de músculos foi suprimida pela suplementação de NR. Isso não acontece em camundongos, mas nos humanos, sim. Presumivelmente, essa regulação negativa é uma resposta adaptativa à inundação fora do normal de tão grande de NR que entra no sistema.[442]

Em camundongos, não apenas o microbioma pode afetar o NR como também o NR pode afetar o microbioma. Alguns dos benefícios do NR podem ser transferidos entre camundongos por meio de transplantes fecais. Então, pelo menos nesses animais, alguns dos benefícios do NR podem ser atribuídos à modulação do microbioma. As diferenças notáveis entre a flora intestinal de humanos e roedores podem oferecer outra explicação para por que o NR funciona neles, mas não em nós.[443]

Ao contrário da NAM, a suplementação com NR não aumentou os níveis de homocisteína,[444] mas um estudo sobre uma combinação de NR com um análogo de resveratrol chamado "pterostilbeno" levou o colesterol LDL[445] a níveis altos o suficiente para potencialmente matar até um em cada quarenta consumidores no longo prazo.[446] No entanto, presume-se que esse efeito se deva ao pterostilbeno,[447] já que não há indícios de que o NR por si só aumentou o LDL,[448,449] enquanto o pterostilbeno, sim.[450]

Em um estudo descobriu-se que o NR parecia causar uma pequena redução na contagem de hemoglobina, hematócritos e plaquetas nos participantes logo na primeira semana.[451] No caso de ratos que receberam NR, sugeriu-se que essa mudança para um estado mais anêmico tenha sido responsável por um desempenho prejudicado em exercícios.[452] No entanto, a queda de 35% no desempenho não alcançou relevância estatística.[453] O NR causou um aumento significativo no estresse oxidativo sistêmico,[454] e em outro estudo com roedores encontrou-se um agravamento da inflamação e deterioração da saúde metabólica.[455] Se os efeitos positivos em roedores não são transmitidos para os humanos, talvez devêssemos esperar o mesmo dos negativos.

Autoridades reguladoras da Austrália, do Canadá, da Europa e dos Estados Unidos rotularam o NR como seguro e o autorizaram,[456] pelo menos na dosagem de até 300mg por dia (230mg em grávidas e lactantes).[457] Mas a falta de benefícios clínicos demonstráveis parece impedir a suplementação com NR.[458]

Nicotinamida mononucleotídeo (NMN)

Tanto o NR quanto a NMN demonstraram ter efeitos benéficos em roedores, embora não tenham sido testados lado a lado.[459] Os dois precursores aumentam os níveis de NAD⁺ no sangue, mas também não foram colocados frente a frente, um contra o outro.[460,461] Uma vantagem potencial da NMN sobre o NR é que ela pode ser mais estável na corrente sanguínea. No sangue de camundongos, pelo menos, após uma hora, a maior parte do NR é convertida em NAM, enquanto os níveis de NMN permanecem estáveis. Também é possível argumentar que a NMN é melhor porque é um precursor direto de NAD⁺, enquanto o NR tem que ser convertido antes em NMN, então podemos simplesmente tomar a NMN.[462] Ironicamente, também se pode usar o exato oposto argumento, com base na incapacidade de a NMN atravessar as membranas celulares.

Em termos de estrutura, a NMN é apenas o NR com um grupo fosfato. A carga de fosfato impede que a NMN entre e saia das células, de modo que, para entrar em uma, ela precisa ser convertida em NR antes. Uma vez dentro, o NR pode voltar a ser NMN e produzir NAD⁺. Então, se a NMN tem que ser convertida em NR para entrar na célula, o argumento é que talvez você possa tomar NR, para começo de conversa.[463] No entanto, um transportador de NMN foi controvertidamente[464] identificado pouco tempo atrás (pelo menos no intestino de camundongos), de modo que, no fim das contas, talvez a NMN seja capaz de pular a etapa do NR e entrar de maneira direta nas células para produzir NAD⁺.[465]

A NMN tem uma longa lista de benefícios para o *healthspan* de roedores,[466] mas, ao contrário do NR,[467] ainda não houve sinais de uma extensão da expectativa de vida dos mamíferos.[468] E especificamente em humanos? Até hoje, foram publicados poucos estudos da NMN nessa segmentação. Em um pequeno estudo sobre homens saudáveis de meia-idade descobriu-se que várias doses únicas não tiveram efeito aparente em nenhuma das diversas variáveis, incluindo função retiniana (ocular), qualidade do sono, frequência cardíaca, oxigenação da pressão arterial ou temperatura corporal.[469] Em um estudo de doze semanas de suplementação diária de NMN em indivíduos de meia-idade, também não foram encontrados efeitos significativos em nenhum resultado, incluindo massa magra, massa muscular, gordura corporal, glicemia, colesterol ou sensibilidade à insulina. A NMN aumentou os níveis de NAD^+ no sangue, embora tenham atingido o pico depois do primeiro mês e então sofrido uma tendência de queda nos dois meses seguintes, podendo ter havido uma queda adaptativa na síntese de NAD^+, como se suspeitava que acontecia com o NR.[470] Assim como o NR, a NMN também não é capaz de aumentar os níveis de NAD^+ no tecido muscular.[471]

Em um estudo, sugestivamente intitulado Suplementação de Nicotinamida Mononucleotídeo Melhora a Capacidade Aeróbica em Corredores Recreativos, testou-se três doses diferentes de NMN *versus* placebo durante seis semanas entre corredores recreativos jovens e de meia-idade. A capacidade aeróbica no primeiro grupo aumentou num limiar ventilatório, mas não no segundo. Não foi encontrado nenhum benefício geral para a capacidade aeróbica, a potência de pico ou qualquer uma das outras medidas de função cardiopulmonar. No entanto, se medirmos suficientes elementos, os *outliers* estatísticos — tanto os positivos quanto os negativos — podem aparecer como casualidades. Por exemplo, os pesquisadores notaram um resultado significativamente melhor no teste de equilíbrio em uma perna só, mas a NMN não teve nenhum efeito sobre os outros testes de função física, incluindo força de preensão manual, flexões e flexibilidade para sentar-se e alcançar objetos. E, depois de uma análise mais detalhada, a melhora no equilíbrio sobre uma perna foi encontrada apenas no grupo de dosagem média, em comparação ao grupo de dosagem alta, e não foi encontrado em nenhuma das dosagens em comparação ao placebo. (O grupo de alta dosagem acabou se saindo um pouco pior em comparação às medidas iniciais.)[472]

Um problema semelhante pode ser encontrado num estudo de doze semanas sobre a suplementação de NMN em adultos mais velhos. Os autores financiados por uma empresa que produz NMN concluíram que a NMN "provocou uma melhora da função dos membros inferiores e reduziu a sonolência em adultos mais velhos", mas o mesmo não aconteceu significativamente com outras dezesseis medidas, incluindo outros testes de função dos membros inferiores e fadiga.[473] Existem tão poucos estudos sobre a NMN que a escolha por esse tipo de tática de guerrilha é compreensível — a estratégia é cogitar o maior leque possível de efeitos para que sejam testados com mais detalhes. O que ela não pode, no entanto, é ser apresentada como prova convincente de eficácia por si só.

Todos os estudos sobre a NMN citados foram realizados com indivíduos saudáveis. E se a testarmos em participantes já metabolicamente comprometidos? Mulheres com sobrepeso ou obesas na pós-menopausa com pré-diabetes foram selecionadas de maneira aleatória para receber NMN ou placebo durante dez semanas. A NMN não pareceu afetar o peso nem a composição corporal, a gordura no fígado, a pressão arterial ou uma dezena de outras variáveis metabólicas, mas provocou uma melhora da sensibilidade à insulina muscular, embora não o suficiente para afetar os níveis de insulina ou o controle da glicemia no curto ou longo prazo.[474] Isso pode acontecer porque a sensibilidade à insulina no fígado e a gordura corporal não foram alteradas.[475] A NMN também não pareceu ter efeito algum sobre a função mitocondrial, a força muscular, a fadiga ou a recuperação.[476]

Em termos de segurança, os defensores da NMN[477] falam que ela é naturalmente encontrada em frutas, verduras e legumes,[478] mas mesmo as fontes mais concentradas (edamame, abacate e brócolis) têm mais de cem vezes menos NMN por porção do que a dose típica do suplemento.[479] O mesmo pode ser dito para o NR no leite (humano ou não).[480] Existem avaliações de segurança para a NMN em ratos[481] e cachorros,[482] mas, ao contrário do NR, ainda não se provou que doses suplementares de NMN são seguras para o consumo humano.[483] Enquanto escrevo isto, no início de 2023, a venda de NMN como um suplemento alimentar permanece no limbo jurídico.[484]

Existem estudos com roedores em que é mostrado que a NMN pode ter consequências metabólicas negativas,[485] mas a preocupação mais séria diz respeito à degeneração dos nervos. O acúmulo de NMN nos neurônios é tóxico.[486] Como o NR é convertido em NMN, essa também é uma preocupação com a suplementação de NR.[487] O tipo de dano nervoso (degeneração axonal) é um dos principais contribuintes para uma variedade de distúrbios neurodegenerativos,[488] incluindo o glaucoma.[489] O bloqueio de uma enzima sintetizadora de NMN pareceu ajudar os neurônios danificados *in vitro*, uma proteção que é revertida ao se acrescentar a NMN outra vez,[490] e a adição de uma enzima que consome NMN também foi considerada protetora.[491] No entanto, os efeitos clínicos continuam na teoria, pois esses efeitos adversos só foram demonstrados em peixes, camundongos e placas de Petri.[492]

Os suplementos de NMN podem nem ter NMN, para começo de conversa. A ChromaDex, que vende um suplemento rival, Tru Niagen (uma forma de NR), afirma ter testado as 22 marcas com maior participação de mercado na Amazon.com e descobriu que a maioria tinha níveis de NMN abaixo do limite de detecção, ou seja, quase nulos.[493] Ironicamente, muitos dos produtos de NMN, ao que parece, falsos, exibiam um "certificado de análise" e continham centenas ou até milhares de avaliações positivas.[494] Demonstrou-se que apenas três dos 22 continham a quantidade de NMN informada nos rótulos. Lógico que a ChromaDex não está acima de qualquer suspeita; ela foi acusada tanto pela FDA[495] quanto pelo Better Business Bureau de fazer alegações falsas exageradas sobre o Tru Niagen.[496] Em resumo, demonstrou-se que o NR é relativamente seguro, mas não eficaz; já para a NMN, nem uma coisa, nem outra.

Outros suplementos que aumentam a NAD$^+$

E o triptofano, a NAD$^+$, a NADH, a NMNH e o NRH? Detalho todos em <see.nf/othernad>. Em resumo, no mínimo, a *restrição* de triptofano pode ser benéfica.[497,498] Tomar NAD$^+$ diretamente não é, em grande medida, algo prático em razão da instabilidade e da baixa biodisponibilidade,[499,500] e, embora a NMNH[501] e o NRH[502] tenham uma potência superior, isso não é necessariamente uma coisa boa, porque o NRH pode promover a inflamação[503] e a oxidação,[504] efeitos deletérios que se presume que sejam compartilhados pela NMNH (já que, para entrar nas células, ela precisa ser convertida em NRH).[505]

Inflamação e câncer como efeitos adversos potenciais

A maioria dos efeitos colaterais relatados para precursores de NAD$^+$ como NAM, NR e NMN são relativamente raros e insignificantes — por exemplo, diarreia, náuseas, erupções cutâneas, ondas de calor e cãibra nas pernas.[506] Tanto o NR quanto a NMN aumentam os níveis de NAM,[507] por isso podem compartilhar as mesmas preocupações em relação à inibição da sirtuína, à depleção de metil e aos potenciais efeitos adversos dos produtos de decomposição da NAM.[508] Entro em detalhes em <see.nf/nadprecautions>, mas, basicamente, deve-se ter cuidado especial com suplementos que aumentam a NAD$^+$ em indivíduos com câncer, um histórico familiar pessoal ou forte da doença[509] e talvez também em indivíduos com transtornos inflamatórios[510] e infecções ativas por *Haemophilus*.[511]

Qual suplemento é melhor?

Não há um destaque evidente nos suplementos que aumentam a NAD$^+$,[512] já que quase nenhum dos efeitos pré-clínicos encontrados em laboratório se traduziu em evidências de benefícios clínicos em humanos. Talvez essa falha seja esperada, dada a complexidade da fisiologia da NAD$^+$, com seu malabarismo de múltiplos precursores, vias de produção, rotas de reciclagem e inúmeras enzimas de consumo.[513] É muito cedo para dizer se a suplementação para aumentar a NAD$^+$ fará jus a uma fração do *hype*.[514] Muitos outros estudos maiores e de prazo mais longo são necessários para estabelecer a segurança e a eficácia.[515]

O problema é que, como o NA, a NAM, o NR e a NMN são produtos naturais, não podem ser patenteados, então o dinheiro para ensaios clínicos bem projetados não está disponível.[516] O motivo por que houve comparativamente mais ensaios sobre o NR do que sobre a NMN é que as patentes foram emitidas para o NR antes de ele ser considerado não patenteável em 2021.[517]

Talvez sobrecarregar o sistema com precursores de NAD⁺ não seja a melhor maneira de fazer sua restauração.[518] O corpo parece ser inteligente demais para permitir que uma incursão tão contundente afete os níveis dos tecidos. Talvez esses suplementos, na busca pelo lucro, sejam apenas distrações de abordagens mais naturais.

ABORDAGENS NATURAIS PARA AUMENTAR A NAD⁺

Existem, em geral, três abordagens principais para aumentar os níveis de NAD⁺. Aumentar a oferta de precursores NAD⁺ é apenas a primeira delas. As outras duas são: fazer com que o corpo produza mais NAD⁺ ativando suas enzimas sintetizadoras e fazer com que o corpo use menos ao inibir a degradação do excesso de NAD⁺.[519]

Aumentando a NAMPT

O principal determinante da síntese de NAD⁺ é a enzima *NAMPT*,[520] e sua abundância nos músculos humanos tende a diminuir com a idade, caindo de maneira constante para cerca de 40% entre os 20 e os 80 anos.[521] No nosso fígado, a redução é de metade.[522] No entanto, verificou-se que doenças relacionadas ao avanço da idade, como aterosclerose, câncer, diabetes e artrite reumatoide, exacerbam o declínio da NAMPT, levantando uma pergunta no estilo "galinha ou ovo".[523] É aí que entram os ensaios de intervenção.

Declínios semelhantes de NAMPT foram notados no processo de envelhecimento de ratos[524] e camundongos.[525] Aumentar os níveis dessa enzima ajuda? Aumentar a NAMPT ou o equivalente da espécie aumenta a expectativa de vida da levedura,[526] de moscas-das-frutas[527] e de roedores.[528] Um aumento de NAMPT também aumenta a capacidade aeróbica[529] e a resistência a exercícios em camundongos, além de ajudá-los a viver mais.[530]

A expressão aumentada de NAMPT eleva mais os níveis de NAD⁺ nos músculos de camundongos do que a administração de precursores de NAD⁺ alimentares. Caso você se lembre, no entanto, os precursores de NAD⁺ não parecem ser capazes de afetar os níveis de NAD⁺ nos músculos na maioria das pessoas.[531] Na verdade, esses suplementos realmente podem suprimir a NAMPT,[532] ao mesmo tempo em que aumentam aquela enzima metilante para livrar o corpo do excesso. Além da depleção de metil, a administração crônica desses suplementos poderia deixar as pessoas numa situação pior se elas parassem de tomá-los.[533] Existe, no entanto, um jeito de aumentar naturalmente nossos níveis de NAMPT e NAD$^+$ sem suplementos: fazendo exercícios.

Atletas têm mais ou menos o dobro de expressão de NAMPT na musculatura em comparação aos indivíduos sedentários. Para provar causa e efeito, indivíduos sedentários iniciaram um protocolo de exercícios em bicicleta ergométrica e, depois de três semanas, os níveis de NAMPT aumentaram 127%.[534] O treinamento de resistência também pode aumentar a NAMPT, e isso pode se traduzir num aumento de 127% nos níveis de NAD$^+$ nos músculos e num aumento da atividade da sirtuína.[535] Em outras palavras, os exercícios conseguem fazer o que os suplementos que aumentam o NAD$^+$ não conseguem.

Como preservar a NAD$^+$ diminuindo PARP-1 e CD38

A terceira maneira de manter os níveis de NAD$^+$ é conservá-la. Além das sirtuínas, as principais consumidoras de NAD$^+$ são a *PARP-1* e a *CD38*. A PARP-1 é uma enzima que usa a NAD$^+$ para reparar o DNA. Quanto mais danos oxidativos ao DNA, quanto mais quebras de DNA de fitas simples e dupla, mais enzimas como a PARP-1 precisam ser ativadas para ajudar.[536] Isso consome muita NAD$^+$. Conforme o dano ao DNA se acumula com a idade, a crescente necessidade de enzimas de reparo como a PARP-1 causa um esgotamento maior dos níveis de NAD$^+$.[537,538] Isso levou à busca de bloqueadores de PARP-1 para preservar os níveis de NAD$^+$,[539] no entanto, em vez de bloquear o reparo do DNA, por que não trabalhar para prevenir tantos danos, para começo de conversa? Veja o capítulo "Oxidação" para saber como fazer exatamente isso.

A CD38 é outra grande consumidora de NAD$^+$. É uma enzima que usa a NAD$^+$ para fazer um tipo de mensageiro celular.[540] Encontrada em concentração nas superfícies das células imunes, a CD38 é fortemente induzida no contexto da inflamação.[541] O aumento da atividade de CD38 com a idade[542] foi atribuído à ativação persistente da *inflammaging*[543] e pode ser um dos principais culpados pela queda dos níveis de NAD$^+$.[544] Por exemplo, verificou-se que o bloqueio da CD38 aumenta os níveis de NAD$^+$ em camundongos mais velhos em comparação aos de camundongos mais jovens.[545] Além do capítulo "Inflamação", que discorre sobre como reduzir a inflamação, em meu vídeo <see.nf/conservingnad> mergulho em vários inibidores naturais da CD38 encontrados em alimentos.

Conclusão

No periódico antienvelhecimento *Rejuvenation Research,* foi publicada uma resenha intitulada "Finally, a Regimen to Extend Human Life Expectancy." [Finalmente, uma dieta para estender a expectativa de vida dos humanos, em tradução livre].[1] Fiquei de orelhas em pé (ou melhor, de olhos bem abertos). Seria uma nova terapia genética exótica ou tratamento com células-tronco? Não, era uma referência a uma análise de Harvard intitulada "Impact of Healthy Lifestyle Factors on Life Expectancies in the US Population" [Impacto de fatores de estilo de vida saudável sobre a expectativa de vida da população dos Estados Unidos, em tradução livre]. Mais de 100 mil indivíduos foram acompanhados durante 34 anos, e alguns poucos comportamentos básicos de estilo de vida pareciam se traduzir em cerca de treze anos de expectativa de vida extra para indivíduos com uma média de 50 anos. Mesmo a partir dos 70, ainda há cerca de dez anos extras em jogo.[2] Estendendo isso para uma idade menor do que 50, em um estudo canadense descobriu-se que quase dezoito anos a mais podiam ser alcançados com base em comportamentos da saúde simples e de senso comum.[3]

Esse é o tipo de extensão de vida que esperamos extrapolar a partir de alguns dos avanços feitos na longevidade de animais de laboratório,[4] mas, depois de décadas de pesquisas e centenas de milhões de dólares gastos, os esforços para transportar esses resultados para os humanos foram, em grande parte, em vão.[5] Ainda assim, aqui estamos com dados humanos sugerindo que uma extensão drástica da vida está disponível para todos nós, aqui e agora. Já temos essa pílula de trilhões de dólares que a biotecnologia nos prometeu. Só que ela talvez deva ser administrada no corredor de alimentos do supermercado ou na academia. Como escrito premonitoriamente num livro didático de medicina geriátrica mais de 65 anos atrás: "Uma abordagem mais promissora para prolongar a vida numa idade avançada parece ser a prevenção de doenças degenerativas por meio de uma boa nutrição."[6]

Será que a grande disparidade na expectativa de vida pode surgir de um padrão de comportamento ao longo da vida? Para ter certeza de que não é tarde demais para voltar no tempo, pesquisadores acompanharam o que aconteceu com indivíduos que tentavam melhorar seus maus hábitos a partir da meia-idade. Até mesmo uma mudança ínfima entre 45 e 64 anos — pelo menos cinco porções diárias de frutas, legumes e verduras, caminhar cerca de vinte minutos por dia, manter um peso saudável e não fumar —, resultou numa redução substancial da mortalidade, mesmo no futuro imediato. Estamos falando de um risco 40% menor de morrer nos quatro anos subsequentes. Os pesquisadores concluem que suas descobertas enfatizam que "fazer as mudanças necessárias para aderir a um estilo de vida saudável é extremamente válido, e não é tarde demais começar a agir na meia-idade".[7]

E esse é apenas o começo. Não estão incluídas as dezenas de outras recomendações que apresentei na Parte 1 deste livro, os alimentos e padrões de alimentação mais saudáveis no regime antienvelhecimento ideal na Parte 2, as dicas sobre circulação e imunidade que desafiam a morte na Parte 3 ou necessariamente qualquer um dos meus Oito Princípios do Antienvelhecimento. Há um limite para o que podemos fazer para estender a expectativa de vida e o *healthspan*. Em um notável estudo recente com mais de meio milhão de participantes, por exemplo, descobriu-se que as pessoas que salgavam os alimentos à mesa (além do sal usado para cozinhar) pareciam ter uma expectativa de vida dois anos menor (aos 50 anos) em comparação às pessoas que não o faziam.[8] Então o simples fato de trocar o saleiro por um tempero saboroso sem sal pode acrescentar alguns anos à sua vida.

Tudo isso apenas com pequenos ajustes básicos, sem fazer uma dieta muito radical. O que comemos é considerado "provavelmente a ferramenta mais poderosa e flexível para alcançar uma modulação crônica e sistêmica do processo de envelhecimento [...]".[9] Os benefícios aparentes são tão extremos que foram usados para espalhar calúnias por todo o campo da epidemiologia nutricional. Metanálises sugerindo que você pode acrescentar alguns anos à sua vida apenas evitando ovos ou bacon ou comendo oleaginosas todos os dias, ou certas frutas? Parece bom demais para ser verdade.[10] Independentemente da magnitude absoluta do efeito, a dieta é entendida como o principal determinante de quanto tempo vivemos.[11] Nós somos o que comemos.

REGRESSÃO DA EXPECTATIVA DE VIDA

Martin Luther King Jr. nos alertou que "o progresso humano não é automático nem inevitável",[12] e o mesmo pode valer para a expectativa de vida humana.[13] Em 1850, a expectativa de vida nos Estados Unidos era de menos de 40 anos,[14] mas aumentou em uma constante nos últimos duzentos anos,[15] agregando cerca de dois anos a cada década — melhor dizendo, até recentemente. Os ganhos de longevidade vacilaram e, depois, em 2015, começaram a recuar.[16] Graças, em grande parte, à epidemia de obesidade, pode ser que agora estejamos criando a primeira geração norte-americana que vai ter uma expectativa de vida menor que a de seus pais.[17] E isso foi antes de a Covid-19 arrancar dois anos da expectativa de vida nos Estados Unidos, um declínio que não era visto desde 1943, o ano mais mortal da Segunda Guerra Mundial.[18]

Conforme envelhecemos, a capacidade de reserva dos nossos órgãos diminui,[19] tornando ainda mais importante comer e viver de maneira saudável. Não podemos continuar a seguir em frente com o estilo de vida de fast food que adotamos com uma displicência juvenil. Infelizmente, a maioria não ficou sabendo. A Associação Americana do Coração acompanha as tendências de dietas e estilo de vida nos Estados Unidos há décadas. No relatório de 2012, ela observou que a maioria dos norte-americanos já não estava fumando e quase metade tinha alcançado seu objetivo "ideal" de exercícios (pelo menos vinte minutos por dia de atividades de intensidade moderada). Mas, quando se tratava da pontuação relacionada a uma dieta saudável, apenas 1% marcou entre 4 e 5 na escala de qualidade da dieta, que varia entre 0 e 5. E os critérios "ideais" incluíam apenas itens como beber menos de quatro copos e meio de refrigerante por semana.[20]

A Associação Americana do Coração estabeleceu o que chamou de "uma meta 'agressiva'" de melhorar essas estatísticas em 20% até 2020. Ela atingiu o objetivo de aumentar esse 1% para 1,2%? Na atualização de 2022, tínhamos caído ainda mais, de 1% para 0,2%.[21] Hoje, apenas um em cada quinhentos norte-americanos chega perto de uma dieta modestamente saudável.

Não é de se admirar que, em termos de expectativa de vida, os Estados Unidos tenham caído para 27º ou 28º na classificação das 34 maiores democracias de livre-mercado do mundo. As pessoas na Eslovênia vivem mais do que eles.[22] Isso foi em 2010, quando os Estados Unidos já haviam caído muito desde que ocuparam a vigésima colocação em 1990. Mais recentemente, a expectativa de vida no país caiu para a 43ª colocação no mundo, e espera-se que caia para a 64ª até 2040,[23] apesar dos trilhões gastos em saúde todo ano, mais do que qualquer país no mundo.[24]

O problema não é o acesso aos cuidados com a saúde. A Mayo Clinic estima que quase 70% dos norte-americanos usem medicamentos controlados.[25] O problema é que esses trilhões gastos com saúde não estão tratando a causa raiz. O principal fator de risco de morte nos Estados Unidos é a alimentação.[26] São os alimentos. A dieta padrão norte-americana é de morrer. Literalmente. É quase como se comêssemos como se não houvesse amanhã e o futuro não importasse. Na verdade, existem dados que respaldam essa hipótese, de um estudo que abordo em <see.nf/usa> intitulado "Nutrição no Corredor da Morte".[27] O resultado foi que não havia muita diferença entre os últimos pedidos de alimentos dos presos no corredor da morte e o que os norte-americanos costumam comer. Se continuarmos a nos alimentar como se estivéssemos em nossa última refeição, é isso que teremos.

CONSENSO DE COALIZÃO

Em contrapartida, a boa notícia é o tamanho da oportunidade de melhoria. Um dos gráficos mais bonitos em toda a saúde pública é o das curvas de morte por câncer de pulmão. Levou décadas para finalmente seguir a direção contrária, mas, com a queda das taxas de tabagismo, as taxas de mortes por câncer de pulmão desabaram.[28] Aguardo ansiosamente o dia em que veremos isso acontecer com a dieta.

Sim, cerca de 80% das doenças crônicas e mortes prematuras poderiam ser evitadas ao não fumar, ser fisicamente ativo e "aderir a um padrão alimentar saudável". Mas o que de fato significa uma dieta saudável?[29] Infelizmente, o que ouvimos na mídia sobre nutrição costuma ser inconsistente e confuso. Existe uma pressão para se buscar um sensacionalismo dentro do mercado competitivo do jornalismo atual. Analistas de mídia sugerem que a busca por vender mais exemplares pode levar a um descompromisso proposital para apresentar os fatos inseridos no devido contexto.[30] (A análise foi publicada antes da armadilha das manchetes com *clickbaits*, que presumivelmente tornam as coisas ainda piores.)

Há uma citação da década de 1940 de um líder na área que parece ainda mais relevante agora, mais de 75 anos depois: "É lamentável que o tema da nutrição pareça ter um apelo especial para os crédulos, os fanáticos sociais e, no campo comercial, os inescrupulosos [...], [uma combinação] calculada para gerar desespero no coração de cientistas sóbrios e objetivos."[31]

Indiscutivelmente, o problema de saúde mais importante que enfrentamos podem ser nossas más escolhas de estilo de vida baseadas na desinformação.[32] Isso me lembra da negação das mudanças climáticas, de como conselhos alimentares saudáveis podem ser ofuscados por interesses da indústria e por uma mídia equivocada. O que precisávamos era de um IPCC da nutrição, e tenho orgulho de ter contribuído para essa realização. A *True Health Initiative* é uma coalizão sem fins lucrativos de centenas de especialistas de dezenas de países que concordaram em fazer uma declaração consensual sobre os fundamentos da vida saudável,[33] "combatendo fatos incorretos e falsas dúvidas para criar um mundo sem doenças evitáveis, usando como medicamento os fundamentos de estilo de vida consagrados pelo tempo e baseados em evidências".[34] Alerta de spoiler: a dieta mais saudável é aquela composta principalmente de vegetais com o mínimo de processamento possível.[35]

COMO A NATUREZA PRETENDIA

Talvez isso não seja surpreendente, já que é o que comemos há cerca de 20 milhões de anos, quando nos separamos do nosso último ancestral primata comum até começarmos a construir ferramentas cerca de 2 milhões de anos atrás.[36] Sabemos que, nos primeiros 90% do tempo da nossa evolução, quando nossas necessidades de nutrientes e nossa fisiologia digestiva estavam sendo estabelecidas, comíamos os restos do que os outros grandes macacos comiam, uma dieta centrada em alimentos integrais de origem vegetal. Até os mais carnívoros dos macacos — os chimpanzés — tinham uma dieta mais de 98% à base de alimentos de origem vegetal.[37] É possível alimentar onívoros naturais como os cachorros[38] com uma quantidade de colesterol equivalente àquela presente em quinhentos ovos, e eles vão simplesmente abanar o rabo, enquanto uma fração disso pode entupir as artérias de espécies com dietas de origem mais vegetal numa questão de meses.[39] Alguns animais estão acostumados a comer e se livrar do excesso de colesterol. Nosso corpo não consegue lidar com isso, e a prova é que a doença cardíaca aterosclerótica é a nossa principal causa de morte.

Durante a Idade da Pedra, havia pouca pressão seletiva para proteger as pessoas de diversificarem a dieta, já que a maioria das populações pré-históricas não vivia o suficiente para ter ataques cardíacos. Quando a média de expectativa de vida é de 25 anos,[40] os genes que são passados adiante são aqueles dos que conseguem viver até a idade reprodutiva por qualquer meio necessário — e isso significa não morrer de fome. Quanto mais calorias no alimento, melhor. Comer muita medula óssea e cérebros, humanos ou não, seria uma vantagem seletiva (assim como descobrir um saco de doces esquecido na máquina do tempo). Se nosso único objetivo for viver o suficiente para levar nossos filhos e nossas filhas até a puberdade e assim transmitir nossos genes, não precisaremos desenvolver nenhuma proteção contra os danos das doenças crônicas.

Para encontrar uma população quase livre de doenças crônicas na velhice, não precisamos voltar milhões de anos. Como detalhei em *Comer para não morrer*, no século XX, redes de hospitais missionários na África rural descobriram que a doença arterial coronariana era praticamente ausente, assim como os outros principais assassinos do Ocidente, como pressão arterial alta, derrame, diabetes, cânceres comuns e outros.[41] De certa maneira, as populações na China e na África rurais tinham o tipo de dieta que adotamos ao longo de 90% dos últimos 20 milhões de anos, uma dieta composta quase apenas de alimentos de origem vegetal. Como sabemos que era a dieta e não outra coisa? Por causa da pesquisa pioneira de Pritikin, Ornish e Esselstyn, em que foi mostrado que dietas de origem vegetal podem ajudar a deter ou até mesmo reverter a progressão de doenças cardíacas na maioria dos pacientes quando formalmente testadas. Na verdade, é a única dieta que tem esse potencial.[42]

Uma dieta e um estilo de vida saudáveis são tudo de que você precisa para combater os danos do envelhecimento? Se fosse assim, este livro seria bem mais fino. Como você leu nestas páginas, há uma infinidade de comprimidos, procedimentos e pomadas, suplementos e alimentos específicos que podem ajudar a reduzir as rugas, fazer o cabelo crescer, encolher a próstata e melhorar a visão, a dentição, a ereção, a cognição e assim por diante. Mas a base é a dieta e o estilo de vida, e isso é uma ótima notícia, porque o poder está ao seu alcance.

Referências

Para obter uma lista completa das citações traduzidas, aponte a câmera do seu celular para o QR Code a seguir. Se desejar consultar as citações originais pesquisáveis, acesse <nutritionfacts.org/book/how-not-to-age/citations>. Cada fonte citada no site conta com um hiperlink que vai direcionar você aos estudos originais.

Leia para ver as fontes em português:

Ou acesse:
<nutritionfacts.org/book/how-not-to-age/citations>.

Agradecimentos

Um grande agradecimento aos pesquisadores cuja elucidação do mundo natural compõe a base de todo o meu trabalho. Não há nutrição baseada em evidências se não houver nenhuma evidência.

Então, para começar, gostaria de agradecer à edição extraordinária de Miyun Park, que coordenou com habilidade este projeto enorme, e desejar sonhos com batata-doce para sua preciosa Ollie. Em seguida, gratidão por todos que estiveram em cada etapa do caminho. Temos muita sorte de ter um verdadeiro exército de caçadores voluntários de artigos, mas os investigadores de fontes que se destacaram incluem Jolene Bowers, Gregory Butler, Devra O'Gara, Laura McClanathan, Julie Van Horn e Kevin Wise. Agradeço a Marie Townsley e Chrissy Liptrot pela compilação de anotações; Dawn Chang, pela formatação das citações; Caroline Garriott, pelas imagens; os Lee Oglesby e Laura Greger (esta também fez o favor de dar à luz o autor); Christi Richards, por cuidar de todas as citações on-line; Abie Rohrig, por ajudar na divulgação; e, por fim, à destemida e sábia checadora de fatos Alissa Finley, que me lembra regularmente o quanto posso estar notavelmente errado. (O que são cinco ordens de magnitude entre amigos?) Um agradecimento profundo a Katie Schloer por manter o site NutritionFacts.org funcionando tão bem, a Richard Pine e Bob Miller por negociarem um belo contrato de publicação em meio à incerteza pandêmica, e às incríveis instituições de caridade que receberão esse dinheiro para ajudar a tornar o mundo um lugar mais saudável.

Índice remissivo

Os números de páginas em itálico se referem a gráficos e imagens.

27-hidroxicolesterol, 160
2-nonenal, 502
3-MCPD, 160

AARP, 455
abacate, 114, 128, 228, 275, 470, 566
abelhas, 66
Academia Americana de Cirurgiões Ortopédicos, 417
Academia Americana de Dermatologia, 537, 545, 548
Academia Americana de Medicina Antienvelhecimento, 10–11
Academia Americana de Medicina do Sono, 282
Academia Americana de Médicos de Família, 365
Academia Americana de Odontopediatria, 555-56
Academia de Nutrição e Dietética, 262, 480
Academia Nacional de Medicina, 352, 379
açafrão, 459–60, 522–23, 565
açaí, 596, 611
acarbose, 81-82, 118, 652, 676
acelga, *590*
acetaldeído, 34–35, 72, 213, 214–15
acetilcolina, 433
acetona, 83
ácido acético, 34–35, 213
ácido alfa-lipoico, 162
ácido araquidônico, 421
ácido clorogênico, 41–42, 54
ácido fólico, 70–73, 358, 461, 462–63
ácido hialurônico, 415, 417, 524
ácido L-ascórbico, 540
ácido lático, 35
ácido oleico, 275

ácido palmítico, 31, 112-13, 136, 275-76, 297
ácido salicílico, 14, 128-30, 609
ácidos graxos de cadeia curta (SCFAs), 82, 117, 119, 236, 402, 633, 646-48, 652-54
ácidos graxos ômega-3, 121, 183, 196, 475
ácidos graxos ômega-6, 421
ácidos graxos ômega-7, 502
acidose metabólica, 297
acne, 32, 137-138
acrilamida, 39, 54
acromegalia, 97-98
açúcar, 30, 31, 74, 115, 154, 163, 165, 179, 194, 203, 208, 211, 244, 246, 311, 312, 325, 386, 452, 555-56, 582, 640
acupuntura, 417
adoçantes artificiais, 212, 317, 488, 640
aducanumab (Aduhelm), 434-435
Adventistas do Sétimo Dia, 99, 136, 219, 245, 252, 621, 670, 683
África, 174, 307, 310-11, 356, 648, 713-14
afro-americanos, 209, 314-15, 329, 648
Agência Mundial Antidoping, 29
AGEs (produtos de glicação avançada ou glicotoxinas), 74-82, 329, 481
agrião, 151
água com limão, 152
água, 152, 156, 162–64, 185, 205-07, 211, 219, 386, 467, 488
aipo, 117, 151, 200, 533, 592, 614, 621
Akkermansia muciniphila, 634–35
alária *(Alaria esculenta)*, 102
alcachofra, 597, 624
alcaçuz, 626
alcaloides *beta-carbolínicos*, 499
alcaparras, 58, 62

ÍNDICE REMISSIVO | 717

álcool, 34, 40, 72, 148, 154, 158-59, 179, 183, 203, 208, 212–17, 259, 280-81, 287, 298–99, 339, 343, 369, 374, 384–85, 428, 446–48, 480, 504, 530, 616, 638
alecrim, 127, 152, 298, 456-57, 529, 597, 614
Alemanha, 541
alergias, 253
alfacaroteno, 152, 568
alface, 49, 58, 284, 488-9, *590,* 597
alfa-hidroxiácidos, 541
algas marinhas, 102, 238-39, 397
algas, 475, 476, 477, 478, 622
alho em pó, 127, 241-2, 597
alho, 48, 116, 126, 130, 153, 165, 241-2, 320, 323, 398-9, 472, 495, 533, 610, 614
alicina, 610
alimentar-se com restrição de tempo, 562–63
alimentos alcalinos, 297
alimentos antiglicação, 533
alimentos de origem animal, 49, 77-78, 95, 110, 116, 195, 196, 258-59, 335, 465
alimentos fermentados, 107, 190, 542–43
alimentos integrais, dieta de origem vegetal, 159, 179–85, 148, 174–75, 182, 186, 197, 207–8, 254–55, 263, 274–75, 402–3, 442, 459–60, 470, 560, 569
alimentos orgânicos, 99–100, 210, 326, 432, 510–11
alimentos processados, 84, 143, 158, 161, 206–8, 304, 368, 371, 388, 413, 517, 534, 538, 545
alimentos refinados, 143, 147, 152, 184, 207, 259, 292, 545, 572
alimentos, piores e melhores, 112, 151–602, 151–60
alopecia androgênica, 344
alopecia areata, 351
alquilaminas, 400-01
alta densidade nutricional, 95
altura, 68–69
alumínio, 441-42
Alzheimer, 56, 57, 59, 67, 75, 79, 105–06, 125, 169, 172, 175, 179–80, 198–99, 210, 217, 273, 430–51, 454–55, 457–62, 464–65, 469–482, 619–20, 653–54, 690
amamentação, 33, 61, 628-29
ameixas secas, 239, 240, 252
ameixas, 505
amêndoas, 151, 230, 299, 584
amendoins, 35, 491
América Central, 179
American Egg Board, 196, 489
Ames, Bruce, 239
amido resistente, 651
amido, 84
aminas heterocíclicas, 80, 159

aminoácidos de cadeia ramificada (ACR), 645, 107, 111, 579–83
aminoácidos essenciais, 73–74, 410–11
aminoácidos, 44, 97, 98, 136, 143, 284, 400, 491, 640
Amla, 61, 152, 337, 555, 599-600
amolecedor de fezes, 248
amônia, 493
amoras, 596–600
AMPK (proteína quinase ativada por adenosina monofosfato), 27–40, 54, 134, 135, 167, 170, 173, *189,* 213, 250, 657, 675
ancestrais humanos, 22, 113–15, 157, 523
ancestralidade europeia, 137, 166
andropausa, 376
anemia, 79
anestesia, 468
angiogênese, 56
angiografia, 335, 359
angioplastia, 335
animais de estimação, 231
anorexia, 134, 660
ansiedade, 110-11, 260, 287, 375, 494-95
antagonismo pleiotrópico, 132, 174–75, 249–250
antibióticos aminoglicosídeos, 356
antibióticos, 104, 313–14, 473, 639–40, 642-43, 644
anticoagulantes, 398
antidepressivos, 268-69, 522–23
anti-inflamatórios, 60-01, 116–17, 230-31, 234-35, 272, 313, 399–400, 402, 421, 449, 466, 486, 533, 558-59, 569, 601, 603, 633, 647, 649
anti-inflammaging, 119–20
antioxidantes, 41, 61, 70, 77–78, 87, 121–22, 142, 145–65, 170, 179, 187, 211, 230–31, 234–35, 239, 244, 271–72, 297, 343, 422–23, 441, 461, 466, 492, 530–31, 533, 539–40, 558-59, 560-61, 563, 568–69, 585, 593, 595–600, 603, 608–09, 614, 634
antiperspirantes, 442
antocianina, 121–22, 130, 235, 236, 441, 466, 467, 601-02
aparelhos auditivos, 287–89
aparelhos CPAP, 225
aplicativo Dr. Greger's Daily Dozen (Doze por Dia do Dr. Greger), 52
apneia do sono, 225
APOE ε4, 132, 439–40
aposentadoria, 214
arame, 238-39
arginina, 44, 522
Aristóteles, 29, 205
aromaterapia, 457–58, 508
arroz integral, 207
arroz negro, 235, 602

arroz vermelho, 188
arroz, 64, 207, 413, 505, 525
artemisinina, 611
artérias carótidas, 169, 275, 293
artérias do pênis, 55
artérias pélvicas, 356, 422
artérias, 33, 34-35, 45-46, 59, 79–81, 112, 133, 153-54, 210-11, 216–17, 220–22, 228– 30, 241, 278, 324, 335, 338–39, 374, 436–39, 514–15, 521, 583–85, 591-92, 602, 604, 626, 674-75
artrite psoriática, 540
artrite reumatoide, 20, 97, 98, 318, 355, 595
artrite, 14, 67, 75, 116, 122, 146, 175
artroscopia, 415–16
árvores, 321–22
ashwagandha (ginseng indiano), 509
asiáticos, 209, 356
asma, 33, 116, 402, 580, 628-29, 647
aspargos, 50, 73, 611-12
aspartame, 84
aspirina, 127–29, 356, 608, 638
Associação Americana de Aposentados, 197
Associação Americana de Endocrinologia Clínica, 378
Associação Americana de Medicina, 203-04, 510, 666
Associação Americana de Psicologia, 285
Associação Americana de Urologia, 382, 518, 520-21
Associação Americana do Coração, 123, 201-02, 324, 331, 336, 341, 365, 486, 558, 600-01, 611, 711
Associação Europeia de Urologia, 378, 384, 521
astrágalo, 186
ataque cardíaco, 4, 5, 21, 31, 138, 163, 171, 176, 183, 184, 186, 213, 230, 236, 272, 274, 298–99, 320, 339, 341, 343, 430, 465, 490, 512, 569
ataque isquêmico transitório, 281, 359, 365
aterosclerose, 159–60, 213, 222, 228–30, 241, 271, 325–31, 336, 358–59, 428, 432-33, 436, 504-05, 506, 565, 626, 642
atividade física, 83, 85, 142, 174, 215, 249, 258, 372
atletas, 181, 206, 271–72, 399, 419-20, 591
atrofia vaginal, 295, 426
atum, 93, 126, 278, 283, 502–3
audição, 12, 103, 287–94
aumento de próstata, 258–62, 281
Austrália, 220, 542
autismo, 138, 410
autoexame dos seios, 300–301
autofagia, 27–28, 36–54, 107–09, 130, 132, 144, 170, *188*, 235-36, 268-69, 495, 657, 685
Autoridade Europeia de Segurança dos Alimentos, 701

AVC hemorrágico, 276
aveias, 101
avelãs, 117, 184, 491
aves, 57, 125, 144, *153*, 228, 259, 278, 350, 413, 425, 503, 537, 577
azeite, 18, 145–46, 182–86, 221, 304, 355, 396, 502, 521, 524
azeitonas, 182, 502
azia, 27, 503

Bacillus licheniformis, 644
Bacillus subtilis, 646
bacon, 88, 183, 198, 592-93
bactérias, 44, 113, 118-19, 608, 622, 631–43, 548–51. Veja também microbioma
Bacteroides, 648–49
bananas, 124, 393, 595–96, 608, 653, 688
bananas-da-terra, 259
banco de dados DrugAge, 37
banho de floresta, 224, 321–22
banho, 282, 307
barbatanas de tubarão, 478
barreira hematoencefálica, 370–71, 378
batata chips, 25, 38
batatas fritas, 25, 38, 143
batatas, 33, 35, 58, 63–64, 96, 505
batatas-doces, 58, 119, 187–89, 196, 198, 444, 505
BDNF, 452–53
bebidas esportivas, 131
bebidas, 154, 196, 205–17, *207,* 422–23
bérberis, 32, 34–38
beta-amiloide, 434–35, 443–45, 448–49, 453–54
beta-caroteno, 68, 121, 123–24, 145, 158, 161, 184, 568, 579-80
beta-glucanas, 119, 399–400
beterrabas, 128, 522, 558, 589–91, *590*
bexiga, 312–23
Boas Práticas de Fabricação, 578
bicarbonato de sódio, 495
Bifidobactérias, 52–53, 73, 118, 236, 454, 601, 634, 642, 644, 646, 648-49, 651–53
Bilophila wadsworthia, 637
bioflavonoides, 122
Biogerontology, 11
biotina, 349, 552
Blackburn, Elizabeth, 179-80
bloqueadores NMDA, 361
BMAA, 478
BMPEA, 519
Bolívia, 320, 329
Boseman, Chadwick, 314
Botox, 348, 527, 532
BPA, 516
brinquedos sexuais, 508

brócolis, 73, 124, 138, 151, 153, 155–56, 396, 424–25, 469, 533, 586, 614, 626, 634
bronquite, 403
broto de brócolis, 124, 157, 396, 589, 614
Brown-Séquard, Charles-Édouard, 376
Buck v. Bell, 249
Buettner, Dan, 219
Burkitt, Denis, 307
butirato, 117–19, 421, 454, 633, 642, 651, 653, 676

cabelo grisalho, 146, 157, 342
cabelo, 19, 44, 342–43
cacau, 127–128, 130, 152–53, 172, 453, 467, 532, 563, 496, 532, 612
cachorro-quente, 79, 99, 183, 197, 593
cachorros como animais de estimação, 288, 304
cadeia alimentar, comer produtores primários da, 261–62
cádmio, 477
café, 40–43, 49, 78, 138, 155, 187, *206,* 208, 245, 298, 316, 351, 385, 464, 495–96, 530, 589
cafeína, 43–44, 316, 351, 351, 453, 589
cálcio, 196, 209, 262, 293–94, 301, 461, 491
California Dried Plum Board, 312
calistenia, 301, 384
camarão, 121, 593
câmaras de bronzeamento, 525, 528, 543
caminhada, 87, 181–82, 250–51, 271–72, 288, 300, 593, 660
campanha MyPlate, 220
Campbell, T Colin, 257–8, 342, 420, 683
Canadá, 209, 296
canal arterioso fetal, 127
canamicina, 356
câncer bucal, 558, 559
câncer cervical, 614
câncer colorretal, 93, 111, 129, 198, 209, 213, 306, 313–14, 651
câncer de bexiga, 250
câncer de cólon, *101,* 235, 250, 266, 547, 582, 642
câncer de esôfago, 111, 209
câncer de estômago, 111, 292, 645–46
câncer de fígado, 111
câncer de mama, 66, 75, 93–94, 100, 111, 135, 136, 160, 213, 230, 250, 260, 299, 300, 363–372, 507, 614, 626, 671, 683
câncer de ovário, 93, 111
câncer de pâncreas, 93, 111
câncer de pele, 40, 534
câncer de próstata, 66, 73, 93, 95, 100–101, 111, 136–7, 209, 300, 319–20, 379, 381-383, 567, 683
câncer de pulmão, 32, 93, 100, 198, 209, 329, 365
câncer de rim, 111
câncer de útero, 365

câncer endometrial, 111, 363, 511
câncer, 13, 15, 31, 34–35, 53, 49, 73, 75, 93–94, 120–21, 115, 124–25, 135, 146, 166, 168, 177–78, 185, 197–98, 213, 220–21, 236, 250, 260, 250, 296, 300, 310, 266, 343–44, 403–04, 398, 403–04, 491, 519, 571, 574, 580–81, 584–85, 621–22, 638, 640, 657, 670–71, 677–78, 683, 685, 713
canela, 127, 130, 153–54, 166, 597, 612
canistel, 235, 602
cannabis, 428
cantárida, 520
capacetes de bicicleta, 447
capsaicina, 609
caquis, 151
caramelização, 77
carboidratos, 39, 77, 79, 81-83, 99, 112
carboximetilcelulose, 640
carcinoma basocelular, 531
cardamomo, 171–173, 244, 394
carga glicêmica, 80–88, 357
cáries, 357, 555, 559
carne bovina, 405, 527-28, *589,* 626
carne branca, 161–62, 336, 341
carne de caça, 147, 183
carne de cervo, 116
carne de porco, 111, 160, 162, 335, 526, 639, 687
carne vermelha, 160-161, 183, 284, 335, 340–41, 687
carne, 31, 49–50, 68, 70, 76, 79, 80, 108–120, 115–116, 99, 119, 129, 146–47, 159–60, 196, 197, 219–20, 262, 275, 284, 286, 320, 335–36, 357, 446–47, 497, 503, 526, 569–70, 593–597, 616, 614, 624, 642–43, 648–49
Veja também tipos específicos
carnes processadas, 159, 183–84, 185, 197–98, 593–94
carnitina, 492, 642
carotenoides, 68, 185, 261, 470, 528, 530, 528
carrapatos, 242
cartilagem, 79, 413–14, 423
casca de uva, 612
caseína, 42
cassis, 155, 567, 601
castanhas-do-pará, 687
Castelli, Bill, 341
castração, 249, 344, 378, 379–81, 387
catalase, 156–57, 243–45
catapora, 105, 411
cataratas, 75–76, 146, 160, 560, 601
CD38, 708
cebolas, 58–60, 62, 86, 298, 320, 325, 467, 602, 621, 651
celecoxibe (Celebrex), 414
células B, 397, 405

células de gordura, 108, 120
células exterminadoras naturais, 390, 394–95, 403–04, 501
células imunológicas, 44, 708
células L, 652
células progenitoras endoteliais (EPCs), 324
células senescentes, 56, 57–60, 657
células T gama-delta, 400
células T, 397, 400, 405
células zumbi, 55-56
células-tronco, 10, 49, 70
cenouras, 152, 688
Centella asiatica, 186
centenários, 12–13, 19, 61, 93, 118–119, 146, 162, 178–79, 218–19, 235, 249, 274, 580, 586
Centro de Controle e Prevenção de Doenças (CDC), 347, 409
Centro de Excelência da Saúde da Mulher da Escola de Medicina de Harvard, 372
Centro de Menopausa, Desordens Hormonais e Saúde das Mulheres, 347
Centro de Pesquisa de Arterosclerose e Prevenção de Derrames, 337
Centro Médico da Universidade Rush, 480
Centro pela Ciência em Interesse Público, 235, 556
Centrum Silver, 461, 563, 569
cera do ouvido, 354–55
cereais matinais, 84–86
cereais, 258
cérebro, 43–44, 56, 79, 160, 196, 213, 240, 271, 273, 507, 601
cerejas, 122, 423, 601–2
cerveja, 148, 197, 205-06, 399, 535, 624
cevada, 151, 421, 453, 602
chá branco, 262
chá de camomila, 86–87, 116, 130, 130, 245, 283, 621
chá de canela, 86
chá de dente-de-leão, 211, 526
chá de verbena-limão, 33-34, 36, 155, 283
chá de gengibre, 86
chá de hortelã, 422
chá preto, 68, 79, 84, 86, 116, 196, 210–11, 471-72, 614
chá verde, 49, 58, 62, 86–87, 101, 116, 130, 130, 138, 152, 155–56, 156, 209–10, 299, 324, 351, 352, 400–01, 421, 464, 530–31, 554, 609, 616
chá vermelho (rooibos), 211
chá, 42, 130, 138, 187, 206, 209, 211, 298–99, 464, 530. *Veja também tipos específicos*
chás de ervas, 531
China, 235, 241, 242, 320, 611, 587, 713
chlorella, 397–99
chocolate, 42, 153, 245, 467, 563

Christensenellaceae, 61
ChromaDex, 706
chucrute, 49, 651
chumbo, 114
Cialis, 519
cianeto, 33, 394, 606
cianocobalamina, 263
ciática, 427
ciclismo, 517
cicloastragenol (TA-65), 160–61
cicloheximida, 685–86
ciclosporina, 240
circulação, 19, 357
cirurgia bariátrica, 109, 141, 337-38
cirurgia cosmética, 527
cirurgia de próstata, 319–20
cirurgia dentária, 127
cirurgia do manguito rotador, 415
cirurgia ortopédica, 415-16
cirurgia, 405, 415–16
cisteína, 689
citomegalovírus (CMV), 107
citrinina, 332
citrulina, 522
clara de ovos, 123
Clínica Cleveland, 233
clitóris, 504
clones, 64–65, 70
cloração, 207
cloreto de potássio, 202–203
clorofila, 124, 163, 502-503, 561
Clostridium difficile, 640
coágulos sanguíneos, 206, 299–300, 363–64, 398, 371, 432, 642–43
cobre, 407
cobreiro, 408
Coca-Cola, 15, 208, 556
coentro, *590*
coenzima Q10 (CoQ1O), 162, 331
cognição, 61, 231, 372, 616, 621
cogumelos, 44, 47–48, 49, 124, 238–121, 398–99, 464, 502
Colaboração Global sobre IMC e Mortalidade, 277
colágeno, 75, 97, 492,524, 533-540
colectomias, 308
Colégio Americano de Cardiologia, 332, 558
Colégio Americano de Medicina do Estilo de Vida, 265, 614
Colégio Americano de Medicina Preventiva, 382
Colégio Americano de Médicos, 314, 382
Colégio Americano de Obstetras e Ginecologistas, 365–67, 511
Colégio Americano de Reumatologia, 428-29
colesterol HDL, 213–14, 271

colesterol LDL, 33, 87, 159, 213, 216–17, 228, 233, 236, 257, 271, 300, 312, 324–25, 374, 385, 441, 597, 602–7, 654, 668
colesterol oxidado, 161, 437, 446
colesterol, 10, 13, 34–35, 52, 60, 61, 108–111, 160, 156–57, 231, 233, 236, 241–42, 260, 250, 271–72, 274, 316, 324–23, 397, 413, 437–38, 473, 504–05, 514, 557, 635, 660, 666, 695, 712. *Veja também* colesterol HDL; colesterol LDL
colina, 642
colite ulcerativa, 168, 601
colite ulcerativa, 66
cólon, 35, 631, 613, 640, 652–53
colonoscopias, 314–15
coluna vertebral, 56, 75, 105, 412
Comer para não morrer (Greger), 9, 17, 19, 48, 52, 115, 128, 141, 162, 212, 228, 238, 238, 314, 266, 398, 499, 514, 616, 713
cominho preto, 48–35, 52, 81, 375, 472
cominho, 128, 152, 243
Comissão de Segurança de Produtos para o Consumidor, 507
complexo ALS-Parkinson-demência, 543
condado de Barna, 633, 636-37
condroitina, 429
Conselho Nacional dos Laticínios, 209
constipação, 305–06
contagem de plaquetas, 703
contraceptivos orais, 346
controle do peso, 271, 273–74, 635, 660
cor dos alimentos, 151, 235
cor dos olhos, 563. *Veja também* visão
coração, 44, 178, 196, 271, 591–92
cordeiro, 614, 687
choriocapillaris, 564
corrida, 181, 271, 302
corticosteroides, 125, 415
Costa Rica, 220, 225
cotonetes, 354
Coumadin (varfarina), 594
couve, 124, 178, 469, 529, *590*
couve-de-bruxelas, 151, 157, 642
couve-flor, 178, 469, 614
COVID-19, 9, 13, 61, 332, 353, 352, 404, 397, 398, 414, 432, 626, 710
cozinhar, 76–80, 87–99, 160, 211, 624
cranberries, 244, 423, 597, 601–2
cravos, 127, 153, 166, 597
creatina, 80, 294, 488, 453–54
creme de funcho vaginal, 512
creme de nicotinamida, 538
creme de progesterona, 300
creme, 107
cremes de funcho, 512-13

crescimento celular, 43, 93–94
Creta, 225–226
crioestimulação, 464
cromossomos, 67, 174
cromoterapia, 279
CRONies, 660, 666, 665–66, 673
Crossfit, 271, 486
cuidados paliativos, 645
cúrcuma, 52, 62, 116, 125, 128, 130, 152, 178, 171, 241, 243–44, 425, 458–59, 597, 612, 614–15, 621
Curie, Marie, 10, 606
curva J, 213–14
cutículas, 551

danos no DNA, 151–52, 159, 163, 300, 616, 708
Dawkins, Richard, 515
DDE, 446
DDT, 69, 251, 261, 446–47, 666
declínio ou problemas cognitivos, 61, 67, 80, 111, 133, 146, 168, 172, 231, 352–53, 437–38, 407, 446–47, 554
defeitos de nascimento, 95-97
deferoxamina, 442
deficiência androgênica feminina, 508
deficiência de vitamina B_{12}, 160, 263–64, 343, 430, 464,534
degeneração macular, 146, 560–61, 601
demência vascular, 432, 444
demência, 13, 44, 99, 273, 365, 379, 430–31, 456–57, 554, 554, 574, 642, 701
densidade calórica, 666
densidade óssea, 169, 295–96, 298, 300–01, 346, 372, 374, 379, 664
dentadura, 556–57, 554
dentes, 20, 555–56
dentição, 554
Departamento Agrícola dos EUA (USDA), 260, 262, 488
Departamento de Alimentos e Medicamentos dos EUA (FDA), 202, 241, 349, 352, 365-366, 378, 433, 456, 504, 508, 511-512, 520, 536, 555, 577–78, 701
Departamento de Justiça, 162
depósito de gordura, 26–27
depressão, 111, 135, 183, 260, 271, 284, 310, 319, 372, 376, 458, 495, 514, 522, 567, 656, 664
dermatose papulosa nigra, 545
derrames, 13, 128, 183, 208, 236, 250–1, 250, 300, *337*, 365, 404, 411, 582, 586–87, 613
desafio dos 50 alimentos, 650–51
desidratação, 205, 530, 551
desintoxicação, 178–79, 589, 612, 636, 685
DHA, 196, 340, 475, 477

DHEA (desidroepiandrosterona), 361, 508, 511-512
Diabetes
tipo 1, 8, 363, 700
tipo 2, 30, 40, 80, 83, 86–87, 102, 168, 196, 272, 332, 482, 494, 565
diabetes, diálise, 15–16
diarreia, 117, 555, 645, 653, 695, 699, 706
diclofenato sódico gel (Voltaren), 426
dieta Atkins, 110, 262, 521
dieta cetogênica, 81–84, 275, 284, 296, 445, 676-677
dieta com pouca gordura, 79, 228, 275, 547
dieta com poucas proteínas, 98, 645, 683. *Veja também* restrição proteica
dieta da alta diversidade botânica, 616
dieta DASH, 480
dieta de baixo índice glicêmico, 84-86
Dieta de Gladiadores (documentário), 271
dieta de Okinawa, 74, 135, 219, 235–36, 593, 666, 677, 678, 89
dieta de origem vegetal, 13, 77, 94, 100, 111, 119, 122, 123, 128–129, 135–6, 159–60, 156, 186, 198–99, 219–20, 225, 235, 248–49, 271–72, 275, 301, 306–07, 309–10, 321, 332, 338–39, 372–3, 414, 420–21, 464, 467–68, 516, 523, 534, 558–59, 616, 648, 713
dieta Scarborough Fair, 298
dieta LIFE, 124
dieta low carb, 80, 81–84, 148, 147, 262, 284, 339-340, 648
dieta mediterrânea, 155, 226–33, 340, 480, 501, 593, 648, 678
dieta MIND, 437–38
dieta ótima, 479, 713. *Veja também tipos específicos*
dieta paleolítica, 271
dieta para emagrecer, melhor, 271
dieta ProLon, 669
dieta rica em gorduras, 70, 79–80, 81, 111, 155, 385, 547
dieta rica em proteínas, 99, 296, 385–18, 663, 665, 677, 682, 695
dieta simuladora de jejum, 94, 669, 671
dieta vegana intermitente, 695
dignidade, 20, 571–72
diluição calórica, 171
DIM, 138
Dinamarca, 656
dioxinas, 261–62, 446, 586
Diretrizes Alimentares dos Estados Unidos, 198, 236, 337
disbiose, 636–37
disco lombar, 427
disforia, 458

disfunção erétil, 75, 319, 379–380, 383, 428, 467, 506, 509, 514–22, 554
dispepsia, 600
distúrbios ejaculatórios, 319
diverticulose, 307, 547
DNA não mitocondrial, 144
DNA, 43, 50, 58, 62, 65–66, 141, 144–45, 155, 169, 174, 243, 394, 617, 685, 688
doença arterial coronariana, 278, 329, 337, 341, 357, 359, 428, 713
doença arterial periférica, 75, 222, 231, 337, 504, 591
doença cardiovascular, 13, 60, 101, 110, 115, 128, 159, 162, 199, 208, 213–14, 235, 236, 250, 260, 310, 360, 411, 547, 580–81, 586–87, 668, 677, 683
doença cardiovascular, 31, 73, 79, 105, 111, 123–124, 168, 196, 225, 233, 236, 292, 296, 365, 368, 380, 414, 514–15, 567, 626, 648–50, 657, 701
doença da vesícula biliar, 365
doença de Crohn, 119, 400
doença estrogênio-dependente, 405
doença hepática, 31, 39–40, 168, 172, 212
doença inflamatória intestinal, 306, 648
doença metabólica, 31
doença pneumocócica, 411–12
doença respiratória, 117, 582
doença sexualmente transmissível, 414
doença vascular, 514
doenças autoimunes, 115-16, 387, 400, 409-10, 640, 648, 657, 677
doenças crônicas, 15, 250–51, 713
doenças renais, 40, 61, 79, 105, 111, 115, 159, 202, 331, 657
Dolly (ovelha clonada), 64
donepezila (Aricept), 431–32
dor lombar, 427–28
dor na mão, 412
dor no quadril, 412
dores de cabeça crônicas, 238
DPOC (doença pulmonar obstrutiva crônica), 117, 396, 642. *Veja também* enfizema
Dramin, 242
drogas ilícitas, 285
drogas SSRI, 523
drusas, 565
dulse, 238

E. coli, 631, 634, 639
edamame, 73, 300
efeito de Hoffman, 686
efeito do Viagra vegano, 522
efeito placebo, 371
eflúvio telógeno, 346

EGCG (epigalocatequina-galato), 138, 209, 351, 531
elagitaninos, 654
elastina, 75, 524, 533
eletrólitos, 207
emulsificantes, 640
encefalopatia espongiforme bovina (doença da vaca louca), 536
endocardite, 411, 592
endoftalmite, 568
endorfinas, 501, 574
endotoxinas, 113-114, 114, 129, 446, 503
endro, 47-48, 127, 130
enemas de fosfato de sódio (Fleet), 309
Enfamil, 77
enfisema, 15, 396, 567. *Veja também* DPOC
Ensure, 488
enterotipos, 648
enxaguante bucal, 554, 560, 591
enxaqueca, 126, 162, 169, 242
enxofre, 641-42
enzima NAMPT, 707
EPA, 196, 340, 475-76
epigenética, 63-73, *188,* 273
epilepsia, 43, 296
Epopeia de Gilgamesh, 17
equilíbrio ácido-base, 357, 363, *591*
equilíbrio, 250, 296, 372-3
equinácea, 392-93
era Mioceno, 199
ergotioneína, 20, 239
erosão do esmalte dentário, 548
erva-cidreira, 153, 457, 458
ervas, 117, 128, 152-53, 169, 298, 350, 376, 456, 597, 612
ervilha seca, *81,* 117, 119, 220-21, 320
ervilhas, 35, *47,* 48, 49, 54, 82, 128, 183, 437, 614, 677, 692
escalda-pés, 282
esclerose múltipla, 116, 387, 567, 579, 648
Escola de Saúde Pública de Harvard, 491, 677
escorbuto, 147, 263, 475, 547, 610
escore de cálcio coronariano, 213, 331
escore de risco de Framingham, 331, 467
escovação dental, 557, 548
esperma, 65, 177, 248-250, 522
espermidina, 43-49, 244
espermina, 43
espinafre em pó, 152
espinafre, 73, 124, 151, 152, 395, 396, 470, 495, 502, 488-89, 591, 688
espirulina, 478
esquizofrênicos, 183
Esselstyn, Caldwell, 233, 677, 713

estatinas, 60, 162, 326, 330, 338, 318, 413, 437, 518, 565
estenose aórtica, 337
esterilização, 249
esteroides, 415, 664
estévia, 84
estilo de vida, 66-67, 219, 404-05, 446-47, 593
estímulo cognitivo, 464
estreptomicina, 356
estresse oxidativo, 80, 114, 141, 146, 151, 153-54, 159-60, 162-63, 172, 186, 216,231, 242, 244, 271-72, 298, 343, 446-47, 461, 493, 531, 568, 642, 657, 669, 678, 685
estresse, 110, 343, 346
estrogênios, 299-300, 363, 372, 511
estudo BRIO, 424
Estudo CALERIE, 69, 660-61, 661
Estudo Cardíaco da Dieta de Lyon, 231-232
Estudo Cardíaco de Bogalusa, 177
Estudo Cardíaco de Framingham, 341
Estudo Carga Global de Doenças, 193, 199, 200, 216, 220, 587
Estudo Cooperativo sobre Doença de Alzheimer, 653-654
Estudo da Fome de Minnesota, 135, 250, 660
Estudo da Saúde das Mulheres do Iowa, 579
Estudo da Saúde das Mulheres de Harvard, 407
Estudo das Professoras da Califórnia, 369
Estudo de Acompanhamento de Profissionais de Saúde de Harvard, 228, 515, 513
Estudo de Audição de Blue Mountains, 293
Estudo de Doenças Oftalmológicas Relacionadas à Idade (AREDS), 670-71
Estudo de Homens Saudáveis, 376
Estudo de Longevidade Relacionado à Dosagem de Frutas e Vegetais, 261
Estudo de Pacientes Obesos da Suécia (SOS), 389
Estudo de Saúde das Enfermeiras de Harvard, 93, 121, 228, 369, 469, 493, 511, 513, 584
Estudo de Saúde dos Médicos-2, 563
Estudo do Chá Verde no Minnesota, 160, 299
Estudo do Envelhecimento Bem-Sucedido do Instituto MacArthur, 178
Estudo do Hospital Psiquiátrico Finlandês, 359
Estudo dos Sete Países, 225
Estudo GEMINAL, 66
Estudo Investigação Prospectiva Europeia sobre Câncer e Nutrição (EPIC), 569
Estudo Longitudinal de Baltimore para o Envelhecimento, 199
Estudo Multidisciplinar de Prevenção do Alzheimer, 475
Estudo NIH-AARP de Dieta e Saúde, 197, 254, 592, 682
Estudo PREDIMED, 229, 474, 585

Estudo sobre Estilo de Vida Saudável e Morte Prevenível, 593
Estudo SPRINT MIND, 437
Estudo TAME (Cuidando do Envelhecimento com Metformina), 30
Estudo Testosterona em Homens mais Velhos (TOM), 380
Estudo Um Milhão de Mulheres, 363–64
Estudo Vegetariano de Oxford, 245
Estudo VITACOG, 461
Estudo VITAL, 581
Estudos com Gêmeos, 20, 356
estudos parabióticos, 57
etilamina, 400
eugenia, 249, 344, 387
eunucos, 249, 344, 380, 387
exame de PSA, 381-383
exame DEXA scan, 292
exames de fezes, 314
exames de sangue, 105, 325, 349, 552, 657, 669
exercício aeróbico, 49-56, 73, 225–26, 278, 331, 334-35, 372-73, 376, 394, 397, 418-19, 461, 501-02, 616, 674
exercício de resistência, 38, 181, 384, 420, 488, 492, 497, 621, 690, 708
exercícios de assoalho pélvico, 318
exercícios de Kegel, 318
exercícios, 20, 16, 38, 57, 69–70, 87, 111, 122–124, 110, 155, 159, 156, 167, 181, 197, 262, 250–51, 285, 300–01, 309, 356, 384, 390–91, 420, 501, 590, 605, 690–91, 676-677, 708
exopolissacarídeos, 634
exossomos, 618, 624–25, 628-629
exposição a ruídos, 356–57
expressão gênica, 492, 20–26, 269, 343, 440, 622
extrato de alho envelhecido Kyolic, 241

facilitadores de sono herbais, 284
falência hepática, 670
falência renal, 53, 160, 292, 495, 642, 670
farinha de trigo, 652
fator de necrose tumoral (TNF), 109
fator de transcrição 7, 626
fator neurotrófico derivado do cérebro (BDNF), 451
fatores de Yamanaka, 69
Federação Mundial do Coração, 216
feijão fradinho, 50
feijão-de-lima, 237
feno-grego, 376, 385, 513, 612
feridas, 171-35, 533–34, 664-65
ferimentos na cabeça, 446
fermento em pó, 442
ferro, 220, 263, 349, 407, 599
fertilidade, 248–250, 362

fertilização in vitro, 361
FGF21 (fator de crescimento de fibroblastos 21), 276, 674–75, 685
fibras, 35-36, 53, 73, 81, 111, 114–119, 130, 147, 159, 170, 179, 184, 187, 199, 238, 257, 262, 284, 292, 305–09, 310, 328, 361, 369, 372, 402–03, 421, 446, 453, 464, 473, 493, 506, 518, 524, 533, 547, 557, 610, 633-640, 641, 690, 676
fibrilação atrial, 231
fibrose cardíaca, 80
fibrose renal, 438
fígado, 31–33, 40–41, 44, 69, 73, 97, 111, 178, 178, 160, 237, 414, 488, 571, 625
figitumumab, 94
figos, 313
filhos, 17–18, 43
filtros de água, 207
finasterida (Propecia, Proscar), 319, 348
FINGER (Estudo Finlandês de Intervenção Geriátrica), 479–480
Finlândia, 286
fio dental, 557
fisetina, 60–62
fissura anal, 306
fitoestrogênios, 237, 248, 299–300, 317, 374
fitoncidas, 390
fitonutrientes, 42, 58, 69, 111, 128–129, 152, 159, 231, 261, 467, 600, 548–49, 622–23
fitoquímicos, 459, 612–13, 614–15
flatulência, 223
flavonas, 116
flavonoides, 60, 138, 453, 467, 613, 621, 614
flavonóis, 58
flexitarianos, 694
flibanserina (Addyi), 504
floridzina, 170
flúor, 556
FODMAP, 651
folato, 70–73, 220, 263, 408, 461, 463-464
folhas verde-escuras, 71, 124, 235, 238, 301, 357, 423–24, 463, 526, 614
folhas verdes, 151, 160, 219, 235, 563, 586, 589–90
Fontana, Luigi, 19, 99, 694
força de preensão manual, 300, 483, 486, 492, 495, 496, 704
Forças Armadas dos EUA, 661
Força-Tarefa de Serviços Preventivos dos EUA, 291, 313, 314, 367, 382
fórmula infantil, 77
fotossíntese, 147, 595
fototerapia, 533–34
framboesas, 423, 596-598, 614, 626
frango, 35, 77–79, 95, 111, 114–15, 124, 159–60, 196, 335–36, 413–14, 444, 593, 597, 639, 687

ÍNDICE REMISSIVO | 725

Franklin, Rosalind, 65
fraturas do fêmur, 293
fraturas na coluna vertebral, 292
fraturas nos quadris, 292, 303
fraturas ósseas, 296–97, 303–04, 365
frequência cardíaca, 222, 288
fruta durião, 49
fruta-dos-monges, 84
frutas cítricas, 122, 533–34, 614
frutas vermelhas, 58-60, 111-12, 155–56, 169, 202, 208, 262-63, 394, 444, 470–71, 467–68, 554–55, 661, 708–709
frutas, 69, 76–77, 81, 114, 117–118, 122, 147, 155, 156, 186, 198–99, 216–17, 220, 261, 250–51, 296, 266, 395, 528–29, 533, 612, 616, 650, 687, 660
ftalatos, 507
fucoxantina, 238
Fugh-Berman, Adriane, 365, 504
Fuhrman, Joel, 124
função endotelial, 53, 325
função sexual feminina, 503-513
função sexual masculina, 513-523
Fundação Contra o Câncer de Pele, 541
Fundação de Ciências Naturais da China, 351
Fundação Nacional de Osteoporose, 293, 296
Fundação Nacional do Sono, 280
Fundação Internacional da Osteoporose, 296
Fundação Rockefeller, 226
fungos, 132, 548, 622
furosemida (Lasix), 356

galactagogos, 376
galactoquinase, 571
galactose, 138, 296, 376, 571, 645
gargarejo, 401
gastrite, 238
gelatina, 429, 492
geleia real, 66
gene FOXO, 619
gene PCSK9, 329, 332–33
gene supressor DAF-16, 619
gene supressor de tumores, 70
genética, 19, 20–26, 269, 343, 440
gengibre, 116, 125–126, 130, 152, 153, 171, 241–42, 277, 351, 424, 597
gengiva, 557
gengivite, 557
genisteína, 299, 621
gerenciamento do estresse, 285–86
gérmen de trigo, 44, 50–52, 49, 244
gerontologia, 10–11, 14, 632
gerontotoxinas, 87
geroprotetores, 611

ginecomastia, 319, 374, 319
gingko, 567
ginseng, 162–63, 405, 456, 520, 626
glândula pituitária, 93
glândulas sudoríparas, 65
glaucoma, 43, 519, 560, 601, 657
glicação, 73–99, 107, *189,* 446
glicemia em jejum, 693
glicemia, 33, 34, 52, 73, 80–81, 86–87, 162, 171, 169, 220, 223, 242, 260, 271, 279, 312, 338, 346, 357, 385, 397, 599–600, 648, 690, 669
glicina, 689
GLP-1, 385, 652
glucosamina, 429
glutamina, 296, 493
glutationa, 156
GNC, 578, 644
gojiberries, 394, 562, 602–3
gonorreia, 402
gordura abdominal, 68, 109, 661, 662-663
gordura corporal, 56, 108–110, 260, 273, 346, 676
gordura dos alimentos, 56, 108–9, 271, 292. *Veja também* gordura corporal; gorduras saturadas; *e tipos específicos*
gordura subcutânea, 274
gordura trans, 110, 111, 335, 337
gordura visceral, 109, 274–75, 660, 683–84
gorduras animais, 96, 115, 119–20, 286, 420, 440, 503, 683
gorduras não saturadas, 31
gorduras poli-insaturadas, 79, 228, 420
gorduras saturadas, 31–33, 35, 38, 79–80, 81, 111–12, 114, 119, 129, 136, 159, 156, 171, 183–84, 199, 220–21, 233, 271–72, 275, 284, 296, 316, 324, 329, 335–36, 385, 413, 407–08, 493, 554, 557, 592, 612
gota, 122, 423, 494, 602
grânulos de centeio, 453
grânulos, 652
Grande Fiasco da Proteína, 486
grão-de-bico, 35, *47,* 48, 50 81, 117, 119, 144, 196, 220–23, 257, 320, 341, 582, 651, 677, 687, 692
grãos integrais, 50, 73, 100, 108, 160, 242, *243,* 271–72, 320, 429-30, 444-45, 538–39, 562–63
grãos, 73, 93, 97, 108, 152-19, 183, 186, 242, 261, 274–75, 366, 554, 584, 587, 687. *Veja também* grãos integrais
gravidez, 33, 43, 73, 126, 213, 552, 670
Grécia, 220, 225, 241
groselha, 599
Guinness World Records, livro, 218

haloalcanos, 636
hambúrgueres, 111–114, 197, 335, 444

HbA1c, 74, 168, 312
healthspan, 16, 67, 697, 710
Hegsted, Mark, 109
Helicobacter pylori, 632
hemácias, 380
hematócritos, 703
hemoglobina, 74–75, 703
hemorroidas, 253, 307, 547
hepatite C, 398
hérnia de disco, 56
hérnia de hiato, 306–07, 547
herniação, 427
herpes (HSV), 397, 448
hibisco, 33, 35, 211, 245, 499, 602–3, 669
hidradenite supurativa, 119, 400
hidratação, 205, 531–32, 551
hidratante de chá verde, 138, 532
hidratante, 107, 129, 536–37
hidratantes faciais, 536–37
hidrocefalia de pressão normal, 430
hipercetonemia, 404
hiperfiltração, 115
hiperplasia benigna da próstata (HPB), 319–23
hipertensão. *Veja* pressão arterial alta
hipertireoidismo, 405, 670
Hipócrates, 241, 270, 344, 517, 632
hipogonadismo, 378, 380
hipometilação, 70–71
hipótese da cascata amiloide, 518-19
hipótese da fibra alimentar, 310–11
hipotireoidismo, 33, 343, 346
hispânicos, 209, 224, 545
histerectomias, 253
HIV, 397, 412
HMB, 496
homens de Tsimane, 320, 329
homeopatia, 606
homeostase ácido-base, 292, 296, 493–94
hominídeos, 146
homocisteína, 136, 461–64, 534, 701, 703
hormese, 155, 605, 609, 612, 656, 666
hormônio do crescimento humano (HGH), 360
hormônios bioidênticos, 366
hormônios das glândulas adrenais, 250-51, 403-04, 433, 571, 587
hormônios do estresse, 493, 531, 664
hormônios masculinos, 344–45
hormônios ovarianos, 333
hormônios testiculares, 333
hormônios vaginais, 511-512
hormônios, 360–387, 631
hortelã, 153, 508
hospitais, 571
How Not to Age Cookbook, The (Greger), 244

How Not to Diet (Greger), 9, 13, 26, 33, 33, 84, 87, 225–26, 241, 248, 273, 275, 277, 402, 648, 652, 666
How to Survive a Pandemic (Greger), 13
HPV (papilomavírus humano), 404

ibuprofeno (Advil), 125, 356, 414, 425, 638
Icária, Grécia, 219, 225
icterícia, 306, 699
idade biológica, 67, 662
Idade da Pedra, 146–47, 199, 712–713
IGF-1 (fator de crescimento semelhante à insulina tipo 1), 19, 99–100, 135, *189,* 250, 276, 306, 669, 661–67, 678, 683, 685
Ilha de Páscoa, 130–2, 356
Imitrex, 127
impactação fecal, 307
implante capilar, 347–48
implantes de pênis, 518–19
implantes de testículo, 360
imunoglobulina A (IgA), 397–98
imunossenescência, 105
incontinência fecal, 384
incontinência por estresse, 316–17
incontinência urinária e, 316
incontinência urinária, 43, 316–17, 430. *Veja também* bexiga; aumento da próstata
Índia, 129, 162, 220, 242, 360
indicador de qualidade dos alimentos, 260
índice de massa corporal (IMC) ideal, 245, 273, 277-78, 416, 659, 660, 663
índice glicêmico, 357, 646
Índice Inflamatório Dietético, 110–111, 116–117, 121, 125, 129, 486
índice tornozelo-braquial, 277
indol-3-carbinol, 138
indoxil sulfato, 493
indústria antienvelhecimento, 17–20, 26-27, 577–78
indústria farmacêutica, 15, 16, 30, 162, 186, 203, 332, 363, 365, 376, 488, 503, 513, 636
infartos lacunares, 438
infartos silenciosos, 438
infecções fúngicas, 400
infecções por estafilococos, 639
infecções por estreptococos, 639
infecções, 104, 387, 582, 664
infertilidade, 135, 664
inflamação autoimune, 121, 141-42
inflamação vascular, 554
inflamação, 31, 33, 56, 59–60, 75, 80, 87, 129–130, 162, 168, 172, 157, 183–84, 186, *189,* 220, 231, 235, 242, 271, 274, 298, 300, 331, 357, 404, 398, 414, 441, 446, 454, 493, 515–16, 528, 589, 602–3, 616, 648, 656, 669, 678, 685, 708

inflammaging, 104–109, 638
inibidores de colinesterase, 431–32
Iniciativa pela Saúde da Mulher, 212, 299, 363–65, 366, 371
insônia, 279–80, 284–85
Instituto Americano para Estudo do Câncer, 592-93, 600-01
Instituto de Ciências Médicas, 578
Instituto de Humanidades Médicas, 203
Instituto de Longevidade da USC, 677
Instituto de Medicina, 206, 336
Instituto de Medicina de Estilo de Vida de Rochester, 338
Instituto de Pesquisas Biomédicas do Envelhecimento, 19
Instituto do Sal, 201
Instituto do Tabaco dos EUA, 195
Instituto Nacional do Câncer, 546
Instituto Nacional de Envelhecimento, 132–3, 677
Institutos Nacionais de Saúde, 197, 413, 420
insuficiência cardíaca, 15, 162, 202, 215, 337, 438
insulina, 31, 32, 80, 83, 84, 89, 103, 205, 221, 253, 272, 332, 363, 444, 601, 603, 621, 651, 661, 669, 677, 683, 690, 693, 702
interleucina 10 (IL-10), 119
interleucina 31, 506-507
interleucina 6 (IL-6), 105, 111, 114, 119, 129, 216, 313
intestino, 43, 52–53, 60, 81, 106, 126, 300, 313, 586, 601, 622, 631–32, 676
iodo, 233
ioga, 302, 318-19
iogurte, 69, 137-38, 403, 630, 644-45
ioimbina, 520
Irã, 423
irradiação dos alimentos, 162
isoflavona, 320, 512
isoleucina, 135, 689
Itália, 44, 219, 602, 660, 670

Japão, 50, 136, 220, 240, 246, 320, 372, 390, 397, 473, 484, 502, 531, 513, 638, 644–45
jejum 5:2, 667
jejum de Buchinger, 167
jejum em dias alternados, 167, 667–68, 686
jejum intermitente, 657, 667–68
jejum, 38, 94, 167, 613, 656, 670–71, 677–78
Jenkins, David, 299
joelhos, 104, 125, 302, 412, 415–16, 420, 421–22, 591
judeus, 92–93, 209, 248
junk food, 80, 115, 159, 143, 257–8, 327, 329, 337, 349, 404, 420, 464, 481, 532, 599, 649, 660
juntas, 20, 125, 292, 412–13

Kaiser Permanente, 255
kefir, 645
Kenyon, Cynthia, 89–90
Keys, Ancel, 226–27, 230
kimchi, 237
King, Martin Luther Jr., 710
kiwi, 152, 392, 492
Kraft Foods, 100
Kremezin, 89

laços sociais, 219, 286–87
Lactobacillus, 35, 118, 236, 313, 455, 493, 601, 642–43, 648, 653
lactose, 209–10, 296, 645
lactucina, 284
lactulose, 312
lagosta, 121
laranjas, 117, 151, 614, 688
laticínios, 31, 80, 95, 99–101, 129, 155, 186, *187*, 196, 209–10, 220, 235, 296, 320, 335, 337, 362, 614, 624, 648, 650, 687, 688
lavanda, 374–5, 457, 458
laxantes, 205, 253, 308–09
lecanemab (Lequembi), 434
lecitina de soja, 642
Leeuwenhoek, Antonie van, 43
legumes, 21, 71, 81, 117, 119, 130, *187*, 219, 220–21, 236, 320, 357, 464, 464–65, 492, 569, 582, 612, 650, 651, 652, 676, 677, 687
Lei da Saúde e Educação para os Suplementos Alimentares, 241, 577
Lei de Acesso à Informação dos Estados Unidos, 215
leite de amêndoas, 59, 159
leite de arroz, 42, 153
leite de aveia, 42
leite de coco, 42
leite de soja, 42, 35, 124, 209, 236, 300, 320, 350
leite materno, 76, 261, 397, 486, 651
leite, 42, 33–35, 77, 95, 100, 124, 136–7, 153, 160, *187*, 196, *207,* 209–10, 237, 397, 486, 571, 624, 639, 645, 687
lentilhas, 35, *47*, 73, 81, 117, 119, 128, 144, 220–21, 236, 582, 638, 677, 692
lesão de menisco, 302
leucemia, 43, 621
leucina, 135–6, 689
leucócitos, 136, 473, 479–80
levedura nutricional, 119, 399
levedura, 40
Levitra, 519
libido, 135, 250, 380, 385, 503–04, 507, 664–65
licopeno, 101, 557–58, 614
liftings faciais, 527
Liga Nacional de Futebol Americano, 447

lignanas, 374
limite de Hayflick, 49–56, 174, 178, 685
limões, 151, 612
linfócitos, 586
linfoma mieloide aguda (LMA), 620–21
linfoma não Hodgkin, 111
língua de caviar, 547
língua, 158–59, 547, 591–92
linhaça, 52, 101, 124, 125, 130, 196, 244, 311-312, 321, 337, 370, 374, 386, 426–27, 475, 533
Lipitor, 59
lipoaspiração, 274
lipofuscina, 524
lipoproteína(a) [Lp(a)], 331, 337–38, 374
Longo, Valter, 19, 99, 669, 694
Lotrimin (clotrimazol), 427–28, 549
lovastatina, 240
lubrificação vaginal, 467, 503
lúpulo, 374
lúpus, 116, 387
luteína, 470, 561-564, 568, 568
luz ultravioleta, 279

maca, 409
maçãs, 58, 62, 68, 78, 80, 83, 84, 78, 151, 152, 170, 171, 217, 479, 505, 506, 529, 547, 596, 599, 602-03, 614, 626, 653
macrófagos, 108, 109, 638
mácula, 470, 560
madressilva, 626
magnésio, 262, 496
mal de Parkinson, 14, 40, 35, 56, 67, 106, 208, 430, 499, 699, 700, 702
malária, 611
malondialdeído (MDA), 596
mamografias, 366–368
MAMPs (padrões moleculares associados a micróbios), 399–400
manchas senis, 624–25
mangas, 49, 50, 122, 152, 313, 596
manicures, 551
manjericão, 128, *590,* 598, 611-12
manjerona, 153, 165
manteiga de amendoim, 584
manteiga ghee, 161
manteiga, 31, 111, 228, 184, 221, 286, 324, 275, 286, 577
maratonistas, 181, 406, 483
máscaras faciais, 541
massa de tomate, 130, 151, 558
massas, 493, 494, 638
matcha, 245, 244–45
matéria branca, 335
Mayo Clinic, 59, 318, 391, 591, 711

medicamentos antifúngicos, 168, 652–53
medicamentos com receita, 127–128, 418, 636.
    Veja também medicamentos; *e tipos específicos*
medicamentos diuréticos, 205, 356
medicamentos herbais, 626
medicamentos inibidores da bomba de prótons (PPI), 292
medicamentos para baixar o colesterol, 163, 330, 698
medicamentos, 250, 412–13, 430. *Veja também* medicamentos com receita; *e tipos específicos*
Medicare, 412, 571
medicina ayurvédica, 186, 599
medicina chinesa, 160, 186, 351–52
meditação, 68
megaestudo de 25 dietas, 645–46, 689
meias de compressão, 547
melancia, 522
melanoma, 137, 519, 455–56, 545
melasma, 545
melatonina, 283–84, 448–49, 603
memantina (Namenda), 433–34
memória, 111, 372, 429, 437, 407, 456–57, 477
MeNAM, 702
meningite fúngica, 448
meningite, 411, 448
menopausa, 101, 169, 292, 299–300, 362–376, 508–09, 668
menstruação, 127, 509, 512
Merck, 319
mercúrio, 340, 477
metanálise, definição, 194
metabolismo, 3, 81, 212, 226, 271, 273, 586, 589–90, 657, 645, 661, 692
metais pesados, 157, 477
metaloestrogênio, 442
Metamucil, 36, 117, 310, 312, 651
metástase, 571, 614
Metchnikoff, Élie, 632–33
metformina, 30–34, 36, 167, 189
metilação do DNA, 65, 67–73, 701
metilação, 65–67, 70–71, 701–02
metilglioxal, 83
metionina sulfóxido redutase, 685
metionina, 135–6, 140, 284, 464, 491, 641–42, 677, 683, 687
mexicanos-americanos, 225
mexilhões, 50
microbioma, 52, 73, 109, 212, 264, 279, 311, 313, 453–455, 493, 524, 533, 592, 622, 631-655, 691, 697, 702
microRNAs animais, 645
microRNAs bovinos, 138
microRNAs inflamatórios, 621
microRNAs, 65, 605, 617–18, 645

ÍNDICE REMISSIVO | 729

microvida, 197
milhete, 84
milho, 50, 86, 148, 225, 235, 488, 562, 612, 625, 686, 695
mimético da restrição alimentar, 28, 609
mingau de aveia, 84, 153, 562
minoxidil (Rogaine), 348, 351-52
miopatia mitocondrial, 698-699
mirtilo, 466
mirtilos, 61, 124, 151–52, 357, 394, 424, 441, 495, 600–602, 612, 626
mitocôndria, 33–34, 141–42, 156, 589–90, 654, 657, 645, 685, 688
molécula-A de adesão das juntas, 626
molho de salada, 153
molho Tabasco, 225
morangos, 61, 62, 151–52, *244*, 423, 465-467, 499, 530, 596, 608, 625
morfina, 611
mórmons, 668
morte assistida por médico, 572
morte boa, 571
mosquitos, 242
movimentos peristálticos, 305–06
MRSA, 640
MTHFR, 71
mTOR (alvo mecânico da rapamicina), 19, 38–40, 49, 130–31, *189,* 250, 490–91, 619, 689
mudança de proteína animal para vegetal, 683, 685, 693
multivitamínicos, 405–36, 460, 563, 569, 579–80
Munroe, Randall, 622
murtilla, 598
músculos quadríceps, 419
músculos, 20, 56, 75, 122, 138–8, 146, 300, 590–91, 664–65
música, 298, 384, 508
mutação BRCA, 94

N-acetilcisteína (NAc), 163
NAD+ (nicotinamida adenina dinucleotídeo), 167, 174, *188,* 213, 235, 679, 695–96
NADH, 697
naproxeno (Aleve), 356, 414, 638
National Cattlemen's Beef Association, 444, 490
National Chicken Council, 196
National Geographic, 218
nativos norte-americanos, 209
natto, 646
naturopatas, 361
neomicina, 356
nervo óptico, 70, 519, 565, 567
nervo vago, 454
nervos, 69, 83, 308, 316, 402, 407, 409, 412, 427, 448, 517, 555, 574, 705

Nestle, Marion, 148
neu5Gc, 115–116, 115
neuralgia pós-herpética, 412
Neurobiology of Aging, 437
neurodegeneração, 295, 434, 657
neurônios, 431, 457, 700
neuropatia óptica isquêmica não arterítica (NAION), 518
neurotransmissores, 433
neurotrofinas, 451–52
Nexium, 292
NF-kB, 124
niacina (ácido nicotínico, NA), 567, 697–98. *Veja também* vitamina B_3
nicotina, 33, 208, 281
nicotinamida (niacinamida, NAM), 538, 528, 697–98, 706–07
nitratos, 422–23, 558, 513, 589–90, *590*
nitritos, 592
nitrosaminas, 592–93
níveis de cortisol, 390, 493, 493, 664
NMN (mononucleotídeos de nicotinamida), 697–98, 70
noctúria, 322-323
nódulos fibrocísticos, 260
nori, 238, 397
Noruega, 286, 656
Nova Zelândia, 377–78, 393
nozes, 151, 196, 230, 233, 475, 621
nozes-pecã, 31
NR (ribosídeo de nicotinamida), 701–02
Nrf2, 1588–9422–23, 156, 609
NSAIDS (medicamentos anti-inflamatórios não esteroides), 356, 413–15, 425–26, 638
NutritionFacts.org, 262, 277, 279

obesidade, 68, 108–109, 183, 196, 207, 212, 223, 260, 250–51, 273–74, 277, 301, 310, 316, 338, 357, 384, 404–05, 446, 451, 517, 570, 567, 677–78, 710
odor corporal, 501–02
oleaginosas, 50, 99, 117, 121, 125, 128, 151, 153, 159, 160, 199, 220, 228–29, 275, 299, 521–22, 533, 562, 584, 621, 652, 654, 687–88
óleo de alecrim, 352
óleo de cannabidiol (CBD), 428
óleo de canola, 233
óleo de coco, 335, 427, 558
óleo de girassol, 228
óleo de melaleuca, 549
óleo de néroli (laranja amarga), 508
óleo de palma, 31, 228, 335, 446
óleo de palmiste, 335
óleo de peixe, 121, 183, 186, 340, 428, 468, 474, 475-477, 563, 579, 581, 598

óleo de soja, 228
óleos monossaturados, 228, 275
óleos tropicais, 335
óleos vegetais, 112, 159
olfato, 352
oligossacarídeos, 651
oncogenes, 66
ondas de calor, 363, 365-366, 372-373, 699
onicomicose, 547, 551
ONTRAC (Nicotinamida Oral para Reduzir o Câncer Actínico), 543
opioides, 414
orégano, 128, 153, 597
organismos modelo, 26, 40
Organização Mundial da Saúde, 206, 216, 353-54, 408, 440, 527, 465, 474-75, 476-77, 510, 609, 582, 587
orgasmo, 507, 514
Ornish, Dean, 66, 101, 179-183, 187, 262, 321, 482, 713
oseltamivir (Tamiflu), 393
Osler, Sir William, 410
ospemifeno, 512
osso periodontal, 133
ossos, 20, 169, 196
osteoartrite, 56, 61, 122, 125, 169, 242, 306, 413, 415, 416-429, 679
osteonecrose da mandíbula, 293
osteoporose, 14, 56, 61, 75, 79, 160, 178, 365, 494, 660, 665, 690
ostras, 50, 408, 687
ovários, 64, 177, 362, 508
Over-the-Counter Hearing Aid Act, 352
ovo JUST, 489
ovos, 42, 35, 77, 99, 101, 109, 112, 114, 123, 160, *195,* 196, 219, 232, 254, 286, 320, 335-37, 340, 358, 362, 413-14, 421, 470, 489, 488, 614, 624, 639, 648-49, 687-88, 712
óvulos humanos, 64-65, 177
oxalatos, 584
oxidação de gorduras, 159, 597-8
oxidação, 62, 141-42, *189,* 441-42, 609
óxido nítrico, 396, 469, 522, 513
oxigênio, 108, 526, 590
oxilipinas, 125
oxisteróis, 159

PAHs (hidrocarbonetos aromáticos policíclicos), 526
paladar, 554
PAMPs (padrões moleculares associados a patógenos), 400
pâncreas, 332
pancreatite, 393

pão de centeio, 312-13
pão, 35, 48, 85-86, 453, 493, *494,* 687, 696
páprica, 128, 243, 597
Paracetamol, 413-14
paradoxo do estresse oxidativo induzido por exercícios, 155
paradoxo francês, 216
paradoxo nigeriano, 440
Parar de Comer e Beber Voluntariamente (CVAH), 573-74
PARP-1, 708
parto, 316, 346
passos diários, 485
Pasteur, Louis, 632
pasteurização, 96
pastinaca, 533
Pauling, Linus, 406
Paxil, 523
PCBs, 261, 446, 477, 526, 666
pé de atleta, 549-50, 653
pectina, 171
pedras nos rins, 34, 156, 406, 495
peeling químico, 528
peixe, 50, 78, 95, , 115, 121, 154, 160, 183, 186, 196, 219, 227, 232, 234, 252, 284, 336, 340, 347, 428, 468, 474-477, 480, 536, 563, 570, 579, 581, 599, 639, 683, 687
pelagra, 695-696, 698-99
pele, 20, 75, 107, 119, 125, 523-24
penicilina, 132, 240, 411
Península de Nicoya, 219
Penitenciária Estadual de San Quentin, 360
pepino, 50, 591
peras, 46, 49
perda de cabelo, 59, 346, 347-48
perda de dentes, 554-55
perda de peso, 34, 68, 108, 122-23, 205, 242, 257-8, 270, 271, 275-76, 292, 312, 316, 338-39, 384, 404-05, 657, 664-65, 668
perda óssea, 135, 268, 291, 293, 298
perimenopausa, 347
periodontite, 169, 553-54
permeabilidade intestinal, 109
peru, 159, 593, 597-99
peso ideal, 277-78, *277*
pêssegos, 612
pesticidas, 69, 129, 148, 260, 261, 394-95, 446, 515
pesto, 562
Pew Charitable Trusts, 455
Philip Morris, 100
Philip, Príncipe, Duque de Edinburgo, 360
phIP, 621
pimenta chili, 128, 225-26, 277, 350, 614
pimenta-caiena, 225
pimenta-do-reino, 244, 597

ÍNDICE REMISSIVO | 731

pimentões, 200, 562
pineno, 279, 390
pipoca, 47, 602
pippali (pimenta-longa), 61–62
pistaches, 521, 643
placas dentárias, 634
plasmídeos, 639
plástico PVC, 507
plástico, 515–16
Platão, 418
pneumonia lipoídica, 558
pneumonia, 105, 206, 292, 387, 398, 403, 638, 642
pó de alfarroba, 152
pó de cranberry, 323
polietilenoglicol, 308
polifenóis da uva, 216
polifenóis, 218, 441, 407, 443, 464, 605, 609–10, 621, 652–53
polifenol ácido clorogênico, 41
pólipos colorretais, 73
polissorbato, 105, 640
poluentes e toxinas, 109, 121, 230, 261–62, 339-340, 446–47, 478–479, 586, 589, 636, 666. *Veja também* poluição do ar
poluição do ar, 68-93, 148, 157, 179, 446-47, 526, 586–89
Polygonum multiflorum, 351–52
porfiran, 237
porfiria, 670
posbióticos, 631, 648
potássio, 202, 220
prebióticos, 21, 53, 117, 224, 312, 403, 493, 631, 640–41
pré-diabetes, 80, 690
prednisolona, 126
preenchimentos, 527, 534
Premarin, 365, 366
PremPro, 365
pressão arterial alta (hipertensão), 75, 199–200, 213, 223, 237, 241, 260, 250–51, 329, 346, 405, 437–38, 495, 467, 570, 713
pressão arterial baixa, 135, 664
pressão arterial, 34, 59, 116, 135, 153, 213, 220, 236, 242, 274, 288, 331, 338, 357, 374, 398, 413, 426, 437–38, 591, 602, 613, 648, 660, 664–65, 645. *Veja também* pressão alta; pressão baixa
pressão intraocular, 513–14
presunto, 183, 593, 624
Prevacid, 292
Prevagen, 455
Prevotella, 118, 648–49
Projeto Cães Idosos, 133
Projeto Genoma Humano, 617

Projeto Kame, 217
Prilosec, 292
Primeira Guerra Mundial, 656
Pritikin, Nathan, 222, 713
probióticos, 52, 53, 403, 455, 493, 631–32, 648–49, 648
produtores de equol, 472
produtos estrogênicos, 160, 169
produtos para oxidação de colesterol (POCs), 160-161
produtos químicos xenoestrógenos, 43
produtos radioativos, 10
progéria, 26
Programa de Melhoria Completa da Saúde (CHIP), 248, 284
Programa de Pesquisa sobre a Doença de Alzheimer), 519-20
Programa de Prevenção do Diabetes, 31
Programa de Redução da Incontinência por Dietass e Exercício (PRIDE), 316
programa JumpStart, 338
Programa Toxicológico Nacional, 560
Projeto China-Cornell-Oxford (Estudo da China), 420
Projeto Rush de Memória e Envelhecimento, 469
pró-oxidantes, 147, 153-159, 165, 560, 599, 609
Proscar, 319
proteína animal, 39, 95, 10-103, 115, 124–128, 132-33, 174, 183, 250, 320, 339, 357, 463, 481, 491, 584, 649, 669
proteína C reativa (PCR), 34, 104–111, 114, 119, 122–124, 129–130, 298, 331, 338, 374, 424, 507, 602
proteína de soja, 42, 74, 236, 488
proteína vegetal, 96–74, 115, 111–12, 340–78, 491–12, 677–74
proteína, 73–77, 94–99, 220, 444–45, 534–35, 640–41, 648, 657, 663, 665 669. *Veja também* proteína animal; proteína vegetal
proteínas mal enoveladas, 27, 50, 657
prótese overdenture, 554
protetor solar, 538, 455–56
protetores de quadril, 304
Protonix, 292
Prozac, 523
PRP (plasma rico em plaquetas), 415
psoríase, 116, 533
psyllium, 36, 310–11, 651
pterostilbeno, 703
PTS (proteína texturizada de soja), 320
puberdade, 250
pulmões, 15, 111, 117, 124, 126
púrpura trombocitopênica imune, 409

queda de cabelo, 344–49
quedas, 268, 294, 298, 302–04, 484
queijos, 31, 47, 112, 114, 160, 444, 624
queimadura de sol, 147, 455
quercetina, 58–62, 152, 621
quimioterapia genotóxica, 146
quimioterapia, 56, 146, 178, 178, 368, 412, 671

Rabeprazol, 292
radiação de celulares, 356
radiação, 142, 606, 616, 656
radicais livres, 70, 78, 115, 121, 141–42, 153, 155–56, 156, 235, 243–44, 300, 343, 421, 470, 538, 560, 568, 595, 598, 606, 608, 656, 658, 662, 685-686, 688–89
radiografias dentárias, 556–57
radiografias, 253, 314, 360, 368, 420, 556, 568
radioterapia, 146, 244, 368
RAGE, 75–77
raios UV, 147, 157, 525, 531, 537–39, 543, 568
raízes, 614
RAND Corporation, 409
rapamicina, 131–4, 138–9, 189, 608
reação de Maillard, 74, 77, 77
receptor Ah, 587
reflexo gastrocólico, 309
refluxo ácido, 41, 43, 292, 306
refrigerante diet, 212
refrigerantes, 31, 32, 95, 120, 175, 179, 185, 187, 196, 204, 208, 211-212, 217, 259, 298, 316–57, 386, 422, 515, 555-556, 636
Reino Unido, 352, 536
rejuvenescimento facial com laser, 527
religião, 248
relógio biológico, 220–21
remédios de curandeiros, 416
remédios para dormir, 253, 281, 283
remédios para emagrecer, 652
reologia sanguínea, 339
reparos no DNA, 144–45, 152, 155, 178, 165, 178, 609, 708
Replens, 510
repolho, 49, 157, 158, 235, 469, 602, 625, 641
reposição do hormônio da tireoide, 343, 346, 363
reprodução, 248–250
resfriado, 14, 84, 175, 391-393, 398, 401, 406, 418
resistência à insulina, 31, 33, 80, 83, 332, 444, 621, 669, 683, 690, 691, 693
restrição à metionina, 18, 135-136, 140, 143, 144, 165, 284, 463
restrição calórica, 38–39, 57, 68, 73, 80, 94, 107, 109, 133–4, 167, *188*, 245, 250, 256, 272, 452, 589, 607, 612, 619, 656–73, 686
restrição de líquidos, 317, 322

restrição proteica, 102, 135, 139, 140, 144, 188, 246, 674-694
resveratrol, 167–70, 216, 609
retina, 470, 538, 560-62, 564-65, 601
Retin-A, 538
retinoides, 538–39
retinopatia diabética, 560
revisão Cochrane, 335, 456, 580, 698
riboflavina, 262
rins, 56, 165, 178, 202, 237, 296, 316, 332, 414, 488, 493–94, *494*
ritmo circadiano, 87
RNA mensageiro, 617–19
RNA não codificante, 617–19
RNA, 617
Roberts, William Clifford, 325
romãs, 122, 155, 217, 423, 522, 612, 616, 654
ronco, 284
rooibos (chá vermelho), 245
rooibos, 211
rosa mosqueta, 424, 612
rúcula, *590,* 591
rugas, 19, 60, 525, 528, 530, 539, 704
ruibarbo, *590*
ruído branco, 356
Ruminococcus, 651

sabugueiro, 392
Sachs, Oliver, 478
sais de Epsom, 309
sal (sódio), 38, 116, 129, 153, 156, 165, 199–200, 228, 237, 299, 438, 554, 640, 645–46, 710
salada, 34, 46, 71, 84, 153, 158, 197, 214, 591–93, 598, 613, 626
salame, 593, 624
salmão, 121, 149, 477, 526
salsa, 117, 298, 621
salsicha, 183, 593, 624
sálvia negra, 648
sálvia vermelha, 626
sálvia, 152–53, 243, 298, 457–58
sangue, jovem vs. velho, 76–77
Sanofi, 15
sapatos, 451
sarcoma de Kaposi (KS), 133
sarcopenia, 483, 485, 486, 487, 488, 492, 495, 498
Sardenha, 219, 225
SASP (fenótipo secretor associado à senescência), 56, 60–61, 107, 129, 157
saúde mental, 111, 196, 503
saw palmetto *(Serenoa repens),* 321
Scripps Clinic Sleep Center, 281
sea buckthorn berries, 394
secreção de insulina, 332
secura vaginal, 363, 372

ÍNDICE REMISSIVO | 733

Segunda Guerra Mundial, 172, 306-47, 352, 398, 656-57, 660, 670, 711
selênio, 122, 163, 171, 350, 460, 584
sêmen, 50, 248–248
semente de aipo, 611
sementes de abóbora, 321, 350–51
sementes de cânhamo, 688
sementes de chia, 584
sementes de funcho, 376, 512
sementes de gergelim, 125, 426, 613
sementes de pinhão, 50
sementes, 88, 125, 152, 194, *195*, 200, 217, 257-258, 284, 311, 337, 375, 420, 506, 562
senescência celular, 55–62, *188*
senilidade, 432
senna, 308
senolíticos, 57–62
sensibilidade à insulina, 271, 602, 660, 666, 645, 695
sensibilidade ao frio, 135, 664
sépsis, 411
serotonina, 284, 429
serum da juventude facial, 537
Shakespeare, William, 347
shredded wheat (cereal), 84
sífilis, 347
sigmoidoscopias, 315
sinais suspeitos, 455
Sinclair, David, 19, 666
síndrome da fragilidade, 61, 67, 79, 111, 146, 169, 172, 488, 493, 635
síndrome de deficiência de testosterona, 377–379
síndrome de Guillain-Barré, 409
síndrome de Laron, 93
síndrome de Werner, 60
síndrome do intestino irritável, 645
síndrome do olho seco, 530
síndrome do ovário policístico (PCOS), 642
síndrome do túnel do carpo, 426
síndrome metabólica, 168, 260, 331, 346
síndrome pré-mentrual, 242
síndrome urogenital da menopausa (GSM), 426–29
sinergia, 613
sirtuínas (reguladores de silenciamento de informação), 65, 166-173, *189*, 695, 701, 708
sistema gastrointestinal, 414
sistema imune, 20, 44, 56, 105, 117, 137, 237, 241, 387–88, 586, 589, 594, 638, 664, 645
smoothies, 124–25, 151, 236, 244–45, 277, 323, 563, 600
sobremesas, 111, 114
sobrepeso, 212, 427–28, 451. *Veja também* obesidade
Sociedade Americana de Gerontologia, 9
Sociedade Americana do Câncer, 313, 382
Sociedade da Restrição Calórica, 38, 80, 660, 679
Sociedade da Sarcopenia, Caquexia e Doença Debilitante Crônica, 499
Sociedade Endócrina, 378, 384
Sociedade Geriátrica Americana, 365, 414, 434
Sociedade Internacional de Nutrição Esportiva, 497
Sociedade Mundial do Sono, 283
Sociedade Norte-Americana de Menopausa, 409
sódio. *Veja* sal
soja torrada, 372
soja, 42, 45, 47, 48, 49, 98-99, 124, 153, 209, 220–21, 234, 236, 29, 241, *244*, 248-249, 299–300, 317, 320, 350, 370, 372-374, 386, 397, 397, 403, 422, 490, 512, 533, 614, 621, 640, 646
sol, 113, 147, 280, 345, 460, 491, 516, 525, 529, 533, 537, 542, 560, 568, 608
sono, 20, 43, 109, 111, 278–79, 384, 446, 448–49, 530, 603, 661, 666
sopa de missô, 235, 237
sorgo, 357
souvenaid (Fortasyn Connect), 461
Spence, J. David, 337
Splenda, 84
SPRINT (Teste de Intervenção na Pressão Sanguínea Sistólica), 437
STACs (compostos ativadores das sirtuínas), 167
Stadtman, Earl, 141
Stamler, Jeremiah, 225, 228
STAT, 519
stents, 334
Strehler, Bernard, 17
substitutos para o sal, 202–60
suco de cenoura, 154, 395
suco de cereja, 154, 423, 468
suco de cranberry, 155
suco de frutas, 156, 216–17
suco de grama do trigo, 196
suco de laranja, 42, 154, 155, 217, 530
suco de laranja vermelha (sanguínea), 217
suco de limão, 86, 158
suco de maçã, 270
suco de romã, 217, 522
suco de tomate, 49, 125, 130, 151, 155, 217, 298, 395, 456
suco de uva, 154, 217, 323, 609
suco V8, 277, 591
Suécia, 220, 286, 296
sulfeto de hidrogênio, 641–
sulfeto, 641
sulforafano, 138, 178–79, 396, 424–25, 469, 589, 609, 621–22, 626
suores noturnos, 363, 372–3, 376
superbactérias, 639

superóxido dismutase, 70, 153
suplementos BCAA, 135
suplementos de alho, 398
suplementos de arroz fermentado vermelho, 332
suplementos de berberina, 33
suplementos de bicarbonato de potássio, 493
suplementos de cianobactérias, 478
suplementos de extrato de semente de uva, 605
suplementos de lecitina, 640
suplementos herbais, 321
suplementos para aumentar o desempenho sexual, 520
suplementos, 15, 20, 160-61, 241, 350, 392-9, 405-06, 429, 407, 499, 520, 562-63, 577-80, 589, 598, 604, 612, 643, 650, 691-92, 697-99, 705. *Veja também tipos específicos*
Suprema Corte dos EUA, 249, 345, 387
supressão do apetite, 49
supressão imunológica, 390
Szent-Györgyi, Albert, 58

tabagismo e tabaco, 33, 68, 70, 73, 77, 88, 99-100, 109, 124, 155, 178, 159, 172-73, 185, 193, 196, 198, 208-09, 219, 250-51, 269, 284, 329, 356-57, 356, 420, 446-73, 501, 517, 586, 589, 593, 602, 668, 660
tabagismo passivo, 69, 89, 100, 108, 123, 150, 194-196, 198, 208, 325, 446, 516
Tai Chi, 304
Taiwan, 261, 439, 570
tâmaras, 128, 244
taninos, 654
teanina, 400
tecido adiposo marrom (BAT), 275-76, 702
teff, 687
telomerase, 178-79
telômeros, 67, 166, 174-75, *189*, 248, 273, 495
tempeh, 48, 52, 49, 238, 300
tempero para torta de abóbora, 244
temperos, 62, 86-87, 125-128, 154-55, 166, 171-72, 458-5, 464, 522-23, 597, 612
tendões, 133
teoria microbiana das doenças, 104
teoria trade-off do envelhecimento, 132
tequila, 212
terapia a laser de baixa intensidade (LLLT), 349
terapia autóloga com plasma rico em plaquetas, 420-21
terapia com estrogênio, 318, 363-366, 511, 513
terapia com progesterona, 363-64
terapia com testosterona, 379-381, 387
terapia de reposição hormonal, 299-300, 318, 363-366
Terbinafine (Lamisil), 547

teste APPROACH (Saúde Cardiovascular e Proteínas de Origem Animal e Vegetal), 406
Teste de Álcool Moderado e Saúde Cardiovascular, 215
teste de puxar, 346
teste DIRECT, 671
Teste Indomediterrâneo, 228
testículos, 177, 425
testosterona, 344-45, 376-77, 508-09, 513
tiamina, 262
tilápia, 121
tinta de cabelo, 343-44
tireoide, 238, 556
tireoidite de Hashimoto, 33, 648
TMAO (óxido de trimetilamina), 642-43, 649
TNF-α; (fator de necrose tumoral alfa), 120
tofu, 235, 687
tolterodina (Detrol), 316
tomates, 138, 224, 298, 558-59, 591, 614
tomilho, 153, 298
tomografias, 556
toranja, 611
toxinas. *Veja* poluentes e toxinas
trabalho manual, 269
transplante de unidades foliculares, 350
transplantes de órgão, 133
transplantes fecais, 350, 634
tratamentos de roupas com permetrina, 242
tratamentos herbais para perda de cabelo, 351-52
tratamentos para a pele, 527-28, 536-37
treinamento de resistência, 181, 271, 451, 488, 492, 498, 708
treino de força, 304, 489, 499
treino intervalado de alta intensidade (HIIT), 39, 181, 271, 676
treino intervalado, 676
tremor essencial, 499
tretinoína, 538-39
trevo-violeta, 374
tribo Hadza, 636
tribo Mabaan, 356
tribo Yanomami, 200, 650
triglicerídeos, 32, 172, 216, 242, 260, 274, 331, 338, 346, 385, 660
trigo integral, 65, 67, 70
trigo sarraceno, 128
triptofano, 97, 135, 284, 429, 492, 697-98, 706
Tru Niagen, 706
True Health Initiative, 712
T-score, 293
tuberculose, 108
tumores, 93-94, 97, 174, 187, 313, 367
TUMT (termoterapia transuretal com micro-ondas), 320
TUNA (ablação transuretal com agulha), 320

ÍNDICE REMISSIVO | 735

TURP (ressecção transuretal da próstata), 320
Twain, Mark, 532, 667
Tyson, Neil deGrasse, 631

Uganda, 310, 547
úlceras estomacais, 128, 414, 633
unhas artificiais, 550-551
unhas dos pés, 550
unhas, 548-52
União Soviética, 218, 452
Universidade de Harvard, 593, 666
Universidade de Zurique, 57
Universidade Loma Linda, 219, 246, 262, 465, 621
urina, 42, 205, 296, 315, 322, 362, 400, 494, 507, 513, 522, 547, 593, 689
urolitinas, 654

uvas, 602-3, 548, 614
vacina contra a pneumonia, 392, 410-11
vacina contra cobreiro, 412
vacina contra hepatite A, 391, 408
vacina contra hepatite B, 407, 408
vacina contra poliomielite, 409
vacina contra tétano, 407-408
vacina da gripe, 105, 389-90, 394, 398, 403, 406-410
vacinas MMR, 402-03, 408, 411
vacinas, 105, 403, 408-09
vagem, 591
Vale de Hunza, 218
valina, 135, 689
valor-P, 95
vanilina, 418
varfarina (Coumadin), 594
vasos sanguíneos, 396. *Veja também* artérias; veias
vazamento intestinal, 633, 638
veganos, 70-71, 101, 160, 249, 262, 301, 489, 522, 569-70, 621, 643, 649, 674, 677, 688
vegetais crucíferos, 124, 157-59, 165, 185, 187, 396, 424-53, 469, 587, 589, 609, 621-22, 625
vegetais em conserva, 194, 603, 645-646, 708
vegetais, 47, 49, 68-70, 76-77, 114, 117-118, 119, 128-129, 147, 155, 159-60, 185, 198-99, 219-20, 224, 236, 261, 250-51, 296, 315, 320, 395-96, 527-26, 533, 582, 611, 616, 649, 687, 660
vegetarianos, 20, 70, 79, 108-120, 128, 159-25, 245, 252-264, 272, 284, 301, 337-76, 372, 403, 473, 477, 497, 534, 547, 557-58, 569-70, 621, 648, 688
veias varicosas, 253, 546-547
verduras, 70, 73, 130, 208, 469, 522, 526, 557-58, 488, 563, 513, 568, 586-87, 626. *Veja também* folhas verde-escuras; folhas verdes

Veterans Affairs, 547
Viagra, 380, 514, 517-519
vida sexual, 20, 318-19, 376, 379, 380, 660
vieiras, 121
Vilcabamba, Equador, 218-19
vinagre, 34-35, 86, 158, 547
vinho branco, 216
vinho tinto, 49, 216, 409, 597
vinho, 196, 216, 245-46, 260, 269, 478
vírus Epstein-Barr, 107, 396
vírus sincicial respiratório, 396
vírus, 105
visão, 20, 175, 470, 560-61, 586, 594, 601
vitamina "P", 58
vitamina A, 145, 162, 262, 350, 520, 567
vitamina B_{12}, 20, 136, 160, 262-63, 461-62, 534, 579
vitamina B_3 (niacina), 520, 538, 579. *Veja também* ácido nicotínico
vitamina B_6, 461-62, 520
vitamina C, 42, 58, 121-22, 147, 155, 163-64, 257, 297, 349, 406, 421, 492-93, 520, 535, 539, 547, 568, 593, 614, 640
vitamina D, 186, 187, 279, 294-5, 301, 321, 346, 406-7, 460, 491, 496, 520, 543, 567
vitamina E, 121, 145, 155, 162, 262, 350, 406-07, 460, 493, 520
vitamina K, 212, 594
vitaminas B, 70, 136, 160, 262-63, 461-86. *Veja também tipos específicos*
voo espacial Marte 520, 116

wakame (alga), 238-91, 397
Walford, Roy, 660
Waterpiks, 356
Wegovy, 652
whey protein, 39, 136-37, 385-86, 487-90
Wilkins, Maurice, 65
Willett, Walter, 205, 295
Wilson, Robert, 363
wineberries (framboesa japonesa), 597-98

xampu de piritionato de zinco, 351
xenohormese, 607-17
xeno-microRNAs, 622-24

zeaxantina, 470, 561-64, 569
zinco, 220, 274, 413, 444-45, 670, 677
Zoloft, 268-69, 523
zonas azuis, 144, 219-20, 220-21
Zostavax, 412
zoster (cobreiro), 411-12

1ª edição	NOVEMBRO DE 2024
impressão	IMPRENSA DA FÉ
papel de miolo	LUX CREAM 60G/M²
papel de capa	CARTÃO SUPREMO ALTA ALVURA 250G/M²
tipografia	BEMBO